全国普通高等专科教育药学类规划教材

生 药 学

第 三 版

主 编◎罗集鹏 曾令杰

中国医药科技出版社

内 容 提 要

本版教材以《生药学》(第二版)为蓝本,根据原版教材使用过程中收集到的意见及生药学科的最新进展,做了一定的增删与修改,基本上保留了上版教材的特色。本教材仍分总论与各论两篇。总论共分七章,概述生药学的研究对象及任务,起源与发展,影响生药品质优良度的主要因素,生药的炮制及其对生药化学成分和药效的影响,生药的鉴定,生药及中药制剂质量标准的制订,我国的生药资源、生产及开发利用。各论下分十二章,共收载常用生药233种(类),其中植物药198种,动物药23种,矿物药12种,另有少数种类收载在有关生药的【附注】或【附】项内;植物药按生药的药用部分分类。重点生药75种附有清晰、准确的生药外形、显微特征及色谱或光谱图。

本教材在内容方面较全面地反映了现代生药学的最新成果,同时亦注重生药的传统经验鉴别方法,充分体现"系统性、科学性、先进性、启发性与实用性"原则。书中部分内容是主编罗集鹏教授多年从事教学和科研工作的总结,是其学术思想的基本体现。

本教材适用于药学、中药学及相关其他专业全日制教育、函授教育与自学考试的教学用书,亦可作为中药生产、营销、科研人员以及对中药有兴趣者学习、参考之用。

图书在版编目(CIP)数据

生药学/罗集鹏,曾令杰主编. —3 版. —北京:中国医药科技出版社,2012.7

全国普通高等专科教育药学类规划教材

ISBN 978 - 7 - 5067 - 5435 - 4

Ⅰ.①生⋯　Ⅱ.①罗⋯②曾⋯Ⅲ.①生药学 - 高等学校 - 教材　Ⅳ.①R93

中国版本图书馆 CIP 数据核字(2011)第 059035 号

美术编辑　陈君杞

版式设计　郭小平

出版　中国医药科技出版社

地址　北京市海淀区文慧园北路甲 22 号

邮编　100082

电话　发行:010 - 62227427　邮购:010 - 62236938

网址　www. cmstp. com

规格　787×1092mm $\frac{1}{16}$

印张　29 $\frac{1}{2}$

字数　671 千字

初版　1996 年 6 月第 1 版

版次　2012 年 7 月第 3 版

印次　2021 年 2 月第 8 次印刷

印刷　北京印刷一厂

经销　全国各地新华书店

书号　ISBN 978 - 7 - 5067 - 5435 - 4

定价　**49. 00 元**

本社图书如存在印装质量问题请与本社联系调换

全国普通高等专科教育药学类规划教材建设委员会

本书编委会

主　编　　罗集鹏　曾令杰
副主编　　陈幼竹　曾建红　魏东华
编　者　　（按姓氏笔画排序）
　　　　　王月珍（长春医学高等专科学校）
　　　　　孙立彦（泰山医学院）
　　　　　李　婷（泸州医学院）
　　　　　罗集鹏（广东药学院）
　　　　　陈幼竹（广东药学院）
　　　　　税丕先（泸州医学院）
　　　　　程轩轩（广东药学院）
　　　　　游元元（成都医学院）
　　　　　曾令杰（广东药学院）
　　　　　曾建红（桂林医学院）
　　　　　魏东华（哈尔滨医科大学）
　　　　　魏学军（黔南民族医学高等专科学校）

编写说明

PREPARATION OF NOTES

　　《全国普通高等专科教育药学类规划教材》是由原国家医药管理局科技教育司根据国家教委（1991）25号文的要求组织、规划的建国以来第一套普通高等专科教育药学类规划教材。本套教材是国家教委"八五"教材建设的一个组成部分。从当时高等药学专科教育的现实情况考虑，统筹规划、全面组织教材建设活动，为优化教材编审队伍、确保教材质量起到了至关重要的作用。也正因为此，这套规划教材受到了药学专科教育的大多数院校的推崇及广大师生的喜爱，多次再版印刷，其使用情况也一直作为全国高等药学专科教育教学质量评估的基本依据之一。

　　随着近几年来我国高等教育的重大改革，药学领域的不断进步，尤其是2010版《中华人民共和国药典》和新的《药品生产质量管理规范》（GMP）的相继颁布与实施，这套教材已不能满足现在的教学要求，亟需修订。但由于许多高等药学专科学校已经合并到其他院校，原教材建设委员会已不能履行修订计划，因此，成立了新的普通高等专科教育药学类教材建设委员会，组织本套教材修订工作。在修订过程中，充分考虑高等专科教育全日制教育、函授教育、成人教育、自学考试等多种办学形式的需要，在维护学科系统完整性的前提下，增加学习目标、知识链接、案例导入等模块，利于目前教育形势下教材应反映知识的系统性及教材内容与职业标准深度对接的要求。使本套教材在继承和发展原有学科体系优势的同时，又增加了自身的实用性和通用性，更符合目前教育改革的形式。

　　教材建设是一项长期而严谨的系统工程，它还需要接受教学实践的检验。本套教材修订出版以后，欢迎使用教材的广大院校师生提出宝贵的意见，以便日后进一步修订完善。

全国普通高等专科教育
药学类规划教材建设委员会
2012年5月

前 言
PREFACE

2003年，全国普通高等专科教育药学类规划教材建设委员会组织了第二套普通高等专科教育药学类规划教材的修订。《生药学》（第二版，罗集鹏主编）出版及使用已逾五年，得到了师生们广泛的好评。随着2010版《中华人民共和国药典》和新版《药品生产质量管理规范》（GMP）等法规的相继颁布实施，医药教育事业的深入发展和教育教学理念的改革创新，生药学科进入稳步发展新阶段，又取得了许多新的研究成果。为了提高人才培养质量、推动教育教学改革、促进学科的发展，普通高等专科教育药学类规划教材建设委员会于2011年组织了本套教材第三版的修订、编写工作。《生药学》（第三版）仍由罗集鹏教授任主编，曾令杰任第二主编，并重新组织了编写班子。

本版教材以《生药学》（第二版）为蓝本，根据原版教材使用过程中收集到的意见及生药学科的最新进展，对《生药学》（第二版）做了一定的增删与修改，基本上保留了上版教材的特色。本教材仍分总论与各论两篇。总论共分七章，概述生药学的研究对象及任务，起源与发展，影响生药品质优良度的主要因素，生药的炮制及其对生药化学成分和药效的影响，生药的鉴定，生药及中药制剂质量标准的制订，我国的生药资源、生产及开发利用。各论下分十二章，共收载常用生药233种（类），其中植物药198种，动物药23种，矿物药12种，另有少数种类收载在有关生药的【附注】或【附】项内；植物药按生药的药用部分分类。每类生药均先概述其定义、性状与显微鉴别要点及其他鉴别方法；各别生药记述名称、来源、产地、采收加工、化学成分、性状、显微特征、理化鉴别、含量测定、药理作用、功效、附注及附等项。重点生药75种（冠以＊号），通常较全面叙述上述各项内容并附有非常清晰、精美、准确的生药外形、显微特征及色谱或光谱图；一般生药仅简要叙述其名称、来源、产地、采收加工、性状、化学成分、药理作用、功效等项。

本教材在内容方面较全面地反映了现代生药学的最新成果，同时亦注重生药的传统经验鉴别方法，充分体现"系统性、科学性、先进性、启发性与实用性"原则。各章节的相关内容中合理地、有选择地引用了2010年版《中国药典》的相关内容。全书自始至终紧紧围绕"生药质量"这根主线进行编排和叙述，仍将"影响生药品质优良度的主要因素"专列一章加以论述，在重点生药的【化学成分】、【采收加工】、【贮藏】等项叙述时亦尽可能反映影响生药有效成分及品质的各种因素。【含量测定】项下方法主要是根据不同生药所含主要化学成分或有效成分的理化性质及其结构特点，有选择地采用不同的分析方法，包括不同的提取、纯化和分离方法，并扼要介绍测定的基本原理和方法，以开拓思路，便于自学。这是国内外《生药学》教科书中所未见的。【药理作用】项下主要选择与生药功效有关或具有重要临床应用价值的现代药理学研究成果，以利于学习生药的功效，诠释中医中药的科学内涵，指导临床用药。【功效】项下亦部分保留了西医学术语，便于学习和应用。《中国药典》（2010年版）中，绝大多数中药材、饮片及中药制剂的含量测定均采用 HPLC 方法。但作为本套教科书，面对的是全日制教育、函授教育与自学考试三个方面的学生；因此，不宜机械地选用最新的、单一的方法；否则，不利于开拓学生思维，并有可能误导学生思路，也不符合"系统性、启发性、实用性"原则及中医的"整体观"理论。事实上，在目前大多数生药有效成分仍未被阐明的情况下，大类成分的含量测定往往更能有效地控制生药的质量与药效。因此，本书仍然选用各版《中国药典》及文献记载的较为可靠的各种方法，并加以说明；或同时收载对质量控制更为合理的几种方法，便于学生分析比较，开拓思路，触类旁通。关于生药粉末及各种色谱方法使用的吸附剂或担体的粒度，本书未予统一，可参考《中国药典》（2010 年版）凡例之有关规定。《中国药典》（2010 年版）全面更改了自 1950 年版《中国药典》始各版药典一直沿用的生药拉丁名命名方法，袭用了日本药典使用的命名方法。本书参考、引用了与生药学有关的国内外主要期刊，引用年限一般截至 2010 年底。书中部分内容是主编罗集鹏教授多年从事教学和科研工作的总结，是其学术思想的基本体现。

本书编写的分工如下：广东药学院曾令杰负责总论第一章至第三章及"中药材的规范化种植"一节的修订与全书初稿的初审，广东药学院陈幼竹负责根与根茎类生药双子叶植物部分及总论第四章，泸州医学院税丕先负责根与根茎类生药单子叶植物部分，哈尔滨医科大学魏东华负责茎木类与皮类生药，泸州医学院李婷负责叶类与花类生药，桂林医学院曾建红负责果实与种子类生药及总论第五章至第七章，泰山医学院孙立彦负责全草类生药，黔南民族医学高等专科学校魏学军负责藻菌地衣类、树脂类与其他类生药，长春医学高等专科学校王月珍负责动物类生药，成都医学院游元元负责矿物类生药。初稿完成后，由罗集鹏教授最后审核、修改、统稿。

本教材在使用时，各院校可根据教学大纲要求及当地药材生产和使用等特点，有选择地进行讲授。

本教材适用于药学、中药学及相关其他专业全日制教育、函授教育与自学考试的教学用书，亦可作为中药生产、营销、科研人员以及对中药有兴趣者学习、参考之用。

本教材在编写过程中得到了编者所在单位的领导及有关人员的支持和帮助，谨此一并致以深切谢意。

由于编者水平所限，时间匆促，本教材难免存在缺点和疏漏，敬请各方面人士多加指正；并希望在使用过程中提出宝贵意见，以便再次修订时改进。谨以此书的出版缅怀生药学前辈楼之岑院士与徐国钧院士。

编　者
2011 年 12 月

目 录
CONTENTS

第一篇 总 论

第二篇　各　　论

第一篇
总　论

第一章 绪 论

第一节 生药学的研究对象及其近时期任务

凡具有医疗、诊断、预防疾病和保健作用的物质，统称为药物。药物的来源包括天然药物、人工合成药物与生物制品三大类。生药是指未经加工或简单加工的原料药材，属于天然药物的范畴。研究各类常用药物的来源、性质与应用等的学科，称为药物学。

"生药"一词，常被人们误认为是外来词。事实上，我国古代文学名著《水浒传》第二十四回、第二十六回中就多次出现"生药铺"（即今之中药店）；明代称中医为"太医"，御用太医机构称为"太医院"，并规定"凡天下解纳药材，具贮本院生药库"，"凡太医院所用药饵，均由……各地解来生药制造"；清朝太医院及御药房亦规定"凡遇药房取用药材，……俱以生药材交进，由内药房医生切造炮制"。由此可见，生药或生药材是我国古代一直沿用的、供切造炮制或制成药饵的原料药物的称谓，实质上即指现今使用的中药材。绝大多数生药均取自植物界，少数来源于动物或矿物，包括药用植（动）物的全体（益母草、紫花地丁、全蝎）、部分（人参、肉桂、鹿茸）、分泌物或渗出物（苏合香、没药、蟾酥）或加工品（血竭、儿茶）。在国外，生药（crude drugs）的种类要少得多，它是指取自生物、只经过简单加工而未精制的药物。其中一些是我国中医不使用的天然药物，如洋地黄叶、麦角；还包括从植物中制取的淀粉、黏液质、挥发油，自植物、动物中制取的油脂、蜡类，以及一些医用敷料如棉、毛与滤材滑石粉、石棉、白陶土等；一般不包括矿物药。

生药与西药、中药、草药、民族药等既有联系又有区别。习惯上，将世界各民族历史上传统应用的医药学理论或知识，统称为"传统医学"（traditional medicine）。在我国，也只是在近代，当现代医学从欧洲传入之后，由于称西方现代医学为"西医"、西医所使用的药物为"西药"（绝大多数为人工合成的化学药物，少数是从天然药物中提取的粗制剂或分离到的纯化合物）；所以，把我国自古以来传统应用的医药学理论和知识分别称为"中医"和"中药"。中药（Chinese drugs）是指收载于我国历代诸家本草中，并依据中医学理论和临床经验应用于医疗保健的天然药物，其中绝大多数是植物药，少数是动物药和矿物药。中药又包括中药材、饮片和中成药（成方制剂）。中药材（Chinese medicinal materials）是指供切制成饮片用于调配中医处方或磨成细粉直接服用或调敷外用，以及供中药厂生产中成药或制药工业提取有效成分的原料药。也就是现代生药学著作中称谓的"生药"。

"草药"一般是指草医（民间医生）用于治病或地区性口碑相传的民间药物，绝大多数是历代本草无记载的天然药物，如垂盆草、金荞麦等。随着药源普查和对草药的不断研究，一些疗效好的草药也逐渐被中医所应用，或作药材收购，如穿心莲等。于是又将中药和草药统称为"中草药"。还将我国少数民族聚居地区使用的民间药物称为"民族药"。

生药学（pharmakognosie，pharmacognosy）是一门研究生药的科学。它的研究范围很广，在生药学科发展的不同历史时期，有不同的研讨内容。从20世纪70年代以后，我国广大科学工作者对中药材的研究内容来看，生药学是一门应用本草学、植物学、动物学、分子生物学、化学、药理学和中医学等学科知识与现代科学技术研究生药（中药材）的名称、来源、生产、采收加工、化学成分、分析鉴定、品质评价、资源开发、药效药理、毒性与临床医疗用途等的综合应用科学。随着现代科学技术，特别是现代分析仪器和分析技术的迅猛发展，以及学科间的相互渗透，生药学的研究领域已逐步扩展到应用植物化学分类学、生物化学、细胞生物学、遗传学等学科技术去研究生药的细胞组织培养、有效成分的生物合成、遗传育种等，以及从海洋生物中寻找生物活性物质等等。

我国中药材使用历史悠久、种类繁多、资源丰富，但目前仍存在品种混乱、品质下降、天然生药资源日渐贫乏的现状，在国家"七五"、"八五"和"九五"重点攻关课题研究的基础上，根据我国中医中药及生药学科的发展趋势，我国近期内生药学科的研究重点主要有下述几方面：

1. 生药活性成分与有效成分研究 生药中含有的化学物质是中药治病的物质基础。要阐明中药治病的机理，要保证中药的安全性与有效性，保证中药质量的稳定与可控，实现中药的现代化，首先必须阐明中药中所含有的化学物质，特别是有效成分。

生药中含有的化学物质按其生物活性及其在中药治病中所起的作用，可分为活性成分、有效成分、辅助成分与杂质。凡具有生物活性的物质均可称为活性成分，它可以是起主要治疗作用的有效成分，如大黄中的蒽醌类化合物，银杏叶中的黄酮类与内酯类成分，制川乌与附片中的水溶性生物碱，黄芪中的多糖与皂苷类成分；也可以是有显著生物活性的有毒成分，如银杏叶的银杏酸，制川乌与附片中可能存在的双酯型二萜类生物碱，南星与半夏中的催吐成分，肉豆蔻中的肉豆蔻醚与异三甲氧基苯丙烯；虽然不是主要有效成分，但能起到辅助治疗作用，或能促进主要有效成分药效的发挥，或能促进主要有效成分在水中的溶解度，均是辅助成分，如麻黄中的挥发油虽然含量低但有发汗、解热作用，洋地黄叶中皂苷能增大强心苷类成分在水中的溶解度。杂质是指与中药治疗作用无关的某些化学物质，如大黄中鞣质不但无泻下作用反而有收敛作用而引起继发性便秘，鞣质在中药水性制剂中常常是制剂消毒或贮存过程中产生沉淀的主要原因，许多全草类生药含有的叶绿素，根与根茎类、果实、种子类生药中含有的淀粉、脂肪等。同一类成分在不同生药中所起作用可能不同，如鞣质在大黄中可视为杂质，但在五倍子中则是主要有效成分。随着研究的不断深入，人们对有效成分的认识也会有所改变，过去常把多糖类物质作为杂质论处，但近来的许多研究表明，多糖类有显著的生物活性，常常是某些生药的主要有效成分，如真菌类生药茯苓、猪苓以及黄芪等。

目前除少数生药的有效成分比较清楚外，大多数生药所含化学物质，特别是水溶性成分，都还不清楚，更不要说有效成分了。因此，对常用生药进行系统、深入的化学成分研究，并在中医药理论指导下，根据各中药的功效与临床主要适应证，设计能较客观反映其功效的现代药效学与分子生物学实验模型，寻找其有效部位，进一步阐明其主要有效成分，是实现中药现代化最重要、最基本的工作。

2. 生药品质评价方法与标准化研究 目前仍主要采用测定生药中一个或几个有效成分或主要成分的含量评价生药品质的优劣。由于生药中含有的化学物质极其复杂，一种生药少则含数十种、多则含百余种化学成分；一些过去认为没有生物活性的成分如多糖、多肽类，经研究发现具有重要的生物活性，如免疫调节和抗肿瘤等；某些生药中含有的主要化学物质，有时并不是主要有效成分，而某些微量成分的药理作用却能较客观地反映该生药的功效，如附子。因此，一种生药的药效应该是其中所含全部化学物质的综合作用结果，其中一个或几个成分的含量不一定能客观反映该生药的品质。于是，有人提出：应用现代色谱（HPLC，

GC，TLCS）和光谱（UV，IR）技术得到一组能比较全面反映该生药整体成分的色谱和光谱信息，通过计算机进行统计分析，用于生药的真伪鉴别和品质评价。这种方法称为化学模式识别法（the chemical pattern recognition）。应用该方法对黄芩、牡丹皮、龙胆、威灵仙、大黄和人参进行了真伪鉴别研究，后三种还通过一至三个定量药理学实验来评价化学模式识别法对它们的品质评价结果的科学性，取得了具有重要意义的突破。但是，经典的主要成分含量测定法和化学模式识别法均存在一定的局限性，其科学性尚有待继续深入研究。只有通过建立能较全面、较客观反映某一中药材药效的定量药理学实验模型来评价上述二种品质评价方法的科学性，才有可能找到科学而实用的品质评价方法，实现中药评价的科学化和标准化，促进中医药走向世界。

在目前大多数中药的有效成分仍不清楚的情况下，如何评价与控制中药的真实性、品质的一致与优劣？色谱指纹图谱技术可能是目前采用的一个可行的评价方法。多成分综合评价是指纹图谱的一个特点，通过图谱可以直观比较生药之间质量的整体符合程度，反映生药的真实性与品质的一致性，它是生药中主要成分含量测定质量控制项目的一个有力的补充。特别是高效液相色谱指纹图谱，由于它具有较高的分离效能，且适用于分析较宽极性范围的化合物、仪器化、自动化程度也高，结果有较高精密度、准确度与重现性。但一种中药只有一张指纹图谱是不够的，它必须包含该中药中大多数有效物质。一张色谱图的指纹特征只是定性的依据，还必须有一个已知含量的参比峰（它可以是该中药中含有的成分，也可以是加进去的外标物质）作为粗略定量的标准，其他主要色谱峰（共有峰）与参比峰的比值则是该中药真实性与品质优劣的重要参数。从现有的研究结果来看，色谱指纹图谱技术对于保证中药的真实性与品质的一致性无疑是可行的。但还有许多技术性问题有待解决，例如色谱相似度的计算与评价方法，指纹图谱的可重复性问题等等。

色谱指纹图谱与主成分含量测定相结合可能是一种相对科学的方法。

3. 中药材生产与资源保护和开发研究　大多数生药采自野生的药用植物或动物。随着人类生产活动范围的不断扩大和医药需求量的逐年增加，野生的生药资源正逐年减少，有些品种正濒临灭绝的危险。因此，早日建立生药品种的种质资源库；积极开展野生药材的栽培研究，变野生为家种，研究优良的生药品种和栽培技术，寻找优质、高产、易于栽培的品种，从而解决野生资源不足的问题；建立生药的自然保护区，研究生药资源与生态平衡的关系，做到有计划地种植和采收；根据植物化学分类学理论和已有研究成果，从生药的近缘植（动）物中寻找具有与正品相似化学成分和药效的新品种，扩大生药的天然资源。

抓好中药材生产管理，实行科学的规范化种植（GAP）与产品质量的标准化是保证中药质量与临床疗效的关键。如果不解决中药质量的源头问题，实现中药现代化只是一句空话。

4. 现代生物技术的应用研究　生物技术在生药资源开发研究中日益受到重视，它包括：用离体培养技术改良药用植物品种；对药用植物进行快速繁殖、超低温种质保存、多倍体育种和杂交育种；植物细胞和组织培养及植物遗传工程等。生物技术的应用不仅扩大了资源数量，而且保证和提高了生药质量。例如，利用生物技术对暗紫贝母（川贝母）鳞茎进行快速培养，不仅产量增加，且其化学成分和药理作用均与野生品种相同。应用细胞培养技术生产活性成分，可用于探索有效成分的生物合成过程和提高含量。例如，赛莨菪、甘草、金荞麦的毛状根培养具有增殖快、次生代谢物质稳定、适于大量培养等优点；将人参寡糖作为诱导子，可使红花细胞培养物中 α-生育酚含量提高 3.5 倍，且使细胞生长率提高 18.11%；以密环菌为诱导子促进了延胡索培养物中次生代谢产物的合成，提高了有效成分延胡索乙素、黄连碱、海罂粟碱和原鸦片碱等的含量。

近年来，应用 DNA 分子标记技术于生药品种鉴定、属下与种内亲缘关系的研究，正如火如荼的开展。许多研究成果可用作中药材道地性的阐明与评判、中药材规范化种植过程中品种的鉴定。但是，DNA 分子标记技术只是生药真实性鉴定与植物亲缘关系研究的一种新技术、新方法，是现有各种鉴定方法的补充，它不可能取代传统的性状、显微及理化鉴别方法，也还不能解决生药品质评价的问题。

第二节 生药的分类与拉丁名

一、生药的分类方法

我国天然药物种类繁多，总数在 10000 种以上，常用中药材亦有 700 余种。为了便于应用、研究和参阅，必须按照一定的系统，分门别类，予以叙述。不同的书籍，为了不同的目的，可以采用不同的分类方法。现代记载生药的书籍所采用的分类方法可大致分为下列 5 种。

1. 按字首笔画顺序编排 依生药的中文名笔画顺序，以字典形式编排。例如，与生药学教学、科研密切有关的《中国药典》（一部）、《中药大辞典》及《中药志》等。这是最简单的一种编排法，主要便于查阅。但各类生药之间缺少相互联系，生药学教材中多不采用此法。

2. 按药用部分分类 首先将生药分为植物药、动物药和矿物药，植物药再按药用部分的不同分为根类、根茎类、皮类、茎木类、叶类、花类、果实类、种子类等。这种分类便于比较各类生药的外部形态和内部构造，有利于学习生药的性状鉴别和显微鉴别，尤其是各类粉末生药的鉴定，也有利于学习和提高传统的药材性状鉴别经验。其缺点是，同类生药的不同药物间在化学成分方面缺少联系，不利于学习和研究生药的理化鉴别和品质优良度鉴定。

3. 按化学成分分类 根据生药所含有效成分或主要成分的类别来分类，如含生物碱类生药、含苷类生药、含挥发油类生药等。这种分类有利于学习和研究生药的有效成分和理化鉴别、品质评价以及有效成分与功效和生药科属来源之间的关系。但是，生药中的化学成分十分复杂，许多生药的有效成分不只一种，例如甘草的活性成分中甘草酸属于皂苷类，而一些黄酮类成分也具有重要的生物活性，也是甘草的有效成分。这时，只能按主要的有效成分来分类。

4. 按功能分类 按生药的中医用途分为解表药、清热药、理气药、活血化瘀药等；按生药的药理作用分为中枢神经兴奋药（如五味子、马钱子），镇痛药（延胡索、阿片）、抗菌药（黄连、黄柏）、抗疟药（常山）或作用于胃肠道药、神经系统药、循环系统药等类。这种分类有利于学习和研究生药的作用和效用，指导临床用药。

5. 按自然分类系统分类 根据生药的原植（动）物在分类学上的位置和亲缘关系，依门、纲、目、科分类排列，如毛茛科、伞形科、唇形科、菊科、百合科等。这种分类方法的优点，在于同科属的生药在植物形态、生药性状、组织构造、化学成分和功效方面常有相似之处。便于学习和研究这些共同点，比较其特异点，以揭示其规律性；也有利于从同科属中寻找类似成分、功效的植（动）物，以扩大药物资源。

从我国药学专科教育的特点和培养目标出发，本书采用按生药的药用部分分类的方法编排，并在每类生药之前叙述该类生药的一般性状与显微鉴别特征及其鉴别方法，在各别生药叙述中又突出该生药在上述方面的特异点，有利于学生掌握生药的性状与显微鉴别方法，也便于使课堂讲授与实验课内容紧密衔接，提高教学效果。至于同一原植（动）物来源的不同生药，则在重点生药或主要生药的〔附〕项中予以扼要叙述。

二、生药拉丁名的命名

生药的拉丁名是指各国学者能够了解或国际上通用的名称，它不仅有利于统一生药的名称，防止混乱，也有利于对外贸易和国际学术交流。

生药拉丁名的组成与生药的原植（动）物学名不同，通常由其药用部分名和生药名组成。生药名为原植（动）物学名中的属名，或种名，或属种名等。名词的第一字母均需大写。对于生药拉丁名的命名，国际上尚无统一规定。2005 年版以前的《中国药典》均把药用部分名（第一格）放在前面，生药名（第二格）放在后面，如黄连 Rhizoma Coptidis、人参 Radix Ginseng、秦艽 Radix Gentianae Macrophyllae 等。而《中国药典》（2010 年版）起，则将生药名（第二格）置前，药用部分名（第一格）放在后面，如黄连 Coptidis Rhizoma、人参 Ginseng Radix、秦艽 Gentianae Macrophyllae Radix。本版教材与《中国药典》（2010 年版）保持一致。今将生药拉丁名的命名方法扼要介绍如下。

生药拉丁名的命名，有以下几种情况：

1. 对于一属中只有一个品种作药用，或一属中有几个种作同一生药使用时，一般采用属名命名；少数依习惯以种名命名。如杜仲 Eucommiae Cortex（一属中只有一种植物作药用）、麻黄 Ephedrae Herba（一属中有几种植物作同一生药用）、颠茄根 Belladonnae Radix（种名命名）。

2. 同属中有几种植物分别作不同生药使用的，则以属种名命名。如当归 Angelicae Sinensis Radix、独活 Angelicae Pubescentis Radix、白芷 Angelicae Dahuricae Radix 等。如果某一生药习惯上已采用属名命名时，则一般不再改动，而把同属其他种生药采用属种名命名，以便区分。如细辛 Asari Herba 与杜衡 Asari Forbesii Herba。

3. 药用部分如包括两个不同器官时，则把主要的或多数地区习用的置前，用 et（和）或 seu（或）相连接。如大黄 Rhei Radix et Rhizoma、大蓟 Cirsii Japonici Herba seu Radix。当收载不同属的植物作同一生药使用时，则以两个属名命名，并以 seu 连接。如老鹳草 Erodii seu Geranii Herba。

4. 拉丁名中如有形容词用于修饰前面药用部分名词时，则置于最后。如苦杏仁 Armeniacae Semen Amarum 及附子 Aconiti Lateralis Radix Preparata 中的 Amarum 和 Preparata。

5. 少数生药的拉丁名不加药用部分，直接以属名或种名，或俗名命名，这是遵循习惯用法，有些是国际通用名称，如茯苓 Poria、麝香 Moschus、芦荟 Aloe、儿茶 Catechu、蜂蜜 Mel、全蝎 Scorpio 等。对于采用全体入药的动物药，一般只写生药名，如斑蝥 Mylabris、蜈蚣 Scolopendra。矿物药拉丁名一般也只取原矿物的名称，如朱砂 Cinnabaris、雄黄 Realgar。

第三节 生药的记载大纲

生药学各论中生药的记载大纲，大体包含以下各项。

1. 名称

（1）中文名 按《中国药典》或比较通用的生药名。

（2）汉语拼音名 指生药中文名的汉语拼音。

（3）拉丁名 指各国学者能够了解或是国际上通用的名称。它的命名方法如前所述。

（4）英文名、日文名 国外对中药已有颇多研究、应用和报道，生药的外文名如英文名、日文名亦被较普遍采用。适当了解这些名称很有意义，例如大黄英文名 Rhubarb，日文名ダイオウ；甘草英文名 Licorice root，日文名カンゾウ 。

2. 来源 或称基原，通常是指生药的生物来源，包括原植（动）物的科名、中文名称、学名和药用部分。以原植（动）物学名最为重要。

生药拉丁名、原植物学名的字源，与植（动）物的生态、形态、性状、产地、发现者或命名者、功效等有一定联系，了解名称的原意，有助于对这些名称或生药的记忆。例如甘草的学名 *Glycyrrhiza uralensis* Fisch. ，*Glycyrrhiza* 是由希腊文 "glyky，甜" 和 "rhiza，根" 二字而来，表示根味甜；uralensis 由地名 "ural，乌拉尔" 而来，指其生长地。

3. 历史 有的生药学书中有 "历史" 这一项，介绍历代诸家本草对该生药的记载和应用的发展，对于考订古今药用品种，正本清源，澄清混乱，有重要意义。例如人参始载于《神农本草经》，列为上品，梁代陶弘景在论述人参的生态时提到 "三桠五叶，背阳向阴，欲来求我，椴树相寻"，短短数语，极为确切。

4. 形态和生物学特性 叙述原植（动）物形态特征是为了全面地认识药用植（动）物，便于野外采集和作为分类学查考的依据，亦有利于全草类生药的性状鉴别。生物学特性包括产地、生长习性及其自然分布。药用植物的原产地是指植物的自然产地或天然产地，例如杜仲、当归、人参的原产地都是中国。生药的原植物自原产地移植到其他区域繁殖，该繁殖地称为归化地或移植地。研究生药原植物的天然生长环境、习性和分布，与药用植物栽培事业、生药采收和生产有着密切关系。

5. 栽培、采收加工与炮制 有关生药的栽培、采收加工和炮制方法的要点或注意点以及上述方面对生药性状、化学成分与品质的影响。

6. 产销 包括生药的主产地、集散地、商品规格、供销情况。

7. 性状 描述生药的外部形态、色泽、质地、断面特征和气味等能用感官直接（或借助于扩大镜）辨认的特征。熟悉完整或切断的生药（包括饮片）的性状特征，对于生药鉴定具有极为重要的意义。

8. 显微特征 利用显微镜观察生药的组织构造与粉末特征以及显微化学反应，是鉴定生药真实性的重要手段之一。多数常用生药都有组织构造和粉末特征的记载，并附有显微特征图。在生药学的教学中，生药的显微观察、显微特征的描述和绘图技术，占有重要的位置。

9. 化学成分 生药的功效，主要是由于其所含化学物质所起的作用。对已经明确的有效成分或活性成分，记述其类别、含量、结构式、理化性质及其在植物体内的生物合成和积累动态，以及化学成分与栽培、采收加工、炮制、贮藏和功效之间的关系，并作为理化鉴别、品质评价的依据。对生药的辅助成分亦作一般性的介绍。

10. 理化鉴别 利用物理的或化学的方法对所含主要成分作定性分析用于生药的真伪鉴定。近年来，薄层色谱法、紫外分光光度法和色谱指纹技术等在生药鉴定中得到广泛应用。一般简述其理化鉴别的试验方法及其反应原理，并附色谱图或光谱图。化学成分的理化鉴别也是生药真实性鉴定的重要方法。

11. 含量测定与品质 扼要记述生药有效成分含量测定的基本原理和方法以及生药品质的评判指标。主要根据《中国药典》（一部）的规定，也可选择地参考其他相关研究资料。

12. 药理作用 重点记述生药及其化学成分的主要现代药理学研究结果，以便联系功能、主治，有助于了解生药临床疗效的作用机理。

13. 功效　包括性味、归经、功能、主治、用法、用量等。性味、功能是中医对中药药性和药理作用的认识，也是临床用药的重要依据。归经是药物对机体作用部位的选择，而选择的脏腑、经络常常是病变的所在。实验表明，有效成分在体内的分布是药物归经的重要理论根据，归经与有效成分在所属脏腑中的高度分布有关。主治是指药物应用于何种疾病或在医学上的价值。在生药学中，对于中药的功效，既要记述中医传统用药的经验，又要适当记载现代医学的内容。

14. 附注　主要记述和比较生药的类似品、混淆品、掺杂品和炮制品，以供鉴别、应用和研究的参考。

由于篇幅所限，本书根据教学大纲规定，对一部分常用和重要生药，依来源、产地、采收加工、化学成分、性状、显微特征、理化鉴别、含量测定、药理作用、功效等项目作较全面的叙述，对较多的生药则简述其来源、产地、性状、主要化学成分、药理作用和功效。

第二章 生药学的起源和发展

第一节 古代药物知识的起源和积累

人类药物知识的起源，可以追溯到远古时代。人们在寻找食物的同时，也发现许多有特殊作用的植物可以用来防治疾病，因此有"医食同源"之说。古书记载：神农氏（公元前约2700年）尝百草之滋味……一日而遇七十毒。神农氏虽未必有其人，但说明了我们祖先在长期与自然作斗争的过程中，依靠人体直觉的实验方法去认识天然药物的情况。通过长期而广泛的实践，药物知识逐渐丰富起来。但在太古时期文字未兴，这些知识只能依靠师承口授。有了文字之后，便逐渐记录下来，出现了医药书籍。由于药物中草类占大多数，所以记载药物的书籍便称为"本草"。据考证，秦汉之际，本草流行已较多，如《楼护传》（约公元10年）载："护少随父为医长安，入贵戚家诵医经本草方术数十万言"。可惜这些本草都已亡佚，无可查考。现知的最早本草著作为《神农本草经》，著者不详，据考证，可能是汉代的著作。

《神农本草经》收载植物、动物、矿物三类药物共365种，将药物分成上、中、下三品，每药项下载有性味、功能与主治，另有序例简要记述用药的基本理论，如有毒无毒、四气五味、配伍法度、服药方法及丸、散、膏、酒等剂型。可以说，《神农本草经》是汉代以前我国药物知识的总结。

到了南北朝，陶弘景（公元452～536年）将《神农本草经》整理补充，著成《本草经集注》，增加了汉魏以来名医所用药物365种，共载药730种。对原有的性味、功能与主治有所补充，并增加了产地、采集时间和加工方法等，丰富了《神农本草经》的内容。此书是《神农本草经》以后有确切著作年代和作者的重要本草文献。

到了唐代，由于生产力的发展以及对外交往日益频繁，外国药物陆续输入，药物品种逐渐增加。朝廷便指派苏敬等23人主持增修陶氏所著《本草经集注》，增药114种，于显庆四年（公元659年）颁行，称为《新修本草》或《唐本草》。此书由当时的政府组织修订和颁行，可算是我国也是世界上最早的一部药典，较欧美各国认为最早的《纽伦堡药典》要早883年。《新修本草》载药844种，并附有药物图谱，开创了我国本草著作图文对照的先例，不但对我国药物学的发展有很大影响，而且不久即流传国外，对世界医药的发展也作出了重要贡献。

以上所述是我国古代药物知识的三次总结。以后每隔一定时期，由于药物知识的不断丰富，便有新的总结出现。如宋代的《开宝本草》、《嘉佑补注本草》，都是总结性的药物学著作。到了北宋后期，蜀医唐慎微编成《经史证类备急本草》（简称《证类本草》），是将《嘉佑补注本草》和《开宝本草》合并，并增药500余种，还收集了医家和民间的许多单方、验方，补充了经史文献中得来的大量药物资料，使得此书内容更加充实，体例亦较完备，曾派人修订三次，分别加上"大观"、"政和"、"绍兴"的年号，作为官书刊行。

明代的伟大医药学家李时珍在《证类本草》的基础上，大加扩充，经过30年的努力，编成《本草纲目》，于1596年刊行。《本草纲目》载药1892种，附方11000多个，并按药物的自然属性，分为十六纲，六十类，每药之下，分释名、集解、修治、主治、发明、附方及有关药物等项，体例详明，用字严谨，是 16 世纪以前我国人民的药物知识的全面总结，是我国本草史上最伟大的著作，也是我国科学史上的辉煌成就。李时珍坚持科学态度，长期亲自上山采药，对药物进行实地考查和整理研究，力辟迂儒之谬论，痛斥方士之邪说，纠正了古代本草中不少药物品种和药效方面的错误，使《本草纲目》一书达到前所未有的水平。这部书在 17 世纪初就流传中外，曾经多次刻印并被译成多种文字，对世界医药学作出了重大贡献，也是研究植物、动物、矿物的重要典籍。直至清代乾隆年间赵学敏编成《本草纲目拾遗》，才对它作了一些正误和补充。

由汉到清，本草著作不下百余种，各有所长，但称得上总结性的只有上述几部。其余如图谱性的《图经本草》（宋·苏颂），地方性的《滇南本草》（明·兰茂），专记外来药的《海药本草》（唐·李珣），记载食物疗法的《食疗本草》（唐·孟诜），记载救荒植物的《救荒本草》（明·朱橚），侧重药物鉴别的《本草衍义》（宋·寇宗奭）等等，不胜枚举。

清代道光年间吴其濬编撰的两部专著《植物名实图考》和《植物名实图考长编》问世，共收载植物 2552 种，对每种植物的形色、性味、用途和产地叙述颇详，并附有精确的插图，尤其着重于植物的药用价值及同名异物的考证。虽非药物学专著，亦有重要参考价值。

此外，我国古代关于药物的知识还收载在许多医学和方剂学的著作中，如东汉·张仲景的《伤寒论》和《金匮要略》、东晋·葛洪的《肘后备急方》、唐·孙思邈的《千金备急方》和《千金翼方》、宋·陈师文等的《太平惠民和剂局方》、明·朱橚等的《普济方》等等。

反观国外药物知识的发展，以埃及和印度为最早。公元前 1500 年左右埃及的种种纸草本（Papyrus）以及其后印度的《寿命吠陀经》（Ajur Veda）均已有药物的记载。希腊、古罗马、阿拉伯在医药的发展中也有悠久历史。如公元 77 年前后希腊医生 Dioscorides 著的《De Materia Medica》（药物学）收载了大约 600 种药物；古罗马 Pliny 氏（公元 23～79 年）著书 47 卷，记述植物 1000 种；Galen 氏（公元 131～200 年）著书 20 本，收载许多生药处方和制剂；阿拉伯医生 Avicenna（公元 980 年）所著《Canon Medicinae》（医药典）等均是专门的药物学著作。

第二节 现代生药学的发展与我国现代生药事业的概况

一、现代生药学的发展

生药学是在人类与疾病作斗争的过程中，随着生产发展和科学进步而逐渐积累和发展起来的关于天然药物的科学。从历史上看，生药学的发展大致可分为三个时期，即传统的本草学（或药物学）时期，近代的商品生药学时期和现代的生药学新时期。

从二千多年前出现古代本草著作，直到 19 世纪中叶生药学成为独立的学科，这一时期世界各国都处于传统的本草学时期。那时，人们对于药物（生药）的知识主要是依靠感官来认识，依靠经验来积累。古代本草书籍的内容是以记载医疗效用为主，兼及药用植（动）物的名称、产地、形态和感官鉴别特征等。

19 世纪初期，法国学者 Derosne、Pelletier 和德国药师 Sertüner 等相继从植物和生药中分离出生物碱，并证明它们具有显著的生理作用，推动了植物性生药有效成分的研究。很多生物碱被分离成为纯品，它们的生理作用的研究也取得了不少成就。又由于生物科学的进步，生药的来源和形态学的研究也有了新的发展。到 19 世纪中叶，生药学从药物学中分离出来成为独立的学科。当时，由于国际贸易的发展，生药采购和流通区域随之扩大，生药种类和数量逐渐增多，成为国际上的特殊商品。当时生药学的主要任务是研究商品生药的来源，鉴定商品生药的真伪优劣。

1838 年德国学者 Schleiden 阐明了细胞是植物体构造的基本单位，并利用显微镜观察了多种生药的显微构造，发现不同的生药，其显微构造不同，因此可以根据显微构造准确地区别各种生药。其后，利用显微镜鉴别生药的方法得到了进一步的发展，成为生药鉴定的重要手段。与此同时，化学定性和定量分析的方法也开始应用到生药鉴定工作中。自此以后，生药学的研究沿着形态学（包括宏观和微观）和化学两个方向前进。

到 20 世纪 30 年代，药物作用强度（生物效价）的生物测定法得到了迅速发展。这不但为生药的品质评价提供了新的手段，同时也为进一步研究生药的有效成分及其含量测定方法提供了有利条件。1930 年以后，物理化学的分析方法如毛细管电泳分析法、比色法、分光光度法、荧光分析法等逐渐应用到生药鉴定工作中。1950 年以后，柱色谱、纸色谱等方法在生药分析上的应用逐渐推广，特别是 1960 年以后，由于现代分析仪器和分析技术的迅速发展，紫外光谱、红外光谱、薄层色谱、薄层色谱 - 光密度法、气相色谱、高效液相色谱、核磁共振谱、质谱等现代分析方法的广泛应用，大大推进了生药化学成分及其定性、定量分析方法的研究。此外，利用电子显微镜来观察动、植物和生药的超微构造，利用电泳技术于种子类和动物类生药的鉴别，均在发展之中。

生药有效成分的不断阐明及其分析方法的迅速发展，迎来了现代生药学的新时期，推动了人们对影响生药品质的各种因素进行科学的探讨。利用人工方法造成植物遗传因子的突变与多倍体植物的形成，培育优良的生药新品种；利用示踪原子探索有效成分在植物体内的形成及其影响因素；利用细胞和组织培养方法生产药用植物的有效成分，均已取得进展。由于植物化学成分知识的大量积累，已有可能对各类植物的化学成分与其亲缘关系进行科学的探讨，从而形成了植物化学分类学（plant chemotaxonomy）。这门学科的发展不但具有分类学上的意义，而且将大大促进新的生药资源的寻找。

二、我国现代生药科学的发展概况

我国近代生药学的教学和研究直到二十世纪 30 年代才由赵燏黄（1883～1960 年）开始。赵氏于 1934 年与徐伯鋆合编了《现代本草学——生药学》上卷，1937 年叶三多编写了《生药学》下册。这两本书是当时介绍近代生药学的中文著作，也是大学药学教育的必修课程。

新中国成立以后，中医中药事业得到较快发展。药学院系的生药学课程得到了加强，各省市先后成立了中医学院中药系和中医药研究机构，并在药品检验所内设立中药室，加强了教学、研究和质量检验工作。从 1954 年起，各地教学、科研、生产和检验机构进行了中草药资源和经验鉴别的调查、整理和研究，陆续编写出版了《中药鉴定参考资料》第一集（1958年）、《中药材手册》（1959 年）、《中药志》1959～1964 年、《药材学》（1960 年）等。其后于 1970～1975 年间掀起了群众性的中草药运动，各地医药卫生人员上山下乡，调查采集中草药，为农民防治疾病。在此过程中，各地编写了数以百计的地方性中草药手册；并经整理研究，编写出版了《全国中草药汇编》及彩色图谱（1975～1977 年）、《中药大辞典》（1977年）,《中药志》第二版（Ⅰ～Ⅳ册）也从 1979 年起开始修订并陆续出版。1983 年，国家又组织了全国性中药资源普查，现已基本查清我国的中药资源在 10000 种以上。正在编写和陆续出版的专著有《中国中药资源》、《中国本草彩色图鉴》、《中国民族药志》以及各省区地方药物志等。《中华人民共和国药典》一部自 1990 年版以来，对中药的规定，除了经典的形态和显微鉴别内容外，还增加了新的理化鉴别方法，如薄层色谱法、紫外分光光度法等，有的品种还有质量规定和测定方法。《中国药典》(2010 年版，一部)对中药材及中药制剂的鉴定及品质控制增加了许多新内容，采用了许多现代新技术，达到了前所未有的水平。近年来，关于生药鉴定、研究的专著和书籍出版甚多，如《中华人民共和国药典中药彩色图集》、《中华人民共和国药典中药薄层色谱彩色图集》、《中国中药材真伪鉴别图典》(中国药品生物制品检定所等)、《中药材粉末显微鉴定》、《常用中药鉴定大全》、《中药鉴定手册》、《现代中药鉴定新技术》、《分子生药学》、《中药分子鉴定》、《中草药现代研究》第一卷至第三卷、《中药现代研究与临床应用》等。

应用植物化学分类学知识，依据"植物亲缘 - 化学成分 - 疗效间联系性"的基本理论，从进口药材的同科属植物中找到一批国产资源，如萝芙木、新疆阿魏、云南马钱子、西藏胡黄连、白木香等；也找到一批生产小檗碱和甾体皂苷元的原料植物资源。过去一些依靠进口的生药如西洋参、白豆蔻、丁香、胖大海、甜叶菊等均引种栽培成功，国产西洋参的品质与北美洲产西洋参相似，并已大面积种植供应国内市场。野生变家种获得成功的已有天麻、三七、川贝母、丹参、金银花等 40 余种。上述成果不仅解决了药源不足的问题，还为国家节省了大批财政支出。在珍稀、濒危植物保护和利用方面也进行了许多研究，出版了《中国珍稀濒危植物名录》(389 种)，建立了我国珍稀濒危植物数据库和野生植物种子库。人参、杜仲、银杏等天然资源的综合利用方面也取得了可喜的成绩。现代生物技术在药用植物资源开发中日益受到重视，现已组织培养成功约 100 个药用植物，从固体、液体静态、悬浮培养、深层大罐发酵，直至液体连续培养等均获成功。

"七五"、"八五"期间，由国家科委、国家中医药管理局组织，在已故楼之岑教授和徐国钧教授领导下，完成了"常用中药品种整理和质量研究"国家重点攻关课题，对 220 种多来源常用中药材进行了系统的品种整理与质量评价研究，其中多数项目均达到国内外领先水平，有 68 项获国家科技进步一等奖。该项研究规模之大，研究的广度和深度及所取得的成果均是前所未有的。对每个中药材进行了系统的本草考证和文献查考、药源调查、分类学鉴定、生药鉴定、理化分析、化学成分、采收加工、药理和毒理等项研究。通过本草考证，搞清楚中药应用上的历史渊源及其变迁，为中药品种正本清源、拨乱反正提供了详实的历史文献依据。该项研究的药源调查范围涉及全国各省区，采集原植(动)物标本一万多份，通过对上述原植(动)物标本的分类鉴定，发现了多个新品种、新变种。结合商品调查，对上述中药材现今使用的主流品种、习用品和混淆品均有了切合实际的了解。应用现代色谱和光谱技术(TLC，GC，GC - MS，HPLC，HPLC - MS 与 UV，IR，MS，NMR 和 X 射线衍射谱)分离和鉴定了近千个化合物，其中多个为新化合物，为生药的理化鉴别和品质评价提供了物质基础和科学方法。通过药理试验，从上述中药中发现了不少新的药理活性或新的活性成分。例如麦冬类的多糖和皂苷有显著的抗缺氧和免疫促进作用，作用强度与人参总皂苷相似；异型南五味子的新木脂素成分有抗脂质过氧化作用；白鲜皮的有效成分有很强的抗真菌作用；骨碎补的骨伤愈合有效成分是柚皮苷；防风的镇痛有效成分是亥茅酚等。其中有的已着手开发一、二类新药。根据化学成分和药理作用的研究结果，对上述中药进行了全面的品质评价研究，包括物理、化学和药效学方法，TLCS 和 HPLC 被普遍应用。该项成果已以《常用中药材品种整理和质量研究》专著出版发行。在中药品种学研究方面，谢宗万著有《中药材品种论述》

（上册，中册），在中药材品种论述和本草考证方面均有较高建树；并提出了"中药品种延续论"、"中药品种变异论"、"新兴品种优选论"等10个新论点。

在"七五"、"八五"攻关课题工作的基础上，"九五"期间（1996～2000年），继续进行国家重点科技攻关项目"中药材质量标准的规范化研究"，研究内容包括：文献综述、资源分布与样品收集、化学成分研究、对照品研究、定量用对照品的药效学研究、定性和定量分析方法研究等。该研究成果充实了《中国药典》收载中药材质量标准的内容，并建立了80种常用中药材国际参照执行标准。"十五"期间（2001～2005年），国家科技部又推出了国家重大科技项目"创新药物与中药现代化"，旨在加速实现我国新药研制从过去以"仿制为主"向"自主创新为主、创仿结合"的战略性转轨，提高我国新药研究和开发的综合实力，加快中药现代化、国际化进程。专项的内容包括：新药筛选及关键技术研究、新药临床前药效学关键技术及平台研究、临床前安全性评价关键技术及平台研究、临床前药物代谢动力学关键技术及平台研究、中成药已上市大品种的二次开发研究、中药提取物与配方颗粒质量标准、中药在线检测及中药辅料应用的示范研究、濒危中药材和中药饮片炮制研究、中药质量标准技术平台研究、常用中药材规范化种植（养殖）、生物芯片在中药研究中的应用、防治传染病的药物及药物新制剂的研究等。可以预见，上述重大攻关课题及科技项目的完成，必将极大地促进我国中医药事业的发展，推动中医药早日走向世界。

此外，中草药活性成分的研究也已进入一个初步稳定发展的时期。研究手段和水平均有较大提高，结构鉴定方法已普遍采用高级光谱，如碳－氢相关、氢－氢相关等二维谱以及X－射线衍射谱等。近年还从常用生药和民间药中分离到多个抗肿瘤活性成分、心血管活性成分、抗生育活性成分、抗艾滋病病毒（HIV）的天然药物与活性成分以及抗菌、抗炎、抗肝炎、抗过敏、抗脂质过氧化、降血糖、止血和免疫促进等活性成分。中药活性成分的研究对于阐明中药治病的物质基础、中药的标准化和质量控制以及新药开发均有重大意义。

如上所述，新中国成立后，特别是近30年来，我国生药科学的发展较快，成绩是显著的。但是，生药的研究是一项复杂的系统工程，领域广泛，涉及学科多，难度大，周期长，需要多部门、多行业密切配合，多学科、多层次、多方位互相渗透，互相配合，分工协作，共同努力。特别要注意的是，中药的任何研究都不能脱离中医药理论的指导，不能偏离中医药理论轨道；对于某些新技术，如超临界萃取技术等，必须合理应用，切忌盲目搬弄，劳民伤财。

第三章 影响生药品质优良的主要因素

药物是人类与疾病作斗争的武器，是用于预防和治疗疾病这一目的。如果没有品质好、疗效高的药物，即使医生的医术再高明，要实现上述目的也是不可能的。中医临床经常出现疗效不稳定或无效的情况，究其原因主要是由于所用中药的质量不稳定或品质不好所造成。中药与人工合成的化学药品（西药）不同，它是取自植物、动物或矿物的天然药物。一种中药材中含有少则10余种、多则100余种化学成分，更不用说用多种中药组成的复方。因此，在医疗上发挥作用的常常不是其中某一个化学物质，而是多种成分综合作用的结果。植物性中药的有效成分贮存于植物细胞中，植物体内还含有多种生化酶，这些既可以合成某种化学物质，在适当条件下又可分解该种物质。这种生化反应既受遗传基因控制，同时又受外界环境的制约。因此，中药材生产、供应的整个过程，包括选种、栽培、采收、加工以及包装、运输、贮藏等，均可影响其品质优良度。从现代科学观点来看，决定生药品质的主要因素是其中所含有效成分的种类和含量，它同样既受遗传基因控制，同时又受外界环境的制约。而影响生药中有效成分种类和含量的因素主要是品种、产地、采收加工和贮藏等。

第一节 品种（生物的内部因素）对生药品质的影响

目前中药材（生药）商品中同名异物、同物异名现象极为普遍，严重地影响了中药材和饮片的质量。"同名异物"（或称"异物同名"）自古有之，它是指一种中药材名称下有多种不同来源的植物（或动物）作相同的药物使用。例如，白头翁有4科20多种，败酱草有3科10余种，贯众有6科35种，等等。它们常常是与正品中药材不同科属来源的植物（或动物）。它们与多来源的生药如秦皮、龙胆、黄连、甘草、大黄等有着本质的不同。多来源中药材大多数是来源于同属植（动）物，并经长期的应用证实具有相同的药效；只有少数是例外，如大青叶、蓼蓝叶、马蓝叶虽来源于不同科属的植物，但却含有相似的化学成分，有相似的药效。所谓"同物异名"，是指同一药用材料在不同地区称呼不同的名字，作不同的中药使用。例如玄参科植物阴行草 *Siphonostegia chinensis* Benth. 在华北和东北地区用作"刘寄奴"，而南方则作"土茵陈"使用。又如大血藤科植物大血藤 *Sargentodoxa cuneata* (Oliv.) et Wils. 的藤茎既作大血藤使用，有的地区亦作鸡血藤使用。同名异物及同物异名品均应通过本草学、药效学和临床应用研究后予以纠正，冠以正确的药名。例如阴行草即《滇南本草》之"金钟茵陈"，其所载功效与茵陈相近，故应正名"金钟茵陈"，不应作"刘寄奴"使用。造成生药品种混乱的原因主要有：历史原因造成的各地用药习惯不同；由于当地资源缺乏而从形态相似的近缘种或功效相似的药物作为代用品使用。至于伪品是指来源和药效均与正品不同的品种。它主要是由于采药人员认识上的错误或者是故意以假充真造成的。一些名贵药材如人参、天麻、麝香等均曾发现过多种伪品。

生药中所含化学物质是其治病的物质基础。生药的品种不同，其所含的化学成分就不相同；因此，生物活性和医疗作用也就不同。临床上应用白头翁治疗阿米巴痢疾，发现有的有效，而有的则无效。经研究发现是由于所用的生药品种不同。全国各地用作"白头翁"的原植物多达 4 科 21 种，其中只有毛茛科植物白头翁 *Pulsatilla chinensis*（Bge.）Rgl. 含抑制阿米巴原虫的皂苷类成分，其余的均不含有；因此，在临床上出现上述问题也就不足为奇了。败酱草的原植物也多达 3 科 15 种。经考证，败酱科植物黄花败酱 *Patrinia scabioaefolia* Fisch. 和白花败酱 *P. villosa* Juss. 应为败酱之正品，均含有皂苷和挥发油；而十字花科植物菥蓂 *Thlaspi arvensis* L. 与菊科多种植物在本草中多有记载，已明确与败酱并非一物，它们所含成分也与败酱明显不同：菥蓂含芥子苷等，苣荬菜等菊科植物主要含黄酮类。因此，《中国药典》（1990 年版）已将上述三类药物分别列条"败酱"、"菥蓂"（苏败酱）、"北败酱"予以收载。原植（动）物来源于不同科属的中药材习用品和伪品在化学成分和药效方面与正品不同，这一点容易被人们所理解。

一般说来，亲缘关系相近的植物，含有化学结构相似的成分；因此，可以从近缘植物中寻找和发现新的药用植物资源。值得注意的是，亲缘关系相近的植物也常常在化学成分和生物活性方面表现出极大的差异。例如，八角茴香是木兰科植物八角茴香 *Illicium verum* Hook. f. 的干燥成熟果实，应用极广；全国各地曾发生多起因误食八角茴香伪品而中毒的事件。经调查研究发现，这些误用品均为同属植物莽草 *I. Lanceolatum* Smith、红茴香 *I. Henryi* Diels、野八角 *I. majus* Hook. f. et Thorms 或短柱八角 *I. brevistylum* Smith 等的果实，它们均含有莽草毒素，不可供药用或食用。厚朴由于生长缓慢、更新时间长、产量低、需求量大、长期市场供应紧张，因而经常发现有以同科木兰属、木莲属（manglietia）甚至樟科植物的树皮混充厚朴使用。经研究发现，厚朴的主要有效成分厚朴酚与和厚朴酚主要分布于木兰亚属皱皮木兰组，如厚朴 *Magnolia officinalis* Rehd. et Wils.、凹叶厚朴 *M. officinalis* Rehd. et Wils. var. *biloba* Rehd. et Wils. 及滇缅厚朴 *M. rostrata* W. W. Smith；而玉兰亚属和木莲属植物树皮中，除个别种外，均不含厚朴酚，因此不可供药用。我国有甘草属植物 14 种，《中国药典》收载 3 种，有药用价值的还有 5 种。甘草的主要有效成分甘草酸和甘草皂苷乙只存在于胀果甘草 *G. inflata* Bat.、光果甘草 *G. glabra* L.、黄甘草 *G. eurycar pa* P. C. Li 和粗毛甘草 *G. aspera* Pall.（前两种为《中国药典》（2010 年版）一部收载品种）中，云南甘草 *G. yunnanensis* Cheng f. et T. K. Tai、刺果甘草 *G. pallidiflora* Maxim. 和圆果甘草 *G. squamulosa* Franch. 中均未检出上述成分而不可供药用。我国有柴胡属（bupleurum）植物 40 种 17 变种，其中 10 多种含有相似的成分和药效；但大叶柴胡 *Bupleurum longiradiatum* Turcz. 虽然皂苷含量高，却含有挥发性毒性成分而不可供药用。麻黄属植物我国有 13 种 3 变种，其中有的种几不含生物碱，如膜果麻黄 *Ephedra przewalskii* Slapf 和斑子麻黄 *E. lepidosperma* C. Y. Cherlg。有的马钱属（strychnos）植物的种子也不含生物碱。因此，不能简单地认为，同属植物均含有相似的化学成分和具有类似的医疗作用；而应该通过严格的化学成分、药理作用（包括毒性）和临床试验等研究工作，正确加以评价。

造成不同种间化学成分差异的原因主要是由于生物本身的遗传因素所决定的，即物种不同，控制生物体内生理生化过程的基因（DNA）是不同的；因此，次生代谢产物（常常是有效成分）的合成、转化和积累亦可能不同，最终造成种间化学成分的差异。即使在同一个种内，也可因植物的基因突变或染色体数目的改变造成不同种群具有不同的化学成分，常把那些具有一定地理分布和特定的生态环境的不同化学种群，称为化学型（chemotypes）。甚至在同一种群内也存在着个体间的化学成分差异。这些遗传学因素造成药用植物化学成分的种内变异，在此不再予以叙述。

第二节　产地（生物生长环境因素）对生药品质的影响

　　自然环境不仅对植物的生长发育有极其密切的关系，而且对植物体内化学物质的生物合成、代谢和积累过程也有显著的影响，从而影响生药（中药材）中有效成分的种类和数量，影响生药的品质。我国幅员广阔，自然条件复杂多样；因此形成了许多与产地相关联的"道地药材"。所谓道地药材（亦称地道药材）是指应用历史悠久、某一地区主产、传统经验认为品质优良的中药材。一般在药材名称前冠以产地，如川贝母、川黄柏、西宁大黄、宁夏枸杞、杭麦冬、亳白芍、关龙胆等。道地药材的形成，除了优良品种的遗传基因和优良的栽培、加工技术外，还与特定的生长环境密切相关。

　　大量的研究工作证明，生药的产地不同，其中所含化学成分在种类和数量方面均可能存在显著的不同，尤其对挥发油成分的影响最为显著。例如，安徽合肥产薄荷 *Mentha haplocalyx* Briq. 的挥发油主要含薄荷醇（80.10%），而新疆塔城和阿勒泰产的主要含氧化胡椒酮（分别为 68.47% 和 76.34%），吐鲁番产的则主要含胡薄荷酮和薄荷酮（50.06% 和 26.05%）。不同产地的丹参 *Salvia miltiorrhiza* Bge. 中含治疗冠心病的有效成分之一丹参酮 II_A 的含量也明显的不同：山东产的含 0.32%，而江西、湖南、安徽、河北、辽宁产者仅含 0.02% ~ 0.07%，相差 5 ~ 15 倍。山东产金银花 *Lonicera japonica* Thunb. 中绿原酸（氯原酸）含量高达 5.87%，而四川天全县产的仅含 0.125%，相差近 50 倍，江苏各地产者亦多在 0.06% 以下，相差近 100 倍。山西产乌拉尔甘草 *Glycyrrhiza uralensis* Fisch. ex DC. 中甘草酸含量为 6.58% ~ 8.17%，而甘肃产的为 2.57% ~ 3.14%，相差一倍以上。山西、内蒙与宁夏产草麻黄 *Ephedra sinica* Stapf 中，麻黄碱含量以山西大同的最高（1.02%），内蒙古密右后旗的较低（0.48%）；伪麻黄碱含量则以内蒙古商都县的较高（0.95%），山西浑源县的较低（0.38%）。例子很多，不胜枚举。

　　不同产地中药材品质存在差异的原因是复杂的。对于野生品种来说，同种植物在不同的地理条件下产生的遗传变异也会成为其原因，如环境温度的骤变、雷电、射线与土壤中微量元素引起的突变以及种间杂交等。但大量的研究证明，自然条件也是不可忽视的重要原因。不同植物品种要求的生态环境不同，有的以光或温度为主导因素，有的则以土壤等为主导因素。这些生态因素随着地理区域的不同而改变，且常常是综合起作用的。

　　自然条件包括气候（光照、温度、降水量）、土壤和海拔，它们对药用植物有效成分的影响分别举例说明如下。

一、气候

　　1. 光照　　光线不但为绿色植物进行光合作用所必需，而且对植物体内某些生物化学反应也有一定影响。一般而言，光线能促进植物的生长和化学物质的积累，尤其是光波较长的光线，如红色光线和红外线。例如，露天栽培的颠茄 *Atropa belladonna* L. 含阿托品 0.70%，而荫蔽条件下栽培的仅含 0.38%；栽培在向阳地方的曼陀罗、莨菪、罂粟、金鸡纳树，其生物碱含量都比栽培在荫蔽地方的要高得多；阳光充足可使薄荷叶上的腺毛密度增加，挥发油含量增高，油中薄荷醇含量亦增加，而薄荷酮含量减少。光照强度，特别是紫外光照射，能增加洋地黄 *Digitalis purpurea* L. 叶中强心苷的积累。相反，荫生植物则需在荫蔽条件下才能生长良好，有效成分含量才高。

2. 温度 温度能影响植物体内酶的活性和生化反应速度，从而影响植物的生长发育和有效成分的形成。例如，颠茄、秋水仙、紫花洋地黄、欧薄荷等植物中有效成分含量均与年平均气温成正比。而对性喜阴凉的植物，影响显然是不同的。

3. 降水量 包括降雨量和降雪量，它与环境的湿度和土壤含水量密切相关。虽然植物对水份的吸收和排出有一定的调节能力，但降水量的多少仍然对有效成分的形成和含量有影响。在温暖的大陆干旱自然条件下，有利于植物体内生物碱的积累。例如，生长在克里米亚的颠茄叶中生物碱可达 1.29%，而在列宁格勒则仅有 0.6% ~ 0.4%；欧洲莨菪 *Scopolia carniolica* Jacq. 在高加索含阿托品高达 1%，而栽培在瑞典只有 0.5% ~ 0.3%。同一地区不同年份，洋地黄叶中强心苷的积累变化，很大程度上与降水量有关：较低的降水量是强心苷含量和产量提高的先决条件之一。薄荷栽培在雨量少的地区，其挥发油的旋光度比栽培在雨量多的地区低，而油的比重和折光率却较高。

二、土壤

土壤是影响药用植物有效成分积累的因素之一。土壤的性质、pH 值、无机盐和微量元素对植物生长和有效成分积累均有一定影响，也是形成道地药材的因素之一。甘草是钙质土壤的指示植物，其次生代谢产物甘草酸以钾、钙盐的形式存在，称为甘草甜素。曼陀罗在碱性土壤中生长，其生物碱含量高；土壤中氮素供应量的增加，能使茄科植物的产量和生物碱含量增加；适量的氮肥可使薄荷的产量和挥发油含量增加，而对于挥发油的组成没有显著的变化。中药材中微量元素的种类及其含量与产地土壤中的微量元素密切相关。例如，黄芪的补中益气作用可能与其硒含量有关，而其硒含量又与产地土壤中硒的含量成正相关，优质黄芪都出产于土壤富含硒的地区。因此，可以根据中药中微量元素来鉴定药材的产地。此外，适当的施用微量元素可以提高药用植物中有效成分的含量。例如，施锰肥后蛔蒿中山道年的含量增加 20%，叶中含量增加 2 倍以上；施用铝肥后，洋地黄中强心苷含量增加。

三、海拔

海拔愈高，则气温、气压和空气密度都相应降低，而降水量和光照则相应增加；因而影响植物的生长和有效成分的形成和积累。海拔高度增加可使金鸡纳属、萝芙木属和茄属植物中生物碱含量增加。例如，生长在海拔 2400m、2600m 和 2800m 的山莨菪 *Anisodus luridus* Link et Otto 中莨菪碱含量分别为 0.109%、0.146% 和 0.196%。生长在海拔 3100m 的唐古特莨菪 *A. tanguticus*（Maxim.）Pascher 中山莨菪碱的含量是生长在海拔 1870m 的 4 ~ 7 倍。栽培在高海拔的龙胆，其龙胆苦苷含量也比栽培在低海拔的高。而长春花属和薯蓣属的某些药用植物则适宜于低海拔生长。

生药的品质与其生长的自然环境的关系如此密切；因此，中药材的引种栽培工作必须注意当地的自然条件（如气候、土壤、海拔等）是否与原产地相近，并尽可能使栽培条件有利于植物的生长和有效成分的积累。同时，还必须应用现代的分析手段或通过药效学试验对栽培产品的品质进行科学的评价。

第三节 采收对生药品质的影响

中药材的合理采收对保证中药品质，保护和扩大药物资源，具有重要意义。在药用植物的不同器官、不同生长发育阶段，其有效成分的种类和含量常常是不同的；因此，中药的品质与其采收的药用部分、采收时间和采收方法密切相关。

一、药用部分

有效成分在植物体的不同器官，甚至同一器官的不同部位的分布是不同的。例如，有效成分含量在蛔蒿、除虫菊、槐树以花中最高，在颠茄、曼陀罗、洋地黄以叶中最高，在黄柏、秦皮、金鸡纳、石榴以皮部最高，在黄花夹竹桃、秋水仙、猪屎豆以种子最高，在贝母、石蒜以鳞茎中最高，在黄连以根茎最高，苦木生物碱以木部含量最高；麻黄碱以麻黄茎的髓部含量最高；人参根中人参皂苷的含量以韧皮部含量最高，栓皮次之，木质部几不含有。不同的药用部分不仅有效成分含量有较大差异，而且化学成分的种类也可能有明显的不同。例如，麻黄草质茎中主要含麻黄碱，有升高血压等作用；而麻黄根中则不含麻黄碱，而含大环精胺类麻黄根碱 A ~ C，有降压作用。柴胡药用其根，含多种三萜皂苷和少量挥发油，有解热、镇静、镇痛、护肝和抗病毒等作用，但在华东、华中地区习惯以狭叶柴胡或其同属植物的带根幼苗或地上部分入药，称为"竹叶柴胡"或"春柴胡"。据分析，柴胡的地上部分不含皂苷，而含黄酮类和较多的挥发油，且挥发油组成亦与根中不同。显然，这种用药习惯是不合理的。

二、采收时间

药用植物中有效成分的含量可因其生长发育阶段或季节的不同而有所不同。芦丁在槐花花蕾期（槐米）含量最高（28%）；花开放后，芦丁含量减少43%。金银花花蕾含绿原酸高达2.23%，开放后，绿原酸含量降低，多在0.29%以下，而挥发油含量略有增加。穿心莲 *Andrographis paniculata*（Burm. f.）Nees 的有效成分穿心莲内酯和新穿心莲内酯的含量在 8 月（营养期）分别为6.5%和9.0%，在 9 月（花蕾期）为13.6%和18.5%，在 10 月（开花结果期）为13.2%和8.5%。显然，以 9 月份采收，其品质最佳。内蒙古西部产草麻黄 *Ephedra sinica* Stapf 中总生物碱含量在春天很低，到了夏季突然增加。7 ~ 8 月间最高，随后又降低；而内蒙古东部产草麻黄的总生物碱含量高峰期为 9 ~ 10 月，其麻黄碱和伪麻黄碱的含量也因生长季节不同而变化。降雨量和相对温度对麻黄生物碱含量影响很大，凡遇雨季后，生物碱含量急剧下降。因此，合适的采取期还应根据当年的气候条件度时掌握。

由于季节或生长期不同，植物中有效成分不但会有量的不同，也会有质的变化。鼠李 *Rhammus davurica* Pall. 树皮在春季植物开始萌芽时，蒽醌苷的含量远较游离蒽醌高，随着植物长叶开花，树皮中蒽醌苷的含量逐渐降低，而游离蒽醌的含量则逐渐增加，到花盛期蒽醌苷的含量低于游离蒽醌；因此，鼠李皮应在春季采收。茵陈是利胆退黄要药，对于其采收期，本草记载不一，我国和日本的使用习惯也不相同。为此，做了大量的研究工作。日本学者认为，茵陈的利胆有效成分茵陈二炔酮等以花序含量最高，果穗次之，在幼苗中均含量极微；利胆作用也以花穗较为明显。上述研究结果成为日本使用其带花实的枝梢的依据。但近年，我国学者从茵陈幼苗中分得对 - 羟基苯乙酮和绿原酸，并证明它们和幼苗煎剂均有利胆作用。因此，究竟茵陈以何时采收质量最好，尚有待继续深入研究。

植物中有效成分的含量在一天之内也会有显著的差别。例如，洋地黄叶中强心苷的含量以清晨最低，傍晚最高；曼陀罗中生物碱含量，叶中以清晨最高，根中则以傍晚最高。

植物的生长年龄或栽培年限与有效成分含量也有密切关系。一般而论，有效成分的积累是与年俱增的。例如喜马拉雅东莨菪根中生物碱含量在第 7 年达到顶峰，其后逐渐下降；龙胆根中龙胆苦苷含量以栽培第3年最高，以后略有降低。但有些多年生植物的有效成分含量反而以一年生的为高。例如，柴胡根中总皂苷以及柴胡皂苷a和d都是一年生的比二年生的高，这是因为柴胡皂苷主要分布在根的皮层和木栓组织中，虽然二年生根的长度、直径和分枝数均超过一年生的，但上述组织在根中所占的比例相对较小。

中药材的最佳采收期选择，既要考虑有效成分含量，也要兼顾药材的产量，对同时含有毒性成分的中药还要注意在毒性成分含量较低时采收，以期获得优质高产的中药材。要确定中药材的适宜采收期，必须把有效成分的积累动态与植物生长发育阶段这两个指标综合考虑：①有效成分含量有显著的高峰期而药用部分产量变化不显著的，则含量高峰期即为其适宜采收期；②有效成分含量高峰期与药用部分产量不一致时，则考虑有效成分的总含量，即有效成分总量＝单产量×有效成分%含量，总值最大时，即为适宜采收期。亦可利用绘制有效成分含量和产量曲线图，由二曲线的相交点直接找到适宜采收期。

用有效成分含量或总量来指导中药材的采收，虽然比较合理，但需做大量的研究工作。同时还有许多中药的有效成分尚未明了；因此，还需根据传统的采药经验及各种药用部份的生长特点，分别掌握合理的采收季节，以保证中药材的质量。

1. 根与根茎类 宜在植物生长停止、花叶萎谢的休眠期，或在初春发芽前采集。但也有例外，如柴胡、明党参在春天采收较好，太子参则在夏季采收较好。

2. 叶和全草类 宜在植物生长最旺盛时，或花蕾将开放时，或花盛开而果实、种子尚未成熟时采收。但桑叶需经霜后，枇杷叶、银杏叶需落地后采收。

3. 树皮和根皮 树皮多在春夏之交采收，根皮多在秋季采收。

4. 木类 宜在秋冬采收。此时，侵填体形成，有效成分含量高，如油松节、沉香、檀香等。

5. 花类 一般在花刚开放时采收。有些宜于花蕾期采收，如金银花、槐米、丁香；红花宜在花冠由黄变橙红时采收。

6. 果实与种子类 果实宜在已成熟或将成熟时采收，少数用未成熟果实（如枳壳）或幼果（如枳实）。种子类宜在完全成熟后采收。

7. 动物类 视其入药部分适时采收。以卵鞘入药的桑螵蛸宜在三月收集，以成虫入药的宜在活动期捕捉，两栖动物如哈士蟆则于秋天当其进入冬眠期时捕捉，鹿茸须在清明后适时采收，过时则角化。

三、采收方法

正确的采收方法能保持中药的有效成分和外形美观。要求在花蕾期采收的中药，如槐米、金银花等，手工摘取较之用机器采收更能保证获得品质良好而一致的花朵。地下器官采挖时应注意避免损伤。花类或叶类中药采收时可能混有非药用部分，则宜在干燥前挑拣除去。含鞣质的树皮类中药如肉桂、川楝皮，忌用铁器剥离，以免引起树皮内表面变色，还要注意切割和剥离的方法。

第四节 产地加工对生药品质的影响

除少数中药如鲜地黄、鲜石斛、鲜芦根等鲜用外，绝大多数均需在产地进行一些简单的加工处理，如挑拣、清洗、干燥以及某些特殊的加工处理，以便保持中药的品质不变，亦有利于中药材的运输和贮藏。

一、挑拣与清洗

挑拣除去混入或夹杂于中药原料中的杂草和非药用部分，以保证中药的纯净。如花中夹杂的叶片、花梗，叶中夹杂的茎枝、黄叶，根和根茎类带有的地上茎残基，麻黄的木质茎和根，以上杂质均会降低中药的品质。新鲜挖出的地下器官必须立即用水冲洗，除尽泥沙；否则，干燥以后表面皱缩，泥沙很难去尽，这样就增加了中药的灰分含量。对于含苷类或生物碱类成分的中药，如人参、龙胆、黄芩、黄连等。水洗的时间不宜过长，否则造成有效成分的损失。

二、干燥

中药原料的及时干燥，对于保证中药品质至关重要。采来的新鲜药材如不迅速摊开干燥，就会因植物细胞的呼吸作用和蒸腾作用而自行发热，使温度上升，这样就给细胞中存在的酶的活动创造了有利条件，导致有效成分被酶分解；而且中药的颜色也会改变。例如，洋地黄叶含有的酶可使强心有效成分洋地黄苷水解生成次级苷洋地黄毒苷，强心作用大大地降低，甚至可以完全水解成洋地黄毒苷元而失去强心活性；颠茄叶采收后于32℃贮藏10天，总生物碱含量降低20%；槐米如不经过蒸以破坏酶的活性而直接干燥，则其芦丁含量由7%降为4%，损失43%；龙胆根中的龙胆苦苷在干燥过程中也可因酶的作用而分解。为了减少和防止干燥期间由于酶的活动而造成有效成分的损失，可采用以下3种办法：①及时迅速干燥。因为有效成分被酶分解的量是与时间成正比的，干燥得愈快，有效成分被分解就愈少。②采用不适于酶活动的温度干燥。酶活动的最适温度一般在20～45℃之间，离此温度愈远，则酶的活动愈难进行。由于低温度不利于水分的蒸发，故一般采用较高温度。但温度愈高，则挥发性成分和对热敏感的有效成分的损失就愈多。一般以55～60℃比较适宜，这样的温度既足于抑制酶的活动，对一般中药成分又没有很大的破坏作用。③在干燥之前先用适当方法将酶彻底破坏。经济而有效的方法有水煮法和水蒸气法，尤以后一种方法为佳，它既可以破坏酶，又可减少水溶性有效成分的损失。如天麻、槐米、红参在干燥前均用水蒸气加热以破坏酶的活性。

目前，通常采用的中药干燥方法有下述4种。

1. 晒干法　是最经济而方便的干燥方法。多数中药可用本法，但需注意：①含挥发油中药，因日晒可造成挥发油损失，油中成分产生氧化、聚合等化学反应，故不宜采用本法。如薄荷，金银花等。②中药的色泽和有效成分可因日光照射后变色变质者，亦不宜采用本法。如花类、叶类以及白芍、龙胆等。晒干的龙胆，其龙胆苦苷含量比阴干的低1倍。③有些中药经烈日曝晒后易爆裂，如郁金、厚朴等；故亦不宜采用晒干法。④中药晒干后，要凉透后才能包装贮藏，否则将因内部温度高而发酵，或因部分水分未散净而造成局部水分过多，导致发霉。但晒干法常受天气变化的影响，如遇阴天或下雨则需改用烘干法。

2. 烘干法　利用人工加温的方法使药材干燥，可在通风的烘房或焙坑上进行。烘干温度以55～60℃为宜。含维生素的多汁果实可用较高的温度（70～90℃）以利迅速干燥；而含多量脂肪油的或须保留酶活性的药材，如杏仁、芥子等，则不宜用烘干法，以免油分渗出和酶被破坏。含挥发油的药材亦不宜用烘干法，以免挥发油损失。

3. 阴干法　将药材放在或悬挂于通风的室内或荫棚下，避免阳光直射，利用空气流动使药材中水分自然蒸发而达到干燥的目的。主要适用于含挥发油的花类、叶类和全草类药材，如薄荷、玫瑰、桉叶、荆芥等。此法的缺点是温度低、干燥慢，并需经常翻动，以防霉坏。

4. 真空冰冻干燥法　利用真空低温冰冻干燥设备，在低温下使药材内部水分冻结，然后在低温减压条件下利用冰的升华性质而除去其中水分，使药材干燥。此法干燥的中药材能保持其新鲜时固有的色泽和形状，且有效成分几无损失，是最理想的干燥方法。但因其设备和费用昂贵，目前仅用于名贵药材人参的干燥，称其为"冻干参"或"活性参"。

近年来，一些新技术亦被应用于生药的干燥，研究较多的是远红外干燥与微波干燥技术。这二种技术的优点是：干燥速度快、加热均匀、脱水率高、节约能源，并可杀灭微生物，防止生虫和长霉。

三、特殊加工

有些药材在产地需进行某些特殊的加工，使易于干燥、便于贮藏、外形美观以及提高中药的品质。常见的方法有：

1. 蒸、煮或烫　一些富含浆汁、淀粉或糖类的药材，如百合、天冬、地黄、天麻、白芍、五味子等，用一般的方法不易干燥，需先经蒸、煮或烫后再干燥。有的经蒸、煮后能杀死虫卵，以保存药效，如桑螵蛸、五倍子等。有的熟制后，能起滋润作用，如黄精、玉竹、熟地、女贞子等。有的经蒸、煮或烫后可破坏酶的活性，保持有效成分不被分解，如天麻、槐米等。

2. "发汗"　有些药材在加工过程中为了促使变色、增强气味或减少刺激性，或有利于干燥，常将药材堆积放置，使其发热，内部水分向外挥散，这种方法称为"发汗"。如厚朴、杜仲、玄参、续断等。在"发汗"过程中也存在着有效成分的酶解以及成分的一系列变化。一般说来"发汗"也是提高中药材品质的一种加工方法。而茯苓的"发汗"则主要是利于干燥。

3. 加工成一定形状　某些药材需加工成一定形状，主要是为了外形美观，也便于形成特定的商品规格，易于鉴别。如肉桂、厚朴。

4. 去除非药用部分　如知母、香附之去毛，桔梗、北沙参之去栓皮，远志、麦冬之去心，都是为了提高中药的品质。远志和麦冬之去心还基于中医认为"心可使人烦"的理论。但据研究，远志和麦冬的木心，除有效成分含量较低外，并无明显毒副作用。由于去心操作繁琐、费时，故目前多不去心。

第五节　包装与贮藏对生药品质的影响

一、包装

中药材经加工干燥以后，要及时包装，以利运输和贮藏。药材包装不好，在运输和贮藏过程中容易发生药材散落，污染泥土等，甚至吸水返潮，直至霉烂变质。包装材料应该是清洁的，同时应具有较好的密闭性和遮光性，不易破损。包装好的药材包件上应标明药材名称、规格、重量、包件号码、发货单位和收货单位的名称，以利识别。

二、贮藏

生药经加工、干燥以后，以及购进的药材均应妥善贮藏起来，以备应用。药材的贮藏应选择高爽、干燥、空气流通的房间，搭架分层放置，经常打扫，定期检查，注意晾晒。容易

受潮、走油、跑味的药材最好存放在密闭的容器内。中药在贮藏期间，因受保存条件和自然
环境的影响，常会发生虫蛀、生霉、变色、走油、跑味等现象，导致中药材及饮片变质，影
响或失去药效。因此，贮藏和保管好中药，也是保证中药品质的重要环节。以下叙述中药材
及饮片贮藏期间常见的变质现象及其预防措施。

1. 虫蛀 含多量脂肪油（杏仁、桃仁、酸枣仁）、淀粉（大黄、山药、白芷等）或蛋白
质（多数动物药）的生药容易发生虫蛀，而含辛辣成分和含挥发油的生药则不易发生虫蛀。
适宜的温度（18～32℃）和湿度（空气相对湿度在70%以上）及药材或饮片含水量（13%以
上）均有利于害虫的繁殖。中药经虫蛀后，产生虫粉，不但破坏了外形，而且造成有效成分
损失，因而降低了药效，甚至完全失去药用价值。过去中药界"蛀药不蛀性"或"虫蛀存性"
的说法是不正确的。主要预防措施：①仓库在存货前先进行清扫、修补、粉刷和空仓消毒；
②药材入库前，应当检查，凡发现虫蛀的，应拣出或进行灭虫处理；③按药材性质及易虫蛀
与否分类存放，对易虫蛀药材定期检查，并保持仓库干燥通风；④定期消毒。过去常用的杀
虫剂有氯化苦、二氧化硫气体、磷化铝和环氧乙烷。氯化苦的化学名为三氯硝基甲烷
（CCl_3NO_2），它的杀虫效力确实可靠，对害虫和虫卵均有很大杀虫效果，且渗透力强，不燃
烧；但对人畜有剧毒。二氧化硫通称亚硫酸气，生药经二氧化硫气体消毒或漂白后，造成二氧
化硫及其他有害元素残留，对人体有害。磷化铝防治虫害的效果亦较好，但亦有剧毒。故以
上三种杀虫剂已不再提倡使用。环氧乙烷可与细菌、霉菌及害虫的蛋白质分子中之氨基、羟
基、酚基及巯基中的活泼氢起加成反应，生成羟乙基衍生物而失活。有较强的扩散性和穿透
力，对各种细菌、霉菌及昆虫、虫卵均有十分理想的杀灭作用。但环氧乙烷易燃、易爆。通
常与氟里昂组成混合气体应用，具有灭菌、杀虫效果可靠、安全、操作简便等优点。

目前，一些用于粮食和食品贮藏的新技术已用于生药的贮藏。常用的有：①气调贮藏
其原理是通过调节仓库内气体成分，充氮或充二氧化碳以降低氧含量，使仓库内含氧量低于
2%，害虫因缺氧窒息而死亡，从而保证仓库内贮藏生药不生虫、长霉而变质。这是一种既安
全又经济的方法。②应用除氧剂   其原理是在包装袋内添加除氧剂，利用其能与袋内氧产生
化学反应，生成一种稳定的氧化物，从而使袋内始终保持低氧状态而不利于害虫生长繁殖。
除氧剂及其生成的氧化物应该是安全、无毒的。它与真空包装和充气包装一样，主要用于小
体积或贵重中药的保存。③辐射灭菌   钴（^{60}Co）γ 射线有极强的杀菌能力，在安全的辐射剂
量范围下，即可达到彻底灭菌，而对人类无致癌性。辐射灭菌可用于中药饮片及粉末的处理。

预防中药材及饮片虫蛀还有一些经验的方法，如陈皮与高良姜同放，可免生虫；泽泻与
牡丹皮同放，泽泻不易虫蛀；有腥味的动物药如海龙、海马、蕲蛇等放入花椒或细辛，全蝎
和大黄中放入大蒜，蛤蚧与肉桂同放，虫草与丹皮同放，均可防虫，称为对抗贮藏法。

2. 生霉 空气中的霉菌孢子落在药材表面，在适当的温度和湿度时，就会萌发菌丝，分
泌酶（又称酵素），溶蚀中药的内部组织，引起化学成分的分解失效。黄曲霉菌分泌的黄曲霉
毒素还是强烈的致癌物质。引起药材和饮片生霉的主要环境因素是温度和湿度。所以防霉的
主要措施是保持药材干燥和仓库内较低的温度。一般药材的含水量应控制在13%以下，有效
成分易水解的药材，如洋地黄、麦角等，则含水量应低于6.0%。仓库的相对湿度应保持在
70%以下，温度在25℃以下。

3. 变色、走油、跑味 有鲜艳颜色的生药，如花类、叶类，如果长期受日光的照射，就
会变色；有些生药的有效成分结构中含有酚羟基，如黄酮类、羟基蒽醌类、鞣质类，则可在
酶和空气中氧的作用下，发生氧化、聚合作用，生成有色物质。含有上述成分的生药均易在

贮藏过程中变色，如黄芩、大黄、贯众等。生药的变色常同时伴随着有效成分的分解、氧化和聚合，因而影响生药品质，影响药效。

含有多量脂肪油的生药，如杏仁、桃仁、柏子仁等，在温度较高的情况下，其中油分容易往外渗出，而使药材表面出现油样光泽，称为"走油"，也常同时伴随着生药的变色和变质。含有黏性糖类的生药，如麦冬、天冬、枸杞子等，在贮藏过程中，由于受潮、温度较高或长期接触空气，某些成分发生变化，表面出现油样光泽，也称为"走油"。

含有挥发油的生药，如薄荷、紫苏等，在温度较高的情况下，挥发油容易散失而香气减弱，称为"跑味"，药效亦降低。防止上述变质现象发生的有效措施是低温、干燥、密闭地贮藏中药。

此外，有的生药由于化学成分自然分解、挥发、升华而不能久贮的，应注意贮藏期限。如松香久贮，在石油醚中溶解度降低；明矾、芒硝久贮而风化失水；洋地黄、麦角久贮成分易分解等。

第四章　生药的炮制

生药炮制（中药炮制）是指根据生药的性质与医疗、调剂和制剂的需要而进行的一类特殊加工方法和技术，是祖国医药学的重要组成部分。数千年来，它与中医临床紧密配合，在防病、治病中发挥了重要作用，保证了中医临床用药的安全与有效。

第一节　生药炮制的起源与发展

生药炮制是随着中药的发现而产生的。为了便于服用，人们就象当时处理食物那样，对药物进行诸如洗涤、打碎等简单加工，这便是中药炮制的萌芽。自人类发现了火，并开始用火处理食物；通过实践，发现熟食可以克服生食的各种不良反应，并把熟食的方法试用于处理药物；亦取得良好效果。这样，洗涤、打碎以及用火处理药物的简单加工方法，便形成了最初的中药炮制。

炮制，古称炮炙、修事或修治，有着悠久的历史。早在《黄帝内经》就载有"治半夏"；汉代的《神农本草经》序和张仲景的《金匮玉函》均有中药炮制的记述；在南北朝，我国第一部炮制专著《雷公炮炙论》问世，作者雷敩总结了以前的炮制技术。该书虽亡佚已久，但对后世中药炮制的发展，产生了极大的影响。至唐代，中药炮制逐渐形成体系，孙思邈的《备急千金要方》和官修《新修本草》中记载炮制的内容均较前丰富。至宋代，中药炮制发展较快，《太平惠民和剂局方》列有专章讨论生药的加工技术，并将炮制法列入法定的制药范围。中药炮制的理论在明代得到较全面发展，陈嘉谟著的《本草蒙筌》系统论述了若干炮制辅料的原理，如"酒制升提，姜制发散，入盐走肾脏仍仗软坚，用醋注肝经且资住痛，童便制除劣性降下，米泔制去燥性和中，乳制滋润回枯助生阴血，蜜制甘缓难化增益元阳，陈壁土制窃真气，骤补中焦，麦麸皮制抑酷性勿伤上隔。……"；还指出"凡药制造，贵在适中，不及则功效难求，太过则气味反失"；并将炮制方法归纳为三类"火制，水制，水火共制"，至今仍被广泛应用。李时珍在《本草纲目》中专列"修治"项，收载了各家炮制之法。其后缪希雍又在《雷公炮炙论》基础上，增加了当时的炮制方法，在其著作《炮炙大法》中提出了著名的"炮炙十七法"，为中药炮制奠定了基础。

近代以来，中医药曾受到严重摧残。丰富的炮制技术只能靠口耳相传、师徒相授，成书的经验总结寥寥无几；因而造成炮制方法不统一、各地而异、各行其法的混乱局面。新中国成立以后，对中药炮制的整理和研究做了大量工作，先后整理出版了许多地方性的《中药饮片炮制规范》、全国性的《中药炮制经验集成》和《历代中药炮制法汇典》等。在中医药院校开设了《中药炮制学》课程，许多中医药研究机构对中药炮制技术和炮制原理进行了研究，特别是近年来中药化学成分和药理作用等方面的研究成果，对阐明中药炮制原理和评价炮制质量提供了科学的方法和依据。中药炮制的规模正不断扩大，炮制的生产设备也逐步机械化，中药炮制的质量和水平正不断提高。

第二节　生药炮制的目的

生药炮制的目的是多方面的，主要可归纳为以下各点。

1. 降低或消除毒性或副作用，确保用药安全　有些生药的药性峻烈，毒性很大，如川乌、附子；有些生药的毒性成分又是有效成分，如马钱子、巴豆；有些生药虽有较好疗效，但有某些副作用，如半夏、天南星等；还有一些含挥发油类成分的生药，如苍术、白术、木香、肉豆蔻，挥发油中的某些成分或油脂对胃有刺激或有较明显的副作用。上述药物均需炮制，以去除毒性成分，保留有效成分（川乌、附子、半夏等）；或者降低有效成分含量，使其既能发挥一定的医疗作用，又确保用药的安全性（马钱子、巴豆）；或者减少药物的副作用（苍术、木香等）。

2. 缓和或改变药物的性能，以适应临床治疗的需要　不同的生药各有其不同的性质和作用，通过适当的炮制，可改变其药性，以适应临床的治疗目的。例如，生大黄有峻泻作用，经酒制后就缓和了泻下作用，增强了清热和活血化瘀作用；炒炭后则可用于止血。栀子苦寒之性甚强，经辛温的姜汁制后，能降低其苦寒之性，可免伤中。又如生地黄性味甘寒，为清热凉血药；经过炮制的熟地黄，药性变为甘温，为滋阴补血药。生首乌功能解毒、消痈、润肠通便，熟制后擅长于补肝肾、益精血、乌须发。蒲黄生用活血化瘀，炒用则止血。黄柏原系清下焦湿热，酒制后作用向上，兼清上焦之热；黄芩酒炒后亦可增强其上行清头目之热的作用。上述药性和治疗作用的改变都是因为经过适当方法炮制后，去掉或减少了中药中某些化学物质，保存或增加了另外一些成分，或者产生了新的成分，因而突出了某一方面的作用。

3. 增强药物的作用，提高疗效　生药炮制过程中常加入一些辅料，可与药物起协同作用，以提高某一方面的疗效。例如，醋制柴胡、延胡索以增加疏肝、镇痛作用，姜制半夏、竹茹以加强止呕作用，胆汁制南星以增强解痉作用，蜜制疑冬花、紫菀以增强润肺止咳作用，酒制仙茅以增强其温肾壮阳作用，酒炒当归、川芎以增强其温经活血之功。种子类生药经炒制后，有利于有效成分煎出，故有"逢子必炒"之谓。矿物类、甲壳类中药经煅、淬后亦有利于有效成分煎出，而药效提高。

4. 改变药物的性状，便于调配和制剂　生药在产地仅经过简单的加工、干燥处理，往往形大个粗，不利于调配及炮制；故均需切制成不同形状、不同规格之饮片。矿物、甲壳类与种子类中药质地坚硬，很难粉碎，经过煅、淬、炒、轧、捣等方法处理后，不仅便于调配和制剂，也有利于有效成分溶出。

5. 纯净药物，提高药物的品质　生药经过净选，除去泥沙、非药用部分、品质低劣以及虫蛀、霉变的药物，提高了生药的品质，保证临床用药剂量的准确。如除净根和根茎类中药芦头和残茎、皮类生药的栓皮，以及远志去心、麻黄去节等。

6. 利于贮藏　有些生药如桑螵蛸蒸后可杀死虫卵，白僵蚕炒后可杀死白僵菌，某些含苷类生药经加热处理以破坏酶的活性，均有利于久藏，保持药效不变。

7. 除臭矫味　动物类或其他有特殊臭味的生药，常用酒制、蜜制、醋制、水漂、麸炒、炒黄等处理以达到除臭矫味的效果，有利于服用。

第三节　生药炮制的方法

生药炮制是随着人们对医药认识的不断深入而不断丰富和发展起来的。许多研究结果表明，不少中药炮制理论和方法是有一定科学根据的，是中药炮制的精华部分。但由于历史条件的限制，也难免存在一些不甚合理的部分。例如，许多利尿渗湿药和补肾固精药，如泽泻、杜仲、补骨脂等，均需用盐制，取其"走肾而下行"，但对泽泻的研究证明，生泽泻有一定利尿作用，而盐泽泻无利尿作用，在五苓散中也未见有增强利尿的效果；生杜仲和盐杜仲的补肾作用强度也无明显差异。又如马钱子的炮制方法很多，如砂炒、油炸等，究其目的都是为减少马钱子中生物碱的含量，以增大临床应用的安全范围。在科学不发达的古代，这是唯一可行的方法；但在科学如此进步的今天，完全有可能采用更科学、准确的方法以避免药物的极大浪费。我国幅员广大，各地用药习惯和炮制方法均有许多不同；因此，应该在继承传统的炮制技术的基础上，应用现代科学方法从化学成分、药理作用和临床疗效三方面去阐明中药炮制的原理和方法的合理性，并通过试验建立科学的、规范化的方法，以提高中药炮制的水平和质量。

参考前人的记载，根据现代炮制经验，炮制方法大致可分为五类。

一、修制

1. 净选　用挑、拣、簸、筛、刮、刷等方法，去掉泥沙、杂质及非药用部分等，使药物清洁纯净。如拣去连翘果柄，刷除枇杷叶背面绒毛，刮去黄柏的栓皮等。

2. 粉碎　采用捣、碾、镑、锉等方法，使药物粉碎。如牡蛎、龙骨捣碎便于煎煮，川贝母捣粉便于吞服，犀角、羚羊角镑成薄片或锉成粉末便于制剂和服用。

3. 切制　采用切、铡的方法，将生药切制成一定形状和规格的"饮片"，使有效成分易于溶出，并便于进行其他炮制以及干燥、贮藏和调剂。根据生药的性质和医疗需要，饮片有很多规格。如天麻、槟榔宜切薄片，泽泻、白术宜切厚片，鸡血藤宜切斜片，桑白皮、枇杷叶宜切丝，麻黄宜切段，茯苓、葛根宜切块等。

二、水制

用水或其他液体辅料处理生药的方法称为水制法，主要用于清洁药材、软化药材、调整药性。常用的有淋洗、泡、漂、浸、润、水飞等。这里介绍三种常用的方法。

1. 润　又称闷或伏。根据药材质地软硬，加工时的气温、工具，用淋润、洗润、浸润、盖润、露润、伏润、包润等多种方法，使清水和液体辅料徐徐入内，在不损失或少损失药效的前提下，使药材软化，便于切制饮片。如淋润荆芥，酒洗润当归，姜汁浸润厚朴，伏润天麻等。

2. 漂　将生药置水中浸渍一段时间，并反复换水（或置长流水中），以去除腥味、盐分的方法。如漂去昆布、盐附子之盐分，紫河车之腥味等。

3. 水飞　是借药物在水中沉降的性质用于分取生药极细粉末的方法。将不溶于水的生药粉碎后置于乳钵或研槽内加水共研，再加多量水搅拌，粗的粉粒下沉，细的粉末混悬于水中，倾出；粗粒再研再飞。倾出的混悬液沉淀后，分出沉淀物，干燥即得极细的粉末。如飞朱砂、飞炉甘石等。水飞雄黄尚可降低雄黄中 AS_2O_3 的含量。

三、火制

（一）炒

将净选或切制后的生药置锅内加热，不断翻炒的方法称为"炒"。炒又因加与不加辅料以及加的辅料不同分为清炒、麸炒、土炒、米炒等。

1. 清炒　为不加辅料的炒制，根据炒的程度不同，分为炒黄、炒焦、炒炭三种。

炒黄　用文火炒至药材表面微黄，或有爆烈声，溢出药物固有的香气，或膨胀鼓起。如炒苏子、杏仁、山楂、麦芽等。炒黄是为了矫臭；并使其体积膨胀疏松，易于煎出有效成分；亦能破坏酶的活性，保存药效。

炒焦　用中等火力炒至药材表面焦黄或焦褐色，但不炭化。如炒山楂、神曲、栀子等。炒焦是为了缓和药性或增强健脾消食功能，多用于消导药的炮制。

炒炭　用武火炒至药材冒烟，表面焦黑色，内部黄褐色（存性），随即喷淋清水熄灭火星，取出晒干。如大黄炭、地榆炭、侧柏炭等。炒炭能缓和药物的烈性或副作用，增强收敛止血的功效。

2. 麸炒　利用麸皮在与药材共同加热时发生的浓烟将药材熏黄的方法，称为麸炒。取麸皮撒入热锅内，趁冒浓烟时，加入药材，翻炒至药材表面呈均匀的黄色时取出，筛去麸皮，放凉即得。如麸炒山药、泽泻、枳壳、僵蚕等。麸炒能除去药材中部分油分，减少刺激性和燥性，并能除臭矫昧，和中安胃。

3. 土炒　用土粉与药材共同加热的方法，称为土炒。常用伏龙肝（灶心土）或赤石脂细粉，置锅内炒烫，待土粉有流动感时，加入药材，翻炒至药材表面深黄色，筛去土粉，放凉即得。如土炒白术等。土炒能增强补脾和胃、止呕、固涩、止泻等作用。

（二）烫

利用河沙、蛤粉（或滑石粉、煅牡蛎粉）等与药材共炒的方法称"烫"。烫与炒的方法相同，唯温度较高，一般在 200～300 ℃。烫的时间宜短，以药材表面发生变化，而内部不烫焦为度。常用的有砂烫、蛤粉烫、滑石粉烫等。沙烫能使质地坚硬的药材酥脆，易于煎出有效成分，如烫龟板、鳖甲等；部分药材可通过砂烫除去非药用部分，如骨碎补、金毛狗脊。蛤粉烫尚可矫臭，减少含胶质药材的黏性，如蛤粉烫阿胶珠。

（三）煨

将药材直接置火灰中加热或用面粉、湿纸包裹后加热的方法，称为"煨"。如煨姜、煨猪牙皂，纸裹煨木香、葛根，面裹煨肉豆蔻等。煨的目的主要是为了除去刺激性或有毒物质，以缓和药性。如煨肉豆蔻以除去其有毒挥发性成分肉豆蔻醚。

（四）煅

将药材直接放入无烟炉火中或适宜的耐火容器中煅烧的方法称为"煅"。煅红后，趁热投入液体辅料或冷水中称为"淬"。可分为明煅（如煅龙骨、牡蛎等）、焖煅（如煅血余炭、陈棕炭等）和煅淬（如煅淬磁石、赭石、自然铜等）。煅的目的是改变药物的原有性状，使其质地疏松，易于粉碎和煎煮；同时也改变了药物的理化性质，减少副作用，增强疗效。

（五）炙

将药材加液体辅料拌炒，使辅料渗入药材内部的方法称为"炙"。根据所用的辅料不同，又可分为以下几种。

1. 蜜炙　其操作方法有两种：拌蜜炒与先炒药后加蜜。前者适用于质地轻松、吸蜜较快的花类、叶类药材；后者适用于质地坚实、吸蜜较慢的茎、节或种子类药材。蜜炙可增强药物的润肺止咳作用，故多用于止咳平喘类生药，如款冬花、紫菀、枇杷叶、马兜铃、百部、甘草等。

2. 酒炙 用适量水将黄酒稀释，与药材拌匀后，稍闷，待酒被吸尽，置锅内用文火炒干。酒炙可缓和药物的寒凉之性，增强活血通络功效；使有效成分易于煎出，提高疗效。多用于活血药和清热药，如川芎、当归、白芍、黄芩、大黄、丹参等。

3. 醋炙 方法与蜜炙相似。但对树脂类生药如乳香、没药等则不宜先用醋拌，需先将药材炒至发亮，再洒醋，拌炒至干；否则易黏结成块。醋制可增强药物疏肝理气、散瘀止痛的作用，如醋制延胡索、柴胡、香附、乳香等；尚可降低药物的毒性，如甘遂、大戟等。

4. 盐炙 是将药材加盐水拌炒，方法与前二种相似。盐炙能增强药物清热凉血、软坚散结的作用，并能引药入肾经。多用于补肾固精、滋阴降火药，如补骨脂、菟丝子、知母、黄柏、杜仲等。实验证明，盐炒杜仲可增强降压作用。

5. 药汁炙 是将生药煎汁或榨汁作辅料。多半是为了纠正药物的偏性，如吴茱萸炙黄连；或为了增强药效，如甘草炙远志。

四、水火共制

1. 蒸 是将药材拌辅料蒸或直接清蒸。常用的辅料有酒、醋等。蒸制可改变药物的性味和功效，如蒸何首乌、大黄、地黄、五味子、女贞子等；或杀死酶，以保持生药有效成分不被分解，如黄芩、天麻等；或使药材软化，便于加工切片，如厚朴。

2. 煮 是将药材与辅料加水共煮或不加辅料单煮。常用的辅料有酒、醋、豆腐等。药材经长时间加热，辅料成分可渗入药材内部，以降低药物的毒性或刺激性，或改变药性，增强药效。如豆腐煮乌头、甘遂，酒煮何首乌，醋煮延胡索等。煮制时加水应适量，一般以淹过药面为度。过多，则药材已煮透而汁液未干，造成药效损失；过少，又不易煮透心。

3. 焯 种子类生药用热水浸泡或稍煮以去皮的方法，称为"焯"，如焯杏仁等。

五、其他

1. 发酵 利用酶的作用，在适宜温度下，并给予充足的养料而发酵成曲，如神曲。

2. 制霜 霜是指药物体轻成粉而色白之意。制霜的方法有：去油成霜，多用于种子类生药，如巴豆、杏仁等；加工成霜，如西瓜霜、柿饼霜；或为副产物，如鹿角霜是在鹿角熬制鹿角胶时留下的骨质粉末。

3. 法制 取药物和规定的辅料，按特定的炮制程序或炮制要求进行炮制，称为法制。多用于有毒生药，如法制半夏。

此外，尚有姜制，如姜制半夏，以解毒并增强止呕作用；姜制厚朴，以增加辛散作用；胆汁制，以解毒和增加解痉作用，如胆南星。

第四节 炮制对生药化学成分与药效的影响

生药含有的各种化学成分是治病的物质基础。不同的炮制方法均可能使生药中各种化学成分发生量变和质变，从而影响或改变了药物的作用，达到某种医疗效果。因此，研究和比较炮制前后生药的化学成分和药理作用的变化，以及这些变化的临床意义，对于阐明生药炮制的原理及方法的合理性，推动炮制工艺改革，提高炮制水平和产品质量均有重要意义。

一、加水处理对化学成分与药效的影响

生药炮制过程中常采用水洗、漂、浸、泡、煮等方法，用于除去泥沙等杂质和细菌，或

用于软化药材以利切制。但生药的许多有效成分，是可溶于水的，如生物碱盐类、苷类、鞣质、糖类、氨基酸等。如果浸泡时间过长，则水溶性成分溶解于水而流失。例如，黄柏经水浸泡后切片，小檗碱含量从1.39%减少为0.71%，损失近50%；甘草水浸泡48h后，水溶性浸出物损失49.84%，甘草酸损失48.40%。如果是含苷类生药，则由于酶的存在而发生水解，从而影响药效。例如，黄芩的炮制有冷浸、烫、煮、蒸等方法，并有二种截然不同的观点：有的认为"黄芩有小毒，须用冷水浸泡至绿色以去毒"；而有的则认为"黄芩遇冷水变绿色影响质量，必须以热水煮后切片，以色黄为佳"。黄芩的有效成分主要是黄芩苷。实验证明，黄芩经冷水浸泡后，黄芩苷损失近50%，而黄芩素增加约50%，说明有一半的苷被酶水解生成苷元。由于黄芩素具6，7-邻二酚羟基结构，易进一步被氧化生成绿色的邻二醌类化合物而失去药效。抑菌试验亦证明，冷浸黄芩的抑菌作用均较烫、煮、蒸后切片的黄芩为弱。

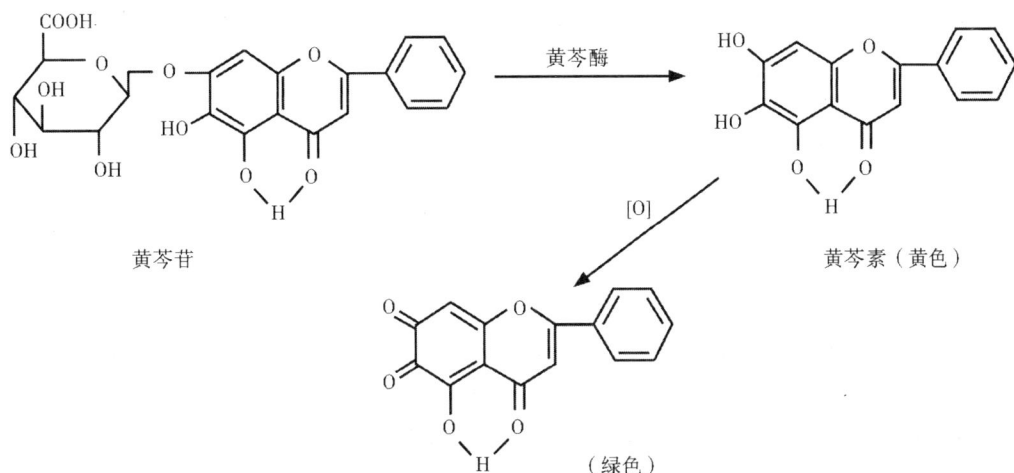

黄芩苷 黄芩酶 黄芩素（黄色）

（绿色）

此外，生药中常含有蛋白质、糖类等营养物质，在浸泡过程中易发霉变质。因此，中药饮片的生产，应尽量采用少泡多润、开水抄或蒸的方法，少数质坚、个大难于软化的生药如槟榔、大黄，可采用直接打碎供配方用，以减少有效成分的损失以及酶解等反应的发生。

二、炒与蒸对化学成分及药效的影响

炒与蒸均是加热处理，可以起到下述作用。

1. 破坏酶的活性 某些含苷类成分的生药如黄芩、槐花、杏仁、人参等，经蒸或炒后，破坏了酶的活性，可避免有效成分的分解。用加热破坏酶的方法有蒸、炒、焙。炒的温度较低，对有效成分影响较小，但却破坏了酶的活性。如炒槐花的总浸出物含量和芦丁含量分别为29.70%和5.07%，明显高于生槐花（19.10%和1.86%）。但有效成分是酶的生药，则蒸或炒等加热处理都是不适宜的。例如，雷丸的驱虫有效成分是蛋白酶，当60℃加热30min，则失去大部分活性。

2. 使苷类成分分解或产生新成分，改变药物作用 蒽醌苷类、黄酮苷类和强心苷类生药均可因蒸、炒而失去原有的药效。例如，大黄有泻下、抑菌抗炎、收敛止血等作用，其中结合蒽醌番泻苷类是泻下的主要有效成分，游离蒽醌大黄素和大黄酸有抑菌作用，大黄酚、大黄素甲醚和鞣质则有止血作用。大黄炮制成酒大黄和熟大黄后，上述成分均有所减少，但以结合蒽醌减少最多；因此，泻下作用缓和，而抑菌抗炎、收敛止血作用较强，适用于体弱病人和上消化道出血患者。大黄炒炭后，番泻苷类几乎破坏殆尽，但大黄酚和大黄素甲醚含量分别为生大黄的 2.7 倍和 4.1 倍，并生成了 2 个新成分，故有较强的止血作用。何首乌亦有泻下作用，随着蒸制的时间延长，泻下作用逐渐减弱，直至消失；同时外表颜色逐渐加深，游离蒽醌含量递增，而结合蒽醌减少。何首乌炮制后，总磷含量增加 36.9%，总糖量由 5.80% 增至 10.84%，给去肾上腺的饥饿小鼠口服制首乌的温水浸液，能使其肝糖原的积累量升高 6 倍，而生首乌及其所含还原糖和非还原糖均不能使肝糖原升高。人参经蒸制成红参后，生成红参特有成分人参皂苷 Rh2，并使部分 S - 构型的人参皂苷转变成 R - 构型的人参皂苷，上述成分均可能与红参由性平变为性温、偏于补血益气的功效有关。

3. 使挥发油含量降低或挥发油成分改变　炒制可使中药中挥发油含量降低，炒炭约减少 80%，炒焦约减少 40%，清炒约减少 15%。为了去除苍术的"辛燥"之性，常采用清炒、麸炒、土炒，米泔水炙等方法。上述方法均使苍术中挥发油含量减少，尤以麸炒和米泔水炙苍术减少更多，分别减少 39% 和 47%。苍术挥发油既是有效成分，又是其"燥性"物质；因此，炮制必须适度。白芥子炒制后，其具辛辣味的异硫氰酸烯丙酯含量从 81.66% 降至 6.94%。

三、制炭对化学成分与药效的影响

生药制炭有炒炭和焖煅炭两种方法，后一种方法适用于质地疏松、炒炭易飞扬、易放出刺激性气体的中药。制炭主要用于止血，此外尚有止痢、利尿等作用。现代医学认为，鞣质有收敛止血作用；因此，对炭药的研究主要集中在比较制炭前后鞣质含量的变化以及对凝血时间的影响。多数研究结果表明，生药制炭后，鞣质含量增高，凝血时间显著缩短，支持了"制炭止血"的理论。例如，槐米炒炭后，芦丁含量显著降低，而槲皮素含量则较生品高 10 倍，鞣质含量也较生品约高 7 倍。制炭温度和时间对鞣质含量有影响，在 190～230℃ 范围内制炭，则槐米炭中鞣质含量增高 3 倍以上，当温度超过 230℃，鞣质含量显著减少，250℃ 以上，鞣质几乎全部分解。大多数有止血作用的生药制炭后止血效果增强，也有少数反而降低的，如蒲黄、地榆、大蓟等。多数生药制炭后抑菌作用减弱，但大黄炭对大肠杆菌和铜绿假单胞菌仍保持与生大黄相似的抑制效能。

生药在制炭过程中，一些原有的成分破坏了，另外一些成分的含量增加了，同时产生了新成分。鞣质的增加只能部分解释"炭药止血"的机理，有些炭药止血似有其他成分参与。例如，大黄制炭后，所含鞣质虽有部分损失，但大黄酚含量增加 1.7 倍，大黄素甲醚增加 3.1 倍，这两种成分均有明显的促血凝作用；同时，大黄炭中还比生大黄多了 2 个苷类成分。又如，荆芥炒炭后，挥发油含量显著降低，原有的 8 个成分均未能检出，但检出了 9 个新成分。进一步的研究证实，2% 的荆芥炭挥发油乳剂有明显的止血作用，而生荆芥挥发油则无止血作用。

四、煅淬对化学成分与药效的影响

煅与淬主要用于动物甲壳、骨骼、化石及矿物类中药。其目的有三。

1. 失去结晶水，成为无水化合物，增强收敛燥湿、去腐生肌等作用　如石膏（$CaSO_4 \cdot 2H_2O$）、白矾（$KAl(SO_4)_2 \cdot 12H_2O$）、硼砂（$Na_2B_4O_7 \cdot 10H_2O$）等。煅制温度一般在 300～700℃。白矾在 120℃ 失去结晶水，260℃ 脱水基本完全，300℃ 则开始分解，至 750℃ 无水硫酸铝钾（枯矾）脱硫过程大量发生，产生硫酸钾、三氧化铝和三氧化硫。枯矾药液对铜绿假单胞菌、金黄色葡萄球菌、肺炎球菌、溶血性链球菌及霉菌均有高度敏感性。

2. 增加有效成分溶出，或生成新化合物　赭石（Fe_2O_3）、磁石（Fe_3O_4）经火煅醋淬后，不仅易于粉碎，且所含铁质转化为氧化亚铁，部分转变为乙酸铁，增大了亚铁离子与其他非铁成分的溶出量。炉甘石主含碳酸锌，煅制后可生成氧化锌而具消炎、止血、生肌作用。方解石经煅淬后，总钙含量增加；钟乳石、鹅管石、牡蛎、石决明等，经煅制后，所含碳酸钙一部分或全部变为氧化钙，使易于粉碎，并有利于钙质及其他成分的溶出。龙骨经煅制后，增加了锌、铜等微量元素的溶出。

3. 去除有毒物质　赭石经煅淬后砷含量显著降低；磁石经火煅醋淬后，减少了锶、铅、铬等有害元素；皂矾煅淬后减少其对咽喉黏膜的刺激性。

五、醋制对化学成分与药效的影响

醋是易得之物，又是有机物质的良好溶剂，同时还有多方面的作用。醋制的目的主要是：

1. 增加有效成分的溶出，增强药效　生药中所含生物碱类成分常与有机酸（如苹果酸、枸橼酸、草酸、鞣酸等）结合成盐，有的结合成不溶性复盐。由于生物碱与小分子有机酸生成的盐较大分子有机酸盐的溶解度大；因此，此类中药经醋制（醋炒、醋煮、醋蒸）后，使其中的生物碱盐转变成乙酸盐，因而增大了水溶性，有利于有效成分的煎出。例如，醋制延胡索的水煎液中总生物碱含量比生延胡索增加 1 倍，延胡索乙素和原阿片碱的煎出量也增加，而且其叔胺碱含量增高，季胺碱含量降低。小鼠镇痛试验证明，醋制能增强药物的镇痛作用。醋制五味子能增加有机酸和总木脂素的煎出量。醋制香附在解除大鼠子宫肌痉挛和提高小鼠痛阈方面均明显优于生香附。然而，醋的用量不宜过多，用量过多可使有效成分溶出而损失。

2. 降低有毒中药的毒性　醋制甘遂、芫花的目的，主要是为了降低它们的毒性和副作用。动物试验结果表明，醋制甘遂的刺激性较生甘遂约小 6 倍，水煎液的刺激性，前者也比后者小 1 ~ 2 倍；且醋制甘遂的泻下作用和毒性均比生品小。芫花经醋制后，其毒性也明显降低，LD_{50} 提高 1 倍以上。

六、特殊炮制方法对化学成分与药效的影响

乌头类生药（川乌、草乌、附子等）是一类重要的药物，由于含双酯型二萜类生物碱（乌头碱、中乌头碱、下乌头碱）而具强烈毒性。乌头碱能麻痹呼吸中枢和血管运动中枢，致心律不齐，对人的致死量为 3 ~ 5mg，约与 0.5 ~ 1g 生药相当；因此，必须炮制减毒后方可服用。乌头碱类生物碱的毒性与其分子结构中 C_8 位乙酰化和 C_{14} 位苯甲酰化有关。如果乌头碱水解失去 C_8 乙酰基生成相应的单酯型生物碱苯甲酰乌头胺（苯甲酰乌头原碱）、苯甲酰中乌头胺、苯甲酰下乌头胺，则其毒性明显降低，仅为乌头碱的 1% ~ 1‰；如果进一步水解为乌头胺（乌头原碱），则几无毒性，也不引起心律失常。乌头炮制减毒主要通过加水、加热的方法使极毒的双酯型生物碱的酯键水解生成毒性小得多的单酯型生物碱或无毒的非酯型生物碱。常用的方法有胆巴水浸泡、盐水煮（常加甘草、黑豆等共煮）、常压或高压蒸等。多数研究结果表明，辅料并不能增加炮制解毒的效果。川乌和附子中尚含有水溶性强心有效成分去甲乌药碱和去甲猪毛菜碱，前者的强心有效浓度为 10^{-9}，后者还兼有弱的升压、镇痛作用；尚含升压成分棍掌碱。上述三种成分的作用能较合理地解释附子回阳救逆的功效。它们都是水溶性生物碱，对热稳定；因此，在炮制过程中不被破坏。但若用水长时间浸泡或煮，上述成分会因溶出而损失，故以蒸法，特别是热压蒸制的方法较好。《中国药典》（2010 年版）通过控制单酯型生物碱乌头碱、次乌头碱和新乌头碱的含量范围来控制炮制品的品质。

　　半夏是常用的止咳祛痰、降逆止呕药。但生半夏对黏膜有强烈刺激作用，可刺激声带黏膜发炎水肿而失音，刺激消化道黏膜而引起呕吐或腹泻，故必须经炮制去毒后服用。初步研究认为，半夏的刺激性成分是3，4-二羟基苯甲醛、2，5-二羟基苯乙酸（尿黑酸）及它们的苷和半夏蛋白。前者具邻二酚羟基，后者具邻位羟基和羧基，均可与金属离子作用生成难溶性络合物。目前使用的各种半夏炮制方法中，均离不开白矾（清半夏、姜半夏）和石灰水（法半夏）。因此推测，在半夏炮制过程中，上述两种毒性成分与铝离子或钙离子作用生成难溶性络含物而失去毒性。加热亦可使半夏蛋白失活。生姜对半夏并无解毒作用，只是为加强其降逆止呕作用而已。

　　天南星的炮制方法及解毒机理与半夏相似。胆南星之炮制目的是取胆汁之中枢抑制和抗惊厥作用以增强南星之驱风止痉之功效。

第五章 生药的鉴定

第一节 生药鉴定的目的和意义

生药鉴定（indentification of crude drug）就是综合利用传统的经验鉴别方法和现代的理化检测手段，依据国家药典、相关药品标准及专著或资料对生药进行真实性（identity）、纯度（purity）及品质优良度（quality）的评价，以确保生药的真实性、安全性（safety）和有效性（efficacy）。

如前所述，生药商品中自古以来就存在着同名异物与同物异名的混乱现象，严重地影响到生药的品质；同时，生药的品质又受产地以及生药整个生产过程的各个环节（如选种、栽培、采收、产地加工、炮制和贮藏等）的影响，即使是同一来源的生药，也可因批次不同而其品质存在着差异。这样就很难保证临床应用、药厂生产以及科学研究工作所用生药的正确性和质量。因此，有必要对所用生药进行生药学鉴定，确定其是否符合医药上应用的要求，以保证用药的安全性与有效性。为实现上述目的，必须对生药进行真伪鉴定、纯度鉴定与品质鉴定。

一、真伪鉴定

生药的真伪鉴定（也称真实性鉴定）就是鉴定所用的药材是否与规定的或实际需要的品种相符。例如，《中国药典》（2010 年版）规定人参是五加科植物人参 *Panax ginseng* C. A. May. 的干燥根，有大补元气、复脉固脱、补脾益肺、生津安神之功效。它是人参的正品。所谓"正品"是指原植（动）物和药用部分（即来源）均与《中国药典》规定或古代多数（或重要）本草著作记载相符的生药；反之，则为混淆品。现代研究表明，人参含人参皂苷、挥发油、有机酸、多糖等多种活性成分，对人体的中枢神经系统、心血管系统、内分泌系统、物质代谢、免疫功能等均有调节和促进作用，是目前国际上应用最为广泛的天然药物。从多年来各地发现的人参伪品看，它们与人参的来源不同，都不是五加科植物，如野豇豆（豆科）、栌兰（马齿苋科）、华山参（茄科）、商陆（商陆科）、紫茉莉（紫茉莉科）、山莴苣（菊科）、桔梗（桔梗科）、野萝卜（伞形科）等；因此，均不含有人参的活性成分，也没有人参的药理作用和功效，而且有的伪品还有一定毒性，如华山参、商陆。目前广泛用于治疗结石症的金钱草，其原植物包括 5 科 6 种，其中报春花科过路黄 *Lysimachia christinae* Hance（又称四川大金钱草）有利胆和松弛胆管括约肌的作用，因此适用于胆结石症，其他品种：旋花科马蹄金 *Dichondra repens* Forst（四川小金钱草）、豆科广金钱草 *Desmodium styracifolium*（Osb.）Merr.（广金钱草）、唇形科连钱草 *Glechoma longituba*（Nakai）Kupr.（江苏金钱草）和伞形科天胡荽 *Hydrocotyle sibthorpioides* Lam.、破铜钱 *H. sibthorpioides* Lam. var. *batrichium*（Hance）Hand. – Mazz.（江西金钱草）多只具利尿、抑菌、使尿液变酸等作用，因而适用于泌尿道结石。但是临床中医生并不知道金钱草品种的复杂性以及不同品种间药效的差异，在处方上可能都写"金钱草"。这时，就有必要鉴定其所用生药是否与实际需要的品种相符。如果治疗对象是胆结石患者,使用过路黄是正确的,其余均属错误的品种。由于历代本草记载、各地资源与地区用语等不同所造成的各地用药习惯不同,形成了地区性习惯用药,即"习用品"。它是与正品不同的,但在某地区使用历史较久、沿用成习的品种,实际上也属于混淆品种。习用品形成的历史原因及其对中药质量的影响如第一章所述;故亦有必要经过系统的化学成分、药理作用和临床疗效的比较研究,以明确其药用价值和应用范围,冠以正确的名称,做到一物一名。在此之前,习用品均收载在地方药物志或地方药品标准中,只限于在该地区使用。所以,某地区的习用品在其他地区则为伪品,不得与正品混用。代用品则与习用品不同,它虽然在来源上与正品不同,但已经过系统的化学、药理和临床的研究,证明有与正品相似的化学成分、药理作用和临床疗效,并经卫生行政部门批准使用的品种,如人工牛黄代牛黄,水牛角代犀角等。进口药材的国产资源,如西藏胡黄连、白木香、新疆阿魏等也都属于代用品范畴。生药的真伪鉴定是确保临床用药安全、有效之最重要的工作。近年来多次发生因服用龙胆伪品(鬼臼)所造成的中毒事件足于说明中药真伪鉴定的重要性。

二、纯度鉴定

生药的纯度鉴定就是检查药材中可能混入的各类杂质以及杂质的数量是否超过规定的限度。生药中存在的杂质大多数是在采收、加工、干燥、运输或贮藏等过程中混进的。例如采收时将杂草同时割取,加工时未将杂质去净,或运输过程中发生散包,导致混入泥土等杂质。有些杂质是人为地故意掺杂造成的,多见于贵重药材。例如,麝香中掺入干燥的动物肌肉、肝粉和肉桂、锁阳等粉末,番红花中掺入切成丝状的花瓣,冬虫夏草中插入草梗或竹签,羚羊角中灌铅等。进口番泻叶中也曾发现掺杂有多量的耳叶番泻叶,后者仅含极少量的番泻苷类。上述杂质的存在不仅降低了生药的品质和药效,如果杂质是有毒物质,则可危及病人生命。由此可见,生药的纯度鉴定同样具有重要的意义。

三、品质鉴定

生药的品质鉴定就是确定所用中药材是否符合药用标准。它包括两方面内容:①生药的有效性鉴定,即生药中所含有效成分或主要成分的含量是否符合规定;②生药的安全性鉴定,即生药中可能存在的有害物质含量是否超过规定限度。

生药的临床疗效是由其中所含有的化学物质的种类和数量所决定的。因此,生药的品质优劣主要取决于有效成分(或主要成分)的含量,而有效成分的含量又受产地、采收、加工、干燥和贮藏等一系列因素的影响。尤以产地和采收时间不同所造成的影响最大。因此,即使是同一来源的生药,其有效成分含量也常常各批不同。例如,同是九月采收的草麻黄,山西大同产的含总生物碱2%,而内蒙古赤峰产的仅含1.5%;同是山西大同产的草麻黄,5月采收的生物碱总量为1.25%,九月份采收的则高达2.0%。值得注意的是,生药的品种和纯度符合规定,但不一定符合药用标准。例如,洋地黄叶中强心苷可因干燥、贮藏不当或贮藏时间过长而发生水解,导致强心作用降低,甚至完全丧失。因此,规定洋地黄叶应测定其强心效价,以确定其是否符合药用标准。由此可见,生药品质优良度鉴定是保证药物有效性的关键。

药物的安全性与有效性是同等重要的。中药材在种植、采收、加工及贮藏等过程中均可能混入某些有害物质,例如剧毒农药(有机氯类、有机磷类及拟除虫菊酯类)、重金属(Pb、Hg)及某些有害元素(As、Cd、Cu、SO_2)、黄曲霉菌及黄曲霉毒素、有害微生物等。为了保证用药的安全性,必须对上述有害物质进行检测,并规定其含量限度。《中国药典》(2010年版）明确规定以下重金属或有害元素的含量限度：Pb < 5.0mg/kg、Hg < 0.2mg/kg、Cd < 0.3mg/kg、As < 2.0mg/kg、Cu < 20.0mg/kg；对人参、枸杞子、山楂、党参等均增加了重金属或有害元素的测定；增加了对陈皮、僵蚕、胖大海、酸枣仁、桃仁等的黄曲霉毒素的检测，要求限度黄曲霉毒素 $B_1 \leqslant 5\mu g/kg$，总量 $\leqslant 10\mu g/kg$。

第二节　生药鉴定的依据及《中国药典》收载中药材与饮片的标准

一、国家药品标准

药品标准是对药品的质量规格和检验方法所作的技术规定，具有法律约束力，是药品生产、供应、使用、检验部门遵循的法定依据。制定和颁发药品标准是加强药品管理，保证人民用药安全有效的一项重要措施。

药典是国家对药品质量标准及其检验方法所作的技术规定，是药品生产、供应、使用、检验、管理部门共同遵循的法定依据。《中华人民共和国药典》（Pharmacopoeia of the People's Republic of China，以下简称《中国药典》）是我国的国家药品标准，药典记载药品所规定的各个项目，对于保证药品的真实性、质量和正确应用，具有法定依据和重要参考意义。除此之外，我国曾有地方性标准，它是由省、自治区、直辖市审批、颁发的地方药品标准。这些曾经都属于法定标准，但大多数在内部发行。对本地区的药品生产等具有一定指导作用和约束力。1999 年，开始对地方标准的药品进行规一化审查工作，符合要求者上升为国家级标准，不合格者予以淘汰。2001 年 12 月，《中华人民共和国药品管理法》（简称《药品管理法》）经修订并颁布、实施，取消了地方标准。所有化学药品与生物制品标准均收载于国家药品监督管理局（今改为国家食品药品监督管理局）《国家药品标准》中；所有中成药及中药制剂标准均收载于国家药品监督管理局《国家中成药标准汇编》中，该汇编共 13 册，按中医临床分类，有 1518 个品种，均为地方标准上升为国家标准的品种。今天，只有《中国药典》和《国家药品标准》及《国家中成药标准汇编》是法定标准，具有法律效力；地方标准不再执行。所有药品均必须符合《中国药典》和国家药品标准的有关规定。《日本药局方》以及一些欧美国家的药典中也记载生药或生药制剂的质量标准及其鉴定方法。这些都是作为鉴定生药真实性和质量的依据。凡《中国药典》收载的品种一律按药典规定的项目和方法进行检验，地方习用品按该地区的药品标准检验，进口药材则按输出国家的药典或其他有关标准进行检验。临床试验药品标准及企业内部执行标准均不是法定标准。

《中国药典》自 1963 年版开始，分一部和二部，一部收载中药材和成方制剂，二部收载化学药品、抗生素、生物制品和各类制剂。《中国药典》1985 年以后，每 5 年修订 1 次。《中国药典》2010 年版分一部、二部、三部，一部收载中药材、饮片与成方制剂，二部收载化学药品、抗生素，三部收载生物制品。

《中国药典》2005 年版在质量控制的严格性、科学性以及检验技术水平等方面，均较前版药典有较大的提高。中药材普遍增加了杂质、水分、灰分、酸不溶性灰分等检查项目；增加了安全性控制指标，例如，西洋参、白芍、甘草、丹参、金银花、黄芪等增加了重金属或有害元素的测定，并采用原子吸收或电感耦合等离子体质谱等先进的测定方法，其中电感耦合等离子体质谱法（ICP－MS）是目前世界上最先进的元素分析方法，可多元素同时测定、灵敏度高、并可进行同位素分析等。明确规定以下重金属或有害元素的含量限度：Pb≤5.0mg/kg、Hg≤0.2mg/kg、Cd≤0.3mg/kg、As≤2.0mg/kg、Cu≤20.0mg/kg；还增加了SO_2残留量测定，并删除了山药、葛根等中药材或饮片"硫黄熏"的传统加工方法，以防止SO_2残留及As、Hg等有害元素的污染。新增加的测定方法有：毛细管电泳法；铅、镉、砷、汞、铜测定法；粒度测定法；可见异物检查法（原澄明度检查法）；电感耦合等离子体质谱法；膏药软化点测定法；贴膏剂黏附力测定法；细菌内毒素检查法；灭菌法；以及中药质量标准分析方法验证指导原则，中药注射剂安全性检查法应用指导原则。对某些中药材的药用部位进行了合理的修订，例如，细辛茎叶含微量马兜铃酸，具肾脏毒性，而根则不含此类成分；因此，删除了地上部分，细辛仅允许以根与根茎入药。青木香亦未收载。本版药典提高了许多检验方法的专属性，例如，新增专属性TLC鉴别513项，新增专属性显微鉴别54项，人参的TLC鉴别中增加人参皂苷Rf这一人参特征性成分的鉴别，地肤子由齐墩果酸改为地肤子特有成分地肤子皂苷鉴别；该版药典更强调使用标准药材对照鉴别，以增强整体专属性，新增的513个TLC鉴别中，使用标准药材对照的占61.6%。《中国药典》（2000年版）以前，山茱萸均采用TLCS测定熊果酸含量，缺乏专属性，本版改为HPLC法测定马钱苷这一专属性成分；六味地黄系列中成药也均由过去测定熊果酸改为测定马钱苷，从而解决了六味地黄丸系列中成药的山茱萸假冒问题。该版药典更加重视检验方法的科学性、先进性与实用性。例如，满山红，由分光光度法测定芦丁含量改HPLC测定止咳有效成分杜鹃素含量，可防止以添加价廉易得的芦丁来制造假药的可能；续断，由显色反应改为测定其补肝肾、强筋骨的主要有效成分川续断皂苷VI；胡黄连由有机酸显色反应改为测定其环烯醚萜苷类有效成分胡黄连苷I与II；护肝片的原料药为北五味子，原方法是测定五味子乙素，但该成分在南、北五味子中均含有，今改为测定北五味子的特征性有效成分五味子醇甲，提高了方法的专属性与产品的有效性。该版药典强调中医药理论的整体观念，突破单一成分控制质量的模式，采用多成分或特征色谱峰群来综合控制质量。例如，丹参，过去只测定丹参酮II_A的含量，该版药典增加了药材与成药中水溶性主要有效成分丹酚酸B的含量测定，使丹参水溶性、脂溶性有效成分全面得到控制，确保药品质量。百令胶囊，采用HPLC指纹图谱鉴别，以6个强峰与腺苷、尿苷对照品定位鉴别，整体上反映出其所含成分。此外，对340个显微鉴别进行全面审核和修订，选择易见、稳定、专属的显微特征，对于不同成方制剂中出现的同一药材品种，尽可能采用统一的显微特征，制剂项下已有药材薄层色谱鉴别者，删去有干扰、难判断的显微特征，而处方中有干扰、难于用理化鉴别方法鉴别的药材，则增加了显微特征鉴别。删除偶见、少见的显微特征，规范、统一了显微鉴别用名词与术语。

《中国药典》（2010年版）一部收载中药材与饮片、植物油脂与提取物、成方制剂与单味制剂等计2165种，新增1019种（包括439个饮片标准），修订634种。在中药材及饮片项下，新增中药材品种65种，新增饮片439种，修订359种，收载中药饮片标准822个，并将功能主治移至饮片项下，中药材不再直接用于配方及制剂。在植物油脂与提取物项下，收载47种，其中新增16种，修订22种，基本上是制剂处方中使用的有批准文号的提取物。在成方制剂和单味制剂项下，收载1069种，其中新增499种，修订253种，鉴别项以显微鉴别和TLC鉴别为主，含量测定多采用专属性较强的HPLC方法。本版药典加强了新技术、新方法的应用，加强活性成分、多成分的测定，增加了指纹图谱的测定，从整体上提高中药质量控制水平。大部分品种增加TLC鉴别及HPLC含量测定；检查项增加安全性控制指标及杂质检查指标。

《中国药典》（2010 年版）一部在鉴定方法方面逐步由单一指标性成分定性定量向活性成分、有效成分及生物测定的综合检测过渡，向多成分及指纹或特征图谱整体质量控制模式转化。新增鉴别 2112 项，其中显微鉴别 259 项、薄层色谱鉴别 1818 项、液相色谱鉴别 25 项、气相色谱鉴别 9 项、特征图谱 1 项；新增检查 628 项，除通则项目检查外，新增重金属及有害元素检查 8 项、毒性成分检查 32 项、其他检查 162 项；收载指纹图谱或特征图谱 7 项；新增各项含量测定 753 项，其中高效液相色谱法 709 项、薄层扫描法 12 项、紫外分光光度法 8 项、气相色谱法 24 项。禁用苯作溶剂，对所有采用苯为溶剂的分析方法均进行了修订。

《中国药典》（2010 年版）一部全面更改了中药材拉丁名。其命名方法与《中国药典》（2005 年版）以前各版药典相反，即中药材拉丁名由属名或属名 + 种加词在前，药用部位在后。原植物的科名、拉丁学名主要参照《Flora of China》和《中国高等植物》。

《中国药典》（2010 年版）一部在标准项目设置中将功能主治转至饮片项下；并规范了饮片的临床标准。功能要体现治法治则，表述以中医术语为主，一般不得使用西医术语。主治病证要与功能相呼应，体现中医辨证用药的理法特色。但功能与主治的某些中医术语过于深奥，除中医专家能理解外，普通中医中药及药学专业人员恐难明白。

二、《中国药典》（2010 年版）一部收载中药材与饮片的标准

《中国药典》（2010 年版）一部收载中药材与饮片的记载格式和规定项目如下：

中药材：

中文名

汉语拼音

拉丁名

原植（动）物的科名、种的中文名与拉丁学名、药用部分、采收和产地加工

性状：生药的外部形态、色泽、质地、断面特征和气、味。

鉴别：显微鉴别（组织、粉末、显微化学反应）与理化鉴别（薄层色谱等）。

检查：杂质及其含量限度，包括有机杂质以及水分、总灰分、炽灼残渣、酸不溶性灰分、色度（如白术）、酸值与羰基值（如桃仁）、重金属与有害元素（铅、镉、砷、汞、铜等）或有机氯农药残留量（如六六六、滴滴涕、五氯硝基苯等）等。

浸出物：水、醇或醚溶性浸出物含量。

含量测定：挥发油、浸出物或生物碱、苷类等有效成分的测定方法与含量限度。

饮片：

炮制：加工、切制、炮炙、炮制品及方法。

含量测定：多与中药材相同。

鉴别、检查、浸出物：与中药材相同。

性味与归经：四气五味，有无毒性，归经。

功能与主治：使用中医术语表述。

用法与用量：

注意：用药注意事项。

贮藏：

第三节　生药鉴定的一般程序

在药品检验常规工作中，生药鉴定就是依据国家药典或有关资料规定的药品质量标准，对商品生药或检品进行真实性、纯度和品质优良度的检定。其一般工作程序包括下述几个方面。

一、检品登记

需要检定的生药可能来自生产、供应、使用单位或行政管理部门、下一级药品检验机构，在开始检定工作之前，首先必须认真做好检品登记工作，包括送检单位、日期、送检目的、样品数量、状态与包装等。

二、取样

取样是指选取供检定用生药样品的方法。取样的代表性直接影响到检定结果的正确性。因此，必须重视取样的各个环节。

（1）取样前，应注意品名、产地、规格等级及包件式样是否一致，检查包装的完整性、清洁程度以及有无水迹、霉变或其他物质污染等，并详细记录。凡有异常情况的包件，应单独检验。

（2）从同批生药包件中抽取检定用样品的原则：中药材总包件数在100件以下的，取样5件；100~1000件按5%取样；超过1000件的，超过部分按1%取样；不足5件的逐件取样；贵重中药，不论件数多少均应逐件取样。

（3）对破碎的、粉末状的或大小在1cm以下的中药材，可用采样器（探子）抽取样品，每1包件至少在不同部位抽取2~3份样品，包件少的抽取总量应不少于实验用量的3倍；包件多的，每1包件的取样量一般规定：一般生药100~500g，粉末状生药25g，贵重中药5~10g，个体大的生药根据实际情况抽取代表性的样品。

（4）将所取样品混合拌匀，即为总样品。对个体较小的生药，应摊成正方形，依对角线画"×"字，使分为四等分，取对角两份；再如上操作，反复数次至最后剩余的量足够完成必要的试验以及留样为止，此为平均样品。个体大的样品可用其他适当方法取平均样品。平均样品的量一般不得少于作真实性、纯度和品质优良度等实验所需用的3倍，即1/3供实验室分析鉴定用，另1/3供复核用，其余1/3则为留样保存，保存期至少1年。

三、杂质检查

生药中混存的杂质包括有机杂质和无机杂质，前者是指来源相同而不符合药用要求的部分和来源不相同的有机物质，后者主要是泥土、沙石等。杂质检查的目的就是确定杂质的种类及其数量。如生药中混有的杂质与正品相似，难于从外观鉴别时，可进行显微和理化鉴别试验，证明其为杂质后，计算其含量。对个体大的生药，必要时可破开，检查有无虫蛀、霉烂或变质情况。杂质检查所用的样品量，一般按生药取样法称取。

四、真实性鉴定

中药的真实性鉴定，包括性状、显微、理化鉴别等项目，在有条件时应与标准生药作对照比较。依据生药的性状特征去鉴定生药的真伪仍然是最常用、简便而有效的方法，但中药材的外部形态也可因产地、加工方法的不同而多少有些差异，而药典及其他文献描述的均是典型样品的性状特征，此时可结合显微或理化的方法予以鉴定。对于某些多来源的生药，由于不同种间的药材性状、显微特征和化学成分均十分相似，如黄芪、甘草等，则只需确定其是否为正品就足够了。如遇到不能确定样品的原植（动）物来源时，则必须从中药材的商品流通渠道深入到产地作进一步的调查研究。

五、有效性鉴定（有效成分含量测定）

生药中有效成分、浸出物或挥发油的含量是评价生药品质优良度的主要依据。对有效成分（或主要成分）明确的中药材，《中国药典》一般都规定了含量测定方法和品质标志；但大多数生药的化学成分，特别是有效成分，目前都还不十分清楚，对于此类生药多规定其浸出物含量；对于含挥发油的生药则一般规定了挥发油的含量测定。少数生药中有效成分尚无适当的理化分析方法或理化分析结果不能真实反映其药效的，如洋地黄叶，则规定用生物学的方法测定其药理作用强度（效价）。

六、安全性鉴定

安全性鉴定有关内容可见第五章第一节之三、品质鉴定与第四节之四、安全性鉴定。

七、报告

按照送检目的，完成了上述有关项目的检验后，必须根据实验结果对检品的真实性、纯度或品质优良度下"合格或不合格"、"符合或不符合规定"以及"能否供药用"的结论。上述各项检定项目均必须有完整的、真实和原始的检验记录，以备审核。经部门主管审核后，签发报告书，并做好检品留样工作。药品检验机构签发的报告书具有法律责任。如果送检单位对该检验结果有疑问或经检定合格的中药在使用过程中发生了中毒、死亡等医疗事故，则需将留样观察之样品送上一级药品检验机构作仲裁检验。

第四节 生药鉴定的方法

生药鉴定的任务包括真伪鉴定、纯度鉴定和品质鉴定。不同的鉴定目的，不同类型和状态的中药样品，所采用的方法也不尽相同，今分述于后。

一、真伪鉴定

真伪鉴定就是确定所使用的中药材是否与规定的或实际需要的品种相符。对于完整的中药材或典型的饮片，可依据其性状特征予以鉴定；对于不完整或粉末状的中药材则必须采用显微的或理化的方法予以鉴定。不管是哪一种方法都有其一定的局限性；所以，上述三种方法必须互相结合、相互补充，以达到准确鉴定的目的。近年来研究报道较多的生药鉴别方法"DNA 分子遗传标记法"，虽然有其优点和特色，但还不是法定方法。

（一）性状鉴别

又称宏观鉴别法或直观分析法，它主要是利用人体的感觉器官，去观察中药材的外部形态和性质（即性状）去鉴定中药的真伪。中药材的性状，是指中药材的原植（动）物鉴定清楚以后,根据标准药材(即经过简单加工的药用部分)的形性而制定或描述的鉴别特征,包括药材的形状、大小、色泽、表面特征、质地、折断现象、断面特征以及气、味等。

植物药以种子植物占多数,依据药用部分可分为根、根茎、藤茎、木、皮、叶、花、果实、种子及全草等类。各类生药在外形上有一定的共同点,即具有一般形态规律;但各类生药由于植物来源不同及生药本身所含化学成分不同等因素,在外形和气味上又各有一定的特异点。通过实践,掌握各类生药的一般形态规律和各生药的形性特异点,并参照药典、地方药品标准或有关专业书籍所描述的性状,就能较正确地鉴别生药。

中药的性状鉴别,主要是利用感官眼、手、鼻、口,通过看、摸、嗅、尝等方法,去观察完整的中药材及饮片。所谓"看",就是仔细观察生药的形状、大小、色泽、表面和断面特征等,并以一些简单的词语来形容。例如观察外形时,常用头(根、根茎的上端)、芦(根端缩短的根茎)、身(主根部分)、梢(根下部或分枝)、须(须根或小根)、纹、皱、槽、沟、连珠(根、根茎膨大部成连珠状)等描述;观察断面特征或饮片时,常用心(中心部)、菊花纹、车轮纹、云锦纹、网纹(均指断面呈现的各种纹形)、朱砂点(红棕色油室)、粉尘(指淀粉)、霜(指析出的结晶)等词形容。所谓"摸",就是用手触摸生药,以判断生药的质地及折断现象,通常用硬软、结松、轻重、韧脆、弹柔以及粉质、角质、油润、绵性、柴性、黏性等词来形容。"嗅"是直接嗅闻完整的生药,或于剥碎、搓揉、折断时所能闻到的气感。"尝"是用舌尖接触生药表面,或取少量入口咀嚼能感觉到的味感(剧毒药尝味要小心,尝后立即吐出并漱口),包括甘、酸、苦、辣、咸、涩、淡7味。舌头的不同部位对不同味道的味感灵敏度是不同的,舌尖对甜的、舌根对苦的、两前侧对酸的、两后侧对咸的较为敏感,口尝时应注意让不同味感的药液充分与上述部位接触。广大药工在长期实践中,用感官识别中药材积累了丰富的经验,所以,性状鉴别法又称为"经验鉴别法"。例如,党参"皮松肉紧有狮子头",海马"马头蛇尾瓦楞身",何首乌断面有云锦纹,粉防己断面有车轮纹,苍术断面有朱砂点,均能生动地表现出鉴别特征。由于生药气味的浓淡常与其所含化学成分的多寡有关,故性状鉴别有时也能粗略地评价生药的品质优劣。例如,丹皮以皮细肉厚、亮银星(牡丹酚结晶)多者为佳,甘草、党参以味甜为佳,乌梅、木瓜、山楂以味酸(含有机酸)者为佳,黄连、黄柏以色愈黄、味愈苦(含小檗碱)为佳,肉桂以富油性、香气浓、味甜辣(含挥发油)为佳,荜拨、黑胡椒以味辛辣为佳等,都有一定的科学道理。此外,对于动物类、矿物类和树脂类生药还常利用火烧、水试等方法鉴别其真伪。对于传统鉴别经验应加以重视并与现代科学方法结合起来,不断提高鉴定水平。

(二) 显微鉴别

生药的显微鉴别又称微观鉴别法,主要是利用显微镜观察植(动)物生药内部的组织构造和表面的微观特征以鉴定真品、类似品或代用品的一种方法。原植(动)物亲缘关系相近的生药,其内部组织构造有着一定的共同点,即相同科属来源的生药有一些共同的组织构造特征;而生药的原植(动)物品种不同,其组织构造特征又总是存在着某些差异,而且这种差异相对地是比较稳定的。因此,通过观察和比较生药的内部组织构造以及细胞的形状、大小和排列状况、细胞壁和细胞内含物的性质、各种晶体及其分布,可以准确地鉴别生药。显微鉴别法通常应用于单凭性状不易识别的中药材,性状相似不易区别的多来源中药材,破碎中药材,饮片,以及用粉末中药制成的丸、散、片、丹等中成药和蜜丸的鉴定。

显微鉴定是一门专门技术,需要有植物解剖、植物显微化学的基本知识和显微标本片的制作技术。其一般方法如下。

首先要根据观察的对象和目的，选择具有代表性的生药，制作不同的显微标本片。一般用徒手、滑走或石蜡切片法制作标本片。对于植物性生药，如根、根茎、藤茎、皮、叶等类，一般制作横切片观察，必要时做纵切片；果实、种子类需制作横切片及纵切片观察；木类需制作横切、径向纵切和切向纵切三个切面。鉴定叶、花、果实、种子、全草等类生药，可取叶片、花萼、花冠、果皮、种皮制作表面片，以观察各部位的表面（皮）特征。也可将生药或切碎的生药经粉碎后（或直接取粉末）制作粉末片进行观察。有时为了观察某些细胞、组织如纤维、石细胞、导管、乳管等，可按不同部位（如皮部、木质部、髓等）分别制作解离组织片，以确定其存在的部位及细胞的完整形状与大小等。常用的组织解离液有5%氢氧化钾溶液和硝酸－铬酸溶液（又称硝铬酸），前者适用于薄壁组织的解离，后者适用于木化厚壁组织的解离。经硝酸－铬酸处理后，细胞内含物不复存在，也不适于做木化反应。对于粉末生药或由粉末生药制成的中成药，可直接取目的物，选用不同的试液制片，观察粉碎的、具有鉴别意义的组织、细胞及细胞内含物等显微特征。

观察生药组织切片或粉末中的细胞内含物（又称后含物）时，一般用甘油乙酸试液或蒸馏水装片观察淀粉粒，并利用偏光显微镜观察未糊化淀粉粒的偏光现象；用甘油装片观察糊粉粒；如欲观察菊糖，可用水合氯醛液装片不加热立即观察。为了使生药组织切片或粉末的细胞、组织能观察清楚，需用水合氯醛液装片加热透化，以使收缩的细胞壁恢复原状并溶解、除去细胞中含有的色素、油脂、多糖等物质以及气泡。方法是：取切片或粉末少许，置载玻片上，滴加水合氯醛液，在小火焰上微微加热透化，并注意续加水合氯醛液防止蒸干，至透明清晰为度。为避免放冷后析出水合氯醛结晶，可在透化后滴加稀甘油少许，再加盖玻片。

观察细胞和内含物时，常需测量其直径、长度（以微米计），作为鉴别依据之一。测量可用目镜测微尺进行。先将目镜测微尺用载台测微尺标化，计算出每1小格的微米数，应用时将测得目的物的小格数乘以每1小格的微米数，即得欲测定物的大小。测量微细物体宜在高倍镜下进行，测得的结果比较准确；测量较大的物体也可在低倍镜下进行。测量数值必须在观察一定数量的标本后，用最小值～常见值～最大值表示，有时候在最小值和最大值前后用括号表示偶见的最小值和最大值，如：（5）10～35～80（120）μm。

为了鉴定某些亲缘关系相近、组织构造差别甚微的生药，可以测定一些显微常数，如气孔指数、栅表比和脉岛数等。

此外，尚可利用适当的化学试剂进行显微化学反应，鉴定细胞壁和细胞内含物的性质，如纤维素性、木质化、木栓化、角质化与淀粉粒、糊粉粒、草酸钙结晶还是碳酸钙结晶等；还可对生药中主要化学成分进行定性，并确定其存在部位及含量多寡的次序。

（三）理化鉴别

利用物理的或化学的方法对生药中所含的主要化学成分，或有效成分，或特征性成分进行定性分析，用于生药的真伪鉴定，应用日益广泛。近年来，现代分析仪器迅猛发展，为生药鉴定提供了许多快速、简便而准确的方法。特别对不同科属来源的生药与同名异物混淆品，由于所含化学成分类型往往不同，理化鉴别是一种简便、快速、有效的方法。即使是相同科属来源的近缘品种或类似品，虽然种间所含主要化学成分类型相同，但在化学成分的结构和含量方面均可能存在差异，通过比较它们的薄层色谱、高效液相色谱、气相色谱和紫外吸收光谱等图谱间的差异，也可用于这些生药的鉴别。必须注意的是，生药中所含化学成分易受产地和采收时间的影响，同一生药的不同样品间，上述理化鉴别特征可能会有一些差异；因此，生药的理化鉴别方法仍必须与性状鉴别和显微鉴别等方法互相结合，全面比较，综合评价，才能得到正确的结论。今扼要讲述生药理化鉴别的各种方法。

1. 化学定性反应 可将适当的试剂直接加到生药表面或切片上。例如，加碱液到大黄表面可显红色（蒽醌类反应），加 1% 钒酸钠的硫酸溶液于马钱子胚乳切片上迅显紫色（番木鳖碱反应）。但大多数情况，是用适当溶剂和方法将生药中的某类成分提取出来，再将提取液置于试管中，加入适当的试剂使产生颜色反应或沉淀反应。例如含生物碱类成分生药的酸水提取液，加入生物碱沉淀剂应产生相应的沉淀反应。也可将生药提取液滴于白瓷点滴板、滤纸片或薄层板上，加入 1 滴试剂观察其颜色反应。这种方法远较试管法灵敏，也节约试剂和样品。化学定性反应所选用的方法应有较好的专属性和较高的灵敏度，还应注意杂质的干扰和假阳性反应的产生。例如，生物碱类成分的碘化铋钾沉淀反应，常可因蛋白质、甾体或 $\alpha,-\beta$ 不饱和酮等类成分的存在而产生假阳性反应，故需将生物碱提取液进一步纯化后再进行。

2. 微量升华 利用生药中含有的某些化学成分，在一定温度下能升华的性质获得升华物，在显微镜下观察其形状、颜色以及化学反应。例如，大黄的游离蒽醌、牡丹皮的牡丹酚、薄荷中薄荷醇、斑蝥中斑蝥素、儿茶中儿茶素、茶叶中咖啡碱均可用微量升华方法得到不同形状的升华物。升华物的结晶形状与升华温度有关。具体方法如下：取金属片安放在有圆孔（直径约 2cm）的石棉板上，金属片上放一小金属圈（高度约 0.8cm）对准石棉板上的圆孔，圈内加入中药粉末使成一薄层，圈上放一载玻片。在石棉板下圆孔处用酒精灯徐徐加热（火焰距板约 4cm）数分钟，至粉末开始变焦，去火待冷。可见有升华物附着在上面的玻片。将玻片取下反转，在显微镜下观察结晶形状，并可加适当试剂，观察其反应。必要时亦可用显微熔点测定器测定结晶的熔点。由于升华物的结晶形状与升华温度有关；所以，同一升华反应可得到不同晶形的升华物。为此，可采用熔点测定器的加热台代替酒精灯火焰加热方式，以载玻片代替金属片，其余按上述方法进行。这样，就可准确控制升华温度，比较不同温度下升华物的结晶形状，并可提高结果的准确性和重现性，亦可同时进行数个样品的微量升华反应。

3. 荧光分析 利用生药中所含某些化学成分，在紫外光或常光下能产生一定颜色荧光的性质，作为生药真伪鉴别的一种简易方法。通常可直接取生药的切片、断面或粉末在紫外光灯下观察荧光反应，例如黄连断面木部显金黄色荧光，大黄粉末显深棕色荧光。也可取生药的适当溶剂浸出液置白瓷点滴板上，或将浸出液点于滤纸片上，待溶剂挥干后，置紫外光下观察。例如，秦皮的水浸液显天蓝色荧光（可见光下亦明显）。有些生药本身不产生荧光，但以酸或碱，或经其他化学方法处理后，可使某些成分在紫外光下产生荧光。例如芦荟溶液与硼砂共热，所含芦荟素即起反应而显黄绿色荧光；枳壳的乙醇浸液点于滤纸片上，干后喷 0.5% 乙酸镁甲醇溶液，烘干后显淡蓝色荧光。当生药表面附有地衣或霉菌时，也可能有荧光出现；因此荧光分析还可用于检查生药的变质情况。此外，尚可利用荧光显微镜观察中药的荧光以及化学物质存在的部位。

4. 色谱法 又称层析法，是分离天然化学物质和合成有机物质的一种重要方法。由于不同生药中所含化学成分的种类和数量存在差异，故可通过比较不同生药间或待鉴定生药与标准对照生药间的色谱图，或通过鉴定生药中主要化学成分的存在，用于生药的真实性鉴定。根据色谱分离的原理可分为吸附色谱、分配色谱、离子交换色谱、排阻色谱（凝胶渗透色谱）等，按照色谱方法不同又可分为：柱色谱、纸色谱、薄层色谱、气相色谱、高效液相色谱等，生药鉴定中应用较多的是后四种方法。

（1）纸色谱与薄层色谱法 纸色谱（paper chromatography，PC）是以层析滤纸为载体，以纸上所含水分或其他物质为固定相，以单一或混合有机溶剂为流动相进行展开的一种分配色谱法。主要用于糖类、苷类、氨基酸类等水溶性成分的分离。常用的展开剂是正丁醇－乙酸－水（BAW）系统。由于纸色谱所需的展开时间较长，分离效果较差，斑点易扩散和拖尾，亦不能使用腐蚀性显色剂等缺点，现已较少应用。

薄层色谱（thin layer chromatography，TLC）是将吸附剂或载体涂布于大小适宜的玻璃板或铝箔上，使成一均匀薄层，层析过程在薄层上进行。它是目前应用最为广泛的色谱方法，其中又以硅胶薄层色谱法应用最为普遍。近年来，由于高效吸附剂和薄层扫描仪以及仪器化的自动薄层涂布器、点样器、摄像装置等的应用，极大地提高了分离效果、检出灵敏度、准确性和重现性，使薄层色谱法已成为生药真伪鉴定和品质评价不可缺少的手段。

在生药鉴定中，通常采用在相同的实验条件下，与对照物（标准化学物质或标准生药）比较，以确定其异同。人参、西洋参和三七均来源于五加科人参属植物，三者的化学成分和显微特征均极相似。但人参含人参皂苷 Rf，西洋参不含；西洋参含伪人参皂苷 F_{11}，人参不含；三七主要含人参皂苷 Rb_1、Re 和 Rg_1，且以 Rg₁ 含量最高。故应用薄层色谱法可准确鉴别三者及其制剂（图 5－1）。薄层色谱图也可选用适当的条件用薄层扫描仪绘制薄层扫描图谱（图 5－2）。

（2）气相色谱法（gas chromatography，GC） 本方法主要用于含挥发性成分的生药的鉴定，其分离效果、精密度和重现性均较薄层色谱法好。可用于生药鉴定的数据主要是保留时间（t_R）和相对百分峰面积。应用气相色谱/质谱联用仪则可同时对被分离的色谱峰进行分析，通过计算机检索，可快速鉴定成分，是含挥发油生药真伪鉴别和品质评价不可缺少的手段。例如，对各种砂仁及其混淆品的气相色谱/质谱分析发现，正品砂仁如阳春砂仁、绿壳砂仁和缩砂所含挥发油成分相似，主要成分均为乙酸龙脑酯、樟脑。还发现豆蔻属（amomum）果实的外部形态与挥发油的主要成分有相关性：果皮具软刺的，主要含乙酸龙脑酯，如阳春砂仁、绿壳砂仁、缩砂、海南砂仁、长序砂仁等；果皮无软刺而仅具纵

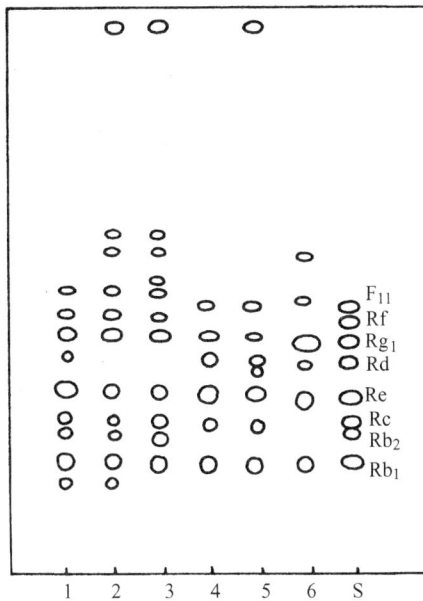

图 5－1 人参、西洋参与三七的硅胶薄层色谱图

1. 生晒参 2. 红参 3. 朝鲜红参 4. 西洋参（进口）5. 西洋参（国产）

6. 三七 S. 对照品：由下而上依次为人参皂苷 Rb₁、Rb₂、Rc、Re、Rd、

Rg₁、Rf、和伪人参皂苷 F₁₁ 展开剂：三氯甲烷－乙酸乙酯－甲醇－

水（15：40：22：10，5～10℃放置12h以上）下层液显色剂：10%硫酸乙醇

溶液，105℃加热数分钟至斑点清晰，置紫外光灯（365nm）下观察

条纹或狭翅的，主要含桉油精，如山姜；果实形态介于二者之间的，含油率一般较低，主要

含橙花叔醇、金合欢醇等，如红壳砂（图5-3）。上述结果不但可作为砂仁类生药真伪鉴定的依据，还可指导寻找新的药物资源。

（3）高效液相色谱法（high performance liguid chromatography，HPLC） 本方法不仅具有快速、分离效率高、仪器化等特点，而且其适应范围广，流动相可选择范围宽，色谱柱可反复使用以及组份易收集等优点，已成为天然药物成分分离和定性、定量分析不可缺少的工具。根据生药中主要化学成分的性质，制备适宜的样品溶液，选择适当的色谱柱和分析条件即可进样分析。其中以反相液相色谱的应用尤为广泛，可用于分离非极性、弱极性和极性化合物。高效液相色谱图中各色谱峰的保留时间、相对百分峰面积以及主要色谱峰的紫外吸收光谱等，均可作为生药真实性鉴定的指纹资料（图5-4）。将主要组份收集后进行光谱分析，则可确定该组份的化学结构，也可加入已知标准品进行共色谱分析用于鉴定各色谱峰的化学组成。高效液相色谱也是中药材及其制剂质量分析的常用方法。

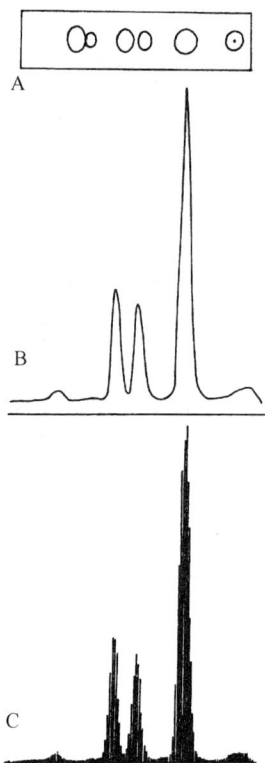

图5-2 金银花（忍冬）的薄层色
谱图与薄层扫描图
A. 薄层色谱图 B. 线性扫描
C. 锯齿扫描（$\lambda s\ 324nm$，$\lambda_R 400nm$）

5. 电泳法（electrophoresis） 带电质点（分子、离子或胶体颗粒）在电场作用下，向与其所带电荷相反的电极移动，称为电泳。由于不同物质所带电荷性质、大小以及分子量和形状的不同，故在一定的电场作用下，它们的移动速度也不相同，因而得到分离。常用迁移率（或泳动度）来表示。

有鉴于纸色谱和薄层色谱中关于比移值（R_f）的概念，有人将其引用于电泳法中，将迁移率改写成：

$$迁移率 = \frac{质点移动距离}{指示剂移动距离}$$

并根据谱带染色深浅（即含量高低）将谱带分为一级（深）、二级（中等）、三级（浅）和四级（扩散）谱带，按各谱带在电泳图谱中所处的位置，将电泳图谱三等分为A、B、C三区，泳动最快的在C区。影响迁移率的主要因素有：各成分所带电荷的性质和电荷的数目、分子的大小和形状、电场强度、缓冲液的离子浓度、电渗等。电泳法具有设备简单、操作方便、样品用量少、分辨率高、专属性强、重现性好等特点，广泛应用于生物学和生物化学领域。

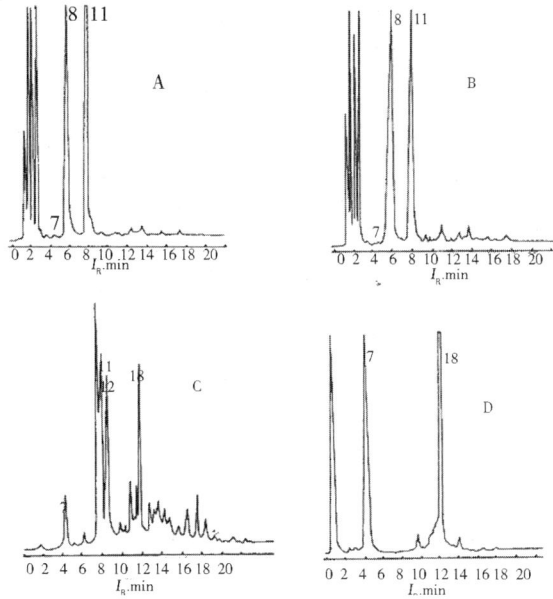

图 5-3 四种砂仁气相色谱图

A. 阳春砂仁 B. 绿壳砂仁 C. 海南砂仁 D. 红壳砂仁

7. 芳樟醇 8. 樟脑 11. 乙酸龙脑酯 12. α-胡椒烯 18. 苦橙油醇

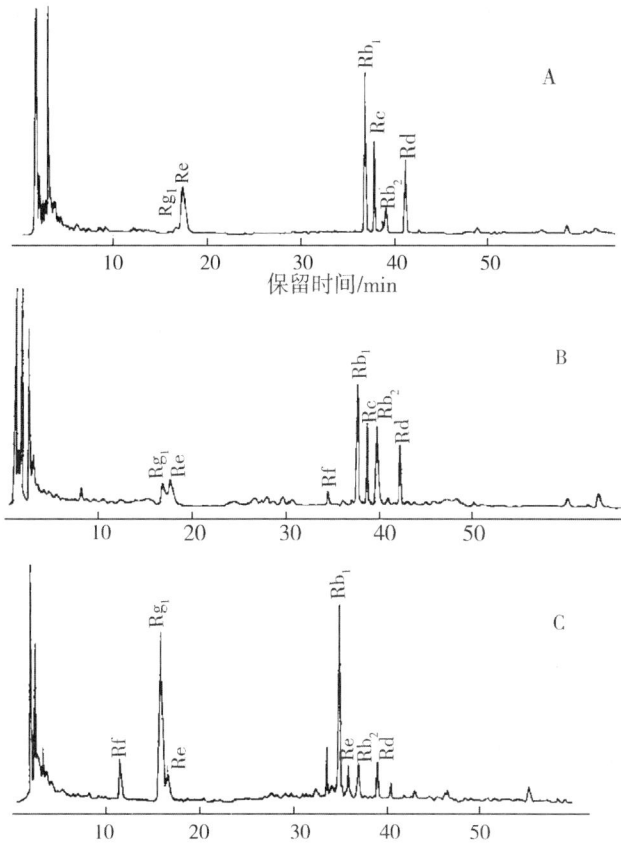

图 5-4 人参、西洋参和三七的高效液相色谱图

A. 人参 B. 西洋参 C. 三七

由于生药中也含有带电荷成分,如氨基酸、多肽、蛋白质和核酸等,不同品种间上述成分的组成、分子量、电荷性质和电荷大小均存在差异;因此,在同一电场作用下,它们的泳动速度不同。不同的生药有不同的电泳图谱,结合谱带数目、迁移率和染色的深浅,可用于生药的真实性鉴定和原植(动)物的品种鉴定,尤适用于种子类、果实类和动物类生药的鉴定。其中以乙酸纤维素薄膜电泳和聚丙烯酰胺凝胶电泳应用较为广泛。近年来,对杏仁、桃仁、车前子、沙苑子、砂仁、蛇床子等数十种种子类和果实类生药及其混淆品的电泳分析结果表明,电泳法是此类生药真伪鉴定的有效方法,其电泳图谱亦不受产地和贮藏时间的影响。动物类生药的鉴别目前仍主要依靠传统的形态学方法。由于动物药富含蛋白质,而不同动物又含有不同的遗传物质DNA;因此,由DNA控制合成的蛋白质也就不同。据此,可应用电泳法对其进行品种鉴定。已对蛤蚧、水蛭、熊胆、白花蛇、乌梢蛇、蜈蚣、地龙等以及动物胶类进行过电泳法鉴别研究。不同生药,正品与混淆品之间,电泳图谱存在明显的差异,易于鉴别,且重现性好(图5-5,图5-6)。对根类和根茎类的电泳法鉴别也展示了良好的应用前景(图5-7)。

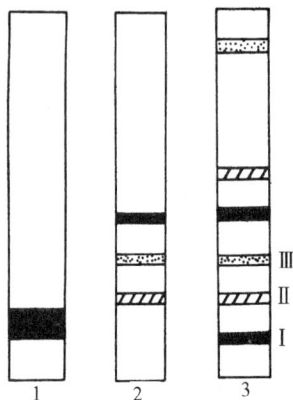

图5-5　S蛤蚧及其伪品的乙酸纤维素薄膜电泳图谱
1. 蛤蚧　2. 壁虎　3. 马鬃蛇
Ⅰ. 一级带　Ⅱ. 二级带　Ⅲ. 三级带

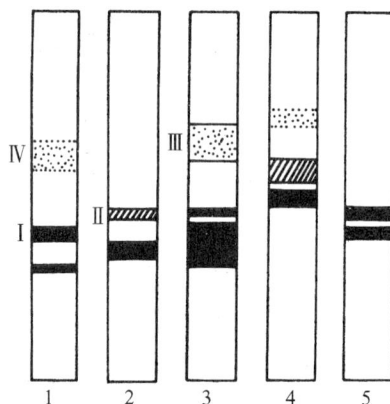

图5-6　五种胶类的聚丙烯酰胺凝胶电泳图谱
1. 龟板胶　2. 鹿角胶　3. 海龙胶　4. 阿胶　5. 杂皮胶
Ⅰ. 一级带　Ⅱ. 二级带　Ⅲ. 三级带　Ⅳ. 四级带

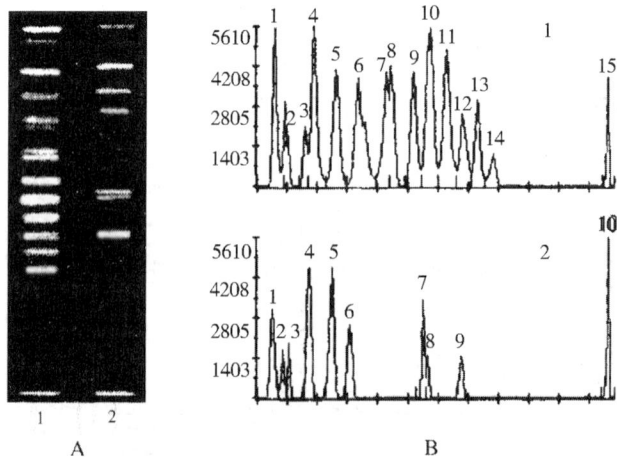

图5-7　黄精与玉竹的蛋白质电泳图谱
A. 染色电泳图谱　B. 紫外分析电泳图谱　1. 黄精　2. 玉竹

6. 光谱法　物质溶液对于不同波长的光线的吸收能力是不同的，利用分光光度计将不同波长的单色光连续通过该溶液，就可得到该物质的吸收光谱。每种物质都有其特定的吸收光谱，是天然化合物结构鉴定的重要依据之一。不同科属来源的生药所含化学成分的类型常常不同，而同属不同种间所含化学成分的分子结构和含量也可能存在差异；因此，它们的各种提取物测得的吸收光谱在峰数、峰位、相邻峰高比和肩峰等方面均可能存在一定差异。生药中所含成分一般都很复杂，一种生药少则含数种，多则数十种甚至百余种成分；因此，一种生药提取物所测得的吸收光谱应是各种成分吸收光谱的叠加。但对于每种生药来说，只要它所含各种成分的种类和含量基本相同，则这些成分的叠加光谱应该是稳定的。因此，可用于生药的真伪鉴别，尤适用于不同科属来源的同名异物混淆品种的鉴别（图5-8）。

在生药真伪鉴定中，目前应用最多的是紫外吸收光谱。可以通过比较样品和标准生药的甲醇提取液或一定浓度乙醇的生药提取液的紫外吸收光谱异同，用于生药真实性鉴定。对于亲缘关系相近的生药，则可能要通过比较几种不同极性的溶剂（如石油醚、乙醚或三氯甲烷、甲醇或乙醇、水）的生药提取液的紫外吸收光谱才能得到准确鉴别。由于紫外光谱峰形简单，可供鉴别的特征少，一些生药的紫外光谱相似而难于鉴别时，则可通过比较上述提取液的一阶或二阶导数光谱。由于导数光谱能排除光谱间的干扰，检出重叠的吸收峰和肩峰，在生药真伪鉴别和有效成分含量测定方面的应用日渐增多（图5-9）。

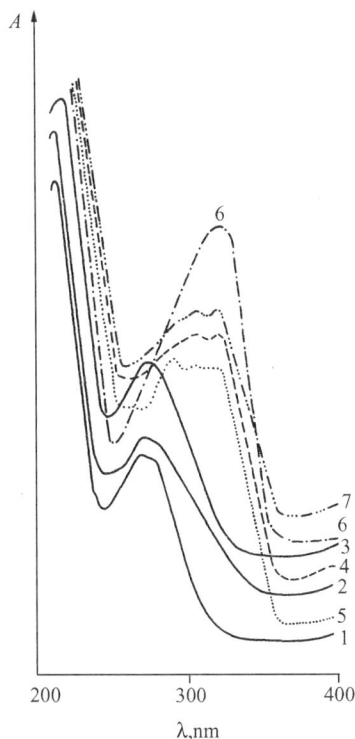

图5-8　大黄及其伪品的紫外吸收光谱图
1. 掌叶大黄　2. 唐古特大黄　3. 药用大黄　4. 河套大黄
5. 藏边大黄　6. 华北大黄　7. 天山大黄

红外光谱的专属性较高，几乎没有二个有机化合物的红外光谱是完全相同的。如测得的红外光谱完全相同，则可认为是同一化合物。因此，红外光谱用于确证生药中的已知成分无疑是有用的。近年来，人们对红外光谱法在生药鉴定中的应用也进行了许多研究，结果表明，生药的适当溶剂提取物（或粉末）的红外光谱在种内是比较稳定的，而种间差异又是显著的。因此，可用于中药材的真实性鉴定。例如，应用红外光谱法可鉴定进口血竭及其加工时的掺伪物质，如达玛树胶和松香。血竭的红外光谱特征吸收峰是 $1610cm^{-1}$ 和 $1120cm^{-1}$，后者为第一强峰；达玛树胶的特征峰为 $1707cm^{-1}$，松香的特征吸收峰是 $1692cm^{-1}$。从手牌血竭和皇冠牌血竭的红外光谱可以看出，两种规格的血竭的特征吸收峰一致，同时均出现达玛树胶的特征峰，表明两种血竭在加工时均掺入了达玛树胶。人参和西洋参均含人参皂苷 Ro、Rb_1、Rb_3、Rc、Rd、Re、Rg_1 和 Rg_2，但人参中以 Rg_1 的含量最高，且含有西洋参不具有的皂苷 Ra、Rf 和 20 - glc - Rf；而西洋参中含量最高的是 Rb_1，且含人参不具有的伪人参皂苷 F_{11}。因此，人参和西洋参的乙醇（或水）提取物的红外光谱极为相似，但又存在一些差别，主要表现在：

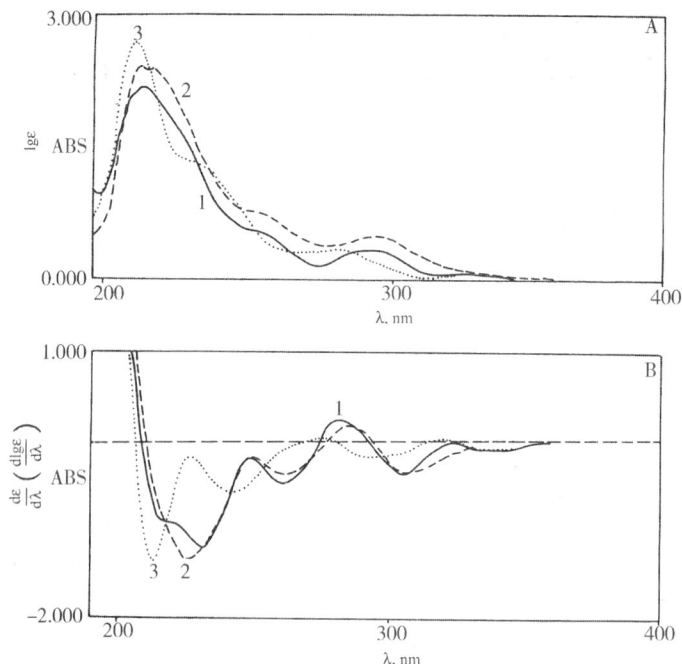

图 5-9 厚朴及其混淆品的紫外光谱（A）和一阶导数光谱（B）图
1. 厚朴 2. 滇缅厚朴 3. 滇藏厚朴

人参的 $1070cm^{-1}$ 吸收峰强度小于或等于 $1720cm^{-1}$ 吸收峰，而西洋参 $1070cm^{-1}$ 吸收峰强度明显大于 $1720cm^{-1}$ 吸收峰。据此，可以鉴别是西洋参还是人参（图 5-10）。上述结果与薄层色谱法鉴定结果完全吻合。即使对同一植物来源的白芍和赤芍，由于生长条件和加工方法不同，两者的石油醚、乙醚和水提取物的红外光谱既有许多相似之处，又存在着一定的差异，因而可以得到鉴别（图 5-11）。必须注意的是，紫外光谱法和红外光谱法只能作为生药鉴定的辅助方法，仍必须与其他鉴别方法相结合，才能得出正确的结论。

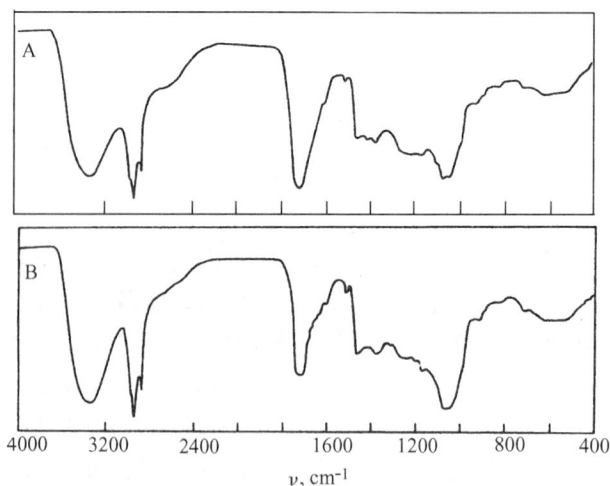

图 5-10 人参和西洋参乙醇提取物的红外光谱
A. 人参 B. 西洋参

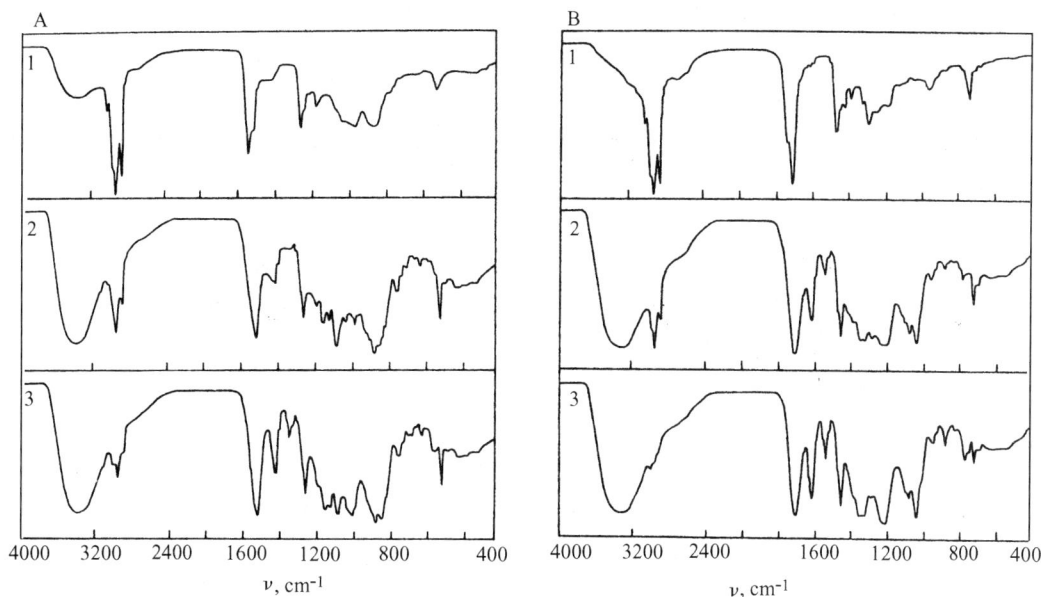

图 5 - 11　白芍和赤芍的红外光谱

A. 白芍　B. 赤芍

1. 石油醚提取物　2. 乙醚提取物　3. 水提取物

此外，人们还试图应用核磁共振光谱、X 射线衍射法与差热分析法用于生药的真伪鉴别；应用原子吸收光谱法测定中药材中微量元素的含量及其分布规律，以此作为真伪鉴别和道地药材产地鉴别的依据，均取得一些可喜的进展。

从上述各种色谱和光谱分析结果中，获取能反映该生药本质的特征数据，并解析成计算机能接受的数量化矩阵，应用化学模式识别法（chemical pattern recognition）建立判别函数和计算器识别程序，用于生药的真伪鉴别和品质评价。这种把模式识别与色谱学和光谱学分析方法相结合的生药鉴定方法对黄芩、厚朴、龙胆、威灵仙、大黄、牡丹皮和人参的应用研究已取得了一些突破性的进展。可以预见，生药鉴定的科学化、标准化和计算机化将在不久的将来成为现实。

（四）DNA 分子遗传标记法

生药 DNA 分子遗传标记鉴定，是一种通过比较生药间 DNA 分子遗传多样性差异用来鉴定生药的原植（动）物来源的分子生物学方法。动、植物依靠细胞分裂繁衍后代，在细胞分裂的过程中遗传物质将由亲代遗传给子代；而遗传物质存在于细胞核中，细胞核中的染色体是遗传基因的载体，染色体的数目和形态是动物和植物体内比较稳定的重要特征。染色体由 DNA、RNA 和蛋白质组成，DNA 则是绝大多数生物（除少数病毒外）的遗传物质。

DNA 分子是由 G（鸟嘌呤）、A（腺嘌呤）、C（胞嘧啶）、T（胸腺嘧啶）四种碱基构成，为双螺旋结构的长链状分子，不同物种遗传上的差异表现在这 4 种碱基排列顺序的变化，这就是生物的遗传多样性（genetic diversity）。比较物种间 DNA 分子遗传多样性的差异来鉴别物种就是 DNA 分子遗传标记鉴别（identification by DNA molecular genetic marker）。在 DNA 分子中，存在着编码与物种存活密切相关的基因区域、编码与物种存活关系不十分密切的基因区域和非编码基因区域。基因组 DNA 的这些不同区域在生物进化过程中所受到的选择压力不同，前者所受选择压力大，表现出高度保存，后者所受选择压力小，表现出较大的变异。正是由于这种 DNA 分子不同区域承受的选择压力不同，使 DNA 分子的不同区域有不同程度的遗传多样性。因此，可选择适当的 DNA 分子遗传标记，在属、种、亚种、居群或个体水平上对研究对象进行准确的鉴别。

DNA 分子遗传标记鉴定技术，首先必须从有限的材料中提取总 DNA，并应用琼脂糖凝胶电泳对 DNA 片段进行分离、纯化、PCR 扩增与鉴定。

1. 特点

应用形态学、组织学、化学等物种特异性遗传标记（genetic marker）特征鉴别生药真伪的方法存在着明显的不足：①特征的稳定性欠佳：上述特征均是生物表现型，它们既受遗传因素影响，同时还与生物体的发育阶段和生长环境对生物体的作用有着密切关系。②有一定局限性：对同属不同种（如多来源生药）、种内的一些变异（道地药材与非道地药材）及动物药等难于准确鉴别。

DNA 分子遗传标记法是直接分析生物的基因型，与上述方法比较，具有以下特点：①遗传稳定性：DNA 分子作为遗传信息的直接载体，不受外界因素和生物体发育阶段及器官组织差异的影响，每一个体任何一个体细胞均含有相同的遗传信息。因此，利用 DNA 分子特征作为遗传标记进行物种鉴定，结果更为准确可靠。②遗传多样性：DNA 分子是由 G（鸟嘌呤）、A（腺嘌呤）、C（胞嘧啶）、T（胸腺嘧啶）四种碱基构成，为双螺旋结构的长链状分子，不同物种遗传上的差异表现在这 4 种碱基排列顺序的变化，这就是生物的遗传多样性。因此，可选择适当的 DNA 分子遗传标记，在属、种、亚种、居群或个体水平上对研究对象进行准确的鉴别。③化学稳定性：DNA 分子作为遗传信息的载体，除具有较高的遗传稳定性外，在诸多生物大分子中，比蛋白质、同功酶等具有更高的化学稳定性。不象蛋白质、同功酶那样，在生物体死亡后，很快就失去生物活性，并迅速降解。即使在陈旧标本中保存下来的 DNA 仍能够用于 DNA 分子遗传标记的研究。

2. 主要方法与原理

（1）限制性内切酶切片段长度多态性（restriction fragment length polllymorphism，RFLP）其基本原理是：物种的基因组 DNA 在限制性内切酶的作用下，在特定的核苷酸顺序上切割，产生许多大小不等的 DNA 片段，用放射性同位素标记的 DNA 探针检测与被标记 DNA 相关片段，构建多态性图谱。物种间甚至品种间在同源染色体的 DNA 序列上呈现多态现象。但该方法试验步骤繁琐（包括 southern 转移、探针标记、杂交、检测等），又受探针来源的限制，且所需 DNA 样品量大（因未对 DNA 进行扩增）。

（2）聚合酶链式反应（polymerase chain reaction，PCR）　　PCR 技术是 20 世纪 80 年代中期发展起来的一种仿真体内 DNA 复制过程的体外酶促合成特异性核酸片段技术，又称无细胞分子克隆技术。它以待扩增的两条 DNA 链为模板，由一对人工合成的寡核苷酸引物（为两条与被检测 DNA 片段的正链和负链末端互补的寡核苷酸链，其最适长度为 15 ~ 25 个碱基之间）介导，通过 DNA 聚合酶促反应，在体外进行特异 DNA 序列扩增。PCR 过程在经过变性、复性、延伸等约 30 个循环后，能在 2 小时内，将痕量的靶 DNA 扩增数百万倍。该方法具有操作简便、快速、特异、灵敏等特点，不需提纯 DNA，不需同位素标记，省去了基因克隆步骤，对植物材料要求不严（新鲜、快速干燥、干药材、化石均可），用量少。但该技术所需的一对引物设计，需要知道物种的遗传信息，有一定局限性。

（3）随机扩增多态性 DNA（random amplyfied polymorphic DNA，RAPD）和任意引物 PCR（AP - PCR）　　这两种技术是在 20 世纪 90 年代初几乎是同时发明的。其主要优点是适用于未知序列的基因组 DNA 的检测。RAPD 技术的基本原理是采用合成的较短的单个随机引物（10 个核苷酸），利用中药材的总 DNA 为模板，在 DNA 聚合酶作用下，进行非特异性的 PCR 扩增反应，可获得一组不连续的 DNA 片段，进一步分析扩增产物的电泳图谱在不同类群中的变异，就可找出不同样品间的差异。每个扩增产物代表基因组上的一个位点。个体间的多态性主要是引物结合点的序列变化，表现为有或无某特定的扩增谱带。扩增片段具有种、品种、品系及单株特异性。一套随机引物便可用于任何物种，不需已知的基因序列，也无需物种特异的探针和引物。但结果的重复性较差，多态性检测的灵敏度较低。AP – PCR 技术是用 20～30 个碱基的任意引物，以未知序列的基因组 DNA 为摸板，进行 PCR 扩增。

（4）PCR 扩增的特定片段的限制性位点分析（PCR – RFLP）、RAPD – RFLP 及 AFLP PCR 技术使目的基因容易获得，使进行 RFLP 分析亦成为可能，由此产生了 PCR – RFLP、RAPD – RFLP 及 AFLP 等方法。与 RAPD 的主要区别在于，PCR – RFLP 技术由于引物的合成具有特异性，从而使扩增产物也具有特异性，利用多种不同的限制性内切酶的单或双酶反应产物，构建物理图谱，分析限制性位点变异在分类群中的发生。这些技术既有 RFLP 的准确性，又兼有 PCR 的高效性。与经典的 RFLP 比较，具有不需要提纯 DNA、不需使用同位素、不需经过测序却能得到相似结果等特点。

（5）DNA 测序方法　由于 DNA 直接测序技术是以 PCR 扩增引物作为测序引物，使 DNA 分子鉴定技术取得了突破性进展。目前用于 DNA 测序的基因主要有叶绿体基因组的 *rbcL*、*matK* 与核基因组的 rRNA、ITS 等（植物类），线粒体基因组的 *cty – b*（动物类）。*rbcL* 基因分辨率高，变异较均一分布，进化速率差异大，常用于科级以上分类群的研究。*matK* 位于 *trnK* 基因的内含子中，长约 1500 碱基，是叶绿体基因组蛋白编码基因中进化速率最快的基因之一，其变异较均一，适用于种一级分类群亲缘关系的研究。rRNA 是编码核糖体 DNA 的基因，在植物中以重复连续排列方式存在，包含进化速率不等的编码区、非编码转录区和转录区，常选择较保守的片段如 18S、5S 的 rRNA 进行各种亲缘关系的研究。ITS（内转录间隔区）在核糖体 DNA 中位于 18S 与 26S 基因之间，由 5.8S 基因分为两段 ITS_1 和 ITS_2。由于被子植物的 ITS 存在于高重复的核糖体 DNA 中，进化速率快且片段长度仅 700bp（ITS_1 和 ITS_2 各为 350bp），同时协同进化使该片段在基因组的不同重复单元间非常一致，等位基因间甚至 ITS 的不同拷贝之间均可能存在序列上的差异，故常用于种下一级分类群亲缘关系的研究。因核基因是双亲遗传，不同于叶绿体基因是单亲选传，故能反映真正的进化历程。

3. 应用

（1）在植物进化及分类鉴定中的应用：应用分子遗传标记技术研究属间、种间的 DNA 变异情况，从而揭示物种的亲缘关系，为物种鉴定及植物系统学研究提供依据。例如，采用 RAPD 分子标记方法比较了 4 种甘草属植物甘草 *Glycyrrhiza uralensis*、光果甘草 *G. glabra*、刺甘草 *G. echinata* 和刺果甘草 *G. pallidiflora* 的遗传关系，结果发现富含甘草甜素的品种甘草和光果甘草的亲缘关系非常接近，与不含甘草甜素或含量极低的品种刺甘草和刺果甘草的亲缘关系则较远，与形态分类学的研究结果相吻合。采用 PCR – RFLP 方法对人参属植物人参、西洋参和竹节参进行了 18S – rRNA 基因片段分析，结果发现 BanⅡ和 DdeⅠ酶解的指纹图谱可将三者区别开来。对人参属 12 种植物的 ITS 区和 5.8S rRNA 基因区进行了序列分析，结果表明美洲东北部产的西洋参与三叶人参 *Panax trifolius*，西洋参与东亚种人参、竹节参和三七的亲缘关系更为密切。

（2）在生药真伪鉴定上的应用：采用 RAPD 分子标记方法成功地鉴定了人参、西洋参、

三七、竹节参、4 种人参伪品以及 2 种人参制剂。应用该方法亦可以准确鉴定乌梢蛇、金钱白花蛇及它们的伪品。通过对海马和龟板的线粒体 DNA 部分基因片段的序列分析，可以准确鉴定不同的近缘种。应用 DNA 测序方法，成功地鉴定了鸡内金与鸭内金、紫河车、鹿鞭及其伪品牛鞭、驴鞭。

（3）在药材道地性研究中的应用：同一物种在不同地区、不同生态条件下，其质量存在着较大的差异；因此，形成了与产地密切相关的"道地药材"。道地药材与非道地药材的原植物是同一个种，种内多样性是道地药材品质形成的生物学基础。道地药材的形成除了优良品种的遗传基因外，特定的生长环境及优良的栽培、加工技术也是其形成的重要原因。在特定的生长环境因子的长期作用下，引起的遗传基因的变异是道地药材形成的主要原因。因此，应用 DNA 分子遗传标记技术，比较道地药材与非道地药材的基因差异，将有助于阐明道地药材的成因，也是道地药材鉴定的有效方法之一。对来自青藏高原 3 个区域 5 个具代表性产地的13 个冬虫夏草样品进行 RAPD 分析，结果表明来自同一产地的样品间遗传差异甚微，同一区域不同产地的样品间遗传差异较大；说明冬虫夏草的地理群体间存在着遗传分化。应用 *matK* 和 18S - rRNA 测序技术对广藿香的两个化学型（即广藿香酮型 - 道地药材与广藿香醇型 - 非道地药材）的 6 个不同居群（栽培地）样品进行分析，其结果与基于挥发油成分差异所做的化学分型有很好的相关性，即道地药材"石牌藿香"与肇庆高要产的"肇香"（"枝香"）的遗传基因较为相近，而产于广东吴川、遂溪、雷州及海南万宁的非道地药材（"海南藿香"）样品间的遗传关系较为相近，且与道地药材差异较大。

（五）生药及中药制剂的指纹图谱鉴别

如前所述，中药材品种繁多，来源复杂，各地用药习惯不尽相同，同名异物、同物异名等品种混乱现象极其普遍。生药的质量还受产地、采收、加工、炮制及贮藏等诸多因素的影响。生药所含有的化学物质非常复杂，一种生药至少含有数个至数十个化合物，多的达百余个。更不要说，由几味乃至十余味生药组成的方剂与复方中药制剂了。中药的另一个特点是"君臣佐使"配伍应用，中药的临床疗效是多种成分综合作用的结果。因此，目前采用测定其中一个或几个成分的含量的方法，很难保证中药的疗效及产品的质量；也不符合中医的整体观理论。生药及其制剂目前普遍存在的"三不"（即发挥治疗作用的化学物质不清楚和药理作用不清楚、质量和疗效不稳定、产品质量不可控）问题亟待解决。它不仅严重地影响到中药的质量与疗效；也影响到中药进入国际市场。在大多数中药的化学成分与有效成分仍不清楚的今天，如何保证中药质量和疗效的稳定？如何去控制其质量呢？德国和法国联合开发的银杏叶提取物 EGb751 的质量控制模式给了我们有益的启发：应用色谱指纹图谱技术于原料药材的种植、采收、加工以及制剂的生产和成品的质量控制，有力地保证了产品的质量及临床疗效。银杏是我国特产的孑遗植物，其种子就是药食两用的白果，已有 800 多年应用历史，将银杏叶开发成为治疗心血管疾病的有效药物，无论是从新药开发还是产品质量控制等方面，均是一个成功范例。生药和中药制剂在成分的复杂性和不稳定性方面与其有极其相似的地方，从中我们找到了在现阶段解决中药"三不"问题的有效手段。2000 年原国家药品监督管理局下达了"中药注射剂指纹图谱研究技术要求（暂行）"的通知，2001 年在广州召开了"国际色谱指纹图谱评价中药质量学术研讨会"。从理论上和实践中论证了应用色谱指纹图谱评价中药质量的可行性，并取得了许多重要成果。

将色谱指纹图谱技术作为中药质量标准的法定方法尚存在一些理论与技术问题。从现有研究成果看，绝大多数只能用作生药的品种鉴定以及产地（地道与非地道性）鉴定、中药制剂中主要药味的鉴定、产品的均一性与稳定性以及工艺过程中成分是否变化的一种检测手段。因为即使采用相对峰面积比值作为鉴别参数，也只能用以控制各组份（色谱峰）之间含量的比例关系，而这种比例关系是与样品的浓度不相关联的。因此，色谱指纹图谱中必须有一个已知结构与含量的色谱峰作为参比峰；只有这样，上述各色谱峰峰面积的比例关系才具有控制质量的意义。所以，色谱指纹图谱技术仍然必须与中药化学成分研究工作、色谱－质谱联用技术以及有效成分或主要成分含量测定方法相结合，才能真正达到控制中药质量的目的。此外，阐明色谱指纹图谱与药效之间的相关性（即谱－效关系），也是解决指纹图谱能否应用于控制中药质量的关键问题。

1. 中药指纹图谱的定义与特性　　（1）中药色谱指纹图谱的定义　每个人的指纹（fingerprint）在微细结构方面皆各不相同，根据人与人之间指纹的这些差异，就可以用来鉴定每一个人，称之为"指纹鉴定"（fingerprint identification），它最早被应用于法医学。每个人都有指纹，如何在基本指纹模式（共性）中确认犯罪嫌疑人的特征指纹（唯一的个性）是法医学的要求；因此，指纹分析强调的是个体的"绝对惟一性"（absolute uniqueness）或"个性"（individuality）。随着生物技术的发展，继而提出了"DNA 指纹图谱分析"，它是通过 DNA 指纹图谱对人、动物或植物等生命体进行鉴定的一种生物技术，后来又应用于亲子鉴定等，进一步扩大了指纹分析的含义。指纹分析的含义主要表现在：一是成为指纹图谱。指纹是以图像形式表现的，而 DNA 指纹图谱则是一些 DNA 片段构成的条带图谱；二是其分析目的，既可以作为一个物种中每一个个体"惟一性"的鉴定，又可以确定整个物种的"惟一性"，即多个个体之间的共性的鉴定，还可以用作亲子鉴定，即判断个体之间的亲缘关系等。

中药指纹图谱（fingerprinting of Chinese drugs）是参照 DNA 指纹图谱发展而来的。DNA 指纹图谱是应用 DNA 分子标记技术，通过比较植（动）来源的中药材不同种间、不同居群间 DNA 图谱的共性与差异，用于中药材的品种、种下分类、亲缘关系以及道地性的鉴定。目前，应用最多的则是中药化学指纹图谱（chemical fingerprint），它是利用中药中次生代谢产物（化学物质，或称化学成分）的多样性，应用色谱与光谱技术可以得到一组反映其次生代谢产物的图像，通过比较不同样品间这些图像的共性与差异，用于中药的品种鉴定与品质评价。其中应用最广泛的是高效液相色谱（HPLC）指纹图谱。高效液相色谱（HPLC fingerprint）具有很好的分离性能，可以将复杂的化学成分分离并形成一组高低宽窄不同、错落有序的峰群，组成了一张色谱图。这些色谱峰的高度或峰面积分别代表了各种不同化学成分及其含量，整个色谱图表达了该样品所含化学组分（或成分）的种类、数目及含量。例如，银杏叶提取物的 HPLC 指纹图谱中共有 33 个峰，这些峰代表了其中所含有的化学物质的种类（黄酮类、内酯类及银杏酸）、数目和相对位置（保留时间），而峰高或峰面积的大小则代表了各个化学物质的含量。因此，中药化学指纹图谱比 DNA 指纹图谱有更深刻的含义：它不但有特征的体现，即各种化学成分的数目和相对位置，可用于定性鉴别；同时还体现了量的概念，即峰的高度或峰面积，它表达了各个化学物质的含量，而各峰之间的峰高（或峰面积）的比值则体现了各种化学物质之间的相对含量关系。量的概念的引入以及定性和定量的结合，赋予中药指纹图谱更大的应用潜力。中药指纹图谱不仅可以进行某物种的"唯一性"的鉴定，还可以将其"指纹与量"的特征与其他评价体系相结合，如指纹图谱与药效相关性研究、指纹图谱生物等效性研究。德国经 30 多年的化学成分和药效相关性研究发现，银杏黄酮约 24% 和银杏内酯约 6% 组成的银杏提取物，具有最好的疗效；并应用指纹图谱控制其成分组成与相对含量，用来保证产品的均一与稳定。因此，中药指纹图谱不仅是一种中药质量控制模式和技术，它还可应用于中药理论（复杂混合体系）和新药开发研究中。

中药色谱指纹图谱的定义：应用现代色谱技术、结合化学计量学和计算机方法，对中药所含化学物质的整体特性进行科学的表达与描述，可用于生药及其制剂的真伪鉴定与质量均一性和稳定性评价的一种技术。这里的"表达"是指一张图谱（图像）的整体轮廓，包括峰数、峰形及峰位，它体现了中药所含化学物质的整体面貌，符合中医药的整体理论；"描述"则是应用一些数学参数对图像特性进行定量描述，包括保留时间、相对保留时间、峰面积、相对峰面积以及各色谱峰的紫外光谱或质谱特征等。以上特征，综合表达了该中药所含化学物质的整体特性。同一品种应有相同的或相似的指纹图谱，而不同种间又存在着差异性；因此，可用来鉴定中药的真伪以及评价原药材、饮片与制剂质量的均一性和稳定性。

（2）中药色谱指纹图谱的特性　　中药指纹图谱是一种综合的、可量化的鉴定手段，其基本特性是"整体性"和"模糊性"。准确地说，中药指纹图谱不同于一般含义的"指纹"。后者强调的是绝对的"个体特异性"，据此可对任何犯罪嫌疑人指证和控罪，其指纹分析的依据主要来源于先天的遗传。恰恰相反，中药指纹图谱赖以鉴别生药真伪和品质优劣所要强调的是作为药用植（动）物物种个体间的"共有特征性"。中药化学指纹图谱分析的依据主要来源于该物种后天的次生代谢产物，而这些次生代谢产物对后天的生长环境的依赖性又很强，也就是说生药中所含化学成分易受气候、土壤、海拔高度等自然环境及采收时间等的影响而发生变化，故有"道地药材"及"最佳采收期"之谓，这也是造成中药质量不稳定的主要原因。当然，植（动）物的生物代谢过程主要还是受其物种先天遗传的影响；所以，同一品种的不同个体间具有相似的化学成分及相似的色谱指纹图谱。

中药色谱指纹图谱的"整体性"表现为中药整体化学成分的综合表达，不能孤立地看待其中某一色谱峰，或把该色谱峰从图谱中分割出来，图谱中的任何一个色谱峰均不能代表该中药的全部特性。正如，小檗碱不能代表黄连或黄柏，人参皂苷 Rb1、Rg1 不能代表人参、西洋参或三七，银杏黄酮或银杏内酯不能体现银杏叶提取物的临床疗效。只有完整的一张或几张图谱才能表达该中药所含化学物质的全部特性，反映该中药治病的全部物质基础。

中药色谱指纹图谱的"模糊性"，就如同辨认一个人的面貌不需要准确的测量和详尽的比较，只需根据照片从人群中快速搜寻其面貌特征就可找到其人。这是日常最常见的模糊常识和模糊应用，用准确的测量和详尽的比较反而可能造成混乱和错误。中药色谱指纹图谱也同样具有模糊性，它具有二层含义：其一，色谱中的大多数峰所含有的化学物质的种类、数目和结构都是不清楚的；其二，不需要精确的数学测量亦可以用于中药的品种鉴别与均一性和稳定性评价。通过对样品与对照品的色谱指纹图谱的直观比较，一般就能准确地鉴别待测样品的真实性，比较指纹图谱的整体特征的相似程度可以判断不同批间样品的一致性，这个相似程度是一个模糊范围，有一个难以精确计算但可以辨认的宽容度。所以，整体性和模糊性是中药色谱指纹图谱的基本特性。模糊性强调的是对照样品与待测样品间指纹图谱的相似性，而不是完全相同；整体性是强调完整地表达和比较色谱的特征"面貌"，而不是将其肢解。但是，近缘品种或不同产地（地道与非地道）的样品间的鉴定，则可能需要借助模糊数学和化学计量学以及计算机技术，以提高效率和减少直观鉴别产生的人为误差。必须指出，指纹图谱的模糊性中还应该引入相对精确的量化指标。因为即使采用相对峰面积比值作为鉴别参数，也只能用以控制各组份（色谱峰）之间含量的比例关系，而这种比例关系是与样品的浓度不相关联的。因此，色谱指纹图谱中必须有一个已知结构与含量的色谱峰作为参比峰；上述各色谱峰峰面积的比例关系才具有控制质量的意义。或者是色谱指纹图谱技术与有效成分或主成分含量测定方法相结合，尤其是对原料药材的质量评价；只有这样，才能真正控制生药及其制剂的质量。

2. 中药指纹图谱的分类　广义的中药指纹图谱则可按应用对象及测定手段进行不同的分类。狭义的中药指纹图谱是指中药化学指纹图谱。

（1）按应用对象分类　可分为中药材（原料药材）指纹图谱、中成药原料药（包括饮片、配伍颗粒）指纹图谱和中药制剂指纹图谱。中药制剂指纹图谱还包括用于中药制剂研究以及生产过程中间产物的指纹图谱。

（2）按测定手段分类　又可分为中药材生物指纹图谱和中药材化学指纹图谱。中药生物指纹图谱又包括中药材 DNA 指纹图谱以及正在研究中的中药基因组学指纹图谱和中药蛋白组学指纹图谱。中药材 DNA 指纹图谱主要是测定各种中药材的 DNA 图谱。由于每个物种基因的唯一性和遗传性，故中药材 DNA 指纹图谱可用于中药材的品种鉴定、植物分类及栽培研究。它对中药材 GAP 基地建设与中药材种植规范（SOP）实施中选择优良种质资源以及药材道地性研究极为有用。中药基因组学图谱和中药蛋白组学指纹图谱系指用中药或中药制剂作用于某特定细胞或动物后，引起的基因和蛋白的复杂变化情况，这两种指纹图谱亦可称为生物效应指纹图谱。

中药化学指纹图谱是采用光谱、色谱和其他分析方法建立、用以表达中药化学成分特征的指纹图谱。虽然化学成分主要是次生代谢产物，易受生长环境、生长年限、采收加工等因素的影响而产生个体间的一些差异；但植物的代谢过程具有遗传性，是受基因控制的。作为同一物种的个体在化学成分上主要表现为相似性（similarity）；因此，可用化学成分的图谱来建立指纹图谱。中药材化学指纹图谱对控制中药材质量具有更重要的意义。光谱中最常用的是红外光谱（IR）。色谱中常用的有薄层色谱（TLC）、气相色谱（GC）、高效液相色谱（HPLC）和高效毛细管电泳（HPCE）。其他方法还有波谱［如质谱（MS）和核磁共振谱（NMR）］和联用技术（如 GC/MS，HPLC/MS，HPLC/MS/MS 等）等。中药化学指纹图谱首推色谱方法和联用技术。目前使用最多的中药化学指纹图谱是采用 HPLC 方法构建的。今扼要分述如下。

①薄层色谱指纹图谱（TLC fingerprint）薄层色谱指纹图谱是指将中药材或中药制剂的样品溶液点于特制的薄层板（硅胶、聚酰胺、氧化铝等）上，以适当的展开剂展开，取出晾干后，采取适当的方法显色后，建立的指纹图谱，然后比较图谱的相似性及差异；或应用薄层扫描仪扫描、记录图谱及斑点的面积积分值，再进行比较。该方法简便、快速、灵敏、经济。但该方法分离效能有限，很难反映几十个乃至百余个化学成分组成的复杂体系；同时，影响分离效果的因素较多，重现性较差。

②高效液相色谱指纹图谱（HPLC fingerprint）高效液相色谱指纹图谱是利用高效液相色谱仪分离、测定中药材及其制剂的样品溶液而建立的指纹图谱以及一些鉴别参数。可根据被测样品中所含化学成分的性质，选择合适的分离条件、检测器或采用联用技术，是目前应用最多的一种方法。中药及其制剂的高效液相色谱分离，通常采用梯度洗脱程序，以便获得最佳分离效果，得到尽可能多的指纹信息。采用光电二极管阵列检测器（DAD）可以检测峰的纯度、获得多波长色谱图、各色谱峰的在线紫外光谱及三维色谱图。对于无紫外吸收的样品可选用蒸发光检测器（ELSD）。LC－MS、LC－MS－MS 联用技术可以初步确定色谱峰的归属，即该色谱峰是什么化合物及其结构。近年发展起来的多级反应（multireaction）质谱技术，可以在线获得一级、二级、三级…质谱数据。从一级质谱中可获得各色谱峰的化合物分子离子

峰，二级质谱又可获得各化合物的裂解碎片，对解决色谱峰的归属极为有用。但由于目前 LC－MS 数据库中天然化合物的质谱数据不足，而限制了使用；峰的归属还需结合该中药化学成分的有关研究资料，从分子离子峰、准分子离子峰及其裂解规律，去确定峰的归属。高效液相色谱指纹图谱常使用的一些鉴别术语与参数有：共有峰、非共有峰（逸出峰）、特征峰、特征指纹区、参比峰、保留时间、相对保留时间、峰面积、相对峰面积等。

共有峰：不同样品的色谱图中，各自在相同保留时间位置出现峰形相似的色谱峰。这些样品通常是指同一品种的不同个体（或批次）。对于中药材，可以是不同产地、不同采收期、不同加工、炮制方法、不同贮藏时间以及近缘品种的不同样品；对于中药制剂，则是不同批次的成品或中间产品。共有峰最好用适当方法（如多维色谱或液－质联用技术）检查峰的纯度以及组成的成分是否一致。只有两者基本一致时，才可确定为共有峰。共有峰可能有几个至十几个或更多。

非共有峰：同一品种的不同个体（或批次）的色谱图中，除共有峰以外的其他色谱峰，称为非共有峰，又可称作逸出峰。非共有峰也可能有数个或十几个。

特征峰：两个不同品种的色谱图中，能用于鉴别各自身份的色谱峰。如人参的人参皂苷 Rf 峰、西洋参的伪人参皂苷 F_{11} 峰以及三七的三七皂苷 R_1、三七素等峰。

特征指纹区：由数个色谱峰组成的、具有指纹鉴别意义的特征区域，称为特征指纹区。特征指纹区内的色谱峰可以是相邻的，也可以是相互间隔的；可以是专属性成分，也可以是指标性成分；还可以是未知成分。一个指纹图谱可以包含一至多个特征指纹区。当从指纹图谱中无法确定特征峰时，特征指纹区对鉴别的意义就尤其重要。例如淫羊藿的来源包括淫羊藿 *Epimedium brevicornum* Maxim. 等同属五个品种，在淫羊藿 HPLC 指纹图谱中，t_R 25～34min 之间有五个连续的、依次增强的色谱峰，除最前面的为未知峰外，其余四个依次为淫羊藿定 A、淫羊藿定 B、淫羊藿定 C 和淫羊藿苷；此五个色谱峰组成了淫羊藿特征指纹区（图 5－12）。据此"五指峰"可以确定中药制剂中是否含有淫羊藿；也可根据此"五指峰"的峰形变化可区别不同品种的淫羊藿。此五个色谱峰组成了淫羊藿特征指纹区。何首乌的标准 HPLC 指纹图谱由三个特征指纹区组成：特征指纹区 I（t_R 约为 15～20min，结合型蒽醌），特征指纹区 II（t_R 约为 22min，二苯乙烯苷），特征指纹区 III（t_R 约为 33～55min，游离蒽醌）（图 5－13）。

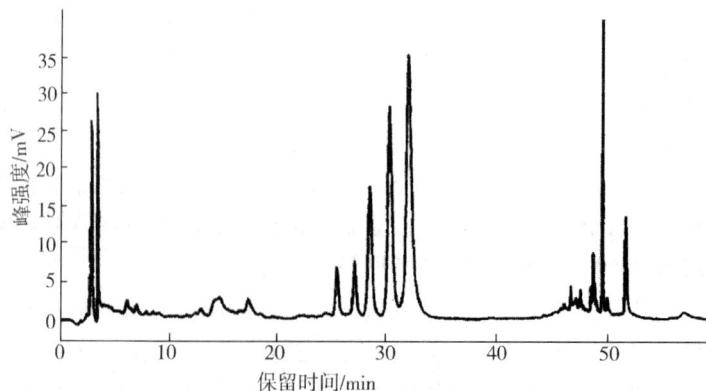

图 5－12　淫羊藿 HPLC 指纹图谱

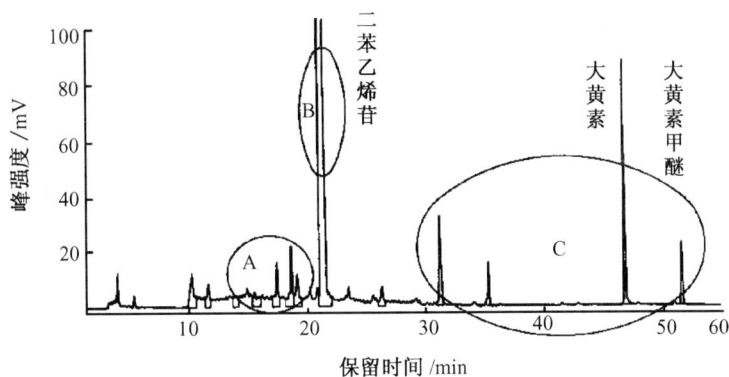

图 5 - 13　何首乌 HPLC 指纹图谱的特征指纹区划分

参比峰：色谱图中，选择保留时间适中、比较稳定、峰面积值适中，用来作为计算相对保留时间、相对峰面积的峰，称为参比峰（参照峰）。在计算相对保留时间、相对峰面积时，通常将参比峰设定为1。参比峰可以是样品中本来含有的已知或未知成分，也可以是加入到样品中的内标物。内标物必须是与样品所含成分结构相似的同系物，并对检测器有相似的响应，在色谱图中还应能排除其他成分的干扰。参比峰应采用适当的方法确定其组成与结构，应该是单一化合物的峰。

③气相色谱指纹图谱（GC fingerprint）气相色谱指纹图谱系指利用气相色谱仪分离、测定中药材及其制剂的样品溶液而得到的图谱。主要适应于含挥发性成分的中药材及其制剂的分析。一般使用质量型检测器——氢火焰离子化检测器（FID）。样品可以采用水蒸气蒸馏法或用己烷（或石油醚）萃取获得挥发性成分。气相色谱指纹图谱常与 GC - MS 分析相结合，以解决图谱中多数色谱峰的归属。

④高效毛细管电泳指纹图谱（HPCE fingerprint）高效毛细管电泳（HPCE）法的分析对象几乎涉及了分析化学中的所有分析对象，从无机离子到高分子聚合物，从带电粒子到中性分子都能够进行分析。其中以毛细管区带电泳（CZE）和胶束电动毛细管电泳（MEKC）在中药分析中应用较多，具有高分离效能、快速、进样体积小、抗污染能力强、样品前处理简单等特点，已广泛应用于天然药物中生物碱、黄酮、酚酸、香豆素、醌类及强心苷等类型化合物的分析，特别适用于水溶性样品如注射剂、汤剂的指纹图谱分析。

⑤红外光谱指纹图谱（IR fingerprint）红外光谱指纹图谱是指利用红外光谱仪分析、测定中药材及其制剂而得到的光谱图。通过比较光谱中各吸收峰的位置及强度来鉴定中药材及其制剂的真伪。红外光谱是由分子的振动 - 转动跃迁产生的，反映不同化合物的不同基团（功能团）的吸收特性，多用于纯化合物的结构鉴定。中药材或中成药提取物的红外光谱应该是其中多种化合物的红外光谱的叠加；但只要组成的化合物及其含量相对恒定，则此混合物的红外光谱也应该一致。据此，可用于中药材及其制剂的真伪及均一性鉴定。应用较多的是中红外光谱（4000 ~ 400 cm^{-1}）。两个样品的中红外光谱，经选点、拟合（归一化）、放大后，结合计算机比较（compare）软件进行分析比较，可找出两者之间的细微差别。红外光谱必须排除仪器噪音、水份及 CO_2 的干扰。由于红外光谱所能提供的指纹信息比较有限，故多应用于中药材及其制剂的真伪鉴定。

⑥紫外光谱指纹图谱（UV fingerprint）紫外光谱指纹图谱是将中药材及其制剂的样品溶液

进行紫外扫描而得到的光谱图。紫外光谱是价电子跃迁产生的，反映不同物质的电子共轭体系。通过分析紫外光谱指纹图谱的峰位、峰形及强度，可以得到该样品的一些化学信息。但该方法能提供的指纹信息有限，专属性较差，仅适用于中药材的真伪鉴别，较少用于中药制剂的质量控制。

⑦核磁共振谱指纹图谱（NMR fingerprint）核磁共振（NMR）指纹图谱是指应用核磁共振光谱仪测定中药材及其制剂样品所得到的图谱。又可以分氢谱（^{1}H – NMR）和碳谱（^{13}C – NMR）。核磁共振谱主要用于纯化合物的结构鉴定。可以反映出有机分子中氢或碳的类型。同样，中药材及其制剂的核磁共振谱也是多种化合物核磁共振谱的叠加。与红外光谱和紫外光谱相比较，其信息量较大，重现性较好。但也不能反映该样品中组成物质的数量。因此，也仅多应用于中药材及其制剂的的真伪鉴定。

⑧质谱指纹图谱（MS fingerprint）质谱指纹图谱是指将中药材或中药制剂的样品溶液置于质谱仪中进行电子轰击电离，所获得供试液中化学成分的 EI – MS 图谱。不同中药材或制剂中所含成分不同，其图谱中的分子离子峰及碎片不同，可以作为鉴别中药材及其制剂真伪的依据。可以应用多级质谱技术得到多个主要成分的分子离子峰（一级质谱），并分别得到各个成分的碎片峰（二级质谱）；因此，可以借助该中药已有的化学成分研究资料，确定该中药的主要组份。

⑨X 射线衍射指纹图谱（Xray fingerprint）X 射线衍射指纹图谱是指利用 X 射线衍射法测定中药材及其制剂而得到的衍射图谱。X 射线衍射谱所反映的，主要是该样品中晶体的衍射信息；因此，主要用于中药材及其制剂的真伪鉴定。该法具有快速、简便、图谱稳定、指纹性强等特点。

⑩DNA – 指纹图谱（DNA fingerprint）中药 DNA – 指纹图谱是运用 DNA 分子标记技术及测序技术对中药材及其原植物以及含原生药的中药制剂进行真伪鉴定。常用于珍贵品种、动物药材、破碎药材、陈旧药材、腐烂药材及样品量极为有限的植物模式标本、中药出土标本、古化石标本等珍贵样品的鉴定。DNA 分子遗传标记技术能从分子水平反映植（动）物的遗传特征及差异，可用于品种鉴定、药材地道性、亲缘关系以及种质资源研究。常用的标记方法有：随机扩增多态性 DNA（random amplyfied polymorphic DNA，RAPD）及限制性内切酶片段长度多态性（RFLP），其主要优点是适用于未知序列的基因组 DNA 的检测。该方法比形态学、组织学以及化学的检测更具有特征性和专属性。

3. 中药指纹图谱建立的基本要求与方法

（1）中药指纹图谱的基本要求　建立中药指纹图谱，必须遵循科学性、专属性、重现性和实用性原则。

科学性是指指纹图谱中所反映的化学成分群体应包括该中药的大部分药效物质，并与临床疗效相关联，能真正起到控制质量的目的。例如，人参的主要有效成分是人参皂苷类，则其指纹图谱应尽可能多地反映其皂苷类成分；两头尖中抗肿瘤的有效成分为皂苷类化合物，则其指纹图谱应尽可能地反映其中的皂苷类成分；银杏叶的有效成分是黄酮类和银杏内酯类，则其指纹图谱可采用适当的方法，针对这两类成分分别分析，以体现该指纹图谱的科学性。对有效成分不清楚的中药，指纹图谱必须能反映其大部分成分。可采用将样品极性分级的方法，将样品水溶性总提取物依次以石油醚（或己烷）、三氯甲烷（或二氯甲烷）、乙酸乙酯及正丁醇萃取。指纹图谱应主要反映乙酸乙酯和正丁醇萃取物中所含化学物质。也可通过成分预试验方法，初步了解该生药所含主要化学成分的类型，然后有针对性地设计样品制备方法，再进行指纹图谱研究。认为一张指纹图谱就能反映该中药化学物质的整体面貌、能够控制中药质量的想法是不科学的，也是对中药内涵缺乏深刻认识的表现。对组成药物多的中成药来说，更是如此。

中药指纹图谱，无论是中药材还是中成药或中药制剂，都必须能体现该中药（中药材或复方制剂）的特征，称为专属性或唯一性。即能用来区别不同来源的中药材，包括同属不同种，乃至同种不同产地、不同采收期的样品，以及不符合药用要求及变质的样品。例如，人参的 HPLC 指纹图谱，应反映其 30 多种皂苷的大部分，特别是人参皂苷 Rf；三七的 HPLC 指纹图谱，应能反映包括人参皂苷与三七皂苷在内的大部分皂苷类成分；北五味子的 HPLC 指纹图谱和 TLC 指纹图谱，不仅应反映多种已知的五味子木脂素类成分，而且还应包括那些未知的成分，这些成分的峰位、峰形、比值在一定范围内应该是恒定的，并且随五味子的品种不同而产生差异；因此，可以很好地区别其来源、产地，鉴别其真伪及品质优劣。中药制剂也应能鉴定处方中各药味的存在及其质量，有的还应能反映工艺过程的某些改变，能鉴别同一品种不同生产厂家的产品。如前所述，只用一张指纹图谱是不足以表现其全部特征的；常要采用几张指纹图谱来表现某种中药的各个不同侧面的特征，从而构成其全貌。但对其中的每一张图谱均应符合专属性的要求。

指纹图谱主要是用来表达、控制中药的化学成分的整体，故要有较好的重现性，即同一样品，在相同操作条件下，结果的重现性要好。因此，应根据不同的要求，考虑选用适当的分析方法，建立指纹图谱。同时，还要求在样品制备、分析方法、实验过程、数据采集、处理、分析等全过程中都要规范化操作。

指纹图谱的实用性（可操作性）是指要针对不同用途，选用不同分析方法来达到鉴别和控制质量的目的。如用于质量控制，则应考虑工厂和药检所常规配备的仪器设备来建立相应的方法，一般以薄层扫描法、气相色谱、高效液相色谱为首选。而且，建立的方法在不同实验室、不同操作者、不同型号的仪器以及同一类型而不同厂家、不同批号的试剂与材料（如硅胶、色谱柱）之间，都应该能够重复和验证。同时，还应建立相应的评价机构，对其方法与结果进行客观评价。对于用指纹图谱来进行配伍理论或新药开发研究，特别是化学成分和药理、药效相关性研究，就应考虑采用联用技术如 GC – MS、HPLC – DAD – MS – MS 等方法，以获取大量信息，以便得到较明确的结果。如用于中间产品的质量控制，则指纹图谱的要求，特别是相似度的判断，就可比最终产品的要求低一些。

（2）中药色谱指纹图谱建立的方法　主要包括样品收集、制备、分析方法的建立以及结果的处理等步骤。

①样品的收集　样品的收集是保证指纹图谱科学性的前提，样品必须具有科学性、代表性与广泛性。所谓科学性是指样品的来源、产地必须正确，采收、加工、炮制方法必须符合科学规范。中药材的质量是中药制剂质量的基本保证。由于中药材来源复杂，同名异物、同物异名的品种混乱现象极其普遍，中药材所含化学成分的种类及数量还受产地、采收、加工等因素的影响；因此，即使是正品，甚至是道地产地的中药材，也同样存在着质量问题。为了确保指纹图谱的科学性，在进行指纹图谱研究、制定之前，就必须明确中药材品种以及中药制剂处方中实际使用的品种，然后深入到该品种的道地产地收集符合药用标准的样品作为标准样品；可能的话，还必须结合有效成分或主要成分含量测定及传统经验鉴别方法对标准样品的质量进行评价。与此同时，还要进行具有广泛性与代表性的相当数量的样品收集，包括不同产地、不同采收、加工方法、不同规格的样品以及不合格样品（包括伪品与不符合药

用要求的样品）的收集，只有保证样品的广泛性与代表性，才能保证建立的指纹图谱的科学、客观、实用。一般要求收集不少于 10 批样品的数量，而且要有详实记录。通过对上述具有科学性、广泛性、代表性的大量样品的分析，才有可能从中提取出稳定的共有信息。生产企业到中药材的道地产地建立原料药材的 GAP 生产基地并实施规范化种植，是保证原料药材科学性及产品质量的明智举措。

②样品的制备　采用适宜的制备方法，尽可能将样品中的化学成分最大限度地提取、富集与纯化，是保证指纹图谱分析的基础。样品的取样也必须有代表性，称取数量一般是：供试品与总样品的比例为 1:10，即称取 1g 供试品，则应在混合均匀的 10g 总样品中称取。称取供试品的精度要求取 3 位有效数字。供试品溶液的制备，包括提取溶剂的选择、提取方法的选择及提取液的纯化。对于化学成分不清楚的中药材的提取，可选用水煎煮、再用有机溶剂进行极性分级的方法；或选用适当浓度的乙醇或甲醇提取。提取的原则是：尽量将其中的化学物质，特别是水溶性成分提取出来。对于挥发性成分，可采用水蒸气蒸馏法；制剂中所含挥发性成分，则可用己烷或石油醚萃取，或采用专门的气相色谱固相微萃取头（100μm 聚二甲基硅氧烷，PDMS）萃取。对于有效成分或主要成分清楚的中药材，则可根据所含化学成分的性质，选用适当的溶剂去提取。最常用的提取方法有：超声波提取、加热回流提取，也有用微波提取的。杂质的存在，不仅影响分离效果，而且会污染色谱柱及仪器；因此，必须采用适当的方法将提取液纯化。最常用的方法是固－液萃取与液－液萃取。例如，将样品甲醇溶液通过 C_{18} 小柱，以除去脂溶性杂质；将样品水溶液通过大孔树脂小柱或聚酰胺小柱（黄酮类），先用水洗涤以除去水溶性杂质，继用适当浓度的甲醇或乙醇将欲测定成分洗脱下来。

③试验方法与条件选择　中药指纹图谱的建立与应用，技术关键在于分析方法，包括测定方法、仪器、试剂、测定条件等，应根据待分析样品中所含化学成分的理化性质，选择适宜的测定方法。对于成分复杂的样品，尤其是中药制剂，有必要考虑采用多种测定方法，建立多个指纹图谱。例如，同时含有挥发性成分的样品，可以考虑建立 GC 指纹图谱与 HPLC 指纹图谱；对同时含有皂苷类与黄酮类成分的中药材（如甘草）或中药制剂，可以考虑建立总皂苷 HPLC 指纹图谱与总黄酮的 HPLC 指纹图谱。以色谱方法制定指纹图谱所采用的色谱柱、薄层板、试剂、测定条件等均必须固定，如色谱柱的型号、内径、长度、粒径及柱效、分离度；以光谱法制定指纹图谱时，相应的测定条件也必须固定。又以色谱法的选择性更强、提供的指纹信息更为丰富。

试验条件应能满足指纹图谱的上述要求，故应进行试验条件的优选，目的是通过比较试验，从中选取相对简单、灵敏、准确、可靠的方法和条件，获取足以代表样品特征的指纹图谱。在优选 HPLC 指纹图谱分析条件时，常采用梯度洗脱方法，以便使复杂的成分得到最好的分离；但组成不宜太复杂，以二元梯度较好；检测器以 DAD 为佳，在方法确定后，可改用紫外检测器进行常规分析。同时，对建立的方法和条件还需经过严格的方法学验证。例如，精密度试验、稳定性试验、重现性试验。

④指纹图谱的建立和评价　按照上述建立的分析方法，选取 10 批品种明确、同一产地样品（最好是道地药材产地的、不同规格的样品；可能的话，采收期和加工方法也必须一致）进行分析，得到 10 个样品的指纹图谱（同一规格样品的主要色谱峰峰面积的 RSD% 不得大于5%）；然后确定共有峰、特征峰、特征峰区、参比峰，计算相对保留时间和相对峰面积。据此，建立该种中药材及其制剂的标准色谱指纹图谱。还可将标准色谱指纹图谱划分为几个特征指纹区。例如，淫羊藿 HPLC 标准指纹图谱中，t_R25～34min 之间有五个连续的、依次增强的色谱峰，除最前面的为未知峰外，其余四个依次为淫羊藿定 A、淫羊藿定 B、淫羊藿定 C 和淫羊藿苷；此五个色谱峰组成了淫羊藿特征指纹区。据此"五指峰"可以确定中药制剂中是否含有淫羊藿；也可根据此"五指峰"的峰形变化可区别不同品种的淫羊藿。此五个色谱峰

组成了淫羊藿特征指纹区（图 5 - 12）。何首乌的标准 HPLC 指纹图谱由三个特征指纹区组成：特征指纹区 I（t_R 约为 15 ~ 20min，结合型蒽醌），特征指纹区 II（t_R 约为 22min，二苯乙烯苷），特征指纹区 III（t_R 约为 33 ~ 55min，游离蒽醌）（图 5 - 13）。当标准色谱指纹图谱中多数峰的归属不甚清楚时，亦可根据色谱峰的分布及特征，划分为几个指纹区，以便分析比较；但一张好的指纹图谱应该明确主要色谱峰的归属，以便能有效地控制生药及制剂的质量。例如，银杏叶指纹图谱可以如图 5 - 14 划分，其中位于 II 区的最强峰是芦丁峰，位于 IV 区的第 16 号峰与第 17 号峰分别是槲皮素 - 桂皮酰 - 葡萄糖苷与山柰酚 - 桂皮酰 - 葡萄糖苷。然后，再将不同产地、不同采收期的其他样品所得到的指纹图谱与标准指纹图谱相比较、分析，看是否存在特征峰、特征峰区、非共有峰，并利用计算机指纹图谱相似度评判软件，计算相似度。一般要求，同一品种的不同样品间，其相似度应大于 90%。在没有药效学实验佐证的情况下，可将中药材指纹图谱的峰特征进行数学分类处理，如聚类分析等，并与传统经验及生药学鉴定结果相比较，对其质量进行分类。根据未知样品所在组别，也可对其质量作出初步评判。

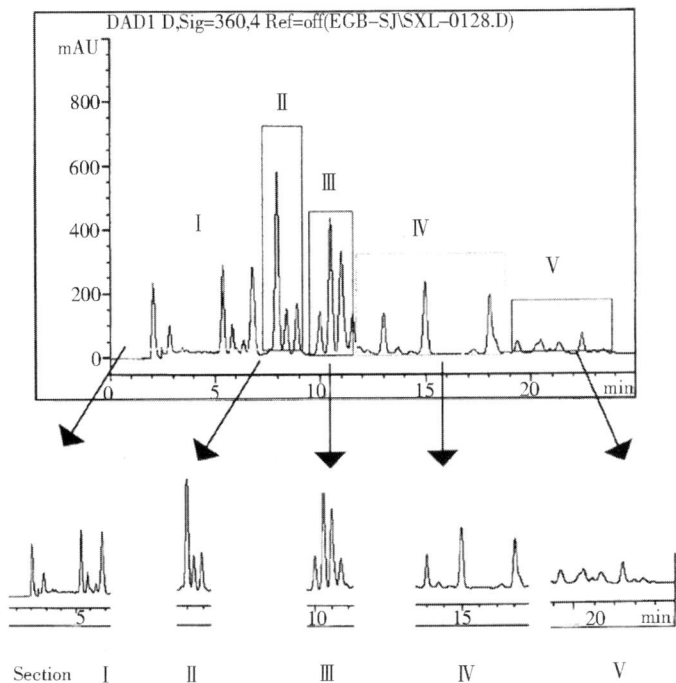

图 5 - 14　银杏叶 HPLC 指纹图谱特征指纹区划分

对于中药制剂，应比较原药材与提取物及其制剂的指纹图谱之间的相关性。即提取物指纹图谱特征应在药材的指纹图谱中体现。在不影响疗效的前提下，原药材的某些特征在提取物指纹图谱中允许因生产工艺原因而有规律地丢失，但提取物与制剂的指纹图谱则应有高度的相关性。

指纹图谱的评价还应注意指纹特征的整体性。一个品种的指纹图谱是由各个具有指纹意义的峰组成的完整图谱构成。各有指纹意义的峰（或 TLC 斑点）位置（保留时间或比移值）、大小或高低（积分面积或峰高）、各峰之间相对比例是指纹图谱的评价参数，辨认比较时从整体的角度综合考虑，注意各有指纹意义的峰的相互依存关系。有的品种，特别是中药复方制剂，由于组成药物多，成分极其复杂，可能需要两张以上的指纹图谱才能体现其整体药效物质的全貌。指纹图谱的相似性从两个方面考虑，一是色谱的整体"面貌"，即有指纹意义的峰的数目、峰的位置和顺序、各峰之间的大致比例等是否相似，以判断样品的真实性；二是样品图谱与"标准图谱"之间或不同批次样品指纹图谱之间的总积分值作量化比较，应符合有关规定。

⑤指纹图谱的校验与复核　对所建立的指纹图谱应按有关规定进行实验条件、方法及结果的校验与复核。

二、纯度鉴定

生药的纯度鉴定就是检查混入生药中的杂质的种类和含量的多少。水分虽然不是杂质，但水分超过一定限度可引起生药及饮片生霉、变质和腐烂，故也列入杂质检查范畴。

1. 杂质的来源与分类　　生药中可能带有的杂质可以分为有机的和无机的两类。有机杂质主要指：①相同来源但不符合药用要求的部分。例如，颠茄草中生物碱在各器官的分布是不同的：叶 $0.1\% \sim 1.3\%$，根 $0.4\% \sim 0.6\%$，茎中仅 0.05%；因此，《中国药典》（2010 年版）规定，直径超过 1cm 的颠茄茎不得超过 3%。《美国药典》（USP – NF）2005 年版与《英国药典》（BP）2003 年版均规定"银杏叶中，茎不得超过 5%，其他外来杂质不得超过 2%。"②相同来源的非药用部分，如麻黄中混存的木质茎和根等。③不同来源的掺杂品，包括杂草、不符合药用要求的同属他种植物（如番泻叶掺杂的耳叶番泻叶）以及其他掺杂品（如番红花中掺杂的、切成丝状的花瓣和人工仿制品，三七中插入铁条，冬虫夏草中插入草梗、竹签，羚羊角灌铅等）。无机杂质是指夹杂在生药中或黏附在生药上的泥土沙石。检查方法：称取规定量的样品，摊开用肉眼或放大镜观察，将杂质拣出，如其中有可以筛分的杂质，则可通过适当的筛，将杂质分出。将各类杂质分别称重，计算其在样品中的百分数。如杂质的外形与药材极相似，可称取一定量进行显微的、化学的或气味的检查，确定后再计算其百分数。杂质检查所需样品量，按中药材鉴定取样方法称取。

2. 灰分测定　　生药的灰分，包括生药本身经灰化后遗留的非挥发性无机物（生理灰分）和黏附在生药上的泥沙杂质（外来灰分），称为总灰分。一般生药的生理灰分含量比较恒定，当无外来掺杂物时，通常都有一定的总灰分含量范围。因此，规定生药的总灰分限度，对于保证生药的品质和纯净程度，有一定的意义。如果总灰分超过一定限度，表明掺有泥土、沙石等无机物质。但有些生药的生理灰分本身差异较大，尤其是含多量草酸钙结晶的药材，如大黄的生理灰分由于生长条件不同可以从 8% 到 20% 以上。在这种情况下，总灰分的测定不足于说明外来无机杂质的存在。因此，还需测定酸不溶性灰分，即不溶于 10% 盐酸中的灰分。因生药所含无机盐类（包括钙盐）大多可溶于稀盐酸而被除去，而来自泥沙等的硅酸盐类则不溶解而残留，故测定酸不溶性灰分能较准确地指示生药中是否有泥沙等掺杂及其含量。

（1）总灰分测定法　　供测定样品需经粉碎，使能通过二号筛（孔径 $850 \pm 29 \mu m$），混合均匀后，称取 $2 \sim 3g$（如需测定酸不溶性灰分，可取 $3 \sim 5g$），置炽灼至恒重的坩埚中，称定重量（准确至 0.01g），缓缓炽灼，注意避免燃烧，至完全炭化时，逐渐升高温度至 $500 \sim 600℃$，使完全灰化并至恒重。根据残渣重量，计算供试品中总灰分的百分数。如炭分不易灰化，可将坩埚放冷，加热蒸馏水或 10% 硝酸铵溶液 2ml，使残渣湿润，然后置水浴蒸干，残渣照前法炽灼，至坩埚内容物完全灰化。

（2）酸不溶性灰分测定法　　取上项所得的灰分，在坩埚中加入稀盐酸约 10ml，用表面皿覆盖坩埚，置水浴上加热 10min，表面皿用热蒸馏水 5ml 冲洗，洗液并入坩埚中，用无灰滤纸过滤，坩埚内的残渣用水洗至滤纸上，并洗涤至洗液不显氯化物反应为止。滤渣连同滤纸移至同一坩埚中，干燥，炽灼至恒重。根据残渣重量，计算供试品中含酸不溶性灰分的百分数。

3. 水分测定　　生药中水分含量的多少，是贮藏过程中保证质量的一项重要标志。如水分含量超过一定限度，则生药易霉坏，且能使有效成分分解变质。水分的测定，就是为了保证生药不因所含水分超过限度而发霉变质。水分测定的方法常用的有烘干法和甲苯法。供测定生药样品一般先破碎成直径不超过 3mm 的颗粒或碎片，对直径在 3mm 以下的花类、种子类、果实类生药，可不破碎。

（1）烘干法　　适用于不含或少含挥发性成分的生药。取样品 $2 \sim 5g$，平铺于干燥至恒重的扁形称量瓶中，厚度不超过 5mm（疏松样品不超过 10mm），精密称定，在 $100 \sim 105℃$ 干燥

5h，将瓶盖好，移置干燥器中冷却 30min，精密称定重量，再在上述温度干燥 1h，冷却称重，至连续二次称重差异不超过 5mg 为止。根据减失的重量，计算供试品中含有水分的百分数。

（2）甲苯法　适用于含挥发性成分的生药。甲苯须先加少量蒸馏水，充分振摇后放置，将水层分离弃去，甲苯经蒸馏后使用。仪器装置如图 5-15。A 为 500ml 短颈圆底烧瓶，B 为水分测定管，C 为直形冷凝管。使用前，全部仪器应清洁，干燥；如能用硅酮丙酮溶液处理 B 和 C 的内壁则可防止挂水珠。测定时取样品适量（约相当于含水量 2～4ml），精密称定，置 A 瓶中，加甲苯 200ml，将仪器各部分连接，自冷凝管顶端加入甲苯至充满 B 管的狭细部分，A 瓶用电热套或其他适宜方法缓缓加热，待甲苯沸腾时调节温度使每秒钟馏出 2 滴，待水分完全馏出，即测定管刻度部分的水量不再增加时，将冷凝管内部先用甲苯冲洗，再用蘸甲苯的长刷或其他适宜的方法，将管壁上附着的甲苯推下，继续蒸馏 5min，放冷至室温，拆卸装置，如有水黏附在 B 管的管壁上，可用蘸甲苯的铜丝推下，放置，使水分和甲苯完全分离（可加亚甲蓝粉末少许，使水染成蓝色，以便观察）。读取水量，并计算成供试品中含有水分的百分数（图 5-15）。

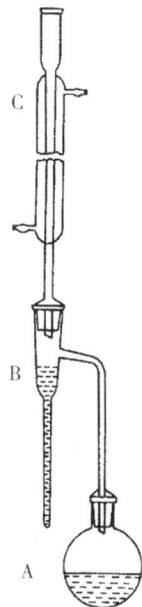

图 5-15　水分测定器（甲苯法）
A. 短颈圆底烧瓶 B. 水分测定管
C. 直形冷凝管

也可应用红外线自动水分测定仪代替烘干法测定生药或中成药半成品的水分含量，简便而快速，但不是法定方法。含挥发油成分的贵重药材的水分测定可采用减压干燥法或气相色谱法，具体方法见《中国药典》（2010 年版）附录。

三、品质优良度鉴定

生药品质的优劣主要取决于有效成分含量的高低。因此，有效成分含量是生药品质的重要标志。《中国药典》（2010 年版）规定了一些中药材的有效成分含量要求及其含量测定方法，例如，麻黄含生物碱不得少于 0.80%，八角茴香含挥发油不得少于 4.0%，洋地黄叶每 1g 的效价不得少于 10 个洋地黄单位；并规定了测定结果的精密度，例如，容量法相对平均偏差（RSD）≤2%，氮测定法≤3%，紫外-可见分光光度法（对照品比较法）≤2%、比色法≤3%，薄层色谱扫描法≤5%，高效液相色谱法≤2%、蒸发光散射检测≤5%，气相色谱法≤2%。

对于有效成分尚不明了或尚无精确定量方法的生药，一般根据已知成分的溶解性质，选用水、乙醚或一定浓度的乙醇，测定生药中可溶性物质的含量，以示生药的品质。例如，麦冬所含皂苷和多糖易溶于水，故规定其水溶性浸出物含量不得低于 60.0%；沉香所含树脂和挥发油成分易溶于乙醇，故规定其醇溶性浸出物含量不得低于 10.0%；独活所含香豆精类成分易溶于乙醚，故规定其醚溶性浸出物含量不得低于 3.0%。

今将常用的生药品质评价方法概述如下。

（一）有效成分含量测定

通常利用化学定量法或仪器分析法来测定生药中有效成分含量。由于生药中所含化学成分非常复杂，一般需先用合适的溶剂将有效成分提取出来，经过适当的精制后，采用中和法

（如麻黄、槟榔、苦参、颠茄草、洋金花等生药中总生物碱以及山楂中有机酸）、重量法（如桔梗中总皂苷、安息香中总香脂酸）、络合量法（如石膏、白矾、朱砂、炉甘石等矿物药）或分光光度法（如黄芩中总黄酮、黄连中总生物碱、紫草中总色素、马钱子中番木鳖碱、牡丹皮中牡丹酚）测定，或选用适当试剂处理后，使生成有色物质，再采用比色法或分光光度法测定，如牛黄中胆酸、芦荟中芦荟苷的测定。上述方法有较好的精确度，但专属性较差，操作繁琐、费时，且需较大的样品量，适用于有效成分含量较高的生药的品质控制。

近年来，现代分离、分析技术和现代分析仪器的迅猛发展，使测定生药中各别有效成分，甚至微量成分的含量已成为可能，其中以薄层色谱－紫外分光光度法、薄层色谱－光密度法（薄层扫描法）、高效液相色谱法和气相色谱法应用最为广泛。

生药的粗提取液经薄层色谱分离后，将需测定的成分斑点收集、洗脱后，再用分光光度法测定，如防己中汉防己碱、赤芍中芍药苷的测定；或经薄层色谱分离后，直接用薄层扫描仪测定，如山茱萸中熊果酸的测定；或直接应用高效液相色谱仪或气相色谱仪进行分离和测定，如化橘红中柚皮苷、胡椒和荜茇中胡椒碱的测定。这些仪器分析法适用于生药及其制剂中有效成分的含量测定，能排除其他成分的干扰，准确测定一个或多个成分的含量，方法灵敏度高、重现性好、简便快速。但常需有效成分的纯品作为对照标准物质。

（二）挥发油含量测定

挥发油是一类有挥发性、可随水蒸气蒸馏出来的油状液体，大多具有显著的生理作用，如驱风、镇痛、解痉、抑菌、抗炎等；因此，是一类重要的有效成分。含挥发油的生药很多，如薄荷、藿香、当归、川芎、苍术、白术、肉桂、砂仁等，通过测定这些生药中挥发油含量及其物理常数，可以控制生药的品质。

挥发油测定的原理是将生药与水共同蒸馏，挥发油随水蒸气一起馏出，冷却后，凝集于刻度管中，油水分离成为二液层，根据刻度可以读出样品中挥发油的含量。适用于含较多量挥发油的生药。测定用样品，一般需粉碎使能通过2号至3号筛，并混合均匀。装置如图5-16。

测定法：

甲法 适用于测定相对密度在1.0以下的挥发油。取样品适量（约相当于含挥发油0.5~1.0ml），称定重量（准确至0.01g），置烧瓶中，加水300~500ml与玻璃珠数粒，振摇混合后，连接挥发油测定管与球形冷凝管。自冷凝管上端加水使充满挥发油测定管的刻度部分，并溢流入烧瓶时为止。置电热套中或用其他适宜的方法缓缓加热至沸，并保持微沸约5h，至测定管中油量不再增加，停止加热，放置片刻，开启测定器下端的活塞，将水缓缓放出，至油层上端达到刻度0线上面5mm处为止。放置1h以上，再开启活塞使油层下降至其上端恰与刻度0线平齐，读取挥发油量，并计算成样品中含挥发油的含量（%）。

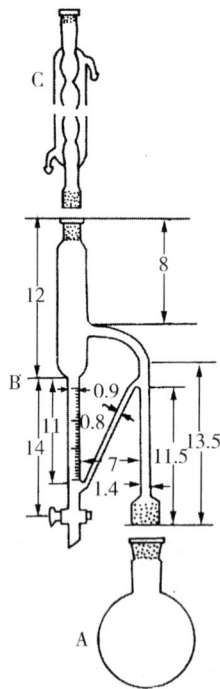

图5-16 挥发油测定装置

（长度单位：cm）

A. 1000ml 硬质圆底烧瓶 B. 挥发油测定管

C. 球形冷凝管

乙法　适用于测定相对密度大于 1.0 的挥发油。取水约 300ml 与玻璃珠数粒，置烧瓶中，连接挥发油测定管。自测定管上端加水使充满刻度部分，并溢流入烧瓶时为止，再用移液管加入二甲苯 1ml，然后连接冷凝管。将烧瓶内容物加热至沸腾，并继续蒸馏，其速度以保持冷凝管的中部呈冷却状态为度。30min 后，停止加热，放置 15min 以上，读取二甲苯的容积。然后照甲法自"取样品适量"起，依法测定，自油层量中减去二甲苯量，即为挥发油量，再计算样品中含挥发油的含量（%）。此法中加二甲苯的理由是：二甲苯比重小于 1.0，且能与挥发油混溶而不能与水混合，故馏出的挥发油进入二甲苯层，两者的混合溶液仍比水轻，故可按甲法测定。加入的二甲苯先经蒸馏，使水中含饱和量的二甲苯，以提高测定的准确度（图5－16）。

（三）浸出物含量测定

对于有效成分尚不明了或尚无适当理化定量分析方法的生药，可以根据已知成分的溶解性质，选用水或其他适当溶剂为溶媒，测定生药中可溶性物质的含量，用于生药的品质控制。通常选用水、一定浓度的乙醇或乙醚作为溶媒。供测定的生药样品需粉碎，使能通过二号筛，并混合均匀。

1. 水溶性浸出物测定　冷浸法：取样品约 4g，称定重量（准确至 0.01g），置 250～300ml 的锥形瓶中，精密加入水 100ml，密塞冷浸，前 6h 内时时振摇，再静置 18h，用干燥滤器迅速过滤。精密吸取滤液 20ml，置已干燥至恒重的蒸发皿中．在水浴上蒸干后，于 105℃ 干燥 3h，移至干燥器中，冷却 30min，迅速精密称定重量，计算样品中含水溶性浸出物的含量（%）。

热浸法：取样品约 4g，称定重量（准确至 0.01g），置 250～300ml 的锥形瓶中，精密加入水 100ml，塞紧，称定重量，静置 1h 后，连接回流冷凝管，加热至沸腾，并保持微沸 1h。放冷后，取下锥形瓶，密塞，称定重量，用水补足减失的重量，摇匀，用干燥滤器过滤。精密吸取滤液 25ml，其余按冷浸法项下规定操作，计算样品中含水溶性浸出物的含量（%）。必须注意的是，热浸法不适用于含多量淀粉、黏液质等成分的生药测定水溶性浸出物含量，因为这些成分与水共热时易溶解，生成黏稠的液体，很难过滤。

2. 醇溶性浸出物测定　取适当浓度的乙醇或甲醇代替水为溶媒，照水溶性浸出物测定法进行（热浸法须在水浴上加热）。

3. 醚溶性浸出物测定　取样品 2～4g，置五氧化二磷干燥器中放置 48h，称定重量（准确至 0.01g），置 100ml 锥形瓶中，加入乙醚 70ml 及玻璃珠数粒，连接冷凝管，加热至沸并保持微沸 4h，放冷，过滤，用乙醚洗涤锥形瓶及残留物，洗液与滤液合并至 100ml 量瓶中，加乙醚至刻度，摇匀。精密量取 50ml，置已干燥至恒重的蒸发皿中，挥去乙醚，置五氧化二磷干燥器中放置 24h，迅速精密称定重量，计算样品中含醚溶性浸出物的含量（%）。

挥发性醚溶性浸出物测定与上述方法相似，只是在精密称重后"缓缓加热至 105℃，并于 105℃ 干燥至恒重。其减失重量即为挥发性醚溶性浸出物的重量"。具体方法见《中国药典》（2010 年版）附录。

（四）生物效价测定法

又称生物检定法，是利用药物对生物体（整体动物、离体器官、微生物等）的作用来测定其效价或生物活性的一种方法。它是以药物的药理作用为基础、生物统计为工具，运用特定的实验设计，通过比较检品和相应的标准品或对照品在一定条件下产生特定生物反应的剂量比例，来测得检品的效价。例如，洋地黄标准品每克含 10 个效价单位，用鸽子试验其最小致死量为 90.5mg/kg，如检品洋地黄叶的最小致死量为 100mg/kg，两者相比，标准品的作用强度是检品的 1.1 倍，即检品每克含 9.05 单位。《中国药典》（2010 年版，一部）规定，洋地黄叶（folium digitalis）每1g的效价不少于10个洋地黄单位。《美国药典》（2005年版）亦采用生物效价测定法控制洋地黄的品质。

在一定范围内，药物的剂量和药物作用间存在着量－效关系，即剂量增大，药理作用随着增强。将剂量和反应经过适当转换后，量－效关系可以转化为以反应或其函数为纵坐标，剂量或其函数为横坐标的直线关系。这就是生物检定实验设计的基础。

由于生物差异的存在，生物检定结果误差较大，重现性较差，需要控制的条件较多，加上测定费时，计算繁琐；所以，生物检定主要用于无适当理化方法进行检定的药物，如强心苷类药物洋地黄毒苷、毒毛旋花子苷K和羊角拗苷以及胰岛素、肝素、绒毛膜促性腺激素、缩宫素等生物制品、各种抗生素与一些神经递质、内毒素、激素等，补充理化检验之不足。随着科学技术的发展，一些品种的生物检定法将被理化检验方法所取代。生物检定法在生药鉴定中的应用，主要用于成分复杂或缺乏研究，尚无适当的理化方法来控制其质量的生药，如某些具有抗菌、驱虫、利尿等作用的生药；或者是化学成分定量分析结果不能正确反映药物作用强度。例如洋地黄叶中含有多种强心苷，其一级苷在干燥、贮藏过程中极易被共存的酶水解生成二级苷甚至苷元，二级苷的强心作用比一级苷弱，而苷元几无强心作用；因此，同一生药中同时含有一级苷、二级苷和苷元，它们的强心作用各不相同，它们的含量比例又可因栽培条件、采收时间、加工方法、贮藏情况等而常有差异。化学定量方法主要基于苷元（甾核或α，β不饱和五元内酯环中活性次甲基）与α－去氧糖的一些显色反应，难于区别一级苷、二级苷、苷元或α－去氧糖；因此，化学定量分析结果不能反映生药的强心效价。虽然应用纸色谱、薄层色谱、高效液相色谱法等可分离、测定洋地黄苷和洋地黄毒苷的含量，但目前仍不作为法定方法用于洋地黄叶的品质控制。

四、安全性鉴定（有害物质检查）

药物的有效和无害都是同等重要的。生药中如果污染了有害物质，如农药、霉菌和霉菌毒素以及重金属等，将会危害人民健康；因此，规定上述有害物质的检查方法和允许的含量范围是十分必要的。

1. 农药残留量测定 2002年6月1日国家食品药品监督管理局正式颁布了《中药材生产质量管理规范》，规定中药材栽培过程中"病虫害的防治要严格控制农药残留和重金属污染，保护生态环境"。严格地讲，中药材生产过程中不应使用农药，应采用生物防治或有限制地使用低毒、短效的杀虫剂，尽量减少农药残留。但目前滥用农药的现象极其普遍，特别是某些长效、剧毒、积蓄性的杀虫剂，如六六六、DDT及五氯硝基苯等，由于它们在土壤和生物体中长期残留和积蓄，对人类的危害极大。这些杀虫剂虽已停止生产，但私自使用的情况仍然存在。其他如有机磷农药，也有同样的危害性。因此，世界各国都非常重视食品和药物中农药残留量的检测和限量问题。《中国药典》（2010年版）规定黄芪中，六六六（总BHC）与滴滴涕（总DDT）的残留量均不得超过千万分之二，五氯硝基苯（PCNB）不得超过千万分之一。

大多数有机氯和有机磷杀虫剂均具挥发性；因此，生药中这些农药残留量的分析，可采用气相色谱法。称取一定量的生药粉末，用丙酮－正己烷（2:8）或乙酸乙酯浸渍或超声波提取，浸出液经适当方法纯化、浓缩，即可进样分析。

2. 黄曲霉毒素检查 生药及其饮片在贮藏过程中，如果含水量超过一定限度，则易生霉变质。其中危害最大的是黄曲霉菌。黄曲霉菌含多种黄曲霉毒素，有强烈的致肝损害和致癌作用；因此，世界各国对食品和药物中黄曲霉毒素的限量均作了严格的规定。《中国药典》

（2010 年版）规定了陈皮、僵蚕、胖大海、酸枣仁、桃仁等的黄曲霉毒的限度：黄曲霉毒素 $B_1 \leq 5\mu g/kg$，总量 $\leq 10\mu g/kg$。目前，对中药霉菌污染的研究报道较多，其检测方法主要是根据黄曲霉毒素中毒性最大的成分黄曲霉毒素 B_1、B_2 和 G_1、G_2 的理化性质而设计的：它们能溶于三氯甲烷和甲醇而不溶于己烷、乙醚和石油醚，在紫外光（365nm）下分别显蓝色和黄绿色荧光。因此，生药粉末经三氯甲烷或甲醇提取，提取液浓缩后进行薄层色谱分离，以已知浓度的黄曲霉毒素标准品作对照，根据斑点大小和荧光强度来判断是否超过规定的限度。如欲准确测定它们的含量，则可采用薄层色谱 – 紫外分光光度法或荧光光度法、薄层扫描法等。

3. 重金属与有害元素检查　国际上对药品和食品中重金属和砷的含量均有严格的限制。如世界卫生组织（WHO）规定食品和水中：含汞量成人每周摄入量不得超过 $5\mu g/kg$、含砷量成人每周摄入量不得超过 $50\mu g/kg$，新加坡规定：药物中含汞量不得超过 0.05ppm、含砷量不得超过 5ppm。砷及含砷化合物（如 As_2O_3）被国际癌症中心（IARC）和美国环保局定为致癌物质。《中国药典》（2010 年版）对某些生药（主要是矿物药，其次是挥发油类，少数为加工品如阿胶等）亦规定了重金属及有害元素（铅、汞、镉、砷、铜）的含量限度：Pb < 5.0mg/kg、Hg < 0.2mg/kg、Cd < 0.3mg/kg、As < 2.0mg/kg、Cu < 20.0mg/kg，对常用生药及儿童常用品种如枸杞子、山楂、人参、党参、黄芪、金银花等亦增加了铅、汞、镉、砷、铜的含量测定。如黄芪与金银花中，铅不得过百万分之五，镉不得过千万分之三，砷不得过百万分之二，汞不得过千万分之二，铜不得过百万分之二十。并规定上述重金属及有害元素必须采用原子吸收分光光度法或电感耦合等离子体质谱法进行测定。

4. 微生物检查　有害微生物主要指大肠杆菌等致病菌及霉菌及酵母菌等，前者的细菌数还可反映该中药受污染的严重程度。《美国药典》（USP – NF，2005）规定银杏叶中微生物污染限度为：细菌数 < 10000 个/g，霉菌及酵母菌数 < 100 个/g。《中国药典》（2010 年版）对中药制剂及中药提取物和辅料亦规定了微生物污染限度。

5. 其他有害物质检查　除上述常见有害物质外，生药中还可能存在一些非正常的外源性有害物质，如寄生类生药与蜂蜜等。如果寄生在一些有毒植物上，如鱼藤、钩吻、马桑及夹竹桃科植物等；则桑寄生类生药就可能含有寄主的毒性成分。故《中国药典》（2010 年版）规定，桑寄生必须检查是否含有强心苷，以保证用药的安全性。如果蜂蜜是采自有毒植物花粉酿造的，则该蜂蜜亦可能含有毒性成分。首先应检查蜂蜜中花粉粒的形态特征，如发现有乌头、雷公藤、羊踯躅或烟草等有毒植物的花粉粒存在，为避免人食中毒，也必须作蜂蜜毒性试验。

第六章　中药材及其制剂质量标准的制订

第一节　中药质量控制的历史与发展概况

中医药学是我国人民在长期与疾病作斗争的过程中积累总结的丰富经验，并提升为一套完整的理论体系，对保障中华民族的繁衍昌盛、对世界医药学的发展均做出了重要贡献。中药材绝大多数取自植物，少数为动物和矿物。它们与化学合成药物不同，后者是分子结构清楚的单一化合物；而来源于植物（或动物）的中药材包含有各种各样的初生代谢产物和次生代谢产物。特别是次生代谢产物，常常是生药的有效成分。一种生药至少含有数个至数十个化合物，多的达百余个。例如，人参含人参皂苷就有 30 多个，从大黄中已分离鉴定出 100 多个化合物。一种生药所含有的化学物质就如此复杂；更不要说，由几味乃至十余味中药饮片组成的方剂与复方中药制剂了。中药的另一个特点是"君臣佐使"配伍应用。因此，中药的临床疗效是多种成分综合作用的结果。

中药材品种繁多，来源复杂，各地用药习惯不尽相同，同名异物、同物异名等品种混乱现象极其普遍。生药的质量还受产地、采收、加工、炮制及贮藏等诸多因素的影响。远在汉代，我们的祖先就认识到影响生药质量的各种因素及生药鉴定的重要性。《神农本草经》序录中载"有毒无毒，阴干暴干，采造时月，生熟土地所出，真伪陈新，并各有法"。至唐《新修本草》就开创了图文鉴定的方法。这种通过人的感官去观察判断生药的形状、大小、颜色、表面特征、质地、断面与气味的宏观鉴别方法一直沿用到 20 世纪 50 年代。虽然早在 19 世纪中叶，欧州就已开始应用显微镜观察生药的内部组织构造用于生药的鉴别。但在我国，中药的显微鉴别直至 20 世纪 70 年代才开始作为法定方法用于中药材及中药粉末制成的中成药的鉴别。《中国药典》（1977 年版，一部）收载 733 种中药材，其中有 267 种采用显微鉴别，267 种有理化鉴别，仅 23 种规定了有效成分或主要成分的含量测定。20 世纪 80 年代以后，现代分析技术迅猛发展，分析仪器日新月异，并被逐步应用于生药鉴定和品质评价。至《中国药典》2000 年版，共收载中药材和成方制剂 992 种，其中采用薄层色谱法的有 602 种，规定含量测定的有 308 种。中药质量控制标准的不断进步和完善，对保证中药质量起到重要的作用。特别是近 10 年来，应用现代分析技术（如 TLCS、HPTLC、HPLC、HPCE、GC - MS、HLPC - MS、NMR、X 射线衍射谱等）及生物技术（DNA 分子标记技术）于生药真伪鉴定和品质评价的研究如火如荼，发表的研究论文数以千计；并将化学计量学理论和计算机技术应用于分析数据的处理与结果的评价，大大提高了分析效率、结果的精密度和准确度，减少了人为的主观误差，均取得了重大进展。

中成药的出现可以追溯到晋代葛洪的《肘后备急要方》，中成药的应用已有 1700 年历史。由于受到科学技术条件的限制，长期以来，中成药的内在质量主要依靠原料药材的道地性和制作过程的经验性，一直缺乏科学的检验手段和方法去保证成品的内在质量，所谓"丸散膏丹，神仙难辨"。直至《中国药典》1977 年版，显微鉴别法才开始应用于由生药（饮片）粉末制成的丸剂、散剂及片剂的鉴定。《中国药典》1985 年版以后，各种色谱和光谱技术被逐步应用于生药及其制剂的鉴别和有效成分或主要成分的含量测定。《中国药典》1995 年版，共收载成方制剂 398 种，其中采用薄层色谱法鉴别的有 267 种，有的品种多至 5 个原料药材采用此法鉴别；采用显微鉴别法的仍有 226 种，气相色谱法的有 7 种，分光光度法和薄层扫描法的各 1 种，有的品种还采用薄层色谱法或分光光度法作毒性成分或有效成分的限量检查。该版药典收载含量测定的品种有 46 个，其中化学定量分析法有 14 种，分光光度法 17 种，薄层扫描法 10 种，高效液相色谱法 3 种，薄层色谱法 – 紫外分光光度法与生物效价测定法各 1 种。至《中国药典》2000 年版（一部），共收载 459 种中成药与中药制剂，采用薄层色谱法鉴别的已增加至 338 种，采用显微鉴别法的仍有 236 种，气相色谱法的有 5 种，高效液相色谱法有 1 种；收载含量测定的品种已有 129 个，其中化学定量分析法有 13 个，重量分析法的 7 个，分光光度法 25 个，薄层扫描法 32 个，高效液相色谱法 49 个，有的品种同时规定了二味药的有效成分含量测定，如注射用双黄连。《中国药典》2005 年版（一部），共收载成方制剂与单味制剂 564 种，采用 TLC 法鉴定的 502 项，有的品种多达 6 项；GC 法鉴定的 16 项；采用 HPLC 法测定含量的 321 项，GC 法测定的 19 项，TLCS 法测定的 33 项。《中国药典》2010 年版（一部），收载成方制剂与单味制剂品种增至 1069 种，新增 TLC 法鉴定的达 1818 项，HPLC 法鉴定的达 25 项，GC 法鉴定的 9 项；采用 HPLC 法测定含量的达 709 项，GC 法测定的 24 项，TLCS 法测定的 12 项。中药制剂的内在质量控制方法较前有了很大的进步，质量标准正在不断完善，对保证中成药的有效与质量稳定起到重要作用。

直至今天，中药材及其制剂的质量控制模式都是参照化学药物的，即测定其中一个或几个有效成分或主要成分的含量用来控制药物的质量。如前所述，生药所含有的化学物质非常复杂，一种生药至少含有数个至数十个化合物，多的达百余个。更不要说，由几味乃至十余味生药组成的方剂与复方中药制剂了。中药的另一个特点是"君臣佐使"配伍应用，中药的临床疗效是多种成分综合作用的结果。因此，测定其中一个或几个成分的含量很难保证中药的疗效及产品的质量；也不符合中医的整体观理论。虽然我国药学工作者经过半个多世纪的努力，特别是"七五"和"八五"国家重大科技攻关项目"常用中药材品种整理和质量研究"的完成，对 200 多种常用中药材进行了系统、深入的研究，对一些常用生药所含化学物质有了一定的认识；但大多数生药的化学成分至今仍了解不多，更不用说是有效成分了。除了生药所含化学成分复杂多样外，更重要的原因是生药发挥疗效的物质绝大多数是水溶性成分，这给分离、纯化和结构鉴定带来困难。生药所含化学成分（特别是有效成分）不清楚，给质量标准的制订带来极大困难。

目前，中药材及其制剂仍然普遍存在着"三不"问题亟待解决，即发挥治疗作用的化学物质和药理作用不清楚、质量和疗效不稳定、产品质量不可控。它不仅严重地影响到中药的质量与疗效；也影响到中药进入国际市场。生药质量的不稳定还受品种、产地、采收、加工、炮制和贮藏等因素的影响，国家对中药材种植业实施 GAP，就是为了从中药质量的源头把好质量关，才能保证中药质量和疗效的稳定。在大多数生药的化学成分与有效成分仍不清楚的今天，如何保证中药质量和疗效的稳定？如何去控制其质量呢？德国和法国联合开发的银杏叶提取物 EGb751 的质量控制模式给了我们有益的启发。经过深入系统研究发现，银杏叶的有效成分主要是总黄酮苷类和萜类内酯；提取物所含各种成分，包括黄酮醇苷、萜类内酯、原花青素类、少量有机酸和儿茶素，是作为一个整体发挥治疗作用的，这些成分之间起着互补或协同作用；任何一类活性成分的作用均不能代表提取物的整体疗效。因此，标准银杏叶提取物的最终产品质量控制指标规定为：用 HPLC 测定的总黄酮醇苷 24%（±10%）、总萜类内酯6%（±10%）、致敏成分银杏酸<5ppm，同时建立了用于内控的 HPLC 色谱指纹图谱。从银杏叶的规范种植、采收、干燥到生产过程各个环节以及作为制剂原料的标准银杏叶提取物均有质量控制项目和指标，从而保证了产品质量的稳定。目前，印度、英国、德国及 WHO 在植物药质量评价中均提出：为了确证植物药制剂产品批间质量一致，对有效成分未明的草药应提供色谱指纹图谱。美国 FDA 在受理草药保健品时也接受色谱指纹图谱资料。WHO 草药评价指南（1996）中指出，如果草药制剂的活性成分不能鉴别，可以通过色谱指纹图谱证明产品质量的一致。虽然色谱指纹图谱不能取代有效成分含量测定，但是它提供的有关质量的信息却比单一成分的含量要丰富和有用得的多，《中国药典》1990 年版开始对生药薄层色谱鉴别设置了标准药材对照，以其完整的色谱图像与供试品色谱比较，已经显示出较单一化学对照品的鉴别要有效得多。因此，国家药品监督管理局于 2000 年颁发了《中药注射剂指纹图谱研究的技术要求（暂行）》，2001 年在广州召开了"国际色谱指纹图谱评价中药质量学术研讨会"。从理论上和实践中论证了应用色谱指纹图谱评价中药质量的可行性，并取得了许多重要成果。可以预见，中药质量标准的科学化和现代化、中药质量和疗效的安全、有效、均一、可控已经为期不远了。

第二节 药品质量标准的分类与特性

一、药品标准的定义

药品标准是国家对药品质量及检验方法所作的技术规定，是药品生产、经营、使用、检验和监督管理部门必须共同遵循的法定依据。

二、药品标准的要求

1. 制定药品标准，必须坚持质量第一，充分体现"安全有效、技术先进、经济合理"的原则，以保证产品的安全、有效、稳定、均一，充分体现生产企业的生产水平和技术水平。由于中药本身的特点，成分复杂，有效成分多数不清楚，影响中药质量的因素众多；因此，制定中药质量标准，尤其是中药制剂质量标准，必须体现中医中药特色，科学性强，技术先进而又不脱离生产实际，达到保证产品的安全、有效、稳定、均一的目的。

2. 凡正式批准生产的药品（包括中药材、饮片及中药制剂）、辅料和基质都必须制定标准。

三、药品标准的分类

1. 国家药品标准 1999 年以前，由国家卫生部负责组织《中华人民共和国药典》的修订及新药质量标准的审批。当时的国家标准包括《中国药典》与《部颁药品标准》；还有经省、市、自治区卫生行政部门批准的地方标准，均为法定标准。1999 年成立国家药品监督管理局，2003 年更名为国家食品药品监督管理局，负责组织《中国药典》的修订及新药质量标准的审批。2001 年 12 月，《中华人民共和国药品管理法》（简称《药品管理法》）经修订并颁布、实施，取消了地方标准。所有化学药品与生物制品标准均收载于国家药品监督管理局《国家药品标准》中；所有中成药及中药制剂标准均收载于国家药品监督管理局《国家中成药标准汇编》中，该汇编共 13 册，按中医临床分类，有 1518 个品种，均为地方标准上升为国家标准的品种。今天，只有《中国药典》和《国家药品标准》及《国家中成药标准汇编》是法定标准，具有法律效力；地方标准不再执行。所有药品均必须符合中国药典和国家药品标准的有关规定。

根据新药研究的不同阶段应制订相应的新药质量标准。按照新药审批办法的规定，要经过以下三个阶段：

（1）临床研究用质量标准 当新药研究进入临床试验阶段，对供临床试验用药物必须制订相应的质量标准，以保证药物的均一性、安全性以及试验结果的可靠性。

（2）试行质量标准 新药经批准后，其质量标准仍为试行标准。批准为试生产的新药，其标准试行期为 3 年；批准为正式生产的新药的标准试行期为 2 年。

（3）正式的药品质量标准 新药的试行质量标准期满后，生产企业提出转正申请，经省级食品药品监督管理局审查同意后，报国家食品药品监督管理局审核。如果该药品安全、有效，质量稳定、可控，其试行质量标准即可转为正式的国家药品标准，收载于国家食品药品监督管理局《药品标准——新药转正标准》中。新药的质量标准必须达到国内先进水平。

2. 企业药品标准 是药品生产企业为保证产品质量而制定的标准，又称为企业内部标准。对产品质量指标，法定标准仅仅是一些基本要求，是企业必须达到的最低合格水平。因此，企业常常制定一套高于法定标准的企业标准，用于企业内部控制产品质量，主要是增加检验项目与提高限度标准，作为保护优质产品与防止假冒的重要措施。企业标准一般对外保密。

四、质量标准的特性

药品应具安全性、有效性、稳定性与可控性。药品质量标准在保证药品的这些性质的同时，其本身又具有以下特性。

1. 权威性 药品标准是国家对药品质量及检验方法所作的技术规定，是药品生产、经营、使用、检验和监督管理部门必须共同遵循的法定依据，具有法律效力。药品生产企业必须严格按照既定标准进行生产和检验，不得任意变更生产工艺及原料、辅料。但国家充许生产企业采用非法定方法进行检验。例如，六味地黄颗粒的含量测定，《中国药典》（2010 年版）规定采用薄层扫描法测定山茱萸中熊果酸含量。企业在日常检验工作中，可采用该方法控制产品质量。当产品中该成分含量处于合格边缘或需要仲裁时，则必须按照《中国药典》方法进行检验。因为只有法定方法，才具有权威性。

2. 科学性 质量标准的制定，应在处方确定后与制剂工艺、临床前药理试验及临床研究同步进行。还必须注意样品的代表性，应设对照试验和重复性试验，并有足够数量的实验次数，积累大量的实验数据。其质量控制指标选择、方法的确定与限度的制定均应有充分的科学依据。例如，丹参活血化瘀的主要有效成分是水溶性酚酸类成分如丹参素甲、乙及丹酚酸 B 等，而二萜醌类成分如丹参酮 II_A、隐丹参酮等是抑菌的主要成分，且不溶于水；因此，丹参及其制剂的质量控制，应以酚酸类成分为指标，而不应该是后者。人参养荣丸及人参健脾丸的君药是人参，故其质量标准中应测定人参皂苷含量，而不应仅测定陈皮中橙皮苷含量。

3. 进展性 质量标准只是对该药品认识过程的阶段性总结。即使是国家药品标准也难免有不够完善的地方。随着生产技术水平的提高和分析手段的进步，应对药品质量标准不断进行修订和完善。例如《中国药典》对制川乌中酯型生物碱的检查，《中国药典》1985 年版采用目测方法检查酯型生物碱以乌头碱计算不得超过一定限度；《中国药典》1990 年版以后则改用异羟肟酸铁比色法测定酯型生物碱含量。《中国药典》2000 年版，已采用薄层扫描法检查"附子理中丸"中所含乌头碱的限量，以保证用药的安全性。该版药典对六味地黄丸系列中成药中山茱萸的质量控制指标是检测其熊果酸，缺乏专属性。《中国药典》2010 年版已改用 HPLC 法测定其特征性成分马钱苷。

五、中药制剂质量标准制订的前提

质量标准的制订必须具备下述三个条件。

1. 处方组成固定　处方药味与份量是制订质量标准的依据，直接影响到评价指标的选定和限度的制定。不论是成方还是临床验方，均必须在制订质量标准之前提供真实、准确的处方；然后才能开始质量标准的研究和实验设计。

2. 原料稳定　中药制剂质量标准制订之前，必须制定原料药材与辅料的质量标准。原料质量不稳定直接影响制剂质量和临床疗效。药材质量标准制订时必须明确规定品种、药用部分、产地、采收、加工、炮制及贮藏条件等。应特别注意药材的真伪及地区习用品种的鉴别与应用。传统成方必须使用《中国药典》规定品种，其中单一来源的品种必须规定其学名及药用部分，多来源生药可规定其生药拉丁名；临床经验方必须按临床使用的实际品种，鉴定其来源，冠以正确的名称和学名及药用部分。为了保证质量和临床疗效的稳定，还必须规定药材的产地，最好从道地药材产地购进合格的药材。近年来，不少大型制药企业在道地药材产地建立自己的 GAP 药材种植基地，是保证产品质量的明智之举。规定炮制的药味亦必须制订炮制质量标准。在临床研究与中试阶段以及后期生产，均应严格按药材质量标准的规定投料。

3. 工艺稳定　新药的研制在处方确定后，可结合临床给药途径与要求，确定剂型；然后进行生产工艺条件试验，优选出最佳工艺条件，至少应适合中试生产规模。待条件具备、制备工艺稳定后，才能进行质量标准的实验设计。尽管处方相同，如工艺不同，亦可造成所含成分不同，直接影响到鉴定、检查及含量测定等项目的建立和限度的规定。因此，在制订质量标准之前必须强调处方、原料及工艺三固定。只有这样，制定的质量标准才真正反映该药品的质量，药品的应有疗效才得以保证。

第三节　中药质量标准的制订

药品质量标准是国家对药品生产、经营、使用与管理必须制订的法规，也是新药研究的重要组成部分。

《中国药典》（2010 年版）（一部）收载中药材的项目如第五章第二节所述。收载中成药或中药制剂的项目包括：名称（中文名与汉语拼音）、处方、制法、性状、鉴别（显微鉴别及理化鉴别）、检查（还包括重金属、砷盐及附录中制剂通则相关剂型的各项有关规定如重量差异、均匀度、崩解时限、溶散时限、熔变时限、微生物限度等）、含量测定、功能与主治、用法与用量、注意、规格、贮藏等。新药质量标准一般包含以上内容及起草说明书。

本节重点介绍中药制剂质量标准的内容及注意点。

一、中药制剂质量标准的内容及相关要求

（一）名称

药品命名是药品标准化的一项基础工作。一种药品的名称，应既能反映该药的特点，并有强烈的吸引力，又不落于俗套或对应用产生副作用；药名不恰当，有时还会影响销路。中药新制剂的命名，应避免混乱，力求明确、简短、科学，采用不易产生误解、混淆和夸大的名称；一般不另起商品名，以避免一药多名。属于国家标准收载的而改变剂型的品种，除更新剂型名称外，原则上应采用原标准名称。

对于复方制剂的命名，下述几种方式可供参考。

（1）处方中主要药物或缩写加剂型，如金刚藤片、参芍片、银黄口服液、双黄连注射液。

（2）处方中主要药物或缩写加功效与剂型，如人参归脾丸、藿香正气口服液、银翘解毒冲剂。

（3）药味数加主要药物或功效与剂型，六味地黄丸、八珍益母丸、十全大补酒。

（4）君药前加复方、后加剂型，如复方丹参片、复方大青叶合剂、复方川贝片。

（5）功效加剂型，如妇炎康复片、前列通片、速效救心丹、胆石通胶囊。

在传统成方中，其方名尚有采用方内药味剂量比例加剂型命名的，如六一散；服用剂量加剂量命名的，如七厘散、九分散、牙痛一粒丸；采用形象比喻命名的，如玉屏风散、泰山磐石散，前者形容该方的固表作用如同屏风一般，后者形容该方的安胎作用固若磐石，二妙丸则取其方中黄柏、苍术一清一燥，清热燥湿功效极妙之意；还有以药物采收季节加剂型命名的，如二至丸，取其女贞子冬至采收、旱莲草夏至采收之意。

复方制剂命名时还应注意：不宜以一味君药命名，以避免与单味制剂相混淆；不宜以人名、地名或代号命名；也不宜采用"灵"、"宝"二词命名。还应注意剂型名称与实物相符，更不宜以中西医不同概念混杂命名。

汉语拼音可参照《中国药典》的格式。

（二）处方

质量标准的处方形式多种多样，多数以生药或饮片处方，如天麻丸〔天麻60g 羌活100g 独活50g 杜仲（盐炒）70g 牛膝60g 粉萆薢60g 附子（制）10g 当归100g 地黄160g 玄参60g〕，处方中需要炮制的均用括号注明，未注明炮制的均为经净制的生药，其加工方法可参照《中国药典》炮制通则及该生药项下规定处理。某些剧毒或有毒生药，依习惯可冠以"生"字，如生川乌、生草乌、生天南星、生半夏等；也有长期习惯直接用炮制名的生药，如熟地黄、熟大黄、诃子肉等。还有以粗提取物处方的，如五仁醇胶囊（五味子种子乙醇提取物10mg）、心血宁片（山楂提取物250g 葛根提取物1500g 淀粉250g 硬脂酸镁100g）等；也有以有效部位提取物处方的，如穿心莲内酯片（穿心莲内酯500g 微晶纤维素125g 淀粉30g 微粉硅胶20g 滑石粉15g 硬脂酸镁10g，共制成10000片）。需要保密的处方，应按保密品种申报，并填写《中药新药保密申请表》，其格式可参照《中国药典》（2005年版）一部中"华陀再造丸"。

但无论何种处方均应符合以下要求。

1. 处方中药味的名称　　处方药物属国家标准收载的，应使用规范名称，如淫羊藿不能写仙灵脾、金银花不应写双花、肉苁蓉不应写大芸、黄芪不应写北芪等。国家标准未收载的，可采用地方药品标准或地方药物志（中药志）收载的名称。使用炮制品的，在药味名称后加

括号注明，如杜仲（盐炒）、附子（制）等。

2. 处方中药味的排列顺序 应根据中医药理论按君臣佐使顺序排列；非传统处方可按药物作用主次（主药、辅药）排列。

3. 处方量 处方中各药味用量一律使用法定计量单位，重量以"g"、容量以"ml"表示。全处方量应以制成 1000 个剂型单位的成品量为准，如片剂折算成 1000 片的投料量；液体制剂折算成 1000ml 的投料量。

4. 处方原料均应制定质量标准 生药标准应包括生药名称、来源（科名、种的中文名及学名）及药用部分，确切的产地以及鉴别、检查、含量测定等项目。存在同名异物的混乱品种，必须以药理试验和临床研究中使用的实际品种收入标准。如贯众，是绵马贯众还是乌毛蕨贯众或苏铁蕨贯众……。粗提取物、有效部位及纯化合物，均应制定相应的质量标准，并规定鉴别、检查及含量测定等项目（包括方法与限度），以保证制剂质量。

（三）制法

简明扼要地写明制剂工艺的全过程，并附工艺流程图。在保证质量的前提下，不必描述过细；保密品种的制法可略去，如华陀再造丸、龟龄集、片仔磺、血脂宁丸等。

制剂工艺中，对质量有影响的关键工艺，必须列出工艺技术条件（如设备、方法、时间、温度、压力、pH 等）及理由，关键半成品的质量标准，如粒度、相对密度、指标成分含量等。

制剂工艺中应注意的问题如下。

1. 工艺的规模 新药申报时应提供至少为中试以上规模的工艺条件。中试是介乎生产规模与实验室规模的一种工艺研究实践，是生产规模在数量上的缩小，中试中使用的设备在性能上应与生产设备相一致。如果中试之规模与生产规模相差太大，则不易发现在大生产时可能出现的问题。

2. 工艺的合理性 工艺应针对处方中主要药物的有效成分（或主要成分）的理化性质来设计。如含挥发油的药物，必须先用水蒸气蒸馏法收集挥发油，然后再加水煎煮、浓缩（可使用多功能提取罐等装置）；水煎煮液的浓缩，应尽量采用薄膜浓缩、真空浓缩、喷雾干燥或真空冰冻干燥等先进设置，以减少活性成分受热分解、破坏；挥发油应在制剂的最后工艺阶段加入或用环糊精包合后加入。水煮醇沉工艺中，乙醇浓度应合适；太高，易造成水溶性大分子物质（如黄芪多糖、党参多糖、灵芝多糖等）的损失，影响药效。并应尽量减少毒性大、易燃及成本高的有机溶剂（如甲醇、三氯甲烷等）的使用。

（四）性状

一种制剂成品的性状常与原料的质量和工艺有关。只要原料质量稳定、均一，工艺恒定，则成品的性状应基本一致；因此，质量标准中规定制剂成品的性状，能初步反映其质量情况。制剂的性状是指成品的形状、颜色及气味，通常是指除去包装后的宏观性状。如片剂、丸剂有包衣的，应除去包衣后描述片心或丸心的性状；丸剂如用朱砂、滑石粉或药粉、煎出液包衣，则先描述包衣颜色，再描述除去包衣后丸心的颜色与气味。硬胶囊应描述除去囊壳后内容物的颜色、气味。外用药不用描述味。还应注意颜色描述必须规范；如其颜色是由两种色调组合的，则次色调在前、主色调在后，如棕红色、橙黄色等。

（五）鉴别

鉴别项目规定的目的是确定该制剂中各组成药味的存在、真伪及纯度。对保证制剂的质量极其重要。

1. 鉴别药味的选择 中药制剂绝大多数是复方，这是中医用药的特点之一，处方药味少则几味，多则几十味，逐一鉴别尚存在一定困难。通常依中医组方原则首选君药和臣药进行鉴别；贵重药虽量少，但有时在方中起重要作用，掺假及伪充现象也多见，故常需做鉴别；毒剧药物也应作鉴别，并规定其含量或限度，以确保制剂的安全性。如药味成分尚不清楚的，应以原料药作成分预试验或经植物化学研究工作，搞清其大类成分或主要成分；然后建立适当的方法予以鉴别。

2. 鉴别方法的选择与评价 常用的鉴别方法有显微鉴别、一般理化鉴别及色谱鉴别等方法。选用何种方法应视剂型与制剂工艺，但均应具有专属性，灵敏、快速而简便；同时应设阴性对照与阳性对照试验，以排除处方中其他药味的干扰及假阳性的出现，保证结果的正确性。

（1）显微鉴别 对于含有原药材粉末的制剂，显微鉴别仍不失为快速、简便、有效的方法，《中国药典》至今仍普遍采用之。对于复方制剂，由于组成药物多，生药间粉末显微特征互相干扰，其鉴别远比单味生药粉末困难得多。通常应根据处方，对各组成生药的粉末显微特征进行分析、比较，注意排除药味间相似组织或细胞或细胞内含物的干扰，选取各生药在该成药中较具专属性的显微特征，并且明显、易察见。单一粉末药材的主要特征在复方制剂中不一定可选择作为鉴别依据；而某些次要的特征反而起鉴别作用。如左金丸中，白芍与牡丹皮的鉴别，两者均含草酸钙簇晶，形状、大小及分布均相似，虽是主要特征但不能选用；而白芍的纤维管胞及牡丹皮的淀粉粒可作为两者的鉴别特征。今以六味地黄丸为例，说明中成药显微鉴别法个别生药的主要显微鉴别特征的选择和观察（图6-1）。

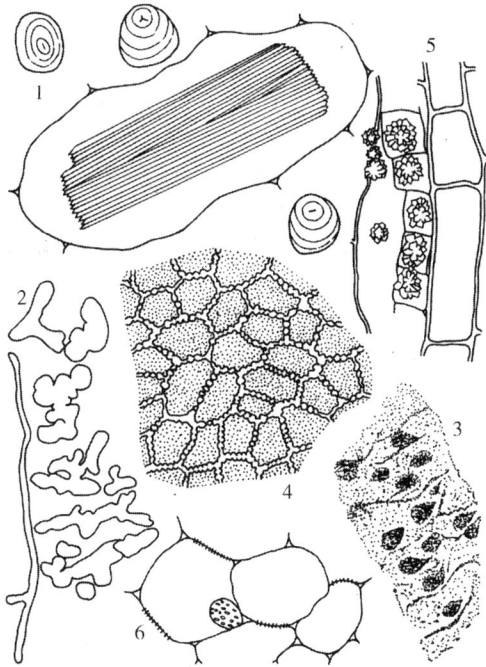

图6-1 六味地黄丸显微鉴别特征

1. 草酸钙针晶及淀粉粒（山药） 2. 多糖团块及菌丝（茯苓） 3. 薄壁组织碎片（地黄）

4. 果皮表皮细胞（山茱萸） 5. 草酸钙簇晶（牡丹皮） 6. 基本薄壁组织碎片（泽泻）

显微鉴别的取样方法：如为散剂、胶囊剂，可用刀片或牙签挑取少量粉末；如为蜜丸，可将药丸切开，从切面中央挑取少量装片，或将蜜丸切碎，加水搅拌，离心，倾去水液，如此反复数次，以洗净蜜糖，取沉淀装片；如为水泛丸或片、锭，可刮取全切面取样，或用乳钵将整个丸、片或锭研碎，取样；如为朱砂包衣的丸、丹，可将丸衣和丸心分别装片观察。不论采用什么方法取样，均应注意取样的代表性；并应观察足够数量的标本片，一般应观察三批次的样品，每次应不少于 5 片。

　　制片方法：一般与单味生药粉末相同。用甘油乙酸试液或蒸馏水装片观察淀粉粒；用水合氯醛液装片不加热观察菊糖，加热透化后观察细胞、组织及草酸钙与碳酸钙结晶体。

　　描述：先主要（易见），后次要（不易见），先植物药，次动物药，最后矿物药。描述植物药的顺序依次是淀粉粒、菌丝体……。无需注明是哪种药味的特征，但要在起草说明中注明。

　　（2）理化鉴别　中药制剂的理化鉴别，主要是根据各组成药物所含有效成分、有效部位或特征性成分的理化性质，选择适当的理化反应或应用色谱等方法鉴定组方中各别药物的存在。其中以薄层色谱法应用最为广泛，气相色谱和高效液相色谱法较少采用。

　　①理化鉴别反应：理化鉴别反应多数属于功能团反应，凡具有相同功能团或基本结构母核的成分均可能呈现正反应，故专属性不强，如生物碱沉淀反应、黄酮或蒽醌类的显色反应等。通常仅在少数中药制剂中被采用。由于植物类生药中大分子物质如蛋白质、多肽、鞣质及含酚羟基的成分较多，尤其在复方制剂中，特别应注意排除上述成分的干扰，反复验证，并做阴性对照试验，确证无干扰，并能说明某一生药存在时，才可采用。每味药均应选择 1～2 个较为专属的理化鉴别反应。有时还需将某一类成分的提取液进一步纯化后进行。例如生物碱的碘化铋钾沉淀反应，常可因蛋白质、甾体或 α，β - 不饱和酮等类成分的存在而产生假阳性反应。此时，必须将生物碱提取液进一步纯化后再进行。

　　当中药制剂中含有升华性成分时，亦可采用微量升华的方法，在显微镜下观察升华物的结晶形状，并进行显色反应，同时做阴性对照。如冰片的升华物为无色透明的片状结晶，滴加新配制的 1% 香草醛硫酸液 1～2 滴，即显紫色；大黄中游离蒽醌升华后呈黄色针状或羽状结晶，滴加氢氧化钠试液即显红色，加酸又变为黄色。在牛黄解毒丸中鉴别冰片和大黄的存在即采用上述方法。胡黄连粉末的升华物呈针状、针簇状、棒状结晶与黄色球状物，万应锭中亦采用此法鉴别胡黄连的存在。

　　②色谱鉴别：中药制剂鉴别中应用最多的是薄层色谱法。通过比较中药制剂与对照品（对照药材）的薄层色谱图，即可鉴定某一原料药材的存在，尤其当有效成分尚不明确时，更显示出薄层色谱法的实用性。《中国药典》2000 年版（一部）收载中成药与中药制剂 459 种，采用薄层色谱法鉴别的已增加至 338 种，其应用已超过显微鉴别法。近年来，随着高效吸附剂（或预制板）和薄层扫描仪以及仪器化自动薄层涂布器、点样器、摄像装置等的应用的逐渐普及，极大地提高了分离效果、检出灵敏度、准确性与重现性，使薄层色谱法已成为生药及中药制剂的鉴别、检查与品质评价不可缺少的手段。《中国药典》2010 年版（一部），收载中成药与单味制剂增至 1069 种，新增 TLC 法鉴定的已达 1818 项。在薄层色谱鉴别试验设计时，还必须注意针对性、重现性和准确性。

　　由于中成药多为复方，成分复杂，干扰物质多，每一种生药的薄层色谱鉴别均应设阴性对照试验。所谓阴性对照试验，是指在原处方中减去待鉴定生药，其余药物的组成、比例以及生产工艺均与样品相同，并按相同的方法制备成试验溶液，在相同条件下进行色谱分析。如果在薄层色谱图中，样品比阴性对照多一个或数个斑点，则这些斑点就是该生药的特征性斑点；如果是已知成分，则为特征性成分；均可作为该生药存在的判断依据。在实际工作中，常常将样品、阴性对照品、对照药材和化学标准品分别点样于同一块薄层板上进行色谱分离，以确定该分离条件是否合适（图 6－2）。通常应选择 3 种以上的展开剂，并均能证明样品中欲鉴定成分与对照品的色谱行为一致。

在设计薄层色谱鉴别方法时，应注意不同生产工艺和不同剂型对有效成分溶出和检测的影响。例如，采用水煮工艺就不宜以鉴别齐墩果酸作为判断有无女贞子的依据；如果是口服液、糖浆剂或冲剂，则供试液制备中的除糖将成为主要问题。上述剂型中加入的糖类多是蔗糖、乳糖或糊精，可采用固 - 液萃取方法除去糖类。通常是将样品的水溶液通过硅烷化硅胶（C_{18}）小柱、硅胶小柱、聚酰胺小柱、氧化铝小柱、离子交换树脂柱、大孔树脂柱或硅藻土小柱，然后用适量水洗涤，以除去糖类，继用适当的有机溶剂将待鉴定组份自担体上洗脱下来，洗脱液经浓缩后，即可供点样用。上述预处理柱的选择，主要根据欲鉴定成分的性质，

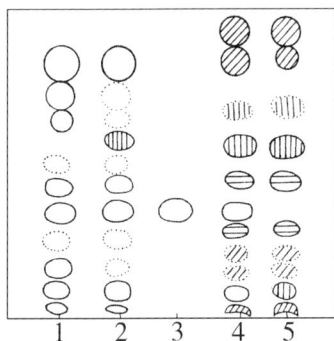

图 6 - 2　鼻炎康片的聚酰胺薄膜色谱图

1. 黄芩总黄酮苷 2. 黄芩乙醇提取物 3. 黄芩苷对照品
4. 阴性对照在紫外光灯（365nm）下观察。

例如黄酮类成分常选用聚酰胺小柱。其他杂质亦可影响薄层色谱的分离效果及污染背景，点样溶液应作净化处理。可用石油醚、乙醚、己烷等除去样品中油脂、树脂及色素等，如牛蒡子等种子类所含脂肪油的处理；用甲醇或乙醇沉淀除去液体制剂中的蛋白质，如王浆制品中葵烯酸的前处理；人参、西洋参、黄芪等含有较多氨基酸，用正丁醇提取后，以氨水或碱液萃取，即可达到净化的目的。

薄层色谱用对照药材，应能确保品种的正确性及产地的恒定，不同产地、不同采收期、甚至不同加工方法，都可造成薄层色谱图谱的差异；同属近缘品种间的薄层色谱图虽然相似，但种间仍有一定差异；故来源于同一属的多来源中药材，如甘草、黄连、黄芪、大黄等，在生产投料及使用薄层色谱用对照药材时，均必须一致。中国药品生物制品检定所提供的对照药材一般能达到上述要求。化学对照品分鉴别用与定量分析用，两者的纯度不同。

影响薄层色谱分离效果和重现性的因素较多，如供试液的制备、吸附剂的质量与活性、点样、展开、显色等操作，以及环境温度和湿度等；因此，应注意色谱条件的规范化。薄层色谱图应以彩色照片记录或用扫描仪绘制薄层色谱扫描图，以保证结果的真实性。

气相色谱与高效液相色谱在中药制剂鉴别时应用越来越多。《中国药典》（2005 年版）一部中应用气相色谱法鉴别的有 9 种（如伤湿止痛膏、安宫牛黄丸、十香返生丸…），高效液相色谱法的只有 5 种（三七神安片、三宝胶囊、代温炙膏…），且多与含量测定相结合，很少单独应用。例如，《美国药典》（2005）对人参与西洋参等生药的鉴别。而《中国药典》（2010年版）一部，应用 HPLC 法鉴定的达 25 项，GC 法鉴定的 9 项。应用日渐增多。

（六）检查

主要是用来控制原料药材与制剂过程中可能引入的杂质或与制剂质量有关项目。有以下三种情况。

1. 与质量有关的项目　如大黄检查土大黄苷；川乌、草乌炮制品检查乌头碱；黄连素检查棕榈碱和药根碱；菟丝子检查马桑内酯；桑寄生、槲寄生检查强心苷等。主要用于监测伪品的掺入、药物的纯度及安全性。

2. 与剂型有关的项目　不同剂型有不同的基本质量要求，药典附录对不同剂型均规定了相关的检查项目。例如固体制剂要求测定水份，酊剂与酒剂要求测定含醇量、总固体、相对密度、pH 值等，片剂、胶囊剂要求测定重量差异，片剂还要求测定崩解度、均匀度或溶出

度。注射剂的要求更为严格，在研制过程中就必须对澄明度、pH 值、蛋白质、鞣质、重金属、砷盐、草酸盐、钾离子、树脂、炽灼残渣、热原、无菌等项目逐一作检查。有些项目如呈阴性或限度极低，在标准正文中可不作规定，但应记述于起草说明中。

3. 与污染有关的项目

（1）异物污染　可分为钝性异物和有害异物两类。前者如夹杂的泥砂、杂草、非药用部位等。钝性异物的存在主要影响剂量的准确及临床疗效；有害异物的污染，则可能造成严重的质量事故，例如曾发现赤芍中掺杂有三分三，而出现中毒事故。在检查项下规定灰分、酸不溶性灰分及异性有机物等。异物污染的控制，关键在原料药材以及饮片的加工炮制过程中把好质量关。

（2）昆虫及微生物污染　自 20 世纪 60 年代以来，国内外对非灭菌药物制剂（包括生药与中成药）的生物性污染曾做过一些调查研究，发现中药材及中成药均有不同程度的昆虫及微生物污染，有些属于严重污染。例如，曾在一份甘草中分离出黄曲霉菌的代谢产物黄曲霉毒素 B1 及 B2；有些外用中成药中曾检出破伤风杆菌等。冲剂、糖浆剂、蜜丸中，螨虫与霉菌污染情况更为普遍。以上问题严重地影响到中药质量，有些产品被退货，损失巨大。目前，中成药的卫生学检查已成为常规要求。

（3）化学污染　主要来自土壤、化肥、化学除草剂、农药、水源以及药材用硫黄漂白或使用氯化苦等杀虫剂消毒等途径。药材污染有害金属汞、铅、镉、铬等，国内已有不少报道。有时因水质差，药材洗涤后而污染铬、砷，或使用含砷量高的硫黄作熏蒸剂，使贝母、金银花等含砷量超标。药材的 GAP 规范化种植，是防止中药材及中药制剂受到化学物质污染的重要措施。新药的研制均应做砷与重金属检查，检出量极低的在正文中可不作规定。

（七）含量测定

中成药的处方是在中医药理论指导下按君、臣、佐、使的组方原则组成的，每一味药物在治疗疾病过程中均起着不同作用。例如，中医处方中应用最多的使药甘草，在治病过程中并不起主导作用；但甘草含有较多量的甘草甜素，因具有解毒功能而可减少某些药物的副作用，同时又能增加其他药物中苷类成分的溶解度，从而加强这些药物的作用。因此，对于组成药物多、成分极其复杂的中药制剂，很难用其中一味药的某个化学成分或有效成分的作用来阐述其药效；同样也很难以其中一个或几个有效成分的含量来控制中药制剂的质量。这就是中药制剂质量控制和标准化的最大困难。所以，如何应用现代科学技术和多学科的方法去解决中成药质量控制和标准化的问题，是当前亟待解决的重大课题。近年来，我国科学工作者对此做了大量的研究工作，特别是色谱指纹图谱在中药材及中药制剂质量控制等方面的应用研究，均取得重大突破。但在近期内，中成药的质量标准仍然采用以其中一个或数个主要药物（君药和臣药）的有效成分或主要成分的含量测定结果，作为品质评价和质量控制的依据。关于中成药中含量测定项目的选定原则，如药味与测定项目的选择、测定成分的选择、测定方法与实验条件的选择、方法学考察以及含量限度的规定等，在此不再详细叙述。

二、质量标准起草说明

质量标准起草说明是质量标准制定的详尽技术资料。对质量标准中各项均应作逐项说明。名称、处方、制法、功能与主治、用法与用量等，在申报资料中各有要求，故在起草说明中可以简要概述，但不可从略。而有关检定该药真伪、优劣的各项，如鉴别、检查、含量测定等，均应详细予以说明。

对鉴别及含量测定项目中，各药味欲测定成分的选择依据、方法及原理以及实验条件的选择、方法学考察的资料和数据、空白试验中杂质干扰及排除情况等均需详尽阐述，并附有相关图谱，如最大吸收波长选择图、标准曲线图，色谱图（包括空白试验色谱图），薄层色谱应附彩色照片，以显示色谱的真实性。阐明确定检查的内容及其含量限度的制订的意义和依据。

新药申报生产或标准试行期满转为国家标准前，至少应有 10 批以上该产品的上述各项的测定数据。

值得强调的是，还应说明其他曾经做过的试验，包括还不成熟、尚待完善而暂未收载或因失败而不能收载于正文的检定方法及其理由，并提供详尽的实验资料，以便有关部门审查其设计是否合理，以确定其为主观原因还是客观原因，并作为判定是否需要作进一步实验的依据。

起草说明的书写格式，应按质量标准项目依次予以说明；但与研究报告不同，不能以综述性报告代替。

第七章 我国的生药资源、生产及其开发利用

第一节 我国的天然药物资源及其开发利用

我国幅员辽阔，自然条件优越，蕴藏着极其丰富的天然药物资源，已知可供药用的植物、动物和矿物药在 12580 种以上，其中植物药 11000 余种，动物药 1500 余种，矿物药 80 种。药用植物较集中，种类超过 100 种的科有毛茛科、大戟科、蔷薇科、豆科、伞形科、萝摩科、茜草科、玄参科、菊科、百合科和兰科等。常用中药的产区遍及全国，如西南地区的三七、川贝母、冬虫夏草、木香、厚朴、黄连、附子、石斛、川芎、杜仲、羌活、麦冬、大黄、天麻、白芷、独活、川楝子、黄精、麝香等；西北地区的甘草、麻黄、黄芪、软紫草、当归、大黄、枸杞子、党参、柴胡、款冬花、甘遂、秦艽、肉苁蓉、锁阳、赤芍、茜草、银柴胡、马勃、猪苓等；东北地区的人参、五味子、细辛、黄柏、龙胆、防风、刺五加、桔梗、绵马贯众、远志、牛蒡子、地榆、紫草、杏仁、鹿茸、藁本、熊胆、蛤士蟆等；华北地区的麻黄、黄芩、知母、酸枣仁、玉竹、香加皮、淫羊藿、天南星、党参、秦艽、款冬花、防风、苦参、马兜铃、连翘、杏仁等；中南地区的牛膝、地黄、山药、红花、山茱萸、金银花等；华南地区的肉桂、八角茴香、石斛、罗汉果、巴戟天、广藿香、广陈皮、砂仁、益智仁、鸦胆子、钩藤、独活、蛤蚧、珍珠、海马、萝芙木等；华东地区的牡丹皮、白芍、浙贝母、麦冬、延胡索、苍术、南沙参、薄荷、天花粉、白术、乌药、菊花、丹参、泽泻、玄参、阿胶、蟾酥、全蝎等。

在 1958 年、1966 年、1983 年三次全国性中草药资源调查基础上，先后出版了不少地方性中药志、药物志和药用植物志。例如，《长白山药用植物志》收载长白山地区药用植物 875 种；《浙江药用植物志》收载浙江省野生、栽培、引种的药用植物 1655 种；《福建药物志》收载福建省药用植物 1401 种；《四川中药志》计划收载四川省中草药 3000 种左右，已出版第一、二卷；《广东中药志》第一卷已出版，收载广东省野生、栽培、引种的中药材 397 种；其他如《湖南药物志》、《陕西中药志》、《东北药用植物志》、《新疆药用植物志》等。全国性的大型工具书亦有出版，如《全国中草药汇编》（第二版，上、下册）收载中草药约 4000 种，彩色植（动、矿）物图 1100 幅；《中药大辞典》收载药物 5767 味，其中植物药 4773 味，动物药 740 味，矿物药 82 味，加工品 172 味；《中药志》Ⅰ～Ⅵ卷（第二版）亦已出版；由中日合作编撰出版的《中国本草彩色图鉴》是我国中草药资源和应用的现代本草巨著，全书收载中草药 5000 种，分 25 册出版；还有《中国中药资源》、《中国中药资源志要》、《中国中药区划》、《中国常用中药材》、《中国药用动物志》、《中国药用孢子植物》、《中国药用地衣》等。对民族药的资源调查亦已开展，据初步统计，全国民族药约 3500 种，《中国民族药志》（第一卷、第二卷）、《维吾尔药志》、《云南彝族药资源》、《西双版纳傣药志》等均已出版。

根据"植物亲缘 - 化学成分 - 疗效相关性"的基本理论从同科属中寻找生药的新资源，找到了一些进口药材的国产资源，如新疆阿魏 *Fenda sinkiangnensis* K. M. Shen、阜康阿魏 *F. fukunensis* K. M. shen、西藏胡黄连 *Picrorhiza scrophulariiflora* Pennell、青山安息香 *Styrax macrothyrsus* Perk. 等 3 种、长籽马钱（云南马钱）*Strychnos wallichiana* Steud. ex DC. 、海南大风子

Hydnocarpus hainanensis（Merr.）Sleum.、白木香（土沉香）*Aquilaria sinensis*（Lour.）Gilg.、萝芙木 *Rauvolfia verticillata*（Lour.）Baill. 等 3 种、剑叶龙血树（广西血竭）*Dracaena cochinchinensis*（Lour.）S. C. chen 等。在药源调查过程中，还发现了大量新的药物资源，例如从鼠尾草属（*Salvia*）找到数种有效成分含量和药理作用均与丹参相近或更好的品种：甘西鼠尾、白花丹参、南丹参、拟丹参和紫花丹参等；从软紫草属（*Armbia*）和滇紫草属（*Onosma*）中找到萘醌类色素含量和药理作用优于硬紫草的品种：黄花软紫草、露蕊滇紫草；柴胡属（*Bupleurum*）中除大叶柴胡有毒性不可供药用外，同属多种植物根中柴胡皂苷含量均高于北柴胡而可供药用；忍冬属（*Lonicera*）多种植物花蕾中均含抗菌有效成分绿原酸和异绿原酸，灰毡毛忍冬、细毡毛忍冬的总绿原酸含量均高于忍冬；淫羊藿属（*Epimedium*）多种植物均含有相似的化学成分和药理作用。此外，川贝母、党参、枸杞、黄芩等均发现新的药源。

药用植物的引种栽培和药用动物的驯化饲养研究也取得丰硕成果。全国已栽培药用植物400 余种，大面积生产的有：人参、三七、黄连、芍药、当归、川芎、地黄等 100 种。一些过去依赖进口的生药，在国内引种栽培获得成功，如西洋参已在我国北方多数地区引种成功，并大面积种植，国产西洋参的质量与北美洲产西洋参相似；白豆蔻、丁香、胖大海、番红花、马钱、肉桂、洋苏木、金鸡纳、水飞蓟、甜叶菊等 30 余种也获成功，其中一些已大面积栽培。野生变家种成功的有：天麻、细辛、石斛、龙胆、延胡索、甘草、五味子、川贝母、黄芩、防己、黄芪、肉苁蓉、绞股蓝等近 40 种。野生动物驯化成功的有：麝香、鹿茸、羚羊角、蕲蛇、全蝎等。此外，活麝取香、人工培植牛黄、活熊引流胆汁等技术均获得成功。上述成果不仅解决了药源不足的问题，还为国家节省了大量财政支出。

天然药物的资源开发是多方面、多层次的，它包括前面所述以生产原料药材为主的初级开发，以及以生产药品（制剂）、保健品为主的二级开发和提取有效单体与进行结构改造的深层开发。据初步统计，新中国成立以来，从药用植物开发研究出约 200 种新药，如青蒿素、左旋多巴、鹤草酚、汉肌松、月见草油、前列康片（多种植物花粉制剂）、地奥心血康（薯蓣皂苷）、鱼腥草素（合成癸酰乙醛）、刺五加片、山楂降脂片等。红花不仅供药用，还可提取优质的天然黄色素，红花籽油可食用，加碘饱和后可作为低碘地区预防甲亢等疾病的优质食用油；砂仁过去只用果实，今从叶中提取挥发油同用；人参从只用根，扩大到茎、叶、花蕾、果实、种子综合利用；杜仲从只用皮扩大到利用叶；银杏从只用种子（白果）到用叶，银杏叶制剂广泛用于治疗心脑血管疾病，成为欧洲老年病最畅销药品，日本等还将其制成功能性食品和保健饮料；绞股蓝含多种皂苷，有抗疲劳、降血脂等作用，其水提液因可以促进皮肤水合、愈合、弹性增长和延缓皮肤生理老化而被广泛用于美容化妆品；红景天亦被开发成为多种保健药品；以马尾松针为主原料，辅以大叶桉、苦参制成的沐浴剂，具有清热解毒、杀虫止痒等作用。许多药枕，保健衣、裤，消毒面巾，清洁剂等，大多数都是以中药材或其提取物制成。

此外，中药材代用品的研究也取得成果，如人工牛黄代牛黄，水牛角代犀角；灵猫香在药理和临床上有类似麝香的作用，以麝香酮（合成）为主要成分的人工麝香也已于 1993 年批准生产。

第二节　中药材生产质量管理规范

中药材（Chinese medicinal materials）是指供切制成饮片用于调配中医处方，以及供中药厂生产中成药（中药制剂）或制药工业提取有效成分的原料药。中药材的质量对于保证中医的临床治疗效果至关重要，而中药材生产又是中药质量的源头，把好中药材生产的质量关，是继承与发展中医中药的关键。中药材生产的规范化及质量标准化是中药产业的基础和关键。目前，大多数中药材仍然取自野生的植（动）物，随着人类生产活动范围的日益扩大、医疗保键事业的迅速发展，天然药物资源日趋贫乏，已有不少品种濒临绝灭边缘；因此，大力发展中药材生产，变野生为家种（养），并实行规范化种植，是解决中药资源的重要途径，也是保证中药质量的有效举措。德国和法国联合开发的银杏叶制剂的成功经验给了我们有益的启发。为了保证产品的有效性与质量的均一、稳定，必须从银杏叶的规范种植、采收、干燥等生产过程的各个环节以及作为制剂原料的标准银杏叶提取物均建立质量控制项目和指标。为了保证中药材的优质、安全、均一、可控，必须对中药材生产与流通的全过程实行标准化、规范化管理，即实施中药材生产质量管理规范（Good Agricultural Practice，GAP），对包括种子、栽培、加工、贮藏、流通等方面进行控制。GAP 是一个完整的管理体系，它既重视过程控制，也重现最终产品的检验。国家已将中药材规范化种植及实施 GAP 基地建设作为中药现代化的一项重要任务。2002 年 6 月 1 日，《中药材生产质量管理规范》由国家食品药品监督管理局正式颁布实施。2003 年 11 月，《中药材生产质量管理规范认证管理办法（试行）》和《中药材 GAP 认证检查评定标准（试行）正式实施。2003 年底，全国先后建立了 2000 多个中药材生产基地，丹参、三七、板蓝根等 8 个药材基地通过了国家首批 GAP 认证，国家食品药品监督管理局发布了第 1 号中药材 GAP 检查公告，我国已成为世界上最早进行 GAP 认证的国家。2004 年底，全国又有麦冬、青蒿、人参、穿心莲等 10 个 GAP 基地通过了认证，国家食品药品监督管理局发布了第 2 号中药材 GAP 检查公告。此后，每年都有一批中药材品种或中药材种植基地通过国家的 GAP 认证。截至 2011 年底，国家食品药品监督管理局已发布了第 13 号中药材 GAP 检查公告。

为了使各国政府确保草药产品的优质、安全、可持续利用且对人体和环境没有威胁，世界卫生组织（WHO）于 2004 年 2 月发布了药用植物种植采集管理规范指南（WHO guidelines on good agricultural and collection practices（GACP）for medicinal plants）。该指南详细描述了正确种植和采集药用植物的方法、必要的数据和这些过程中相关信息的记录及文件管理所必须的技术和措施。欧洲医药评价署（european medicines evaluation agency，EMEA）草药产品工作组（herbal medicinal products working party，HMPWP）于 2002 年 5 月 2 日在伦敦发布了《原药材种植和采集的生产质量管理规范细则》（good agricultural and collection practice，简称"欧盟 GACP"）。此外，日本厚生省亦于 2003 年 9 月起草了《药用植物种植和生产质量管理规范（GACP）》（简称"日本 GACP"）。除了中草药的生产或采集方面有一系列的 GAP 规范之外，农作物或农产品的生产规范也倍受重视。中国农业部于 2005 年 11 月起草了良好农业规范的系列国家标准（简称 China GAP），并于 2006 年 1 月由中国国家认证认可监督管理委员会发布了《良好农业规范认证实施规则》。

2002 年颁布、实施的《中药材生产质量管理规范》（试行）共 10 章 57 条，包括：总则、产地生态环境、种质和繁殖材料、栽培与养殖管理、采收与初加工、包装、运输与储藏、质量管理、人员与设备、文件管理及附则等内容。主要内容如下。

1. 实施 GAP 的目的 为了规范中药材生产，保证中药材质量，促进中药标准化、现代化，使药材生产和质量管理有可以依据的基本准则，对中药材生产的全过程进行质量监控，保护生态环境，实现资源的可持续利用。

2. 产地生态环境　中药材生产有很强的地域性，特定的生态环境也是优质中药材生产的先决条件，是道地药材形成的主要因素。因此，中药材规范化种植基地的选择是保证中药材质量的关键。应按中药材产地适宜性优化原则，选择道地药材产地（或主产地）中与原药材生长地自然环境相近的地区，合理布局。其环境因素（包括生产基地的空气、土壤、灌溉水、药用动物饮用水）还应符合国家相应标准。

3. 种质和繁殖材料　种质资源是中药材种植的前提，优良的种质资源也是道地药材形成的首要因素；因此，必须对养殖、栽培或野生采集的药用植（动）物准确鉴定物种（包括亚种、变种或栽培品种），并实行检验和检疫制度，以保证质量和防止病虫害及杂草的传播。并加强中药材良种选育、配种工作，建立良种繁育基地，保护药用植（动）物种质源。药用动物应按动物习性进行引种及驯化，并严格检疫。

4. 栽培与养殖管理　对药用植物应根据其生长发育要求，确定栽培适宜区域，并制定相应的种植规程，进行科学的田间管理。根据不同生长发育时期进行施肥、灌溉和排水，根据需要进行打顶、摘蕾、整枝修剪、覆盖遮荫等栽培措施，病虫害的防治要严格控制农药残留和重金属污染，保护生态环境。

药用动物养殖应根据药用动物生存环境、食性、行为特点及对环境的适应能力等因素，确定相应的养殖方式和方法，制定相应的养殖规程和管理制度，对饲料及添加剂、饮水、牧场、环境、消毒，疫病防治等应制定具体要求。

5. 采收与初加工　中药材中有效成分随生长龄与生长发育阶段的不同而有差异；因此，不同的生长龄及采收期对药材质量均有影响。故要确定合适的采收期，还要配备合格的采收机械、器具。对于野生或半野生药用动植物的采集，应坚持"最大持续产量"原则，有计划地进行野生抚育、轮采与封育，以利生物的繁衍与资源的更新。对药材的产地加工、场地、干燥以及鲜用药材的存贮保鲜和剧毒药材的加工亦应符合相关要求。

6. 包装、运输与贮藏　包装应按标准操作规程操作，并有批包装记录，所使用的包装材料应符合质量要求并作标记。易破碎的药材应装在坚固的箱盒内；毒性、麻醉性与贵重药材应使用特殊包装，并贴上相应的标记。药材批量运输时，不应与其他有毒、有害、易串味物质混装。运载容器应具有较好的通气性，以保持干燥，并应有防潮措施。药材贮藏需要保证环境合格，防止虫蛀、霉变、腐烂、泛油等现象发生，并定期检查。

7. 质量管理　中药材生产的质量管理是 GAP 的中心环节，生产企业应设有质量管理部门，负责中药材生产全过程的监督管理和质量监控，并应配备与药材生产规模、品种检验要求相适应的人员、场所、仪器和设备。对质量检验部门的任务及检验项目以及检验报告的出具等内容也应制定相应规定。

8. 人员和设备　对药材生产企业的技术负责人、质量管理部门负责人以及从事中药材生产的人员学历、知识结构、能力、素质和培训考核等都应有相应要求。对生产和检验用的仪器、仪表、量具、衡器的适用范围和精密度应符合生产和检验的要求，有明显的状态标志，并定期校验。

9. 文件管理　对中药材生产过程中形成的各类文件进行管理、归档，包括生产管理、质量管理等标准操作规程，每种中药材的生产全过程的详细记录。所有原始记录、生产计划及执行情况、合同及协议书等均应存档，至少保存 5 年。档案资料应有专人保管。

第三节　生药的组织与细胞培养

一、植物组织培养

药用植物组织培养是指在无菌和人为控制的营养（培养基）及环境条件下，对药用植物的器官组织进行培养，用来生产药用成分或进行药用植物无性系统快速繁殖的生物技术。

植物组织培养（plant tissue culture）是根据细胞全能性（cell totipotency）理论发展起来的。1902 年著名德国植物学家 Gotdib Haberlandt 根据细胞学说提出植物体细胞有再生完整植株的潜在全能性。1958 年 Steward 等用胡萝卜根细胞进行悬浮培养，成功地获得了完整小植株，并开花结果。这一发现不仅科学地论证了植物细胞"全能性"学说，而且为应用组织培养技术去研究植物器官的形成与胚胎发生奠定了基础。1964 年，Güha 等又由毛曼陀罗花药培养获得了单倍体植株，促进了花药与花粉的培养以及单倍体育种的研究。1960 年，Cocking 等用真菌纤维素酶分离高等植物细胞原生质体获得成功。1971 年，Takabe 等用烟草叶肉细胞原生质体培育成植株；1972 年，Carison 等获得了烟草种间原生质体杂种植株；1978 年，Melchers 等将胡萝卜与马铃薯的原生质体融合，获得了属间杂种植株。20 世纪 40 年代末，人们也开始注意到组织培养物中代谢产物的研究。1950 年，Arreguin 和 Bonner 等应用银胶菊 partherdum argentatum 培养物生产橡胶获得成功。植物组织培养能生产获得多种药物，主要有苷类、生物碱、固醇类、醌类、黄酮类、蛋白质及其他生理活性物质。迄今应用植物组织培养技术获得的再生植株逾千种，其中有一些是由原生质体经分化再生的植株，如烟草、曼陀罗、颠茄、胡萝卜、油菜、石刁柏、洋地黄、石龙芮、天仙子、千年不烂心、龙葵、甜橙等，并有由烟草和矮牵牛体细胞杂交的杂种细胞增殖分化长成的杂种植株。我国通过组织培养成功的药用植物也至少有 200 种，从常见的药用植物到一些珍稀濒危植物、民族药用植物以及含有抗肿瘤、抗病毒活性成分的植物，如狼毒、大戟、云南黑节草、延龄草、高山红景天，藏药川西獐牙菜、藏红花、水母雪莲以及莪术、溪黄草、玉叶金花、辽东楤、红豆杉、艾黄杨、长春花、米仔兰、狗牙花和香榧等。蜜环菌、灵芝孢子、冬虫夏草菌的深层培养菌丝体分别有类似天麻、灵芝和冬虫夏草的药理作用和临床疗效，三者均有药物制剂供临床应用。

由于人们对培养细胞的生长、分化规律已有一定认识，植物组织培养技术也日趋成熟和完善，使得组织培养技术在生产上的应用得到重视和发展，逐渐成为农、林、园艺与医药领域的重要研究手段，并促进了形态、细胞、生理、生化、遗传及药学等学科的发展。

（一）植物组织与细胞培养的应用

目前，植物组织与细胞培养的应用主要有以下几方面。

1. 药用植物的快速繁殖　通过组织培养，一个单株一年可以繁殖几万到上千万个植株。例如，浙贝母习惯用鳞茎繁殖，通常一个种鳞茎只能长出两个比原种茎略大的鳞茎，种子繁殖系数比其大 10 倍，但生长周期要 4～5 年；如采用组织培养技术，将一个鳞茎切成百余块，有 60% 的组织块可诱导成小植株，生长 3 个月左右的鳞茎，其大小相当于种子繁殖生长 2 年的鳞茎。

2. 生理活性物质的生产以及药物与生物制品的工业化生产　药用植物的有效成分一般是从原料生药中提取。由于药用植物的分布、自然条件以及栽培技术、采收等因素的影响，许多药用植物已不能满足医药上的需要，生药质量也很不致；有些有效成分虽然可以工业合成，也因技术、成本、劳动保护及环境污染等因素而受到限制。应用植物组织和细胞培养技术来生产药物，可以不受地区、季节、土壤及病虫害等的影响；细胞生长及其代谢过程还可以人为地进行控制和合理调节，从而可提高有效成分的产量和降低成本。所以，一旦植物细胞的发酵罐培养获得成功，就有可能应用细胞培养技术代替由生药中提取有效成分。例如，已可用 13 万立升的培养罐进行人参培养细胞的工业化生产，用于提取人参皂苷。通过控制培养条件，还能够提高银杏叶愈伤组织合成黄酮的能力。因此，应用植物细胞培养生产药用成分已成为探索天然药物生产工业化的一个新途径。

3. 种苗脱毒　通过组织培养可以有效地培育出大量的无病毒种苗，从而避免了病毒对植物造成的严重危害，如马铃薯、草莓、香蕉、葡萄等脱毒苗的生产。

（二）植物组织培养的特点

1. 培养条件可以人为控制和调节　植物组织培养物完全是在人为条件下生长，不受季节、昼夜的影响，也不受恶劣气候及病虫害的危害，并且生长条件均一，可稳定地进行全年培养生产，产品质量均一、稳定。

2. 生长周期短、繁殖率高　根据不同外植体提供不同的营养和培养条件，以使其能按几何殖率高级数大量繁殖生长，一般的生长周期为 1～2 个月。同时，个体差异小，能提供规格整齐的优质、无病毒种苗，因此有利于大规模种植及 GAP 种植。

3. 简单、经济　植物组织培养占地面积小，设备简单，培养材料经济，可以节省大量的人力、物力。植物组织培养是在人为提供的一定的温度、光照、湿度、营养、激素等条件严格控制下进行的科学培养生产；因此，可以大大节省人力、物力及土地，而且有利于自动化控制生产。

4. 可用于生物转化，寻找新的药效成分　植物细胞内存在羟基化酶、氧化酶、还原酶、甲基化酶、酯化酶、糖基转移酶、糖苷酶等多种酶，植物培养物作为一种生物反应器可转化外源化合物，产生原植物中所没有的，甚至是迄今自然界尚未发现的新化合物。

5. 保存种质资源，筛选优质、高产细胞株　许多植物的组织培养物在液氮中超低温保存以后，仍能保持相当高的存活率，并且能再生出新植株和保持原来的遗传特性。还通过改变培养条件或原生质体杂交等技术，筛选出药用成分高产的细胞株。亦可利用组织培养过程中出现的芽变或人工诱变，或进行脱毒，培育出无病毒植株和新品种，提高药用植物品质。

（三）愈伤组织及其培养步骤

植物的离体组织培养是在适宜的培养基条件下，受伤组织切口表面不久能长出一种由脱分化的细胞增殖而成的组织，称为愈伤组织（callus）。愈伤组织是从外植体（explant）增殖而形成的；愈伤组织培养在分化培养基上，在适宜的培养条件下，经过一定时间后，即能分化器官，长成植株。愈伤组织的形成实质上是植物的一种创伤反应，由内源生长因子，特别是植物生长素的释放来激发细胞分裂，形成愈伤组织，其往往是比较相似的细胞团块，但其中则包含着形态和机能各不相同的细胞群。愈伤组织是研究植物器官分化、形态建成的良好试验体系，是再生植株的重要途径之一。愈伤组织也可以通过继代培养（subculture），提供大量的培养群体，用于研究组织生长和代谢，以及生产植物的次生代谢产物。因此，诱导愈伤组织和进行培养是植物组织和细胞培养的基础性工作之一。

愈伤组织培养的步骤大致如下。

1. 外植体的选择　一般植物的外植体在合适的培养条件下都能诱导愈伤组织。其中以双子叶植物诱导的愈伤组织最多，其次是单子叶植物，裸子植物、蕨类和苔藓类植物也都有潜在可能性。植物各种组织，如维管形成层、贮藏器官的薄壁组织、根的中柱鞘、胚乳、子叶、叶肉、维管束组织等，在合适条件下都能形成愈伤组织。因此，可根据研究目的，选择植物的种类和部位。例如，以愈伤组织产生代谢产物为目的，则常选用产生和积累次生代谢产物的器官和组织作为外植体。对接种的外植体的大小和形状无严格要求，但不能太小，否则难以发生细胞分裂。

2. 消毒剂的选择 植物细胞组织培养是在无菌条件下进行的，除了对培养基、接种环境及接种工具进行严格灭菌外，还必须对植物材料进行消毒。由于植物材料是活的，因此，在选择消毒剂时要考虑既能杀死附着在植物表面的微生物，又不伤害植物组织，这就需要根据不同的植物材料采取不同的消毒剂。常用的消毒剂包括升汞（0.1%～1%）、漂白粉（1%～10%）、次氯酸纳溶液（0.5%～10%）、乌斯普龙溶液（稀释800～1500倍）、福尔马林、70% 酒精、双氧水（3%～10%）以及溴水（1%～2%）等。

3. 培养基的选择 植物细胞在简单的合成培养基上就能生长，其培养基的组分包括碳源、有机氮源、无机盐类、维生素、有机酸、植物生长激素和其他一些营养物质。植物细胞常用的培养茎配方约有200多种，其中应用最广的是 Murashige 和 SKoog 发明的 MS 培养基，它特别适用于植株再生。B5 培养基及其衍生出来的其他培养基适用于植物细胞及原生质体的培养。它与 MS 的主要差别在于含氮量低，尤其是铵离子。人们还发现一些必需的营养物质如氮、磷、钾、钙、镁等的加入与否，浓度的高低，甚至相对浓度都对植物组织培养效果有重大影响。要获得生长迅速且目标产物含量高的培养体系，必须对培养基的成分进行优化，以得到一个最合适的培养基。

4. 培养条件 植物组织培养和栽培植物一样，受光、温度等各种环境因素的影响，因此需要严格控制培养条件。由于植物的种类、取材部位及生理状态的不同，其要求也有差异。

（1）光 光在组织培养中是重要的环境因子，光强、光质以及光照时间，对细胞的增殖、器官的分化以及某些次生代谢物质的形成都有很大的影响。例如，组织培养通常在散射光下进行，有些植物组织在暗处生长较好，另一些植物组织则相反；当愈伤组织分化器官时，每日必须要有一定时间的光照方能形成芽和根。

（2）温度 对于大多数植物组织，20～28 ℃ 均可满足生长需要，以 25～27 ℃ 最为适宜。低于 15 ℃ 则生长停止，高于 35 ℃ 对生长亦不利。温度对器官的分化和次生代谢物的形成也有影响。

（3）渗透压 渗透压对植物组织的生长和分化很有关系。通常 1~2 个大气压可促进植物组织生长，2 个大气压以上则出现生长障碍，6 个大气压时植物组织即无法生存。调节渗透压除在培养基中加蔗糖外，还可添加食盐、甘露醇和乙二醇等。

（4）酸碱度 组织培养最适宜的 pH 值为 5.5～6.5，pH 在 4 以下或 7 以上都对生长不利。在培养过程中 pH 值会发生变化，可加入适量磷酸氢盐或磷酸二氢盐，以保持 pH 值趋于稳定。

（5）通气 愈伤组织的生长需要氧气。在固体培养或液体静置培养时，如组织完全浸入培养基中，则因缺氧而生长停止；因此，一定要有部分组织和空气接触。悬浮培养需采用转动或振荡，以及专用通气和搅拌装置，以达到良好的通气条件。

二、植物细胞培养

植物细胞培养（plant cell culture），就是将离体的植物细胞接种于营养培养基中进行无菌培养的一种生物技术。植物细胞培养按照培养方式的不同可以分为固体培养和液体培养。其中研究较多的是悬浮细胞培养和固定化细胞培养技术。

（一）细胞悬浮培养

细胞悬浮培养（cell suspension culture）是一种使组织培养物分离成单细胞并不断扩增的液体培养技术。它是在植物组织培养的基础上发展起来的一种培养技术。其过程是将愈伤组织或其他易分散的组织置于液体培养基中，进行振荡培养，使组织分散成游离的悬浮细胞，通过继代培养使细胞增殖，获得大量的细胞群体。自从 1956 年 Nickell 和 Routin 第一个申请用植物组织细胞培养产生化学物质的专利以来，应用细胞培养生产有用次生代谢产物的研究取得了很大的进展。迄今为止，已经研究过的 400 多种植物的细胞培养可以产生超过 600 多种成分，其中多数是具有药用价值的成分。许多重要的药用植物如紫草、人参、黄连、三七、薯蓣、毛地黄、长春花、西洋参、红豆杉、雷公藤、黄花蒿等的细胞培养都获得成功，有的已实现了工业化生产。与种植方式相比，利用细胞培养方法生产药用活性成分具有以下优点。

（1）生产条件可以人为控制，通过培养条件和培养方式的优化可以极大地提高生产率。

（2）细胞培养是在无菌条件下进行的，可以排除病菌和虫害的侵染，便于质量控制。

（3）细胞悬浮培养可以产生新化合物。

（4）可以利用植物细胞中所含的酶对天然产物进行生物转化反应，生产药用成分或发现有新活性的先导化合物。

（5）通过对有效成分合成路线进行基因工程操作，可提高目标产物的含量。在进行细胞培养时，需要提供容易碎裂的愈伤组织和进行液体振荡培养的装置，一般采用摇床、转床。愈伤组织实际上从细胞形态和生理上已经出现某种程度的分化，而愈伤组织经过悬浮培养就可产生比较纯的单细胞。一种良好的悬浮细胞培养物中，大多数为游离的单细胞，少部分为 2~4 个细胞聚集在一起的细胞团。获得能分离成单细胞的愈伤组织的另一种方法是进行连续的继代培养。

悬浮培养常采用水平振荡，可变速率为 30~150r/min，振幅 24cm，温度 24~30℃为宜。每个 100ml 三角瓶装入 30ml 含有培养物的培养基，250ml 的三角烧瓶装入 70ml。适合于愈伤组织培养的培养基不一定适合悬浮细胞培养。因此，必须寻找适合于悬浮培养物快速生长、有利于细胞分散和保持分化瓦解再生能力的培养基，其中激素成分和浓度往往起着重要的作用。此外，培养液的 pH 以及温度、通气量也是悬浮细胞培养的重要因素。植物细胞是好气培养，必须向悬浮细胞体系中通入无菌空气。摇瓶培养时，主要依靠振荡使培养液与其上方的空气进行气体交换。培养液的渗透压对植物细胞的生长亦有关系，可以添加氯化钠、甘露醇、乙二醇等物质来调整渗透压。

小规模的悬浮培养一般在培养瓶中进行，大规模培养则需要利用生物反应器生产。植物细胞壁很脆，对搅拌的剪切力较为敏感，以气升式生物反应器的应用较多。随着能生产高浓度所需产物的细胞株的建立，人们已把注意力转向在大规模的反应器中培养，从 2~20000L 规模不等。

药用植物细胞培养技术的研究，首先必须筛选出能够产生所需天然产物的最高产量且生长速率快的细胞培养系，其次要发展大规模培养植物细胞的培养基，然后开发适应于生长和生产的各种类型的反应器以及最佳的培养条件。此外，利用诱导子进行有目的的次生代谢产物调控及生物合成也是大幅度提高培养物中代谢产物含量的重要方法之一。诱导子（elicitor）是植物抗病生理过程中诱发植物产生植物抗毒素和引起植物过敏反应（hypersensitive reaction，

HR，亦称抗性反应或自身防御反应 self – defense reaction）的因子，包括侵染植物的微生物及植物细胞内的分子。诱导子在植物与微生物的相互作用中，能快速、高度专一性地诱导特定基因的表达。诱导子可根据在细胞内或细胞外形成而分为内源性诱导子和外源性诱导子；或根据其来源分为生物诱导子（biotic elicitor）和非生物诱导子（abiotic elicitor）。其中研究较多的是真菌诱导子。常用的诱导子是真菌的表面结构性成分及分泌的代谢物，它们可以是真菌的菌丝体、菌丝体降解物、孢子、发酵液以及真菌分泌物，结构成分主要为多糖、脱乙酰几丁质、糖蛋白、蛋白质、短肽、不饱和脂肪酸等。20 世纪 90 年代初，美国 phyton catalytie 公司用短叶红豆杉树诱导愈伤组织并进行细胞悬浮培养，发现新培养的细胞能够合成紫杉醇等化合物，并有少量紫杉醇（3～5mg/L）分泌于培养基中，而在培养基中加入各种诱导子（如加入灭活的座线孢 *Cytoospora abiotis* 和青霉菌 *Penicillium minioluteum* 的孢子）可促进紫杉醇的分泌。

在大规模植物细胞悬浮培养中，为了提高生物量和次生代谢产物的含量，一般采用二阶段法。第一阶段细胞在生长培养基中快速生长，积累较多的生物量。第二阶段转入生产培养基，诱发并促进次生代谢，使合成更多的目标产物。因此，这就需要在细胞培养过程中，更换含有不同种类和浓度的植物生长激素和前体的液体培养基。

（二）植物细胞的固定化培养

在植物细胞培养研究中，固定化（immobilization）是一种比较新的培养技术，也是一种接近自然状态下的植物细胞培养方法。它是利用物理或化学手段将游离的细胞定位于限定的区域并使其保持活性的一种生物技术。它可以进行高密度增殖培养，提高生物反应器单位体积的生长效率，延长植物细胞的寿命，增加稳定性，有利于实现连续化生产，利于产物分离；此外，它能耐受更大的剪切力以及较高的有毒前体，从而有利于积累和分离次生代谢产物。固定化促使细胞以多细胞状态或局部组织状态生长，细胞处于静止状态，这种条件下所建立的物理和化学因子能为细胞提供一种最接近植物体内的生长条件。植物细胞固定化培养的最大潜力是植物次生代谢物的大规模生产。一般认为，聚集化和组织化为提高细胞次生代谢物的产量提供了两个条件：①培养细胞的组织化水平越接近整体植物水平，就越能以与整体植物相同的方式对环境因子的刺激起反应。这样，固定化的细胞在受到培养基中的因子刺激时，就会以与原植物相同的方式产生一些次生代谢物。②固定化细胞的生长速率低于游离的悬浮培养细胞，而生长速率的降低，有利于次级代谢产物的积累。

通常用于固定植物细胞的方法是用某种凝胶均匀地包埋细胞。常用的固定剂有海藻酸钠、琼脂糖凝胶、琼脂、聚氧化乙烯、卡拉胶等。将细胞与这些包埋剂按一定比例混合后制成所需大小的凝胶球，细胞就被固定且具有活性。也可以几种包埋剂一起使用，如采用海藻酸钠和聚乙烯醇（PVA）混合的双载体包埋中国红豆杉细胞，得到的固定化细胞可以获得较好的紫杉醇产量。

三、花药培养

花药培养，就是将处于一定阶段的花药从植株上分离出来，把它置于人工培养基上进行培养，形成愈伤组织或胚状体，最后分化成植株。由花药培养得到的植株含有的染色体数目相当于体细胞的一半，故又称单倍体植株。从 1964 年 Guha 和 MaheShwari 培养毛叶曼陀罗花药获得第一棵单倍体植株以来，迄今世界上已有 300 多种植物成功地获得了花药植株。单倍体植株的主要特点是其孢子体细胞的染色体数目和配子体细胞的染色体数目一致，由此可以从其表现型观察其基因型。与二倍体植株相比，单倍体植株生长发育较弱，体型较细小。通过花粉培育出的单倍体细胞、组织、植株，还可以通过自然或人工方法，使染色体加倍，便可以得到纯合二倍体，从而在很短时间内获得性状稳定的杂种后代纯系，可以大大缩短育种的时间并提高选择的效率。单倍体植株染色体加倍的方式有四种：①核内加倍，即在核分裂期间染色体增加，末期染色单体数目加倍，然后在有丝分裂中配对。②核内有丝分裂，即有丝分裂缺少纺锤体，核膜在整个过程中不消失。③秋水仙素效应的有丝分裂。④相邻细胞或双核细胞中核融合。自然加倍一般不易产生畸变，人工诱变则畸变率较高。此外，由于单倍体植株仅含一组染色体，易于选择，因而在育种实践上有其独特的优势，常常与其他育种技术相结合。花药培养育种与常规的杂交育种、抗病育种、远源杂交育种、诱变育种以及转基因技术结合在一起，发展成了一套育种技术体系。应用花药培养技术，有可能从大量花粉植株中得到少数综合性状优良的后代，而且可以稳定下来不再分离。把花药培养技术用于远缘杂交，可以很快获得育性正常且不再分离的远缘杂种后代。对于异交作物，如玉米、高粱等的杂种优势利用，用常规方法培育自交系，需要进行 6 代以上的人工自交。如果利用花药培养，只要 1 个世代就可以得到自交系，可以大大节省人员与时间。因此，通过花药培养育种，可以加速后代纯合，快速组合多种性状，缩短育种进程，简化选育程序，获得优质高产植株。

　　花药培养过程中，要注意以下技术要点。

　　（1）取材植物种类的品种必须具有较强的全能性基因型。

　　（2）用于花药或花粉培养的供体植株，应当栽种在光、温度和湿度可以控制的条件下，花药应当取自幼年植株的花蕾，在无菌条件下进行培养。

　　（3）供体材料表面要严格消毒，并将花药接种于灭菌过的愈伤组织培养基上。

　　（4）当愈伤组织生长至一定大小后，将它们转至分化培养基上，分化出芽和根，进一步长成小苗。待小苗长成后，通过炼苗移出试管，转至大田栽种。

　　我国在花药培养和单倍体育种方面一直处于国际先进水平，先后建立了 50 多种植物的花药培养技术体系，其中小麦、烟草等 10 多种植物的花药培养均已获得成功。

四、原生质体培养与体细胞杂交

（一）原生质体培养

　　植物的体细胞（二倍体细胞）外包裹着一层由纤维素、半纤维素等构成的细胞壁，利用纤维素酶、果胶酶等处理可以去掉壁，剩下只有一层原生质膜包围着的细胞，称为原生质体（protoplast）。1960 年英国学者 Cocking 用酶解法首先从番茄根尖中分离出大量具有活性的原生质体，并通过培养再生出细胞壁，这是原生质体研究的开始。原生质体的实质是一种裸露的细胞，由于没有细胞壁的障碍，从而容易进行细胞器的移植和大分子物质的引入。原生质体培养（protoplast culture），就是在良好的无菌培养基中对原生质体进行培养的一种方法，使原生质体生长、分裂，最终长成植株。1971 年 Takebe 等首次从烟草叶片中分离出原生质体，经过培养再生出植株。从此，原生质体培养的研究和应用进入了一个新的阶段。迄今已从烟草、曼陀罗、芸苔、颠茄等 200 多种植物的原生质体中诱导出小植株。原生质体培养可以用来进行植物遗传研究，为实现植物细胞超性杂交、创造新物种提供了有力手段。此外，原生质体技术在生理、生化等理论研究中亦有重要意义，可以用于观察细胞壁形成的全过程，为研究质膜结构、功能和表面特性提供了方便。总之，原生质体培养技术在药用植物的细胞学研究中是非常重要的生物技术。

影响原生质体培养的因素主要有以下几点。

1. 材料的选择 原生质体材料的选择是原生质体培养成功与否的关键。原生质体的供体来自植物的各类器官、组织、细胞或由此建立的无性细胞系，同一植物的不同组织或器官，其原生质体培养的效果不尽相同。

2. 原生质体的游离条件 制备原生质体的常用方法是酶解法。酶解过程中针对不同种类、不同来源的供体要采取不同的酶液组成及浓度、酶解温度及时间、酶解方式、渗透压、pH 等。

3. 培养基种类及成分 不同植物原生质体培养的培养基成分也不尽相同，培养基的种类直接影响到原生质体的分裂频率、植板率（plating efficiency）以及小愈伤组织的出现。与细胞培养相比，原生质体培养所需无机盐的浓度要略低，这与其缺乏细胞壁有关。渗透剂在原生质体培养中也起着重要的作用，葡萄糖是理想的碳源兼渗透剂，培养过程中渗透压的不断降低有利于植板率的提高。此外，激素的浓度对原生质体的培养也发挥重要的作用，生长素和细胞分裂素的比例要搭配适当。

4. 培养方法和培养密度 原生质体培养方法分为固体培养、液体培养以及固液结合培养。近年来研究发现，采用低熔点琼脂糖包埋培养，有利于原生质体的分裂和再生。培养密度对原生质体的分裂增殖有很大的影响。密度过低，原生质体再生细胞不能持续分裂；密度过高，培养基营养相对不足或细胞代谢物浓度过高，阻碍再生细胞的正常生长。植物原生质体培养的适宜浓度一般在 1×10^5 个/ml 左右。

（二）植物体细胞杂交

植物体细胞杂交（plant somatic hybridization）是将二个植物体细胞融合成一个细胞的过程。它是 20 世纪 70 年代发展的一项新技术。可以用不同植物的原生质体进行融合与体细胞杂交，由此获得体细胞杂交的植株。体细胞杂交需要人工诱导融合，用物理及化学的方法处理原生质体。物理方法就是利用离心、振荡等机械方法促使原生质体融合。化学方法就是采用不同的诱导剂，使二亲本原生质体融合。这两种方法常结合使用。目前，最有效的融合系统为 PEG - 高钙高 pH 法和电击融合法。

挑选杂种细胞是植物体细胞杂交的重要环节，分为互补选择法和机械分离法。互补选择法主要以遗传和生理性状互补为基础。应用标记基因，如耐抗生素基因等，在培养基中添加某些相关的抑制剂或缺失某种营养物质，可选择出杂种细胞，因为在这样的培养基中只有杂合子可以生长。机械分离法中，荧光染色法应用较多，它也是杂种细胞筛选的有效方法之一，用荧光活性细胞分类装置自动分离融合细胞，在很短的时间内能选择分类几千个细胞，其主要原理是利用活体荧光染料的不同颜色反应来区分杂种细胞。

传统的杂种鉴定方法主要是对形态学和细胞学行为（如染色体数目）进行观察。但由于植物形态是受多基因控制的，并有可能发生体细胞无性变异，或染色体数目异常而造成表现型的较大变化。因此，鉴定基因组编码的基因产物——同功酶，成为鉴定杂种的主要依据。体细胞杂合子的同功酶可表现为双亲酶带的总和、丢失部分亲本带和出现新的杂种带。重组 DNA 技术等分子生物学方法也被用来作为鉴定杂种的有效手段。每种植物都有典型的限制性内切片段多样性的指纹图谱，选择一个同源的 DNA 序列作为探针，与 DNA 内切片段杂交后，可根据特异的图谱鉴定出融合子。

体细胞杂交首先通过西红柿和马铃薯的原生质体融合获得成功。杂交的两个体细胞可以是种内，也可以是种间、属间甚至科间。制备原生质体、诱导融合、选择培养与选育杂种是植物体细胞杂交的四个主要环节。通过原生质体融合进行体细胞杂交育种，有可能克服远缘杂交的某些障碍，如有性杂交不亲和性，从而广泛地组合各种植物的遗传型，为有目的地培养各种优良经济性状的作物新品种和有效成分含量高的药用植物新品种开辟了一条新的途径。已获得40多个种间、属间、科间的体细胞杂种，有的已分化成苗。目前，利用原生质体融合技术已经能从不杂交的植物如烟草和龙葵、芥菜和油菜等获得种间杂种，随着该技术的进一步发展，今后可望得到更多新的药用植物品种。

五、毛状根培养

毛状根培养又称为发根培养，是指利用致病农杆菌（包括根癌农杆菌 *Agrobacterium tumefaciens* 和发根农杆菌 *A. rhizogenes*）感染植物的外植体使其产生毛状根（hairy root），并对所产生的毛状根进行无菌培养的技术。目前已在长春花、烟草、紫草、人参、曼陀罗、颠茄、丹参、黄芪、甘草、大黄和青蒿等40多种植物材料中建立了毛状根培养系统。发根农杆菌是一种革兰阴性菌，通过把所含 Ri 质粒（root – inducing plasmid）中的转移 DNA（transferred DNA，T – DNA）转移并整合到植物基因组中，从而引起植物形态和代谢方面的变化。在形态方面，Ri 质粒诱导快速生长的、非定向性、高分支的发根（hairy root）的形成；在代谢方面，Ri 质粒转化根能合成与原植物相同或相似的次生代谢产物，并且发根合成次生代谢物具有遗传稳定性。这些次生代谢产物有的可作为药物，有的可作为药物赋形剂，具有较高的经济价值。美国、日本、德国、韩国、加拿大等国竞相开展这方面的研究。人参皂苷、黄连素等均已通过发根培养法用于工业化生产。

在自然状态下，发根农杆菌可作为毛根病的病原菌在某些植物伤口处诱生发根（hairy root）。发根农杆菌宿主范围可因菌株不同而异。一般局限于双子叶植物，也有一些裸子植物、单子叶植物已诱导出了毛状根。已经诱导出毛状根的植物多数集中在茄科、菊科、十字花科、旋花科、伞形科、豆科、石竹科、蓼科，主要是草本植物，而木本植物较少。

毛状根培养物在合成次生代谢物方面具有以下优点。

1. 生长迅速　毛状根本质上是一种恶性增殖的激素自主型的器官，生长速度很快，可用于大量培养。天仙子的毛状根在一个培养周期鲜重增加2500倍。金荞麦毛状根在25天的培养期中，发根增殖了1861倍。

2. 合成能力高且稳定　大多数植物中，次生代谢产物的积累与植物生长呈正相关，即单位生物量中次生代谢产物含量基本恒定。毛状根生长速度快，次生代谢物合成和积累速度也快。此外，毛状根是细胞分化而来的根组织，具有遗传稳定性，不仅染色体数目和亲本一致，而且合成能力、合成模型及生长速度也很稳定。

3. 可用于生物转化　同微生物和植物细胞培养一样，毛状根培养物也可用于生物转化。川口基一郎等用人参发根转化洋地黄毒苷，产生了强心苷。

4. 向培养基中释放代谢物　有些植物的毛状根可以把一部分次生代谢物释放到培养基中。黄花烟草 *Nicotiana ristica* 毛状根培养物在16天生长期内，质量增加35倍，并向培养基中分泌的尼古丁高达10mg/ml。毛状根培养物的这一特性有利于次生代谢物的分离和提取。

5. 繁殖能力强　毛状根具有高度的繁殖潜能，可以制成人工种子（artificial seed）长期保存。用带有顶端分生组织或分支的辣根 *Armoracia rusticana* 的发根切段即能再生出整个植株。

鉴于毛状根在合成次生代谢物上的特点，近年来有关毛状根培养物的研究越来越多，迄今已有160多种植物得到了毛状根培养物。随着毛状根培养技术的逐步完善，许多有开发价值的次生代谢物已从不同植物的发根培养物中提取出来，有的化合物已通过毛状根培养法用于工业化生产或中试生产。发根生长和次生代谢物合成除了受光因子、培养基种类与组成、pH 的影响外，还受到激素浓度、氧气、磁场强度及无机盐浓度的影响。在实际培养中，要根据不同药用植物的特性，综合考虑各个因素，从而得到一个最佳的培养条件。

六、药用植物的大规模快速无性繁殖

植物快速无性繁殖技术，又称微离体快繁、微型繁殖（micropropagation）或试管繁殖。它是把植物器官、组织、细胞或原生质体作为外植体，在人工培养基和合适的离体培养条件下再生植物的技术，从而达到高速增殖，属于离体无性繁殖。它的特点是"快速繁殖"，既能保持植物的物种特性，又能高速繁殖后代，比常规繁殖方法快万倍乃至数十万倍。利用微繁殖技术，既可以克服高度杂合物种因有性繁殖而引起的后代严重分离，也可用于名贵树种、药用植物的快速繁殖。通过茎尖培养（shoot tip culture）和微嫁接技术，可以脱去植物体内的病毒，获得无毒苗。此外，在组织和细胞培养过程中，通过改变培养基的 pH、温度、离子浓度等，促使变异，从中可筛选出优良的突变体，获得药用成分含量高的新的药用植物品种。它具有如下的优点。

（1）实行封闭式栽培，通过供给二氧化碳等可以达到强化生产的目的，从而提高产量。其生产效率可以比大田栽培高数十倍。封闭式栽培，还可以大大减少病虫害，生产无公害中药材，有效地控制农药残留。

（2）随着药材道地性的研究，可以模拟特有环境，给予特有的培养液，达到生产道地药材的目的。

（3）可以根据药用植物的需要，采用不同的营养液，避免施用化肥，从而可以达到保护环境的目的。

（4）占地少，繁殖周期短，节约人力、物力以及水等资源。

离体繁殖过程可分为五个阶段：准备阶段、初代培养阶段、增殖阶段、促长和生根阶段和移栽阶段。对于不同的药用植物，其繁殖速度可受基因型、外植体来源、年龄、部位、培养基种类以及培养环境等多种因素的影响。因而，对于不同的植物，要根据具体的条件来摸索最快的微繁方式。

植物快速无性繁殖技术在生产上具有极大的应用潜力，如欧美国家试管苗的年产量均在数千万株以上，且每年以 7% ~ 8% 的速度增加，可见植物的快速无性繁殖有着巨大的市场空间。我国的药用植物超过 10000 种，其中常用生药约 500 ~ 700 种。但由于长期以来无计划的采挖和过度开发，有一些药用植物资源日渐减少，已不能满足市场需求，还有的甚至濒临灭绝，如东北红豆杉、海南粗榧、见血封喉等。而利用快速无性繁殖可以发展中药材生产，有效地缓解上述状况。人参、芦荟、苦丁茶、川芎、贝母等药用植物的离体繁殖均已先后获得了成功。

七、利用组织和细胞培养技术生产药用成分

组织与细胞培养，除了用于具有特殊价值的药用植物的无性系快速繁殖外，还可定向生产那些自然资源匮乏、活性强、疗效好的天然药用活性成分。随着植物组织与细胞培养技术的不断发展，特别是细胞悬浮培养和毛状根培养的成功，应用组织与细胞培养技术生产药用成分，已成为药物生产研究的新方向之一。

（一）利用组织与细胞培养技术生产活性成分

来源于植物的药品、色素、香料及油类等产物在人类的生活中具有重要作用，人类已应用的3万多种天然物质中有80%以上来源于植物。目前来自植物组织细胞培养的有用物质约600种左右，其中有药用价值的有200种以上，包括生物碱、醌类、甾醇、维生素、多糖、有机酸、皂苷、皂苷元、酶等多种类型。利用植物组织与细胞培养生产药用活性成分，可不受地理环境及气候等自然条件的影响。紫草、人参、短叶红豆杉、黄连、罂粟等药用植物的悬浮细胞培养均已工业化生产。植物组织及细胞培养过程中，所产生的次生代谢产物常存在于细胞内，经收集细胞后即可进行提取，而且所含色素等杂质较天然材料要少得多，所以提取过程相对简单。但悬浮细胞经固定化培养至生产期，次生代谢产物也可从细胞内部分释放到培养液中。如固定化长春花培养细胞经过 DMSO 循环处理后，其细胞内积累的四氢蛇根碱（ajmalicine）异构体90%释放到培养液中。紫草的培养细胞也发现有同样现象。因此，固定化植物细胞可实现连续培养和连续收集产物，并可实现培养过程的自动控制。用药用植物组织及细胞培养生产的药物及其他活性次生代谢产物主要有：人参皂苷、利血平、地高辛、蛇根碱、紫草素、小檗碱、莨菪碱、天仙子胺、喜树碱、类胰岛素、薯蓣皂苷、L－多巴、紫杉醇、吗啡、可待因、萝芙术碱、托品生物碱、甘草甜素、青蒿素等。

利用药用植物组织与细胞培养生产药物，已取得了重要进展。许多植物的培养细胞中有效成分的含量高于原植物含量，如培养的人参细胞中人参皂苷的含量较天然植物高5.7倍，培养的长春花细胞中四氢蛇根碱的含量较天然植物高2.3倍，雷公藤培养物中雷公藤内酯（tripdiolide）的含量较天然植物高49倍，橙叶鸡血藤细胞培养物中蒽醌含量较天然植物高8倍。但仍存在一些问题，如植物细胞的增殖速度远比微生物慢，培养周期长，容易污染，不利于大规模生产；多数药用植物组织与细胞培养物中的有效成分含量均比原植物低，细胞株不稳定易发生变异。此外，成本高，不适于工业化生产。所以，目前进行大规模工业化生产的植物细胞培养仍很有限。

我国在利用组织培养生产药用活性成分的研究方面，也取得了很大的进展，人参、西洋参、三七、紫草、延胡索、红豆杉、三分三等培养的药用成分含量均已达到或超过原植物。随着我国药用植物生物技术的发展，利用植物细胞和组织培养工业化生产自然资源匮乏且贵重的天然药物的目标一定能实现。

（二）利用组织与细胞培养技术生产新活性成分

由于药用植物组织和细胞培养是在人工控制条件下进行，培养物能产生一些原植物所没有或尚未被发现的新化合物。如鸡骨常山组织培养能产生利血平（reserpine），长春花培养物能产生蛇根碱（serpentine），芸香培养物能合成并积蓄芸香素（rutacultin），紫花洋地黄培养物能产生多种植物甾醇（phytosterols），穿心莲培养物中产生穿心莲内酯A、B、C（paniculide A，B，C），罂粟培养物中合成去甲血根碱（norsanguinarine），红豆杉愈伤组织中产生一类新紫杉烷类化合物 sinenxan A、B 和 C 等。有些植物培养物如天台乌药、紫苏、三分三、三七等的有效成分的组成与原植物不同。许多植物抗毒素、蛋白酶抑制剂等也能从药用植物组织及细胞培养物中得到。这些在药用植物组织和细胞培养物中得到的新的成分，有可能成为新的活性成分和先导化合物。

（三）利用组织与细胞培养技术转化药用成分

生物转化（biotransformation）是利用细胞、组织、器官或酶对外源化合物进行结构修饰的化学反应，其实质是利用生物生长、代谢过程中产生的酶对底物进行催化反应。植物细胞和组织培养物中含有催化氧化、还原、甲基化、羟基化、异构化、酯化、羧基化、糖基化、去甲基化等多种反应的酶类，能使加入到培养物中的原料转化成有用的化合物。因此，植物细胞和组织培养不仅可以用作生产有用次生代谢产物，而且还能将加到培养液中的外源性底物转化，从而产生有药用价值的物质。例如，加入到紫花洋地黄细胞培养中的甲基毛地黄毒素可以被转化成 β – 甲基地高辛，毛地黄毒苷元亦可经胡萝卜细胞培养转化成杠柳苷元等。此外，植物细胞和组织培养物的生物转化体系中常含有糖苷化酶，能使一些天然产物上引入糖基，合成一些苷类物质。例如，利用高山红景天 Rhodiola sachalinensis 悬浮细胞体系能将外源物质酪醇转化成红景天苷，产量为 155mg/g 干重，具有潜在的商业应用价值。利用南洋金花 Datura innoxia 悬浮细胞体系转化氢醌（hydroquinone），也能得到熊果苷（arbutin）。组织与细胞培养技术也是获得新的天然产物的一条重要途径，如通过对已知底物进行结构修饰，常常可以得到一些新的化合物。

　　可以利用植物悬浮细胞、固定化细胞和植物酶制剂进行生物转化。近年来，利用毛花洋地黄悬浮细胞，可将 β – 甲基洋地黄毒苷转化为药用的 β – 甲基异羟基洋地黄毒苷，并进行了300L 发酵罐的试验，这是细胞培养半生物合成药物的一个范例。

　　此外，还可以向药用植物细胞和组织培养物中添加前体，经培养将其转化为目的化合物，以此来增加有效成分的含量。例如，在三角叶薯蓣细胞培养中添加胆固醇，薯蓣皂苷元的产率可增加 1 倍；在雷公藤细胞培养中添加法尼醇（100μg/ml），使雷公藤羟内酯的产量增加 3 倍以上；在紫草细胞培养中添加 L – 苯丙氨酸可使紫草素的含量增加 3 倍。因此，植物细胞生物转化技术用于生产药用成分和增加有效成分含量等均具有重要意义。

第二篇
各　论

第八章 根与根茎类

　　根与根茎类生药均是取自植物的地下器官，商业上不加区分，不论是根（如白芍、人参、桔梗）还是根茎（如黄连、川芎、玉竹），习惯上均统称为"根类药材"。实际上，从生药外形区分其为根或根茎，有时也是很不容易的，如延胡索、白术、山药等。有的根类生药常带有根茎，如人参、桔梗、龙胆；有的根茎类生药也常带有一些根，如藁本；有的根与根茎相连而无明显界限，如当归、防风、常山；还有一些生药，根和根茎均供药用，如甘草、大黄等。因此，将根类和根茎类生药放在一起叙述。

　　但是，根和根茎是植物的两个不同器官，具有不同的外形和内部构造，这对生药的鉴定又是十分重要的依据；因此，在概述部分又分别介绍这两类生药的性状和组织构造的一般特征。

一、根类生药

　　根类（radix）生药大多数采自草本的双子叶或单子叶植物，其药用部分主要是根，有的并带有根茎（如人参、桔梗）或地上茎残基（如柴胡）。这部分根茎的外形多与根显著不同，容易区别，如人参、桔梗的"芦头"部分与龙胆、藜芦的根茎部分；有时生药的上端为根茎，向下逐渐过渡为根，二者之间在外形上无明显的分界线，如当归、防风、常山等。

（一）性状鉴别

　　应注意观察生药的形状、大小、颜色、表面、质地、折断现象、横断面及气味等。根类生药一般多呈圆柱形或长圆锥形，多少弯曲或扭转；块根多呈纺锤形（如麦冬、郁金）或圆锥形（如川乌）。根部没有节和节间的区分，且不生叶和芽，故无叶痕或芽痕。

　　从根类生药的横断面，可以区别是双子叶或单子叶植物的根。双子叶植物的根具有次生构造，表面常有木栓组织，维管柱几占横切面的全部，中心通常无髓。有的根可见到异常的构造，如牛膝、商陆、何首乌等。单子叶植物的根仅具初生构造，表面常有表皮，其内有宽广的皮层，中柱较小，通常占横切面直径的1/2以下，中央有较明显的髓部。用干燥生药的横切面进行木化反应后观察，较为清楚。

（二）显微鉴别

　　观察根类生药的内部组织构造时，通常先根据维管束类型，确定其为单子叶植物或双子叶植物的根，然后由外向内仔细观察各部分组织的特征。

　　1. 单子叶植物根　一般只有初生构造。最外面通常为一列表皮细胞，表皮细胞外壁有时增厚，被有角质层，有时突起，伸长为根毛。寄生植物的气生根以及某些陆生植物（如兰科、天南星科、百合科、百部科）根的表皮常发育为多列的组织，称为根被。根被是由无生命而排列紧密的细胞组成，常有增厚的次生壁，木栓化并微木化，具有机械保护和减少皮层中水分丧失的作用，例如百部、麦冬、天门冬等。

　　皮层薄壁组织极为发达，占根的大部分。内皮层及其凯氏带通常明显。凯氏带是一种在内皮层细胞的垂周壁上形成的栓化的带状加厚结构，并常呈现木化反应。内皮层常发育出厚的次生壁，加厚通常只在垂周壁和内切向壁，尤以后者最多，故横切面观常呈马蹄形加厚（如玉蜀黍、菝葜）；但也有均匀加厚的（如麦冬、百合）。

中柱鞘大多数为 1~2 列薄壁细胞。在较老的根中，中柱鞘常部分地（如玉蜀黍）或全部地（如菝葜）厚壁化。

初生木质部和初生韧皮部径向间隔排列成一圈，呈辐射状，故又称为辐射维管束。由于初生木质部由外侧开始逐渐向内分化，大多未达中央，形成筒状多脊的初生木质部，脊顶端即原生木质部，由少数细长的螺纹或环纹导管组成，后生木质部的导管较大，多由网纹或孔纹导管组成。单子叶植物根的原生木质部数目一般较多，通常 8~30 余个，称为多原型。中心常具明显的髓。

2. 双子叶植物根　只有极纤细的须根中可以见到初生的构造，如细辛、威灵仙、白前、白薇、紫菀等根茎上着生的须状根，双子叶植物根的初生构造与单子叶植物相似，但初生木质部数目较少，大多为 2~5 原型，且常常分化至中心，故多无髓部。

较粗的根均具次生构造。最外面大多数为周皮；也有的根未发生周皮，而由外皮层（如龙胆）或由其它皮层细胞木栓化形成的后生皮层（如乌头、白头翁），或由木栓化（如坚龙胆）或厚壁化（如短梗菝葜 Smilax scobinicaulis）的内皮层代替表皮营保护作用。

双子叶植物根的周皮通常发生在中柱鞘；因此，当根的表面复有周皮时，皮层多已不存在。栓内层大多为数列薄壁细胞，韧皮部则较发达；但也有栓内层极为发达，而韧皮部极为狭窄的，如吐根（Cephaelis ipecacuanha）。

维管形成层的活动，使初生维管组织由辐射状（半径向）间隔排列的木质部和韧皮部变为内外排列的无限外韧型维管束，且常有许多射线由内而外形成放射状结构。木质部通常占根的大部分，但木化细胞的多少，各种根类生药有很大差别。较柔软的粉质根中，导管、纤维等木化细胞均较少，且排列稀疏，而射线宽阔，木薄壁细胞多不木化，如人参、桔梗。较坚硬的木质根中，导管、纤维等木化细胞较多，且排列紧密，而射线较窄，木薄壁细胞亦多木化，如常山、乌药。

根的中心通常无髓，初生木质部多呈小形星芒状实心柱，其中央为后生木质部，外侧与初生射线相对处有时可见木化程度较深的小形导管群，是为原生木质部。原生木质部的数目往往因植物种类的不同而异，所以在生药鉴定上有一定参考价值。具有 2 个原生木质部的，称为二原型，具有 3 个原生木质部的称三原型，余类推；6 个以上称为多原型。草本双子叶植物通常为二原型（如某些十字花科或伞形科植物）或三原型（如毛茛科的唐松草等），木本双子叶植物通常为四原型。

此外，某些根类生药具有各种异常构造，成为生药鉴定的重要依据，如牛膝、首乌、商陆等。根类生药常见的异常构造主要有多环维管束（concentral polycyclic vascular bundles）、复合维管束（compound vascular bundles）与木间韧皮部（interxylary phloem）等。多环维管束是指在正常的维管组织外边出现若干同心性环状排列的三生维管组织。多环维管组织常见于苋科（如牛膝）、商陆科（如商陆）、紫茉莉科（如紫茉莉）防己科秤钩风属（Diploclicia）和千金藤属（Stephania）、石竹科丝石竹属（Gypsophila）和藜科等植物的根中。甜菜（Beta）根中也具此种异常构造；豆科植物密花豆 Spatholobus subrectus Dunn 的茎（鸡血藤）中则具偏心性多环维管束。复合维管束是指三生维管组织出现在正常维管组织以外的皮层（如何首乌）、髓部（如大黄）、韧皮部或中柱鞘衍生组织中，散在或呈环状排列，其三生形成层均呈小环状。复合维管束常见于无患子科与蓼科植物的茎、根茎或块根中。木间韧皮部是指埋没在根或茎的次生木质部中的韧皮组织，它的产生可以是次生维管形成层的异常活动（如茄科植物华山参）、或者是次生木质部中三生形成层的活动而形成（如长萼栝楼、甘薯、萝卜、秦艽等）。木间韧皮部在茄科、夹竹桃科、萝摩科、苋科、野牡丹科、马钱科与葫芦科植物中亦较多见。

二、根茎类生药

根茎类（rhizoma）生药是指供药用的各种植物的地下茎，包括根状茎、块茎、球茎和鳞茎。绝大多数取自多年生草本植物，其中以单子叶植物的根茎为最多，其次为双子叶植物的根茎，蕨类植物的较少。以形态而论，根状茎最多，块茎次之，鳞茎和球茎较少。其中鳞茎类生药的药用部分实际上是鳞叶，故有的书中归入叶类生药。

（一）性状鉴别

首先应根据生药的性状区别为根状茎、块茎、球茎或鳞茎，然后观察生药的性状、大小、颜色、表面、质地、断面及气味等。在外形上，与根类生药明显不同，而与地上茎相似，有节和节间的区分，单子叶植物尤其明显；节上常有退化的鳞片状或膜质状的小叶、叶柄基部的残余物或叶痕；根茎上端或顶端常有地上茎残基或茎痕，侧面和下面有细长的不定根或根痕。蕨类植物的根茎常有鳞片或密生棕黄色鳞毛。根茎的形状不一，有圆柱形、纺锤形、扁球形或不规则团块状等。

根茎类生药的横切面观察很重要，根据其特征区别其为蕨类植物、双子叶植物或单子叶植物的根茎（详见显微鉴别项下）。可进行木化反应后观察。有的根茎横断面可见黄棕色油室（俗称朱砂点），有的具异常构造（如大黄）。所有根茎的中心均无坚实的木质部组织而有髓，这是有助于区别根茎与根的一个特征。

（二）显微鉴别

根茎的构造大体和该植物的地上茎构造相同，但因生长于地下，其机械组织和保护组织均较不发达；又因根茎具贮藏功能，故薄壁组织比较发达，并常含多量的淀粉。首先应根据中柱类型和维管束的排列方式，确定其为蕨类植物、双子叶植物或单子叶植物的根茎，再自外向内观察各部分组织的特征。

1. 蕨类植物根茎 全由初生组织构成，其木质部中无导管，只有管胞。最外侧通常为厚壁的表皮细胞与数列厚壁性下皮细胞，基本组织由薄壁细胞组成。中柱大多为网状中柱，即整个中柱的立体形态因被重叠的叶隙分隔而呈网状的圆筒，横切面观可见数个维管束呈环状排列，每一个维管束呈一原生中柱状（又称分体中柱），即中心为木质部，外围是韧皮部、中柱鞘和内皮层，如绵马贯众、骨碎补等。也有呈双韧管状中柱的，如金毛狗脊。

2. 双子叶植物根茎 最外层通常为数列木栓细胞，少数有表皮（如胡黄连）。皮层中常可见叶迹维管束或斜向通过的根迹维管束。内皮层多不明显。中柱鞘部位有的具厚壁组织（如黄连）。维管束通常为无限外韧型，成环状排列，射线宽窄不一。中心有明显的髓部，髓周细胞有时厚壁化形成髓鞘。少数植物根茎（如蓼科、龙胆科、菊科、虎耳草科等）具异常构造，如大黄、龙胆、秦艽等。

3. 单子叶植物根茎 一般只具初生构造。表皮通常存在；少数根茎在皮层外部形成木栓组织，但多不发达，如姜、射干等；或者皮层细胞木栓化以代替表皮营保护作用，称为后生皮层，如藜芦。皮层中常有稀疏散在的叶迹维管束。内皮层大多明显，有的内皮层细胞的内切向壁增厚且木化，如白茅根。中柱鞘通常只有 1～2 列薄壁细胞。在整个中柱基本薄壁组织中散布有许多有限（闭锁型）维管束（称为散生中柱），多数为外韧型，少数为周木型，如香附、菖蒲等。靠近中柱鞘部位的维管束形体较小而排列紧密，渐向中央则维管束形体较大而排列较疏。中心无明显的髓部。水生植物根茎的皮层和中柱可有通气组织，如泽泻。

鳞茎多来自单子叶植物，入药部分主要是肥厚的鳞叶，其组织构造大体上与一般单子叶植物叶的构造相似，但薄壁组织极为发达，细胞中常含有多量的淀粉，有的还含有黏液质和草酸钙针晶束。表皮一般有气孔而无毛茸。维管束多数纤细。

三、根与根茎类生药显微鉴别注意点

根与根茎类生药的显微鉴别一般应制作横切片、纵切片、解离组织片及粉末片进行观察。首先应根据维管组织的类型和排列方式，确定其为蕨类植物、双子叶植物或单子叶植物，再自外向内观察各部分组织的特征，尤应注意下列各点。

（1）保护组织的类型及细胞形状、胞壁性质。具有后生皮层或根被的根类和根茎类生药为数不多，应特别注意。

（2）厚壁组织如石细胞及纤维的有无及存在部位、形状、大小、胞壁厚度和木化程度等。例如，黄连具皮层石细胞和中柱鞘纤维，苍术具木栓石细胞带，香附有下皮纤维束，姜有分隔纤维等，均是重要鉴别特征。

（3）分泌组织有无及其种类、形状、分泌物性质和反应。例如桔梗科、萝藦科、大戟科植物常有乳汁管，伞形科、菊科植物常有油室，姜科植物有油细胞，五加科植物常有树脂道，百合科、天南星科、兰科植物常有黏液细胞并含针晶束，玄参科植物地黄有分泌细胞，绵马贯众有间隙腺毛等。

（4）细胞内含物，如草酸钙结晶、淀粉、菊糖等的有无及形状、大小等。例如颠茄、牛膝含砂晶，常山、白术、苍术含针晶，麦冬、天麻、天南星、半夏、知母、山药、白及含针晶束，甘草、红芪、石菖蒲含方晶，并形成晶鞘纤维，人参、何首乌、大黄含簇晶，射干含柱晶等。根与根茎类生药常含多量淀粉，淀粉粒的形状、大小、脐点、层纹以及复粒、半复粒、多脐点单粒（如贝母类）等均是重要的鉴别依据。

（5）维管组织有无异常构造，导管分子的形状、大小、端壁的穿孔类型及侧壁的增厚纹理等。具有异常构造的根和根茎类生药为数不多，是极为重要的鉴别依据。

（6）根类生药带有的根茎及地上茎或叶柄残基，根茎类生药带有的鳞叶和不定根等，对生药的鉴定也是有帮助的，应一并观察它们的显微特征。此外，在根和根茎类生药的粉末中，也可能见到上述非药用部分的显微特征，例如人参粉末中如夹杂有芦头部分，则可见到多量的木纤维；白头翁粉末中常可见细长的保护毛，是来自其根头部分的叶柄残基及幼叶；黄连粉末中可见到鳞叶碎片。

*绵 马 贯 众
Dryopteridis Crassirhizomatis Rhizoma

【来源】为鳞毛蕨科植物粗茎鳞毛蕨（绵马鳞毛蕨）*Dryopteris crassirhizoma* Nakai 的带叶柄基部的干燥根茎。

【产地】主产于黑龙江、吉林、辽宁三省。

【采收加工】秋季采挖，削去叶柄、须根，晒干。

【化学成分】主含间苯三酚衍生物东北贯众素（dryocrassin）及绵马精（filmarone）。后者性质不稳定，缓慢分解产生绵马酸类（filicic acids），包括绵马酸 BBB、PBB、PBP、ABB、ABP、ABA 等；黄绵马酸类（flavaspidic acids），包括黄绵马酸 BB、PB、AB；白绵马素类（albaspidins），包括白绵马素 AA、BB、PP；去甲绵马素类（desaspidins），包括去甲绵马素 AB、BB、PB；以及绵马酚（aspidinol）、绵马次酸（filicinic acid）等。此外，尚含三萜类羊齿烯［9（11）－fernene］、双盖蕨烯（里白烯，diploptene）以及鞣质、挥发油、树脂等。绵马贯众贮存 1 年和 2 年后，其东北贯众素含量分别降低22%和27%，总间苯三酚衍生物含量分别降低2%和8%。

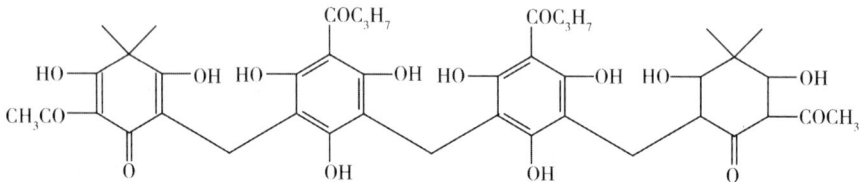

东北贯众素

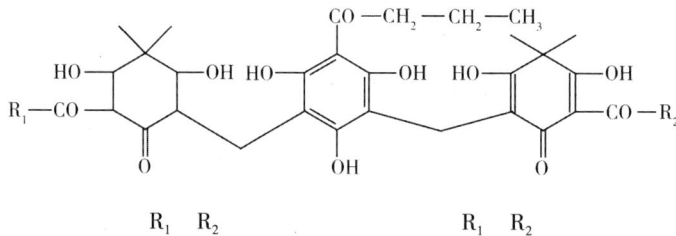

| | R₁ | R₂ | | | R₁ | R₂ |

绵马酸　BBB　　C₃H₇　C₃H₇　　　　绵马酸　ABB　　CH₃　C₃H₇
绵马酸　PBB　　C₂H₅　C₃H₇　　　　绵马酸　ABP　　CH₃　C₂H₅
绵马酸　PBP　　C₂H₅　C₂H₅　　　　绵马酸　ABA　　CH₃　CH₃

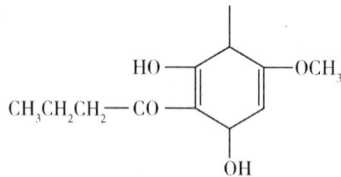

绵马酚

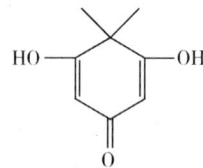

绵马次酸

【性状】全体略呈圆锥形，稍弯曲，上端钝圆或截形，有的纵剖为两瓣，长 7～20cm，直径 4～8cm。表面黄棕色至黑褐色，根茎四周密生排列整齐的叶柄基部及膜质鳞片，顶端中心有密被鳞片并卷曲的冬芽，鳞片边缘毛状，下端常残留坚韧弯曲的黑色须根。叶柄基部扁圆柱形，末端较细，微有光泽，具纵棱；质硬脆，断面类圆形或半圆形，淡棕色，近边缘有黄白色点状维管束 5～13 个，排列成环。除去叶柄残基，根茎呈类圆柱形，直径 1～2cm，质坚硬，断面类多角形，有较大维管束 5～13 个，环列。气特异，味初淡而微涩，后渐苦辛。（图

8 - 1A$_1$ 和 A$_2$）

【显微特征】叶柄基部横切面：表皮为一列外壁稍厚的小形细胞，常脱落。表皮下为 1~3 列薄壁细胞及 4~10 列多角形厚壁细胞，基本组织细胞间隙大，有单细胞内生腺毛（间隙腺毛），呈球形或棒状，含棕色分泌物。周韧维管束（分体中柱）5~13 个，环状排列，扁圆形或类圆形，中央为木质部，管胞多角形，周围为数列韧皮部细胞，再外为一列中柱鞘细胞，最外层为内皮层细胞，凯氏点明显。薄壁细胞含淀粉粒。根茎的组织构造类同，在环列的分体中柱外侧还有多数较小的叶迹维管束。（图 8 - 1A - 3 和 A - 4）。

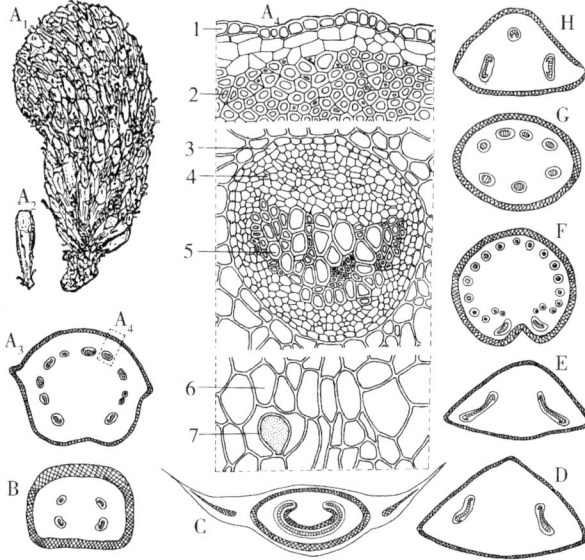

图 8 - 1　绵马贯众的外形和显微特征及其他七种贯众叶柄基部横切面

A. 绵马贯众（1. 生药外形 2. 叶柄残基 3. 叶柄基部横切面简图 4. 叶柄基部横切面详图）

B. 小贯众 C. 紫箕贯众 D. 峨眉贯众 E. 荚果蕨贯众 F. 乌毛蕨贯众 G. 苏铁蕨贯众 H. 狗脊贯众

1. 表皮 2. 下皮　3. 内皮层 4. 韧皮部 5. 木质部 6. 基本薄壁组织 7. 间隙腺毛

【理化鉴别】1. 取横切片，滴加 1% 香草醛的乙醇溶液及浓盐酸，间隙腺毛显红色。

2. 取粉末 1g，加乙醚 20ml，浸提 20min，过滤，滤液加氢氧化钡试液 10ml，振摇，静置后取水层加盐酸酸化，继用乙醚 10ml 提取，醚层除去乙醚，残渣加对二甲氨基苯甲醛试液 2ml，显深红棕色，放置后产生红棕色沉淀（绵马精类化合物反应）。

3. 薄层色谱 取粉末 0.5g，加环己烷 20ml，超声波处理 30 min，过滤，取续滤液 10ml，浓缩至 5ml，作为供试品溶液。另取绵马贯众对照药材 0.5g，同法制成对照药材溶液。并以东北贯众素标准品溶液为对照。分别点样于同一硅胶 G 薄层板上（薄层板的制备时，加枸橼酸 - 磷酸氢二钠缓冲液以调节 pH 7.0，加维生素 C 以抗氧化），按《中国药典》（2010 年版）绵马贯众项下方法展开、显色。供试品色谱中，在与对照药材色谱相应的位置上，显相同颜色的斑点。东北贯众素斑点显橙红色。

【药理作用】1. 驱虫作用　绵马贯众对绦虫有强烈毒性，可使绦虫肌肉麻痹，脱离肠壁，而显驱虫效果。以绵马精的驱虫效力最强，绵马酸、黄绵马酸、白绵马素、去甲绵马素类次之，绵马酚及绵马次酸近于无效。对牛肝蛭亦有驱除作用。

2. 抗流感病毒及皮肤真菌作用　本品煎剂体外试验对各型流感病毒均有不同程度的抑制

作用，尚能抗皮肤真菌感染。

3. 抗肿瘤作用　东北贯众素及含间苯三酚衍生物的提取物对小鼠宫颈癌 U_{14}、肉瘤 S_{180}、脑瘤 B_{22}、肺癌 Lewis、乳癌 MA_{737}、腹水型癌 ARS 和 P_{388} 等多种移植性动物癌瘤均有显著抑制作用。

4. 子宫收缩作用　其乙醚提取物对家兔和豚鼠的离体子宫有较强的收缩作用。

【功效】性微寒，味苦、涩；有小毒。能清热解毒，驱虫，止血。用于虫积（绦虫或十二指肠虫病），子宫功能性出血，流感，慢性气管炎，流行性脑脊髓膜炎，麻疹，热毒疮疡等。用量 5～10g，止血炒炭用。大剂量易引起中毒。本品如贮藏过久，有效成分易分解，如断面变成棕黑色，则不宜再供药用。

【附注】商品贯众来源复杂，同名异物现象极为严重，全国称"贯众"的原植物有 9 科 17 属 49 种，其中形成商品药材、在各地有使用习惯的尚有下述数个品种：紫萁 *Osmunda japonica* Thunb.（华东及西南地区，习称"紫萁贯众"），单芽狗脊 *Woodwardia unigemmata*（Makino）Nakai 与狗脊蕨 *W. japonica*（L. f.）Sm.（中南地区及江西、安徽等省，习称"狗脊贯众"），乌毛蕨 *Blechnum orientale* L. 与苏铁蕨 *Brainia insignis*（Hook.）Sm.（福建、广东、广西，分别称"乌毛蕨贯众"和"苏铁蕨贯众"），荚果蕨 *Matteuccia struthiopteris*（L.）Todaro（陕西、甘肃、河南，习称"荚果蕨贯众"），贯众 *Cyrtomium fortunei* J. Sm.（江西、安徽，习称"小贯众"）等，以上 7 种贯众叶柄基部横切面显微特征见图 8-1。

*大　黄
Rhei Radix et Rhizoma

【来源】为蓼科植物掌叶大黄 *Rheum palmatum* L.、唐古特大黄 *R. tanguticum* Maxim. et Balf. 或药用大黄 *R. officinale* Baill. 的干燥根和根茎。

【产地】掌叶大黄主产于甘肃、青海与四川，产量占大黄的大部分；唐古特大黄主产于青海与甘肃；药用大黄产于四川、云南、贵州与陕西南部，产量很小。依产地和外形不同，商品大黄可分为川大黄（马蹄大黄）西宁大黄、铨水大黄等。

【采收加工】10～11 月间地上部分枯萎时，或 4～5 月未开花前采挖生长 3 年以上的植物地下部分，除去顶芽及细根，刮去外皮。根茎按大小横切或纵切成厚片或瓣状或马蹄状，也有加工成卵圆形和圆柱形的；粗根截成段。焙干或阴干。出口商品需除尽外皮。

【化学成分】已从大黄中分离鉴定出 136 个以上有机化合物。主要含蒽醌衍生物 1.5%～5.3%，鞣质约 5%，苯丁酮苷类约 0.2%，芪苷类约 0.2%，以及色原酮类、有机酸、多糖等。

1. 蒽醌衍生物　包括：①游离蒽醌及其苷类：大黄酸（rhein）、大黄素（emodin）、大黄酚（chrysophanol）、芦荟大黄素（aloeemodin）、大黄素甲醚（physcion）以及它们的单葡萄糖苷与大黄酸苷（rheinoside）A～D，后两类苷有一定的泻下作用。掌叶大黄还含大黄素、芦荟大黄素和大黄酚的双葡萄糖苷。②二蒽酮苷类：番泻苷（sennoside）A～F，是大黄的主要泻下成分（ED_{50} = 13.3～16.1mg/kg）。其中番泻苷 E 和 F 是番泻苷 A 和 B 的草酸盐。蒽醌衍生物为泻下、抗氧化、抗病原微生物及抗肿瘤的有效成分。

2. 苯丁酮苷类　已知有莲花掌苷（lindleyin）和异莲花掌苷，具有与阿司匹林相似的抗炎、镇痛作用。

3. 芪苷类化合物　芪（stilbenes）及其苷类是一类具有雌性激素样作用的成分，并能抑制脂质过氧化。已知正品大黄中含有芪葡萄糖苷、去氧土大黄苷（deoxyrhaponticin）、4，3′，5′-三羟基芪-4-葡萄糖苷、4，3′，5′-三羟基芪-4-（6″-没食子酰）-葡萄糖苷、3，4，3′，5′-四羟基芪-3-葡萄糖苷，但不含土大黄苷（rhaponticin）。

4. 鞣质　主要有没食子酰葡萄糖、没食子酸及大黄四聚素（tetrarin），后者水解可得没食子酸、肉桂酸与大黄明（rheosmin）；并含缩合鞣质的前体 l-表儿茶素、表儿茶素与 d-儿茶素。

5. 多糖类　主要含酸性多糖。其多糖中单糖组成的种类和比例随大黄品种、产地、采集时间不同而有所差别。

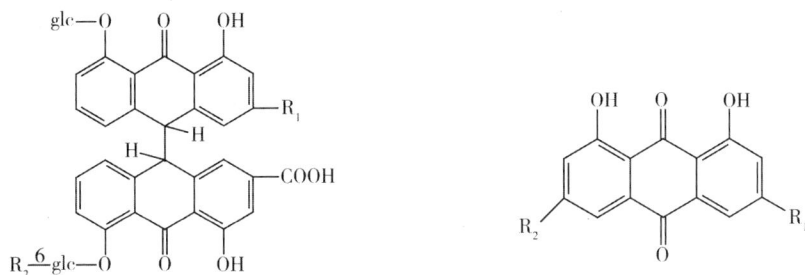

	R₁	R₂
番泻苷 A	COOH	H
番泻苷 C	CH₂OH	H
番泻苷 E	COOH	OC·COOH

	R₁	R₂
大黄酸	COOH	H
大黄素	CH₃	OH
大黄酚	CH₃	H
芦荟大黄素	CH₂OH	H
大黄素甲醚	CH₃	OCH₃

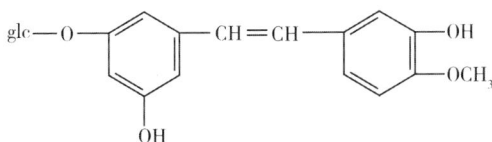

土大黄苷

三种大黄中，番泻苷 A、B 及大黄酸-8-葡萄糖苷等水溶性成分的含量高低顺序依次为：唐古特大黄>掌叶大黄>药用大黄，前者与后者相差 5 倍以上。一至五年生掌叶大黄中番泻苷 A、大黄酸-8-葡萄糖苷与大黄酸苷 D 等的含量随着生长年龄增大而逐渐增高；上述成分在三年生植株的不同发育期，其含量也是不同的：以果熟期和叶枯期最高（分别为 4.78 和 4.22mg/g），花盛期次之（3.47mg/g），萌芽期最低（0.71mg/g），故应在果熟期或叶枯期采收，品质较优。上述成分在植株的不同部位，其含量也不同：主根茎和细根中最高，主根、支根及支根茎次之，茎中含量极低，叶中未检出。而在根茎中又以维管组织含量最高，髓周、木栓组织、中心髓依次降低。

【性状】根茎呈圆柱形、马蹄形、腰鼓形或卵形，或纵剖为半圆柱形块状，长 3～17cm，直径 3～10cm。除尽外皮者，表面黄棕色或红棕色，较平滑，可见类白色网状纹理（锦纹）；有时可见放射状纹理（星点）；残留的外皮或外皮未去除者表面暗棕色，有纵横粗皱纹。质坚实，有的中心较松软（糠心，质次），横断面淡红棕色或黄棕色，颗粒性，皮部极窄，可见暗色形成层环纹，其内侧有细密的棕红色射线，髓占绝大部分，有多数星点（异常构造）在髓周排成1～2环或散在；星点直径2～4mm。气清香，味苦、微涩，嚼之有砂砾感，并使唾液染成黄色。根呈圆柱形或类圆柱形，大小不等，质较坚实，断面形成层环明显，木部发达，深色射线自中心射出，无星点（图8–2）。

三种大黄根茎横切面髓部星点的分布情况相似：在根茎的近顶端部分，星点在髓周较整齐地排列成1～2（3）环，渐往下端，则星点的分布渐趋散在。

【显微特征】三种大黄的显微特征相似。根茎横切面：木栓层和皮层大多已除去，偶有部分残留。韧皮部窄，近形成层处常有大量溶生式黏液腔，有的切向排列成1～3轮。形成层明显，成环。木质部导管径向稀疏排列。射线宽1～6列细胞，内含棕色物质。

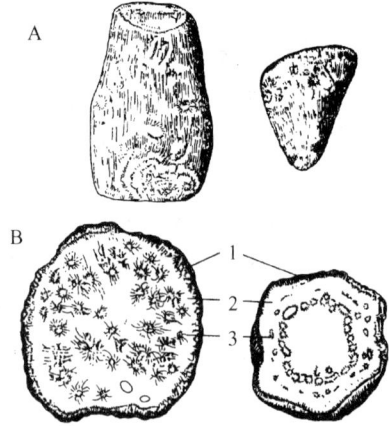

图8–2　大黄（根茎）的外形

A. 外形　　B. 横切面

1. 次生木质部　2. 髓部　3. 星点

髓部宽阔，由薄壁细胞组成，并有多数复合维管束（星点）排成1～3圈或散在。复合维管束由多个外木式维管束组成，形成层环类圆形，少数略扁，木质部在外，韧皮部在内，射线呈星芒状射出，木射线先端常弯曲或向一侧偏斜，射线细胞内含棕色蒽醌类物质。较大的复合维管束中，在韧皮部近形成层处亦可见少数黏液腔。薄壁细胞中含众多淀粉粒，草酸钙簇晶大而多，直径多在100μm以上（图8–3A）。

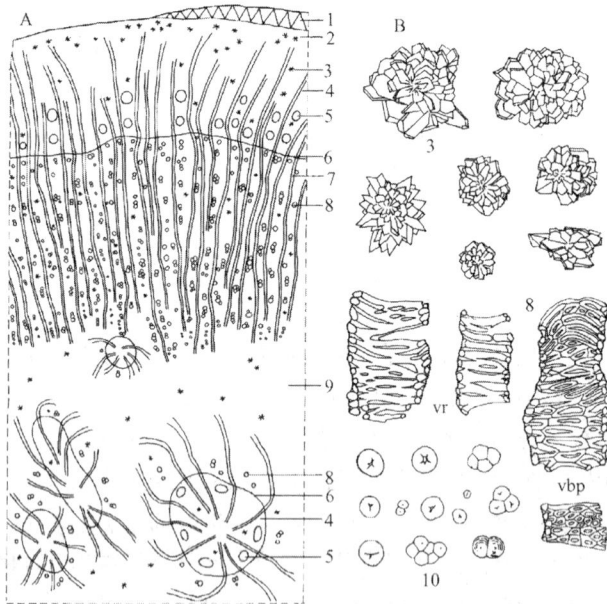

图8–3　大黄的显微特征

A. 根茎横切面简图　　B. 粉末

1. 木栓组织　2. 皮层　3. 草酸钙簇晶　4. 韧皮部　5. 黏液腔

6. 形成层　7. 射线　8. 导管　9. 髓部　10. 淀粉粒

vbp 具缘纹孔导管　　vr 网纹导管

粉末：黄棕色。①草酸钙簇晶众多，完整者直径 21～135μm 晶瓣先端大多钝尖，有的长尖。②导管主为网纹和具缘纹孔导管，直径约至 160μm，壁非木化或微木化，具缘纹孔椭圆形或斜方形，有的横向延长。另有螺纹和环纹导管。③淀粉粒大多类球形，直径 3～44μm，脐点星状、点状、飞鸟状或裂隙状；复粒由 2～12 分粒组成（图 8－3B）。

【理化鉴别】1. 微量升华得黄色针状结晶，高温得羽毛状结晶，结晶加氢氧化钠（钾）液或氨水，溶解并显红色。（羟基蒽醌类反应）

2. 取本品粉末约 0.2g，加入 10% 硫酸 10ml 与三氯甲烷 10ml，回流 15min，放冷，分取三氯甲烷层，加氢氧化钠试液 5ml，振摇，碱液层显红色。（羟基蒽醌类反应）

3. 生药新鲜断面或粉末，或稀乙醇浸液点于滤纸上，在紫外光下显浓棕色荧光，不得显亮蓝紫色荧光。（检查土大黄苷）

4. 薄层色谱：生药的甲醇浸液，点样于硅胶 G 薄层板上，以大黄酸、芦荟大黄素、大黄素、大黄素甲醚与大黄酚标准品溶液作对照，用苯－甲酸乙酯－甲醇－甲酸－水（60∶20∶4∶1∶10）的上层液展开 10cm，晾干后在紫外灯（365nm）下观察（图 8－4）。亦可在上述展开剂展开 3cm 后，将板晾干，继用己烷－石油醚（60～90℃）－甲酸乙酯－甲酸－水（30∶10∶15∶1∶5）的上层液展开至 10cm；或采用双向展开方法，则可将大黄酚与大黄素甲醚分离。大黄酸、芦荟大黄素、大黄素、大黄素甲醚与大黄酚上述成分斑点均显橙红色荧光。氨熏后，日光下检视，斑点均显红色。非正品大黄通常不含或仅含痕量的大黄酸与芦荟大黄素。《中国药典》（2010年版）的样品制备方法略有不同：生药粉末的甲醇浸液，蒸干，残渣以 10% 盐酸加热回流水解蒽醌苷类使生成苷元，继用乙醚萃取总蒽醌苷元，并制成三氯甲烷溶液供点样。展开剂为石油醚（30～60℃）－甲酸乙酯－甲酸（15∶5∶1）。以大黄酸与标准生药为对照。

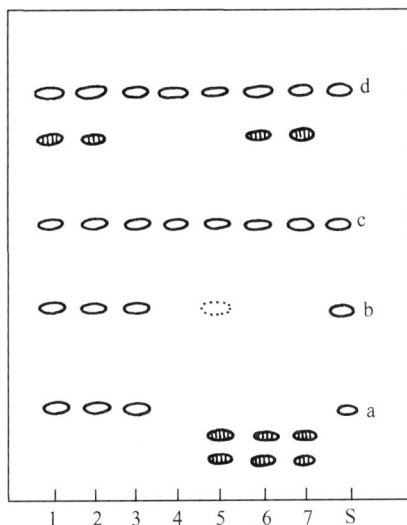

图 8－4 大黄及其混淆品的薄层色谱图

1. 掌叶大黄 2. 唐古特大黄 3. 药用大黄
4. 藏边大黄 5. 河套大黄 6. 华北大黄
7. 天山大黄 S. 标准对照品：a. 大黄酸
b. 芦荟大黄素 c. 大黄素 d. 大黄酚＋大黄素甲醚

【含量测定】大黄主要含番泻苷类及大黄酸苷类，是泻下的主要有效成分，均属于酸性蒽苷类，难溶于乙醚或三氯甲烷（氯仿）等非极性有机溶剂，其水解生成的苷元则易溶于上述溶剂及碳酸氢钠水溶液，番泻苷元且可被氧化生成大黄酸，并与氢氧化钠生成红色化合物，在 500nm 波长处有最大吸收，故可应用分光光度法测定结合性大黄酸的总含量。并可应用薄层扫描法或高效液相色谱法测定大黄中各别游离的和结合的蒽醌类成分的含量。

1. 总蒽醌苷的测定 样品粉末经用乙醚或三氯甲烷回流以除去游离蒽醌类，继加酸水解番泻苷及大黄酸苷类，生成的苷元用乙醚提取，再用碳酸氢钠水溶液提取酸性蒽醌苷元以除去脂溶性和水溶性杂质。碱液酸化后继用乙醚萃取，醚液再用 1mol/L 氢氧化

钠溶液萃取，并加过氧化氢少量，加热氧化，冷却后，用 1mol/L 氢氧化钠溶液定容，在

500nm 波长处测定吸收度。从大黄酸的标准曲线上计算出结合性大黄酸（包括番泻苷类）的含量。

2. 游离蒽醌的 HPLC 法测定　色谱条件：用十八烷基硅烷键合硅胶为填充剂；甲醇 – 0.1% 磷酸溶液（85∶15）为流动相；检测波长为 254nm。理论板数（理论板数，即柱效）按大黄素峰计算应不低于 3000。

供试品溶液制备：精密称取生药粉末（过四号筛）约 0.15g，加甲醇 25ml，称定重量，加热回流 30min，放冷，过滤，用甲醇补足减失的重量，摇匀，过滤，精密量取续滤液 5ml，置烧瓶中，挥去甲醇，加 8% 盐酸溶液 10ml，超声波处理 2min，再加三氯甲烷 10ml，加热回流 1h，冷却，移置分液漏斗中，用少量三氯甲烷洗涤容器，并入分液漏斗，分取三氯甲烷层，酸液用三氯甲烷提取 3 次，每次 10ml，合并三氯甲烷液，减压回收溶剂，残渣加甲醇使溶解，转移至 10ml 量瓶中，加甲醇至刻度，摇匀，过滤，取续滤液供进样用。

分别精密吸取芦荟大黄素、大黄酸、大黄素、大黄酚和大黄素甲醚的对照品混合溶液（除后者含 8μg/ml，其余均含 16μg/ml）与供试品溶液各 10μl 注入色谱仪，测定。

《中国药典》（2010 年版）规定，本品按干燥品计算，含芦荟大黄素、大黄酸、大黄素、大黄酚和大黄素甲醚的总量不得少于 1.5%。

【药理作用】1. 泻下作用　大黄煎剂有明显的泻下作用，其泻下有效成分主要是番泻苷类与大黄酸苷等结合蒽醌，以番泻苷 A 的泻下作用最强，游离蒽醌几无泻下作用。其机理如下：番泻苷经口服进入肠道后，被肠道厌氧菌还原生成 8 – 葡萄糖大黄酸蒽酮，并进一步被肠道菌的 β – 葡萄糖苷酶水解成大黄酸蒽酮，后者断续被氧化生成大黄酸。大黄的泻下作用是上述代谢产物直接刺激大肠局部或黏膜下神经丛，使蠕动加强；同时抑制 Na^+、K^+ – ATP 酶而抑制水分的再吸收，从而促进排便。加热可使大黄泻下作用降低。大剂量时由于所含鞣质又有收敛作用。

2. 抗病原微生物作用　大黄对葡萄球菌、淋病双球菌、痢疾杆菌等多种细菌，流感病毒以及常见致病真菌均有抑制作用。其抗菌有效成分主要是 1，8 – 二羟基蒽醌类，如大黄酸、芦荟大黄素与大黄素等。

3. 止血和活血作用　大黄能促进血小板聚集，显著缩短凝血时间。其止血有效成分主要是儿茶素、没食子酸和大黄酚。各种大黄炮制品中以酒制熟大黄的作用最强。大黄并能降低患者的血液黏度、红细胞压积及渗透压，有类似输液的血液稀释作用。

4. 保肝、利胆作用　大黄对急性黄疸型肝炎患者有明显的退黄作用，能降低血清谷丙转氨酶 ALT、减轻肝脏损害。大黄素和大黄酸能促进胆汁分泌，松弛胆管括约肌。

此外，大黄尚有抗炎、镇痛（莲花掌苷类）、改善肾功能、降血清尿素氮（鞣质类）、抗肿瘤（大黄酸、大黄素）、抗实验性胃溃疡以及降血脂和减肥等作用。大黄多糖有降血糖、抗衰老、抗血栓及免疫调节作用。莲花掌苷可调节人体雌激素水平，用于治疗妇女更年期症状。

【功效】 性寒，味苦。能泻热通肠，凉血解毒，逐瘀通经。用于实热便秘，积滞腹痛，湿热黄疸，瘀血经闭，急性阑尾炎，痈肿疔疮，烫伤。用量 3～15g，用于泻下不宜入煎。外用适量，研末调敷患处。孕妇慎用。

【附注】 同属一些植物在部分地区或民间称"山大黄"或"土大黄"等而作药用，有时与上述 3 种正品大黄混淆。主要有藏边大黄 *Rheum emodi* Wall.，河套大黄 *R. hotaoense* C. Y. Cheng et C. T. Kao，华北大黄 *R. franzenbachii* Münt 及天山大黄 *R. wittrochii* Lundstr.。上述品种也含游离的和结合的蒽醌类成分，但多数不含或仅含少量的大黄酸和番泻苷，而含土大黄苷，故其断面在紫外光下显亮蓝紫色荧光。通常根茎断面髓部无星点构造。泻下作用较正品大黄弱，多外用作收敛止血药，或作兽药和工业染料。

*川 乌 与 附 子
Aconiti Radix et Aconiti Lateralis Radix Praeparata

【来源】川乌（乌头）为毛茛科植物卡氏乌头 *Aconitum carmichaeli* Debx. 的干燥主根（母根）或较小的侧根（子根）；附子为卡氏乌头侧根（子根）的加工品。

【产地】主产于四川和陕西，四川江油是主要产区。

【采收加工】一般于栽培第 2 年 6 月中旬采挖，除去地上茎叶，洗去泥沙，将母根与子根分开。母根与较小的子根晒干后，称为"川乌"。较大的子根习称"泥附子"，加工成下列 4 种：

1. 盐附子 将大个的子根放入盐卤（食用胆巴）水溶液中过夜，再加食盐，继续浸泡，每日取出晒晾，至子根表面出现大量盐霜，质地变硬。

2. 黑顺片 选中等大小的子根，浸入盐卤液中数日，连同浸液煮至透心，捞出，用清水漂洗，纵切成约 5mm 的厚片，再用水浸漂，并加红糖和菜油炒成的调色液，使附片染成茶褐色，取出蒸透，至现油面光泽、口尝不麻舌后，烘至半干，再晒干。

3. 白附片 加工方法与黑顺片略同，但不加调色液，煮至透心后剥去黑褐色外皮，纵切成约 3mm 的薄片，用清水浸漂，蒸透，晒干。

4. 黄附片 加工方法与白附片略同，但为横切厚片，并需用甘草、红花、生姜、去油牙皂加水熬汁，将其染成黄色。

黑顺片、白附片、黄附片直接入药。盐附子和川乌均需制后入药。

炮制方法：用水浸泡（每天换水 2~3 次）至盐分漂尽（盐附子），取出，与甘草、黑豆（每 10kg 用甘草 0.5kg，黑豆 1kg）加水共煮至透心、切开口尝无麻舌感，取出切薄片，晒干。或用甘草、银花制，豆腐、甘草制，豆腐、生姜制，生姜、皂角、甘草制。

【化学成分】**1. 双酯型二萜类生物碱** 约 0.4%~0.8%，如乌头碱（aconitine）、中乌头碱（mesaconitine）、下乌头碱（hypaconitine）、杰斯乌头碱（jasaconitine）、异翠雀碱（isodelphinine）、北乌碱（beiwutine，新乌头碱）等。

上述化合物是乌头的主要毒性成分，其毒性与 C_8 – OH 乙酰化，C_{14} – α – OH 芳酰化（苯甲酰化、茴香酰或肉桂酰化）有关。

2. 单酯型二萜类生物碱 分子结构中仅 C_{14} – α – OH 芳酰化，如苯甲酰乌头胺（苯甲酰乌头原碱，benzoylaconine）、苯甲酰中乌头胺和苯甲酰下乌头胺。其毒性明显减小，仅为双酯型乌头生物碱的 1/100~1/1000，若进一步水解为相应的醇胺：乌头胺（乌头原碱）、中乌头胺和下乌头胺，则几无毒性。

3. 水溶性生物碱 去甲乌药碱（higenamine，*dl* – demethylcoclaurine）、去甲猪毛菜碱（salsolinol），均为川乌和附子中的水溶性强心有效成分，前者的强心有效浓度为 1.0×10^{-9}，对热稳定；后者还兼有弱的升压、镇痛作用。尚含棍掌碱（coryneine），亦有明显的升压作用。

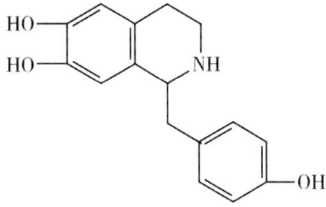

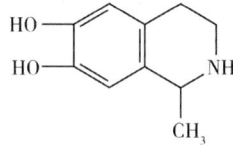

去甲乌药碱　　　　　　　　去甲猪毛菜碱　　　　　　　棍掌碱

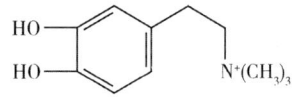

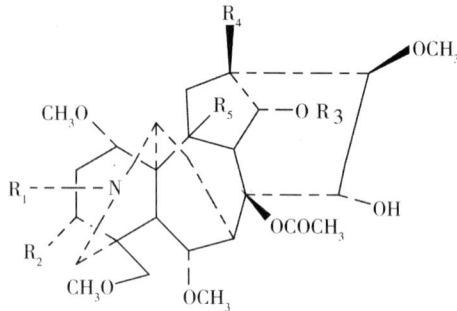

	R_1	R_2	R_3	R_4	R_5
乌头碱	C_2H_5	OH	COC_6H_5	OH	H
中乌头碱	CH_3	OH	COC_6H_5	OH	H
下乌头碱	CH_3	H	COC_6H_5	OH	H
杰斯乌头碱	C_2H_5	OH	$COC_6H_4OCH_3$	OH	H
异翠雀碱	CH_3	H	COC_6H_5	H	H
北乌碱	CH_3	OH	COC_6H_5	OH	OH

【性状】生川乌：以子根加工的川乌呈圆锥形，长 2～5cm，直径1.5～2.5cm。表面灰棕色或黑棕色，有微细皱纹，顶端有凹陷的芽痕，周围有锥状隆起的支根或芽痕，习称"钉角"，侧面有自母根摘离的痕迹。质坚实，断面灰色，粉质，横切面可见多角形的形成层纹。气微，味辛辣而麻舌（有剧毒）。母根来源的川乌呈瘦长圆锥形，长 3～7.5cm，直径 1.5～3cm，顶端常残留粗大的短段残茎，具小瘤状侧根及除去子根后的痕迹；表面灰棕色，皱缩，具粗纵皱纹；余与子根相似（图8-5A）。

盐附子：呈圆锥形，长 4～8cm，直径 3～5cm，表面灰黑色，附有盐霜，潮润，周围有锥状隆起的支根或支根痕。质重，横切面灰棕色，可见充满盐霜的小空隙，形成层环多角形。气微，味咸而麻、刺舌。

黑顺片：系纵切片，上宽下窄，长 1.7～5cm，宽 0.9～3cm，边缘有棕黑色外皮，剖面暗黄色，半透明状，有光泽，形成层呈锥形，木部导管束呈纵向条纹。质坚硬，断面角质样，味淡（图8-5B）。

白附片：形状与黑顺片相似，但不带外皮，全体黄白色，半透明，厚约3mm（图8-5C）。

黄附片：呈圆形或不规则圆形，无外皮，黄色，半透明状。

【显微特征】横切面：外侧为数列由皮层细胞木栓化而形成的后生皮层，淡黄色；其内为数列皮层薄壁细胞，皮层中有少数石细胞，单个散在或 2~3 个成群。韧皮部宽阔，小形筛管群散在。形成层环呈不规则多角形。木质部在形成层角隅处较发达，导管呈"V"字形或放射状排列。髓宽阔，薄壁细胞中含淀粉粒（图 8 - 5D~K）。

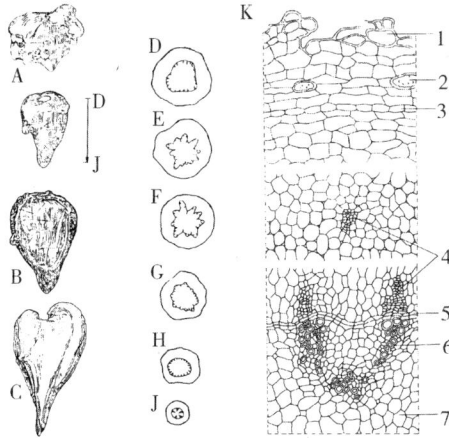

图 8 - 5　川乌与附子的外形及显微特征

A~C. 生药外形（A 川乌 B. 黑顺片 C. 白附片）

D~J. 横切面简图（自顶端 D 至基部 J）K. 横切面详图

1. 后生皮层 2. 皮层石细胞 3. 内皮层 4. 筛管群 5. 形成层 6. 导管 7. 髓

【理化鉴别】1. 川乌或附子粉末，加亚铁氰化钾颗粒少许，再加甲酸 1 滴，产生绿色。

2. 川乌或附子的乙醇浸出物，加香草醛和 0.25mol/L 硫酸溶液少量，在沸水浴上加热 20min，显红紫色。

3. 薄层色谱：取川乌或附子粉末 2g，加氨试液 2ml 润湿，加乙醚 20ml，超声波处理 30 min，过滤，低温回收溶剂至干，残渣加二氯甲烷 1ml 使溶解，作为供试品溶液。分别取乌头碱、次乌头碱与新乌头碱对照品适量，加异丙醇 - 三氯甲烷（1∶1）混合溶液制成每 1ml 各含 1mg 的混合溶液，作为对照品溶液。吸取上述溶液各 5μl，分别点于同一硅胶 G 薄层板上，以正己烷 - 乙酸乙酯 - 甲醇（6.4∶3.6∶1）为展开剂，氨蒸气饱和 20 min，展开，取出，晾干，喷以稀碘化铋钾试液。供试品色谱中，在与对照品色谱相应位置上，显相同颜色的斑点。

【含量测定】供入药的制川乌，既要检查酯型生物碱的含量，以保证临床用药的安全性；同时又要测定其总生物碱（主要是醇胺类生物碱和水溶性生物碱）的含量，以防止炮制过度，保证其有效性。《中国药典》2010 年版则通过规定双酯型生物碱乌头碱、次乌头碱与新乌头碱的总量范围来控制生药品质。

1. 酯型生物碱测定　乌头碱和乌头次碱等酯型生物碱，其 C_{14} 位均含有苯甲酰酯基，可被碱液水解生成苯甲酸，后者与盐酸羟胺缩合生成异羟肟酸；在酸性条件下，异羟肟酸可与 Fe^{3+} 生成红色络合物，在 520nm 波长处有最大吸收，故可采用分光光度法测定。《中国药典》2010 年版规定，制川乌中含双酯型生物碱以乌头碱（$C_{34}H_{47}NO_{11}$）、次马头碱（$C_{33}H_{45}NO_{10}$）及新乌头碱（$C_{33}H_{45}NO_{11}$）的总量计算，不得高于 0.040%。

2. 总生物碱测定　生药中的生物碱多以盐的形成存在，以氨水等碱液湿润可使其游离，游离生物碱易溶于乙醚、三氯甲烷等非极性溶剂和酸水中，而难溶于水中，利用上述性质可以自生药中提取和纯化总生物碱，并可采用中和法测定其含量。《中国药典》2010 年版规定，本品含乌头碱、次乌头碱和新乌头碱的总量应为 0.050% ~0.17%。

3. 乌头碱、次乌头碱与新乌头碱的 HPLC 法测定：

色谱条件 以十八烷基硅烷键合硅胶为填充剂；以乙腈 - 四氢呋喃（25∶15）为流动相A，0.1mol/L 乙酸铵（每1000ml 加冰醋酸0.5ml）为流动相B，按下表规定的梯度程序进行洗脱；检测波长为235nm。理论板数按新乌头碱峰计算应不低于2000。

时间（min）	流动相 A（%）	流动相 B（%）
0 ~ 48	15→26	85→74
48 ~ 49	26→35	74→65
49 ~ 58	35	65
58 ~ 65	35→15	65→85

【药理作用】 **1. 强心、升压作用** 制川乌和附片均有明显的强心和升高血压作用。其强心有效成分主要是去甲乌药碱、去甲猪毛菜碱、根掌碱以及非生物碱部分，还从四川江油产附子中分到另一个有明显强心作用的水溶性生物碱。

2. 抗炎、镇痛与局麻作用 生川乌、附子及乌头碱类双酯型生物碱均有显著的抗炎、镇痛和局麻作用。苯甲酰乌头胺类生物碱的抗炎作用只有乌头碱的15% ~ 40%；乌头碱的镇痛作用比吗啡强，且无成瘾性，但镇痛指数低。

此外，附子尚能增加冠脉、脑血管及股动脉的血流量，其水溶性部分对乌头碱和垂体后叶素引起的心律失常均有预防和治疗作用，并有抗寒冷作用。

3. 毒性 生川乌和附子有极强的毒性。急性中毒时，呼吸兴奋、流涎、运动麻痹、末期痉挛、呕吐样张口运动，称为乌头碱症状。乌头碱的致死量为3 ~ 5mg。

【功效】川乌性热，味辛、苦，有大毒。能祛风除湿，温经镇痛。用于风寒湿痹，关节疼痛。一般需炮制后内服。制川乌用量1.5 ~ 3g，先煎久煎。生乌头酊外用能刺激皮肤，继而产生麻木感，故可用作神经痛与风湿痛的镇痛剂。

附片性大热，味辛、甘，有毒。能温里祛寒，回阳救逆，温中止泻。用于亡阳虚脱，肢冷脉微，阳痿，心腹疼痛，虚寒吐泻。用量3 ~ 15g。

川乌及附子均不能与半夏、瓜蒌、天花粉、贝母、白蔹、白及同用。

〔附〕 **1. 草乌** 为野生乌头属植物的干燥块根，主要来源于北乌头 A. kusnezoffii Reichb.、华乌头 A. chinense Paxf. 及卡氏乌头等。全国大部分地区均有分布。于秋季茎叶枯萎时采挖，除去残茎、须根及泥土，晒干或烘干。性状与生川乌相似，但主根表面多皱缩。成分、功效与生川乌类同，一般炮制后用。草乌又为中药麻醉剂的组成药物。北乌头叶（草乌叶）有清热，解毒，止痛功能。

2. 雪上一枝蒿 为雪上一枝蒿 Aconitum bullatifolium Lévl. var. homotrichum W. T. Wang、短柄乌头 A. brachypodum Diels、铁棒槌 A. pendulum Busch 或宣威乌头 A. subrosullatum Hand. - Mazz. 的块根。主产于云南、四川、甘肃等地。含乌头碱、下乌头碱、一枝蒿素 A ~ E 等生物碱。本品原系云南民间草药，是"云南白药"保险子的主要成分；性温，味苦、辛，有大毒；能消炎止痛，祛风除湿；用于风湿疼痛，跌打损伤等证。一般供外用，内服须慎，常用量一次25 ~ 50mg，极量一次70mg。

*黄 连
Coptidis Rhizoma

【来源】 为毛茛科植物黄连 *Coptis chinensis* Franch. 、三角叶黄连 *C. deltoitea* C. Y. Cheng et Hsiao、云南黄连 *C. teeta* Wall. 或峨嵋野连 *C. omeiensis* C. Y. Cheng 的干燥根茎。分别习称为味连、雅连、云连、凤尾连。

【产地】 味连主产于四川东部、湖北西部，多为栽培，产量大；雅连主产于四川峨嵋、洪雅、乐山、雷波等地，均为栽培；云连野生于云南西北部，现有栽培；凤尾连野生于四川峨嵋山一带，产量极少。

【采收加工】 味连、雅连于栽培 4～6 年采收，以第 5 年采挖较好；野生品全年可采。一般均在秋末冬初采收，挖出根茎，除峨嵋野连留下一段叶柄晒干、扎把外，其他均除去茎叶，晒干或烘干，撞去须根及杂物。

【化学成分】 根茎含多种异喹啉类生物碱，以小檗碱（berberine）含量最高（4%～8%），尚含黄连碱（coptisine）、甲基黄连碱（worenine）、巴马汀（palmatine）、药根碱（jatrorhizine）及木兰花碱（magnoflorine）等。味连和雅连尚含表小檗碱（epiberberine），味连、雅连和凤尾连还含非洲防己碱（columbamine）。此外，尚含 3 -（3′, 4′-二羟基苯基）-（2R）-乳酸及其 4′-O-葡萄糖苷、5-O-阿魏酰-D-奎宁酸等。

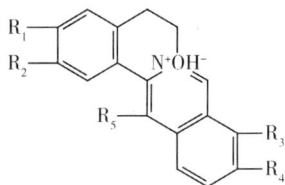

	R_1	R_2	R_3	R_4	R_5
小檗碱	O—CH$_2$—O		OCH$_3$	OCH$_3$	H
黄连碱	O—CH$_2$—O		O—CH$_2$—O		H
甲基黄连碱	O—CH$_2$—O		O—CH$_2$—O		CH$_3$
巴马汀	OCH$_3$	OCH$_3$	OCH$_3$	OCH$_3$	H
药根碱	OH	OCH$_3$	OCH$_3$	OCH$_3$	H

须根含小檗碱 0.8%～5.5%，叶含 1.5%～2.8%，可作为提取小檗碱的原料。

【性状】 味连：根茎多簇状分枝，弯曲互抱，形似鸡爪状，故又称"鸡爪黄连"。分枝类圆柱形，长 3～6cm，直径 0.3～0.8cm；顶端常有残余的茎和叶柄；中段常有细长圆柱状的节间，光滑，习称"过桥杆"，长 1～4cm。表面黄棕色，粗糙，结节膨大处，着生须根或有须根断痕，常有鳞叶。质坚硬，折断面不平坦，皮部橙红或暗棕色，木部金黄色，放射状排列，有裂隙，中央髓部红棕色，有的中空。气微，味极苦。

雅连：多为单枝，略呈圆柱形，稍弯曲，长 5～10cm，直径 0.3～1.2cm，过桥杆较长，顶端有少许残茎。

云连：多为单枝，弯曲如钩，较细小，多无过桥杆。

凤尾连：少分枝，节密集，弯曲如蚕状，无过桥杆，顶端带有叶柄和叶，长 7~12cm（图 8-6）。

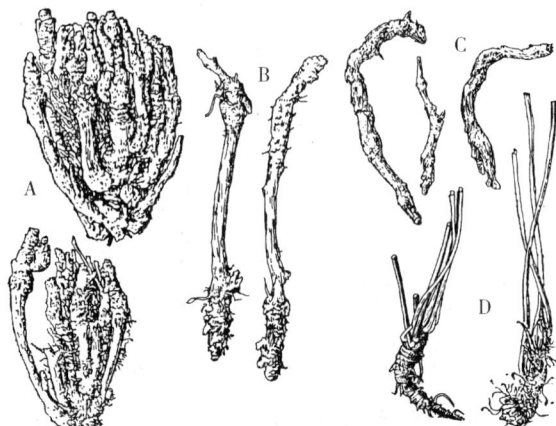

图 8-6 四种黄连的生药外形
A. 味连 B. 雅连 C. 云连 D. 凤尾连

【显微特征】味连根茎横切面：表皮部分脱落。皮层宽阔，可见根迹和叶迹维管束；木栓组织发生于外侧皮层，宽数列细胞，木栓细胞以及其外侧的皮层和表皮细胞均呈棕色，壁栓化且木化；有的皮层细胞也脱落；木栓组织内侧的皮层中，有鲜黄色的石细胞，单个散在或数个成群。中柱鞘纤维成束，鲜黄色。维管束外韧型，断续排列成环，束间形成层不明显，韧皮部窄，木质部黄色，所有的细胞均木化。木射线平直，外侧的细胞壁常木化。髓部宽阔，偶见石细胞。薄壁细胞中均充满细小淀粉粒（图 8-7A~C）。

粉末与解离组织：粉末棕黄色。①石细胞鲜黄色，类方形、类圆形、类长方形或类多角形，长径 30~75μm，壁厚 8~30μm，层纹和纹孔明显。②中柱鞘纤维鲜黄色，长梭形或纺锤形，长 60~350μm，直径 10~40μm，壁厚，具单纹孔。③导管多数具缘纹孔，长 130~180μm，直径 15~30μm，纹孔长圆形，纹孔口裂隙状，内含，端壁斜置或延伸成长尾状，具圆形单穿孔。④木纤维多成束，较细长，直径 10~35μm，壁较薄，具单纹孔。⑤鳞叶表皮细胞绿黄色或黄棕色，细胞窄长，略呈长方多角形，横壁多斜置，垂周壁多微波状弯曲。此外，尚有木栓细胞、木射线细胞、木薄壁细胞、螺纹导管及淀粉粒等（图 8-7D）。

雅连和凤尾连根茎的组织构造与味连相似，但髓部有多数石细胞群；而云连则皮层和髓部均无石细胞。

【理化鉴别】1. 根茎折断面在紫外光下，木质部显金黄色荧光。

2. 取粉末或切片，加 70%乙醇 1 滴，片刻后加稀盐酸或 30%硝酸 1 滴，置显微镜下观察，可见黄色针状或针簇状结晶析出（小檗碱盐酸盐或硝酸盐），加热结晶溶解并显红色。

3. 取黄连细粉 1g，加甲醇 10ml，置水浴上加热至沸腾，放冷。①取上清液 5 滴，加稀盐酸 1ml 与漂白粉少量，显樱红色（小檗碱母核反应）；②取上清液 5 滴，加 5%没食子酸乙醇溶液 2~3 滴，置水浴上蒸干，趁热加硫酸数滴，显深绿色（甲二氧基反应）。

4. 薄层色谱：生药的甲醇提取液，点样于硅胶 G 薄层板（110℃活化 1h）上，以小檗碱、黄连碱、巴马汀、药根碱和表小檗碱标准品溶液作对照，用三氯甲烷-乙酸乙酯-甲醇-浓氨水-二乙胺（4:16:4:2:1）展开 8cm，取出，晾干，置紫外光灯（365nm）下观察。正品黄连均含有小檗碱、黄连碱、巴马汀和药根碱（图 8-8）。

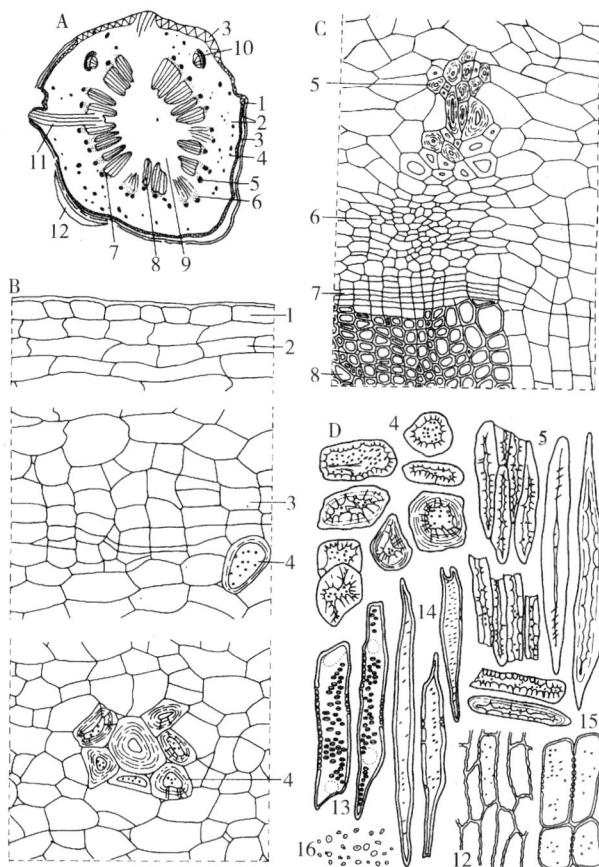

图 8 - 7　黄连的显微特征

A. 横切面简图　B，C. 横切面详图　D. 粉末

1. 表皮　2. 皮层　3. 木栓组织　4. 石细胞　5. 中柱鞘纤维

6. 韧皮部　7. 形成层　8. 木质部　9. 髓　10. 叶迹维管束

11. 根迹维管束　12. 鳞叶　13. 具缘纹孔导管　14. 木纤维　15. 木射线细胞

【含量测定】**1. 总生物碱测定**　黄连生物碱如小檗碱、黄连碱、巴马汀和药根碱等，是黄连的主要有效成分具有相似的结构，在 345nm 波长处均有较强吸收；因此，可用氧化铝小柱处理，除去干扰物质后，应用紫外分光光度法测定，按盐酸小檗碱（$C_{20}H_{18}ClNO_4$）的吸收系数（$E_{1cm}^{1\%}$）为 728 计算黄连总生物碱含量。总生物碱的测定尚有重量法容量法比色法等。

2. 小檗碱的 TLCS 法测定　精密称取本品粉末约 0.1g，置 100ml 量瓶中，加入盐酸 – 甲醇（1:100）约 95ml，60℃ 水浴中加热 15 min，取出，超声波处理 30 min，室温放置过夜，加甲醇至刻度，摇匀，过滤，滤液作为供试品溶液。另取盐酸小檗碱对照品适量，精密称定，加甲醇制成每 1ml 含 0.04mg 的溶液，作为对照品溶液。精密吸取取供试品溶液 1μl、对照品溶液 1μl 与 3μl，交叉点于同一硅胶 G 薄层板上，以苯 – 乙酸乙酯 – 异丙醇 – 甲醇 – 水（6:3:1.5:1.5:0.3）为展开剂，另槽加入等体积的浓氨试液，预平衡 15 min，展开至 8cm，取出，挥干，照薄层色谱法进行荧光扫描，激发波长 λ = 366nm，测量供试品与对照品荧光强度的积分值，并计算含量。

3. 小檗碱、表小檗碱、黄连碱和巴马汀的 HPLC 法测定　色谱条件　以十八烷基硅烷键合硅胶为填充剂；以乙腈0.05mol/L。磷酸二氢钾溶液（50∶50）（每100ml中加十二烷基硫酸钠0.4g，再以磷酸调节pH值为4.0）为流动相；检测波长为345nm。理论板数按盐酸小檗碱峰计算应不低于5000。以盐酸小檗碱色谱峰与其他三个待测成分的相对保留时间来确定四个待测成分色谱峰的归属；并以盐酸小檗碱对照品的峰面积为对照，分别计算小檗碱、表小檗碱、黄连碱和巴马汀的含量。《中国药典》2010年版规定，本品按干燥品计算，含小檗碱、表小檗碱、黄连碱和巴马汀分别不得少于5.5%、0.8%、1.6%和1.5%。

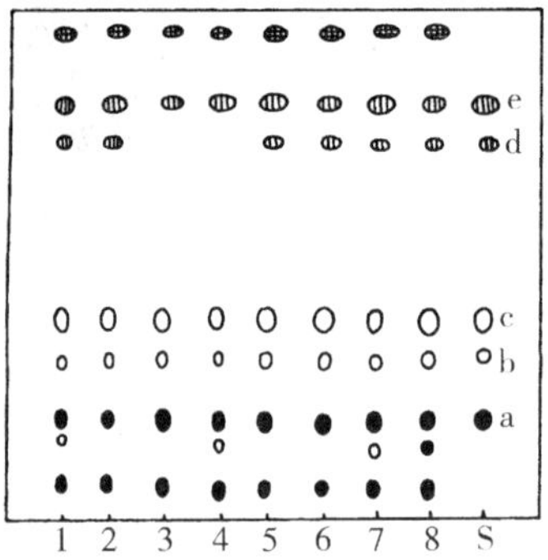

图8-8 黄连薄层色谱图

1. 黄连 2. 三角叶黄连 3. 云南黄连 4. 峨嵋野连 5. 短萼黄连 6. 线萼黄连 7. 古蔺黄连 8. 爪萼黄连 S. 标准对照品：a. 药根碱 b. 巴马汀 c. 小檗碱 d. 表小檗碱 e. 黄连碱

○黄绿色 ◎亮黄色 ●暗斑 ⊕亮蓝色

【药理作用】**1. 抗病原微生物作用** 黄连及小檗碱对革兰阳性和阴性细菌、流感病毒、原虫及皮肤真菌均有较强抑制作用。

2. 抗腹泻作用 小檗碱能抑制大肠杆菌和霍乱弧菌的肠毒素引起的肠水分和电解质分泌亢进以及硫酸镁引起的肠腔内液体潴留，并能对抗番泻叶或蓖麻油引起的腹泻。

3. 抗炎和免疫促进作用 黄连与小檗碱对多种实验性动物炎症模型均有显著的抗炎作用；并能提高白细胞的吞噬能力，增强网状内皮系统的吞噬功能。

此外，小檗碱尚有增加冠脉血流量、抗动脉粥样硬化、降低血压、抗心肌缺氧、抗心律失常与抗凝血、利胆、抗溃疡、降血糖及兴奋平滑肌等作用。

【功效】性寒，味苦。能清热燥湿，泻火解毒。用于细菌性及阿米巴痢疾，急性胃肠炎，黄疸，高热神昏，心烦不寐，吐血衄血，目赤肿痛，口舌生疮，痈肿疔疮，烧、烫伤。用量2~5g。外用适量，研末调敷或制成散剂、软膏、滴眼剂。

【附注】1. 黄连属尚有多种植物的根茎亦作黄连药用。常见的有：①短萼黄连 *Coptis chinensis* Franch. var. *brevisepala* W. T. Wang et Hsiao，野生于广西、广东、福建、浙江、安徽、江西等地，习称“土黄连”。根茎呈连珠状，分枝少，弯曲，无过桥杆。皮层和髓部均有石细胞。含生物碱9.52%。②线萼黄连 *C. lineavisepala* T. Z. Wang et C. K. Hsieh，产于四川马边、雷波一带，习称“草连”。根茎少分枝，略弯曲，节较密集，顶端带有约10cm的叶柄，常捆扎成小把。皮部与髓部亦有石细胞。含生物碱9.81%。③古蔺野连 *C. gulinensis* T. Z. Wang et C. K Hsieh，含生物碱11.25%。④爪萼黄连 *C. chinensis* Franch. var. *unguiculata* T. Z. Wang et C. K. Hsieh，含生物碱11.79%。以上4种所含生物碱的组成与味连或雅连相似，均含小檗碱、黄连碱、药根碱、巴马汀和表小檗碱。

2. 小檗碱在芸香科黄柏属（phellodendron）以及小檗科小檗属（berberis）、十大功劳属（Mahonia）等多种植物中均有分布。其中小檗属植物，我国有200余种，多分布在西南和西北地区。因茎枝常带3分叉的针状刺，故有“三颗针”之名，民间常代黄连、黄柏用。其茎皮及根一般均含小檗碱等多种生物碱，含量以根皮为高，茎皮次之，木部较低。各地多就地取材，用作提取小檗碱的原料。较重要的有秦岭小檗 *Berberis circumserrata* Schneid.，豪猪刺 *B. julianae* Schneid.、拟豪猪刺 *B. soulieana* Schneid.、小黄连刺 *B. wilsonae* Hemsl. 等。

3. 小檗碱类能与甘草皂苷、黄芩苷、大黄中鞣质生成难溶性沉淀，因此在中药制剂的生产中，应避免与甘草、黄芩、大黄等药物配伍。

*白 芍
Paeoniae Radix Alba

【来源】为毛茛科植物芍药 *Paeonia lactiflora* Pall. 的干燥根。

【产地】主产于浙江东阳、缙云（杭白芍）、安徽亳州（亳白芍）及四川中江、渠县（川白芍）。均为人工栽培。

【采收加工】一般于种植后 4~5 年收获，常在立夏或立冬前后采挖根部，洗净，除去头尾及细根，按粗细分别放入沸水中煮至断面透心，捞出，浸于冷水中，取出，刮去外皮（或刮去外皮后再煮），晒干或整理搓圆后晒干。

【化学成分】根主含单萜苷类：芍药苷（paeoniflorin，3.3%~5.7%），并含少量羟基芍药苷（oxypaeoniflorin）、芍药内酯苷（albiflorin）、苯甲酰芍药苷（benzoylpaeoniflorin）、芍药吉酮（paeoniflorigenone）以及牡丹酚原苷（poenolide）、牡丹酚苷（paeonoside）、芍药花苷（paeonin）；尚含苯甲酸（1%）、牡丹酚（paeonol）、数种没食子酸鞣质（gallotannin）和逆没食子酸鞣质（ellagitannin）、*d*-儿茶精、没食子酸乙酯、*β*-谷甾醇、挥发油、蔗糖、树脂等。

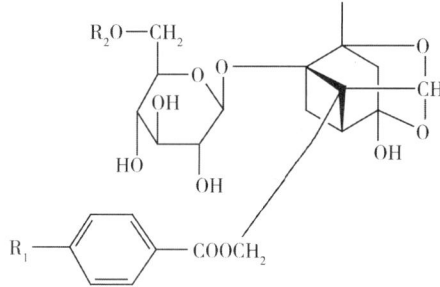

	R_1	R_2
芍药苷	H	H
羟基芍药苷	OH	H
苯甲酰芍药苷	H	COC_6H_5

芍药根被加工成白芍后，其芍药苷含量显著减少，一般均低于1.0%。

【性状】根圆柱形，平直或稍弯曲，两端平截，粗细较均匀，长 5~20cm，直径 1~2.5cm。表面类白色或淡红棕色，平滑，隐约可见横长的皮孔痕、纵皱纹及细根痕，偶有未除尽的棕褐色外皮。质坚实而重，角质样，切断面类白色或微红棕色，形成层环明显，其内侧有 1~2 轮断续环纹（为切向排列的导管群所形成），射线宽。气微，味微苦、酸（图 8-9）。

【理化鉴别】1. 取粉末 2g，加稀硫酸 10ml，加热蒸馏；取馏液 2ml，以乙醚萃取。分取醚层，置试管中，水浴蒸除乙醚，继续缓缓加热，试管壁上有结晶性升华物（苯甲酸）。

2. 薄层色谱：取粉末 2g，加乙醇 15ml，冷浸 1h，时时振摇，过滤。滤液蒸干，残渣加乙醇 0.5ml 溶解，点样于硅胶 G 薄层板上，以芍药苷标准品溶液作对照，用三氯甲烷-乙酸乙酯-甲醇-甲酸（40:5:10:0.2）展开 7cm，取出晾干，喷以新鲜配制的 5% 香草醛硫酸溶液，90℃加热 5min，样品在与对照品相应的位置显深紫色斑点（图 8-10）。

【含量测定】芍药苷是白芍的主要有效成分。

1. 薄层色谱－紫外分光光度法测定   生药的无水乙醇提取液及芍药苷标准品溶液分别条状点样于同一块硅胶 GF_{254} 薄层板上，以三氯甲烷－甲醇（5:1）展开，置紫外光灯（254nm）下定位，刮取样品的芍药苷斑点，同时刮取与芍药苷斑点等面积的空白硅胶，分别用等体积的无水乙醇洗脱，离心。吸取上清液在 230nm 波长处测定吸收度，从芍药苷标准曲线上读取样品溶液中芍药苷的重量，并计算生药中芍药苷的含量。线性范围 $0 \sim 30\mu g/ml$。

2. 高效液相色谱法测定   色谱条件 以十八烷基硅烷键合硅胶为填充剂；以乙腈－0.1%磷酸溶液（14:86）为流动相；检测波长为230nm。理论板数按芍药苷峰计算应不低于2000。《中国药典》2010年版规定，本品按干燥品计算，含芍药苷不得少于1.6%。

此外，尚有薄层色谱－比色法、薄层扫描法等。

【药理作用】**1. 镇痛作用**   白芍总苷（$1 \sim 40mg/kg$），呈剂量依赖性地抑制小鼠扭体、嘶叫、热板反应，对吗啡抑制扭体的反应有协同作用，但不能被纳洛酮阻断；并能对抗戊四唑所致惊厥。

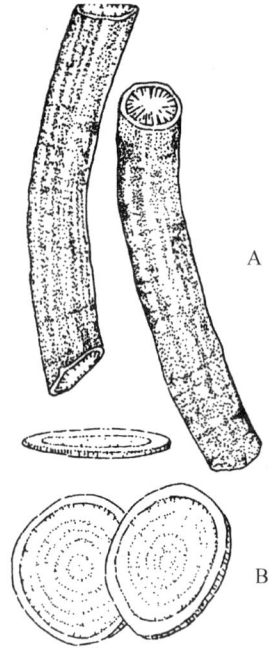

图 8 - 9 白芍的生药
（A）饮片 （B）外形

2. 解痉作用   芍药苷对大鼠、豚鼠的离体肠管和在位胃运动均有抑制作用；对大鼠离体子宫运动，低浓度时兴奋，高浓度时抑制；并能显著对抗催产素引起的子宫收缩。

3. 护肝作用   白芍的醇提取物及芍药苷对 D - 半乳糖胺、四氯化碳和黄曲霉毒素 B_1 所致肝损伤均有明显保护作用，能显著降低血清谷丙转氨酶和乳酸脱氢酶。

4. 对心血管系统的作用   芍药苷能扩张冠状动脉、增加冠脉流量，对抗急性心肌缺血、降低血压，并能通过降温作用和改善细胞呼吸而提高小鼠的耐缺氧能力。白芍所含 d - 儿茶精和没食子酸乙酯有抗血栓和抗血小板聚集作用。

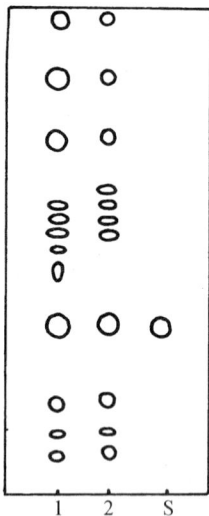

图 8 - 10 白芍与赤芍的薄层色谱图
1. 白芍 2. 赤芍 S. 标准对照品：芍药苷

此外，白芍尚有广谱抗菌、抗病毒、抗炎、抗溃疡、抗氧化、降血糖和免疫调节等作用；白芍总苷还有抗脑缺血、抗抑郁、抗凝血、抗血栓、抗动脉粥样硬化等作用。

【功效】性微寒，味苦、酸。能平肝止痛，养血调经，敛阴止汗。用于头痛眩晕，胁痛，腹痛，四肢挛痛，血虚萎黄，月经不调，自汗，盗汗。用量6～15g。

〔附〕赤芍 Paeoniae Radix Rubra

本品为芍药 *Paeonia lactiflora* Pall.、川赤芍 *P. veitchii* Lynch 的干燥根。多系野生。主产于内蒙古、辽宁、河北、黑龙江、吉林与四川。春、秋季采挖，除去地上部分、须根及泥土，一般不去外皮，晒干。芍药根圆柱形，稍弯曲，长 5~40cm，直径 0.5~3cm；表面暗棕色或紫棕色，粗糙，有横向突起的皮孔及粗而略扭曲的纵沟纹，外皮易脱落或皮部与木部分离；质硬而脆，易折断，断面平坦，粉红色或黄白色，木部放射状纹理明显，有的现裂隙；气微香，味微苦、酸涩。川赤芍根长 5~20cm，直径 0.5~2.5cm；表面棕红色或暗棕色；质松，易折断，断面皮部黑褐色；刮去外皮者表面淡紫红色或肉白色。主含芍药苷，尚含芍药内酯苷、羟基芍药苷、苯甲酰芍药苷、苯甲酸、鞣质、挥发油等。有扩张血管、增加冠脉血流量、增强机体的耐缺氧能力、对抗血小板聚集和血栓形成以及广谱抗菌等作用。由于赤芍中含有较多的芍药苷，因此，中医在临床配伍应用赤芍时，芍药苷的镇痛、解痉、抗炎等作用也可以在复方中表现出来。本品性微寒，味苦；能清热凉血，散瘀止痛；用于温毒发斑，吐血衄血，目赤肿痛，肝郁胁痛，经闭痛经，癥瘕腹痛，跌打损伤，痈肿疮疡以及冠心病心绞痛；用量 6~12g。

*葛　　根
Puerariae　Lobatae　Radix

【来源】为豆科植物野葛 *Pueraria lobata*（Willd.）Ohwi 的干燥根。

【产地】主产于湖南、河南、广东、浙江、四川。

【采收加工】秋、冬季采挖，洗净，多趁鲜切成厚片或小块晒干或用微火烘干。

【化学成分】葛根含多种异黄酮类化合物，主要有葛根素（puerarin）、大豆苷（daidzin）及大豆苷元（daidzein），尚含大豆苷元-4′，7-二葡萄糖苷、刺芒柄花素-7-葡萄糖苷（formononefin-7-glucoside）、4′，6″-二乙酰基葛根素（4′，6″-diacetyl puerarin）、5，7，4″-三羟基异黄酮（genistein）、刺芒柄花素（7-羟基-4′-甲氧基异黄酮）、葛根素木糖苷（puerarinxyloside）、4′-甲氧基葛根素（4′-mcthoxypuerarin）等；此外，还含尿囊素（allantoin）、β-谷甾醇（β-sitosterol）、胡萝卜苷、6，7-二甲氧基香豆素（6，7-dimethoxycoumarin）、5-甲基海因（5-methyl hydantoin）等。

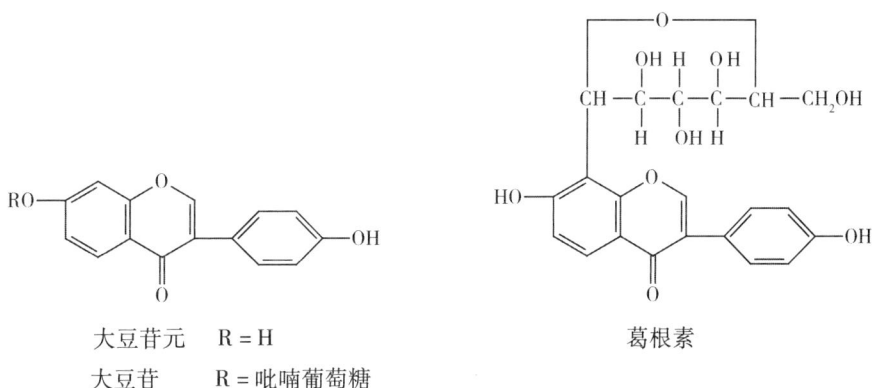

大豆苷元　R=H
大豆苷　　R=吡喃葡萄糖

葛根素

野葛的总黄酮含量高达 12%。不同产地、不同采收期的野葛中总黄酮含量相差甚远（1.77%~12.00%）。葛根长霉以后，总黄酮含量显著下降。

【性状】野葛呈纵切的长方形厚片或小块，长 5~12cm，宽 4~8cm，厚 0.5~2cm。外皮棕褐色，有纵皱纹，粗糙，栓皮呈鳞片状剥落；切面灰黄色或淡棕色，粗糙，纤维外露，纵纹深陷。质韧，纤维性极强。气微，味淡（图 8-11A）。

【理化鉴别】薄层色谱：葛根的70%乙醇提取液点样于硅胶 G 薄层板上，以葛根素、大豆苷、大豆苷元和大豆苷元二葡萄糖苷标准品溶液作对照，用甲苯 – 甲醇 – 10% 甲酸丙酮溶液（70∶30∶0.2）上行展开（展开槽预先饱和 1h），取出晾干，置紫外灯（254nm）下观察，葛根素斑点显天蓝色荧光，氨熏后荧光显著增强。（图 8 – 12）《中国药典》2010 年版增加标准葛根药材作对照，以三氯甲烷 – 甲醇 – 水（7∶2.5∶0.25）为展开剂。

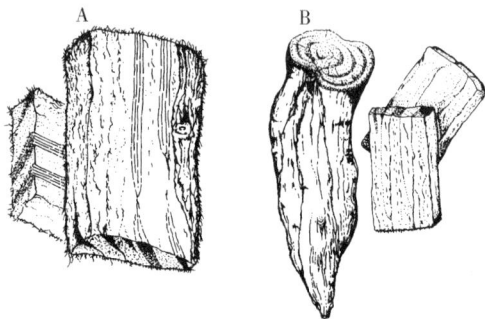

图 8 – 11　葛根生药外形

A. 野葛　　B. 粉葛

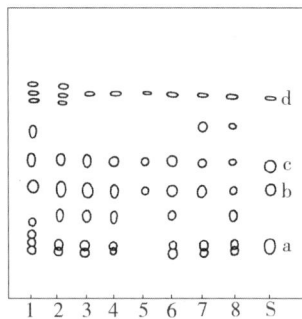

图 8 – 12　葛根薄层色谱图

1 ~ 8. 不同产地的葛根：1. 四川 2. 甘肃 3. 河北

4. 湖南 5. 广东 6. 北京 7. 广西 8. 山东

S. 标准对照品：a. 大豆苷元 – 4′, 7 – 二葡萄糖苷

b. 葛根素　c. 大豆苷　d. 大豆苷元

【含量测定】葛根总黄酮及葛根素、大豆苷、大豆苷元等异黄酮类化合物是解痉和治疗心脑血管疾病的主要有效成分，它们的最大紫外吸收峰均在 250nm 处，故可采用紫外分光光度法测定总黄酮含量。亦可采用 TLCS 法或 HPLC 法测定个别成分的含量。

1. 总黄酮测定　精密称取生药粉末 200mg，加 70% 乙醇 30ml 热回流提取 1h，冷却后通过滤器转移至 50ml 量瓶中，加 70% 乙醇至刻度，摇匀，放置过夜。精密吸取澄清液 1ml，置 25ml 量瓶中，加水至刻度。如生药中总黄酮含量较高或偏低，以准确稀释至吸收度值在合适的线性范围内为度。同时准确量取 70% 乙醇 1ml，同样处理作空白对照，在 250nm 波长处测定吸收度。从葛根素的标准曲线计算生药中总黄酮的含量。

2. 葛根素、大豆苷和大豆苷元的 TLCS 法测定　精密称取干燥的生药粉末 0.1g，准确加 70% 乙醇 10ml 回流提取 1h。将上述提取液与葛根素、大豆苷和大豆苷元的混合标准品溶液间隔点样于硅胶 G 薄层板上，按【理化鉴别】项下方法上行展开 13.5cm，挥去溶剂后用薄层扫描仪测定（测定参数：$\lambda_s = 250nm$，$\lambda_R = 360nm$，线性仪 CH_2，散射参数 $SX = 3$，锯齿扫描），根据标准品与样品的积分值，计算生药中上述成分的含量（图 8 – 12）。

3. 葛根素的 HPLC 法测定　色谱条件　用十八烷基硅烷键合硅胶为填充剂；甲醇 – 水（25∶75）为流动相；检测波长为 250nm。理论板数按葛根素峰计算应不低于 4000。《中国药典》2010 年版规定，本品按干燥品计算，含葛根素不得少于 2.4%。

葛根素的测定尚有薄层色谱 – 库仑滴定法、薄层色谱 – 比色法、薄层色谱 – 紫外分光光度法等。

【药理作用】**1. 解热作用**　葛根乙醇浸液与水煎液对人工发热的家兔有显著而持久的解热作用，其丙酮或水的提取物对正常小鼠亦有明显而持久的降温作用。

2. 对平滑肌的作用　葛根乙醇浸膏和总黄酮可抑制乙酰胆碱和组胺引起的大鼠离体回肠收缩，对正常状态下的回肠也有明显松弛作用，并证明大豆苷和大豆苷元是葛根的主要解痉成分；而葛根的水溶性提取物 MTF$_{101}$则有很强的收缩平滑肌的作用。

3. 对心血管系统的作用　葛根总黄酮及葛根素能显著扩张冠状动脉，可使正常的和痉挛的冠状血管扩张，增加冠脉血流量，降低血压和血管阻力，对抗垂体后叶素引起的急性心肌缺血；并能预防乌头碱和氯化钡诱发的心律失常。葛根总黄酮还能显著扩张脑血管，改善脑循环及外周循环，因而能改善高血压病的的项强、头晕、头痛、耳鸣等症状，对短暂局部脑缺血再灌注损伤具保护作用。

此外，葛根素尚有抗凝血、降胆固醇、降血糖和改善学习记忆的作用。葛根异黄酮成分具解酒作用，可抑制酒精摄入，阻断戒断症状，降低酒精浓度，调节酒精代谢并减轻肝脏损伤。

【功效】性凉，味甘、辛。能解肌退热，生津止渴，透疹，升阳止泻，解酒毒。用于外感发热头痛，项强，口渴，消渴，麻疹不透，热痢，泄泻，高血压颈项强痛，中风偏瘫，胸痹心痛，酒毒伤中。用量 10～15g。葛根素注射液用于冠心病心绞痛有较好疗效。

【附注】1. 尚有同属数种植物的根，如食用葛 *P. edulis* Pamp.、峨嵋葛 *P. omeiensis* Wang et Tang 在西南地区，三裂叶野葛 *P. phaseoloides*（Roxb.）Benth. 在华东、华南等地亦作葛根使用，但总黄酮含量均在 1% 以下。

2. 云南葛藤 *P. peduncularia* Grah. 在广西、西藏混充葛根入药；但本品味苦，具有毒性，只能作农业杀虫剂。

3. 葛花为野葛未全开放的花。含多种黄酮类成分，如尼鸢尾立黄素–7–葡萄糖苷（irisolidon–7–glucoside）等。本品性平，味甘，解酒毒，止渴。

〔附〕粉葛　Puerariae Thomsonii Radix

本品为甘葛藤 *Puerariae thomsonii* Benth. 的干燥根。主产于广西、广东，多栽培，习称"粉葛"。两广地区民间多用于制作葛粉或药膳。于栽培当年的秋、冬季采收，刮去外皮，切段，或再纵剖为两瓣，也有切成小块或厚片的，晒干或烘干。所含成分与野葛相似，但总黄酮含量仅 1.42%～3.86%。本品呈圆柱形、类纺锤形或半圆柱形，长 12～15cm，直径 4～8cm；纵切或斜切的厚片，大小不一。表面类白色或黄白色，残留的外皮呈灰棕色。横切面可见由纤维形成的浅黄色同心性环纹，纵切面有数条由纤维形成的纵纹，纤维性较弱，有的呈绵毛状。质坚实，富粉性。气微，味微甜（图 8–11B）。《中国药典》2010 年版将其从葛根中分出单独列条收载，功能主治、用法用量均与葛根相同，但两者的质量要求不同，规定葛根素含量不得低于 0.30%，为野葛的 1/8。如分出的理由是因为葛根素含量低，则用量不妥。

*甘　草

Glycyrrhizae Radix et Rhizoma

【来源】为豆科植物甘草 *Glycyrrhiza uralensis* Fisch.、胀果甘草 *G. inflata* Bat. 或光果甘草 *G. glabra* L. 的干燥根及根茎。

【产地】甘草主产于内蒙古、甘肃、新疆。按产地分为西甘草和东甘草，前者产于内蒙古、陕西、甘肃、青海、新疆，后者产于东北及河北、山西等地，以内蒙古伊盟的杭锦旗一带、巴盟的橙口，甘肃以及宁夏的阿拉善旗一带所产的品质最佳，新疆产量最大。胀果甘草与光果甘草主产于新疆、甘肃。

【采收加工】春、秋季采挖，除去地上茎及须根，切成 1m 左右的长段，晒至六、七成干时，将根和根茎分别打捆绞紧，置干燥通风处至完全干燥。刮去栓皮干燥者称粉草或粉甘草。

【化学成分】已从甘草类生药中分离到 100 多个化合物，包括三萜类、黄酮类、香豆素类、内酯、木脂素、生物碱、有机酸、糖类等。主要的有效成分是三萜类和黄酮类化合物。

1. 三萜皂苷类 总含量 6%～14%，主为甘草甜素（glycyrrhizin，5%～12%），是甘草酸（glycyrrhizic acid）的钾、钙盐。甘草酸水解后得 2 分子葡糖醛酸和 1 分子甘草次酸（glycyr-rhetinic acid）。另含甘草次酸，24-羟基甘草次酸，18α-羟基甘草次酸，去氧甘草次酸Ⅰ和Ⅱ，异甘草次酸（liguiritic acid），甘草萜醇（glycyrrhetol），甘草内酯（glabrolide），乌拉内酯（uralenolide），甘草次酸甲酯（methyl glycyrrhetate）等三萜皂苷元以及乌拉尔甘草皂苷甲、乙（uralsaponin A，B），甘草皂苷（licoricesaponin）A_3、B_2、C_2、D_2、D_3、E_2、F_3、G_2、H_2、J_2、K_2 等。

2. 黄酮类 已分离到分属于 10 种类型的 60 多个化合物，包括黄酮、黄酮醇、异黄酮、查耳酮，双氢黄酮和双氢查耳酮等，重要的有甘草苷（liguiritin）、甘草苷元（甘草素，liguiri-tigenin）、异甘草苷（isoliquiritin）、异甘草苷元（异甘草素）、新甘草苷（neoliquiritin）、新异甘草苷（neoisoliquiritin）、甘草西定（licoricidin）、甘草利酮（licoricone）、刺芒柄花素、甘草查尔酮（licochalcone）A 等。另从光果甘草根分得抗菌有效成分 3-羟基甘草黄酮醇（3-hydroxyglabrol）、4′-甲氧基甘草异黄烷（4′-methoxyglabridin）、3′-甲氧基甘草异黄烷及刚毛甘草黄烷（hispaglabridin）A 和 B 等。

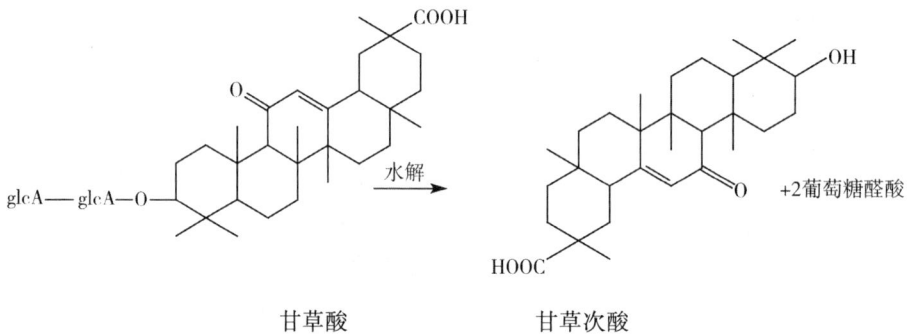

甘草酸　　　　　　　甘草次酸

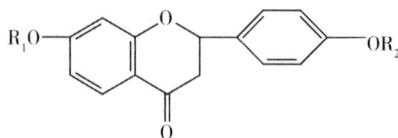

	R₁	R₂
甘草苷元	H	H
甘草苷	H	glc
新甘草苷	glc	H

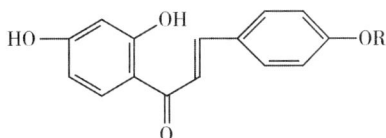

	R
异甘草苷元	H
异甘草苷	glc

尚含甘草香豆素（glycycoumarin）、异甘草香豆素、甘草酚（glycyrol）、异甘草酚与 5，6，7，8 - 四氢 - 2，4 - 二甲基喹啉等生物碱以及多糖等。

不同产地、不同来源的甘草所含总皂苷和总黄酮的含量不同，以甘草含量最高，胀果甘草、黄甘草和光果甘草次之，其他品种含量较低；又以山西、陕西、新疆、内蒙古产的较高，甘肃产的较低。此外，甘草根中甘草酸的含量随着生长年龄（1 至 4 年）的增长而增加；春、夏、秋三季中，又以秋季采收的含量较高。

【性状】甘草：根圆柱形，长可达 1m，直径 0.6 ~ 3.5cm。表面红棕色或灰棕色，具明显的纵皱纹及沟纹，并有横长的皮孔和稀疏的细根痕，外皮有时呈鳞片状剥落而露出黄色内皮。质坚实，折断时有粉尘散出，断面略显纤维性，淡黄色；横切面可见明显的形成层环纹及放射状纹理，具裂隙。根茎的表面可见隆起的芽或芽痕，断面中央有类白色至浅黄色的髓，其中散有棕色斑点。气微，味甜而特异（图 8 - 13A）。

胀果甘草：根木质粗壮，有的分枝，表面灰棕色或灰褐色，粗糙；木质纤维多，粉性小。根茎上芽多而粗大。

光果甘草：外皮多呈灰棕色，不粗糙，皮孔细小而不明显。

【显微特征】三种甘草的组织构造相似。

根横切面：木栓层由数列至 30 列呈扁平长方形的木栓细胞组成，红棕色，径向壁整齐排列，外侧的常脱落。韧皮部有多数纤维束，纤维多角形，初生壁木化，次生壁极厚而不木化，胞腔极窄；纤维束周围的薄壁细胞常含草酸钙方晶；筛管组织多数颓废，呈径向或切向分布的透明带状，有的与纤维束切向间隔排列。束内形成层明显。木质部由导管、木纤维和木薄壁细胞组成，导管形大，直径约至 160μm，木纤维成群，常与导管间隔排列，纤维的形状、胞壁性质均与韧皮纤维相似，其周围薄壁细胞也含草酸钙方晶。射线明显，木射线平直，宽 3 ~ 5 列细胞，韧皮射线多弯曲，常现裂隙。根茎中央具髓，由薄壁细胞组成。所有薄壁细胞中均充满淀粉粒（图 8 - 13B，C）。

粉末与解离组织：淡棕黄色。①纤维细长，直径 8 ~ 14μm，壁极厚，微木化。纤维束周围薄壁细胞含草酸钙方晶，形成晶鞘纤维。方晶类双锥形、长方形或类方形，长 10 ~ 30μm。②具缘纹孔导管形大，直径 10 ~ 100 ~ 160μm，壁厚 2 ~ 15μm，纹孔椭圆形、圆形或圆多角形，纹孔口裂隙状，内含，有的 2 个相连。傍管木薄壁细胞具长圆形单纹孔。③木栓细胞表面观呈多角形，红棕色，壁木栓化且木化。④淀粉粒众多，单粒椭圆形、卵形或类圆形，直径 3 ~ 10μm，脐点有的可见，呈点状、裂隙状或飞鸟状。复粒稀少，由 2 ~ 10 分粒组成。此外，尚有螺纹导管、木射线细胞、棕色块等（图 8 - 13D）。

【理化鉴别】1. 取本品粉末置白瓷板上，加 80% 硫酸数滴，显黄色，渐变橙黄色。（甘草甜素反应）

2. 薄层色谱：取生药粉末 1g，加乙醚 40ml，置水浴加热回流 1h（脱脂），过滤。滤渣加甲醇 30ml，热回流 1h，过滤，滤液蒸干。残渣加水 40ml 使溶解，用水饱和的正丁醇提取 3

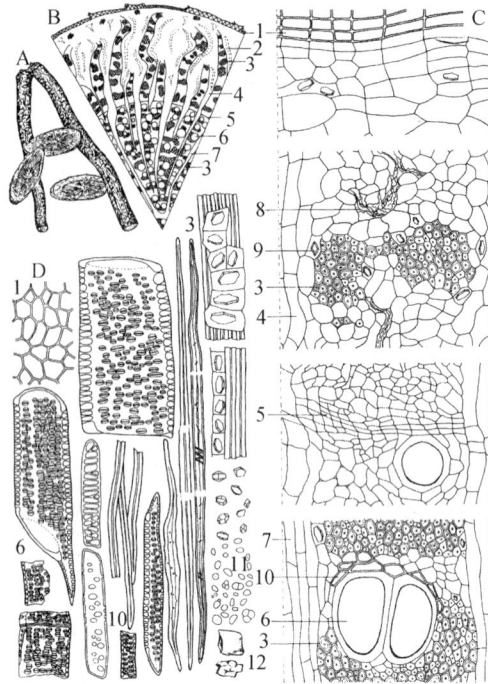

图 8－13 甘草外形及显微特征

A. 生药外形及饮片 B. 根横切面简图 C. 横切面详图 D. 粉末与解离组织

1. 木栓层（细胞） 2. 裂隙 3. 纤维群 4. 韧皮射线 5. 形成层 6. 导管

7. 木射线 8. 颓废筛管组织 9. 草酸钙方晶 10. 木薄壁细胞 11. 淀粉粒 12. 棕色块

次，每次 20ml，合并正丁醇提取液，用适量水洗涤后，水浴蒸干，残渣（总皂苷）加甲醇 2ml 溶解，点样于用 3% 氢氧化钠溶液制备的硅胶 G 薄层板上，以甘草酸标准品溶液与标准生药提取液作对照，用乙酸乙酯－甲酸－冰醋酸－水（15∶1∶1∶2）为展开剂，展开槽预饱和 15min，上行展开 8cm，取出，晾干，喷以 10% 硫酸乙醇溶液，105℃加热至斑点清晰，置紫外光灯（365nm）下观察（图 8－14）。

【含量测定】甘草酸和黄酮类成分是甘草的主要有效成分，可应用高效液相色谱法测定它们的含量，用于生药的质量控制和品质评价。

甘草酸和甘草苷的 HPLC 法测定：色谱条件 以十八烷基硅烷键合硅胶为填充剂，以乙腈为流动相 A，以 0.05% 磷酸溶液为流动相 B，按规定的梯度洗脱程序进行洗脱；检测波长为 237nm。理论板数按甘草苷峰计算应不低于 5000。

《中国药典》2010 年版规定，本品按干燥品计算，含甘草苷不得少于 0.50%，甘草酸不得少于 2.0%。

【药理作用】**1. 抗溃疡作用** 甘草浸膏及除去甘草甜素的部分（FM_{100}）对幽门结扎、乙酸、乙酰胆碱、组胺和蛋白胨引起的动物实验性胃溃疡均有显著的抑制作用，能明显抑制胃

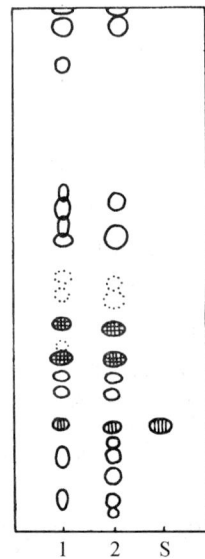

图 8－14 甘草薄层色谱图

1. 胀果甘草 2. 乌拉尔甘草

S. 标准对照品：甘草酸

○ 绿色 ⊕ 橙色 ◎ 黄色

液分泌、减少游离酸和总酸度。主要有效成分是异黄酮类化合物及与其结构上相关联的物质如甘草西定、甘草醇、异甘草醇、刺芒柄花素和甘草利酮等。甘草次酸衍生物生胃酮（18β-甘草次酸半琥珀酸二钠盐）和甘草锌亦有肯定的抗溃疡作用。

2. 解痉作用　甘草浸膏对在体兔胃的运动有明显抑制作用；所含黄酮类对离体豚鼠肠管也有明显抑制作用，并能解除乙酰胆碱、氯化钡和组胺引起的肠痉挛，以异甘草苷元的解痉作用最强。

3. 抗菌和抗病毒作用　甘草醇提取物及甘草酸钠对金黄色葡萄球菌、结核杆菌、大肠杆菌、阿米巴原虫和滴虫均有抑制作用，甘草醇、异甘草醇、甘草香豆素和 glycyrin 对致龋细菌有很强的抑制作用。甘草多糖能显著抑制水泡性口腔炎病毒、腺病毒Ⅲ型、单纯疱疹病毒Ⅰ型、牛痘病毒的活性。甘草甜素能抑制艾滋病病毒（HIV）的增殖，并发现2种新的甘草查尔酮有很强的抑制 HIV 增殖作用。

4. 肾上腺皮质激素样作用　由于甘草次酸的结构与皮质激素相似，对后者在肝内代谢失活有竞争性抑制作用，因而表现出皮质激素样的作用。对肾上腺皮质激素类药物有协同作用，并可减少此类药物的副作用。

5. 抗炎、抗过敏作用　甘草甜素、甘草次酸对多种实验性动物炎症模型均有明显的抗炎作用，并能抑制过敏递质的释放，减轻马血清引起的豚鼠过敏性反应。上述作用均与其类皮质激素样作用有关。

6. 止咳、祛痰作用　甘草次酸及其衍生物有显著的中枢性镇咳作用；甘草皂苷尚能促进咽喉和支气管的分泌，使痰易于咳出，而呈现祛痰镇咳作用。

7. 解毒作用　甘草及甘草甜素对士的宁、可卡因、苯、砷、升汞以及河豚毒、蛇毒等均有显著的解毒作用，并能对抗白喉毒素、破伤风毒素的致死作用，与抗癌药喜树碱、农吉利碱合用则有解毒增效作用。甘草的解毒作用与甘草甜素的吸附作用、葡糖醛酸的结合解毒作用以及甘草次酸的肾上腺皮质激素样作用等有关。

此外，甘草尚有保肝、降血脂、抗凝血、抗心律失常等作用。甘草甜素尚有抗肿瘤、调节免疫和清除氧自由基作用。甘草多糖具有抗病毒、抗肿瘤及免疫调节作用。

【功效】性平，味甘。能补脾益气，清热解毒，祛痰止咳，缓急止痛，调和诸药。用于脾胃虚弱，倦怠乏力，心悸气短，咳嗽痰多，脘腹、四肢挛急疼痛，痈疽疮毒，缓解药物毒性、烈性。用量 2～10g。不宜与海藻、大戟、甘遂、芫花同用。

【附注】同属植物黄甘草 *Glycyrrhiza eurycarpa* P. C. Li 所含皂苷和黄酮类成分的含量均与正品甘草相近，在毒性和抗炎作用等方面也与甘草类似。粗毛甘草 *G. aspera* Pall. 的上述成分含量均较正品甘草低得多。而云南甘草 *G. yunnanensis* Cheng f. et L. K. Tai、圆果甘草 *G. squamulosa* Franch.、刺果甘草 *G. pallidiflora* Maxim. 均不含甘草酸和甘草皂苷 B，黄酮类成分的含量也极低，不宜作甘草药用。

*黄　芪
Astragali　Radix

【来源】为豆科植物蒙古黄芪 *Astragalus membranaceus*（Fisch.）Bge. var. *mongholicus*（Bge.）Hsiao 或膜荚黄芪 *A. membranaceus*（Fisch.）Bge. 的干燥根。

【产地】主产于山西、黑龙江及内蒙古。产于山西绵山者，习称"西黄芪"或"绵芪"；

产于黑龙江、内蒙古者，习称"北黄芪"。野生或栽培，现以栽培的蒙古黄芪质佳，野生的膜荚黄芪质稍次。

【采收加工】春、秋季采挖，除去泥土、须根及根头，晒至六、七成干，分别大小，理直扎捆后晒至全干。

【化学成分】**1. 多糖类**　从国产蒙古黄芪中分得3种多糖：黄芪多糖Ⅰ（astragalan Ⅰ），为杂多糖，由 D - 葡萄糖、D - 半乳糖和 L - 阿拉伯糖组成，分子量3600；黄芪多糖Ⅱ，分子量12300，黄芪多糖Ⅲ，分子量34600，均为葡聚糖。黄芪多糖Ⅰ和Ⅱ均有显著的免疫促进活性。还分得葡聚糖 AG - 1 和 AG - 2、杂多糖 AH - 1 和 AH - 2，AG - 1 和 AH - 1 亦有免疫促进作用。

2. 皂苷类　膜荚黄芪根含黄芪皂苷（astragaloside）Ⅰ～Ⅷ、乙酰黄芪皂苷（acetylastragaloside）、异黄芪皂苷（isoastragaloside）Ⅰ和Ⅱ，以及大豆皂苷（soyasaponin）Ⅰ。除大豆皂苷Ⅰ外，均有降压、利尿和强心作用。蒙古黄芪根含黄芪皂苷Ⅰ、Ⅱ、Ⅳ和大豆皂苷Ⅰ。其中黄芪皂苷Ⅳ（即黄芪甲苷）是国产黄芪的主要成分，尚有免疫增强、抗炎、镇静和镇痛等作用。

3. 黄酮类　蒙古黄芪含刺芒柄花素、毛蕊异黄酮（calycosin，即 3′ - 羟基刺芒柄花素）及其葡萄糖苷、（3R）- 2′, 3′ - 二羟基 - 7, 4 - 二甲氧基异黄酮、3′ - 羟基 - 9, 10 - 二甲氧基紫檀烷（3′ - hydroxy - 9, 10 - dimethoxyplerocarpane）及其葡萄糖苷、2′ - 羟基 - 3′, 4′ - 二甲氧基异黄烷 - 7 - O - β - D - 葡萄糖苷等。膜荚黄芪含刺芒柄花素、毛蕊异黄酮、2′, 4′ - 二羟基 - 5, 6 - 二甲氧基二氢异黄烷及熊竹素（kumatakenin，即 3 - O - 甲基鼠李柠檬素）、8, 3′ - 二羟基 - 7, 4′ - 二甲氧基异黄酮及奥力拉亭 - 7 - O - β - D 葡萄吡喃糖苷等。黄芪中黄酮类成分的含量随生长年限而增加。

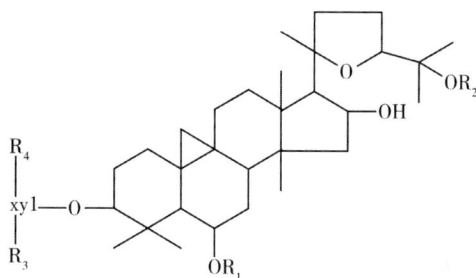

	R_1	R_2	R_3	R_4
黄芪皂苷Ⅰ	glc	H	A_C	A_C
黄芪皂苷Ⅱ	glc	H	A_C	H
黄芪皂苷Ⅲ	H	H	glc	H
黄芪皂苷Ⅳ	glc	H	H	H
黄芪皂苷Ⅴ	H	glc	glc	H
黄芪皂苷Ⅵ	glc	H	glc	H
黄芪皂苷Ⅶ	glc	glc	H	H

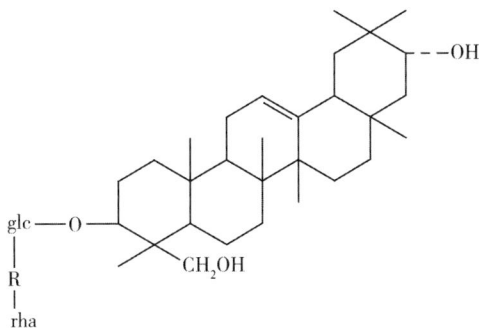

黄芪皂苷Ⅷ　　　R = xyl
大豆皂苷Ⅰ　　　R = gal

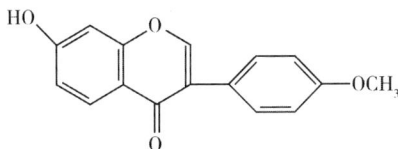

刺芒柄花素

此外，尚含多种氨基酸如胡萝卜苷、γ – 氨基丁酸（γ – aminobutyric acid）、天冬酰胺（asparamide）、刀豆氨酸（canavanine）、胆碱（choline）、甜菜碱（betaine）、叶酸（follic acid）、β – 谷甾醇以及微量元素硒（$0.02 \sim 0.26\mu g/g$）等及甾醇类物质。

【性状】根圆柱形，有的有分枝，上粗下细，长 $30 \sim 90cm$，直径 $0.7 \sim 3.5cm$。表面淡棕黄色或淡棕褐色，有不规则纵皱纹或纵沟及横长皮孔。质坚韧，不易折断，断面强纤维性，皮部黄白色，约占半径的 $1/3 \sim 1/2$，木部淡黄色，并有放射状纹理及裂隙，习称"玉栏、金井、菊花心"。气微，味微甜，嚼之微有豆腥味（图 8 – 15）。

【理化鉴别】1. 取粉末 0.5g，加水 5ml，浸渍过夜，过滤。取滤液 1ml，加 0.2% 茚三酮溶液 2 滴，沸水浴中加热 5min，显紫红色。（氨基酸与多肽反应）

2. 取粉末 1g，加甲醇 5ml，浸渍过夜，过滤。取滤液 1ml 蒸干，用少量冰醋酸溶解残渣，加醋酐 – 浓硫酸（19:1）0.5ml，溶液由黄色变为红色→蓝色→污绿色。（甾醇类与皂苷类反应）

3. 薄层色谱：取生药粉末 3g，加甲醇 20ml，水浴热回流 1h，过滤。滤液加于已处理好的中性氧化铝柱（中性氧化铝，100 ~ 120 目，5g；柱内径 10 ~ 15mm）上，用 40% 甲醇 100ml 洗脱，收集洗脱液置水浴蒸干。残渣加水 30ml 使溶解，用水饱和的正丁醇提取 2 次，

图 8 – 15　黄芪外形

每次 20ml，合并正丁醇液，用水洗涤 2 次，每次 20ml，弃去水液，正丁醇液蒸干。残渣（总皂苷）加甲醇 0.5ml 溶解，点样于硅胶 G 薄层扳上，以黄芪甲苷标准品溶液与标准生药溶液作对照，用三氯甲烷 – 乙酸乙酯 – 甲醇 – 水（20:40:22:10，10℃以下放置）为展开剂，展开槽预饱和 15min，上行展开 14cm，取出晾干，喷以 10% 硫酸乙醇溶液，105℃加热数分钟，至斑点显色清晰，置日光和紫外光灯（365nm）下观察，黄芪甲苷斑点在日光下显棕褐色，在紫外光灯下显橙黄色荧光（图 8 – 16）。

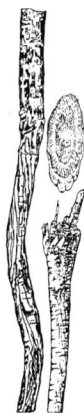

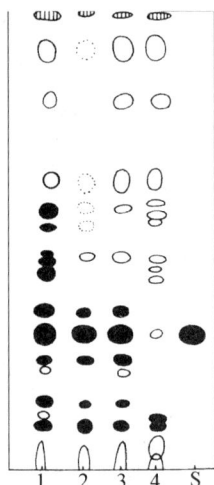

图 8 – 16   黄芪薄层色谱图

1. 栽培蒙古黄芪 2. 蒙古黄芪 3. 膜荚黄芪 4. 红芪 S. 标准对照品：黄芪甲苷

紫外光下：○绿色 ●橙黄色

【含量测定】黄芪多糖和黄芪甲苷是黄芪的主要有效成分。黄芪多糖能与酚－硫酸试剂反应生成橙黄色溶液，在 490nm 波长处有特征吸收，可应用比色法或分光光度法测定其含量。黄芪甲苷可经薄层色谱分离后，比色测定或 TLCS 法测定；或采用 HPLC 法测定。

1. 多糖的测定   生药粉末用乙醇提取数次后（除去醇溶性杂质），残渣干燥，再加水浸取，水浸液浓缩至适量，加饱和醋酸铅溶液去除杂质，滤液再加三倍量乙醇使多糖沉淀。滤取沉淀复溶于水，用活性炭脱色，继用乙醇沉淀多糖，沉淀经干燥得灰白色多糖粉末。精密称取黄芪多糖 50mg，加水溶解于 50ml 量瓶中，摇匀，过滤。准确吸取上述滤液适量，加水稀释，使含糖量控制在 $10 \sim 60 \mu g/2ml$ 范围内。准确吸取稀释液 2ml，加 5% 酚液 1.0ml，混匀；迅速加入浓硫酸 5.0ml，振摇 5min，再置沸水浴加热 15min，然后置冷水浴冷却 30min，在 490nm 波长处测定吸收度，同时以蒸馏水做一空白。从葡萄糖的标准曲线上读取相当于葡萄糖的 μg 数，并计算生药中多糖的含量。

2. 黄芪甲苷的 HPLC 法测定

色谱条件   以十八烷基硅烷键合硅胶为填充剂，以乙腈－水（32:68）为流动相，蒸发光散射检测器，理论塔板数以黄芪甲苷峰计算应不低于 4000。

精密称取本品中粉约 4g，置索氏提取器中，加甲醇 40ml，冷浸过夜，再加甲醇适量，加热回流 4h，提取液回收溶剂并浓缩至干，残渣加水 10ml，微热使溶解，用水饱和正丁醇振摇提取 4 次，每次 40ml，合并正丁醇液，用氨试液充分洗涤 2 次，每次 40ml，弃去氨液，正丁醇液蒸干，残渣加水 5ml 使溶解，放冷，通过 D_{101} 型大孔吸附树脂柱（内径 1.5cm 长 12cm），以水 50ml 洗脱（除去水溶性杂质），继用 40% 乙醇 30ml 洗脱（除去黄酮类等干扰物质），再用 70% 乙醇 80ml，洗脱收集 70% 乙醇洗脱液，蒸干，用甲醇溶解并转移至 5ml 量瓶中，加甲醇至刻度，摇匀，即得供试品溶液。分别精密吸取黄芪甲苷对照品溶液（0.5mg/ml）10μ、$120 \mu l$ 与供试品溶液 $10 \mu l$，注入液相色谱仪测定，以外标两点法对数方程计算黄芪甲苷含量。《中国药典》（2010 年版）规定，本品按干燥品计算含黄芪甲苷不得少于 0.040% 。

《中国药典》（2010 年版）尚测定毛蕊异黄酮葡萄糖苷含量，本品按干燥品计算，含毛蕊异黄酮葡萄糖苷不得少于 0.020% 。

【药理作用】**1. 提高和促进免疫功能** 黄芪、黄芪多糖及黄芪甲苷均能增加网状内皮系统的吞噬功能，显著增加血液中白细胞和多核白细胞数；黄芪甲苷能显著促进淋巴结 B 细胞的增殖分化和浆细胞抗体合成；黄芪多糖能对抗免疫抑制剂强的松引起的脾脏、胸腺、肠淋巴结等免疫组织的萎缩及外周白细胞减少；黄芪和黄芪多糖能明显促进正常机体的抗体生成功能与细胞免疫功能；黄芪对干扰素系统有明显的刺激作用，包括自身诱生、促进诱生和活性发挥等。

2. 保肾与利尿作用 黄芪对多种实验性动物肾炎有预防和阻抑作用，能明显减轻肾脏病变，减少尿中蛋白；对轻、中度肾衰亦有明显改善作用。黄芪尚有显著的利尿作用。

3. 抗菌与抗病毒作用 黄芪对多种革兰阳性和阴性细菌均有抑制作用，黄芪多糖对结核菌感染有明显对抗作用，黄芪对流感病毒、水泡性口腔炎病毒、腺病毒等病毒感染均有明显保护和治疗作用。抗病毒作用与诱生干扰素、调节机体免疫功能等作用有关。

4. 提高机体应激能力 黄芪及黄芪多糖均有抗疲劳、抗缺氧、抗辐射、抗衰老以及耐低温和耐高温等作用。

此外，黄芪尚有扩张血管和冠状动脉、降低血压、强心、促进造血功能、保肝、抗炎、镇痛及抗溃疡等作用。

【功效】性温，味甘。能补气固表，托毒排脓，利尿，生肌。用于气虚乏力，中气下陷，久泻脱肛，表虚自汗，气虚水肿，内热消渴，子宫脱垂，慢性肾炎蛋白尿，痈疽难溃，久溃不敛。用量 9～30g。

【附注】1. 同属其他植物的根在某些地区也作黄芪用，如金翼黄芪 *Astragalus chrysopterus* Bge.，习称"小黄芪"或"小白芪"，产于河北、青海、甘肃、山西；多花黄芪 *A. floridus* Benth.，主产于四川、西藏；梭果黄芪 *A. ernestii* Comb.，主产于四川理塘一带，产量较大。

2. 常见的黄芪伪品有：豆科植物锦鸡儿 *Caragana sinica*（Buchoz）Rehd.、蓝花棘豆 *Oxytropis caerulea*（Pall.）DC.、草木樨 *Melilotus suaveolens* Ledeb.、白香草木樨 *M. albus Desr.*、紫苜蓿 *Medicago sativa* L.、锦葵科植物圆叶锦葵 *Malva rotundifolia* L. 等植物的干燥根，应注意鉴别。

〔附〕红芪 Hedysari Radix

本品为多序岩黄芪 *Hedysarum polybotrys* Hand. Mazz. 的干燥根。主产于甘肃南部，主销甘肃、广东、福建并出口。根圆柱形，长 10～50cm，直径 0.6～2cm；表面灰红棕色，具纵皱、少数支根痕及横长皮孔，栓皮剥落处淡黄色；质坚硬致密，断面纤维性，富粉质。粉末中晶鞘纤维极多，含晶细胞的壁不均匀增厚，非木化或微木化；纤维直径 5～22μm，断端平齐。含 1 - 3 - 羟基 - 9 - 甲氧基紫檀烷（1 - 3 - hydroxy - 9 - methoxy pterocarpan）、3 - 羟基 - 9 - 甲氧基香豆苯醚、3, 9 - 二羟基香豆苯醚、β - 谷甾醇、胡萝卜苷及 γ - 氨基丁酸等，前者有抗微生物活性，后者有降压作用。红芪亦有免疫促进作用及镇痛、抗炎作用。功效同黄芪。

*人 参

Ginseng Radix

【来源】为五加科植物人参 *Panax ginseng* C. A. Mey. 的干燥根。栽培品称"园参"，野生品称"山参"；将小山参移栽于适合山参生长的山林中，经 10 余年后采挖，称"移山参"。

【产地】园参主产于吉林，辽宁及黑龙江亦产；山参主产于东北三省，量少。

【采收加工】园参于 9~10 月间采收栽培 6 年以上的人参根，山参于 7 月下旬至 9 月果红熟时采挖，洗净。

1. 生晒参 全根晒干称"全须生晒参"；剪去小支根晒干者称"生晒参"。山参均加工成"全须生晒参"。

2. 红参 将鲜参捏去须根，蒸透（3~6h）后干燥，剪去支根和细根，再烘干。剪下的艼、支根、细根和须根，扎成小把，再烘干，称"红参须"。

3. 糖参 人参鲜根用沸水烫 15min 左右，用排针扎孔，灌糖，晾晒，再灌糖 1~2 次，晾晒，烘干。现已少生产。

4. 冻干参（活性参） 鲜参经真空冷冻干燥方法加工制成。

【化学成分】生晒参主要含人参皂苷（ginsenoside），多数为达玛烷型四环三萜皂苷，如人参皂苷 Ra_1、Ra_2、Ra_3、Rb_1、Rb_2、Rb_3、Rc、Rd、Re、Rf、Rg_1、Rg_2、Rg_3、Rh_1 及 20-葡萄糖人参皂苷 Rf 等；少数为齐墩果酸型（C 型）皂苷，如人参皂苷 Ro。由于苷元不同，达玛烷型皂苷又分为 20（S）-原人参二醇（protopanaxadiol）型皂苷（A 型）和 20（S）-原人参三醇型皂苷（B 型），以前一类型较多。皂苷中糖有葡萄糖、鼠李糖、木糖、阿拉伯呋喃糖、阿拉伯吡喃糖等。人参皂苷 Rd 是多种皂苷代谢后在肠道被吸收利用的主要形式，其对神经系统、心脑血管系统及肾功能均有良好的生理活性。

A 型和 B 型人参皂苷经酸水解后，由于 C_{20} 上的甲基与羟基发生差向异构并环合，分别得到人参二醇（panaxadiol）和人参三醇（panaxatriol），而不能得到真正的皂苷元。

尚从人参中分得多种成分：丙二酰基人参皂苷 Rb_1、Rb_2、Rc、Rd，20（R）-人参皂苷 Rh_2，20（S）-人参皂苷 Rh_2，人参皂苷 Rh_3、Rf_4，三七皂苷（notoginsenoside）R_1、R_4，西洋参皂苷 R_1，水杨酰胺（salicylamide），三七素（dencichine，即 $\beta-N-$乙二酰基$-L-\alpha$，$\beta-$二氨基丙酸）等。三七素有止血活性。

生晒参含挥发油约 0.12%，油中含 $\gamma-$榄香烯、$\beta-$金合欢烯、$\alpha-$愈创烯、蛇麻烯、艾里莫欢烯、$\beta-$广藿香烯、2,6-二特丁基$-4-$甲基苯酚、十七烷醇-1、$\beta-$榄香烯等 20 余种成分。尚含挥发性成分人参炔醇（panaxynol）、人参氧炔醇（panaxydol）。人参炔醇为抗菌的有效成分。

不同产地的人参挥发油的组成有显著不同。

此外，尚含单糖、双糖、叁糖、多糖、低分子肽类、多种氨基酸、有机酸与脂肪酸、维生素 B 和 C、烟酸、胆碱、果胶、微量元素等。人参多糖由人参淀粉和人参果胶两部分组成，具显著生理活性的主要是人参果胶。人参果胶中有两种酸性杂多糖 SA 与 SB，SA 以 $\beta-$（1→3）$-D-$半乳糖基为主链，SB 以 $\alpha-$（1→4）半乳糖醛酸为主链。

鲜人参根中尚含丙二酰基人参皂苷 Rb_1、Rb_2、Rc、Rd 等，这些人参皂苷不稳定，在人参加工过程中易被水解掉丙二酰基而生成相应的人参皂苷 Rb_1、Rb_2、Rc、Rd 等。上述丙二酰基人参皂苷在生晒参中含量极微，而红参中则几无存在。

红参另含特有成分 20（R）-人参皂苷 Rg_2，20（S）-人参皂苷 Rg_3，20（R）-人参皂苷 Rh_1，人参皂苷 Rh_2、Rs_1 和 Rs_2，2-甲基$-4-$吡喃酮$-3-O-\beta-D-$葡萄糖苷，20（R）-原人参三醇以及挥发性成分麦芽酚（maltol，即 3-羟基$-2-$甲基$-4-$吡喃酮），人参炔三醇（panaxytriol）。麦芽酚有显著的抗衰老活性，20（S）-人参皂苷 Rg_3、人参皂苷 Rh_2 有较强的抗肿瘤作用。

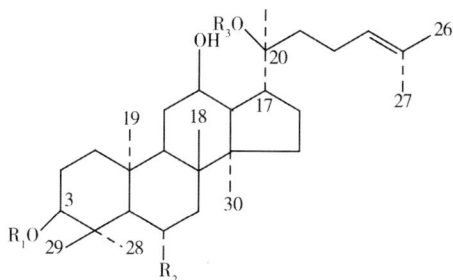

20（s）－原人参二醇　　　R_1，R_2，R_3 = H

20（s）－原人参二醇　　　R_1，R_3 = H　　R_2 = OH

	A 型皂苷			B 型皂苷		
	R_1	R_2	R_3		R_1	R_2	R_3

	R_1	R_2	R_3		R_1	R_2	R_3
R_{a1}	glc $\overset{2}{-}$ glc –	H	xy1 $\overset{4}{-}$ ara（p）$\overset{6}{-}$ glc –	R_e	H	rha $\overset{2}{-}$ glc – o –	glc –
R_{a2}	glc $\overset{2}{-}$ glc –	H	xy1 $\overset{2}{-}$ ara（f）$\overset{6}{-}$ glc –	R_f	H	glc $\overset{2}{-}$ glc – o –	H
R_{b1}	glc $\overset{2}{-}$ glc –	H	glc $\overset{6}{-}$ glc –	R_{g1}	H	glc – o –	glc –
R_{b2}	glc $\overset{2}{-}$ glc –	H	ara（p）$\overset{6}{-}$ glc –	R_{g2}	H	rha $\overset{2}{-}$ glc – o –	H
R_{b3}	glc $\overset{2}{-}$ glc –	H	xy1 $\overset{6}{-}$	R_{h1}	H	glc – o –	H
R_c	glc $\overset{2}{-}$ glc –	H	ara（f）$\overset{6}{-}$ glc –	20 – o – glc – R_f	H	glc $\overset{2}{-}$ glc – o –	glc –
R_d	glc $\overset{2}{-}$ glc –	H	glc –				

（p 吡喃糖；f 呋喃糖）

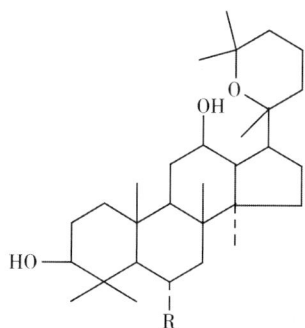

人参二醇　R = H

人参三醇　R = OH

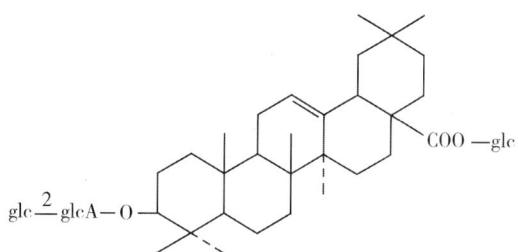

人参皂苷 R_0

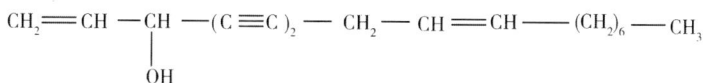

$$CH_2=CH-CH-(C\equiv C)_2-CH_2-CH=CH-(CH_2)_6-CH_3$$
$$|$$
$$OH$$

人参炔醇

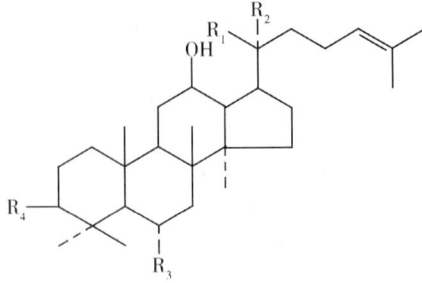

	R_1	R_2	R_3	R_4
20（S）人参皂苷 R_{g3}	OH	CH_3	H	glc $\overset{2}{-}$ glc
20（S）人参皂苷 R_{h1}	CH_3	OH	glc	OH
20（S）人参皂苷 R_{g2}	CH_3	OH	glc $\overset{2}{-}$ rha	OH

人参总皂苷含量（%），通常为：白干参 2% ~ 3.5%，红参 3.8% ~ 4.9%，糖参 1.13%，支根 6.5% ~ 12%，白干参须 9.3% ~ 12.3%，红参须 8.3% ~ 11.7%；根中又以皮部含量最高（7.0%），栓皮次之（2.4%），木部和髓部几不含有。各种皂苷的含量还因部位不同而有差异：参须含 Rb_1、Rb_2 和 Re 约 4%，白干参和红参仅含 0.4% ~ 0.5%；但后二者所含人参皂苷 Rg_1 较前者为多。随着生长年龄的增长，人参皂苷含量有所增加，前 4 年增加较快，4 至 6 年差异不大。不同生长期的人参皂苷含量，以夏季（5 ~ 8 月）采收的含量最高，9 ~ 11 月最低。中国、韩国和日本产人参中，人参总皂苷和单体皂苷的含量无显著差异。

【性状】生晒参：主根呈圆柱形或纺锤形，长 3 ~ 15cm，直径 1 ~ 2cm。表面淡黄白色或淡灰黄色，有明显纵皱纹及少数横长皮孔，上部有疏浅断续的横纹，下部常有支根 2 ~ 3 条及少数细侧根，长约至 12cm。顶端有短小的根茎（习称"芦头"），长 1 ~ 5.5cm，直径 0.3 ~ 1.5cm，上有茎痕（习称"芦碗"）数个，呈凹窝状，交互排列，有时具细长横伸的不定根（习称"艼"）。全须生晒参着生多数须状细根，有的具细小不明显的疣状突起（习称"珍珠点"）。主根质较硬，折断面平坦，淡黄白色，形成层环棕黄色，皮部有黄棕色点状树脂道及放射状裂隙；须根质脆。气特异，微香；味微苦、甘。

红参：主根长 3 ~ 10cm，表面棕红色，半透明，有时上部有不透明的灰黄色斑块（习称"黄马褂"），具纵沟、横纹及细根痕，下部有 2 ~ 3 条扭曲的支根。质硬脆，断面平坦，角质样。中心色较浅。

山参：主根与根茎等长或稍短，呈圆柱形或具 2 条短纺锤形支根而呈人字形，主根长 2 ~ 10cm，直径 1 ~ 2cm。表面灰黄色，细腻，有浅纵皱纹，上部有细密而深陷的环纹（习称"铁线纹"）。根茎较长而细（习称"雁脖芦"），上有多数密集的芦碗，并有纺锤形下垂的艼（习称"枣核艼"），须根疏散长须状，长约为主根的 2 ~ 3 倍，珍珠点较多而明显（图 8 – 17A）。

【显微特征】主根横切面：木栓层和栓内层均为数列扁平细胞。韧皮部外侧常有裂隙，并可见颓废筛管组织，内侧细胞较小而排列紧密，树脂道圆形或椭圆形，内含黄色分泌物，分泌细胞 1 ~ 2 列，近形成层处树脂道较多，排列成环。形成层环明显。木质部射线宽广，木质部束窄，导管多成单列，径向稀疏排列，导管旁偶有非木化纤维。薄壁细胞含众多淀粉粒，有的并含草酸钙簇晶。红参和糖参中淀粉粒多已糊化，其余与生晒参相同（图 8 – 17 B，C）。

粉末：淡黄色（生晒参）或红棕色（红参）。①树脂道碎片易见，内径 34 ~ 110μm，腔道内含金黄色或黄棕色块状分泌物，分泌细胞中含颗粒状物或油滴。②草酸钙簇晶直径 20 ~

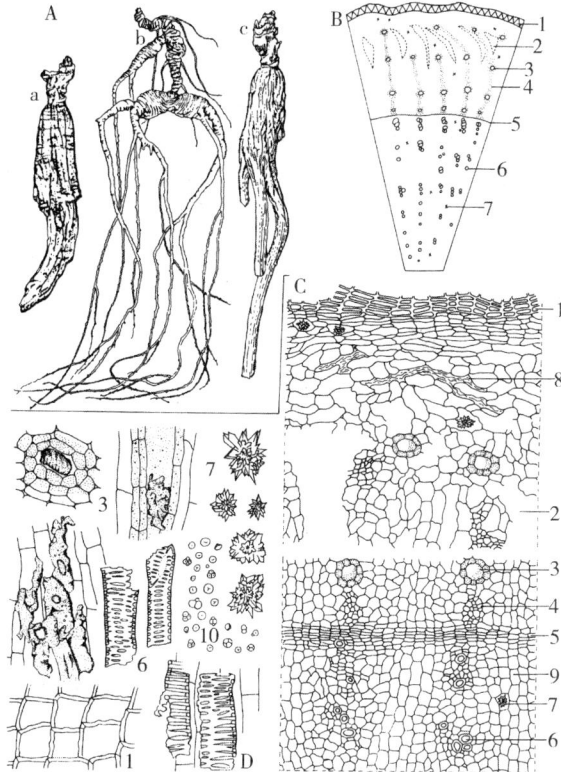

图 8 - 17　人参外形及显微特征

A. 生药外形：a. 糖参 b. 山参　c. 红参　d. 生晒参

B. 根横切面简图　C. 横切面详图　D. 粉末

1. 木栓层 2. 裂隙 3. 树脂道 4. 韧皮部 5. 形成层 6. 导管

7. 草酸钙簇晶 8. 颓废筛管组织 9. 射线 10. 淀粉粒

86μm，晶瓣先端大多锐尖。③导管以网纹和梯纹者多见，直径 17~50μm。④淀粉粒极多，单粒类球形，直径 2~20μm，脐点点状、裂隙状或飞鸟状，层纹不明显，复粒由 2~6 分粒组成。此外，尚有木栓细胞、螺纹导管、薄壁细胞等；如混有芦头，则可见细长厚壁木纤维（图 8-17D）。

【理化鉴别】1. 取粉末 0.5g，加乙醇 5ml，振摇，过滤；滤液少量置蒸发皿中蒸干，滴加三氯化锑三氯甲烷饱和溶液，蒸干显紫色。（甾萜类反应）

2. 薄层色谱：取粉末 1g，加三氯甲烷 40ml，水浴回流 1h，弃去三氯甲烷液，药渣挥尽残存溶剂，加水 0.5ml 拌匀湿润后，加水饱和的正丁醇 10ml，超声波处理 30min，吸取上清液，加 3 倍量的氨试液，摇匀，放置分层，取上层液蒸干后加甲醇 1ml 使溶解（总皂苷），点样于硅胶 G 薄层板上，以人参皂苷 Rb_1、Re、Rf、Rg_1 标准品混合溶液与标准生药溶液作对照，用三氯甲烷 - 乙酸乙酯 - 甲醇 - 水（15：40：22：10，10℃以下放置后的下层溶液）为展开剂，展开槽预饱和 15min，上行展开 12~14cm，取出晾干，喷以 10% 硫酸乙醇溶液，105℃加热数分钟至斑点显色清晰，置日光和紫外光灯（365nm）下观察，人参皂苷 Rb_1 在紫外灯下显橙黄色荧光，Re 和 Rg_1 显橙色荧光，在日光下均显紫红色斑点（图 8-18）。

【含量测定】人参皂苷是人参的主要有效成分，而Rb 组（即 A 型，包括 Ra、Rb、Rc、Rd、）、Rg 组（即 B 型，包括 Re、Rf、Rg）与 Ro 组（即 C 型）的人参皂苷的生理活性不尽相同；故在评价人参质量时，需测定总皂苷、分组皂苷及上述各组皂苷如人参皂苷 Rb_1、Re、及 Rg_1 的含量。总皂苷的测定可采用重量法及 TLC - 比色法，分组皂苷的测定亦可采用 TLC - 比色法，而各别皂苷的测定则可采用 TLCS 法或 HPLC 法。

人参皂苷 Rg_1、人参皂苷 Re 和人参皂苷 Rb_1 的 HPLC 法测定：色谱条件　以十八烷基硅烷键合硅胶为填充剂；以乙腈为流动相 A，以水为流动相 B，按规定程序进行梯度洗脱；检测波长为 203nm。理论板数按人参皂苷 Rg_1 峰计算应不低于 6000。

《中国药典》（2010 年版）规定，本品按干燥品计

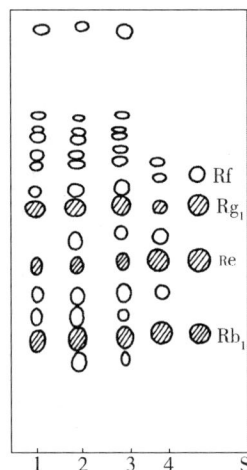

图 8 - 18　人参与西洋参薄层色谱图
1. 生晒参 2. 红参 3. 朝鲜红参
4. 西洋参　S. 人参皂苷标准品

算，含人参皂苷 Rg_1 和人参皂苷 Re 的总量不得少于 0.30%，人参皂苷 Rb_1 不得少于 0.20%。

【药理作用】**1. 适应原样作用**　人参能增强机体对各种有害因素的非特异性抵抗力，人参皂苷有抗疲劳、抗应激和抗突变作用。

2. 对中枢神经系统的调整作用　人参能调节中枢神经系统的兴奋过程与抑制过程的平衡，Rb 组人参皂苷有镇静作用，Rg 组人参皂苷则有兴奋作用。人参对学习记忆也有双相作用，Rg_1 能促进学习记忆的获得、记忆的保留和再现，而 Rb_1 则有抑制作用，总体上人参对学习、记忆有易化作用。

3. 对心血管系统的作用　人参对多种动物心脏均有先兴奋后抑制，小剂量兴奋，大剂量抑制的作用。人参皂苷可减慢心率及抗心律失常，红参醇提取物与水浸液均能直接兴奋心肌。人参对冠状动脉、脑血管与外周血管均有扩张作用。对血压，小剂量升压，大剂量降压；人参皂苷有先微升后下降的双相作用，Rb_1 有较强而持久的降压作用。人参及人参皂苷能显著提高动物的耐缺氧能力，红参的作用较活性参和生晒参强。

4. 对血液系统的作用　人参和人参皂苷对骨髓的造血功能有保护和刺激作用，并有抑制血小板聚集、降血脂和抗动脉粥样硬化的作用。人参和总皂苷无溶血作用，其中 A 型皂苷有抗溶血作用，B 型和 C 型皂苷则有溶血作用。

5. 对内分泌系统的作用　人参和人参皂苷能刺激垂体 - 肾上腺皮质系统功能，提高血浆中皮质酮水平，并有促性腺激素样作用。

6. 对物质代谢的影响　人参及其皂苷对机体各组织的 RNA 和蛋白质合成均有促进作用；对不正常的血糖水平有调节作用，人参多糖有降血糖作用；并能促进大鼠肝内胆固醇合成，使高脂动物的胆固醇降低。

此外，人参及人参多糖尚有免疫增强和调节作用，抗衰老、抗肿瘤与保护肝脏等作用。

【功效】性平，红参性温；味甘、微苦。大补元气，复脉固脱，补脾益气，生津，安神，益智。用于体虚欲脱，肢冷脉微，肺虚喘咳，惊悸失眠，神经衰弱，精神倦怠及各种气血津液不足证。用量 3 ~ 9g。另煎兑服；也可研粉吞服，一次 2g，一日 2 次。不宜与藜芦、五灵脂同用。

【附注】1. 人参根茎、茎叶、花蕾、果实中亦含多种人参皂苷，总皂苷含量均较人参高：果中达20%，花蕾中15.0%，茎叶中7.0%～12.5%，根茎中7.26%，主要人参皂苷也相同；且从人参茎叶中分得人参皂苷 F_1、F_2、F_3、Rh_3 和 Rg_4，花蕾中分得特有成分人参皂苷 RM7cd。但各种皂苷含量与人参不同：参芦中以人参皂苷 Rg 含量较高，而参根中则 Rb 含量较高；两者所含 Rb/Rg 的比值不同：前者0.50，后者为1.04。参芦有明显溶血作用，并曾用作涌吐剂。上述部分的许多药理作用也与人参相似，其中花、果和叶均已开发成多种保健品和化妆品。

2. 高丽参：来源与人参相同，产于朝鲜与韩国。商品有红参和白参两种。红参又称"别直参"，加工方法与中国红参相似，唯压成方柱形；白参是将鲜参用沸水浸煮片刻后，再干燥。红参芦头较粗，几与参体等宽，芦碗明显，常有双芦，习称"蝴蝶芦"，单芦者称"独碗芦"，参体呈不规则方柱形，稀分枝，肩部横平，习称"平肩"或"将军肩"；表面棕褐色，断面具光泽；香气浓郁，味甘苦而持久。

3. 人参常见的伪品有：① 商陆科植物商陆 *Phytolacca acinosa* Roxb. 或美洲商陆 *P. americana* L. 的根；② 茄科植物华山参 *Physochlaina infundibularis* Kuang 的根；③马齿苋科锥花土人参（栌兰）*Talinum paniculatum*（Jocq.）Gaertn. 的根；④豆科植物野豇豆 *Vigna vexillata*（L.）Benth. 的根。

〔附〕西洋参 Panacis Quinquefolii Radix（Radix Quinquefolii）

本品为五加科植物西洋参 *Panax quinquefolium* L. 的干燥根。又称"花旗参"，"洋参"。主产于美国北部及加拿大，我国华北、东北和山西已有大量栽培，并供国内市场销售。根圆柱形或长纺锤形，长2～6cm，直径0.5～1.5cm，芦头大部除去，仅留长约1mm的残基，无侧根和须根；表面淡棕黄色或类白色，上部有密集的横环纹，全体具细纵皱纹；质地较轻松，折断面平坦，淡黄白色，近形成层处棕色环较深，散有多数红棕色树脂道；气微香，味微苦回甜。显微特征与人参相似。含皂苷6.4%～7.3%，有人参皂苷 Ro、Rb_1、Rb_2、Rb_3、Rc、Rd、Re、Rg_1、Rg_2、Rg_3、Rh_1、RA_0，伪人参皂苷苷（pseudoginsenoside）F_{11}，西洋参皂苷（quinquenoside）R_1 等；尚含多种氨基酸、有机酸及微量挥发油，还分得有降血糖活性的西洋参多糖（karusan）A～E。西洋参有镇静、抗惊厥、抗缺氧、抗应激、免疫增强作用以及增加心肌血流量、降低冠脉阻力、减少心肌耗氧量、抗心律失常等药理作用。本品性凉，味甘、微苦；能补气养阴，清热生津。用于气虚阴亏，虚热烦倦，咳喘痰血，内热消渴，口燥咽干。用量3～6g，另煎兑服。不宜与藜芦同用。

近年来，以生晒参伪充西洋参的现象时有发生。两者的鉴别可采用薄层色谱法、高效液相色谱法，两者的色谱图既相似又有区别：人参含人参皂苷 Rf，而西洋参不含；而西洋参含伪人参皂苷苷 F_{11}，而人参不含（图5-6和图5-8）。利用两者木栓细胞形态上的不同也是简便的鉴别方法：取距顶瑞2cm处的外皮经硝铬酸解离后观察，人参的木栓细胞多数为横卧的长方形或长方多角形，西洋参的则多数为直立的长方形或长方多角形。

＊三　　七

Notoginseng Radix

【来源】为五加科植物三七 *Panax notoginseng*（Burk.）F. H. Chen 的干燥根。

【产地】主产于云南东部（滇七）及广西西部右江流域的田东、田阳等县（田七）。多为栽培。

【采收加工】定植3~4年后即可采收。一般于7月开花前采挖，称"春七"，根饱满，质佳；11月种子成熟后采挖，称"冬七"，根较松泡，质较次。挖出的根，除去地上部分及泥土，将芦头、侧根、细根剪下，分别晒干。主根（习称"三七头子"）晒至半干时，用手搓揉，以后边晒边搓，直至全干，称"毛货"；将毛货置麻袋中（或加蜡块）反复冲撞，使表面光滑，即为成品。剪下的芦头称"剪口"，较粗支根称"筋条"，细支根及须根称"绒根"，亦供药用。

【化学成分】含总皂苷4.42%，主要为人参皂苷Rg1（1.9%）和Rb1（1.8%），尚含人参皂苷Rd、Re、Rg₂、Rh₁及20（S）－人参皂苷Rg₃，不含人参皂苷Ro。另含三七皂苷（notogin-senoside）R₁、R₂、R₃、R₄、R₆，七叶胆苷（gypenoside）ⅩⅦ，槲皮素及其苷，多糖，挥发油与多种氨基酸等。从三七中还分得止血成分三七素（田七氨酸，dencichine），含量高达0.9%。

尚含挥发性成分人参炔醇、人参环氧炔醇及β-谷甾醇。

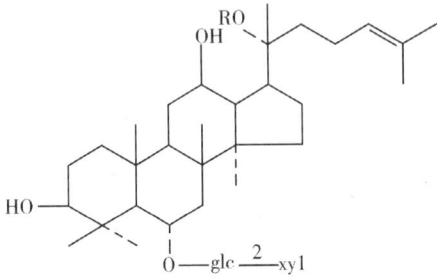

三七皂苷R₁　　R = glc
三七皂苷R₂　　R = H

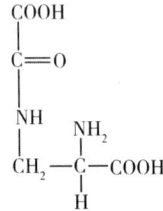

田七氨酸

【性状】根类圆锥形、纺锤形、类圆柱形或不规则块状，长1~6cm，直径1~4cm。表面灰黄色（铜皮）或灰褐色（铁皮），有蜡样光泽，具多数断续细纵纹及少数横长皮孔，顶端有根茎痕，周围有瘤状突起（习称"狮子头"），下部有支根断痕。体重，质坚实，难折断，断面灰绿色、灰棕色或灰黑色，击碎后皮部与木部分离，皮部有棕色细小树脂道斑点，木部微显放射状纹理。气微，味苦，后回甜（图8-19）。

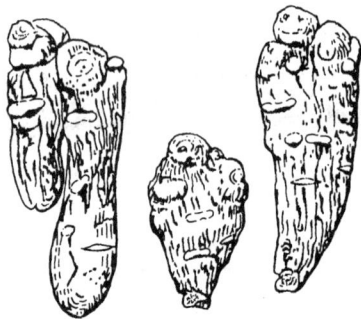

【理化鉴别】1. 取粉末2g，加甲醇15ml，温浸30min，过滤。取滤液1ml，水浴蒸干，加醋酐1ml与硫酸1~2滴，显黄色，渐变红色、紫色、蓝色、污绿色（甾类）；另取滤液数滴点于滤纸上，干后置紫外光灯（365nm）下观察，显浅蓝色荧光，滴加硼酸的丙酮饱和溶液与10%枸橼酸溶液各数滴，干后置紫外光灯下观察，显强黄绿色荧光（黄酮类）。

2. 薄层色谱：取生药粉末0.5g，加水约5滴，拌匀，再加水饱和的正丁醇5ml，密塞，振摇约10min，放置2h，离心。取上清液，加3倍量以正丁醇饱和的水，摇匀，放置待分层（必要时离心），取正丁醇，置

图8-19 三七外形

蒸发皿中，蒸干，残渣加甲醇 1ml 溶解。甲醇溶液点样于硅胶 G 薄层板上，以人参皂苷 Rb_1、Re、Rg_1 和三七皂苷 R_1 标准品溶液作对照，用三氯甲烷 – 甲醇 – 水（15∶22∶10，10℃以下放置后的下层溶液）为展开剂，展开槽预饱和 15min，在 10℃以下上行展开 7cm；取出晾干，喷以 10% 硫酸乙醇溶液，105℃加热至斑点清晰，置紫外光灯（365nm）下观察，斑点显黄绿色荧光（图 8 – 20）。

【含量测定】三七中所含人参皂苷及三七皂苷是其主要有效成分；因此，可通过测定三七总皂苷含量控制和评价生药品质。根据人参皂苷和三七皂苷可与香草醛 – 高氯酸试剂反应生成紫色溶液，在 560nm 波长有特征吸收，故可应用比色法或分光光度法测定总皂苷含量。但生药中存在的甾醇、色素及糖类对测定有干扰，故须净化总皂苷：用石油醚除去脂溶性杂质，用氧化铝和大孔吸附树脂混合柱（下层为树脂，上层为氧化铝）处理除去树脂、色素及糖类。亦可经色谱分离后应用薄层扫描法或高效液相色谱法测定各别皂苷的含量。

1. 总皂苷的测定 精密称取生药粉末 1g，置具塞三角烧瓶中，准确加入甲醇 25ml，摇匀，室温冷浸 24h，振摇 15min，离心。精密吸取上清液 2ml，挥去甲醇，残渣加水 2ml 溶解，继用石油醚提取（10ml × 2），合并石油醚，用少量水洗涤，洗液与水层合并，在水浴蒸至近 1ml，加入于已处理好的氧化铝 – 大孔树脂混合柱（70 × 6mm），先用水 10ml 洗涤除去糖类，继用 70% 乙醇 15ml 洗脱总皂苷，收集乙醇液，水浴蒸干。残渣加甲醇溶解并定容至 2.0ml，放置过夜。精密吸取上清液 10 ~ 20μl，于具塞磨口试管中，加新配制的 5% 香草醛乙酸溶液 0.2ml，高氯酸 0.8ml，60℃水浴加热 15min，流水冷却，加入冰醋酸 5.0ml，摇匀，于 560nm 波长处测定吸收度，从三七皂苷 R_1 或人参皂苷 Rg_1 的标准曲线上查得样品中皂苷的 μg 数，并换算成生药中的总皂苷含量。

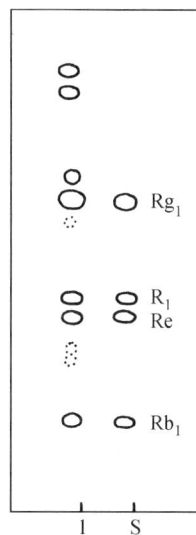

图 8 – 20 三七薄层色谱图
1. 三七 S. 标准对照品：
人参皂苷 Rb_1、Re、Rg_1，三七皂苷 R_1

2. 人参皂苷 Rb_1、Rg_1 和三七皂苷 R_1 的 TLCS 法测定 精密称取本品粉末（过三号筛）0.5g，置索氏提取器中，加乙醚适量，加热回流 1h，弃去乙醚液，药渣挥去乙醚，置于索氏提取器中，加甲醇适量，加热提取至甲醇无色，取甲醇提取液，挥干，残渣加甲醇使溶解，定量转移至 20ml 量瓶中，加甲醇至刻度，摇匀，作为供试品溶液。精密吸取供试品溶液 2μl 与人参皂苷 Rb_1、人参皂苷 Rg_1 及三七皂苷 R_1 对照品溶液（各含 0.5mg/ml）各 4μl，分别交叉点样于同一块硅胶 G 薄层板上，以三氯甲烷 – 甲醇 – 水（13∶7∶2，10℃以下放置 12h 的下层溶液）为展开剂，展开，取出，晾干，喷以 10% 硫酸乙醇溶液，在 110℃加热至斑点显色清晰，取出，在薄层板上覆盖同样大小的玻璃板，周围用胶布固定，照薄层扫描法进行扫描，波长：$\lambda_S = 510nm$，$\lambda_R = 700nm$，测量供试品与对照品各斑点的吸收度积分值，计算样品中人参皂苷 Rb_1、人参皂苷 Rg_1 和三七皂苷 R_1 的含量。

3. 人参皂苷 Rg_1、人参皂苷 Rb_1 及三七皂苷 R_1 的 HPLC 法测定 色谱条件：以十八烷基硅烷键合硅胶为填充剂；以乙腈为流动相 A，以水为流动相 B，按规定程序进行梯度洗脱；检测波长为 203nm。理论板数按三七皂苷 R_1 峰计算应不低于 4000。

《中国药典》（2010 年版）规定，本品按干燥品计算，含人参皂苷 Rg_1、人参皂苷 Rb_1 及三七皂苷 R_1 的总量不得少于 5.0%。

【药理作用】**1. 止血作用** 三七能显著缩短出血和凝血时间，三七素有极强的止血作用，三七素 7mg，出血时间缩短 5min，而止血环酸（transamine）100mg 仅缩短 30 秒。

2. 抗炎作用　三七及总皂苷对多种实验性动物炎症模型均有显著的抗炎作用。

3. 镇静、抗惊厥和镇痛作用　三七及叶、花总皂苷均有明显的镇静和抗惊厥作用，对热刺激和化学性刺激引起的疼痛亦有显著的镇痛作用。

4. 免疫增强作用　三七总皂苷能显著提高巨噬细胞的吞噬能力，提高血液白细胞总数及淋巴细胞百分比。

5. 对心血管系统的作用　三七总皂苷对多种实验性心律失常均有一定程度的对抗作用；三七、三七总皂苷及三七总黄酮能显著增加冠脉流量、对抗实验性心肌缺血，三七总皂苷并有扩张血管、降低血压及抗动脉粥样硬化作用。

此外，三七尚有降血脂、降血糖、抗利尿、抗氧化、抗衰老、抗休克、抗实验性肝损伤、抗溃疡以及促蛋白合成等作用。

【功效】性温，味甘、微苦。能散瘀止血，消肿止痛。用于咯血，吐血，衄血，便血，崩漏，胸腹瘀血刺痛，跌打肿痛，外伤出血及痈肿；打碎油炸后碾粉（"熟三七粉"），能补血和血，用于失血、贫血。用量 3～9g，研末吞服每次 1～3g；熟用 9～15g；外用适量。

【附注】1. 三七茎、叶、花均含皂苷类成分，并有类似三七的药理作用。但三七叶、花、果中总皂苷含量很低，且不含人参皂苷 Rc、Rg_1、Rg_2、Rh_1、F_2，三七皂苷 $R_{1～4,6}$ 及七叶胆苷 XⅧ，主要成分人参皂苷 Rb_1 也较主根（三七）低得多；根茎所含总皂苷及主要皂苷成分的含量虽然比主根高，但也不尽相同。如根茎不含三七皂苷 R_3、R_6 及七叶胆苷 XⅦ 等。一种中药的药效主要取决于其中所含化学物质的种类、数量以及各成分之间的含量比例。《中国药典》（2010 年版）将三七根茎与根同条收载、等同入药，值得商榷。

2. 民间将菊科植物菊三七 *Gynura segetum*（Lour.）Merr. 的根茎及景天科植物景天三七 *Sedum aizoom* L. 或费菜 *S. kamtschaticum* Fisch. 的根茎、根或全草称"土三七"，均不宜作三七药用。其中菊三七碱可引起广泛性肝坏死，并有致癌作用。

3. 常见的三七伪品有：以姜科植物莪术、高良姜的根茎经手工雕刻伪充，或以兰科植物白及、落葵科植物藤三七 *Boussingaultia gracilis* Miers var. *pseudobaselloides* Bailey 的珠芽伪充，甚至有以树脂或木薯粉等经模压仿制的。

＊当　归
Angelicae Sinensis Radix

【来源】为伞形科植物当归 *Angelica sinensis*（Oliv.）Diels 的干燥根。

【产地】主要栽培于甘肃岷山山脉的岷县（古秦州，故称"秦归"）、武都等地以及云南（云归）；四川（川当归）、陕西亦产。

【采收加工】秋末采挖移栽当年的根，除去地上茎、细小须根及泥土，晾至半干后，捆成小把，上棚，用烟火慢慢熏干。

【化学成分】主要含挥发油和水溶性成分。挥发油含量达 0.4%，油中含 29 种以上化合物，包括中性、酚性和酸性成分，其中正丁烯酞内酯（正丁烯基苯酞，n－butylidenephthalide）约占 11.3%，有特殊香气，藁本内酯占 44.16%～78.35%，均为抗胆碱（解痉）的有效成分。水溶性成分有阿魏酸（ferulic acid）、丁二酸（succinic acid）、烟酸（nicofinic acid）、维生素 B_{12}、胆碱（choline）、尿嘧啶、多糖等，其中阿魏酸有抑制血小板聚集的作用。此外，尚含黄酮类、氨基酸、维生素 A 等。

当归的不同部位，阿魏酸含量的高低顺序依次为：归尾（0.063%）＞归身（0.046%）＞归头（0.034%）。不同产地的当归中阿魏酸含量差异较大（0.017%～0.91%）。

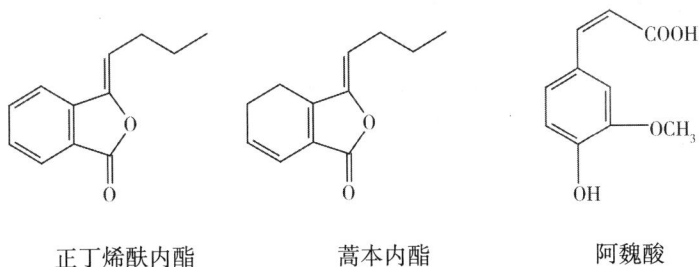

正丁烯酞内酯　　　　　蒿本内酯　　　　　阿魏酸

【性状】根头（归头）及主根（归身）粗短，略呈圆柱形，长1.5～3.5cm，直径1.5～3cm；顶端残留多层鳞片状叶鞘残基，下端参差地分出2～10多条扭曲的支根（归尾），长10～22cm，直径0.3～1cm。表面黄棕色或暗棕色，有不规则纵皱纹及横向椭圆形皮孔，主根具横纹，支根有少数细根痕。质较柔软，断面黄白色或淡黄棕色，皮部有多数棕色油点及裂隙，形成层环棕色，木部色较淡，射线细密；根头断面髓部也散布油点。香气浓郁特异，味甘、辛、微苦，有麻舌感（图8－21A）。

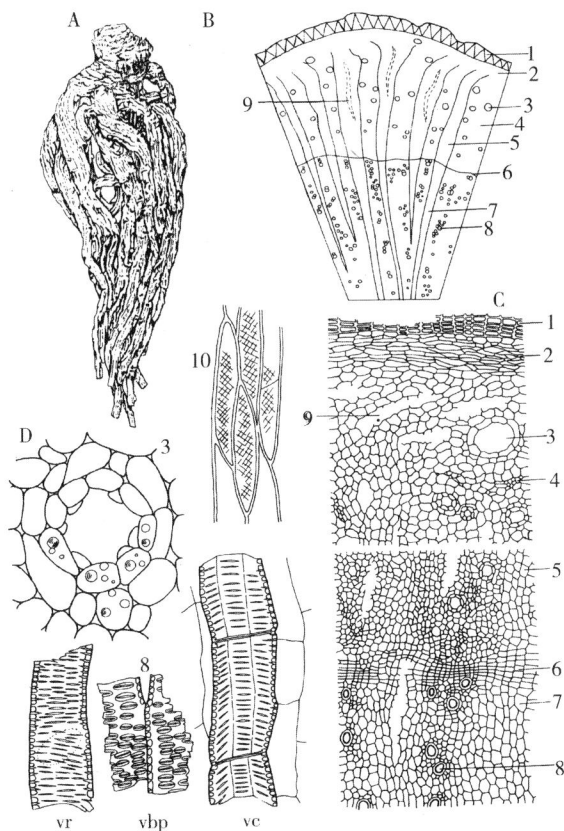

图8－21　当归外形及显微特征

A. 生药外形　B. 根横切面简图　C. 横切面详图　D. 粉末

1. 木栓层　2. 皮层　3. 油室　4. 韧皮部　5. 韧皮射线

6. 形成层　7. 木射线　8. 导管　9. 裂隙　10. 纺锤形韧皮薄壁细胞

【显微特征】主根横切面：木栓层为数列木栓细胞。皮层窄。韧皮部宽广，有多数分泌腔（主要是油室，也有油管）散在，外侧较大，向内渐小，呈类圆形，直径 25～220μm，周围分泌细胞 6～10 个，内含黄色分泌物；韧皮射线稍弯曲，有裂隙。形成层成环。木射线宽至 10 余列细胞，导管单个或数个成群，稀疏径向排列。薄壁细胞含淀粉粒（图 8-21B，C）。

粉末：米黄色。①纺锤形韧皮薄壁细胞壁稍厚，表面具微细斜向交错的纹理，有的具 1～2 个菲薄横隔。②油室及油管碎片时可察见，内含挥发油滴。③梯纹及网纹导管直径 13～80μm，并有具缘纹孔及螺纹导管。此外，尚有木栓细胞、淀粉粒、偶见木纤维（图8-21D）。

【理化鉴别】薄层色谱：取本品粉末 3g，加 1% $NaHCO_3$50ml，超声波提取（阿魏酸与内酯类开环成钠盐而溶于水），提取液用稀盐酸调节 pH 2～3（阿魏酸与内酯类游离而溶于乙醚），继用乙醚提取，合并乙醚液，蒸干，残渣甲醇 1ml 溶解，点样于硅胶 G 薄层板上，以阿魏酸、藁本内酯标准品溶液作对照，以环己烷-二氯甲烷-乙酸乙酯-甲酸（4:1:1:0.1）展开，取出，晾干，置紫外光灯（365nm）下观察。供试品色谱中，在与对照品色谱相应位置上，显相同颜色的斑点。

【含量测定】藁本内酯、正丁烯酰内酯及阿魏酸是当归的主要有效成分，前二者具挥发性，可采用气相色谱法测定它们的含量；后者因具酚性羟基，可与磷钨酸-磷钼酸试剂（Folin 试剂）反应生成蓝色溶液，故可应用薄层色谱-比色法测定其含量；亦可应用 HPLC 法测定。

1. 挥发油的测定   按照《中国药典》（2010 年版）附录挥发油测定法测定，本品含挥发油不得少于 0.4%（ml/g）。

2. 藁本内酯与正丁烯酰内酯的 GC 法测定   用己烷提取或水蒸气蒸馏法得到当归挥发油，供进样用。色谱条件：色谱柱（2m×4mm），3% OV-101 固定液，Gas chrom Z 担体（80～100 目），氢焰电离检测器，气化室和检测器温度 230℃，柱温 120℃，程序升温 6℃/min 到 220℃，保持 5min，载气为氮气（40ml/min）、氢气（30ml/min）、空气（200ml/min）。

3. 阿魏酸的 HPLC 法测定   色谱条件   以十八烷基硅烷键合硅胶为填充剂；以乙腈-0.085% 磷酸溶液（17:83）为流动相；检测波长为 316nm；柱温 35℃。理论板数按阿魏酸峰计算应不低于 5000。《中国药典》（2010 年版）规定，本品按干燥品计算，含阿魏酸不得少于 0.050%。阿魏酸的测定还有薄层扫描法。

【药理作用】**1. 对子宫的作用**   当归对已孕、未孕的离体和在体子宫均有双向作用，高沸点（180～210℃）挥发油有迅速而持久的抑制作用，挥发油且能对抗肾上腺素、垂体后叶素或组胺对子宫的兴奋作用；而水或醇溶性非挥发性物则有兴奋作用。上述作用并与子宫的机能状态有关：子宫内未加压时，当归轻度抑制子宫收缩，使子宫肌肉弛缓、血流通畅、局部营养改善；当子宫内加压时，则使子宫收缩由无节律变为有节律，且节律变慢，收缩力增加。

2. 抗凝血与抗贫血作用   当归水煎液及阿魏酸对花生四烯酸等各种诱导剂诱导的血小板聚集有显著抑制作用，并有明显的抗血栓作用。当归水浸液能显著促进血红蛋白及红细胞的生成，当归多糖对贫血小鼠的红细胞、血红蛋白、白细胞和股骨有核细胞数的恢复有显著促进作用。

3. 抗炎、镇痛作用   当归水煎液对多种致炎剂引起的急、慢性炎症均有显著的抑制作用，并能降低血管通透性，尚有明显的镇痛作用 [ID_{50} 为 65.9mg（生药）/kg]。

此外，当归尚有扩冠、降压、增加冠脉血流量、降低心肌耗氧量、抗心肌缺血、抗心律失常、降血脂、抗氧化、清除自由基、抗辐射、抗肿瘤、免疫增强、保肝利胆与广谱抗菌等作用。当归挥发油有平喘作用，藁本内酯有较强的镇静作用。

【功效】性温，味甘、辛。能补血活血，调经止痛，润肠通便。用于血虚萎黄，眩晕心悸，月经不调，经闭痛经，虚寒腹痛，风湿痹痛，跌打损伤，痈疽疮疡，肠燥便秘。用量6～12g。

﹡川　芎
Chuanxiong　Rhizoma

【来源】为伞形科植物川芎 *Ligusticum chuanxiong* Hort. 的干燥根茎。

【产地】主产于四川都江堰（旧称灌县）、崇庆等地。平原栽培者，称"坝川芎"，质佳；山地栽培者称"山川芎"，质次。

【采收加工】平原栽培者栽后第二年6～7月间，山地栽培者栽后第二年8～9月，当茎基的节盘（习称"苓子"，可供繁殖）显著突出，并略带紫色时采挖，除去泥沙，炕干，再去须根。

【化学成分】**1. 挥发油**　约1%，已鉴定出40多个化合物，主要有藁本内酯（58.00%），正丁烯酞内酯（5.29%），丁基酞内酯（butylphthalide）、川芎酞内酯（senkyunolide）、蛇床内酯（cnidilide）、新蛇床内酯（neocnidilide）等苯酞衍生物以及香桧烯（6.08%）、匙叶桉油烯醇等。

2. 生物碱　川芎嗪（即四甲基吡嗪，tetramethylpyrazine）、黑麦草碱（pelolyrine）、1 -（5 - 羟甲基 - 2 - 呋喃基）- β - 卡啉、胆碱等。

3. 有机酸　阿魏酸、瑟丹酸（sedanonic acid）、咖啡酸、原儿茶酸、香草酸、叶酸等。

此外，尚含腺嘌呤、腺苷、大黄酚、苯乙酸甲酯、瑟丹酸内酯、川芎三萜、洋川芎醌等。

【性状】根茎呈不规则结节状拳形团块，直径2～7cm。表面深黄棕色，粗糙皱缩，有多数隆起的环状轮节，其顶端有类圆形凹窝状茎痕，下侧及轮节上有多数细小瘤状根痕。质坚实，饮片边缘不整齐，形似蝴蝶（习称"蝴蝶片"），切面类黄色，形成层呈波状环纹，黄棕色油点（油室）随处可见。香气浓郁特异，味苦辛，微回甜，稍有麻舌感（图8 - 22）。

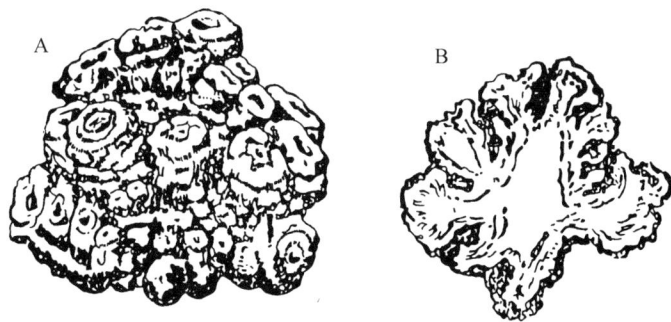

图8 - 22　川芎外形
A. 生药外形　B. 饮片

【理化鉴别】1. 取粉末0.5g，加乙醚适量，冷浸1h，过滤，滤液浓缩至1ml，加7%盐酸羟胺甲醇液2～3滴、20%氢氧化钾乙醇液3滴，微热，冷却后加稀盐酸调至pH 3～4，再加1%三氯化铁乙醇液1～2滴，醚层界面处显紫红色。（内酯反应）

2. 薄层色谱：取粉末 1g，加乙醇适量，冷浸 4h，过滤。滤液挥干，残渣加三氯甲烷 1ml 溶解，点样于氧化铝 – CMC 薄层板上，以川芎嗪标准品溶液作对照，用石油醚 – 三氯甲烷（1∶1）展开 17cm，碘化铋钾试液显色。供试品色谱中，在与川芎嗪标准品相对应的位置，显相同的桔黄色斑点。

【含量测定】川芎嗪和阿魏酸是川芎的主要有效成分。前者易溶于热水、石油醚或环己烷，不溶于冷水，具生物碱的通性，在 280nm 处有最大吸收，故可采用紫外分光光度法测定其含量；后者可应用高效液相色谱法测定。此外，尚有气相色谱法、非水滴定法及极谱法等。

阿魏酸的 HPLC 法测定：色谱条件 以十八烷基硅烷键合硅胶为填充剂；以甲醇 – 1% 乙酸溶液（30∶70）为流动相；检测波长为 321nm。理论板数按阿魏酸峰计算应不低于 4000。《中国药典》（2010 年版）规定，本品按干燥品计算，含阿魏酸不得少于 0.10%。

【药理作用】**1. 对心血管系统的作用** 川芎及川芎嗪能扩张冠脉、显著增加冠脉血流量，对实验性心肌缺血与心律失常有保护作用，并有显著而持久的降压作用。

2. 改善脑循环及微循环 川芎及川芎嗪能显著增加脑血流量，降低血管阻力，显著减轻脑缺氧及脑组织损伤，对慢性微循环障碍有明显的调理作用。

3. 抗血栓作用 川芎嗪对 ADP 等诱导的血小板聚集有强烈抑制作用，对已聚集的血小板有解聚作用；并能降低血液黏度，改善血液流变性。

4. 对子宫作用 川芎浸膏能使离体或在体子宫的收缩增强；而川芎嗪则对子宫自动收缩频率和幅度有剂量依赖性抑制作用。

此外，尚有镇静、镇痛、扩张静息支气管、延缓慢性肾损伤、促进骨髓造血、调节免疫功能、抗癌、抗氧化、抗放射及抗菌等作用。

【功效】性温，味辛。能活血行气，祛风止痛。用于胸痹心痛，胸胁刺痛，跌打肿痛，月经不调，经闭痛经，癥瘕腹痛，头痛，风湿痹痛。用量 3～10g。川芎及川芎嗪注射液治疗冠心病及脑血管疾病有显著疗效。

＊柴　　胡
Bupleuri　Radix

【来源】为伞形科植物柴胡 *Bupleurum chinense* DC. 或狭叶柴胡 *B. scorzonerifolium* Willd. 的干燥根。前者习称"北柴胡"，后者习称"南柴胡"。

【产地】北柴胡主产于东北及华北地区，南柴胡主产于东北、华北、内蒙古及华东等地。

【采收加工】春、秋季采挖根，晒干。以秋季采挖，质佳。

【化学成分】根含三萜皂苷约 2%，少量挥发油（0.08%～0.15%）、甾醇类及多糖。主要有柴胡皂苷（saikosaponin）a～d，狭叶柴胡尚含 6″– O – 乙酰柴胡皂苷 a 和 d。以柴胡皂苷 c 含量较高，但柴胡皂苷 a 和 d 的生理活性较强；水解得柴胡皂苷元（saikogenin）E、F 和 G。尚含 α – 菠菜甾醇、Δ^7 – 豆甾烯醇、Δ^{22} – 豆甾烯醇、豆甾醇、侧金盏花醇、白芷素等；狭叶柴胡根中尚含柴胡醇。地上部分主要含黄酮类，尚含少量皂苷类、木脂素类、香豆素类等。从南柴胡地上部分分得槲皮素、异槲皮素、异鼠李素、芸香苷等。

柴胡皂苷以北柴胡的含量较高（1.3%～2.4%），南柴胡的较低（0.15%～1.8%）；并主要存在于根的皮部，且随生长年龄的增长和根的增粗而含量逐渐降低。又以营养期、开花期、结果期采收，根中总皂苷及柴胡皂苷 a、d 的含量较高，萌芽期及枯萎期的含量较低。

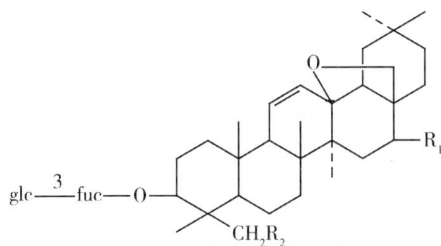

	R_1	R_2
柴胡皂苷 a	$\beta - OH$	OH
柴胡皂苷 d	$\alpha - OH$	OH

【性状】北柴胡：根圆柱形或长圆锥形，长 6～15cm，直径 0.3～1.2cm；顶端残留 2～10个茎基，下部多有分枝。表面淡棕色或棕褐色，近根头部有横皱纹，渐至下部有不规则纵皱纹，并有细小支根痕及皮孔。质坚韧，不易折断（故又称"硬柴胡"），断面片状纤维性，皮部淡棕色，木部淡黄白色。气微香，味微苦、辛（图8－23A）。

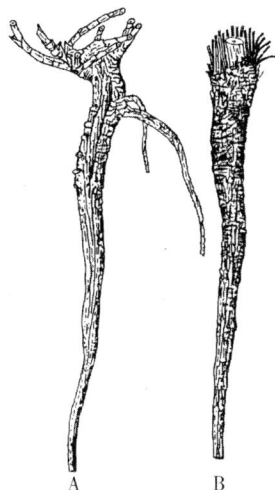

图 8－23 柴胡外形
A. 北柴胡 B. 南柴胡

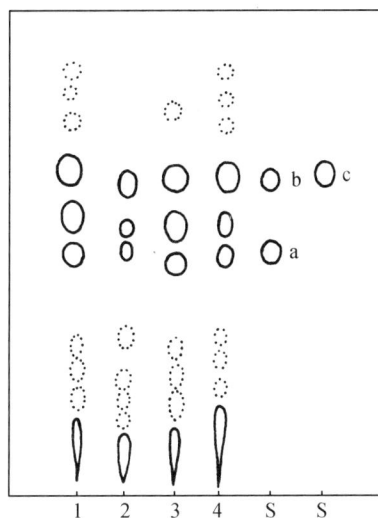

图 8－24 柴胡及类似品的薄层色谱图
1. 柴胡 2. 狭叶柴胡 3. 膜缘柴胡 4. 大叶柴胡
S. 对照品：a. 柴胡皂苷 c，b. 柴胡皂苷 a，c. 柴胡皂苷 d

南柴胡：根较细，呈长圆锥形，长 4～10cm，直径 0.2～0.6cm，常弯曲，少分枝；表面红棕色或棕褐色，故又称"红柴胡"；根头稍膨大，有众多纤维状叶鞘残基，残留茎基 1 个，偶有 2～3 个，有时带幼嫩地上部分。质较脆，易折断，断面木部黄白色，裂片状。具败油气，味淡（图8－23B）。

【理化鉴别】1. 取生药粉末 0.5g，加水 10ml，用力振摇，产生持久性泡沫（皂苷类）。

2. 取根的横切片，滴加无水乙醇和浓硫酸的等量混合液，置显微镜下观察，数分钟后产生黄绿色，渐变为绿色、蓝绿色、蓝色，持续 1h 以上（柴胡皂苷反应）。

3. 薄层色谱：按常规方法提取柴胡总皂苷。取少量溶解于甲醇中，点样于硅胶 G 薄层板上，并以柴胡皂苷 a、c、d 标准品溶液与标准生药溶液作对照，用三氯甲烷－甲醇－水（80：20：2）上行展开二次，展距 12cm，喷以 10% 磷钼酸乙醇溶液，供试品色谱中，在与标准品标准生药相对应的位置上应有相同的蓝色斑点（图8－24）。

【含量测定】柴胡皂苷 a 和 d 是柴胡的主要有效成分。它们在紫外光区无吸收，但经酸温和处理后，C_{13} 和 C_{28} 之间的醚键开裂定量地转变为二烯体柴胡皂苷 a_1 和 d_1（图 8 – 25），在 250nm 波长处有明显吸收，故可用薄层色谱分离后，采用光密度法或紫外分光光度法测定它们的含量。亦可应用高效液相色谱法测定它们的含量，用于生药的质量控制和品质评价。

1. 柴胡皂苷 a 和 d 的 TLCS 法测定　精密称取生药粉末 0.5g，加甲醇 20ml，密塞，称重，浸提 48h，超声波处理 6 次，每次 30min，加甲醇补足至原重。精密吸取上清液 5 ~ 7ml，水浴蒸去甲醇，加入含 4% 盐酸的 50% 甲醇溶液适量，室温反应 14h，用 4% 氢氧化钠溶液中和后，以甲醇稀释至 3.0ml，点样于硅胶 GF_{254} 薄层扳上，用三氯甲烷 – 甲醇 – 水（30：10：1）展开，取出晾干，置薄层扫描仪测定（λ_S250nm，λ_R360nm，反射式锯齿扫描，线性参数 SX = 3），从柴胡皂苷 a、d 的标准曲线计算生药中的含量。线性范围 1 ~ 10μg。

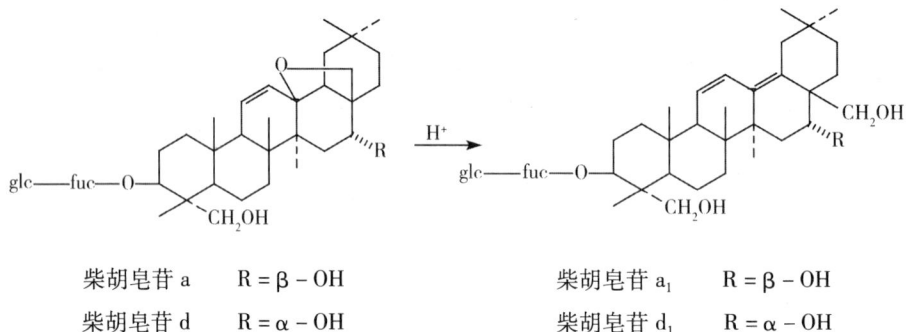

| 柴胡皂苷 a | R = β – OH | | 柴胡皂苷 a_1 | R = β – OH |
| 柴胡皂苷 d | R = α – OH | | 柴胡皂苷 d_1 | R = α – OH |

图 8 – 25　柴胡皂苷 a_1 和 d_1 的生成

2. 柴胡皂苷 a 和柴胡皂苷 d 的 HPLC 法测定　色谱条件　以十八烷基硅烷键合硅胶为填充剂；以乙腈为流动相 A，以水为流动相 B，按规定梯度程序进行洗脱；检测波长为 210nm。理论板数按柴胡皂苷 a 峰计算应不低于 10000。《中国药典》（2010 年版）规定，本品按干燥品计算，含柴胡皂苷 a 和柴胡皂苷 d 的总量不得少于 0.3%。

【药理作用】**1. 解热作用**　柴胡皂苷及挥发油对人工发热动物均有显著的降温作用。

2. 镇静与镇痛作用　柴胡皂苷有明显的镇静和镇痛作用。

3. 抗肝损伤作用　柴胡及其总皂苷对多种实验性肝损伤均有显著的保护作用，使过氧化脂质降低、血清 GPT 降低、肝功能和组织损害恢复。

4. 抗炎作用　柴胡皂苷能显著促进肾上腺皮质系统的功能，因而显示明显的抗炎作用。

此外，尚有抗菌、抗病毒、免疫增强（多糖）、兴奋离体肠平滑肌、升高血糖、降血脂、抗溃疡、解毒、抗惊厥、抗癫痫、抗肿瘤和护肾等作用；粗皂苷尚有镇咳和降压作用。

【功效】性微寒，味辛、苦。能疏散退热，疏肝解郁，升举阳气。用于感冒发热，寒热往来，肝郁气滞，胸胁胀痛，月经不调，子宫脱垂，脱肛等。用量 3 ~ 10g。

【附注】1. 我国有柴胡属植物 36 种、17 变种，多种植物的根均含柴胡皂苷和挥发油。除上述 2 种以外，尚有多种植物在不同的地区亦作柴胡药用，主要有：膜缘柴胡 *Bupleurum marginatum* Wall. ex DC. 的根和全草称"竹叶柴胡"（含柴胡皂苷 2.5% ~ 3.2%），锥叶柴胡 *B. bicaule* Helm（含皂苷约 0.9%），黑柴胡 *B. smithii* Wolff、小叶黑柴胡 *B. smithii* Wolff var. *parvifolium* shan et Y. Li（含皂苷 1.0% ~ 1.5%），兴安柴胡 *B. sibiricum* Vest（含皂苷 1.7%），银川柴胡 *B. yinchowense* Shan et Y. Li（含皂苷 0.8% ~1.0%）等。尚发现数个新种，如泸西柴胡 *B. luxiense* Y. Li et S. L. Pan、韭叶柴胡 *B. kunmingense* Y. Li et S. L. Pan.、多枝柴胡 *B. polyclonum* Y. Li et S. L. Pan，根中柴胡皂苷含量均比北柴胡高 2 ~ 3 倍。

2. 大叶柴胡 *B. longiradiatum* Turcz. 及其变种的根茎及根，曾在东北地区作柴胡用，其柴胡皂苷含量虽较高（1.1% ~ 1.9%），但毒性大，可引起恶心、呕吐、阵发性抽搐、角弓反张直至死亡，含柴胡毒素（bupleurotoxin）和乙酰柴胡毒素，具挥发性，LD_{50}分别为 3.03mg/kg 和 3.13mg/kg。不可供药用。其主要性状特征是根头部有明显突起的环纹。

*龙　胆

Gentianae Radix et Rhizoma

【来源】为龙胆科植物东北龙胆（条叶龙胆）*Gentiana manshurica* Kitag.、粗糙龙胆（龙胆）*G. scabra* Bge.、三花龙胆 *G. triflola* Pall. 或坚龙胆 *G. rigescens* Franch. 的干燥根及根茎。前 3 种习称"关龙胆"，后 1 种习称"滇龙胆"。

【产地】关龙胆主产于东北三省及内蒙古，以东北龙胆和粗糙龙胆的产量最大，三花龙胆产量很小，前 2 种在华东地区亦有出产。滇龙胆主产于云南、贵州。

【采收加工】春、秋季采挖，洗净，晒干。

【化学成分】上述 4 种国产龙胆主要含裂环烯醚萜苷苦味成分龙胆苦苷（gentiopicroside）2.15% ~ 6.34%，尚含微量的当药苦苷（swertiamarin）、当药苷（sweroside）、苦龙胆酯苷（amarogentin）、苦当药酯苷（amaroswerin）。按常规方法均能检出或分离得到龙胆碱（gentianine，即秦艽甲素）、秦艽乙素（gentianidine）、秦艽丙素（gentianal）等，它们是在提取过程中，龙胆苦苷或当药苦苷与氨作用生成的产物。

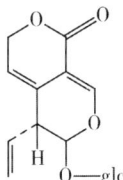 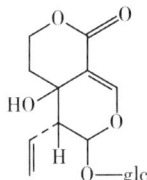 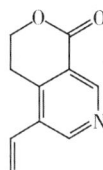

龙胆苦苷　　　　　　当药苦苷　　　　　　龙胆碱

【性状】关龙胆：根茎呈不规则块状，长 0.5 ~ 5.5cm，直径 0.4 ~ 1.5cm，可见明显的茎痕，有的具短段残茎及芽苞，周围及下面丛生多数细长的根。根圆柱形，长 8 ~ 20cm，直径 0.2 ~ 0.8cm。表面黄棕色或灰棕色，具细密环纹和不规则纵皱及少数突起的支根痕。根茎质坚硬。根质脆，断面略平坦，皮部黄白色或淡黄棕色，有多数裂隙，木部类白色，中央可见黄色小点状的髓部。气微，味极苦（图 8 – 26A ~ C）。

滇龙胆：根茎极短，结节状，上有残茎 1 ~ 10 余个。根长可达 23cm，直径 0.1 ~ 0.4cm，近根茎处较细，向下渐增粗，常于距着生点 3cm 处最粗，然后又逐渐变细，稍扭曲。表面浅棕色或红棕色，略呈角质状，有细的纵皱和突起的支根痕，并可见脱落的灰白色膜质套筒状物。质硬脆，断面可见白色木心（图8 – 26D）。

【显微特征】关龙胆：3 种龙胆的组织构造相似。东北龙胆根横切面观，表皮绝大多数脱落。外皮层为 1 列浅棕色扁平细胞，壁稍厚，木栓化，有的细胞被径向壁分隔成 2 个小细胞。皮层较薄，具裂隙。内皮层细胞切向延长，每个细胞由径向壁分隔成数个小细胞。中柱鞘为 2 ~ 3 列壁稍增厚的细胞，排列紧密。韧皮部宽阔，筛管群散布，外侧有裂隙。束内形成层常较明显。木质部束多为 6 个，楔形。射线宽阔，宽 3~16 列细胞。髓明显。薄壁细胞含脂肪油滴及细小草酸钙针晶（图 8－27A，B）。

粉末与解离组织：粉末灰黄色。①外皮层细胞多呈纺锤形，少数呈鞋底形或长圆形，长 60~450μm，宽 30~110μm，壁稍弯曲，每个细胞被横壁分隔成（2）3~16 个子细胞而呈梯状，有的子细胞又被纵隔分成 2~3 个小细胞。②内皮层细胞形大，呈长方形，长约至 400μm，宽约至 300μm，每个细胞被纵壁分隔成 3~15 个子细胞而呈栅栏状，有的子细胞又被横隔分成 2~4 个小细胞，壁木栓化，表面具细密横纹。③梯纹导管直径约至 45μm，尚有少数梯网纹导管。④草酸钙针晶长约 3μm。无木纤维和淀粉粒（图 8－27C）。

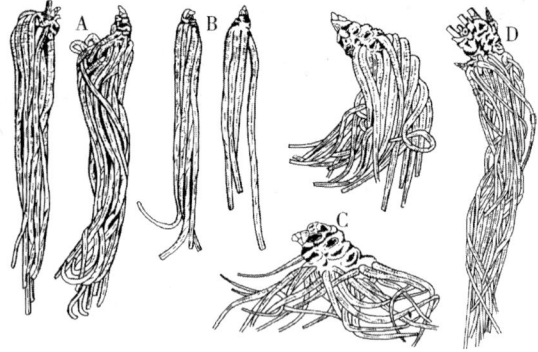

图 8－26　四种龙胆的外形
A. 粗糙龙胆　B. 东北龙胆　C. 三花龙胆　D. 坚龙胆

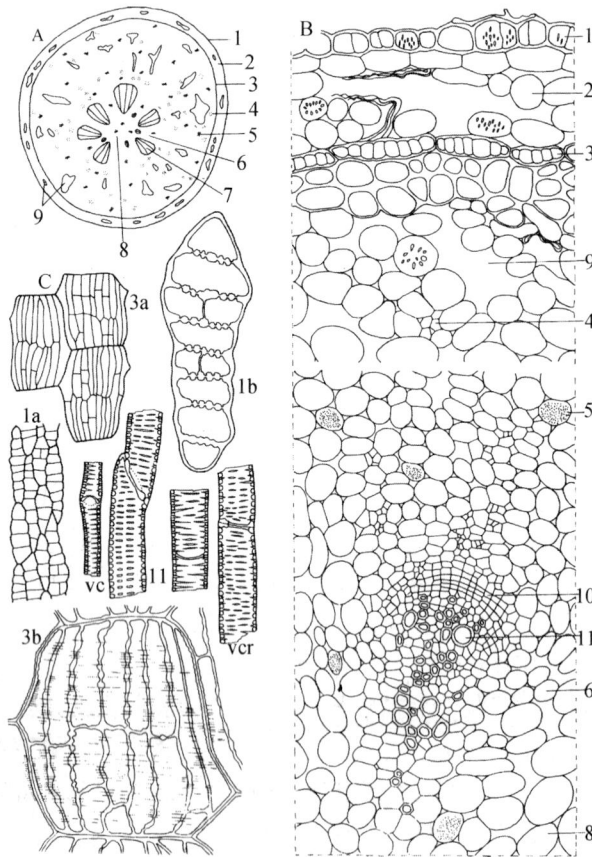

图 8－27　龙胆显微特征
A. 根横切面简图　B. 横切面详图　C. 粉末与解离组织
1. 外皮层（a ×50，b ×170）2. 皮层　3. 内皮层（a ×50，b ×170）4. 筛管群　5. 针晶
6. 射线　7. 木质部　8. 髓　9. 裂隙　10. 形成层　11. 导管（vc 梯纹，vcr 梯网纹）

滇龙胆：与关龙胆的主要区别点：外皮层和皮层均已脱落，自外至内为内皮层、韧皮部和木质部，无髓。草酸钙结晶较少，长 2～15μm，多为针晶，少数为方晶。有具缘纹孔导管和木纤维。

【理化鉴别】薄层色谱：取生药粉末 1g，加入甲醇 10ml，冷浸 24h，过滤，滤液浓缩至约 2ml，分别点样于（A）硅胶 GF$_{254}$ 薄层板及（B）聚酰胺薄膜上，以龙胆苦苷、当药苦苷和当药苷标准品溶液作对照，用（A）三氯甲烷 – 甲醇 – 水（10:3:1，下层）或（B）乙酸乙酯 – 甲醇 – 水（20:2:1）展开（B 展开二次），展距 10cm，取出晾干，置紫外光灯（254nm）下观察，供试品色谱中，在与龙胆苦苷、当药苦苷、当药苷标准品相对应的位置上显相同的紫色斑点（图 8 – 28）。

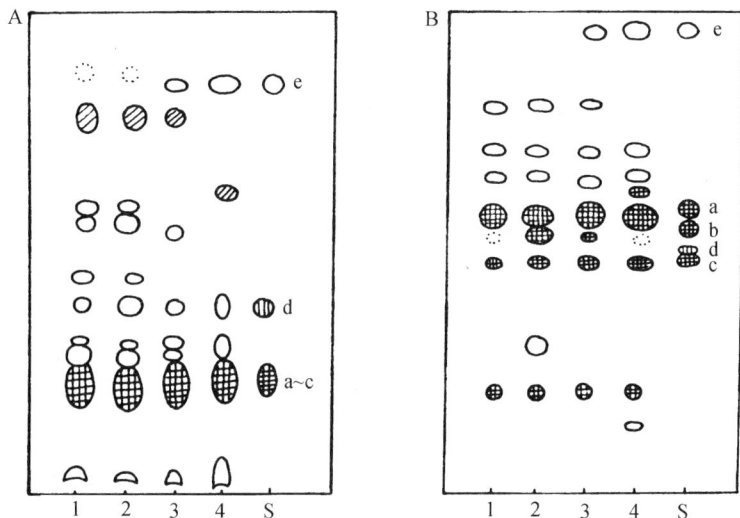

图 8 – 28　龙胆的硅胶薄层色谱（A）与聚酰胺薄膜色谱（B）图

1. 东北龙胆 2. 粗糙龙胆 3. 三花龙胆 4. 坚龙胆

S. 对照品：a. 龙胆苦苷 b. 当药苷 c. 当药苦苷 d. 苦当药酯苷 e. 苦龙胆酯苷

○蓝　○棕　○红　○紫　○痕量

【含量测定】龙胆苦苷是龙胆的主要有效成分，可应用高效液相色谱法测定其含量。色谱条件　以十八烷基硅烷键合硅胶为填充剂；以甲醇 – 水（25:75）为流动相；检测波长为 270nm。理论板数按龙胆苦苷峰计算应不低于 3000。

《中国药典》（2010 年版）规定，本品按干燥品计算，含龙胆苦苷不得少于 3.0%；坚龙胆含龙胆苦苷不得少于 1.5%。

此外，尚有薄层色谱 – 紫外分光光度法、薄层扫描法等。

【药理作用】**1. 保肝利胆作用**　龙胆的水提取物、醇提取物及龙胆苦苷对四氯化碳和氨基半乳糖（GALN）造成的小鼠或大鼠急性肝损伤有明显的保护作用，能减轻肝坏死和肝细胞病变程度；龙胆对健康及肝损害动物均能显著增加胆汁流量。

2. 抗炎作用　龙胆对巴豆油和角叉菜胶引起的肿胀均有显著的抑制作用。

3. 抗菌作用　龙胆煎剂对铜绿假单胞菌（绿脓杆菌）、伤寒杆菌、变形杆菌、金黄色葡萄球菌、痢疾杆菌及某些皮肤真菌均有不同程度的抑制作用。

此外，尚有降压、镇静、镇痛、抗肿瘤、健胃、利尿、抗甲亢及升血糖等作用。

【功效】性寒，味苦。能清热燥湿，泻肝胆火。用于湿热黄疸，阴肿阴痒，带下，湿疹瘙痒，肝火目赤，耳鸣耳聋，胁痛口苦，强中，惊风抽搐。用量 3 ~ 6g。

【附注】1. 尚有同属植物头花龙胆 *Gentiana cephalantha* Franch. 与亚木龙胆 *G. suffrutescens* J. P. Luo et Z. C. Lou 的根、根茎及全草，红花龙胆 *G. rhodantha* Franch. 的全草在西南地区作"龙胆草"使用。亦含龙胆苦苷 1.8% ~ 3.1%。

2. 近年曾发生数起误将小檗科植物鬼臼 *Dysosma pleiantha* (Hce.) Woods 或桃儿七 *Podophyllum emodi* Wall. 的根茎及根作龙胆使用造成中毒死亡事故。上述 2 种均含毒性成分鬼臼毒素（podophyllotoxin），注意区别。

*紫　草
Arnebiae　Radix

【来源】为紫草科植物新疆紫草 *Arnebia euchroma* (Royle) Johnst. 或内蒙紫草（黄花软紫草）*Arnebia guttata* Bunge 的干燥根。分别习称为"软紫草"和"内蒙紫草"。

【产地】软紫草主产于新疆，产量大，质量佳；内蒙紫草产于内蒙、新疆、甘肃等地。

【采收加工】春、秋季采挖，除去泥土及残茎，晒干或用微火烘干。忌用水洗。

【化学成分】含多种萘醌类色素，主要有：β,β - 二甲基丙烯酰紫草素（β,β - dimethylacrylshikonin）、乙酰紫草素（acetylshikonin）、丙酰紫草素（propionylshikonin）、紫草素（shikonin）、β - 羟基异戊烯酰紫草素（β - hydroxyisovalerylshikonin）、2,3 - 二甲基戊烯酰紫草素（teracrylshikonin）、异丁酰紫草素（isobutylshikonin）、β - 乙酰氧基异戊酰紫草素（β - acetoxyisovalerylshikonin）、异戊酰紫草素、去氧紫草素与阿卡宁（alkannin）、乙酰阿卡宁、β,β - 二甲基丙烯酰阿卡宁、异丁酰阿卡宁等。紫草素与阿卡宁互为对映异构体。总色素含量：新疆紫草 3.1% ~ 7.0%，内蒙紫草 1.90% ~ 2.49%，均以 β,β - 二甲基丙烯酰紫草素（阿卡宁）的含量最高。紫草素及其衍生物在光、空气和高温下可产生聚合作用而失去抗菌活性。

尚从紫草中分得紫草呋喃（shikonofuran）A ~ F，紫草咪啶（lithospermidin）A 和 B，紫草多糖（lithosperman）A ~ C；从新疆紫草还分得前列腺素合成抑制剂 arnebinol、arnebinon、arnebifuranone 等。另含酚酸类、生物碱类、黄酮类等。

【性状】软紫草：根及根茎略呈圆锥形，扭曲，长 8 ~ 22cm，直径 1.5 ~ 2.5cm；根茎约占全体的一半，常 2 ~ 5 分枝，顶端残存茎基，每分枝又分成数束（组织内产生数个木栓环将根茎分裂）而扭结。表面深紫色，有光泽，皮部极疏松，成扭曲的条片状，多层相叠，易剥落成鳞片状薄片。质轻软，将皮部薄片层层剥去，露出结实的木部，直径约至 1cm，断面黄白色，中心常显紫色。气特异，味微苦涩（图 8 - 29A）。

内蒙紫草：根呈圆锥形或圆柱形，扭曲，无分枝，长 6 ~ 20cm，直径 0.5 ~ 4cm。根头部常粗大，有多个残茎及鳞叶，被短硬毛。表面紫红色或暗紫色，皮部较薄，常数层相叠，易剥离。质硬脆，断面较整齐，皮部紫红色，木部黄白色。气特异，味涩。

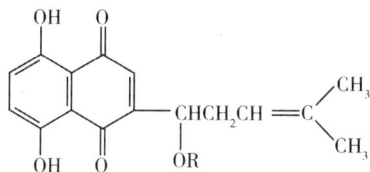

	R
紫草素	H
乙酰紫草素	$COCH_3$
异戊酰紫草素	$COCH_2CH(CH_3)_2$
β,β-二甲基丙烯酰紫草素	$COCH=C(CH_3)_2$
异丁酰紫草素	$COCH(CH_3)_2$
β-羟基异戊酰紫草素	$COCH_2(OH)(CH_3)_2$

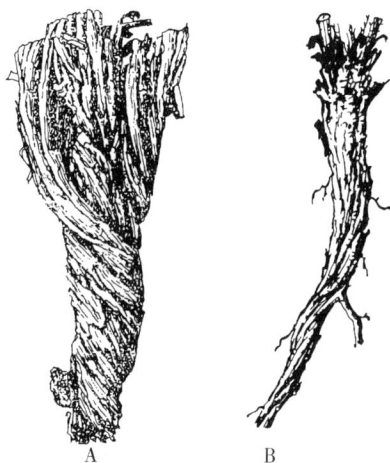

图 8-29 紫草外形
A. 软紫草 B. 硬紫草

【理化鉴别】1. 取本品粉末 0.5g，置试管中，将试管底部加热，生成红色气体，并于试管壁凝结成红褐色油滴。

2. 取粉末少量，加乙醚 2ml，振摇，乙醚液显红色；分取醚液，挥干，残渣加氢氧化钠试液，显蓝色；再加稀盐酸使成酸性，则变红色，并发生红色沉淀或浑浊。

3. 薄层色谱：取粉末 0.2g，加三氯甲烷 20ml，室温浸提 15h，时时振摇，过滤。滤液适当浓缩，点样于硅胶 G 薄层板上，以 β,β-二甲基丙烯酰紫草素、乙酰紫草素、紫草素和去氧紫草素标准品混合溶液作对照，用正己烷-丙酮-三氯甲烷-冰醋酸（80∶10∶1∶1）展开，取出晾干，在可见光下观察，供试品色谱中，在与对照品相对应的位置显相同的紫红色斑点，喷 1% KOH 甲醇溶液后斑点变为蓝色（图 8-30）。

【含量测定】紫草素等羟基萘醌类色素是抗菌的主要有效成分，但此类成分是不溶于水的；已知紫草水提物的抗菌活性优于醇提取物，紫草多糖、紫草水煎液对单纯疱疹病毒及疱疹病毒地方株 HSV-1 均有明显抑制作用。因此，还有重要的水溶性药效成分未被阐明。目前采用的品质评价与品质控制方法尚不完善。

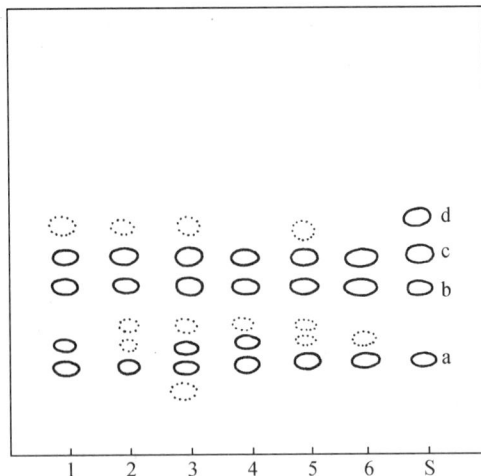

图 8 - 30　紫草类萘醌色素薄层色谱图

1. 新疆紫草 2. 紫草 3. 黄花软紫草 4. 滇紫草 5. 露蕊滇紫草 6. 密花滇紫草

S. 对照品：a. 紫草素 b. 乙酰紫草素 c. β, β - 二甲基丙烯酰紫草素 d. 去氧紫草素

1. 羟基萘醌总色素的测定　紫草素等羟基萘醌类色素是抗菌的主要有效成分，具有相同的母核，最大吸收波长在 516nm 附近，故可采用分光光度法测定其含量，按左旋紫草素的吸收系数（$E_{1cm}^{1\%}$）242 计算样品中羟基萘醌类色素的含量。左旋紫草素的线性范围为 5 ~ 30μg/ml。《中国药典》（2010 年版）规定，本品按干燥品计算，含羟基萘醌总色素以左旋紫草素计，不得少于 0.8% 。

2. β, β' - 二甲基丙烯酰阿卡宁的 HPLC 法测定　色谱条件　以十八烷基硅烷键合硅胶为填充剂；以乙腈 - 水 - 甲酸（70:30:0.05）为流动相；检测波长为 275nm。理论板数按 β, β' - 二甲基丙烯酰阿卡宁峰计算应不低于 2000。《中国药典》（2010 年版）规定，本品按干燥品计算，含 β, β' - 二甲基丙烯酰阿卡宁不得少于 0.30% 。

【药理作用】1. 抗病原微生物作用　紫草煎剂、紫草素、2, 3 - 二甲基戊烯酰紫草素、β, β - 二甲基丙烯酰紫草素对金黄色葡萄球菌、大肠杆菌、枯草杆菌、流感病毒等均有抑制作用，紫草素还能显著抑制痢疾杆菌、伤寒杆菌和铜绿假单胞菌。并对卵黄八叠菌、结核杆菌、阿米巴原虫及皮肤真菌有抑制作用。结构中酚羟基烷化后，即失去抗菌活性。6 种药用紫草中，以新疆紫草的抑菌作用最强，又以水提取物优于醇提取物。紫草多糖、紫草水煎液对单纯疱疹病毒及疱疹病毒地方株 HSV - 1 均有明显抑制作用。

2. 抗炎作用　紫草的乙醚、水、醇提取物及乙酰紫草素对正定霉素、甲醛或乙酸引起的炎症有明显的抑制作用，并能对抗组胺导致的毛细血管通透性增高。6 种药用紫草的抗炎作用也以新疆紫草为最强。

3. 抗生育作用　紫草有明显的抗垂体促性腺激素及抗绒毛膜促性腺激素的作用，可使卵巢明显减轻、胎盘的绒毛细胞坏死，有明显的抗着床、抗早孕作用。停药后仍可恢复生育。对妊娠子宫有兴奋作用。

此外，尚有止血、抗癌、降血糖、解热、抗凝血、抗肝损伤、抗免疫缺陷、抗甲状腺、以及延缓衰老、增强机体抵抗力、兴奋心脏等作用。

【功效】性寒，味甘、咸。能清热凉血，活血解毒，透疹消斑。用于血热毒盛，斑疹紫黑，麻疹不透，疮疡，湿疹，水火烫伤。用量 5～10g。外用适量，熬膏或用植物油浸泡涂擦。据报道，对绒毛膜上皮癌及恶性葡萄胎有一定疗效。

【附注】1. 紫草 *Lithospermum erythrorhizon* Sieb. et Zucc. 是古代本草记载的主要品种，亦是 2010 年版以前《中国药典》收载的品种。主产于东北及华北。根略呈圆锥形或纺锤形，稍扭曲，有分枝，长 7～15cm，直径 0.5～2cm；根头有残茎，表面被粗硬毛。表面紫红色或紫黑色，粗糙，有纵沟纹及细小支根痕，外皮有时呈鳞片状剥裂。质硬脆，断面皮部紫红色，木部类白色，射线色深，老根木部有时朽蚀（图 8-29B）。含羟基萘醌总色素 1.05%～1.75%。

2. 尚有下述同科植物在某些地区作紫草药用：滇紫草 *Onosma paniculatum* Bur. et Franch.、露蕊滇紫 *O. exsertum* Hemsl.、密花滇紫草 *O. confertum* W. W. Smith（云南、四川），根亦含 β，β-二甲基丙烯酰紫草素、乙酰紫草素和紫草素，总色素含量为 0.49%～2.60%，其中黄花软紫草、密花滇紫草的含量较高。以上 4 种紫草亦有抗菌、抗炎和止血作用。

3. 广东、广西的某些地区及香港误将蔷薇科植物委陵菜 *Potentilla chinensis* Ser. 的带根幼苗作紫草使用，称"北紫草"或"紫草茸"，应予以纠正。

*丹　参

Salviae Miltiorrhizae Radix et Rhizoma

【来源】为唇形科植物丹参 *Salvia miltiorrhiza* Bge. 的干燥根及根茎。

【产地】主产于山东、四川、江苏、安徽、河南等地。以四川栽培品产量最大，习称"川丹参"。

【采收加工】秋季采挖，除去茎叶，晒干；或摊晒至五、六成干，堆积发热至内部成紫黑色，再晒干。后一种方法加工的丹参中，隐丹参酮含量相对很低。

【化学成分】主要含二萜醌类（菲醌类）色素及水溶性酚性成分。

1. 二萜醌类　约含 1.1%，主要有丹参酮（tanshinone）Ⅰ、ⅡA、ⅡB，隐丹参酮（cryptotanshinone），羟基丹参酮，二氢丹参酮，异丹参酮Ⅰ、Ⅱ，异隐丹参酮，次甲基丹参醌（methylenetanshiquinone），紫丹参甲素、乙素（przewatanshiquinone A，B），丹参新酮（miltirone），丹参新醌（tanshenxinkun）甲、乙、丙和丁，丹参螺旋缩酮内酯（danshenspiroketallactone）等。以丹参酮ⅡA、隐丹参酮和丹参酮Ⅰ的含量较高。

2. 水溶性成分　约含 2.35%，主要有：丹参素［β-（3，4-二羟基苯基）乳酸，又称丹参酸甲］及其两分子缩合物丹参酸丙，丹参素与咖啡酸缩合形成的丹酚酸（salvianolic acid）A～J、四甲基丹酚酸 F、异丹酚酸 C、迷迭香酸（rosmarinic acid）及其甲酯、紫草酸（lithospermic acid）等，尚含原儿茶醛（儿茶酚醛，protocatechuic aldehyde）、原儿茶酸、异阿魏酸、琥珀酸，咖啡酸等。

此外，尚含黄芩苷、熊果酸、β-谷甾醇、胡萝卜苷、5，3'-二羟基-7，4'-二甲氧基黄烷酮、维生素 E、鞣质等。

从丹参中主要有效成分含量来看，野生的优于栽培品，又以河南、山东产者质优，并以秋冬季采收为宜。

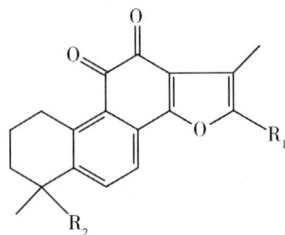

	R$_1$	R$_2$
丹参酮Ⅱ$_A$	H	CH$_3$
丹参酮Ⅱ$_B$	H	CH$_2$OH
丹参酮Ⅱ$_A$磺酸钠	SO$_3$Na	CH$_3$

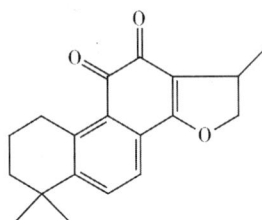

隐丹参酮

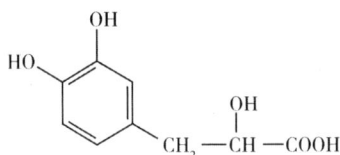

丹参素

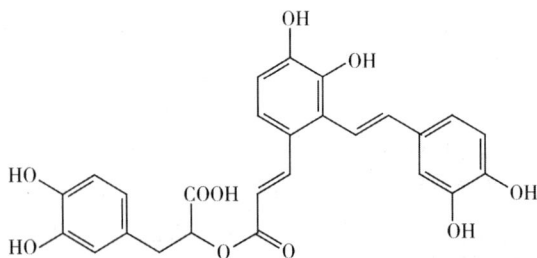

丹酚酸 A

【性状】根长圆柱形或细长纺锤形，常稍弯曲，并有分枝和须状细根，长 10～30cm，直径 0.3～1cm；根头部有时残留茎基。表面砖红色、棕红色或紫棕色，粗糙，有不规则纵沟或纵皱纹，老根外皮常呈鳞片状剥落。质硬脆，折断面纤维性，皮部暗红棕色或紫褐色，木部导管束类白色，呈放射状排列。气微，味微苦涩（图 8－31）。

栽培品：主根粗壮、肥实，分枝少，直径 0.5~2cm；表面红褐色，外皮紧贴，不易剥落；质地坚实，断面平坦，略呈角质样。

【理化鉴别】薄层色谱

1. 隐丹参酮与丹参酮ⅡA 的鉴别 本品粉末 1g 的乙醚提取液，挥干，加乙酸乙酯 1ml 使溶解，点样于硅胶 G 薄层板上，以丹参酮ⅡA 标准品与对照药村溶液作对照，用石油醚（60~90°C）–乙酸乙酯（4:1）展开。供试品色谱中，在与标准品与对照药材色谱相对应的位置上显相同颜色的斑点。丹参酮ⅡA 的斑点显紫红色。

2. 酚性成分的鉴别 取粉末 0.1g 75% 甲醇提取液点样于硅胶 GF_{254} 薄层板上，以丹酚酸 B 标准品溶液作对照，以三氯甲烷–乙酸乙酯–甲醇–甲酸（2:3:4:0.5:2）展开，取出，晾干，置紫外光灯（254nm）下检视，供试品色谱中，在与标准品色谱相对应的位置上显相同颜色的斑点。

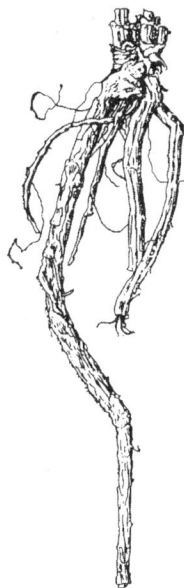

图 8-31 丹参外形

【含量测定】 二萜醌类和水溶性酚性成分是丹参的主要有效成分。前者以丹参酮ⅡA、隐丹参酮和丹参酮Ⅰ的含量较高，其他均为微量成分，丹参酮ⅡA 与上述成分的混合溶液及生药的三氯甲烷提取液的最大吸收波长均在 268nm 附近，故可采用紫外分光光度法测定总丹参酮的含量。丹参酮ⅡA 及原儿茶醛、丹参素、和丹酚酸 B 等均可采用高效液相色谱法测定。

1. 总丹参酮的测定 精密称取粉末 0.1g，置小色谱柱（或索氏提取器）中，用三氯甲烷洗脱（或回流提取）至洗脱液无色，三氯甲烷液用 0.5% 碳酸钾水溶液萃取以除去酚性成分，三氯甲烷溶液定容并经适当稀释后，在 268nm 波长处测定吸收度，从丹参酮ⅡA 或隐丹参酮的标准曲线计算样品中总丹参酮的含量。线性范围 0.9~9.0μg/ml。

2. 丹参酮ⅡA 的 HPLC 法测定 色谱条件 以十八烷基硅烷键合硅胶为填充剂；以甲醇–水（75:25）为流动相；检测波长为 270nm。理论塔板数按丹参酮ⅡA 峰计算应不低于 2000。《中国药典》（2010 年版）规定，本法按干燥品计算，含丹参酮ⅡA 不得少于 0.2%。

3. 丹酚酸 B 的 HPLC 法测定 色谱条件 以十八烷基硅烷键合硅胶为填充剂；以甲醇–乙腈–甲酸–水（30:10:1:59）为流动相；检测波长为 286nm。理论塔板数按丹酚酸 B 峰计算应不低于 2000。《中国药典》（2010 年版）规定，本法按干燥品计算，含丹酚酸 B 含量不得少于 3.0%。

【药理作用】1. 对心血管系统的作用 丹参注射液、丹参素能扩张冠状动脉、显著增加冠脉流量、对抗心肌缺血、缩小心肌梗死范围，改善内脏及外周微循环障碍。原儿茶醛亦有扩冠作用，但毒性较大；丹参酮ⅡA 磺酸钠也有防治心肌梗塞作用。此外，丹参还有保护血管内皮细胞、抗心律失常、降血脂、抗动脉粥样硬化、逆转左心室肥厚等作用。

2. 对血液系统的作用 丹参能明显降低血液黏度、抑制凝血、激活纤溶、促进纤维蛋白溶解，并可抑制血小板功能，对抗血栓形成；尚有稳定红细胞膜、抗溶血作用。水溶性酚性成分是抗凝血的主要成分，丹参酮ⅡA 磺酸钠也有类似作用。

3. 镇静作用 丹参、丹参素对中枢神经系统有抑制作用，能减少动物的自主活动、延长戊巴比妥钠的睡眠时间，对抗苯丙胺的兴奋作用。

4. 抑菌作用 丹参煎剂对金黄色葡萄球菌及多种杆菌、钩端螺旋体、真菌等均有抑制作用。总丹参酮、隐丹参酮、丹参酮Ⅱ$_B$等对金黄色葡萄球菌及其耐药菌株，丹参酮Ⅰ、Ⅱ$_A$和隐丹参酮等对人型结核杆菌均有较强的抑制作用，以隐丹参酮的抗菌作用最强。

此外，丹参尚有保护肝脏、促进肝细胞再生、抗肿瘤、抗肝与肺纤维化、抗消化性溃疡、抗菌消炎、抗脂质过氧化、清除氧自由基、神经保护、促进创伤愈合、改善肾功能等作用。

【功效】性微寒，味苦。能活血祛瘀，通经止痛，清心除烦，凉血消痈。用于胸痹心痛，脘腹胁痛，癥瘕积聚，热痹疼痛，心烦不眠，月经不调，痛经经闭，疮疡肿痛。用量10～15g。含水溶性酚性成分的丹参注射液及丹参酮Ⅱ$_A$磺酸钠注射剂，临床用于治疗冠心病。

【附注】同属植物甘西鼠尾（甘肃丹参）*Salvia przewalskii* Maxim.、褐毛甘西鼠尾 *S. przewalskii* Maxim. var. *mandarinorum*（Diels）Stib.、云南鼠尾（滇丹参）*S. yunnanensis* C. H. Wright、南丹参 *S. bowleyana* Dunn.、白花丹参 *S. miltiorrhiza* Bge. var. *alba* C. Y. Wu et H. W. Li 等在某些地区也作丹参入药。均含二萜醌类及水溶性酚类成分，其中以甘西鼠尾、白花丹参、褐毛甘西鼠尾根中总丹参酮含量较高（1.14%～2.22%），南丹参、白花丹参含总酚类成分较多（1.39%～2.52%）。

*黄　芩

Scutellariae Radix

【来源】为唇形科植物黄芩 *Scutellaria baicalensis* Georgi 的干燥根。

【产地】主产于东北、华北及陕西、甘肃等地，以山西产量最多，河北承德产者质量好。

【采收加工】春、秋季采挖，以春季采收较好。除去茎叶及须根，晒至半干后撞去栓皮，再晒干。忌用水洗。商品将色鲜黄、内部充实的小黄芩（生长不足4年者）及新根（子根）称为"子芩"（条芩），内部暗棕色、中心枯朽的老根称为"枯芩"。

【化学成分】含多种黄酮类化合物，主要有黄芩苷（baicalin, 3.6%～6.2%）、黄芩素（baicalein）、汉黄芩苷（wogonoside）、汉黄芩素（wogonin）、黄芩新素（skullcapflavone）Ⅰ和Ⅱ、5, 7, 4′-三羟基-8-甲氧基黄酮、2′, 5, 8-三羟基-7-甲基黄酮、2′, 5, 8-三羟基-6, 7-二甲基黄酮、2′, 5, 6′, 7-四羟基双氢黄酮、2′, 3, 5, 6′, 7-五羟基双氢黄酮、5, 7-二羟基-6-甲氧基双氢黄酮、5-甲氧基-7-羟基双氢黄酮、白杨素（chrysin）及千层纸素A（oroxylin A）等，尚含挥发油、氨基酸、甾醇、萜类、微量元素等。

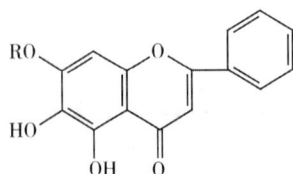

黄芩素　　R = H
黄芩苷　　R = glcA

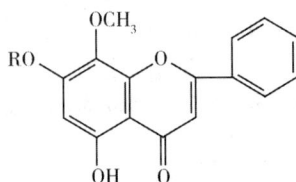

汉黄芩素　　R = H
汉黄芩苷　　R = glcA

黄芩中黄芩苷和汉黄芩苷的含量与根的新老、贮存及不同炮制方法有一定关系。如子芩含黄芩苷和汉黄芩苷 15.61%，枯芩为 10.03%；采收晒干后即测定其黄芩苷，含量高达

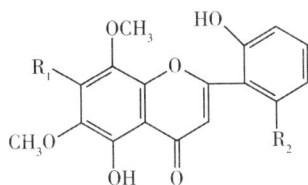

黄芩新素 I 　　　$R_1 = R_2 = H$

黄芩新素 II 　　　$R_1 = R_2 = OCH_3$

9.2%，而商品黄芩中黄芩苷含量一般低于 6.2%，表明在贮存过程中有相当量的黄芩苷被黄芩酶水解；粘毛黄芩的不同炮制品中黄芩苷和汉黄芩苷的含量按下列顺序依次递减：生黄芩片 > 蒸黄芩（清水蒸 30min） > 燀黄芩（沸水烫 3~5min） > 煮黄芩（沸水煮 10~15min） > 冷浸黄芩（冷水浸 12h） > 炒黄芩 > 黄芩炭。造成上述成分含量降低的原因除酶解作用外，还与高温分解破坏及水浸、水煮流失有关。

【性状】根圆锥形，扭曲，长 8~25cm，直径 1~3cm；根头粗大，有茎痕或残存茎基。表面棕黄色，有扭曲的纵皱纹或不规则网纹，并有疣状支根痕。质硬脆，折断面刺片状，皮部黄色，木部黄棕色，中心棕红色，老根中心暗棕色或棕黑色，常呈枯朽状或中空。气微，味苦。（图 8 – 32）。

【理化鉴别】1. 取粉末 1g，加乙醇 10ml，温浸 15min，过滤。取滤液 1ml，加醋酸铅试液 2~3 滴，生成桔黄色沉淀；另取滤液 1ml，加镁粉少量与盐酸数滴，显红色。（黄酮类反应）

2. 薄层色谱：取粉末 1g，加乙酸乙酯 – 甲醇（3:1）混合溶液 30ml，加热回流提取 30min，放冷过滤，滤液蒸干，残渣加甲醇使溶解，点样于聚酰胺薄膜上，以标准生药溶液及黄芩苷、黄芩素及汉黄芩素标准品溶液作对照，以甲苯 – 乙酸乙酯 – 甲醇 – 甲酸（10:3:1:2）展开（预饱和 30min），取出，晾干，置紫外光灯下观察，供试品色谱中，在与标准生

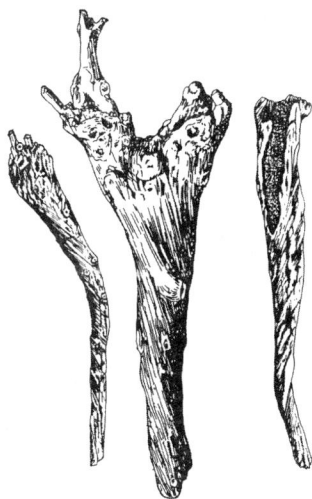

图 8 – 32　黄芩外形

药相对应的位置上显相同的斑点；在与三个标准品相对应的位置上，显三个相同的暗色斑点。

【含量测定】黄芩的主要有效成分黄芩苷在生产、贮存和加工、炮制等过程极易水解成黄芩素，并进一步被氧化而失去药效；故测定黄芩苷含量对于评价和保证生药品质有实际意义。

黄芩苷的高效液相色谱法测定：色谱条件　以十八烷基硅烷键合硅胶为填充剂；以甲醇 – 水 – 磷酸（47:53:0.2）为流动相；检测波长为 280nm。理论板数按黄芩苷峰计算应不低于 2500。《中国药典》（2010 年版）规定，本品按干燥品计算，含黄芩苷不得少于 9.0%。尚有薄层色谱 – 比色法与薄层扫描法等。

【药理作用】1. 抗病原微生物作用　黄芩对多种革兰阳性和阴性细菌、皮肤真菌、钩端螺旋体及流感病毒等均有抑制作用。5，7，4′ – 三羟基 – 8 – 甲氧基黄酮对流感病毒有强烈的抑制作用，从黄芩中得到的多个 2′ – OH 黄酮类化合物对 Epstein – Barr（EB）病毒均有强抑制活性。

2. 抗变态反应　黄芩苷及黄芩素能减少抗原抗体反应时化学递质的释放量，从而抑制变态反应，以黄芩素的作用较强，并有一定的抗组胺和抗乙酰胆碱作用。黄芩及多种多羟基双氢黄酮并能显著抑制抗原与免疫球蛋白结合、抑制肥大细胞释放组胺。

3. 镇静与降压作用　黄芩及黄芩苷有明显的镇静作用，并有一定的降压作用。降压作用与直接扩张血管有关。

4. 利胆与解痉作用　黄芩及黄芩苷有利胆作用；煎剂及酊剂可抑制在体犬小肠，汉黄芩素能对抗乙酰胆碱所致离体小肠痉挛。

此外，尚有利尿、解热、抗凝血、降血脂、抗脂质过氧化、抗炎、镇痛、解毒、抗肿瘤、保肝、神经保护及提高免疫功能等作用。

【功效】性寒，味苦。能清热燥湿，泻火解毒，止血，安胎。用于湿温、暑湿，胸闷呕恶，湿热痞满，泻痢，黄疸，肺热咳嗽，高热烦渴，血热吐衄，痈肿疮毒，胎动不安。用量3～10g。

【附注】尚有下述同属植物的根在某些地区也作黄芩药用：粘毛黄芩 *Scutellaria vicidula* Bge.、滇黄芩 *S. amoena* C. H. Wright、甘肃黄芩 *S. rehderiana* Diels、川黄芩 *S. hypericifolia* Lévl.、丽江黄芩 *S. likiangensis* Diels 等，均含黄芩苷、黄芩素、汉黄芩苷、汉黄芩素等，前3种含黄芩苷分别为3.80%～4.92%、3.42%～4.00%和1.70%～2.50%。

*地　黄
Rehmanniae　Radix

【来源】为玄参科植物地黄 *Rehmannia glutinosa* Libosch. 的新鲜或干燥块根。

【产地】我国大部分地区均有栽培，以河南产量大，质量佳。辽宁、河北、山东、浙江有野生地黄，作鲜地黄入药。

【采收加工】秋季采挖，除去茎、叶、芦头及须根，洗净，鲜用者习称"鲜地黄"；将根于55～60°C缓缓烘焙至约八成干且内部颜色变黑时，捏成团块状，为"生地黄"；取生地黄蒸至内外全成黑色为"熟地黄"。

【化学成分】主要含环烯醚萜苷类成分梓醇（catalpol）、二氢梓醇、乙酰梓醇、桃叶珊瑚苷（aucubin）、地黄苷（renmannioside）A～E、黄陵香苷（melittoside）、益母草苷（leonuride）、密力特苷（melittoside）、rehmaglutin A～D、jioglutin A，B 和 C、jioglulolide、jionoside A_2，C，D 和 E、glutinoside、rehmaionosideA～C、rehmapicroside、purpureaside C 及 cistanoside A，F 等。尚含麦角甾苷、acteoside、β-谷甾醇、胡萝卜苷、多种氨基酸、糖类、有机酸及微量元素等。糖类中以水苏糖含量最高，占32.1%～48.3%，且鲜地黄高于干地黄，而六碳糖、蔗糖及三糖含量则低于干地黄；氨基酸中以精氨酸含量最高，占2.0%～4.2%。

不同产地的鲜地黄中梓醇含量差异很大（0.77%～4.92%），以河南产者梓醇含量最高（1.30%～4.92%）。在地黄的加工、炮制过程中，梓醇等环烯醚萜苷类成分均有不同程度的分解，以单糖苷（如梓醇）分解最多（70%～99%），双糖苷（如地黄苷A，B）次之，三糖苷（如地黄苷D）几不分解；生成的苷元进一步聚合生成黑色物质。同时，除水苏糖外，蜜三糖、蔗糖等寡糖在炮制过程中也水解，生成果糖或5-羟甲基糠醛，并与氨基酸类反应生成蛋白黑素（melanoidin）。地黄在加工炮制过程中颜色变黑与上述化学成分的变化有关。

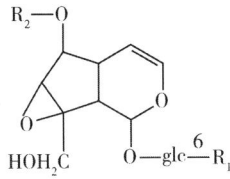

	R_1	R_2
梓醇	H	H
地黄苷 A	gal	H
地黄苷 B	H	gal

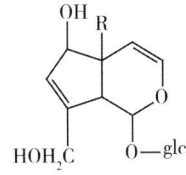

	R
桃叶珊瑚苷	H
黄陵香苷	—O—glc
地黄苷 D	—O—glc^2—glc

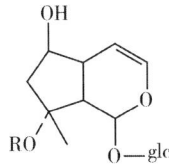

	R
益母草苷	H
地黄苷 C	gal

【性状】鲜地黄：呈纺锤形或圆柱形条状，中间常缢缩作连珠状或拳块状，长 8～24cm，直径 1～9cm。表面淡橙色，具弯曲纵皱纹、横长皮孔及不规则芽痕。肉质，易断，断面皮部淡黄白色，有橙红色小点（分泌细胞），形成层环明显，木部黄白色，导管呈放射状排列。气微，味微甜、微苦。

生地黄：呈不规则类圆形或长圆形团块状，中间膨大，两端稍细，长 6～12cm，直径 3～6cm，有的稍细扁而扭曲。表面灰棕色或棕黑色，极皱缩，有不规则的横曲纹。质较韧，不易折断，断面棕黑色或乌黑色，有光泽，具黏性。味微甜（图 8－33）。熟地黄：呈团块状，内外均显乌黑色，质柔，黏性大。气微香，味甜，略带苦味。

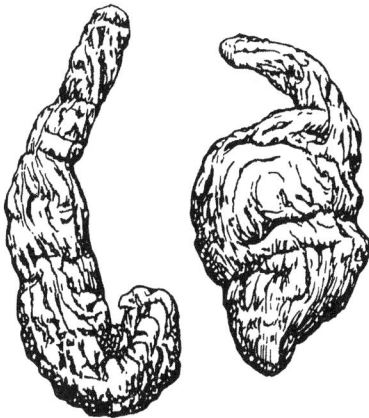

图 8－33　生地黄外形

【理化鉴别】薄层色谱：取生药粉末（或薄片）2g，加甲醇20ml，回流提取 1h，放冷，过滤，滤液浓缩至5ml，点样于硅胶 G 薄层板上，以梓醇标准品溶液作对照，用三氯甲烷－甲醇－水（14∶6∶1）展开，取出晾干，喷以茴香醛试液，于105℃加热至斑点显色清晰，供试品色谱中，在与标准品相对应的位置上显相同的棕红色斑点。

【含量测定】梓醇是地黄的主要活性成分。生药用甲醇提取，提取物经活性炭柱净化、硅胶柱色谱分离，得到主要含梓醇的组份，硅烷化后采用气相色谱法测定。亦可采用高效液相色谱法测定。

1. 梓醇的 GC 法测定　将地黄样品切成2mm 小块，精密称取约100g，置索氏提取器中，加甲醇800ml 回流32h，提取液回收尽溶剂，加水1000ml 使溶解，过滤，滤液通过活性炭（10g）小柱，用水 10000ml 洗涤，继用甲醇3000ml 洗脱，甲醇提取液浓缩后上硅胶（300g）柱，用三氯甲烷－甲醇－水（6:4:1）洗脱，以硅胶薄层色谱（展开剂与柱色谱相同）检测洗脱情况，收集含梓醇的流份，减压浓缩，干燥，精密称重，供气相色谱用。精密称取上述样品（或标准品）约15mg，加入吡啶2ml、N, O －双（三甲基硅烷基）乙酰胺（BSA）0.2ml及三甲基氯化硅烷0.1ml，混匀，放置过夜。准确加入吡啶使成5ml，供进样。色谱条件：色谱柱1m×3mm，固定液5% OV－1，担体Gas chrom Q（100/120），氮气流量70ml/min，气化室温度270℃，程序升温190℃（2℃/min）、210°以上（4℃/min），氢焰电离检测器（FID）（图8－34）。

2. 梓醇的HPLC法测定： 色谱条件 以十八烷基硅烷键合硅胶为填充剂；以乙腈－0.1% 磷酸溶液（1:99）为流动相；检测波长为210nm。理论板数按梓醇峰计算应不低于5000。《中国药典》（2010年版）规定，本品按干燥品计算，含梓醇不得少于0.20%。

此外，尚有薄层扫描法、薄层色谱－比色法等。

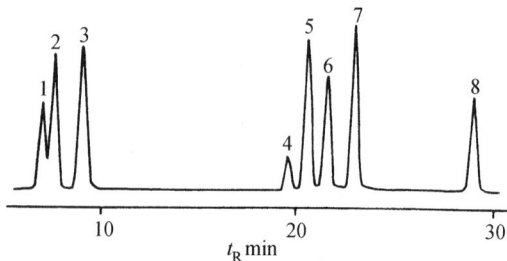

图8－34 地黄环烯醚萜苷类的气相色谱图

1. 益母草苷 2. 桃叶珊瑚苷 3. 梓醇 4. 地黄苷C
5. 地黄苷A 6. 黄陵香苷 7. 地黄苷B 8. 地黄苷D

【药理作用】1. 对内分泌的影响 地黄能对抗地塞米松对垂体－肾上腺皮质系统的抑制作用，并能缓解肝细胞对皮质醇的分解代谢。

2. 免疫调节与抗炎作用 生地黄水提物有显著的免疫促进作用，而生地与熟地的醇提物则有免疫抑制作用。地黄水提液对大鼠甲醛性和蛋清性关节炎有明显的抑制作用，并能抑制实验性肉芽肿和毛细血管通透性亢进。

3. 降血糖作用 多数实验结果表明，地黄及梓醇有降血糖作用，并可抑制和预防肾上腺素或四氧嘧啶引起的血糖升高。

4. 止血、生血与活血作用 生地与熟地能明显缩短出血时间；并能加快失血性贫血动物体征的恢复，促进造血干细胞（CFU－S）和骨髓红系造血祖细胞（CFU－E）的分化、增殖以及红细胞、血红蛋白的回升；熟地还有抗凝血酶和激活纤溶系统的作用。

5. 滋阴作用 熟地能显著减轻甲亢型"阴虚"大鼠的症状，使血浆中三碘甲腺原氨酸（T_3）、甲状腺素（T_4）和醛固酮（AD）水平趋于正常。

此外，地黄还有强心、利尿、降压、护肝、镇静、抗胃溃疡、抗肿瘤、抗衰老、护肾、抗骨质疏松等作用，梓醇尚有利尿、缓泻作用。

【功效】鲜地黄： 性寒，味甘、苦。能清热生津，凉血，止血。用于热病伤阴，舌绛烦渴，温毒发斑，吐血，衄血，咽喉肿痛。用量12～30g。

生地黄：性寒，味甘。能清热凉血，养阴生津。用于热入营血，温毒发斑，吐血衄血，热病伤阴，舌绛烦渴，津伤便秘，阴虚发热，骨蒸劳热，内热消渴。用量10～15g。

熟地黄：性微温，味甘。能补血滋阴，益精填髓。用于血虚萎黄，心悸怔忡，月经不调，崩漏下血，肝肾阴虚，腰膝酸软，骨蒸潮热，盗汗遗精，内热消渴，眩晕，耳鸣，须发早白。用量9～15g。

*党 参
Codonopsis Radix

【来源】 为桔梗科植物党参 *Codonopsis pilosula* （Franch.） Nannf.、素花党参 *C. pilosula* Nannf. var. *modesta* （Nannf.） L. T. Shen 或川党参 *C. tangshen* Oliv. 的干燥根。

【产地】 党参主产于山西（潞党，台党）、甘肃、河南、东北（东党），素花党参主产于四川、甘肃、陕西等地（西党），川党参商品又称"条党"或"单支党"，主产于四川、湖北。均多为栽培。

【采收加工】 秋季采挖生长三年以上的根，洗净，按大小分别用绳串起晒至半干，用手或木板搓揉，使皮部与木部紧贴，再晒，反复3~4次，至干透。

【化学成分】 党参的化学成分较复杂，有效成分仍未阐明。主要含：

1. 多糖类 党参多糖主要为酸性多糖，含有半乳糖醛酸和葡糖醛酸，两者分子比为5.1∶1，中性糖分别为鼠李糖、阿拉伯糖、半乳糖和葡萄糖。并从党参中分得4种含果糖的杂多糖 CP-1、2、3 和 4。尚含菊糖（inulin）、果糖（fructose）。

2. 木脂素苷类 党参苷（tangshenoside）Ⅰ~Ⅳ、丁香苷。

3. 酚酸类 丁香酸、香草酸等。

4. 萜类 苍术内酯（atractylenolide）Ⅱ和Ⅲ、蒲公英萜醇乙酸酯（taraxerylacetate）、蒲公英萜醇（taraxerol）、木栓酮（friedelin）等。

5. 甾类 Δ-菠甾醇（Δ-spinasterol）、Δ5,22-豆甾烯醇（Δ5,22-stigmasterol）、α-菠甾醇、α-菠甾醇-β-D-葡萄糖苷、α-菠甾酮、δ-菠甾酮、豆甾醇、豆甾醇-β-D-葡萄糖苷、Δ7-豆甾烯酮等。

其中，党参苷Ⅰ和苍术内酯Ⅲ是党参的特征性成分。此外，尚含党参炔苷（lobetyolin）、胆碱、β-D-果糖正丁醇苷、京尼平苷、lobetyolinin、大黄素、党参碱、5-羟基-2-羟甲基吡啶、5-羟甲基糠醛、白芷内酯、补骨脂内酯、琥珀酸、烟酸、正丁基脲基甲酸酯、党参酸（codopiloic acid）、黄酮类、挥发油、氨基酸、微量元素等。还从潞党中分得一种在 D-果糖的1位上与吡咯谷氨酸以 C-N 型结合的化合物 F，含量为0.2%，水溶性极大。

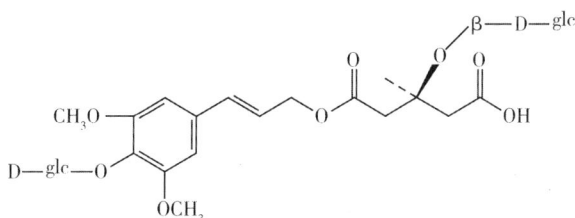

党参苷 Ⅰ

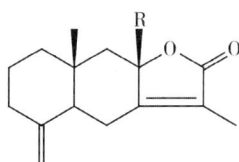

苍术内酯Ⅱ   R = H
苍术内酯Ⅲ   R = OH

【性状】党参：根头部稍膨大，有多数疣状突起的茎痕及芽痕，习称"狮子盘头"。根长圆柱形，末端较细，有少数分枝或不分枝，长 10～45cm，直径 0.5～2.5cm。表面黄棕色或灰棕色，上部有环状横纹，全体有不规则纵沟并疏生横长皮孔；根破碎或支根断处有时可见黑褐色胶状物（凝结的乳汁）。质柔韧或稍硬，易折断，断面较平坦，皮部较宽，黄白色或淡棕色，有裂隙，形成层环棕色，木部淡黄色。气微香，味甜，嚼之无渣。栽培品的狮子盘头较小或无，根上部环纹较疏，下部分枝较多（图 8-35A）。

素花党参：根头膨大，根上部环纹致密，常达全长的 1/2 以上；质较坚韧，断面皮部棕色，木部黄色；嚼之有渣。

川党参：根上部环纹较稀，下部少分枝；表面灰棕色，栓皮常局部脱落；断面皮部裂隙较少，木部较小，淡黄色；味微甜。

【显微特征】党参根横切面：木栓层宽数列细胞，其间有石细胞，单个散在或数个成群，多见于木栓层外侧。韧皮部宽广，常有裂隙，乳汁管群淡黄色，多与筛管群伴存，射线较宽，常成裂隙。形成层成环。木质部导管单个或数个成群，略呈放射状排列。薄壁细胞含菊糖，淀粉粒稀少（图 8-35B，C）。

粉末：黄白色。①水合氯醛装片（不加热）观察，可见菊糖块呈扇形，表面现放射状纹理。②木栓石细胞类方形、类长方形或类多角形，大多一端尖突，直径 20～50μm。③乳汁管直径 12～15μm，分枝联结，管内充满油滴状及颗粒状物。④具缘纹孔及网纹导管直径 18～90μm，长 80～295μm，具缘纹孔长圆形或长条形。此外，尚有木栓细胞、木薄壁细胞及稀少淀粉粒等（图 8-35D）。

其他两种与党参的主要区别如下。

素花党参：木栓石细胞极多，常相聚切向排列成层，木栓石细胞带宽 12 列细胞；有的石细胞纹孔极多，交错联结呈网状；薄壁细胞充满淀粉粒；含菊糖细胞多见于乳管群周围。

川党参：木栓石细胞较少；薄壁细胞充满淀粉粒，多为复粒，由 2～7 分粒组成，单粒类球形，直径 6～20μm。

【理化鉴别】薄层色谱：取生药粉末 1g，加甲醇 25ml，超声波处理 30min，甲醇提取液水浴浓缩至干，加适量水使溶解，上 D101 大孔吸附树脂柱，用水洗脱至无色，弃去水液，继用 50% 乙醇 50ml 洗脱，收集洗脱液，回收溶剂至干，残渣加甲醇 1ml 溶解，点样于高效硅胶 G 薄层板上，以党参苷Ⅰ标准品溶液作对照，用正丁醇-冰醋酸-水（7:1:0.5）展开，取出晾干，喷以 10% 硫酸乙醇溶液，100℃加热至斑点清晰，分别置日光或紫外光灯（365nm）下观察，供试品色谱中，在与标准品相对应的位置上显相同颜色斑点。

【含量测定】党参含有大量多糖，其含量高低与传统经验对品质优劣鉴定结果相一致，并证明其有免疫促进与调节以及抗溃疡等作用。因此，测定多糖含量对控制和评价党参品质有一定意义。党参多糖能与苯酚-硫酸试剂反应生成橙黄色，在 490nm 波长处有特征吸收，故可应用比色法或分光光度法测定其含量。

精密称取生药粉末 0.5g，加 80% 乙醇 250ml 水浴回流 80min，趁热过滤，残渣用热 80% 乙醇洗涤（10ml×3）。残渣连同滤纸加沸水 50ml 浸提 1h，趁热过滤，残渣用热水洗涤（20ml×3）。洗液与滤液合并，放冷，定容至 1000ml。精密量取 2ml，置 10ml 具塞刻度试管中，加苯酚试液 1ml，摇匀，迅速滴加硫酸 5ml，轻轻混匀，放置 5min，置沸水浴中加热 15min，取出，冷却至室温；另取蒸馏水 2ml，同法操作，作为空白对照液，置 490nm 波长处测定吸收度。从葡萄糖标准曲线求得相当葡萄糖的 μg 数，乘以换算因子（f=1.18）计算生

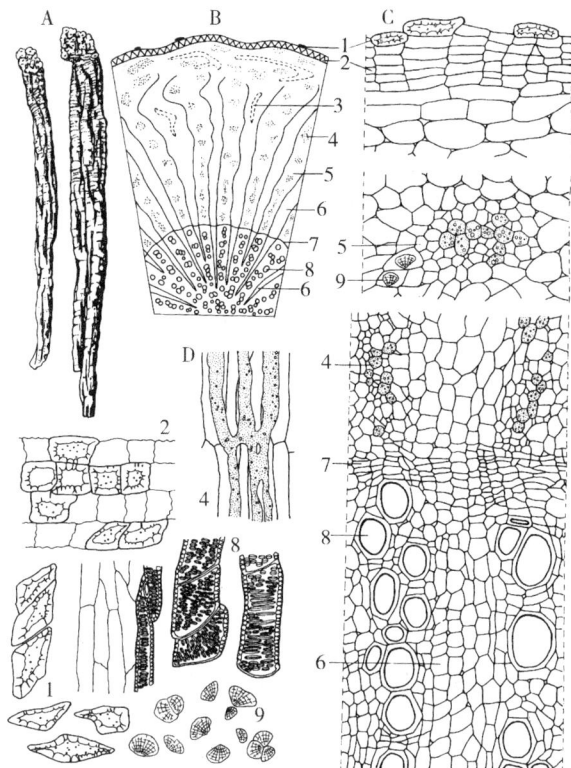

图 8 - 35 党参的外形及显微特征

A. 生药外形 B. 根横切面简图 C. 横切面详图 D. 粉末

石细胞 2. 木栓细胞 3. 裂隙 4. 乳管群 5. 韧皮部 6. 射线 7. 形成层 8. 导管 9. 菊糖块

药中多糖的含量。

不同产地的党参中多糖含量有明显差异，以享誉东南亚、台湾的板桥党（湖北恩施）、庙党（四川巫山）含量最高，潞党（山西黎城）及甘肃临洮、文县和云南安宁产的次之，均在35.18%以上，而凤党参（陕西凤县）较低，仅为8.24%。不同品种间，多糖含量亦差异显著：党参47.77%，素花党参17.17%，川党参17.68%。

【药理作用】**1. 免疫增强与调节作用** 党参及党参多糖能显著增强巨噬细胞的吞噬功能，并对细胞免疫有调节作用。

2. 对心血管系统作用 党参水提取物及醇提取物能增加心、脑、下肢及内脏的血流量，并有抗缺氧、抗急性心肌缺血、改善微循环以及短暂的降压作用。

3. 对血液系统的影响 多数实验结果表明，党参提取物能显著增加红细胞和血红蛋白数，降低白细胞数，并有抗凝血作用。

4. 提高机体适应性 党参能明显提高实验动物的抗高温、抗低温、抗辐射、耐疲劳及耐缺氧能力。

此外，尚有促进和改善学习和记忆过程、抗衰老、抗溃疡、抗动脉再灌注损伤、抗肿瘤、抗菌、升高血糖以及中枢抑制等作用。

【功效】性平，味甘。能健脾益肺，养血生津。用于脾肺气虚，食少倦怠，咳嗽虚喘，气血不足，面色萎黄，心悸气短，津伤口渴，内热消渴。用量 9 ~ 30g。

【附注】 1. 尚有同属其他植物的根在部分地区作党参药用，主要有管花党参 *Codonopsis tubulosa* Komar. （云南、贵州、四川）、球花党参 *C. subglobosa* W. W. Smith （四川、云南）、灰毛党参 *C. canescens* Nannf. （四川甘孜）、新疆党参 *C. clematida* （Schrenk） Clarke （新疆伊犁） 等。

2. 曾发现以伞形科植物迷果芹 *Sphallerocarpus gracilis* （Bess.） K. - Pol. 、水防风 *Saposhnikovia divaricata* （Turcz） Schischk 及石竹科石生蝇子草 *Silene tatarinowii* Regel 的根伪充党参。三者均无"狮子盘头"，前者尚有胡萝卜气，它们的组织构造亦与正品明显不同，容易区别。

*苍 术
Atractylodis Rhizoma

【来源】 为菊科植物茅苍术 *Atractylodes lancea* （Thunb.） DC. 或北苍术 *A. chinensis* （DC.） Koidz. 的干燥根茎。

【产地】 茅苍术主产于江苏（茅山）、湖北、河南、安徽，习称"南苍术"或"茅苍术"；北苍术主产于河北、山西、陕西，习称"北苍术"。

【采收加工】 春初或秋末采挖，除去残茎，晒干后撞去须根。

【化学成分】 茅苍术含挥发油 5% ~ 9%，油中主要含苍术素（苍术炔，atractydin）、β - 桉油醇（β - eudesmol）、茅术醇（hinesol），后二种成分的混合物称苍术醇（atractylol）；并含榄香油醇（elemol）、苍术酮（atractylon）、3 - β - 羟基苍术酮、3 - β - 乙酰氧基苍术酮、苍术素醇（atractylodinol） 等。另含色氨酸、3，5 - 二甲氧基 - 4 - 葡萄糖氧基苯基烯丙醇和 8 个倍半萜糖苷等水溶性成分。北苍术含挥发油较少，约 1% ~ 2.5%。油中组分与茅苍术相似。此外，苍术尚含有一些非挥发性成分，如多糖、倍半萜苷类、芳香族化合物苷、单萜苷、核苷、半萜苷、烷基苷、黄酮苷、愈创木烷型糖苷、桉烷型糖苷、氨基酸等。

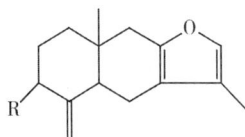

苍术酮　　R = H
3 - β - 羟基苍术酮　R = OH
3 - β - 乙酰氧基苍术酮 R = OAc

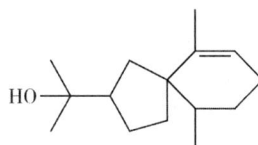

茅术醇

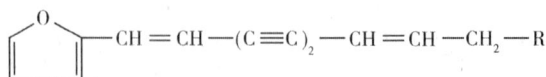

苍术素 R = H
苍术素醇 R = OH

【性状】 茅苍术：根茎呈不规则连珠状或结节状圆柱形，稍弯曲，偶有分枝，长 3 ~ 10cm，直径 0.5 ~ 2cm。表面灰棕色，有皱纹或横曲纹、残留须根、须根痕及茎痕。质坚实而脆，断面黄白色，有多数红棕色油点（油室），习称"朱砂点"，断面暴露稍久可析出白色细针状结晶（苍术醇结晶），习称"起霜"或"吐脂"。香气浓郁特异，味微甘、辛、苦（图 8 -

36A）。

北苍术：呈结节状圆柱形，常分枝呈不规则块状；长 2～10cm，直径 1～4cm；表面黑棕色；质较疏松，断面纤维性，散有黄棕色油点；香气较淡，味辛、苦（图 8－36B，C）。

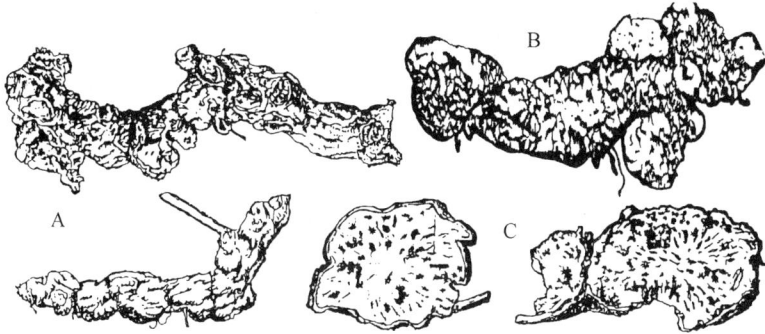

图 8－36 苍术（根茎）的外形
A. 茅苍术 B. 北苍术 C. 饮片

【显微特征】茅苍术根茎横切面：木栓层宽 10～40 列细胞，其间有石细胞环带 3～8 条，每条环带由 2～3 列石细胞组成。皮层散有大型油室，直径约至 450μm。韧皮部窄。形成层成环。木质部内侧有纤维束；根茎缢缩部位木纤维群与导管群相间排列。射线宽阔，射线及髓部亦有油室。薄壁细胞中含菊糖，并充塞细小草酸钙针晶（图 8－37A，B）。

粉末：棕色。①木栓石细胞众多，单个散在或数个成群，类多角形或长方形，直径28～80（96）μm，壁较厚，胞腔内常含黄色物质，有的含针晶。②木纤维大多成束，长梭形，壁甚厚，孔沟明显。③草酸钙针晶甚多，极细，散在或充塞于薄壁细胞中。④油室多破碎，有的分泌细胞含淡黄色油滴。⑤菊糖块略呈扇形或不规则形，常与草酸钙针晶黏结。此外，尚可见网纹及具缘纹孔导管、木栓细胞等（图 8－37C）。

北苍术与茅苍术的主要区别点：皮层有纤维束，油室直径约至 270μm。

【理化鉴别】1. 取粉末 1g，加乙醚 10ml，振摇浸渍约 10min，过滤。取滤液数滴于蒸发皿中，挥散乙醚，加含 5% 对二甲氨基苯甲醛的 10% 硫酸溶液 1ml，显玫瑰红色，100℃烘烤片刻变绿色（苍术素反应）。

2. 薄层色谱：取粉末 0.8g，加甲醇 10ml，超声波处理 15min，过滤，取滤液点样于硅胶 G 薄层板上，以苍术素标准品溶液作对照，用石油醚（60～90℃）－丙酮（9∶2）展开后，取出晾干，喷以 10% 硫酸乙醇溶液，加热至斑点显色清晰。样品的薄层色谱中，在与苍术素标准品相对应的位置上应有相同的斑点。

【含量测定】苍术挥发油及其所含茅术醇、β－桉油醇和苍术酮是苍术的主要活性成分。挥发油含量测定可按《中国药典》（2010 年版）规定方法进行，上述 3 种成分的测定可采用气相色谱法或高效液相色谱法测定。

1. 茅术醇、β－桉油醇和苍术酮的气相色谱法测定 精密称取生药粉末100mg（通过48 目筛）于具塞离心管中，加乙醚 5ml，超声波提取 10min，取上清液供进样。色谱条件：柱2m×3mm，固定液 2.5% XE－60，担体 chromosorb WAW，80～100 目，柱温150℃，气化室温度 280℃，氮气流速 30ml/min，氢焰电离检测器。上述 3 种成分及苍术素的线性范围分别为 0.03～1.20mg/ml，0.03～1.20mg/ml，0.04～1.80mg/ml 及 0.01～1.30mg/ml

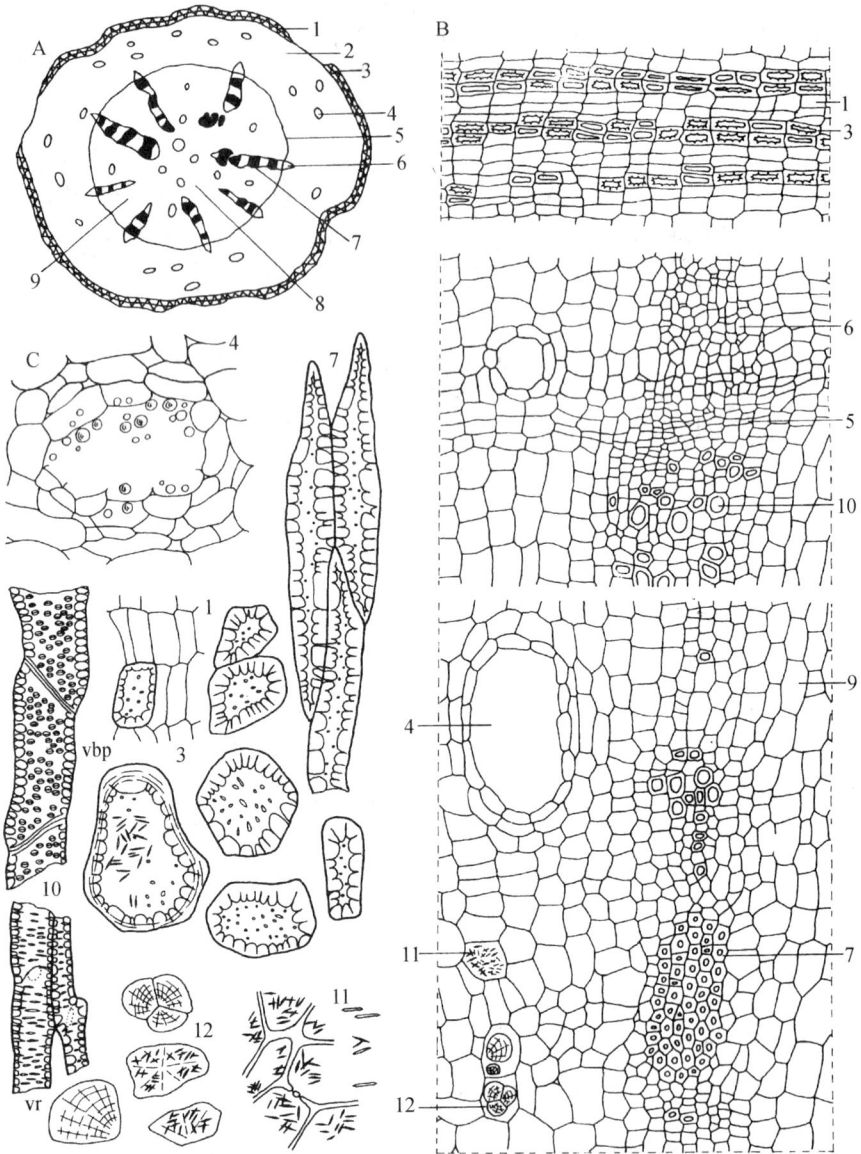

图 8 – 37 茅苍术显微特征

A. 根茎横切面简图   B. 横切面详图   C. 粉末

1. 木栓层（或细胞）2. 皮层   3. 木栓石细胞环带（或细胞）   4. 油室

5. 形成层 6. 韧皮部 7. 木纤维束 8. 髓部 9. 射线

10. 导管（vbp 具缘纹孔导管，vr 网纹导管）   11. 针晶   12. 菊糖块

（图 8 – 38）。

2. 苍术素的 HPLC 法测定   色谱条件   以十八烷基硅烷键合硅胶为填充剂；以甲醇 – 水 （79：21）为流动相；检测波长 340nm。理论板数按苍术素峰计算应不低于 5000。《中国药典》 （2010 年版）规定，本品按干燥品计算，含苍术素不得少于 0.3%。

苍术素的测定尚有气相色谱法、薄层扫描法。

【药理作用】**1. 调节胃肠运动和健脾作用**
苍术丙酮提取物及 β - 桉油醇和茅术醇能明显
促进胃肠运动，其醇提取物及水提液又能对抗
乙酰胆碱和氯化钡引起的肠管收缩，且对弛张
后的胃平滑肌有轻微的增强收缩作用。还能抑
制"脾虚"动物的小肠推进活动，对抗泄泻；
降低血清铜和提高血清锌，改善"脾虚"动物
代谢功能，增加体重；并通过提高血清铁，增
加血红蛋白合成，提高红细胞功能。

2. 抗溃疡作用　苍术能显著抑制胃液分
泌，对应激性溃疡与幽门结扎、胃黏膜循环障
碍及阿司匹林引起的溃疡均有预防和治疗
作用。

3. 护肝与抗炎作用　苍术与苍术酮、β -
桉油醇、茅术醇对四氯化碳和氨基半乳糖引起
的肝细胞损害有显著的预防作用。苍术烯内酯
（atractylonolide）Ⅰ、Ⅱ和Ⅲ均有抗炎作用。

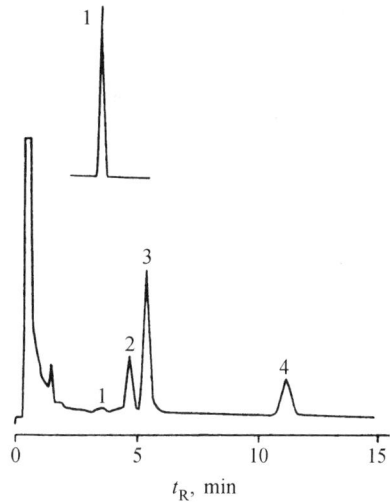

图 8 - 38　苍术挥发油气相色谱图
1. 苍术酮　2. 茅术醇　3. β - 桉油醇　4. 苍术素

4. 抗病原微生物作用　苍术与艾叶制成的消毒香或烟熏剂对多种病毒、支原体、乙型链
球菌、金黄色葡萄球菌以及黄曲霉菌和其他致病真菌均有显著杀灭作用。

此外，尚有降血糖、中枢抑制、抗缺氧、抗癌、抗心律失常、利尿及抗高血压等作用。

【功效】性温，味辛、苦。能燥湿健脾，祛风散寒，明目。用于湿阻中焦，脘腹胀满，泄
泻，水肿，脚气痿躄，风湿痹痛，风寒感冒，夜盲，眼目昏涩。用量 3 ~ 9g。

【附注】尚有同属植物关苍术 *Atractylodes japonica* Koidz. ex Kitam 的根茎在东北、华北地区
作苍术药用。根茎多呈结节状圆柱形，皮层有较多纤维束。含挥发油约 1.7%，油中含有较多
的苍术酮，而苍术素含量较少，另含苍术烯内酯等。

*天　南　星

Arisaematis Rhizoma

【来源】为天南星科植物天南星 *Arisaema erubescens* （Wall.）Schott.、异叶天南星
A. heterophyllum Bl. 或东北天南星 *A. amurense* Maxim. 的干燥块茎。

【产地】天南星主产于陕西、甘肃、四川、云南、贵州；异叶天南星主产于湖北、湖南、
四川、贵州、河南；东北天南星主产于东北及山东、河北等省。

【采收加工】秋、冬季茎叶枯萎时采挖，除去残茎和须根，刮去外皮，干燥。

【化学成分】从天南星及异叶天南星中检出苏氨酸、丝氨酸、牛磺酸、谷氨酸等 39 种
氨基酸及肽类化合物，另含钙、磷、铝、锌等 21 种微量元素；3 种天南星块茎水解后经薄
层色谱均鉴定出 3，4 - 二羟基苯甲醛（原儿茶醛）及 D - 葡萄糖；尚检出 β - 谷甾醇及其
葡萄糖苷。从天南星中分离出强心苷及皂苷类化合物，并证明前者为天南星具有麻辣味的
主要成分。

【性状】天南星：块茎扁球形，直径 2 ~ 5.5cm。表面淡黄色或淡棕色，顶端有略凹陷的茎痕和叶痕环纹，周围有麻点状须根痕，习称"棕眼"。质坚硬，不易破碎，断面白色，粉性。气微，味辛，麻舌刺喉（图 8 - 39A）。

异叶天南星：块茎呈稍扁的球形，直径 1.5 ~ 4cm，顶端茎痕深陷，其周围有 1 ~ 2 圈显著的根痕，周边偶有少数微凸起的小侧芽。

东北天南星：块茎扁球形，直径 1.5 ~ 4cm，顶端茎痕大而较平坦，环纹少，麻点状根痕细而不整齐，周边有微凸出的小侧芽。

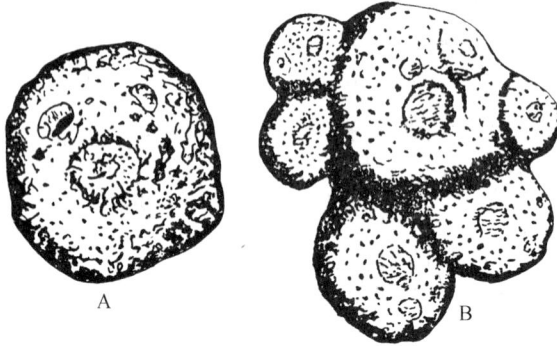

图 8 - 39 天南星的外形

【理化鉴别】1. 取本品置于紫外灯下观察，断面显蓝色荧光。

2. 取粉末 0.5g，加水 10ml，剧烈振摇产生持续性泡沫。

3. 取粉末适量，加 0.5% 盐酸至略湿润，放置过夜，经微量升华，升华物置显微镜下观察见白色晶状物（苯甲酸，与半夏及白附子相区别）。

4. 薄层色谱：取粉末 5g，加 60% 乙醇 50ml 超声波处理 45min，过滤，滤液水浴挥去乙醇，加于 AB - 8 型大孔吸附树脂小柱上，以 50ml 水洗脱，弃去水液，继用 30% 乙醇 50ml 洗脱，洗脱液蒸干，残渣加乙醇 1ml 使溶解，上清液供点样用。另取天南星对照药材同法制成对照药材溶液。上述两种溶液点样于同一块硅胶 G 薄层板上，以乙醇 - 吡啶 - 浓氨试液 - 水（8:3:3:2）展开，取出，晾干，喷以 50% 氢氧化钾甲醇溶液，分别置日光与紫外光（365nm）检视，供试品色谱中，在与对照药材色谱相应的位置上，显相同颜色斑点。

【药理作用】**1. 镇静与镇痛作用** 天南星煎剂腹腔注射能使兔与大鼠活动减少、安静、翻正反射迟钝；并能明显延长小鼠的戊巴比妥钠睡眠时间；小鼠热板法表明有明显的镇痛作用。

2. 抗惊厥作用 水浸剂可明显对抗士的宁、戊四唑及咖啡因引起的惊厥，其抗惊厥强度次序依次为：东北天南星 > 天南星 > 异叶天南星。

3. 抗肿瘤作用 鲜天南星水提物体外对 Hela 细胞有抑制作用，对小鼠肉瘤 S_{180}、HCA 实体瘤、U_{14} 等实验性肿瘤均有一定抑制作用。

4. 祛痰作用 小鼠酚红排泄法表明天南星煎剂有祛痰作用。

5. 毒性 天南星、异叶天南星、东北天南星的 50% 醇提物的小鼠急性毒性实验表明，其腹腔注射的 LD_{50} 分别为：30 ± 1.0；41 ± 0.2；48 ± 1.8（g/kg）。

【功效】本品性温，味苦、辛，有毒。能燥湿化痰，祛风止痉，散结消肿；用于顽痰咳嗽，风痰眩晕，中风痰壅，口眼歪（㖞）斜，半身不遂，癫痫，惊风，破伤风。用量内服制天南星3~9g；外用生品适量，研末以醋或酒调敷患处，治痈肿、蛇虫咬伤。

【附注】1. 炮制品：制天南星 生南星的辛辣刺激性成分为强心苷和原儿茶醛，水浸泡可使前者溶解而减少，加白矾可使后者生成不溶性沉淀而除去。取净天南星，按大小分别浸泡，每日换水2~3次，至起白沫时，换水后加白矾（每100kg天南星，加白矾2kg）泡1日后，再换水；至切开口尝微有麻舌感时取出。将生姜片、白矾加适量水煮沸后，倒入天南星共煮至无白心时取出，晾至四至六成干，切薄片，干燥。

胆南星 胆汁有中枢抑制和抗惊厥作用，天南星加胆汁炮制后可加强其解痉、镇痛作用。取制南星粉（60~80目），每100kg加入250kg鲜胆汁（或胆汁膏37.5kg，用水加热熔化）混合均匀，做成块状，然后将其置蒸笼内，蒸20~30min（亦有加胆汁经发酵后再蒸的），取出，晒干或烘干。

2. 虎掌南星 为天南星科植物掌叶半夏 *Pinellia pedatisecta* Schott. 的块茎。主产于河南、河北等地，在河南、河北、陕西、江苏等省作天南星佳品使用。块茎扁球形，通常周边有数个半球形的侧生小块茎，状如虎掌，主块茎直径1.5cm~5cm，每一块茎中心均有一凹陷的茎痕，其周围有麻点状须根痕。（图8-39B）块茎含多种环二肽生物碱（如腺嘧啶）、3-羟基-二甲基吡啶、β-咔啉（β-carboline）、胡芦巴碱、氨基酸、胆碱、有机酸等。药理试验表明，有泻下、抑制血小板凝集及血栓形成、抗心律失常及抗肿瘤等作用。临床曾用于治疗宫颈癌。

*半　夏

Pinelliae Rhizoma

【来源】为天南星科植物半夏 *Pinellia ternata*（Thunb.）Breit. 的干燥块茎。

【产地】主产于四川、浙江、湖北、湖南、河南、贵州等地。

【采收加工】夏、秋季采挖，洗净，除去外皮及须根，晒干。

【化学成分】含l-盐酸麻黄碱（l-ephedrine hydrochloride, 0.002%），β-谷甾醇及其葡萄糖苷（胡萝卜苷），胆碱（choline），鸟苷（guanosine），β-氨基丁酸（β-aminobutyric acid）和γ-氨基丁酸、天门冬氨酸、谷氨酸、精氨酸、丝氨酸、甘氨酸、瓜氨酸等多种氨基酸，脂肪酸（0.85%）及少量挥发油。还从半夏中分得1种具有抗早孕作用的结晶性蛋白——半夏蛋白（pinelline），1种有胰蛋白酶抑制作用的蛋白质（平均分子量40800）及具有止呕作用的多糖PT-F_2-I。还分得4种多糖：PT-P_{1a}、PT-P_{1b}、PT-P_{2a}、PT-P_{2b}，其中PT-P_{2a}有较强的网状内皮系统激活作用。尚含刺激性物质约0.01%，如尿黑酸（homogentisic acid）及其葡萄糖苷、3,4-二羟基苯甲醛及其双葡萄糖苷。

【性状】块茎类球形，有的稍偏斜，直径1cm~1.5cm。表面白色或浅黄色，顶端有凹陷的茎痕，凹窝周围密布麻点状须根痕，底部钝圆且较光滑。质坚实，断面洁白，富粉性。气微，味辛辣，麻舌而刺喉（图8-40A）。

【显微鉴别】横切面：表皮多数残存，其内侧为10余列木栓细胞。基本薄壁组织中散布有多数外韧型及周木型维管束。薄壁细胞中含淀粉粒，尤以内侧的含淀粉粒较多。黏液细胞随处可见，椭圆形，内含草酸钙针晶束（图8-40B）。

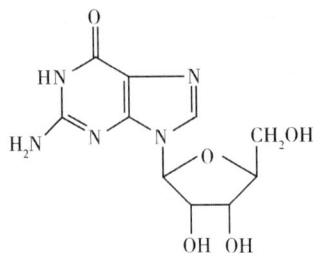
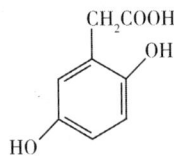

　　　　　鸟苷　　　　　　　　　　　　　　　　　　尿黑酸

　　粉末：类白色。①淀粉粒极多，单粒类球形或圆多角形，直径 4～30μm，脐点裂隙状、人字状、三叉状或星状，大粒层纹可见；复粒由 2～8 分粒组成。②草酸钙针晶众多，散在或成束存在于椭圆形黏液细胞中，针晶长 20～144μm。③导管主为螺纹导管，少数为环纹导管（图 8－40C）。

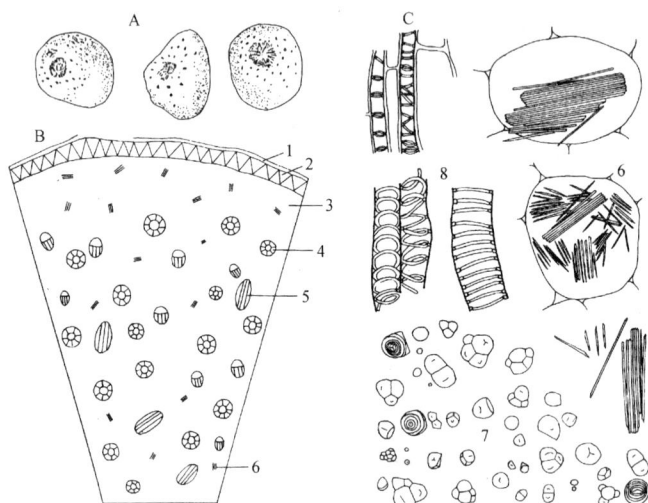

图 8－40　半夏外形及显微特征

A. 外形　B. 横切面简图　C. 粉末显微特征

皮　2. 木栓层　3. 基本薄壁组织　4. 维管束　5. 不规则走向的维管束
6. 草酸钙针晶及黏液细胞　7. 淀粉粒　8. 导管

　　【理化鉴别】1. 氨基酸类成分薄层色谱　取本品粉末 1g，以甲醇加热回流提取，滤液挥至 0.5ml，点样于硅胶 G 薄层板上，以精氨酸、丙氨酸、缬氨酸、亮氨酸混合溶液与对照药材溶液作对照，以正丁醇－冰醋酸－水（8:3:1）为展开剂，喷以茚三酮试液，在 105℃加热至斑点显色清晰。供试品色谱中，在与对照品色谱相应的位置上，显相同颜色的斑点。

　　2. 对照药材薄层色谱　取本品粉末 1g，加乙醇加热回流提取，滤液浓缩至 0.5ml，点样于硅胶 G 薄层板上，以对照药材溶液为对照，以石油醚（60～90℃）－乙酸乙酯－丙酮－甲酸（30:6:4:0.5）为展开剂，喷以 10%硫酸乙醇溶液，在 105℃加热至斑点显色清晰。供试品色谱中，在与对照药材色谱相应的位置上，显相同颜色的斑点。

　　【含量测定】生物碱是半夏的主要活性成分，可应用重量法测定生药中的总生物碱含量。鸟苷是半夏的特征性成分，可应用 HPLC 法测定半夏及其制剂中的含量。《中国药典》（2010

年版）采用电位滴定法测定其总有机酸含量，规定本品按干燥品计算，含总酸以琥珀酸（$C_4H_6O_4$）计，不得少于 0.25%。

1. 总生物碱测定 精密称取粉末 15g，加 150ml 75% 乙醇（含 1% 盐酸）回流提取，取滤液 50ml 用 6mol/L 氢氧化铵溶液调至中性，挥去乙醇，残渣用 0.25mol/L 硫酸溶解，加氢氧化铵溶液调节至强碱性，用三氯甲烷提取（5×10ml），合并三氯甲烷，用 0.25mol/L 硫酸提取（5×10ml），合并酸液，用氢氧化铵液调至强碱性，再用三氯甲烷提取（10ml×5），合并三氯甲烷，并用少量水洗涤，蒸去三氯甲烷，60℃ 真空干燥至恒重，计算生药中总生物碱的含量。

2. 鸟苷的测定 精密称取半夏的极细粉末 100mg，加入高效液相色谱用流动相 4ml 和邻苯二酸（酞酸 phthalic acid）内标溶液 1ml，在 50℃ 水浴，超声波提取 30min，离心，上清液经滤器过滤后进样。色谱条件：Lichro CART RP – C_{18} 反相色谱柱（250×4mm），流动相 0.5% 乙酸溶液以 NH_4OH（1→72）调节至 pH 4.2，流速 1ml/min，柱温 30℃，检测波长 254nm。本法也适用于含半夏中药制剂，如小半夏加茯苓汤（图 8–41）。

【药理作用】**1. 中枢镇咳作用** 生半夏、姜半夏、清半夏的煎剂对碘液注入猫胸腔或电刺激喉上神经所致咳嗽均有明显的抑制作用，其作用与可待因相似，但较弱。

2. 催吐与镇吐作用 生半夏及其流浸膏有催吐作用；生半夏经加热炮制或姜半夏的各种制剂，对去水吗啡、硫酸铜引起的呕吐均有一定的镇吐作用。l–麻黄碱能抑制实验狗呕吐。

3. 抗肿瘤作用 半夏的稀醇或水浸出液对动物实验性肿瘤 HCA、S_{180} 和 Hela 细胞均有明显的抑制作用；半夏多糖 PMN 能活化多形核白细胞，诱导其肿瘤细胞破坏反应。

4. 毒性 急性毒性试验以生半夏毒性最大，依次为姜半夏、法半夏、清半夏。加白矾浸泡或共煮均能降低其毒性。

此外，半夏能使小鼠肝脏中酪氨酸转氨酶（TA）活性上升，呈现糖皮质激素样作用；其直链淀粉对小鼠有明显的抗炎作用；半夏煎剂有明显的抗心律失常作用；半夏蛋白有抗早孕作用。

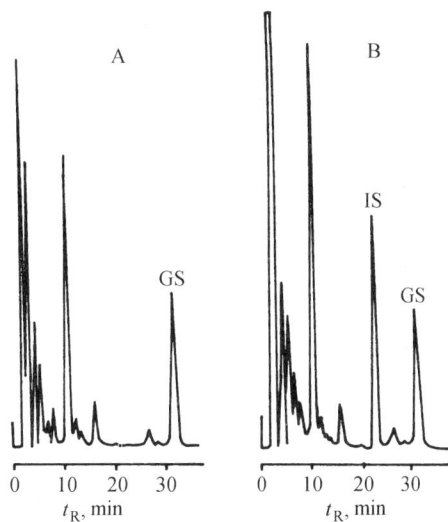

图 8–41 半夏及其制剂的 HPLC 图
A. 半夏 B. 小半夏加茯苓汤
GS. 鸟苷 IS. 内标物（邻苯二酸）

【功效】性温，味辛，有毒。燥湿化痰，降逆止呕，消痞散结。用于湿痰寒痰，咳喘痰多，痰饮眩悸，风痰眩晕，痰厥头痛，呕吐反胃，胸脘痞。用量 3～9g；外用适量。

【附注】1. 炮制品 生半夏对黏膜有强烈刺激作用，可刺激声带黏膜发炎水肿而失音，刺激消化道黏膜而引起呕吐或腹泻。半夏的刺激性成分是 3，4–二羟基苯甲醛、尿黑酸和半夏蛋白。加入白矾、甘草及加热均是为使上述成分失活或生成难溶性沉淀。姜制半夏是为了加强半夏的止呕作用。①清半夏：半夏用 8% 的白矾溶液泡至内无白心，口尝微有麻舌感。

②姜半夏：半夏用水浸泡至内无白心；另取生姜切片煎汤，加白矾与半夏共煮透。③法半夏：半夏用水浸泡至内无白心，去水，加甘草石灰液（甘草水煎液倒入石灰液中）浸泡，保持pH12以上，至口尝微有麻舌感，切面黄色均匀为度。

2. 水半夏　为同科植物鞭檐犁头尖 *Typhonium flagelliforme* （Lodd.）Blume 的块茎。主产于广西，曾在广西、广东、福建等地作半夏入药。块茎椭圆形、圆锥形或半圆形，直径0.5～1.5cm，高0.8～3cm；表面类白色或淡黄色，不平滑，有多数隐约可见的点状根痕；上端类圆形，有常呈偏斜而凸起的叶痕或芽痕，下端略尖；质坚实，断面白色，粉性；气微，味辛辣，麻舌而刺喉。能燥湿化痰；用于咳嗽痰多，支气管炎等。本品有镇咳作用，但无镇吐作用。

3. 河北、江苏、四川等省个别地区以掌叶半夏 *Pinellia pedatisecta* Schott 的小块茎作半夏使用。

*石　菖　蒲
Acori Tatarinowii Rhizoma

【来源】　为天南星科植物石菖蒲 *Acorus tatarinowii* Schott 的干燥根茎。

【产地】　主产于四川、浙江、江苏。

【采收加工】　秋、冬季采挖，除去茎叶、须根及泥沙，晒干。

【化学成分】　含挥发油 1.0%～3.4%。油中主要成分为 β - 细辛醚（β - asarone，27.45%～83.75%）、2 - 异丙烯基 - 8，10 - 二甲基 - 双环〔4，4，0〕癸酮 - 1（11.56%）、红没药醇（β - bisabolol，11.54%）、水菖蒲酮（shyobunone，7.19%）、2，6，8 - 三甲基 - 10 - 羟基双环烯 - 1 - 酮 - 3（4.15%）、α - 细辛醚（3.95%）、异龙脑（isoborneol，3.18%）以及榄香脂素（elemicine，1.17%）、异榄香脂素、β - 榄香烯（β - elemene）、樟脑（camphor）、檀香烯（santalene）、γ - 毕澄茄烯（γ - cadinene）、γ - 细辛醚、细辛醛（asarylaldehyde）、百里香酚（thymol）、肉豆蔻酸（myristic acid）、甲基丁香酚（methyleugenol）等。

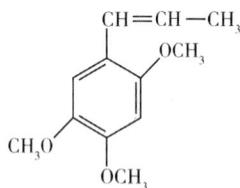

α - 细辛醚（反式）
β - 细辛醚（顺式）　　　　　　　甲基丁香酚

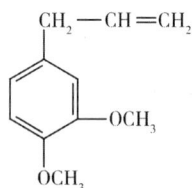

【性状】　根茎扁圆柱形，稍弯曲，常有分枝，长 3～20cm，直径 0.3～1cm。表面棕褐色或灰棕色，粗糙，有疏密不均的环节，节间长 2～8mm，具细纵纹，上方有三角状叶痕，左右交互排列，下面有点状根痕，节上有时残留纤维状叶基。质硬脆，断面纤维性，类白色或微红色，内皮层环明显，可见多数散在的维管束小点及棕色油细胞。气芳香，味苦、微辛（图 8 - 42A）。

【显微鉴别】横切面：表皮细胞类方形或类长方形，外壁增厚，有的含红棕色物。皮层宽广，散有纤维束及叶迹维管束，叶迹维管束有限外韧型，束鞘纤维成环，木化；内皮层明显。中柱散列多数维管束，主为周木型，紧靠内皮层环排列较密，并有少数有限外韧型维管束，束鞘纤维较少。纤维束及维管束鞘纤维周围的薄壁细胞含草酸钙方晶。基本薄壁组织细胞排列疏松，具明显的细胞间隙，并散有类圆形油细胞，薄壁细胞含淀粉粒（图8 - 42B，C）。

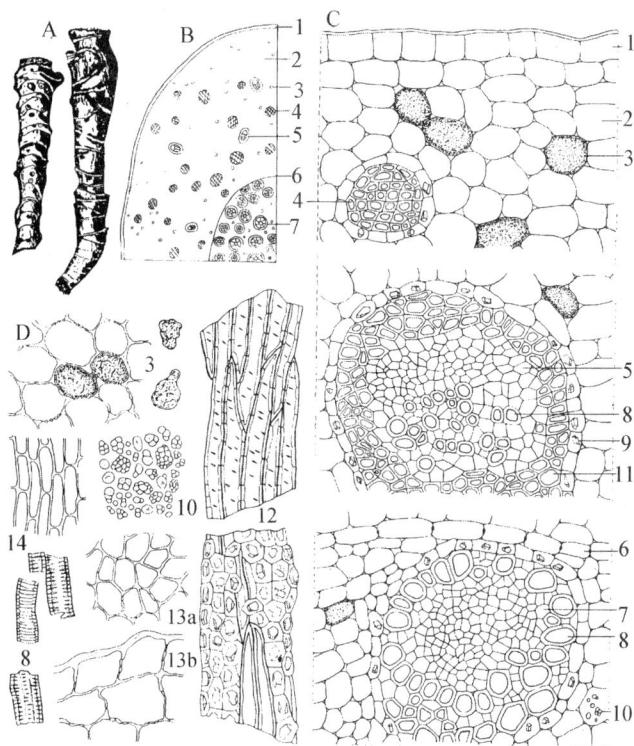

图 8 - 42 石菖蒲外形及显微特征

A. 外形 B. 横切面简图 C. 横切面详图 D. 粉末显微特征

1. 表皮 2. 皮层 3. 油细胞 4. 纤维束 5. 叶迹维管束 6. 内皮层

7. 中柱维管束 8. 导管 9. 草酸钙方晶 10. 淀粉粒 11. 束鞘纤维

12. 纤维及晶鞘纤维 13. 表皮细胞（a. 表面观 b. 断面观） 14. 鳞叶表皮细胞

粉末：灰棕色。①纤维多成束，无色或淡黄色，末端渐尖或斜尖，直径 11 ~ 20μm，壁厚 2μm ~ 6μm，木化，壁薄者具斜裂隙状单纹孔。纤维束周围薄壁细胞中含草酸钙方晶，形成晶鞘纤维。方晶菱形、类多角形或双锥形，直径 4 ~ 16μm。②油细胞单个或两个相连散布于薄壁组织中，类圆形或长圆形，胞腔内充满黄绿色或橙红色分泌物，细胞破碎后散出分泌物团块。③淀粉粒较多，单粒球形、椭圆形或长卵形，直径 2 ~ 9μm，有的可见脐点，呈点状、人字状或短缝状，层纹不明显；复粒由2 ~ 20（或更多）分粒组成。此外，尚有表皮细胞，鳞叶表皮细胞和导管等（图 8 - 42D）。

【理化鉴别】薄层色谱：样品粗粉经水蒸汽蒸馏提取挥发油，脱水［或加石油醚（60 ~ 90℃）加热回流提取，滤液蒸干，残渣加石油醚1ml 使溶解］，点样于硅胶 G - CMC 板上，以 α - 细辛醚及甲基丁香酚标准品溶液及石菖蒲对照药材溶液作对照，用石油醚 - 乙酸乙酯

（85：15）展开，置紫外灯（λ=254nm）下观察。供试品色谱中，在与标准品及对照药材色谱相应的位置上，显相同颜色的斑点（图 8-43）。

【含量测定】石菖蒲的主要有效成分为挥发油，可按《中国药典》方法测定其含量，并可应用气相色谱法测定油中主要成分 β-细辛醚和 α-细辛醚的含量。

1. 挥发油量测定　按《中国药典》（2010年版）挥发油测定法测定，本品含挥发油不得少于 1.0%（ml/g）。

2. β-细辛醚和 α-细辛醚的气相色谱法测定　色谱条件：色谱柱 1m×3mm，固定液 1% OV-17，担体 Gas-chrom Q（80~100μm），氢焰电离检测器，氮气流速 60ml/min，程序升温 60℃恒温 2min，然后按 10℃/min 升温至 125℃，6℃/min 升温至 210℃，最后恒温 3.5min。用归一化法计算挥发油中 β-细辛醚和 α-细辛醚的含量。

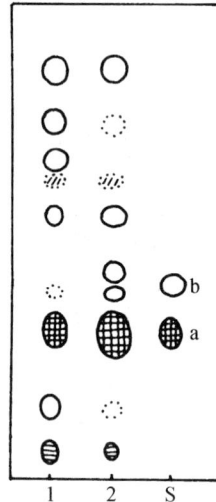

图 8-43　石菖蒲薄层色谱图

1. 水菖蒲　2. 石菖蒲　S. 对照品：
a. α-细辛醚　b. 甲基丁香酚

○亮蓝色　⊕蓝紫色　●棕色　∷亮蓝绿　▨痕量

【药理作用】**1. 镇静、镇痛和抗惊厥作用**石菖蒲水煎液、水煎醇沉液、挥发油及 β-细辛醚，均能减少小鼠自主活动，延长戊巴比妥的睡眠时间；挥发油能对抗麻黄碱的中枢兴奋作用；水煎醇沉液尚有明显的镇痛作用；水煎液并能对抗戊四唑引起的小鼠惊厥。

2. 解痉作用　水煎液能弛缓胃肠平滑肌的痉挛，挥发油能缓解乙酰胆碱、组胺或 5-羟色胺所致离体豚鼠气管和回肠痉挛，以 α-细辛醚作用最强。

3. 抗缺氧作用　水提醇沉液能保护小鼠大脑缺氧引起的脑功能减退，改善缺氧造成的记忆巩固障碍。

4. 抗菌作用　煎剂和细辛醚对金黄色葡萄球菌及常见皮肤致病真菌、结核杆菌均有一定抑制作用。

此外，挥发油对小鼠肝癌和肉瘤 S_{180} 均有抑制作用；细辛醚有止咳、祛痰、平喘、利胆、降压和降体温等作用，临床用于治疗癫痫有效；甲基丁香酚有镇静、镇痛、中枢抑制、解痉和降体温等作用。文献报道，β-细辛醚可引起大鼠十二指肠癌。

【功效】性温，味辛、苦。能开窍豁痰，醒神益智，化湿开胃。用于神昏癫痫，健忘失眠，耳鸣耳聋，脘痞不饥，噤口下痢。用量 3~9g。

【附注】1. 水菖蒲，又名菖蒲，为同属植物水菖蒲 *Acorus calamus* L. 的干燥根茎。主产于湖北、湖南、辽宁、四川等地。性状与石菖蒲相似，但较粗大，少有分枝，断面海绵样，香气浓烈而特异，味辛。含挥发油 1.5%~3.5%。油中含 β-细辛醚（59.8%）、α-细辛醚（16.0%）等多种成分。能芳香开窍，和中辟浊。《中国药典》（2010年版）以"藏菖蒲"之名收载。

2. 同属植物金钱菖蒲 *A. gramineus* Soland. var. *pusillus*（Sieb.）Engl. 的根茎亦做石菖蒲药用。根茎含挥发油 0.5%~9.2%，油中亦含 β-细辛醚（86%）等多种成分。

*川　贝　母

Fritillariae Cirrhosae Bulbus

【来源】为百合科植物暗紫贝母 *Fritillaria unibracteata* Hsiao et K. C. Hsia、甘肃贝母 *F. przewalskii* Maxim.、卷叶贝母（川贝母）*F. cirrhosa* D. Don、梭砂贝母 *F. delavayi* Franch. 太白贝母 *F. taipaiensis* P. Y. Li 或瓦布贝母 *F. unibracteata* Hsiao et K. C. Hsiavar. wabuensis（S. Y. Tang et S. C. Yue）Z. D. Liu，S. Wang et S. C. Chen 的干燥鳞茎。前三者野生品按性状不同分别习称"松贝"和"青贝"，梭砂贝母习称"炉贝"。

【产地】暗紫贝母主产于四川阿坝地区，甘肃贝母主产甘肃、青海及四川，为商品川贝母的主要来源；川贝母主产于四川、云南、西藏，产量很小；梭砂贝母主产于青海、四川、云南，因其过去集散于打箭炉（今四川康定）故称"炉贝"，因表面有棕色斑块，又称"虎皮贝"。多为野生，暗紫贝母、甘肃贝母与卷叶贝母今有栽培。

【采收加工】夏、秋季或积雪融化时采挖，除去须根、粗皮及泥沙，晒干或低温干燥。

【化学成分】含多种异甾类生物碱。川贝母含青贝碱（chinpeimine）、松贝碱（sonpeimine）、川贝碱（fritimine）、西贝素（sipeimine，imperialine）、炉贝甲素（delavine）、川贝酮（chuanbeinone）；暗紫贝母含松贝甲素（songbeinine）、松贝乙素（songbeinone）、松贝辛（songbeisine）；甘肃贝母含岷贝碱甲（minpeimine）、岷贝碱乙（minpeiminine）；梭砂贝母含炉贝甲素、炉贝乙素（delavinone，singpeinine A）、西贝素、川贝酮、delafrine、delafrinone、贝母辛（peimisine）、白炉贝碱（beilupeimine）、炉贝碱（fritiminine）。此外，贝母类尚含皂苷及甾醇类成分。

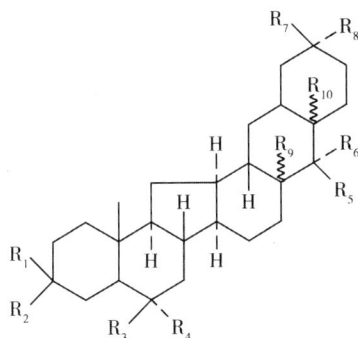

	R₁	R₂	R₃	R₄	R₅	R₆	R₇	R₈	R₉	R₁₀
松贝甲素	OH	H	OH	H	CH₃	H	CH₃	H	H	H
松贝乙素	OH	H	=O	CH₃	H	CH₃	H	H	H	
炉贝甲素	OH	H	OH	H	H	CH₃	CH₃	H	H	H
炉贝乙素	OH	H	=O	H	CH₃	CH₃	H	H	H	
西贝素	OH	H	=O	OH	CH₃	CH₃	H	H	H	

【性状】松贝：类圆锥形或近球形，高 0.3 ~ 0.8cm，直径 0.3 ~ 0.9cm。表面类白色。外层鳞片 2 枚，大小悬殊，大鳞叶紧抱小鳞叶，未抱部分呈新月形，习称"怀中抱月"；顶部闭合，内有类圆柱形、顶端稍尖的心芽和小鳞叶 1 ~ 2 枚；先端纯圆或稍尖，底部平，微凹入，中心有一灰褐色的鳞茎盘，偶有残存须根。质硬而脆，断面白色，富粉性。气微，味微苦（图8 – 44A1）。

青贝：扁球形或圆锥形，高 0.4 ~ 1.4cm，直径 0.4 ~ 1.6cm。外层鳞叶 2 枚，大小相近，相对抱合，顶部开裂，内有心芽和小鳞叶 2 ~ 3 枚及细圆柱形的残茎（图 8 – 44A2）。

炉贝：长圆锥形，高 0.7 ~ 2.5cm，直径 0.5 ~ 2.5cm。表面类白色或浅棕黄色，常具棕色斑块，习称"虎皮斑"。外层鳞叶 2 枚，大小相近，顶部开裂而略尖，基部多呈锥形（图 8 – 44A3）。

栽培品：呈类扁球形或短圆柱形，高 0.5cm ~ 2cm，直径 1cm ~ 2.5cm。表面类白色或浅棕黄色，稍粗糙，有的具浅黄色斑点。外层鳞叶 2 瓣，大小相近，顶部多开裂而较平。

【显微鉴别】暗紫贝母粉末：类白色。①淀粉粒单粒呈卵圆形、三角状卵形、贝壳形，有的中部或一端凸出略作分枝状，少数长圆形或类圆形，直径 4 ~ 22 ~ 50 （60） μm，脐点明显，呈点状，短缝状，少数呈马蹄状，层纹细密；半复粒较多见，脐点 2 ~ 4 个；复粒少数，由 2 分粒组成。此外，较易察见具 2 ~ 7 个脐点的单粒。②气孔类圆形，直径 40 ~ 52μm，副卫细胞 5 ~ 7 个。③草酸钙结晶细小，呈类方形或簇状，存在于表皮细胞及薄壁细胞中。尚可见螺纹导管等（图 8 – 44B）。

其余 5 种贝母与暗紫贝母的显微特征相似。

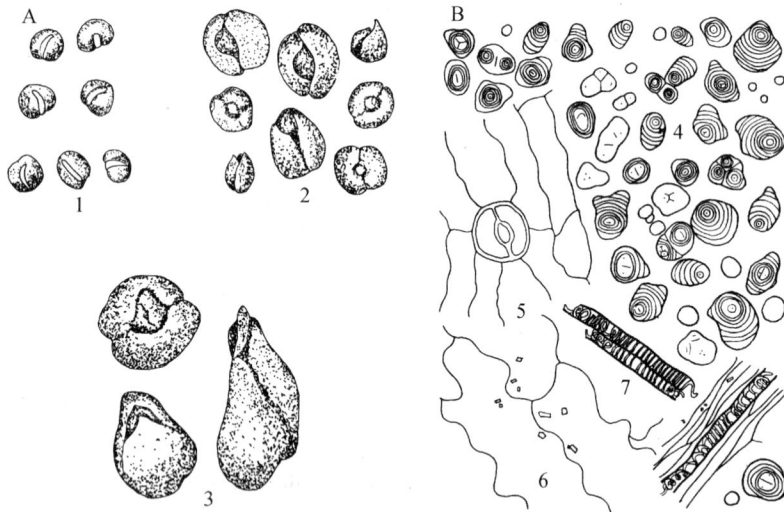

图 8 – 44 川贝母外形与显微特征

A. 外形 B. 暗紫贝母粉末显微特征

1. 松贝 2. 青贝 3. 炉贝 4. 淀粉粒 5. 表皮细胞及气孔 6. 草酸钙结晶 7. 导管

【理化鉴别】1. 取粉末 2g，加 2% 乙酸 10ml，振摇，过滤，取滤液 5ml，加碘化铋钾试液，产生橙黄色沉淀；另取滤液 5ml，加 20% 硅钨酸试液，产生白色絮状沉淀。（生物碱反应）

2. 薄层色谱：取粉末 10g，加浓氨水 2ml，三氯甲烷 20ml，搅拌放置过夜，过滤，滤液蒸干，残渣加三氯甲烷0.4ml使溶解，点样于用2% NaOH水溶液制备的硅胶G薄层板上，以贝母素甲、贝母素乙及西贝素为标准对照品，用三氯甲烷－乙酸乙酯－甲醇－水（40：40：15：10，10℃以下放置后的下层溶液）展开，喷稀碘化铋钾试液，斑点显棕红色（图8－45）。

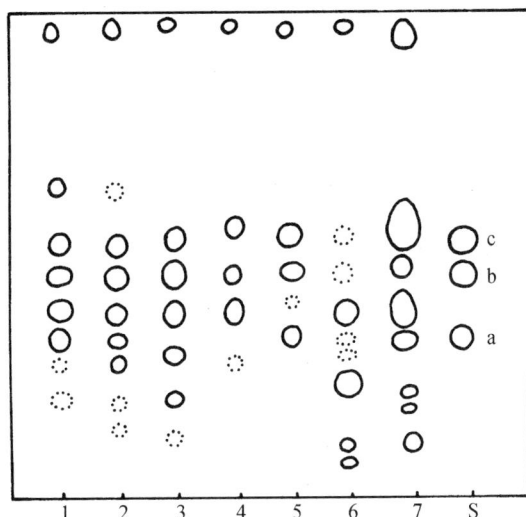

图8－45　贝母类的薄层色谱图
1. 松贝　2. 青贝　3. 炉贝　4. 伊贝母　5. 浙贝母　6. 平贝母　7. 湖北贝母
S. 对照品：a. 贝母素甲　b. 贝母素乙　c. 西贝素

【含量测定】川贝母的主要有效成分为生物碱类，在pH 5的酸性条件下能与溴麝香草酚蓝定量结合并可溶于三氯甲烷，该络合物在410nm波长处有最大吸收。故可应用酸性染料比色法测定川贝母中总生物碱含量，用于控制和评价生药品质。

总生物碱的酸性染料比色法测定：精密称取粉末0.5g，加适量氨水湿润30min后，加乙醚－三氯甲烷－95%乙醇（25：8：2.5）混合溶剂适量，冷浸24h。精密吸取浸液1ml，水浴蒸干，加三氯甲烷8ml溶解并转移至分液漏斗中，加0.2mol/L邻苯二甲酸氢钾缓冲溶液（pH 5）2ml、0.001mol/L溴麝香草酚蓝溶液2ml，剧烈振摇，静置，氯仿层通过干燥滤纸过滤于10ml容量瓶中，水层再用三氯甲烷萃取，合并萃取液并定容，同时做空白对照。在410nm波长处测定吸收度并计算样品中总生物碱的含量。去氢贝母碱在1.78～8.9μg/ml浓度范围内符合比尔定律。

《中国药典》（2010年版）用溴甲酚绿缓冲液，在415nm波长处测定，本品按干燥品计算，含总生物碱以西贝母碱（$C_{27}H_{43}NO_3$）计，不得少于0.050%。

【药理作用】**1. 镇咳祛痰作用**　川贝母皂苷能使小鼠咳嗽潜伏期明显延长；总生物碱和非生物碱部分对氨水引咳的小鼠，均有镇咳作用。川贝母流浸膏、川贝母生物碱、川贝母皂苷均有不同程度的祛痰作用。

2. 降压作用　猫静脉注射川贝母生物碱，可产生持久性血压下降，并伴有暂短的呼吸抑制；西贝素对麻醉犬也有降压作用。

3. 对平滑肌作用　西贝素对豚鼠和家兔离体肠、犬在位肠及大鼠子宫均有明显的松弛作用；川贝母生物碱还可增加豚鼠离体子宫的张力，有兴奋子宫的作用。

【功效】性微寒，味苦、甘。能清热润肺，化痰止咳，散结消痈。用于肺热燥咳，干咳少痰，阴虚劳嗽，痰中带血，瘰疬，乳痈，肺痈。用量 3～10g。

【附注】尚有贝母属（*Fritillaria* L.）属多种植物的鳞茎，在各地被作为"川贝母"使用。

1. 伊贝母　为同属植物伊犁贝母 *Fritillaria pallidiflora* Schrenk 或新疆贝母 *F. walujewii* Regel 的干燥鳞茎。主产于新疆。呈卵圆形，高 1～1.8cm，直径 1～2.5cm，外层鳞叶大小相近，外皮淡黄色。伊犁贝母中含西贝素，西贝素苷（imperialine – 3 – β – D – glucoside），炉贝乙素，伊贝碱苷（yibeinoside）A、B，西贝素氮氧化物（imperialine N – oxide），伊贝辛（yibeissine），贝母辛，cyclopamine，cycloposine 等生物碱；新疆贝母含西贝素和炉贝乙素。

2. 平贝母　为同属植物平贝 *F. ussuriensis* Maxim. 的干燥鳞茎。主产于东北。呈扁圆形，算盘珠状，直径 0.6～2.2cm，高 1～1.8cm，外层鳞叶 2 枚，大小相近，顶端平或稍凹入。含西贝素，贝母辛，西贝素苷，平贝碱甲、乙、丙（pingbeimine A、B、C），平贝碱苷（petilinine – 3 – β – D – glucoside），平贝宁（pingbeinine），平贝宁苷（pingbeinoside），平贝定苷（pingbeidinoside）。

3. 湖北贝母　为同属植物湖北贝母 *F. hupehensis* Hsiao et K. C. Hsia 的干燥鳞茎。主产于四川及湖北。呈扁圆球形，直径 0.8～3.5cm，高 0.8～2.2cm，外层鳞叶 2 枚，肥厚，略呈肾形，大小悬殊，大瓣紧抱小瓣，顶端闭合或开裂。含总生物碱 0.35%～0.71%，主要有湖贝啶（hupehenidine）、湖贝辛（hupehenisine）、湖贝乙（hupehenirine）、湖贝嗪（hupehenizine）及湖贝甲素苷（hupeheninoside）等。

以上 3 种，《中国药典》（2010 年版）分别列条予以收载。此外，尚有太白贝母 *F. taipaiensis* P. Y. Li（陕西）、一轮贝母 *F. maximowiczii* Freyn（华北及东北部分地区）、米贝母 *F. davidii* Franch.（四川）在上述地区亦作"川贝母"使用。

4. 伪品　在云南、四川曾以百合科植物丽江山慈菇（益辟坚）*Iphigenia indica* Kunth. et Benth. 或老鸦瓣 *Tulipa edulis* Baker 的鳞茎误作川贝母使用。上述 2 种均含秋水仙碱等生物碱，有毒。河南、湖南、贵州等地曾以葫芦科植物假贝母（土贝母）*Bolbostemma paniculatum* (Maxim.) Franq. 的鳞茎作贝母使用，本品含皂苷等。以上 3 种植物的鳞茎虽然外形与川贝母有些相似，但一侧均有 1 条纵凹沟，而无分瓣的肥厚鳞叶，易于区别。

〔附〕浙贝母 Fritillariae Thunbergii Bulbus

本品为百合科植物浙贝母 *Fritillaria thunbergii* Miq. 的干燥鳞茎。主产于浙江象山（象贝）、鄞州、磐安、东阳等。初夏植株枯萎时采挖，大小分开（珠贝与大贝），撞去外皮，并用煅过的贝壳粉或石灰粉吸收浆汁，干燥；或趁鲜切片，干燥（浙贝片）。据报道，传统粉吸法加工的浙贝母，其生物碱减少近 50%（约 0.11%）；趁鲜切片直接干燥的，生物碱含量较高（0.26%），但外形与色泽较差。大贝又称"元宝贝"，为鳞茎外层的单瓣鳞叶，略呈新月形，高 1～2cm，直径 2cm～3.5cm；外表面类白色或淡黄色，内表面白色或淡棕色，被白色粉末；质硬脆，断面白色至黄白色，富粉性；气微，味微苦。珠贝为完整的鳞茎，呈扁球形，高 1～1.5cm，直径 1cm～2.5cm；外层鳞叶 2 瓣，肥厚，略呈肾形，互相抱合，内有小鳞叶 2～3 枚及干缩的残茎。含异甾类生物碱贝母素甲（浙贝碱，peimine，verticine）、贝母素乙（去氢浙贝碱，peiminine，verticinone）、贝母辛、贝母芬碱（peimiphine）、贝母定碱（peimidine）、贝母替定碱（peimitidine）、浙贝宁（zhebeinine）、浙贝丙素（zhebeirine）、浙贝酮（zhebeinone）、贝母碱苷（peiminoside）及一种甾醇类中性物质原贝母素（propeimine）。贝母素甲及贝母素乙有止咳、平喘、扩瞳、兴奋子宫、降压等药理作用。本品性寒，味苦；能清热化痰，开郁散结；用于风热咳嗽，胸闷痰黏，肺痈，乳痈，瘰疬，疮毒，心胸郁闷；用量5～9g。

*麦　冬
Ophiopogonis　Radix

【来源】为百合科植物麦冬 *Ophiopogon japonicus*（L. f）Ker Gawl. 的干燥块根。

【产地】主产于四川、浙江。前者习称"川麦冬"，产量大；后者习称"杭麦冬"，质量好。

【采收加工】夏季采挖，洗净，反复曝晒、堆置，至七八成干，除去须根，晒干或微火烘干。

【化学成分】**1. 甾体皂苷类**　其基本化学结构是螺旋甾烷（spirostane），已分离鉴定出麦冬皂苷（ophiopogonin）A、B、B′、C、C′、D、D′、OJV - Ⅷ，OJV - IX，OJV - X。除麦冬皂苷 B′、C′、D′的苷元为薯蓣皂苷元（diosgenin）外，其余均为假叶树皂苷元（ruscogenin，鲁斯可皂苷元）。

2. 黄酮类　为高异黄酮（homoisoflavonoid）类化合物，主要有甲基麦冬二氢黄酮（methylophiopogonanone）A、B，麦冬二氢黄酮（ophiopogonanone）A、B，6 - 醛基异麦冬二氢黄酮（6 - aldehydo - isoophiopogonanone）A、B，6 - 醛基 - 7 - 甲氧基异麦冬二氢黄酮A、B，6 - 醛基异麦冬黄酮（6 - aldehydo - isoophiopogonone）A、B，甲基麦冬黄酮A，麦冬黄酮（ophiopogonone）A，去甲基异麦冬黄酮B，2′ - 羟基麦冬黄酮A，2′ - 羟基异麦冬黄酮A及5，7，2′ - 三羟基 - 6 - 甲氧基 - 3 - （3′，4′ - 亚甲基二氧苄基）色原酮等。

3. 挥发油类　从麦冬挥发油中已鉴定出樟脑，沉香醇（linalool），松油醇（terpine - 4 - ol），α - 绿叶烯（α - patchoulene），β - 绿叶烯，长叶烯（longifolene），莎草烯（cyperene），葎草烯（α - humulene），愈创木醇（cuaiol），4 - 羟基茉莉酮（jasmololone）。

此外，尚含β - 谷甾醇及其葡萄糖苷、豆甾醇、多糖等。

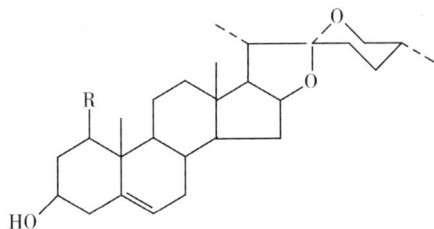

薯蓣皂苷元　　　R = H
假叶树皂苷元　　R = OH

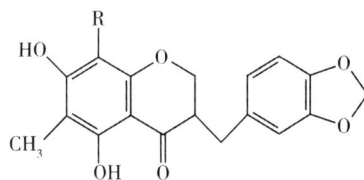

甲基麦冬二氢黄酮 A　　R = CH₃
麦冬二氢黄酮 A　　　　R = H

【性状】块根纺锤形，两端略尖，长1.5～3cm，直径0.3～0.6cm。表面黄白色或淡黄色，有细纵纹。质柔韧，断面黄白色，半透明，中柱细小。气微香，味微甘、涩，嚼之微有黏性（图8 - 46A）。

【显微特征】横切面：表皮为1列长方形薄壁细胞，有的分化成根毛；根被细胞3～5列，壁木化。皮层宽广，外皮层细胞切向长方形，外切向壁和径向壁微木化，有的细胞含黄色油状物；内皮层外侧为1列石细胞，其内壁及侧壁增厚，纹孔细密；内皮层细胞的壁均匀增厚，木化，有通道细胞；皮层薄壁组织中有含针晶束的黏液细胞散在。中柱甚小，中柱鞘为 1 ~ 2 列薄壁细胞。初生维管组织辐射型，韧皮束 16 ~ 22 个，与木质束相间辐射状排列，各木质束内侧由木化组织连接成环层。髓小，由薄壁细胞组成（图 8 - 46B，C）。

　　粉末与解离组织：粉末淡黄棕色。①草酸钙针晶成束或散在，长 24 ~ 50μm；含晶细胞常数个相连排成纵行分布于薄壁组织中。有的针晶粗长呈柱晶状，长约至 88μm，直径至 13μm。②外皮层细胞长方形、长方多角形或长圆形，垂周壁略弯曲，2 个较大的长方形细胞之间常有 1 ~ 2 个长圆形分泌细胞，内含棕黄色油滴。③皮层石细胞类方形或长方形，直径 30 ~ 64μm，三面壁增厚，厚 4 ~ 16μm，木化，一面壁甚薄，具密集的裂隙状单纹孔。④内皮层细胞长方形或长条形，壁均匀增厚，木化，纹孔较密。⑤导管多为具缘纹孔导管，少数为具缘纹孔 - 孔纹导管，端壁多长尾状，有的倾斜，具梯网纹穿孔板。⑥管胞多见，壁具三生增厚，多呈网状。此外，尚有木纤维等（图 8 - 46D）。

　　【理化鉴别】薄层色谱：1. 取粉末 2g，置索氏提取器中，用 95% 乙醇提取 4h，回收乙醇至干。加 3% 硫酸 10ml，水浴水解 4h，调 pH 至中性，水浴蒸干，用三氯甲烷溶解，点样于硅胶 GF_{254} 薄层板上，以假叶树皂苷元、薯蓣皂苷元及 β - 谷甾醇作对照，用正己烷 - 乙酸乙酯（1：1）展开，喷 10% 硫酸溶液于 90℃ 显色，假叶树皂苷元呈深绿色，薯蓣皂苷元及 β - 谷甾醇呈紫红色（图 8 - 47）。

　　2. 取粉末 2g，加 95% 乙醇适量，超声波提取 30min，取上清液在水浴上蒸去乙醇。残渣加甲醇溶解，点样于高效硅胶 G 薄层板上，用麦冬皂苷 B 作对照，以三氯甲烷 - 甲醇 - 水（16：6：2）展开 10cm，喷以茴香醛试剂，80℃ 加热 10min，麦冬皂苷 B 斑点（R_f 值约 0.44）显淡黄色。

　　【含量测定】皂苷、多糖和黄酮类是麦冬的主要有效成分，前者主要是假叶树皂苷元组成的皂苷，故可用酸水解后，经薄层色谱分离并应用薄层扫描仪测定其含量。麦冬黄酮及其酸水解后生成的苷元均易溶于乙醚或三氯甲烷，分子结构中又含酚羟基而易溶于碱液，难溶于酸水，故可将样品的乙醇提取物经酸水解后分别用上述溶剂处理，去除非黄酮类物质后，于 283nm 波长处测定。因橙皮苷的紫外吸收光谱与麦冬黄酮相似，故以其作为参考标准物质。麦冬多糖亦是主要有效成分，可与苯酚 - 硫酸显色后，应用比色法测定其含量。

　　1. 假叶树皂苷元的薄层扫描法测定　①标准曲线制作　准确吸取假叶树皂苷元标准品溶液（0.3mg/ml）10、20、30μl 点样于硅胶 GF_{254} 薄层板上，按【理化鉴别】项下薄层色谱 1 条件展开和显色，于显色后 120 ~ 150min 内用薄层扫描仪，在 650nm 波长处作单波长锯齿扫描，测定斑点积分值，绘制标准曲线，线性范围 3.3 ~ 9.9μg。②样品测定　按【理化鉴别】项下薄层色谱方法制备样品溶液，并调整点样量在线性范围内，以标准品作随行对照，按标准曲线制作方法测定，并计算含量。

　　《中国药典》（2010 年版）用甲醇提取再经正丁醇萃取纯化得到总皂苷后，采用紫外 - 可见分光光度法测定。本品按干燥品计算，含麦冬总皂苷以鲁斯可皂苷元计，不得少于 0.12%。

　　2. 麦冬总黄酮的紫外分光光度法测定　样品的 95% 乙醇提取液回收乙醇至干，加 3% 硫酸 10ml 水解 4h，调 pH 至中性，于水浴上蒸干，冷后加乙醚溶解，用 1mol/L NaOH 溶液萃取至醚层无色，碱液以 2mol/L HCl 调至 pH5，再以三氯甲烷萃取，萃取液经脱水，回收溶剂，用甲醇溶解定容后，在 283nm 波长处测定吸收度，从橙皮苷标准曲线计算样品中总黄酮的含量，线性范围 5 ~ 25μg/ml。

　　【药理作用】**1. 强心、抗心绞痛与抗休克作用**　麦冬注射液对失血性休克大鼠具有改善

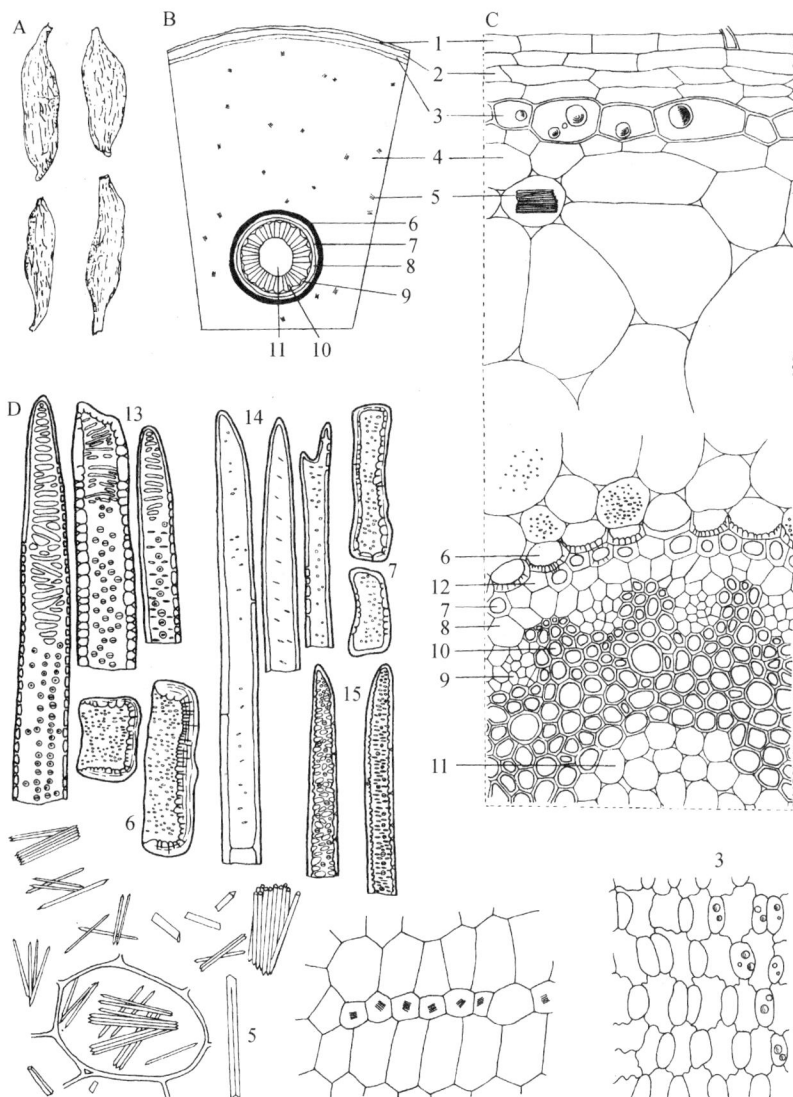

图 8 - 46 麦冬外形及显微特征

A. 外形 B. 横切面简图 C. 横切面详图 D. 解离组织与粉末显微特征

1. 表皮 2. 根被 3. 外皮层（细胞） 4. 皮层薄壁组织 5. 草酸钙针晶（束）

6. 石细胞 7. 内皮层（细胞） 8. 中柱鞘 9. 韧皮部 10. 木质部 11. 髓 12. 通道细胞

13. 导管 14. 木纤维 15. 管胞（3 及 5 ×45，其余 ×190）

左心室功能与抗休克作用，麦冬皂苷能明显增强离体蟾蜍及兔心脏的心肌收缩力，增强心输出量及冠脉流量，山麦冬的水提物尚能显著对抗垂体后叶素所致大鼠急性心肌缺血及肾上腺素、氯化钙所致心律失常，麦冬氨基酸及多糖具有抗疲劳作用，麦冬注射液及多糖尚能提高小鼠的耐缺氧能力。麦冬在临床上能改善心绞痛症状和心电图可能与上述作用有关。麦冬煎剂还有抗血栓形成作用。

2. 降血糖作用 麦冬水或醇的提取物及多糖对四氧嘧啶糖尿病小鼠有降血糖作用，并能促使胰岛细胞恢复，肝糖元增加。

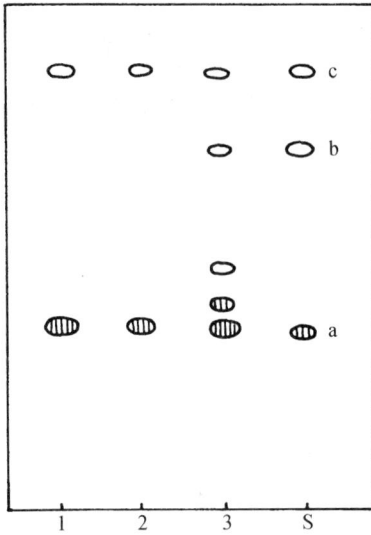

图 8-47 麦冬薄层色谱图

1. 麦冬 2. 山麦冬 3. 阔叶山麦冬 S. 对照品：
a. 假叶树皂苷元 b. 薯蓣皂苷元 c. β-谷甾醇
◎墨绿色 ○紫红色

3. 免疫增强作用 麦冬多糖能增加小鼠脾脏重量，显著增强小鼠的炭粒廓清作用，刺激小鼠血清中溶血素的产生，对抗实验性小鼠白细胞下降。

此外，尚有抗菌、镇咳、抗炎、抗肿瘤、降低机体自由基反应（抗衰老）等作用。

【功效】性微寒，味甘、微苦。能养阴生津，润肺清心。用于肺燥干咳，阴虚痨嗽，喉痹咽痛，津伤口渴，内热消渴，心烦失眠，肠燥便秘。用量 6~12g。

【附注】1. 同科山麦冬属植物湖北麦冬 *Liriope spicata* Lour. var. *prolifera* Y. T. Ma（湖北）、短葶山麦冬 *L. muscari*（Decne.）Bailey（福建）在当地作麦冬使用，均有较长应用历史。《中国药典》（2010 年版）已将两者作"山麦冬"收载。虽然两者均有与麦冬相似的抗缺氧和免疫增强作用，活性成分多糖和总皂苷的含量也相近，但仍值得深入研究，特别是两者在药效方面的研究。以上 2 种与麦冬的显微特征区别点主要是：内皮层细胞的胞壁仅侧壁和内壁增厚；外皮层中分泌细胞形状与外皮层薄壁细胞相似，分布不规则。

2. 尚有同科沿阶草属和山麦冬属多种植物在不同地区作麦冬使用，常见的有山麦冬 *Liriope spicata*（Thunb.）Lour. 、阔叶山麦冬 *L. platyphylla* Wang et Tang、沿阶草 *Ophiopogon bodinieri* Lèvl. 。

3. 曾发现个别地区误以禾本科植物淡竹叶 *Lophatherum gracile* Brongn（称作"竹叶麦冬"）及百合科植物萱草 *Hemerocallis fulva* L. 的块根作麦冬使用，注意鉴别。

*干 姜
Zingiberis Rhizoma

【来源】为姜科植物姜 *Zingiber officinale* Rosc. 的干燥根茎。

【产地】主产于四川、贵州。浙江、山东、湖北、广东、陕西等省亦产。

【采收加工】冬季采挖，除去须根及泥沙，晒干或微火烘干。

【化学成分】含挥发油 2%~3%，油中主要含姜醇（zingiberol）、姜烯（zingiberene），并含没药烯（bisabolene）、桉油精（cineole）、α-姜黄烯（curcumene）、芳樟醇（linalool）、龙脑（borneol）及 β-倍半水芹烯（β-sesquiphellandrene）等多种成分；辛辣成分有姜辣醇（姜辣素，gingerol）及其分解产物姜酮（zingerone）、姜辣烯酮（shogaol），以及去氢姜辣醇、六氢姜黄素（hexahydrocurcumine）、姜二酮（gingerdione）等多种苯基链烷类化合物，以姜辣烯酮含量最高，姜辣醇少量，姜酮微量；尚含二苯基庚烷类化合物生姜烯酮（gingerenone）A、B 和 C，二萜类化合物红豆蔻内酯（glanolactone）及 γ-氨基丁酸、天门冬氨酸等。

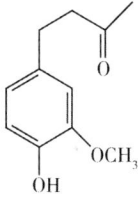

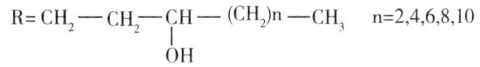

R＝CH₂—CH₂—CH—(CH₂)n—CH₃ n=2,4,6,8,10 （以LaTeX表示：$R = CH_2-CH_2-CH-(CH_2)_n-CH_3 \quad n=2,4,6,8,10$，下有OH）

姜辣醇类

姜辣素 n＝4
姜二酮类

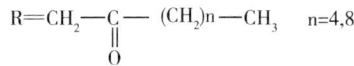

$R = CH_2-C-(CH_2)_n-CH_3 \quad n=4,8$（下有O）

姜酮 R＝CH₃
姜辣烯酮

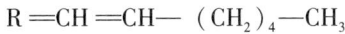

$R = CH=CH-(CH_2)_4-CH_3$

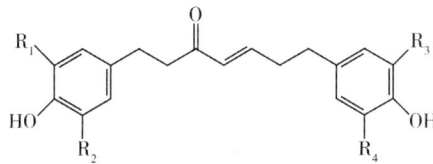

生姜烯酮－A   R₁＝R₃＝OCH₃，   R₂＝R₄＝H
生姜烯酮－B   R₁＝R₂＝R₄＝OCH₃，   R₃＝H
异生姜烯酮－B   R＝R₂＝R₃＝OCH₃，   R₄＝H
生姜烯酮－C   R₁＝OCH₃，   R₂＝R₃＝R₄＝H

【性状】根茎扁平块状，具指状分枝，长 3～7cm，厚 1～2cm。表面灰黄色或浅灰棕色，粗糙，具纵皱纹及明显的环节。分枝处常有鳞叶残存，分枝顶端有茎痕或芽。质坚韧，断面黄白色或灰白色，纤维性，内皮层环明显，维管束及黄色油点散在。气香，特异，味辛辣（图 8 -48A）。

【显微特征】横切面：表皮细胞 1 列，壁木栓化且木化。木栓组织发生于表皮下皮层，外侧的木栓细胞排列不甚整齐，壁木栓化且木化，内侧的径向整齐排列。皮层中散有多数外韧型叶迹维管束。内皮层明显，凯氏点可见。中柱占根茎的大部分，散布有多数有限外韧型维管束，近中柱鞘处的维管束较小，排列较紧密，维管束内侧或周围常有微木化或非木化的纤维束。皮层和中柱中油细胞随处可见，内含黄色油滴。薄壁细胞内含众多淀粉粒（图 8 -48B，C）。

粉末：黄棕色。①淀粉粒众多，单粒呈扁平的广卵形或椭圆形，较小的一端略尖突，长 8～48μm，宽 5～32μm，脐点点状，位于较小端，有的层纹明显。②分隔纤维多成束，长 420～920μm，通常一侧外壁呈微波状或浅齿状，先端钝圆、斜尖或叉状，壁厚 3～5μm，非木化或微木化，纹孔斜裂隙状或圆点状，常可见菲薄横隔 1～3 个。③油细胞椭圆形或类圆形，直径 32～96μm，内含淡黄色挥发油。此外，色素细胞细管状，常见于导管或纤维旁，内含红棕色物；树脂细胞长圆形，内含红棕色物；导管多为梯纹和螺纹（图 8 -48D）。

【理化鉴别】薄层色谱 取本品粉末 1g，加乙酸乙酯 20ml 超声波提取 10min，取滤液点样

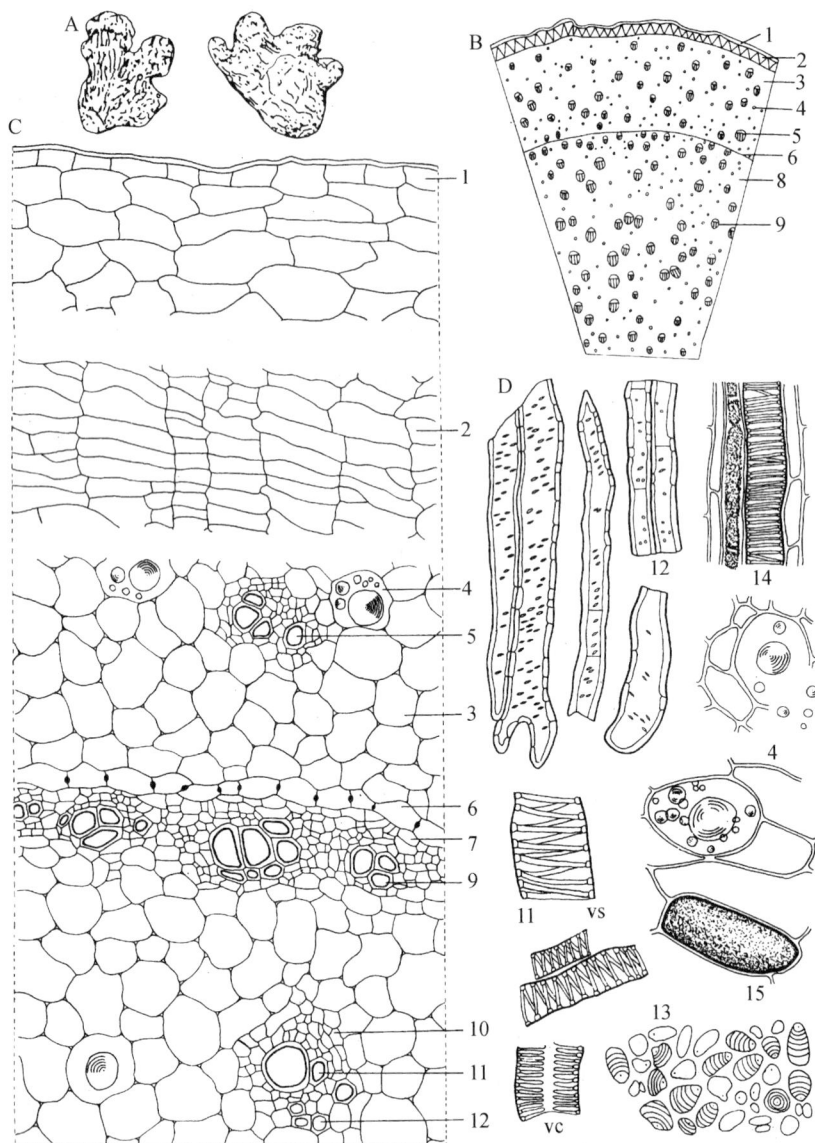

图 8 - 48 干姜外形及显微特征

A. 外形 B. 横切面简图 C. 横切面详图 D. 粉末显微特征

1. 表皮 2. 木栓层 3. 皮层 4. 油细胞 5. 叶迹维管束 6. 内皮层 7. 中柱鞘 8. 中柱 9. 维管束

10. 韧皮部 11. 导管（vs 螺纹导管 vc 梯纹导管）12. 纤维 13. 淀粉粒 14. 色素细胞 15. 树脂细胞

于硅胶 G 薄层板上，以干姜对照药材溶液和 6 - 姜辣素对照品溶液作对照，以石油醚（60 ~ 90℃）—三氯甲烷—乙酸乙酯（2∶1∶1）为展开，取出晾干，喷以香草醛硫酸试液，在 105℃ 加热至斑点显色清晰。供试品色谱中，在与对照药材色谱和对照品色谱相应的位置上，显相同颜色的斑点。

【含量测定】**1. 挥发油测定** 按照《中国药典》（2010 年版）附录挥发油测定法测定，规定本品含挥发油不得少于 0.8%（ml/g）。

2. 姜辣烯酮的 HPLC 法测定 精密称取干姜细粉（<200μm）50mg，加70%甲醇5ml，50℃超声波提取30min，离心10min，上清液通过0.46μm微孔滤膜，供进样。色谱条件：ODS柱，300×2.2mm；流动相为乙腈－水－四氢呋喃（50:50:1）；流速为1.2ml/min；检测波长为225nm；柱温为30℃。采用外标法，以峰高计算样品中姜辣烯酮的含量，线性范围0.1~0.5μg。

3. 6－姜辣素的 HPLC 法测定 色谱条件 以十八烷基硅烷键合硅胶为填充剂；以乙腈－甲醇－水（40:5:55）为流动相；检测波长为280nm。理论板数按6－姜辣素峰计算应不低于5000。《中国药典》（2010年版）规定，本品按干燥品计算，含6－姜辣素（$C_{17}H_{26}O_4$）不得少于0.60%。

【药理作用】**1. 对心血管系统作用** 乙醇提取物能兴奋麻醉猫的血管运动中枢和呼吸中枢，对心脏也有直接兴奋作用；水提物及挥发油灌胃对大鼠实验性血栓形成有明显预防作用，并对ADP、胶原诱导的家兔血小板聚集有明显抑制作用。

2. 镇吐与抗溃疡作用 干姜或生姜浸剂及姜酮、姜辣烯酮均有止呕作用，干姜的50%甲醇提取物对硫酸铜引起的蛙呕吐有明显抑制作用，并能抑制胃液分泌，抑制应激性溃疡的发生。

3. 中枢抑制作用 干姜的50%甲醇提取物、姜辣醇、姜辣烯酮均可抑制实验动物的自主运动，加强镇静催眠药的作用，对抗中枢兴奋药的作用；醚及水提取物尚有明显的镇痛作用。

此外，尚有抗缺氧、抗炎、保肝、抗病原微生物、解毒、抗衰老、增强免疫等作用，六氢姜黄素有利胆作用，去氢姜二酮有抑制前列腺素生物合成的作用。

【功效】性热，味辛。能温经散寒，回阳通脉，燥湿消痰。用于胃脘冷痛，呕吐泄泻，肢冷脉微，痰饮喘咳。用量3~9g。

〔附〕生姜：为姜科植物姜 *Zingiber officinale* Rosc. 的栽培品种菜姜的新鲜根茎。形状似干姜，但较大而肥厚，表面浅黄棕色，具明显的环节；断面纤维性较强，具刺激香气和辣味。含挥发油0.2%~0.4%，已分离鉴定出120多个化合物，含有多量的姜辣醇，少量姜辣烯酮，并有干姜不含的6－和10－姜二酮、6－，8－和10－生姜二醇（gingerdiol）；还含姜糖脂（gingerglycolipid）A~C及具有很强抗溃疡活性的6－姜磺酸（6－gingersulfonic acid）、抑制胆固醇合成的活性成分（E）－8β，17－环氧赖布当－12－烯－15，16－二醛〔（E）－8β，17－epoxylabd－12－ene－15，16－dial〕；不含姜烯、姜酮。

*莪 术
Curcumae Rhizoma

【来源】为姜科植物温郁金 *Curcuma wenyujin* Y. H. Chen et C. Ling、广西莪术 *C. kwangsiensis* S. G. Lee et C. F. Liang 或蓬莪术 *C. phaeocaulis* Val.（*C. aeruginosa* Roxb.）的干燥根茎。分别习称"温莪术"、"桂莪术"、"蓬莪术"或"文术"。

【产地】温莪术主产于浙江温州地区；桂莪术主产于广西南宁地区；蓬莪术（文术）主产于四川崇庆、双流等地。

【采收加工】冬季茎叶枯萎后采挖，洗净、蒸或煮至透心，晒干或低温干燥后，除去须根及杂质。

【化学成分】三种莪术均含挥发油及姜黄素类成分。

温莪术含挥发油 3.38%，桂莪术含 2.38%，莪术含 1.51%。从上述三种莪术挥发油中各分离鉴定出 20 多种成分。温莪术主含吉马酮（germacrone，31.8%）、莪二酮（curdione，16.8%）、莪术醇（curcumol，3.7%）、桉油精（cineole，2.2%）、樟脑（1.2%）；桂莪术主含莪术酮（curzerenone，38.4%）、樟脑（10.3%）、芳姜酮（arzingiberone，9.9%）、莪二酮（6.1%）、莪术醇（2.5%）；蓬莪术主含姜烯（30.4%）、芳姜黄烯（artumurene，14.2%）、丁香烯（caryophyllene，12.1%）、莪二酮（6.8%）；γ - 榄香烯（γ - elemene，3.1%）。尚含有微量的姜黄素（curcumin）、去甲氧基姜黄素和双去甲氧基姜黄素。

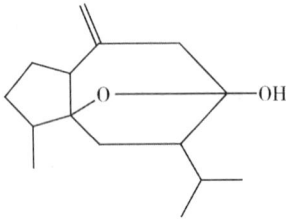

莪术醇

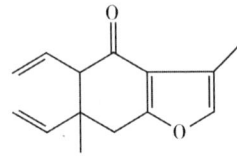

莪术酮

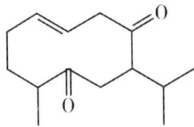

莪二酮

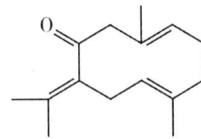

吉马酮

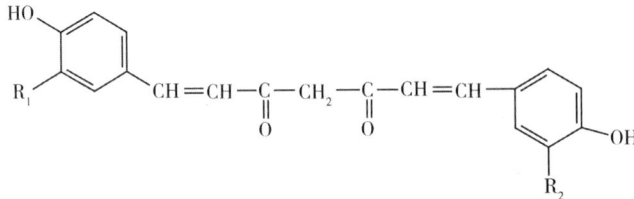

姜黄素	$R_1 = R_2 = OCH_3$
去甲氧基姜黄素	$R_1 = H, R_2 = OCH_3$
双去甲氧基姜黄素	$R_1 = R_2 = H$

【性状】温莪术：长卵圆形或长圆形，长 3.5~8cm，直径 2~4cm，顶端尖，基部多钝圆。表面粗糙，灰棕色或灰黄色，上部环节凸起，基部有下陷的须根痕，并可见短的须根及刀削痕。质坚实，破碎面灰黄色或灰棕色，角质样，常附有淡黄色至黄棕色粉末，内皮层环明显，可见点状或条状维管束，常附有淡黄色至黄棕色粉末。气香，味辛、苦。

桂莪术：类圆形或卵圆形。顶端钝尖或钝圆，基部钝圆，表面光滑，环节明显或不见，两侧各有 1 列下陷的芽痕或侧生根茎痕。破碎面棕绿色或棕黄色，常附有淡黄色粉末，皮层与中柱易分离。气香，味微苦、辛。

蓬莪术：卵圆形或长卵形，上部环节明显，两侧有芽痕及侧生根茎痕。破碎面深绿色或黄绿色，蜡样，常附有灰棕黄色粉末，皮层与中柱易分离。气微香，味微苦而辛（图8-49）。

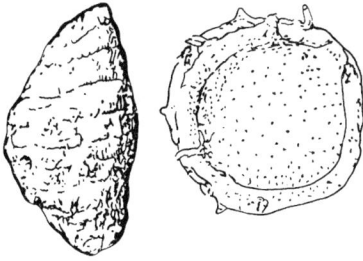

图8-49 蓬莪术的外形

【理化鉴别】薄层色谱：取本品粉末0.5g，加石油醚（30~60℃）超声波提取，滤液挥干，残渣加无水乙醇溶解，点样于硅胶G薄层板上，以吉马酮对照品溶液为对照，以石油醚（30~60℃）-丙酮-乙酸乙酯（94:5:1）为展开剂，喷以1%香草醛硫酸溶液，在105℃加热至斑点显色清晰。供试品色谱中，在与对照品色谱相应的位置上，显相同颜色的斑点。

【含量测定】莪术主要含挥发油，莪术醇又是莪术挥发油的主要成分，有抗癌作用。莪术醇在酸性介质中能与间苯三酚生成稳定的有色物，专属性较强，故可应用薄层色谱法将莪术醇分离、洗脱后，进行比色测定。

1. 挥发油含量测定 按照《中国药典》（2010年版）附录挥发油测定法测定，本品含挥发油不得少于1.5%（ml/g）。

2. 莪术醇的TLC-比色测定 莪术挥发油用甲醇稀释定容后，条状点样于硅胶G薄层板上，以莪术醇标准品溶液作对照，用石油醚-丙酮-乙酸乙酯（94:5:1）展开，碘蒸气显色后，将莪术醇斑点硅胶刮下，置具塞离心管中，加2%间苯三酚乙醇溶液，放置20min并振摇，再加盐酸，摇匀。离心后，取上清液，在520nm波长处测定吸收度，从莪术醇标准曲线计算其含量。线性范围10~50μg。

【药理作用】**1. 抗癌作用** 莪术油制剂及莪术醇、莪二酮对多种实验性癌瘤有明显的抑制和破坏作用，而对正常组织无明显影响。其作用机理在于莪术油能增强癌细胞的免疫原性，诱发和促进机体对肿瘤的免疫排斥反应。

2. 抗凝血作用 莪术的水提液与水煎醇沉制剂能显著抑制血小板聚集与血栓形成，并能促进实验动物自体血液和血块的吸收。水煎醇沉制剂尚能增加狗股动脉血流量，降低血管阻力。

3. 抗生育作用 莪术、莪术醇浸膏、莪术油及其中的萜类、倍半萜类化合物，对大鼠、小鼠均有非常明显的抗着床和抗早孕作用。

此外，尚有抗菌、抗病毒、抗炎、升高白细胞、增强机体免疫和健胃等作用。

【功效】性温，味辛、苦。能行气破血，消积止痛。用于癥瘕痞块，瘀血经闭，胸痹心痛，食积胀痛，早期宫颈癌。用量6~9g。

【附注】四川地区尚以同属植物川郁金 *Curcuma. chuanyujin* C. K. Hsieh et H. Zhang 主根茎作莪术使用，商品称"川莪术"，功效与莪术相同。

〔附〕**1. 姜黄 Curcumae Longae Rhizoma** 本品为姜科植物姜黄 *Curcuma longa* L. 的干燥根茎。主产于四川、福建、广东、江西等地。多为侧生根茎，圆柱形，略弯曲，常具短叉状分枝，长2~5.5cm，直径0.5~1.6cm；表面黄色或橙黄色，粗糙，具纵皱纹和明显环纹，并有圆形分枝痕及须根痕；质坚实，破碎面红棕色或黄棕色，角质样，有蜡样光泽，内皮层环明显，维管束呈点状散在；气香特异，味辛、微苦。含挥发油4.0%~8.0%，油中主要成分为姜黄酮（28.2%）、芳姜酮（20.1%）、吉马酮（10.2%）、姜烯（10.1%）；尚含总姜黄素1.58%~2.84%，主要有姜黄素、去甲氧基姜黄素和双去甲氧基姜黄素；尚分得1种中性多糖（ukonan D）。姜黄挥发油及姜黄素有降血脂、抑制血小板聚集和增强纤溶活性、保肝、利胆、抗菌、抗炎、抗氧化、抗早孕及抗癌等作用，其抗炎活性与其抑制多核中性白细胞内白三烯

B_4 的合成有关。本品性温，味辛、苦；能破血行气、通经止痛；用于胸胁刺痛，闭经，癥瘕，风湿肩臂疼痛，跌打肿痛；用量 3~9g。

温郁金 *C. wenyujin* Y. H. Chen et C. Ling 的侧生根茎在浙江等地作"片姜黄"使用。

2. 郁金 Curcumae Radix　　本品为姜科植物姜黄 *Curcuma longa* L.、广西莪术 *C. kwangsiensis* S. G. Lee et C. F. Liang、温郁金 *C. wenyujin* Y. H. Chen et C. Ling 或莪术 *C. aeruginosa* Roxb. 的干燥块根。分别习称"黄丝郁金"、"桂郁金"、"温郁金"（黑郁金）和"绿丝郁金"。黄丝郁金多呈纺锤形，有的一端肥大，长 2.5cm~5.5cm，直径 0.9cm~1.5cm；表面棕灰色或棕红色，具细皱纹；质坚硬，破碎面中央橙黄色，角质样；气清香，味辛辣。温郁金呈长圆形或长卵圆形，稍扁，两端渐尖，长 3.5cm~7cm，直径 1cm~1.5cm；表面土灰色或棕灰色，具不规则的纵皱纹；破碎面灰棕色或灰绿色，具蜡样光泽，内皮层环明显；气微香，味微苦。桂郁金呈长圆锥形或长圆形，表面有时具较粗糙的网状皱纹，破碎面灰棕至棕色，味微辛、苦。绿丝郁金呈长椭圆形，表面灰色或灰黑色，破碎面灰棕色，气微，味淡。黄丝郁金含挥发油 1.2%~1.5%，其他各种郁金的挥发油含量为 0.4%~0.7%，挥发油的组成与各自的根茎（莪术与姜黄）相似；但黄丝郁金主含姜黄烯（curcumene，12%）、芳姜黄酮（arturmerone，13.3%）、姜黄酮（turmerone，10.6%）；温郁金主含莪二酮（26.7%）、姜烯（11.3%）、没药烯（bisabolene，7.7%）；桂郁金主含莪术醇（7%）、呋喃二烯（furanodiene，6.8%）、杜松烯（cadinene，6.7%）；绿丝郁金主含吉马酮（6.8%）、芳姜黄酮（5.3%）；此外，郁金尚含具有网状内皮系统激活作用的多糖（ukonan）A~D，分别由鼠李糖、阿拉伯糖、木糖、半乳糖、葡萄糖、甘露糖等按不同的摩尔比组成。郁金水浸醇沉物能抑制小鼠的细胞免疫及体液免疫，有明显的抗炎作用；对豚鼠过敏性脑脊髓炎有良好的抑制作用；此外，尚有扩张外周血管、降血糖、利胆、镇痛、终止妊娠和抑制肿瘤生长等作用。本品性寒，性辛、苦；能行气化瘀，清心解郁，利胆退黄；用于经闭痛经，热病神昏，肝炎，胆囊炎及胆结石疼痛；用量 3~9g。

*天　麻

Gastrodiae　Rhizoma

【来源】为兰科植物天麻 *Gastrodia elata* Bl. 的干燥块茎。

【产地】主产于四川、云南、湖北、陕西、贵州等地，东北及华北各地亦产。原为野生，今多栽培。

【采收加工】春、冬季均可采挖，3~5 月间采者称"春麻"，10~12 月间采者称"冬麻"，以冬麻的质量较佳。挖出后立即洗净，擦去外皮，蒸透，敞开，低温烘干。

【化学成分】含天麻素（天麻苷，对羟基苯甲醇 $-\beta-D-$ 葡萄糖，gastrodin），对羟基苯甲醇，对羟基苯甲醛，双 -（4-羟苄基）醚 - 单 $-\beta-D-$ 吡喃葡萄糖苷，4-羟基苄甲醚，4-（4'-羟苄氧基）苄基甲醚、双 -（4-羟苄基）醚，三 [4-（$\beta-D-$ 吡喃葡萄糖氧基）苄基] 柠檬酸酯（parishin）；从新鲜天麻中尚分得 3,4-二羟基苯甲醛、4,4'-二羟基二苯基甲烷、对羟苄基乙基醚、4-乙氧基甲苯基 -4'-羟苄基醚等。

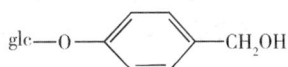

$$glc-O-\!\!\left\langle\bigcirc\right\rangle\!\!-CH_2OH \qquad glc-O-\!\!\left\langle\bigcirc\right\rangle\!\!-CH_2OCH_2-\!\!\left\langle\bigcirc\right\rangle\!\!-OH$$

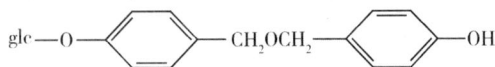

天麻素　　　　　　　　　　双 -（4-羟苄基）醚 $-\beta-D-$ 吡喃葡萄糖苷

【性状】块茎扁长椭圆形，皱缩而稍弯曲，长3～15cm，宽1.5～6cm，厚0.5～2cm；顶端有残留茎基（春麻），或红棕色芽苞（冬麻），习称"鹦哥嘴"或"红小瓣"，末端有自母麻脱落后留下的圆脐形疤痕，习称"凹肚脐"。表面黄白色至淡黄棕色，有纵皱纹及多轮由潜伏芽排列而成的点状横环纹。质坚实，不易折断，断面较平坦，角质样，黄白色或淡棕色。气微，味甘（图8－50A）。

【显微特征】横切面：表皮有时残存；下皮由2～3列切向延长的木栓化细胞组成。皮层细胞10余列，较老块茎的皮层与下皮相接处有2～3列木化厚壁细胞，纹孔明显，皮层与中柱相接的1列细胞排列较整齐。中柱大，散列多数小型有限外韧型或周韧型维管束。薄壁细胞中充满多糖团块，有的含草酸钙针晶束（图8－50B，C）。

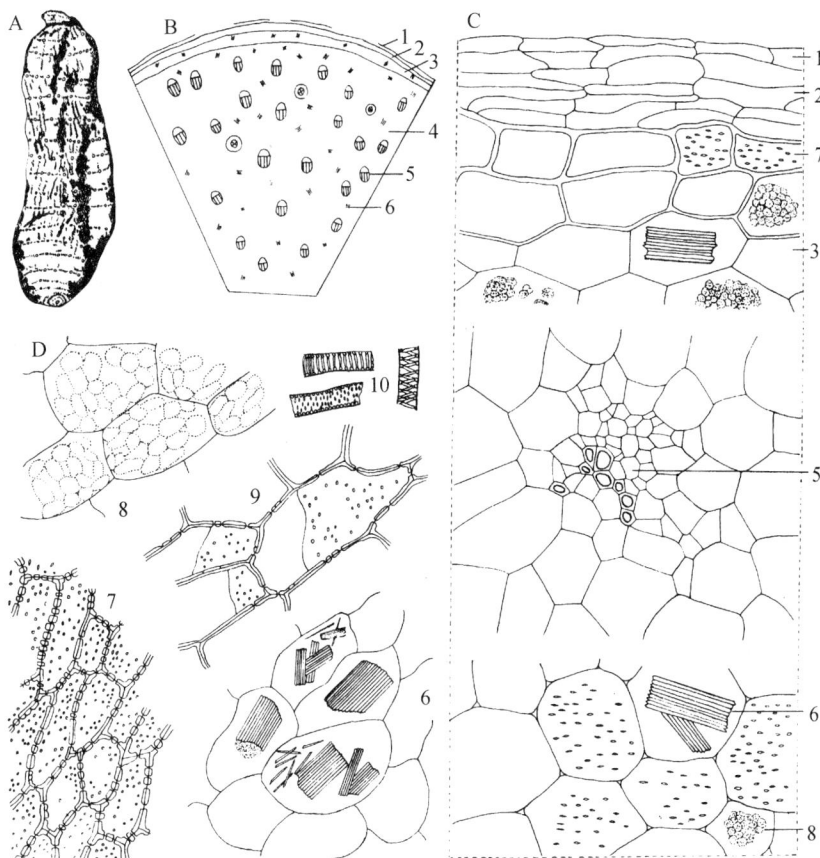

图8－50　天麻外形及显微特征

A. 外形　B. 横切面简图　C. 横切面详图　D. 粉末显微特征

1. 表皮　2. 下皮　3. 皮层　4. 中柱　5. 维管束　6. 草酸钙针晶（束）

7. 木化厚壁细胞　8. 糊化多糖团块　9. 薄壁细胞　10. 导管

粉末：米黄色。①木化厚壁细胞椭圆形或类多角形，直径70～180μm，壁厚3～8μm，纹孔明显，部分壁呈连珠状。②草酸钙针晶成束或散在，长25～93μm。③含糊化多糖团块的薄壁细胞较大，无色，有的细胞隐约可见长卵形、长椭圆形或类圆形颗粒，遇碘液呈棕色或淡棕紫色。此外，尚可见薄壁细胞、导管等（图8－50D）。

【理化鉴别】1. 取生药粉末的45%乙醇浸液，加米隆试剂，加热，溶液显玫瑰红色，并发生黄色沉淀。另取浸液加碘试液2滴，显紫红色或酒红色。

2. 薄层色谱：样品粗粉的70%乙醇提取液点样于硅胶G薄层板上，以天麻素、对羟基苯甲醇标准品溶液及对照药材溶液作对照，用三氯甲烷－甲醇（5:1）展开，喷以10%磷钼酸乙醇溶液，110℃加热显色。供试品色谱中，在与对照药材色谱和对照品色谱相应的位置上，显相同颜色的斑点。天麻素斑点显蓝色（图8－51）。

3. 紫外光谱：天麻的甲醇提取液测定紫外吸收光谱，其特征吸收峰（$\lambda_{nm} \pm 1$）：295.5，271，220，206.5（图8－52）。

【含量测定】**1. 天麻素的薄层色谱－紫外分光光度法测定**   天麻的95%乙醇提取液按【理化鉴别】项下薄层色谱方法分离后，刮取天麻素斑点硅胶，用水洗脱后，在221nm波长处测定吸收度，同时取与天麻素斑点对应位置、相同量的硅胶作空白对照，按天麻素吸收系数（$E_{1cm}^{1\%}$）为337计算样品中天麻素的含量。

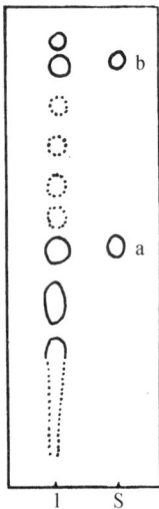

图8－51 天麻薄层色谱图
1. 天麻 S. 对照品：
a. 天麻素 b. 对羟基苯甲醇

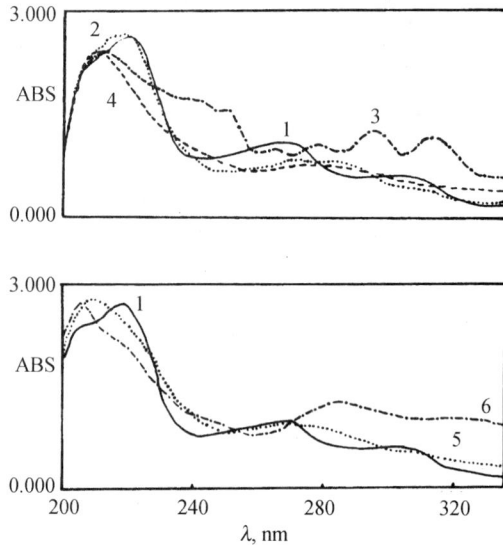

图8－52 天麻及其伪品的紫外吸收光谱图
1. 天麻 2. 紫茉莉 3. 大丽菊 4. 蟹甲草
5. 芋头 6. 巴蕉芋

2. 天麻素的HPLC法测定   样品的甲醇提取液，经滤器过滤后进样。色谱条件：反相色谱柱Lichrosorb RP－8（5μm），150×4mm，流动相为含2.5%甲醇的0.001mol/L KH_2PO_4－Na_2HPO_4缓冲溶液，检测波长220nm或270nm，流速1ml/min。在上述条件下，天麻素在1～5μg、对羟基苯甲醇在0.2～1.0μg范围内，峰面积与浓度呈良好的线性关系。以外标法计算天麻素和对羟基苯甲醇的含量。《中国药典》（2010年版）规定，本品按干燥品计算，含天麻素不得少于0.20%。

此外，尚有薄层色谱－比色法、薄层扫描法等。

【药理作用】**1. 镇静、镇痛与抗惊厥作用**   天麻、天麻苷及其苷元均能减少小鼠自主活动和延长巴比妥钠的小鼠睡眠时间，且能对抗咖啡因的兴奋作用；电击鼠尾法试验表明，天麻有明显的镇痛作用；天麻、天麻苷及其苷元均可降低戊四氮所致动物惊厥率和死亡率，提高小鼠对惊厥电压的耐受性。

2. 对心血管系统作用 天麻、天麻苷及其苷元对多种动物均有明显的降压作用，同时能增加心肌营养性血流量，改善心肌循环，增加心肌供氧，对心肌缺血有保护作用，并可缩小心肌梗塞面积。合成天麻素尚能促进心肌细胞能量代谢，对心肌细胞中毒性损伤有保护作用。

3. 抗凝血作用 天麻水提物及天麻苷元有明显的抗血小板聚集作用。

4. 免疫促进作用 天麻注射液能显著增强小鼠巨噬细胞的吞噬功能和血清溶菌酶活力，对小鼠非特异性免疫中的细胞免疫与体液免疫均有增强作用。

5. 抗衰老作用 天麻能改善 D – 半乳糖衰老模型小鼠的生化指标，尤以改善红细胞中 SOD 和皮肤羟脯氨酸等最为明显。亦能改善衰老小鼠学习记忆的认知功能和短期记忆。

【功效】性平，味甘。能平抑肝阳，息风止痉，祛风通络。用于头痛眩晕，肢体麻木，小儿惊风，手足不遂，风湿痹痛，癫痫抽搐，破伤风症。用量 3 ~ 10g。

【附注】1. 鉴于天麻的生长与密环菌密切相关，人们大胆地提出以培养密环菌代替天麻的设想。经大量的中西医临床验证，认为以人工培养的密环菌培养液和密环菌菌丝体提取物制成的密环菌片有与天麻类似的疗效。

2. 天麻是一种名贵药材，曾发现以多种植物的根茎、块茎或根伪充天麻。常见的有：紫茉莉 *Mirabilis jalapa* L.（紫茉莉科）、大丽菊 *Dahlia pinnata* Cav.（菊科）、马铃薯 *Solanum tuberosum* L.（茄科）、羽裂蟹甲草 *Cacalia tangutica*（Franch.）Hand. – Mazz.（菊科）、芭蕉芋 *Canna edulis* Ker.（美人蕉科）等。

狗 脊
Cibotii Rhizoma

本品为蚌壳蕨科植物金毛狗脊 *Cibotium barometz*（L.）J. Sm. 的干燥根茎。主产于福建、四川等地。秋、冬季采挖，除去泥沙，晒干；或去硬根、叶柄及金黄色绒毛，趁鲜切片，晒干，为"生狗脊片"；或沸水煮或蒸后，晒至六、七成干，再切厚片，晒干，为"熟狗脊片"。根茎呈不规则长块状，长 10 ~ 30cm，直径 2 ~ 10cm。表面深棕色，密被金黄色长绒毛；上面有数个红棕色的木质叶柄，下面丛生棕黑色细根；质坚硬，不易折断；无臭，味淡、微涩。生狗脊片呈不规则长条形或圆形，边缘不整齐，偶有未去尽的金黄色绒毛，厚 1.5 ~ 5mm；切面浅棕色，较平滑，近边缘 2 ~ 5mm 处有 1 条棕黄色隆起的木质部环纹或条纹；质脆，易折断，有粉性。熟狗脊片呈黑棕色，质坚硬。根茎含淀粉及绵马酚，根茎的毛茸含鞣质及色素。本品性苦，味甘，温；能祛风湿，补肝肾，强腰膝；用于风湿痹痛，腰膝酸软，下肢无力；用量 6 ~ 12g。

骨 碎 补
Drynariae Rhizoma

本品为水龙骨科植物槲蕨 *Drynaria fortunei*（Kunze）J. Sm. 的干燥根茎。槲蕨主产于湖南、浙江、江西。全年均可采挖，除去附叶及泥土，晒干；或蒸熟后晒干；用火燎去鳞片。槲蕨根茎呈扁平长条状，常弯曲并分枝；密被棕色毡状披针形细小鳞片，边缘有睫毛，经火燎者鳞片灼焦并有脱落，呈棕褐色，两侧及上面具凸起或凹下的圆形叶痕；体轻，质脆；折断面红棕色，有 17~25 个黄色点状维管束排列成环；味淡微涩。含橙皮苷、柚皮苷等。骨碎补及柚皮苷对大鼠实验性骨损伤的愈合有促进作用；对链霉素的耳神经毒性有解毒作用，并试用于临床有一定疗效。本品性温，味苦；能补肾强骨，活血止痛；外用消风祛斑；用于跌打闪挫，筋骨折伤，肾虚腰痛，筋骨痿软，耳鸣耳聋，牙齿松动；外治斑秃，白癜风；用量 3~9g，外用鲜品适量。

虎 杖
Polygoni Cuspidati Rhizoma

本品为蓼科植物虎杖 *Polygonum cuspidatum* Sieb. et Zucc. 的干燥根茎和根。主产于江苏、浙江、安徽等地。春、秋两季采收，除去须根，切段或切片晒干。多为圆柱形短段或不规则厚片，长 1~7cm，直径 0.5~2.5cm；根茎有节，节间长 2~3cm；外皮棕褐色，有纵皱纹及须根痕，切面皮部较薄，木部宽广，棕黄色，射线放射状，皮部与木部较易分离；根茎髓中有隔或呈空洞状；质坚硬；气微，味微苦、涩。根茎与根含游离蒽醌及其苷类，如大黄素、大黄素甲醚、大黄酚、大黄素 $-6-$ 甲醚 $-1-\beta-$ 葡萄糖苷、大黄素 $-8-\beta-D-$ 葡萄糖苷等；尚含有芪三酚（白藜芦醇，resveratrol）、芪三酚苷（polydatin，0.86%~4.54%）以及 2 - 甲氧基 $-6-$ 乙酰甲基 - 胡桃醌、7 - 乙酰基 $-2-$ 甲氧基 $-6-$ 甲基 $-8-$ 羟基 $-1,4-$ 萘醌、鞣质等。虎杖煎剂有广谱抗菌、抗病毒、保肝利胆、镇咳平喘及抗肿瘤等作用；蒽醌类和芪类是其主要有效成分。白藜芦醇苷有防止动脉内皮损伤性血栓形成，抑制血小板聚集，改善休克微循环，减轻缺血再灌注、自由基及内毒素等造成的组织器官损伤，并有降血脂、抗脂质过氧化、及保肝、抗菌、镇咳等作用。本品微苦，微寒；能利湿退黄，清热解毒，散瘀止痛，止咳化痰；用于湿热黄疸，淋浊，带下，风湿痹痛，痈肿疮毒，水火烫伤，经闭，癥瘕，跌打损伤，肺热咳嗽。用量 9~15g。外用适量，制成煎液或油膏涂敷。

何 首 乌
Polygoni Multiflori Radix

本品为蓼科植物何首乌 *Polygonum multiflorum* Thunb. 的干燥块根。主产于河南、湖北、广东、广西等地。春、秋季采挖，洗净，晒干或切片后晒干。块根呈纺锤形或不规则团块状，表面红棕色或红褐色，有不规则的纵沟和皱纹，两端均有纤维状细根断痕；质坚实而重；商品多为横切厚片，切面淡红棕色，粉性，皮部有 4~11 个类圆形复合维管束环列，形成云锦样花纹，习称"云锦纹"，中央木部较大；气微，味苦、涩。主含卵磷脂约 3.7%，蒽醌衍生物约 1.1%，如大黄酚、大黄素等；尚含芪类化合物 2，3，5，4 - 四羟基对苯乙烯 $-2-O-\beta-D-$ 葡萄糖苷约 1.2%；此外，尚含儿茶精、表儿茶精等黄烷醇衍生物。所含卵磷脂是神经组织特别是脑髓的主要成分，也是血清球蛋白和其他细胞膜的主要原料，并能促进红细胞的新生和发育；何首乌粉及水煎液能显著对抗老年小鼠脑、肝、血等组织中超氧化物歧化酶（SOD）活性的降低，抑制老年和青年小鼠脑和肝组织中的 B 型单胺氧化酶（MAO - B）活性，显著延长老年鹌鹑的寿命，具有明显的抗衰老作用；何首乌及卵磷脂均能阻止胆固醇在肝内沉积，降低血清胆固醇，减轻动脉粥样硬化的形成和发展；所含芪类化合物能显著对抗实验性脂肪肝和肝功能损害，抑制肝脏脂质过氧化。此外，尚有免疫促进、抗菌与通便作用。本品性微温，味苦、甘、涩；生首乌解毒，消痈，截疟，润肠通便；用于疮痈，瘰疬，风疹瘙痒，久疟体虚，肠燥便秘；用量3~6g。制首乌能补肝肾，益精血，乌须发，强筋骨，化浊降脂；用于血虚萎黄，眩晕耳鸣，须发早白，腰膝酸软，肢体麻木，崩漏带下，高脂血症；用量6~12g。

牛 膝
Achyranthis Bidentatae Radix

本品为苋科植物牛膝 *Achyranthes bidentata* Bl. 的干燥根。主产于河南，习称"怀牛膝"。冬季茎叶枯萎时采挖，除去须根及泥沙，捆成小把，晒至干皱后，将顶端切齐，再晒干。根细长圆柱形，稍弯曲，长15~50cm，直径0.4~1cm；表面土黄色或淡棕色，具细微纵皱纹，有细小横长皮孔及稀疏侧根痕；质硬脆，断面平坦，微呈角质样，中央有细小黄白色木心，其周围有2~4轮异常维管束小点；气微，味微甜、涩。含皂苷3.95%~4.13%，如齐墩果酸–α–L–吡喃鼠李糖基–β–D–吡喃半乳糖苷等；并含蜕皮甾酮（ecdysterone）、牛膝甾酮（inokosterone）、红苋甾酮（rubrosterone）、β–谷甾醇、豆甾烯醇、5–羟甲基糠醛、甜菜碱、香豆素、多糖及黏液质。牛膝所含昆虫变态激素蜕皮甾酮、牛膝甾酮等具有蛋白合成促进作用，可使肝脏内合成的蛋白质量显著增加；煎剂有显著的抗炎和镇痛作用；总皂苷对未孕或已孕子宫均有明显的兴奋作用，对妊娠小鼠有显著的抗生育作用，苯提取物亦有显著的抗生育、抗着床和抗早孕作用；临床应用牛膝于人工流产、中期引产和扩张子宫颈，效果良好；尚能能显著降低正常大鼠的全血黏度、血细胞比容和红细胞凝集指数，亦能显著降低急性血瘀模型大鼠的全血黏度；并有抗凝血作用；尚有降血糖、降血脂、利胆及抗衰老等作用；牛膝多糖有免疫调节、抗病毒及抗肿瘤作用。本品性平，味苦、甘、酸；能补肝肾，强筋骨，活血散瘀；用于腰膝酸痛，筋骨无力，四肢拘挛，瘀血腹痛，经闭，跌打损伤；用量5~12g。

川 牛 膝
Cyathulae Radix

本品为苋科植物川牛膝 *Cyathula officinalis* Kuan 的干燥根。主产于四川。秋、冬季采挖，除去芦头、须根及泥土，炕或晒至半干，堆放回润，再炕干或晒干。根头部多膨大，根长圆柱形，略扭曲，有少数侧根，长30~60cm，直径0.5~3cm；表面黄棕色或灰褐色，具明显的纵皱纹及多数横向突起的皮孔；质韧，断面淡黄色或黄棕色，有多数异常维管束小点排成3~8轮；气微，味稍甜。根含蜕皮甾酮（0.057%）及微量元素钛（Ti，12.5μg/g）等。主要有杯苋甾酮（cyasterone）、异杯苋甾酮、羟基杯苋甾酮（sengosterone）、5–表杯苋甾酮（5-epicyasterone）、头花杯苋甾酮（capitasterone）等。川牛膝煎剂有抗炎、镇痛作用；其流浸膏能使豚鼠已孕及未孕子宫和猫的未孕子宫弛缓，使家兔已孕及未孕子宫收缩；其苯提取物有抗生育及抗着床作用；尚有利胆及降血脂作用。本品性平，味甘、微苦；能活血祛瘀，通利关节，利尿；用于血滞经闭，风湿痹痛，跌打损伤，尿血，产后胎衣不下；用量 5～10g。在四川、云南等地常以同属植物头花杯苋 *C. capitata*（wall.）Moq. 的根作牛膝使用，其根味苦，后甜、刺舌，故习称"麻牛膝"，而称川牛膝为"甜牛膝"，注意鉴别。

升　麻
Cimicifugae　Rhizoma

　　本品为毛茛科植物大三叶升麻 *Cimicifuga heracleifolia* Kom、兴安升麻 *C. dahurica*（Turcz.）Maxim. 或升麻 *C. foetida* L. 的干燥根茎。大三叶升麻（关升麻）主产于东北，兴安升麻（北升麻）以山西、河北产量最大，升麻（西升麻）以四川产量较大。秋季采挖，除去泥沙，晒至须根干时，燎去或除去须根，再晒干。关升麻根茎呈不规则圆柱形，多短分枝及结节，长8～20cm，直径1.5～2.5cm；表面黑褐色，粗糙不平，有时皮部脱落露出网状木部组织，上侧有数个大形茎基，两侧及下侧有残留细根；质坚硬而轻，折断面纤维性，黄白色，髓枯蚀成空洞，射线成放射状裂隙，导管及木纤维束分离成片状；气微，味微苦而涩。北升麻多分枝，呈条形结节状，直径1～2cm，茎基较密，断面带绿色。西升麻大小悬殊，直径0.7～6cm，分枝及细根极多，断面灰绿色。关升麻含升麻素（cimifugin, 3.7%）、阿魏酸、咖啡酸及生物碱等；北升麻含阿魏酸、异阿魏酸、咖啡酸，黄色素［E］－3－（3′－甲基－2′－亚丁烯基）－2－吲哚酮和［Z］－3－（3′－甲基－2′－亚丁烯基）－2－吲哚酮，环菠萝蜜烷型三萜类成分升麻三醇（cimigenol）及其木糖苷、升麻醇（cimicifugengol）及其木糖苷、兴安升麻醇（dafurinol）及其苷、升麻苷（cimicifugoside）以及升麻素、齿阿米素（visnagin）、去甲齿阿米素、齿阿米醇（visamminol）、北升麻萜（cimicilen）等；西升麻含升麻碱（cimicifugine）、升麻素（2.0%）、咖啡酸、阿魏酸、水杨酸、鞣质、树脂等。有解热、镇静、镇痛、抗惊厥、解痉、抗炎、降压、兴奋子宫、肛门及膀胱括约肌，以及抗结核杆菌、皮肤真菌、疟原虫等作用；升麻尚能诱导淋巴细胞产生干扰素，并能促进淋巴细胞转化；其三萜类成分能增强淋巴细胞活性，强烈抑制植物凝血素（PHA）引起的淋巴细胞转化；升麻醇木糖苷能选择地抑制细胞内摄入核苷，抑制淋巴细胞活化，其抑制细胞膜通透性的作用优于皮质醇和三乙撑亚胺苯等。临床用升麻治疗带状疱疹、麻疹、流感有效，提示其有抗病毒作用。本品性微寒，味辛、微甘；能发表透疹，清热解毒，升举阳气；用于风热头痛，齿痛，口疮，咽喉肿痛，麻疹不透，阳毒发斑，脱肛，子宫脱垂；用量3～10g。

　　【附注】全国各地使用的升麻的品种较为复杂，大多数地区使用毛茛科升麻属多种植物的根茎，统称"绿升麻"。除上述三种《中国药典》收载品种外，尚有同属植物单穗升麻 *Cimicifuga simplex* Wormsk.（黑龙江、辽宁、安徽、四川）、小升麻 *C. acerina*（Sieb. et Zucc.）Tanaka（四川）在上述地区也作升麻入药；福建、广东则用菊科植物华麻花头 *Serratula chinensis* S. Moore 的根，习称"广东升麻"；甘肃、陕西和云南个别地区另以虎耳草科植物落新妇 *Astilbe chinensis*（Maxim.）Fr. et Sav. Cimicifuga 的根茎或全草作"红升麻"使用。升麻全株有毒，其石油醚及三氯甲烷提取物（1g/kg）给小鼠腹腔注射均可出现中毒反应，部分动物死亡。

白　头　翁
Pulsatillae　Radix

本品为毛茛科植物白头翁 *Pulsatilla chinensis*（Bge.）Rgl. 的干燥根。主产于河北、辽宁、安徽、江苏、河南。春、秋季采挖，除去茎叶、须根及泥沙，保留根头白绒毛，晒干。根略呈圆锥形，稍扭曲或有短侧根，长 6～20cm，直径 0.5～2cm；表面黄棕色，有不规则纵沟或皱纹，根头部稍粗大，有时分叉，顶端残留数层鞘状叶柄基及幼叶，密生白色长绒毛，外皮易剥落，露出黄白色木部，木质常朽蚀成纵向突起的网状裂纹；质硬脆，折断面平坦，皮部与木部间有时现裂隙；气微，味微苦涩。根含三萜皂苷约 9%，主要有白头翁皂苷（pulchinenoside）A～D，A₃，B₄，白桦脂酸（betulinic acid）及其阿拉伯糖苷，胡萝卜苷（daucosterol），白头翁素（anemonin）与原白头翁素（protoanemonin）等。水煎液及其皂苷能抑制阿米巴原虫的生长；煎剂对金黄色葡萄球菌、福氏痢疾杆菌、伤寒杆菌、铜绿假单胞菌，大肠杆菌、枯草杆菌均有抑制作用，水浸液（1:3）在试管内对多种皮肤真菌亦有抑制作用。原白头翁素和白头翁素是抗菌的主要有效成分；白头翁素尚有镇静、镇痛和抗痉挛作用。本品性寒，味苦；能清热解毒，凉血止痢；用于热毒血痢（阿米巴痢疾），温热带下阴痒；用量 9～15g。

【附注】白头翁的品种较为混乱，同名异物现象严重，全国各地使用之白头翁计有 4 科 30 多种，大多数地区均以毛茛科白头翁 *Pulsatilla chinensis*（Bunge）Regel 及其同属植物的根或带根全草作白头翁入药；南方多数地区则使用蔷薇科植物翻白草 *Potentilla discolor* Bunge 或委陵菜 *Potentilla chinensis* Ser.；少数地区还使用菊科植物毛大丁草 *Gerbera piloselloides* Cass.（云南）、鼠曲草 *Gnaphalium multiceps* Wall.（粤东）和石竹科白鼓钉 *Polycarpaea corymbosa*（L.）Lam.（香港）。药用部分为根、地上部分或全草，注意区别。

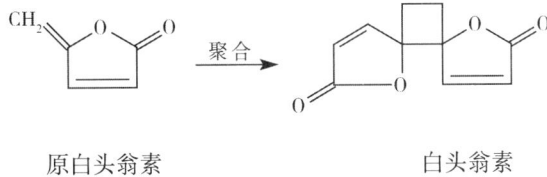

原白头翁素　　　　　　　白头翁素

细　辛
Asari　Radix et Rhizoma

本品为马兜铃科植物北细辛 *Asarum heterotropoides* Fr. Schmidt var. *mandshuricum*（Maxim.）Kitag. 及华细辛 *A. sieboldii* Miq. 的干燥根及根茎。北细辛主产于东北各省，产量大，销全国并出口；华细辛主产于陕西、四川、湖北等省，产量少。夏季果熟期或初秋采挖，除去地上部分及泥沙，阴干。商品仍多为带根全草。北细辛常卷缩成团或十数株为 1 小把；根茎呈不规则圆柱形，具短分枝，长 1～10cm，直径 1～4mm，粗糙，环节明显，节间长 2～3mm，分枝顶端有圆盘状茎痕；根细长，密生于节上，长 10～20cm，直径约 1mm，质脆，易折断；气香而强烈，味辛、麻舌。华细辛与北细辛相似，唯根茎节间较长，2～10mm，气味较弱。均含挥发油 2.5%～3%，油中主要成分为甲基丁香酚（methylleugenol）、细辛醚（asaricin）、黄樟醚（safraole）等。非挥发性成分主要为黄酮苷类及去甲乌药碱与辛味成分异丁基十二烷基四酰胺等。近年研究发现，细辛地上部分含马兜铃酸，该成分有严重的肾脏毒性及致癌作用。细辛挥发油有解热、镇静、催眠、镇痛、抗炎、降压和局部麻醉作用，并能完全抑制黄曲霉菌产生黄曲霉毒素；甲基丁香酚对支气管平滑肌有松弛作用，细辛醚有一定的平喘、祛痰作用。黄樟醚虽有抗真菌作用，但为强致癌物质，长时间煎煮（30min 以上）可降低其含量。β-细辛醚亦有致癌性，可引起大鼠十二指肠癌。本品性温，味辛；能解表散寒，祛风止痛，通窍，温肺化饮。用于风寒感冒，头痛，牙痛，鼻塞流涕，鼻衄，鼻渊，风湿痹痛，痰饮喘咳。用量1～3g；散剂每次服 0.5～1g；外用治牙痛，煎水含嗽。

【附注】1. 细辛的药用部位，历代本草均记载为根。但传统习惯，细辛药用带根全草。近年发现，细辛地上部分含有马兜铃酸，该成分有肾脏毒性；故《中国药典》（2010 年版）只收载地下部分供药用，以保证用药安全性。

2. 同属多种植物在某些地区作细辛或土细辛药用，如汉城细辛 *Asarum sieboldii* Miq. f. *seoulense*（Nakai）C. Y. Cheng et C. S. Yang（*A. sieboldii* Miq. var. *seoulense* Nakai）、单叶细辛 *A. himalaicum* Hook. f. et Thoms. ex Klotzsch.、双叶细辛 *A. caulescens* Maxim. 等。

防　己

Stephaniae Tetrandrae Radix

本品为防己科植物石蟾蜍 *Stephania tetrandra* S. Moore 的干燥根，习称"粉防己"。主产于浙江、安徽、湖北、湖南、江西等地，多为野生。秋季采挖，洗净，刮去粗皮，切段或纵剖成块，干燥。根呈不规则圆柱形、半圆柱形或块状，常弯曲，弯曲处有深陷的横沟而呈结节状，长 5～15cm，直径 1～5cm；表面淡灰黄色，可见残存的灰褐色栓皮，有细皱纹，具明显横向突起的皮孔；质坚实而重，断面平坦细腻，灰白色，粉性，木部占大部分，木质束作放射状排列（习称"车轮纹"）；气微，味苦。含多种双苄基异喹啉类生物碱，如粉防己碱（tetrandrine，1%）、防己诺林碱（fanchinoline，0.5%）、轮环藤酚碱（cyclanoline，0.2%）、氧化防己碱（oxofangchrine）、防己菲碱（stephanthrine）、小檗胺（berbamine）等。有利尿、抗炎与镇痛作用。粉防己碱和防己诺林碱有镇痛、抗炎及抗肿瘤作用，前者尚有解热、利尿、平喘、抗过敏性休克以及扩冠、降压、抗凝血、增加冠脉血流量、降低心肌耗氧量等作用；防己总生物碱对横纹肌有松弛作用，其碘甲烷衍生物"汉肌松"临床用作肌松剂。本品性寒，味苦；能利水消肿，祛风止痛；用于风湿痹痛，水肿脚气，小便不利，湿疹疮毒；用量5～10g。

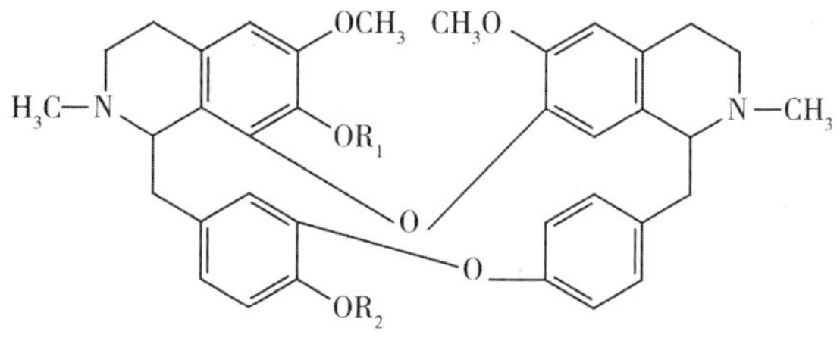

粉防己碱　$R_1 = R_2 = CH_3$

防己诺林碱　$R_1 = H$，$R_2 = CH_3$

小檗胺　$R_1 = CH_3$，$R_2 = H$

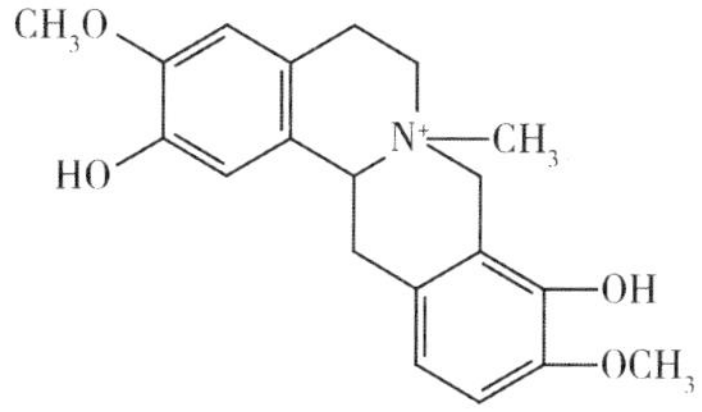

轮环藤酚碱

【附注】千金藤属植物是重要的药用资源植物，除防己外，尚有白药子、血散薯、地不容类等10余种。多数具肥大的肉质块根，均含多种双苄基异喹啉类生物碱，如血散薯 *Stephania dieisiana* Y. C. Wu、广西地不容 *S. kwangsiensis* H. S. Lo 为提取颅通定（1－四氢巴马汀）的原料，地不容 *S. epigaea* H. S. 等所含千金藤素（cepharanthine）对抗癌药物及放射治疗引起的白细胞减少有预防作用，能促进造血功能的恢复，轮环藤碱（cycleanine）对实验性动物矽肺有良好的防治作用，轮环藤碱与1－箭毒碱的碘甲烷衍生物均有肌松作用。

广　防　己

Aristolochiae Fangchi Radix

本品为马兜铃科植物广防己 *Aristolochia fangchi* Y. C. Wu ex L. D. Chow et S. M. Hwang 的干燥根，又称"木防己"。主产于广东、广西。秋季采挖，洗净，刮去或不刮粗皮，切成12～26cm 的长段，粗根则纵剖为二，晒干。根圆柱形或半圆柱形，略弯曲，直径1.5～4.5cm；未去净粗皮者表面呈灰棕色，粗糙，有粗沟纹，去净粗皮者表面呈淡黄色；质坚硬，断面灰黄色，具明显的车轮纹，或呈片状突起；气微，味苦。根含硝基菲酸类成分马兜铃酸（aristolochic acid）I（0.93%～3.66%）、马兜铃内酰胺（aristololactam）及尿囊素（allantoin）、木兰花碱（magnoflorine）和β－谷甾醇。广防己与汉中防己有非常显著的利尿作用，尚有显著的镇痛作用。所含马兜铃酸有严重的肾脏毒性，并有致癌性。但最近的研究结果表明，广防己经黄连炮制及防己黄芪汤在慢性毒性试验的中期对广防己的肾脏毒害有保护作用，单味广防己在《中国药典》规定的剂量范围内（实际为成人剂量的5倍以上）使用是安全的。广防己对动物肝脏无损伤作用。小鼠灌胃的 LD_{50} 的95%平均可信限为258.8±20.33g/kg。本品功效与防己类同。

【附注】商品"木防己"尚有马兜铃科植物异叶马兜铃（汉中防己）*A. heterophylla*

Hemsl. 及防己科植物木防己 *Cocculus trilobus*（Thunb.）DC. 的干燥根。前者的生药性状与广防己相似，后者根呈圆柱形，稍扁，波状弯曲，直径约 1.5cm；表面灰棕或黑棕色，略凹凸不平，有明显的纵沟及少数横皱纹；质坚硬，断面黄白色，皮部窄，木质束放射状，木射线宽。味苦。含木兰花碱、木防己碱（trilobine）、高防己碱（homotrilobine）、木防己胺、木防己新碱（coclobine）等。功效与防己类同。木防己鲜叶中所含木防己叶碱（cocculolidine）为农业杀虫剂。

北　豆　根
Menispermi Rhizoma

　　本品为防己科植物蝙蝠葛 *Menispermum dauricum* DC. 的干燥根茎。主产于东北、华北等地。春、秋季采挖，除去茎叶、须根及泥土，晒干。根茎细长圆柱形，常弯曲或分枝，直径 0.3～0.8cm；表面黄棕色或暗棕色，外皮易片状脱落；质韧，折断面纤维性，木部淡黄色，中央有类白色的髓；气微，味苦。含多种异喹啉类生物碱（1.7%～2.5%），如北豆根碱（dauricine）、去甲北豆根碱（daurinoline）、异去甲北豆根碱（dauricinoline）、北豆根酚碱（dauricoline）、木兰花碱、蝙蝠葛碱（menisperine）、青防己碱（acutumine）、青防己次碱（acutumidine）、青藤碱（sinomenine）、齐兰西夫林碱（cheilanthifoline）、斯替法林（stephasrine）及北豆根苏林碱（deurisoline）等。北豆根有广谱抗菌作用，所含北豆根碱、青藤碱、蝙蝠葛碱、木兰花碱均有降压作用，前二者还有解痉作用。本品性寒，味苦，有小毒；能清热解毒，祛风止痛；用于咽喉肿痛，热毒泻痢，风湿痹痛；用量 3～9g。

延　胡　索
Corydalis Rhizoma

　　本品为罂粟科植物延胡索 *Corydalis yanhusuo* W. T. Wang 的干燥块茎。主产于浙江东阳、磐安，多为栽培。于 5～6 月间，择晴天采挖，大小分开，沸水煮至切面黄色，中央黄白色，晒干。块茎呈不规则扁球形，直径 0.5～1.5cm；表面灰黄色或黄棕色，有不规则网状细皱纹，上端有略凹陷的茎痕，底部中央略凹呈脐状，有数个小凸起的根痕；质坚硬，破碎面黄色或黄棕色，角质样，有蜡样光泽；气微，味苦。含异喹啉类生物碱0.4%～0.6%，已知有 d-紫堇碱（*d*-corydaline，即延胡索甲素，0.12%）、*dl*-四氢巴马汀（*dl*-tetrahydropalmatine，即延胡索乙素，0.05%）、普托品（protopine，即延胡索丙素）、*l*-四氢黄连碱（*l*-tetrahydrocoptisine，即延胡索丁素）、*dl*-四氢黄连碱（即延胡索戊素）、*l*-四氢非洲防己碱（*l*-tetrahydrocolumbamine，即延胡索己素）、紫堇鳞茎碱（corybulbine，即延胡索庚素）、β-高白屈菜碱（β-homochelidonine，即延胡索寅素）、黄连碱、*l*-四氢小檗碱、去氢紫堇碱、*d*-海罂粟碱（*d*-glaucine）、非洲防己碱、紫堇单酚碱（corydalmine）、去氢紫堇单酚碱、元胡球茎碱（bulbocapnine）等。延胡索粉、延胡索总碱、延胡索甲素、乙素、丙素均有镇痛作用，以乙素较强；延胡索乙素尚有镇静和安定作用；去氢延胡索甲素、延胡索乙素、丙素有抗溃疡作用。本品性温，味辛、苦；能活血，行气，止痛；用于胸胁、脘腹疼痛，胸痹心痛，经闭痛经，产后瘀阻，跌打肿痛；用量 3 ～ 10g。研末吞服，一次 1.5 ～ 3g。

此外，同属植物齿瓣延胡索 *Corydaris turtschaninovii* Bess. 的块茎在某些地区亦作药用，成分和功效均与延胡索相似。同属植物伏生紫堇 *C. decumlens* (Thunb.) Pers.，习称"夏天无"，亦含原鸦片碱、延胡索乙素等多种生物碱，其滴眼剂用于治疗青少年近视，有一定疗效。

【附注】近年发现有以薯蓣科植物薯蓣 *Dioscorea opposita* Thui 的珠芽及天南星科植物犁头尖 *Typhonium flagelliforme* (Lodd.) Blume 的块茎，经黄色染料染色后伪充延胡索，注意鉴别。

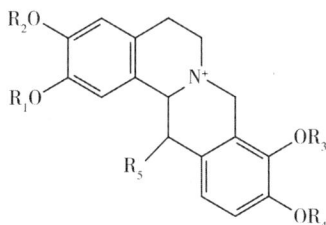

	R_1	R_2	R_3	R_4	R_5
延胡索甲素	CH_3	CH_3	CH_3	CH_3	CH_3
延胡索乙素	CH_3	CH_3	CH_3	CH_3	H
延胡索丁素	—CH_2—		—CH_2—		H
延胡索己素	H	CH_3	CH_3	CH_3	H
延胡索庚素	CH_3	H	CH_3	CH_3	CH_3
紫堇单酚碱	CH_3	CH_3	CH_3	H	H

板 蓝 根

Isatidis　Radix

本品为十字花科植物菘蓝 *Isatis indigotica* Fort. 的干燥根。主产于河北、江苏，均为栽培。秋季霜降后采挖，除去茎、叶（作大青叶）、泥土，晒干。根圆柱形，稍扭曲，长 8 ～ 20cm，直径 0.3 ～ 1.2cm；表面灰黄色或淡棕黄色，有明显的纵皱纹及横长皮孔；根头略膨大，可见轮状排列的叶柄残基、叶柄痕及密集的疣状突起；质坚实而脆，折断面略平坦，皮部黄白色，形成层环深棕色，木部黄色；气微，味微甜，后苦涩。含靛苷（indoxyl － β － glucoside）、黑芥子苷（sinigrin）、靛蓝（indigotin）、靛玉红（indirubin）、色胺酮（tryptanthrin）、谷甾醇、胡萝卜苷（daucosterol）、尿苷、腺苷（adenosine）、次黄嘌呤、尿嘧啶以及多种氨基酸等，另含 1 － 硫氰酸 － 2 － 羟基 － 3 － 丁烯（1 － thiocyano － 2 － hydroxy － 3 － butene）、表告伊春（epi-goitrin）、蔗糖等。水煎液及丙酮提取物对革兰阳性和阴性细菌、流感病毒、腮腺病毒、流感嗜血性杆菌等均有抑制作用；并有抗大肠杆菌 $O_{111}B_4$ 内毒素作用；尚有解热、抗炎与抗癌作用。板蓝根多糖能明显增加正常小鼠脾重、白细胞总数及淋巴细胞数，对氢化可的松所致免疫功能抑制小鼠的上述指数的降低有明显对抗作用，并能显著增强二硝基氯苯及环磷酰胺所致免疫抑制小鼠的迟发型过敏反应，尚能增强抗体形成细胞功能，增加小鼠静注碳廓清速率。本品性寒，味苦；能清热解毒，凉血利咽；用于温疫时毒，发热咽痛，温毒发斑，痄腮，烂喉丹痧，大头瘟疫，丹毒，痈肿；用量9～15g。

【附注】爵床科植物马蓝 *Strobilanthes cusia*（Nees）Bremek 的干燥根和根茎在福建、四川、广东、广西等地亦作"板蓝根"入药，习称"南板蓝根"。根茎圆柱形，多弯曲，有时分叉；表面灰棕色，膨大的节上着生细长而略弯曲的根，节的上方有残留的地上茎；质脆，断面不平坦，中央有髓；气微，味淡。根茎含大黄酚（chrysophanol）、靛苷（indican）、靛蓝（indigotin）、靛玉红（indirubin）、色胺酮、β-谷甾醇、羽扇豆醇、白桦脂醇、羽扇豆酮等。并含4（3H）-喹唑酮（quinazolinone）和2，4（1H，3H）-喹唑二酮（quinazolinedione）。后者性质稳定，可作为大青叶、板蓝根及其制剂质量控制的检测指标。南板蓝根亦有抗菌、抗病毒、解热与抗炎作用。功效与板蓝根类同。

〔附〕**1. 大青叶 Isatidis Folium** 本品为十字花科植物菘蓝 *Isatis indigotica* Fort. 的干燥叶。此外，尚有蓼科植物蓼蓝 *Polygonum tinctorium* Ait.、爵床科植物马蓝 *Strobilanthes cusia*（Nees）Bremek、马鞭草科植物路边青 *Clerodendron cyrtophyllum* Turcz. 的叶或地上部分在某些地区亦作"大青叶"使用，分别习称为"蓼大青"、"马蓝叶"、"马大青"。除"马大青"外，其余3种大青叶所含化学成分均与板蓝根相似，亦含靛蓝（indigotin）、靛玉红（indirubin）、色胺酮（tripranthrin）、4（3H）-喹唑酮（quinazolinone）、2，4-（1H，3H）-喹唑二酮与靛苷（indican），后者可被水解生成吲哚醇，并进一步氧化、缩合生成靛蓝与靛玉红；另含腺苷、鸟苷、尿苷、黄嘌呤、次黄嘌呤、苯甲酸、邻-氨基苯甲酸以及铁、钛、锰、锌、铜、硒等多种无机元素。大青叶煎液对革兰阳性与阴性细菌、流感杆菌、乙型脑炎病毒、腮腺炎病毒、流感病毒等均有抑制作用，并能杀灭钩端螺旋体。不同来源的大青叶对金黄色葡萄球菌、克雷肺炎杆菌的抑制强度依次为：马蓝叶（浙江）、山大青叶（即"马大青"）、菘蓝叶、马蓝叶、球花马蓝叶、蓼蓝叶；而抗甲型流感病毒的作用，则以蓼蓝叶较好，其他品种的大青叶及靛蓝、靛玉红均未显示作用。体内、外实验均证明大青叶有抗大肠杆菌 $O_{111}B_4$ 内毒素作用，大青叶三氯甲烷提取物的1%溶液稀释64倍仍有破坏内毒素作用，内毒素经药物作用后再给家兔静注后不产生致热反应；大青叶的95%乙醇提取物的正丁醇萃取物亦能直接和降解内毒素，显著降低内毒素的致热性和致死性。浙江产马蓝叶对啤酒酵母菌诱导的大鼠发热有一定的解热作用（$p < 0.05$）。不同来源的大青叶对干棉球致小鼠肉芽肿均有显著的抑制作用（$p < 0.001$），作用强度依次为：蓼蓝叶、球花马蓝叶、菘蓝叶、马蓝叶。本品性寒，味苦；清热解毒，凉血消斑；用于温病高热，神昏，发斑发疹，痄腮，喉痹，丹毒，痈肿；用量9～15g。

2. 青黛 Indigo Naturalis 本品为菘蓝、蓼蓝或马蓝的叶经水提、石灰处理等加工所得的干燥粉末或多孔性团块。呈深蓝色，质轻，易飞扬。主含靛蓝（5%～8%），靛玉红（约0.1%）以及青黛酮、异靛蓝、色胺酮等。青黛醇浸液有广谱抗菌作用，靛玉红对多种癌瘤有较明显的抑制作用，已人工合成。本品性寒，味咸，归肝经；能清热解毒，凉血消斑，泻火定惊；用于温毒发斑，血热吐衄，胸痛咳血，口疮，痄腮，喉痹，小儿惊痫。用量1～3g，宜入丸散用。外用适量。常外敷治流行性腮腺炎。

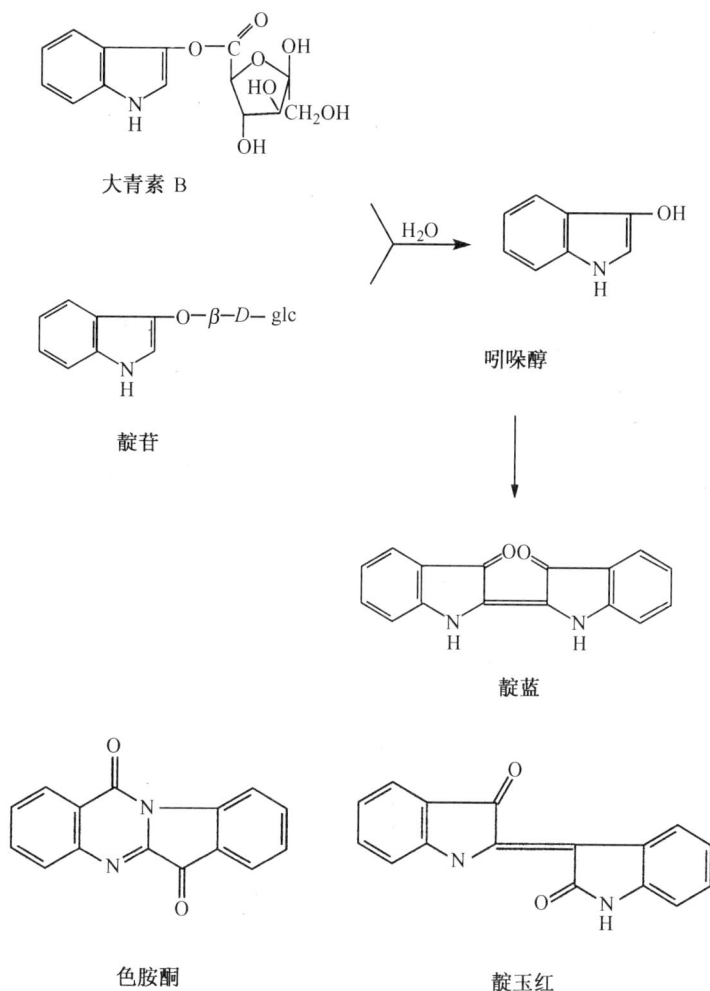

大青素 B

靛苷

H2O

吲哚醇

靛蓝

色胺酮

靛玉红

苦 参
Sophorae Flavescentis Radix

本品为豆科植物苦参 *Sophora flavescens* Ait. 的干燥根。全国大部分地区均产。春、秋季采挖，切去根头，除去细根、泥土，晒干或趁鲜切片，晒干。根圆柱形，下部常分枝，长 10～30cm，直径 1～2.5cm；表面灰棕色或棕黄色，有纵皱纹和横向线形皮孔，栓皮薄，多破裂外卷，易剥落而露出黄色光滑的内皮；质坚硬，折断面纤维性，黄白色，木部具微细的放射状纹理；气微，味极苦。根含多种生物碱（1%～2.5%），主要有氧化苦参碱、苦参碱，并含氧化槐果碱（oxysophocarpine）、槐果碱、槐定碱（sophoridine）、苦参醇碱（sophoranole）、臭豆碱（anagyrine）、甲基金雀花碱（methylcytisine）、野靛叶碱（baptifoline）等；尚含黄酮类成分：苦参酮（kurarinone）、次苦参素（kuraridin）、异苦参酮、去甲苦参酮（norkurarinone）、苦参醇（kurarinol）等。苦参、苦参总生物碱、苦参碱、氧化苦参碱、苦参总黄酮对多种实验性心律失常均有明显的对抗作用；苦参尚有明显的利尿作用；苦参总碱及氧化苦参碱还有明显的升白作用，对环磷酰胺与X射线引起的白细胞减少有明显的治疗作用；苦参碱对多种革兰阴性和阳性细菌均有显著抑制作用；苦参生物碱尚有安定、平喘、抗肿瘤与免疫抑制作用，其中槐果碱、槐定碱对肿瘤细胞有直接杀伤作用。本品性寒，味苦；能清热燥湿，利尿杀虫；用于热痢，便血，黄疸尿闭，赤白带下，阴肿阴痒，湿疹，湿疮，皮肤瘙痒，疥癣麻风；用量4.5~9g。外用适量，煎汤洗患处。

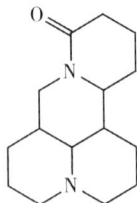
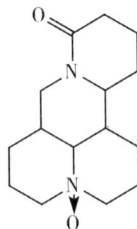

苦参碱　　　　　　　　氧化苦参碱

山 豆 根
Sophorae Tonkinensis Radix

本品为豆科植物越南槐 *Sophora tonkinensis* Gagnep. 的干燥根及根茎，主产于广西、广东，习称"广豆根"。秋季采挖，洗净泥土，晒干。根茎呈不规则块状，横向延长，具结节，着生根数条；根长圆柱形，略弯曲，直径0.3~1.5cm；表面棕色或黑棕色，有纵皱纹及横长皮孔；质坚硬，断面略平坦，皮部淡棕色，木部淡黄色；微有豆腥气，味极苦。含苦参碱（0.52%）、氧化苦参碱（0.35%）及槐果碱、臭豆碱、甲基金雀花碱等，尚含黄酮类山豆根酮（sophoradine）、山豆根素（sophoranone）、环山豆根素（sophoradochromene）、紫檀素（pterocarpine）、三叶豆紫檀苷（trifolirhizine）、异戊间二烯查耳酮（isoprenylchalcone）等。有广谱抗菌、抗炎、抗心律失常、抗溃疡及抗癌等作用。本品性寒，味苦，有毒；能清热解毒，消肿利咽；用于火毒蕴结，乳蛾喉痹，咽喉肿痛，齿龈肿痛，口舌生疮；用量3~6g。

白 前
Cynanchi Stauntonii Rhizoma

本品为萝藦科植物柳叶白前 *Cynanchum stauntonii*（Decne.）Schltr. ex Lévl 或芫花叶白前 *C. glaucescens*（Decne.）Hand. - Mazz. 的干燥根茎及根。长江流域至西南及南部诸省区均有分布，以浙江产量最大。秋季采挖，洗净，晒干。柳叶白前根茎细长圆柱形，长4~15cm，直径0.2~0.4cm，有分枝，稍弯曲；表面黄白色或黄棕色，有纵纹，节明显，节间长1.5~4.5cm，顶端有残茎；质脆，断面白色，中空；根纤细，长约至10cm，直径0.3~1mm，多次分枝呈毛须状，常盘曲成团；气微，味微甜。芫花叶白前根茎较短小，表面灰绿色或灰黄色，节间较短，质较硬；根少弯曲，分枝少，直径约1mm。芫花叶白前根含三萜皂苷类成分白前皂苷（glaucoside）A~K，白前皂苷元（glaucogenin）A 和 B，白前皂苷元 C - 单 - *D* - 黄花夹竹桃糖苷（glaucogenin C - mono - *D* - thevetoside），白前新皂苷（neoglaucoside）A 和 B 及白前二糖

（glaucobiose）等。上述两种均有明显的镇咳、祛痰、平喘与抗炎作用。本品性微温，味辛、苦；能降气，消痰，止咳；用于肺气壅实，咳嗽痰多，胸满喘急；用量 3～10g。

白　薇
Cynanchi Atrati Radix

　　本品为萝藦科植物白薇 *Cynanchum atratum* Bge. 或蔓生白薇 *C. versicolor* Bge. 的干燥根及根茎。全国大部分地区有分布，主产于安徽、湖北、辽宁。春、秋季采挖，洗净，晒干。根茎结节状，略横向延长，上端有圆形凹陷的茎痕或残留茎基，两侧及下面簇生多数细长根，形似马尾；表面棕黄色，平滑，有极微细的纵纹；质硬脆，易折断，断面平坦，皮部黄白色，中央有细小黄色木心；气微，味微苦。白薇根含 C_{21} 甾苷类成分直立白薇苷（cynatratoside）A～F，新直立白薇苷（atratoside）A～D，白前苷（glaucoside）C 和 H；另含白前苷元 A，直立白薇新苷（atratoside）A～D 等。蔓生白薇根亦含 C_{21} 甾苷类蔓生白薇苷（cynanversicoside）A～E，蔓生白薇新苷和白前苷。并显黄酮类成分反应。上述两种的水提物均有明显的解热和抗炎作用。本品性寒，味苦、咸；能清热凉血，利尿通淋，解毒疗疮；用于温邪伤营发热，阴虚发热，骨蒸劳热，产后血虚发热，热淋，血淋，痈疽肿毒；用量 5～10g。

　　【附注】1. 白薇与白前自古以来就存在混淆、错用情况。区别两者的商品名称与鉴别术语，应以"鹅管白前"（指根茎中空如鹅管）与"龙胆白薇"（指根从生如龙胆），"软白前"与"硬白薇"，"空白前"与"实白薇"的称谓为正，反之为误。

　　2. 尚有同属植物竹灵消 *Cynanchum inamoenum*（Maxim.）Loes（川白薇）、群虎草 *C. forrestii* Schltr.（云南白薇）、潮风草 *C. ascyrifolium*（Franch. et Sav.）Matsum.（东北）在某些地区作白薇药用。此外，尚有萝藦科、石竹科、菊科、百合科多种植物误作白薇使用，应予以纠正。

远　志
Polygalae Radix

　　本品为远志科植物远志 *Polygala tenuifolia* Willd. 或卵叶远志 *P. sibirica* L. 的干燥根。主产于山西、陕西。春、秋季采挖，除去残茎、须根及泥土，晒干；或除去木心后晒干（称"远志肉"）。以春季花开前采收为佳。根圆柱形，稍弯曲，长 3～10cm，直径 0.3～0.7cm；表面灰黄棕色，有较密并深陷的横皱纹及横裂纹；质脆，断面木部黄白色，易与皮部剥离；也有在加工时将木部除去，呈筒状或双卷筒状，称"远志筒"或"远志肉"；气微，味苦、微辛、涩，有刺喉感。含远志皂苷（onjisaponin）A～G、细叶远志皂苷（tenuifolin，即 2β, 27－二羟基－23－羧基齐墩果酸－3－β－葡萄糖苷），皂苷水解得到远志皂甙元 A 和 B；尚含远志口山酮（onjixanthone）Ⅰ 和 Ⅱ、1,6－二羟基－3,7－二甲氧基口山酮、1,7－二羟基－3－甲氧基口山酮、1,6－二羟基－3,5,7－三甲氧基口山酮、1－羟基－3,6,7－三甲氧基口山酮、3,4,5－三甲氧基桂皮酸、远志醇（polygalitol）、细叶远志定碱（tenuidine）以及 5－脱水－D－山梨糖醇（5－anhydro－D－sorbitol）、N－乙酰基－D－葡萄糖胺（N－acetyl－D－glucosamine）、4－C－β－D－吡喃葡萄糖－1,3,6－三羟基－7－甲氧基氧杂蒽酮苷及 β－胡萝卜苷等。有镇静、抗惊厥、祛痰、降压、兴奋子宫、抗菌、抗突变、抗癌等药理作用。本品性温,味苦、辛;能安神益智,交通心肾,祛痰,消肿;用于心肾不交引起的失眠多梦、健忘惊悸、神志恍惚,咳痰不爽,疮疡肿毒,乳房肿痛;用量 3~10g。

　　【附注】曾发现有以萝藦科植物白薇 *Cynanchum versicolor* Bge、蔓生白薇 *C. atratum* Bge 的根以及百合科植物麦冬 *Ophiopogon japonicus*（Thumb.）Ker－Gawl. 的须根伪充远志,注意区别。

独　活
Angelicae Pubescentis Radix

　　本品为伞形科植物重齿毛当归 *Angelica pubescens* Maxim. f. *biserrata* Shan et Yuan 的干燥根。习称"川独活",主产于四川、湖北、陕西。春初苗刚发芽或秋末茎叶枯萎时采挖,除去须根及泥沙,烘至半干,堆置 2~3 天,发软后再烘至全干。根略呈圆柱形,下端有数条弯曲的支根,长 1.5~4cm,直径 1.5~3.5cm,有不规则纵皱纹及横裂纹,根头部有环纹,顶端平截,具环状叶柄痕和凹陷的茎痕;质坚硬,横切面灰黄白色,形成层环棕色,皮部有数列棕色油点(油管);有特异香气,味苦辛、微麻舌。含甲基欧芹酚（osthol）、二氢山芹醇当归酸酯（columbianadin）、二氢山芹醇（columbianetin）及其葡萄糖苷、当归醇（angelol）、伞形花内酯、毛当归醇（anpubesol）、香柑内酯及花椒毒素等。挥发油有镇痛和抗炎作用;醇提物有抗血栓、抗心律失常、抗氧化及延缓脑组织细胞凋亡等作用。本品性微温,味辛、苦;能祛风除湿,通痹止痛;用于风寒湿痹,腰膝疼痛,少阴伏风头痛,风寒挟湿头痛;用量 3~10g。

羌　活
Notopterygii Rhizoma et Radix

　　本品为伞形科植物羌活 *Notopterygium incisum* Ting ex H. T. Chang 或宽叶羌活 *N. forbesii* Boiss. 的干燥根茎及根。主产于四川、云南、青海、甘肃等地。春、秋季采挖,除去茎叶、须根及泥土,晒干。羌活为圆柱状略弯曲的根茎,长 4~13cm,直径 0.6~2.5cm。顶端具茎痕。表面棕褐色至黑褐色,外皮脱落处呈黄色;节间缩短,呈紧密隆起的环状,形似蚕者习称"蚕羌";节间延长,形如竹节状者,习称"竹节羌";节上有多数点状或瘤状突起的根痕及棕色破碎鳞片;体轻,质脆,易折断;断面不平整,有多数裂隙,皮部黄棕色至暗棕色,油润,有棕色油点,木部黄白色,射线明显,髓部黄色至黄棕色;气香,味微苦而辛。宽叶羌活为根茎及根。根茎类圆柱形,顶端具茎及叶鞘残基,根类圆锥形,有纵皱纹及皮孔;表面棕褐色,近根茎处有较密的环纹,长 8~15cm,直径 1~3cm,习称"条羌";有的根茎粗大,不规则结节状,顶部具数个茎基,根较细,习称"大头羌";质松脆,易折断。断面略平坦,皮部浅棕色,木部黄白色;气味较淡。含挥发油 2.3%,油中主要有:β－罗勒烯（β－ocimene）、γ－萜品烯（γ－terpinene）、α－苧烯（α－thujene）、α－蒎烯、β－蒎烯等;尚含香豆素、有机酸、氨基酸等。挥发油有抗炎、镇痛、解热、抗过敏、抗心律失常、抗心肌缺血、抗血栓、抗氧化等作用。本品性温,味辛、苦;能解表散寒,祛风除湿,止痛;用于风寒感冒,头痛项强,风湿痹痛,肩背酸痛;用量 3~10g。

白　芷
Angelicae Dahuricae Radix

　　本品为伞形科植物白芷 Angelica dahurica （Fisch. ex Hoffm.） Benth. et Hook. f. 或杭白芷 A. dahurica （Fisch. ex Hoffm.） Benth. et Hook. f. var. formosana （Boiss.） Shan et Yuan 的干燥根。白芷主产于河南（禹白芷）、河北（祁白芷），杭白芷主产于浙江（杭白芷）、四川（川白芷）。夏、秋季间叶黄时采挖，除去须根及泥沙，晒干或低温干燥。根长圆锥形，长 10 ~ 25cm，直径 1.5 ~ 2.5cm；顶端有凹陷的茎痕；表面灰褐色或黄棕色，根上部钝四棱形（杭白芷）或近圆形，有多数长 5 ~ 15mm 皮孔样横向突起，有的排成四纵列（杭白芷）；质坚实，断面白色或灰白色，粉性，形成层环棕色，近方形或近圆形，皮部散有棕色油点；气芳香，味辛、微苦。白芷含白当归素（比克白芷内酯，byak - angelicin）、脱水白当归素（byak - angelicol）、欧前胡素（imperatorin）、异欧前胡素、氧化前胡内酯（oxypeucedanin）等 13 种香豆素类化合物；尚含胡萝卜苷、生物碱等。挥发油中主要含有机酸类、碳烯类及醇类。杭白芷含欧前胡素、异欧前胡素、氧化前胡素、佛手内酯（bergaptene）等 6 种香豆素成分；挥发油中主要含樟脑、α - 甲基芷香酮、2 - 甲基巴豆醛等。白芷有镇痛、抗炎、解热、中枢兴奋及抗肿瘤等作用，对多种杆菌和致病真菌有抑制作用；欧前胡素等呋喃香豆素有光敏作用，可用于治疗银屑病、白癜风。本品性温，味辛；能解表散寒，祛风止痛，宣通鼻窍，燥湿止带，消肿排脓；用于感冒头痛，眉棱骨痛，鼻塞流涕，鼻衄，鼻渊，牙痛，带下，疮疡肿痛；用量 3 ~ 10g。

防　风
Saposhnikoviae Radix

　　本品为伞形科植物防风 Saposhnikovia divaricata （Turcz.） Schischk. 的干燥根。主产于黑龙江、吉林、辽宁，习称"关防风"。春、秋季采挖未抽花茎植株的根，除去须根及泥沙，晒干。根长圆锥形或长圆柱形，长 15 ~ 30cm，直径 0.5 ~ 2cm；根头部有密集的环节，习称"蚯蚓头"，环节上残留毛状叶鞘维管束及纤维束，顶端有茎痕；表面灰棕色，有纵槽，并有多数横长皮孔及点状须根痕；质轻而松，断面皮部有裂隙及细小油点，木部浅黄色；气微香特异，味微甜、涩。含挥发油及升麻素（cimifugin）、升麻苷（prim - O - glucosylcimifugin）、亥茅酚苷（sec - O - glucosylhamaudol）、5 - 氧甲基维斯阿米醇及其苷（$4' - O - \beta - D - glucosyl - 5 - O - methylvisamminol$）等色原酮成分，补骨脂素（psoralen）、香柑内酯（bergapten）等香豆素成分，人参醇（falcarinol）等聚乙炔化合物，尚含多糖、有机酸、胡萝卜苷，β - 谷甾醇，甘露醇等。从挥发油鉴定出辛醛、壬醛、β - 没药烯、β - 桉油醇等 20 余种成分。其煎剂及乙醇浸剂有镇痛、镇静、抗炎、解热、增强免疫功能、抗过敏、抑菌等作用，升麻素和亥茅酚苷亦有镇痛作用，防风多糖有抗肿瘤作用。本品性微温，味辛、甘；能祛风解表，胜湿止痛，止痉；用于感冒头痛，风湿痹痛，风疹瘙痒，皮肤瘙痒，破伤风；用量 5 ~ 10g。

　　【附注】尚有同科植物竹节前胡 Peucedanum dielsianum Fedde ex Wolff （习称"川防风"）、竹叶防风 Seseli mairei Wolff、松叶防风 S. yunnanensis Franch. （以上 2 种习称"云防风"）、宽

萼岩风 *Libanotis laticalycina* Shan et Sheh（习称"水防风"）等在某些地区亦作防风使用。

北 沙 参
Glehniae　Radix

本品为伞形科植物珊瑚菜 *Glehnia littoralis* F. Schmidt ex Miq. 的干燥根。主产于山东（莱阳，故又称为"莱阳参"）、江苏、河北、辽宁。夏、秋季采挖，洗净，除去须根，稍晾，置沸水中烫后，除去外皮，晒干或烘干。根细圆柱形，长 10～45cm，直径 0.3～1.2cm；表面黄白色，略粗糙，有不规则纵沟及裂隙，并有少数黄棕色横长皮孔痕及较多点状突起的细根痕，根头渐细，有残茎基；质硬脆，断面角质，皮部厚，浅黄白色，木部黄色；气特异，味微甘。含香豆素及其苷、聚炔类、单萜类、阿魏酸酯及多糖，主要有欧前胡素、补骨脂素、佛手内酯、花椒毒酚（xanthotoxol）、花椒毒素、glehnilate、2 –（4′ – hydroxyphynol）– glycol mono trans – ferulate，另含法卡林二醇（facalindiol）、人参醇（panaxynol）、胆碱、香草酸、阿魏酸及水杨酸等。有镇痛、镇静、镇咳、祛痰、解热、抗菌、抗突变、抗肿瘤、抗氧化及免疫抑制等作用；其乙醇提取物的乙酸乙酯萃取部分能显著抑制脯氨酰寡肽酶（POP），抑制率为 50%，提示有保护和调节肽能神经递质、改善学习和记忆的作用。本品性微寒，味甘、微苦；能养阴清肺，益胃生津；用于肺热燥咳，劳嗽痰血，胃阴不足，热病津伤，咽干口渴；用量 5～12g。

南 沙 参
Adenophorae　Radix

本品为桔梗科植物轮叶沙参 *Adenophora tetraphylla*（Thunb.）Fisch. 或沙参（杏叶沙参）*A. stricta* Miq. 的干燥根。分布地区较广，主产于安徽、江苏、浙江。春、秋季采挖，除去须根，洗后趁鲜刮去粗皮，洗净，干燥。根长圆锥形或长圆柱形，稍弯曲，偶有分枝，长 7～27cm，直径 0.8～3cm；表面黄白色或淡棕色，上部多深陷、断续的环纹，下部有扭转的纵纹或纵沟；顶端芦头（根茎）有时 2～3 分叉，有多数半月形茎痕，呈盘节状；体轻质松，易折断，断面黄白色，多裂隙；气微，味微甘。轮叶沙参根含三萜皂苷与三萜类成分羽扇豆烯酮（lupenone）、蒲公英萜酮等，另含胡萝卜苷、β – 谷甾醇、多糖、微量元素和氨基酸等，沙参根中尚含呋喃香豆素类成分花椒毒素（xanthotoxin，即 8 – 甲氧基补骨脂素）。沙参煎剂有明显、持续的祛痰作用及强心、抗真菌等作用，煎剂及多糖有免疫促进与调节作用。本品性微寒，味甘；能养阴清肺，益胃生津，化痰，益气；用于肺热燥咳，阴虚劳嗽，干咳痰黏，胃阴不足，食少呕吐，气阴不足，烦热口干；用量 9～15g。

【附注】曾发现有以石竹科植物丝石竹 *Gypsophola oldhamiana* Miq 的根伪充沙参，注意区别。

桔　梗
Platycodonis　Radix

本品为桔梗科植物桔梗 *Platycodon grandiflorum* （Jacq.） A. DC. 的干燥根。主产于安徽、江苏、湖北、河南，质较优；东北、华北产量较大。秋季采挖，洗净，刮去栓皮，晒干。栽培者，必须生长 3 年以上方可采收。根长圆柱形或长纺锤形，稍扭曲，下部偶有分枝，长 6～20cm，直径 1～2cm；表面黄白色或淡黄棕色（未去栓皮者），皱缩，有扭转的纵沟及横长的皮孔斑痕，上部有横纹；顶端芦头（根茎）长 0.5～4cm，直径约 1cm，有半月形凹陷的茎痕，呈盘节状；质硬脆，断面微显颗粒性，皮部类白色，有放射状裂隙，形成层环淡棕色，木部淡黄色；气微，味微甜后苦。含多种三萜皂苷，已知有桔梗皂苷（platycodoside）A，C 和 D、远志苷 D，D$_2$ 等，总皂苷水解得到桔梗皂苷元（platycodogenin）、远志酸（polygalacic acid）及少量的桔梗酸（platycogenic acid）A～C；尚含醇苷、黄酮及其苷、甾醇、多聚糖、氨基酸、生物碱、α－菠菜甾醇及其葡萄糖苷、桦皮醇（betulin）、桔梗聚果糖、挥发油、脂肪油、脂肪酸、聚炔类、维生素等。煎剂及桔梗粗皂苷有祛痰、镇咳、抗炎、抑菌、镇静、镇痛、解热、抗溃疡、扩张血管、降血脂、降血糖、抗肿瘤、免疫调节、保肝、改善胰岛素抵抗、杀虫、抗诱变及抗氧化等作用；桔梗皂苷有溶血作用。本品性平，味苦、辛；能宣肺，利咽，祛痰，排脓。用于咳嗽痰多，胸闷不畅，咽痛音哑，肺痈吐脓；用量 3～10g。

【附注】常见伪品有石竹科植物丝石竹 *Gypsophila oldhamiana* Miq 及桔梗科沙参属 Adenophora 多种植物的根。

玄　参
Scrophulariae Radix

本品为玄参科植物 *Scrophularia ningpoensis* Hemsl. 的干燥根。主产于浙江东阳、杭州、临安、临海等地。冬季茎叶枯萎时采挖，除去根头、幼芽、须根及泥沙，晒或烘至半干，堆放 3～5 天，反复数次至干燥。根呈弯曲状类圆锥形，长 6～20cm，中部直径 1～3cm；表面灰褐色，有纵沟纹、凹点状细根痕及黄色横长皮孔；质坚实，断面乌黑色，微有光泽；味甘，微苦，有焦糖气。含环烯醚萜苷类成分哈帕苷（harpagide）、反－肉桂酰哈帕苷（trans－cinnamoyl harpagide，harpagoside）、8－（邻－甲基－对－香豆酰）－哈帕苷［8－（*o*－methyl－*p*－coumaroyl）－harpagide］，均为使玄参变黑的成分；另含苯丙素苷类、芳香糖苷类、三萜皂苷、有机酸、黄酮苷元、生物碱、*L*－天冬酰胺、葡萄糖、果糖、氨基酸、植物甾醇、维生素 A 类等。有抑菌、解热、利尿、强心、降压、降血糖、镇痛、抗炎、保肝、增强免疫、抗氧化、保护神经、抗抑郁、提高记忆力、抗凝血、抗肿瘤等作用。本品性寒，味甘、苦、咸；能清热凉血，滋阴降火，解毒散结；用于热入营血，温毒发斑，热病伤阴，舌绛烦渴，津伤便秘，骨蒸劳嗽，目赤，咽痛，白喉，瘰疬，痈肿疮毒；用量 9～15g。

胡 黄 连
Picrorhizae　Rhizoma

　　本品为玄参科植物胡黄连（西藏胡黄连）*Picrorhiza scrophulariiflora* Pennell 或印度胡黄连 *P. kurrooa* Royle ex Benth. 的干燥根茎。西藏胡黄连主产于西藏南部、云南西北部及四川西部；印度胡黄连主产于喜马拉雅山地区、尼泊尔及印度。秋季采挖，除去须根及泥沙，晒干。胡黄连根茎呈圆柱形，略弯曲，偶有分枝，长 3~12cm，直径 0.3~1.4cm；表面灰棕色或暗棕色，粗糙，有较密的环状节、稍隆起的芽痕及小圆形根痕，上端密被暗棕色鳞片状叶柄残基；体轻，质硬脆，断面略平坦，淡棕色至暗棕色，木部有 4~10 个类白色点状维管束排列成环；气微，味极苦。印度胡黄连表面灰黄色至黄棕色，栓皮脱落处露出褐色皮部，折断面皮部黑色，木部黄白色，维管束 4~7 个，中央有灰黑色髓部。含环烯醚萜苷类成分胡黄连苦苷（picroside）Ⅰ~Ⅳ、桃叶珊瑚苷、异阿魏酰梓醇（minecoside, 6 – trans – isoferuloyl catalpol）、阿魏酰梓醇（6 – trans – feruloyl catalpol），苯甲酰梓醇（veronicoside, 6 – trans – benzoyl catalpol）及葫芦素糖苷、苯乙醇糖苷、酚苷与酚酸类成分胡黄连素（kutkin）、云杉苷（picein）、草夹竹桃苷（androsin）、香荚兰酸（vanillic acid）、胡黄连醇（kutkiol）、香荚兰乙酮（apocinin）等，尚含 D – 甘露醇、胡黄连甾醇（kutkisterol）、胡黄连苷（kurroside）、木犀草素、木犀草素 – 7 – O – β – D – 吡喃葡萄糖苷、岩白菜素、正二十六烷醇等。有保肝、利胆、抗哮喘、抗菌、抗炎、抗乙型肝炎病毒、降血脂、抗糖尿病、抗胃溃疡、抗癌及保护心脏等作用，胡黄连苦苷等环烯醚萜苷类成分是抗肝损伤的主要活性成分，草夹竹桃苷有抗哮喘活性。本品性寒，味苦；能退虚热，除疳热，清湿热；用于骨蒸潮热，小儿疳热，湿热泻痢，黄疸尿赤，痔疮肿痛；用量 3~10g。

巴 戟 天
Morindae Officinalis Radix

　　本品为茜草科植物巴戟天 *Morinda officinalis* How 的干燥根。主产于广东、广西、福建等地。全年均可采收，洗净，除去须根，晒至六七成干，轻轻捶扁，再晒干。根扁圆柱形，略弯曲，长短不等，直径 0.5~2cm；表面灰黄色或暗灰色，具纵纹及横裂纹，有的皮部横向断离露出木部，形似连珠；质韧，断面皮部厚，紫色或淡紫色，易与木部剥离；木部坚硬，黄棕色或黄白色，直径 1~5mm；无臭，味甘、微涩。含①蒽醌类化合物甲基异茜草素（rubiadin）、甲基异茜草素 – 1 – 甲醚、大黄素甲醚、2 – 羟基 – 3 – 羟甲基蒽醌、2 – 甲基蒽醌等；②环烯醚萜苷类成分水晶兰苷、四乙酰车叶草苷、车叶草苷、车叶草苷酸、去乙酰车叶草苷酸、morindolide 及 morofficianloside 等；③萘醌类成分大叶茜草素（mollugin）、呋喃大叶茜草素（furomollugin）、二氢大叶茜草素等；④三萜类成分黑果茜草萜（rubiprasin）A 和 B 等；尚含 β – 谷甾醇、24 – 乙基胆甾醇、棕榈酸、维生素 C、树脂、多糖、生物碱、黄酮及多种氨基酸。能增加机体超氧化物歧化酶（SOD）含量，降低单胺氧化酶 B 的活性与脂褐质含量，还能阻止胆甾醇在肝内沉积，降低血清胆甾醇，减轻动脉粥样硬化，提示有抗衰老作用。此外，尚有抗菌、强心、改善记忆、抗辐射、保肝、抗诱变、抗炎镇痛、抗抑郁、免疫增强、抗肿瘤、促进造血等作用。本品性微温，味甘、辛；能补肾阳，强筋骨，祛风湿；用于阳痿遗精，宫冷不孕，月经不调，少腹冷痛，风湿痹痛，筋骨痿软；用量 3～10g。

天 花 粉
Trichosanthis Radix

本品为葫芦科植物栝楼 *Trichosanthes kirilowii* Maxim. 或双边栝楼 *T. rosthornii* Herms 的干燥根。主产于山东、河南。秋、冬季采挖，洗净，除去外皮，切段或纵剖成瓣，干燥。根呈不规则圆柱形或瓣块状，长 8～16cm，直径 1.5～6cm；表面黄白色或淡棕黄色，较光滑，有纵皱纹及略凹陷的横长皮孔，有的残存黄棕色外皮，须状根偶有残存，其着生处凹陷成小圆孔；质坚实，断面白色或淡黄色，富粉性，横切面可见黄色导管小孔，近形成层处多作一次二岐状排列，纵切面可见黄色筋脉纹（导管及纤维）；味微苦。含皂苷（约 1%）及天花粉蛋白（trichosanthin），瓜氨酸（citrulline）、γ-氨基丁酸等 10 多种氨基酸，胆碱，多糖，甾醇类等。煎剂对溶血性链球菌、肺炎球菌、白喉杆菌等有抑制作用。天花粉蛋白具有终止妊娠、抗肿瘤、抗病毒、调节免疫等作用。本品性微寒，味甘、微苦；能清热泻火，生津止渴，消肿排脓；用于热病烦渴，肺热燥咳，内热消渴，疮疡肿毒；用量 10～15g。天花粉蛋白注射液临床用于中期妊娠引产、治疗恶性葡萄胎和绒癌。

尚有同属植物日本栝楼 *Trichosanthes japonica* Rgl. 、南方栝楼 *T. tamiaoshanensis* C. Y. Cheng et C. H. Yueh 等的根也供药用。但湖北栝楼 *T. hupehensis* C. Y. Cheng et C. H. Yueh 及同科植物异叶马㼎儿 *Melothria heterophylla*（Lour.）Cogn. 的根服后有恶心、呕吐等副作用，其毒性成分为葫芦素类成分葫芦素 B、异葫芦素 B 等。注意区别。

〔附〕瓜蒌 Fructus Trichosanthis

本品为葫芦科植物栝楼 *Trichosanthes kirilowii* Maxim. 或双边栝楼 *T. rosthornii* Harms 的干燥成熟果实。主产于山东、河南、河北。秋季果实成熟时采收，剖开，取出种子，洗净，晒干。呈卵圆形或类球形，长 7～15cm，直径 6～12cm，顶端有残存花柱基，基部有果梗残迹；表面深橙黄色或橙红色，皱缩或较光滑；质脆，易破开，果皮稍厚，内表面黄白色，果瓤橙黄色，与多数种子黏结成团；气如焦糖，味微酸甜。含三萜皂苷、氨基酸、糖类、有机酸等；种子含脂肪油，油中含油酸、亚油酸及多种甾醇类化合物。其水煎醇沉浓缩液及瓜蒌注射液有扩张冠脉、增加冠脉流量、抗心肌缺血、耐缺氧、抗心律失常等作用，瓜蒌尚有抑菌、泻下、抗癌作用，总氨基酸有良好的祛痰作用，栝楼酸有抑制血小板聚集作用。本品性寒，味甘、微苦；能清热涤痰，宽胸散结，润燥滑肠；用于肺热咳嗽，痰浊黄稠，胸痹心痛，结胸痞满，乳痈，肺痈，肠痈，大便秘结；用量 9～15g。不宜与乌头类同用。

瓜蒌皮：为栝楼或双边栝楼的成熟果皮。常切成二至数瓣，边缘向内卷曲。性寒，味甘；能清热化痰，利气宽胸；用于痰热咳嗽，胸闷胁痛；用量 6～10g。

瓜蒌子：为栝楼或双边栝楼的成熟种子。栝楼子呈扁平椭圆形，长 12～15mm，宽 6～10mm，厚约 3.5mm，表面淡棕色，平滑，边缘有一圈沟纹，种皮硬，内种皮膜质，灰绿色，子叶 2；双边栝楼子较大而扁，长 15～19mm，宽 8～10mm，厚约 2.5mm，沟纹明显而靠内，顶端平截。性寒，味甘；能润肺化痰，滑肠通便；用于燥咳痰黏，肠燥便秘；用量 9～15g。

秦　艽
Gentianae Macrophyllae Radix

　　本品为龙胆科植物秦艽 *Gentiana macrophylla* Pall.、麻花秦艽 *G. straminea* Maxim.、粗茎秦艽 *G. crassicaulis* Duthie ex Burk. 或小秦艽 *G. dahurica* Fisch. 的干燥根。分别习称为"秦艽"、"麻花艽"、"萝卜艽"和"小秦艽"。主产于西北、华北、东北及四川。春、秋季采挖，除去泥沙，秦艽和麻花艽晒软后，堆置"发汗"至表面呈红黄色或灰黄色时，摊开晒干；或不经"发汗"，直接晒干。秦艽、萝卜艽与小秦艽根呈类圆锥形或类圆柱形，扭曲不直，根头部膨大或裂生为 2~4 个根茎（由木栓组织环分割形成），顶端有残存茎基及毛状叶基维管束，下部单一或有分枝；表面灰黄色或棕黄色，有扭曲的纵皱纹及纵裂纹；麻花艽根由多个裂生根缠聚而呈麻花状，表面有多数纵裂隙；质脆，断面不平坦，显油性；气特异，味苦、微涩。含裂环烯醚萜苷类苦味成分龙胆苦苷及少量的当药苦苷和当药苷，糖类，挥发油等。用常规方法曾从秦艽根中分得龙胆碱（秦艽碱甲）、龙胆次碱（秦艽碱乙，gentianidine）、秦艽丙素（gentianol）；研究证明，上述生物碱是提取过程中龙胆苦苷或当药苦苷与氨作用的产物，不是生药中固有成分。秦艽有抗菌、抗炎、降压、镇静、镇痛、解热、升高血糖、保肝、免疫抑制及利尿等作用。本品性平，味辛、苦；能祛风湿，清湿热，止痹痛，退虚热；用于风湿痹痛，中风半身不遂，筋脉拘挛，骨节酸痛，湿热黄疸，骨蒸潮热，小儿疳积发热；用量 3~10g。

　　【附注】曾发现有以同属植物西藏黑秦艽 *Gentiana waltonii* Burkill、龙胆科植物滇黄精 *Veratrilla baillonii* Franch.、毛茛科植物牛扁 *Aconitum ochranthun* C. A. Mey. 和白头翁 *Pulsatilla chienensis*（Bge）Regel、唇形科植物甘肃丹参 *Salviaprzew alskii* Maxim. 的根伪充秦艽。

木　香
Aucklandiae　Radix

　　本品为菊科植物木香 *Aucklandia lappa* Decne. 的干燥根。主产于云南，习称"云木香"，均为栽培。秋、冬季采挖，除去须根及泥沙，切段，大的再纵剖成瓣，干燥后撞去粗皮。根圆柱形或半圆柱形，长 5~10cm，直径 0.5~5cm；表面黄棕色或灰褐色，具明显纵沟及侧根痕，有时可见网状皱纹；质坚，不易折断，断面不整齐或稍平坦，周边及中心部分灰黄色，其余部分灰褐色或棕褐色，深褐色油室小点随处散在，形成层环棕色，有放射状纹理，老根中央多枯朽；香气浓郁特异，味微苦。含挥发油 0.3%~3%，油中含木香内酯（costuslactone）、二氢木香内酯、去氢木香内酯、木香烃内酯（costunolide）、异土木香内酯（isoalantolactone）、单紫杉烯（aplotaxene）、α-木香醇（α-costol）等多种成分；尚含木香碱（saussurine）、有机酸、豆甾醇等。其水提液、挥发油、总生物碱及二氢木香内酯等对离体及在体小肠均有明显抑制作用，并能对抗乙酰胆碱、组胺与氯化钡引起的回肠痉挛，对气管、支气管平滑肌亦有解痉作用；尚有抗菌、扩张血管、改善胃肠血液供应、抗溃疡及降低血压等作用。木香醇提物与水提物均有利胆作用，木香烃内酯和去氢木香烃内酯有强利胆作用。本品性温，味辛、苦；能行气止痛，健脾消食；用于胸胁、脘腹胀痛，泻痢后重，食积不消，不思饮食；

用量 3~6g。

【附注】商品"木香"的原植物有 9 种、1 变种、2 变型，均为菊科植物，主要的还有川木香、越西木香、土木香及藏木香。

1. 川木香 为川木香 *Vladimiria souliei*（Fr.）Ling 及灰毛川木香 *V. souliei*（Fr.）Ling var. *cinerea* Ling 的干燥根。主产于四川。根圆柱形（习称"铁杆木香"）或为有纵槽的半圆柱形（习称"槽子木香"），外皮脱落处可见纤维性斜方形网纹，根头部常已烧黑并有发黏的胶状物，习称"油头"或"糊头"；体较轻，质脆易折断，棕色油点较少，中央疏松或腐朽成空洞；气芳香，味苦，嚼之发黏。含挥发油 0.33%，油中含土木香内酯。

2. 越西木香 为厚叶木香 *Vladimiria berardioides*（Fr.）Ling 及越西木香 *V. denticulata* Ling 等 5 种及 2 变型的干燥根。主产于四川、云南，曾代木香使用。根圆柱形，略似鸡骨，质坚硬，难折断，皮部与木部厚度略相等。含挥发油 0.5%。

3. 土木香 为土木香 *Inula helenium* L. 的干燥根。主产于河北（祁木香）。根圆柱形或长圆锥形，稍弯曲或扭曲，顶端有稍凹陷的茎痕及叶柄残基；根头部稍膨大，常纵切或斜切成截形，边缘稍向外反卷；表面深棕色，有纵皱纹；质坚硬，断面微角质；香气微弱，味微苦、辛。含挥发油 1%~3%，主要含土木香内酯、异土木香内酯等。

4. 藏木香 为藏木香 *Inula racemosa* Hook. f. 的干燥根。主产于西藏与新疆。根圆锥形，略弯曲，有多数支根，质坚硬，难折断；商品多为纵切、横切或斜切的片块，切面黄白色或浅灰黄色，随处可见凹点状油室及少数白色光亮针晶；气微香，味苦、辛。含挥发油约 2.5%。主要含土木香内酯。

白　术
Atractylodis Macrocephalae Rhizoma

本品为菊科植物白术 *Atractylodes macrocephala* Koidz. 的干燥根茎。主产于浙江（于潜县，故称"于白术"）、安徽，多为栽培。冬季下部叶枯黄时采挖，除去泥沙，烘干或晒干后，除去须根。根茎呈不规则团块，通常下部膨大，长 3~13cm，直径 1.5~7cm，顶端有残存茎基和芽痕；表面灰黄色或灰棕色，有瘤状突起及断续的纵皱纹，下方有窝状根痕；质坚实，断面纤维性，皮部黄白色，木部淡黄色或淡棕色，略具菊花纹及棕黄色油点；气清香，味甘、微辛，略带黏性。含挥发油 0.25%~1.42%，油中主成分为苍术醇、苍术酮，不含苍术素；尚含白术内酯（atractylenolide）Ⅰ、Ⅱ、Ⅲ和 8-β-乙氧基白术内酯Ⅲ，8 种炔类化合物，维生素 A 等。白术煎剂有保肝、利胆、抗炎、抗溃疡、调节肠道运动、解痉、利尿、免疫促进、升白、抗肿瘤以及扩张血管、降压等作用；苍术酮有显著的抗溃疡作用。白术内酯为抗炎有效成分，麸炒后含量增加。本品性微温，味苦、甘；能健脾益气，燥湿利水，止汗，安胎；用于脾虚食少，腹胀泄泻，痰饮眩悸，水肿，自汗，胎动不安；用量 6~12g。

紫　菀
Asteris Radix et Rhizoma

本品为菊科植物紫菀 *Aster tataricus* L. f. 的干燥根及根茎。主产于安徽、河北等地，多为栽培。春、秋季采挖，除去有节的根茎（俗称"母根"）和泥沙，编成辫状，晒干；或直接晒干。根茎呈不规则块状，顶端留有多个茎基及叶柄残痕，下端簇生众多细根；根长 3～15cm，直径 1～3mm，多编成辫状，表面紫棕色或灰红色，有纵皱纹；质较柔韧，断面灰白色，边缘紫色；气微香，味甜、微苦。含紫菀皂苷（astersaponin）与紫菀酮（shionone），前者水解可得紫菀次皂苷（asterprosaponin），进一步水解得常春藤皂苷元（hederagenin）和葡萄糖；尚含槲皮素（quercetin）、无羁萜（friedelin）、表无羁萜及少量挥发油。紫菀煎剂、紫菀酮、紫菀皂苷均有显著祛痰作用，尚有抗菌、抗流感病毒作用。紫菀皂苷有溶血作用。本品性温，味辛、苦；能润肺下气，消痰止咳；用于痰多喘咳，新久咳嗽，劳嗽咳血；用量 5～10g。

【附注】尚有同科植物蹄叶橐吾 *Ligularia fischeri* (Ledeb.) Turcz. 及同属多种植物的根及根茎在某些地区亦作紫菀药用，习称"山紫菀"。蹄叶橐吾主产于东北、西北、西南，均自产自销。根表面黄棕色或棕褐色，密生黄色或黄棕色短绒毛，有特殊香气，味辛辣。含挥发油，油中含橐吾酮（ligularone）、橐吾醚（liguloxide）等。

泽 泻
Alismatis Rhizoma

本品为泽泻科植物泽泻 *Alisma orientalis* (Sam.) Juzep. 的干燥块茎。主产于福建、四川、江西。冬季茎叶开始枯萎时采挖，洗净，干燥，除去须根及粗皮。块茎类球形、椭圆形或卵圆形，长 2～7cm，直径 2～6cm，顶端有脐状茎痕，底部有的具瘤状芽痕；表面黄白色或淡黄棕色，有不规则的横向环状浅沟纹（节痕），并散有多数细小突起的须根痕；质坚实，断面黄白色，粉性，有多数细孔；气微，味微苦。含多种四环三萜酮醇衍生物：泽泻醇（alisol）A～C 及其乙酸酯，泽泻醇 D，11－脱氧泽泻醇 C，表泽泻醇 A（epialisol A），23－乙酰基泽泻醇 B、C，24－乙酰基泽泻醇 A；另含少量挥发油，主含 sulfoorientalol A～D，alismol，环氧泽泻烯（alismoxide）等；此外，尚含大黄素、尿苷、卵磷脂、胆碱、甲硫氨酸、VB_{12}、tymidine、β－谷甾醇等。泽泻有利尿、抗实验性肾结石与肾炎、抗炎、降血脂、抗动脉粥样硬化、降血压、抗脂肪肝、降血糖及减肥等药理作用。本品性寒，味甘，淡；能利水渗湿，泄热，化浊降脂；用于小便不利，水肿胀满，泄泻尿少，痰饮眩晕，热淋涩痛，高脂血症；用量 6～10g。

香 附
Cyperi Rhizoma

本品为莎草科植物莎草 *Cyperus rotundus* L. 的干燥根茎。主产于山东、浙江、福建、河南。秋季采挖，燎去毛须，置沸水中略煮或蒸透后晒干；或燎后直接晒干。根茎纺锤形，有的略弯曲，长 2～3.5cm，直径 0.5～1cm；表面棕褐色或黑褐色，具纵皱纹，并有 6～10 个略隆起的环节，节间长 2～5mm，节上有棕色的毛须及根痕，去净毛须者较光滑，环节不明显；质硬，生晒者断面色白，略显粉性，经蒸煮者断面黄棕色或红棕色，角质样，内皮层环明显，中柱色较深，点状维管束散在；气香，味微苦。含挥发油约 1%，油中含香附烯（cyperene）、β－芹子烯（β－seliene）、α－香附酮（α－cyperone）、β－香附酮、广藿香烯酮（pat-

choulenone）、柠檬烯、1，8－桉油精（1，8－cineol）、β－蒎烯等；尚含生物碱、黄酮、齐墩
果酸及其苷。香附能松驰子宫平滑肌及离体回肠，尚有镇静、镇痛、解热、抗菌、抗炎、强
心、降压、利胆等作用；香附挥发油有轻度的雌性激素样作用。本品性平，味辛、微苦甘；
能疏肝解郁，理气宽中，调经止痛；用于肝郁气滞，胸、胁、脘腹胀痛，消化不良，胸脘痞
闷，寒疝腹痛，乳房胀痛，月经不调，经闭痛经；用量6～10g。

百　　部
Stemonae　Radix

本品为百部科植物直立百部 *Stemona sessilifolia*（Miq.）Miq.、蔓生百部 *S. japonica*（Bl.）
Miq. 或对叶百部 *S. tuberose* Lour. 的干燥块根。主产于安徽、浙江、江苏、湖北、广东等地。
春、秋季采挖，除去须根，洗净，置沸水中略烫或蒸至无白心，取出，晒干。直立百部块根
呈纺缍形，上端较细长，长5～12cm，直径0.5～1cm；表面黄白色或淡棕黄色，有不规则深
纵沟，间或有横皱纹；质脆，易折断，断面平坦，角质样，淡黄棕色或类白色，皮部宽广，
中柱扁小；气微，味甘、微苦。蔓生百部块根两端稍狭细，表面淡灰白色，多不规则皱褶及
横皱纹。对叶百部块根呈长纺缍形或长条形，长8～24cm，直径0.8～2cm，断面中柱较大。
均含多种生物碱，直立百部含直立百部碱（sessilistemonine）、霍多林碱（hordorine）、对叶百
部碱（tuberostemonine）A、B 和 C、原百部碱（protostemonine）、原百部次碱（protostemotin-
ine）；蔓生百部含百部碱（stemonine）、百部高碱（stemonidine）、异百部高碱、原百部碱、蔓
生百部碱（stemonamine）、异蔓生百部碱、对叶百部碱 B 和 C、脱氢对叶百部碱（bisdehydro
tuberostemonine）B 和 C、及 isomaistemonine 等；对叶百部含对叶百部碱、异对叶百部碱、次对
叶百部碱（hypotuberostemonine）、氧化对叶百部碱、百部次碱（stenine）、斯替明碱（stemi-
ne）、isostemontinine、stemontine、tuberostemonamide、tuberostemonene、tuberostemopyrrol、脱氢
对叶百部碱、didehydrotuberostemonine、isodidehydrotuberostemonine 等。百部有抑制人型结核杆
菌、肺炎球菌、链球菌等多种致病细菌、流感病毒及皮肤真菌与杀虫作用；并有中枢性镇咳
作用。本品性微温，味甘、苦；能润肺下气，止咳，杀虫灭虱；用于新久咳嗽，百日咳顿咳；
外用于头虱，体虱，蛲虫病，阴痒症。用量3～9g。外用适量，水煎或酒浸。

大　　蒜
Allii　Sativi　Bulbus

本品为百合科植物大蒜 *Allium sativum* L. 的鳞茎。主产河北、江苏、河南、山东等地。夏、
秋季叶枯时采挖，除去须根和泥沙，通风晾晒至外皮干燥。本品呈结节状类球形，表面被白色、
淡紫色或紫红色的膜质鳞皮。顶端略尖，中间有残留花葶，基部有多数须根痕。剥去外皮，可见
独头或6～16个瓣状小鳞茎，着生于残留花葶基周围。鳞茎瓣呈卵圆形，外皮膜质，一面弓状隆
起，剥去皮膜，白色，肉质。气特异，味辛辣，具刺激性。大蒜含挥发油约0.2%，油中主要成
分为大蒜辣素（allicin），具有杀菌作用，是大蒜中所含的蒜氨酸（alliin）受大蒜酶的作用水解
产生。尚含多种烯丙基、丙基和甲基组成的硫醚化合物等、有机锗和硒等微量元素。有杀菌，抗
癌，降血糖，防治心脑血管疾病、保肝、预防感冒等作用。本品性温，味辛；能解毒消肿，杀

虫，止痢；用于痈肿疮疡，疥癣，肺痨，泄泻，痢疾；用量 9～15g。

黄   精

Polygonati   Rhizoma

　　本品为百合科植物黄精 *Polygonatum   sibiricum* Red. 、滇黄精 *P. kingianum* Coll. et Hemsl.
或多花黄精 *P. cyrtonema* Hua 的干燥根茎。分别习称"鸡头黄精"、"大黄精"和"姜形黄精"。
鸡头黄精主产于河北，内蒙古；大黄精主产于贵州、云南、广西；姜形黄精主产于贵州、湖
南、四川。春、秋季采挖，除去须根，洗净，置沸水中略烫或蒸至透心，干燥。鸡头黄精呈
结节状，一端粗，圆盘状，一端渐细，近圆柱状，全形略如鸡头；长 3～10cm，粗端直径 1～
2cm，常有分枝，上端茎痕明显，圆形，隐约可见环节，细端环节明显，节间距离 0.5～
1.5cm，表面黄色、灰黄色或黄棕色，有的半透明，具皱纹，有较多须根痕；质硬脆或稍柔
韧，易折断，断面黄白色，颗粒状，有众多深色维管束小点；气微，味甜，嚼之有黏性。大
黄精呈肥厚肉质的结节块状，结节长可达 10cm 以上，宽 3～6cm，厚 2～3cm；表面淡黄色至
黄棕色，具环节，有皱纹及须根痕，结节上侧芽痕呈圆盘状，圆周凹入，中部突出。姜形黄
精呈长条结节块状，长短不等，常数个块状结节相连，圆盘状茎痕突起，直径 0.8～1.5cm。
黄精根茎中含黄精多糖甲、乙、丙和黄精低聚糖甲、乙、丙；尚分得 2 个新的甾体皂苷 sibiri-
coside A、B，木脂素类成分（＋）－suringaresinol 及其 β－吡喃葡萄糖苷，4′，5，7－三羟基
高异黄酮、3－乙氧甲基－5，6，7，8－四氢－8－吲哚里嗪酮（3 - ethoxymethyl - 5，6，7，8
- tetrahydro - 8 - indolizinone）及黄精神经鞘苷（cerebroside）A、B、C 等；多花黄精根茎含
吖丁啶－2－羧酸（azetidin - 2 - carboxylic acid），天门冬氨酸，高丝氨酸，二氨基丁酸，毛地
黄糖苷及蒽醌类化合物。有强心，降血压，降血糖，降血脂，防止动脉粥样硬化，延缓衰老、
抗疲劳、抗菌和抗病毒等作用；黄精多糖有免疫激活作用。本品性平，味甘；能补气养阴，
健脾，润肺，益肾；用于脾胃气虚，体倦乏力，胃阴不足，口干食少，肺虚燥咳，劳嗽咳血，
精血不足，腰虚酸软，须发早白，内热消渴；用量 9～15g。

玉   竹

Polygonati   Odorati   Rhizoma

　　本品为百合科植物玉竹 *Polygonatum odoratum*（Mill. ）Drace 的干燥根茎。主产于湖南、
河南。秋季采挖，除去须根，洗净，晒至柔软后，反复揉搓、晾晒至无硬心，晒干；或蒸透
后，揉至半透明，晒干。根茎长圆柱形，略扁，少有分枝，长 4～18cm，直径 0.3～1.6cm；
表面黄白色或淡黄棕色，半透明，具纵皱纹及微隆起的环节，有白色圆点状的须根痕和圆盘
状茎痕；质硬而脆或稍软，易折断，断面角质样或颗粒性；气微，味甘，嚼之发黏。含玉竹
黏多糖（odoratan），4 种玉竹果聚糖（polygonatum - fructan - A、B、C、D）以及甾体皂苷
POD Ⅰ～Ⅳ，β－谷甾醇及其葡萄糖苷与吖丁啶－2－羧酸等。有增强体液免疫及网状内皮系统
吞噬功能等免疫增强作用，并能强心和降血糖。本品性微寒，味甘；能养阴润燥，生津止渴；
用于肺胃阴伤，燥热咳嗽，咽干口渴，内热消渴；用量 6～12g。

土 茯 苓
Smilacis Glabrae Rhizoma

本品为百合科植物光叶菝葜 *Smilax glabra* Roxb. 的干燥根茎。主产于广东、湖南、湖北、浙江、四川。夏、秋季采挖，除去须根，洗净，干燥；或趁鲜切成薄片，干燥。根茎略呈圆柱形，稍扁或呈不规则条块，有结节状隆起，具短分枝，长 5 ~ 22cm，直径 2 ~ 5cm；表面黄棕色或灰褐色，微有光泽，凹凸不平，有坚硬的须根残基，分枝顶端有圆形芽痕，有的外皮现不规则裂纹，并有残留的鳞叶；质坚硬，断面类白色或淡黄棕色，粉性，散有维管束小点；常切成薄片，厚 1 ~ 5mm；气微，味微甘、涩。含菝葜皂苷类（smilax saponins），其中 1 种由薯蓣皂苷元与 1 分子葡萄糖、2 分子鼠李糖组成；尚含提果皂苷元（tigogenin）、鞣质等；还分得落新妇苷（astilbin）、异黄杞苷（isoengeletin）、琥珀酸（succinic acid）、胡萝卜苷、β - 谷甾醇、棕榈酸（palmitic acid）等。土茯苓提取物能预防肾上腺素所致兔心律失常和鹌鹑动脉粥样硬化，并有抗炎、抗痛风、消除蛋白尿及体外抗子宫颈癌培养株系 JTC - 26 等作用。本品性平，味甘、淡；能解毒，除湿，通利关节；用于湿热淋浊，带下，痈肿，瘰疬，疥癣，梅毒及汞中毒所致的肢体拘挛，筋骨疼痛，钩端螺旋体感染等；用量 15 ~ 60g。

【附注】同属近 11 种植物的根茎混充土茯苓入药，注意鉴别。

天 冬
Asparagi Radix

本品为百合科植物天冬 *Asparagus cochinchinensis*（Lour.） Merr. 的干燥块根。主产于贵州、四川、浙江。秋、冬季采挖，洗净，除去茎基和须根，置沸水中煮或蒸至透心，趁热除去外皮，洗净，干燥。块根长纺锤形，略弯曲，长 5 ~ 18cm，直径 0.5 ~ 2cm；表面黄白色或淡黄棕色，半透明，光滑或具深浅不等的纵皱纹，偶有残存的灰棕色外皮；质硬或柔润，有黏性，断面角质样，中柱黄白色；气微，味甜、微苦。含多种甾体皂苷：甲基原薯蓣皂苷（methylp-rotodioscin），伪原薯蓣皂苷（pseudoprotodioscin），呋喃烷醇类（furostanol）甾体皂苷 ASP - IV ~ VII；另含由葡萄糖和果糖组成的低聚糖 I ~ VII，有抗肿瘤活性的天冬多糖（Asparagus polysaccharide） A ~ D；尚含天冬酰胺（asparagine）、瓜氨酸、丝氨酸（serine）等 19 种氨基酸及 5 - 甲氧基甲基糖醛、β - 谷甾醇等。天门冬有升高外周白细胞、增强网状内皮系统吞噬功能与体液免疫、广谱抗菌、止血和抗白血病等作用；天冬酰胺有镇咳和祛痰作用。本品性寒，味甘、苦；能养阴润燥，清肺生津；用于肺燥干咳，顿咳痰黏，腰膝痰痛，骨蒸潮热，内热消渴，热病津伤，咽干口渴，肠燥便秘；用量 6 ~ 12g。

知 母
Anemarrhenae Rhizoma

本品为百合科植物知母 *Anemarrhena asphodeloides* Bge. 的干燥根茎。主产于河北。秋季采挖，除去残茎、须根及泥沙，晒干，习称"毛知母"；或趁鲜除去外皮，晒干，习称"知母肉"（光知母）。毛知母根茎呈扁长条形，微弯曲，长 3~15cm，直径 0.8~1.5cm，一端残留有浅黄色的叶基，习称"包金头"；表面黄棕色至棕色，上方有一纵沟，具紧密排列的环状节，节上密生黄棕色纤维状叶基，由两侧集向上方纵沟，下方隆起而略皱缩，并有圆点状凹陷或突起的根痕；质硬，易折断，断面黄白色；气微，味微甜、略苦，嚼之带黏性。知母肉根茎表面黄白色，上方有扭曲的纵沟和细密轮状叶痕，下方可见多数不规则散在的根痕。含甾体皂苷约 6%，主要有知母皂苷（timosaponin）$A_{I~IV}$，$B_{I~II}$，由菝葜皂苷元（sarsasapogenin）、吗尔考皂苷元（markogenin）或新吉脱皂苷元（neogitogenin）与葡萄糖和半乳糖组成；尚含 markogenin $-3-O-\beta-D-$ glucopyranosyl $-(1\rightarrow2)-\beta-D-$ galactopyranoside, desgalactotigonin, F - gitonin, 异菝葜皂苷元（smilagenin），异菝葜皂苷元 $-3-O-\beta-D-$ 葡萄吡喃糖基 $-(1\rightarrow2)-\beta-D-$ 甘露吡喃糖苷及降血糖活性成分假原知母皂苷 A_{III}（pseudoprototimosaponin A_{III}），原知母皂苷 A_{III}；另含芒果苷（mangiferin，chimonin），异芒果苷等黄酮类化合物及知母多糖（anemarn）$A~D$、胆碱、烟酸等。知母浸膏对大肠杆菌引起的发热兔有解热作用；煎剂对痢疾杆菌、伤寒杆菌、副伤寒杆菌、霍乱弧菌、白喉杆菌及致病性皮肤真菌等多种病原微生物均有不同程度的抑制作用；知母乙醚浸膏、水溶性皂苷和 1 种黄酮均有较强的抗结核杆菌作用；知母皂苷能延长人肝癌移植裸大鼠的生存期，临床用于治疗皮肤鳞癌、宫颈癌等有较好疗效；知母水提物、知母多糖 $A~D$ 与知母黄酮均有降血糖作用；知母皂苷元和水煎剂对肾和脑中 $\beta-$ 肾上腺素受体和 M - 胆碱能受体具有双向调节作用，知母的滋阴作用可能与此有关；所含芒果苷有解热、镇咳和祛痰作用。本品性寒，味苦、甘；能清热泻火，滋阴润燥；用于外感热病，高热烦渴，肺热燥咳，骨蒸潮热，内热消渴，肠燥便秘；用量 6~12g。

山　药

Dioscoreae　Rhizoma

本品为薯蓣科植物薯蓣 *Dioscorea opposita* Thunb. 的干燥根茎。主产于河南，为四大怀药之一。冬季茎叶枯萎后采挖，切去根头，洗净，除去外皮及须根，晒干，即为"毛山药"；或选择肥大顺直的毛山药，置清水中浸至无干心，闷透，用木板搓成圆柱形，切齐两端，晒干，打光，即为"光山药"。毛山药略呈圆柱形，弯曲而稍扁，长 15~30cm，直径 1.5~6cm；表面黄白色或淡黄色，有纵沟、纵皱纹及须根痕，偶有浅棕色外皮残留；体重，质坚实而脆，断面白色，粉性；气微，味淡、微酸，嚼之发黏。光山药呈圆柱形，条匀挺直，两端齐平，长 9~18cm，直径 1.5~3cm；表面白色，光滑细腻，有微细维管束线纹。含薯蓣皂苷元（0.012%），并含皂苷、胆碱、3，4 - 二羟基苯乙胺、甘露聚糖（mannan）、植酸（phytic acid）、尿囊素（allantion）、多巴胺（dopamine）、山药碱（batatasine）、止权素（d - abscisin II）、糖蛋白和氨基酸等。水煎醇沉液能抑制胃排空运动及肠管推进运动，增强小肠吸收功能，抑制血清淀粉酶的分泌；山药及其炮制品能拮抗肾上腺素所致家兔离体肠管紧张度降低，并可恢复肠管的节律性活动；山药水煎液能降低正常小鼠血糖，对四氧嘧啶所致小鼠糖尿病有预防和治疗作用；此外，尚有抗缺氧、免疫促进和对抗环磷酰胺所致细胞免疫反应抑制等作用。本品性平，味甘；能补脾养胃，生津益肺，补肾涩精；用于脾虚食少，久泻不止，肺虚喘咳，肾虚遗精，带下，尿频，虚热消渴；麸炒山药能补脾健胃，用于脾虚食少，泄泻便溏，白带过多；用量15～30g。

【附注】1. 同属植物参薯 *Dioscorea alata* L.，褐苞薯蓣 *D. persimilis* Prain et Burk 和山薯 *D. fordii* Prain et Burk 在长江以南地区，如浙江、福建、广西、广东等地栽培，其根茎亦供药用，分别称为"淮山"、"广西淮山"和"广东淮山"。以上3种与山药的主要显微特征区别点为它们的根茎横切面，中柱鞘部位有石细胞和木化厚壁细胞环层。以上3种山药亦有促进胃肠运动、抗缺氧和免疫促进作用，但作用强度不及山药。

2. 尚发现有以大戟科植物木薯 *Manihot esculenta* Crantz 和旋花科植物番薯 *Ipomoea batatas* (L.) Lam. 的块根伪充山药片出售，注意鉴别。

射　干
Belamcandae Rhizoma

本品为鸢尾科植物射干 *Belamcanda chinensis* (L.) DC. 的干燥根茎。主产于河南、湖北、江苏、安徽、浙江等地。春初刚发芽或秋末茎叶枯萎时采挖，除去须根及泥沙，晒干。根茎呈不规则结节状，有分枝，长3～10cm，直径1～2cm；表面黄褐色、棕褐色或黑褐色，皱缩，有排列较密而扭曲的环纹，上面有数个圆盘状凹陷的茎痕，偶有茎基残存，下面有残留细根及根痕；质硬，断面黄色，颗粒性；气微，味苦、微辛。含野鸢尾苷（iridin）、野鸢尾黄素（irigenin）、洋鸢尾素（irisflorentin），并含芒果苷及β-葡聚糖（β-glucans）。射干浸剂、煎剂及野鸢尾黄素对金黄色葡萄球菌、链球菌、肺炎双球菌、脑膜炎双球菌、痢疾杆菌、伤寒杆菌、流感嗜血杆菌、流感病毒、疱疹病毒、腺病毒及皮肤癣菌等均有抑制作用，乙醇提取物有抗过敏、抗炎、解热和祛痰等作用。本品性寒，味苦；能清热解毒，消痰利咽；用于热毒痰火郁结，咽喉肿痛，痰涎壅盛，咳嗽气喘；用量3～10g。

【附注】常见的混淆品有同科植物鸢尾 *Iris tectorum* Maxim.、野鸢尾 *I. dichotoma* 及蝴蝶花 *I. japonica* 的根茎。前者常以"白射干"或"川射干"销往全国各地，《中国药典》（2010年版）以"川射干"予以收载。

高　良　姜
Alpiniae Officinarum Rhizoma

本品为姜科植物高良姜 *Alpinia officinarum* Hance 的干燥根茎。主产于广东、广西。夏、秋季采挖，除去须根及残留鳞叶，洗净，切成5～7cm长段，晒干。根茎呈圆柱形，多弯曲，有分枝，长5～9cm，直径1～1.5cm；表面棕红色至暗褐色，有细密的纵皱纹及灰棕色的波状环节，节间长0.2～1cm，一面有圆形的根痕；质坚韧，不易折断，断面灰棕色或红棕色，纤维性，中柱约占1/3；气香，味辛辣。含有姜黄素、高良姜素（galangin）、山柰素（kaempferide）、槲皮素等，另含挥发油0.5%～1.5%。不同浓度煎剂对豚鼠离体肠管有兴奋或抑制的双向调节作用，还可增加胃酸的排出量。本品性热，味辛；能温胃止呕，散寒止痛；用于脘腹冷痛，胃寒呕吐，嗳气吞酸；用量3～6g。

白 及

Bletillae Rhizoma

本品为兰科植物白及 *Bletilla striata* (Thunb.) Reichb. f. 的干燥块茎。主产于贵州，四川。夏、秋季采挖，除去须根，洗净，置沸水中煮或蒸至无白心，晒至半干，除去外皮，再晒干。块茎不规则扁圆形，横向 2~3 个掌状分枝，长 1.5~5cm，厚 0.5~1.5cm；表面灰白色或黄白色，上面有凸起的茎痕，围绕茎痕有数圈棕色环节和点状须根痕，下面有连接另一块茎的痕迹；质坚硬，不易折断，断面类白色，角质样；气微，味苦，嚼之有黏性。含白及胶质约 60%，为一种白及葡萄糖甘露聚糖（bletillaglucomannan）；尚分得多种菲衍生物及二苄衍生物：2，4，7-三甲氧基菲、2，3，4，7-四甲氧基菲、2，4，7-三甲氧基-9，10-二氢菲、3，5-二甲基二苄、3，3′，5-三甲氧基二苄等；尚含大黄素甲醚、环巴拉甾醇及酯类成分。白及能增强血小板第三因子活性，显著缩短凝血时间及凝血酶原形成时间，抑制纤维蛋白溶酶活性，对局部出血有止血作用；对盐酸引起的大鼠胃黏膜损伤有保护作用，对麻醉犬实验性胃、十二指肠穿孔具有治疗作用；对人型结核杆菌有显著的抑制作用。本品性微寒，味苦、甘、涩；能收敛止血，消肿生肌；用于咯血吐血，疮疡肿毒，外伤出血，皮肤皲裂，肺结核咳血，溃疡病出血；用量 6~15g。

【附注】同属植物黄花白及 *Bletilla ochracea* Schltr. 的块茎，在甘肃、四川等地方作白及使用，称为"小白及"。

第九章 茎木类

茎木类生药是茎类（caulis）生药和木类（lignum）生药的总称，主要指药用植物地上茎或茎的一部分。

茎类生药大多为双子叶植物的干燥木质茎，包括带叶或不带叶的茎枝或藤茎，如桑寄生、桂枝、木通、忍冬藤；带钩茎枝或茎生棘刺，如钩藤、皂角刺；带翅状附属物的枝条，如鬼箭羽；茎的髓部，如通草等。少数为草质藤茎，如首乌藤（夜交藤）。亦有少数为单子叶植物或裸子植物，如竹茹、油松节等。草本植物的茎也有供药用的，如麻黄、石斛、归入全草类生药中叙述。

木类生药是木本植物的树干剥去树皮后的木材部分，包括形成层以内的各部分，主要由次生木质部构成。木材可分边材和心材两部分。边材一般颜色较浅；心材中由于积累了较多的挥发油、树脂和色素类物质，因此颜色较深，质地致密而重，且常含有特殊的成分。因此，木类生药大多采用心材，如沉香、檀香等。

一、性状鉴别

茎类生药多呈圆柱形，也有扁圆柱形、方柱形的。多有明显的节和节间，有的节部膨大并残存有小枝痕、叶痕或芽痕。表面因有木栓组织而较粗糙，有深浅不一的纵横裂纹或栓皮剥落的痕迹，并可见到皮孔。已除去栓皮的茎则表面较为光滑。木质藤本茎多扭曲不直，髓部明显，有的髓部偏斜或有空洞。质地一般坚硬，折断面呈纤维性或裂片状，平整的切面多能见到木质部束与射线径向相间排列呈放射状，习称"车轮纹"或"菊花心"；有时可见密布的小孔（导管）规则或不规则地散布于木质部中。草质茎表面多皱缩而形成纵沟纹及隆起的棱线，其木部疏松或中央有空洞，折断面纤维状。在进行鉴定时，应注意观察外部形态，有无叶、刺、分枝等；表面特征，如颜色、节膨大与否、皮孔多少及形状、栓皮是否易剥落等；质地，如坚硬难折、硬脆易折、松泡等；断面特征，如是否具"车轮纹"或"菊花心"，木质部排列是否规则，韧皮部或其他部位有无特殊的颜色或分泌物等；气味亦是重要的鉴别依据，如海风藤味苦，有辛辣感，青风藤味苦而无辛辣感。

木类生药多呈片块状、条状或不规则形，较坚硬，可通过形状、色泽、表面纹理与斑块、质地、密度、气味及水试（是否沉于水底及水浸液颜色）或火试（有无特殊香气及其他特殊现象）予以鉴别。

二、显微鉴别

1. 茎类生药的组织构造 双子叶植物木质茎类生药的横切面观，自外而内包括周皮、皮层、中柱鞘、韧皮部、木质部和髓；草质茎的次生构造不发达，通常仍可见到表皮。一般应注意以下几个部分的特征。

（1）周皮：茎的木栓组织通常发生于表皮内的皮层部位，由于周皮的产生，表皮已剥落。随着次生生长的发展，陆续形成的周皮不断深入内层，则皮层、中柱鞘甚至一部分韧皮组织均可构成落皮层而逐渐剥落。应注意木栓细胞的形状、层数、增厚情况等，幼嫩的茎尚可见到表皮，应注意有无角质层、气孔、毛茸等特征。

（2）皮层：初生构造的皮层有时具有厚角组织或厚壁组织，木质茎的周皮如深入到皮层以内，则皮层不复存在而由栓内层（又称次生皮层）所代替，如关木通。观察时应注意皮层的厚度、有无纤维、石细胞等。内皮层通常不明显。

（3）中柱鞘部位：只有当中柱鞘部位产生厚壁组织（纤维或石细胞）时，才能确定它的存在。应注意其形状与排列情况。

（4）维管束：多数为外韧型，少数在初生木质部内侧还有内生韧皮部。由于木质部的大量增生，射线相对变小，而使整个维管组织成为连续的筒状，组成木质部的细胞均厚壁化、木化。应注意维管束的排列，韧皮部有无厚壁组织，形成层是否明显成环，木质部导管、木纤维和木薄壁细胞的形状及排列状况，射线的宽度（即细胞列数）、木化程度及有无厚壁组织。

（5）髓：多由薄壁细胞组成，有时壁稍增厚，具单纹孔。髓周细胞较小，厚壁化，散在或形成环髓厚壁组织。

此外，还应注意草酸钙结晶及淀粉粒的有无、形状与分布。

木质藤本茎虽然也属于木本双子叶植物茎的类型，但往往具有下述特点：①髓射线明显地较宽，横切面观，在韧皮部处扩展成漏斗状，使维管束呈明显的楔形，更由于束内形成层的活动而产生较短而窄的次生射线，使木质部形成明显的车辐状纹理（习称"车轮纹"）；②木质部生长轮较明显，早材的导管较大，形成环孔材；③中柱鞘部位往往有连续或间断的厚壁细胞环带；④髓部多较明显。

异常构造也是一个重要的鉴别特征。如防己科植物秤钩风（*Diploclisca affinis*）的茎与鸡血藤具多环维管束，络石藤有内生韧皮部，海风藤有髓部维管束，沉香具有木间韧皮部等。

2. 木类生药的组织构造　通常从三个不同切面进行观察（图9-1）。

（1）横切面：年轮呈同心环状，春材与秋材通常区分明显，射线呈放射状，与生长轮几乎呈垂直交叉，在切向每毫米长度上的射线数目称为射线密度，往往依树种而异；在两射线之间为木质部束，双子叶植物主要由导管、管胞、木纤维及木薄壁细胞等组成，裸子植物由管胞组成。亦可观察射线的宽度。

（2）径向纵切面：是通过圆心的半径方向纵切面。可见木射线呈窄带状横向排列，可准确测量射线的高度。而其余木质部束的细胞则均纵向延长，与木射线垂直交叉排列。射线细胞的形状可为横卧的或垂直的。同一射线中，如果只由一类形状的细胞组成时，称为同型射线；如果由直立的和横卧的两种细胞组成时，则称为异型射线。

（3）切向纵切面：是不通过圆心且与半径方向垂直的纵切面。可见木射线呈双凸透镜状纵向排列，可以准确测量射线的高度与宽度。

在观察木类生药的三个切面时，要注意木射线的宽度及高度、同型或异型、细胞增厚情况及纹孔；导管分子的大小、纹孔的类型、有无侵填体；木纤维与木薄壁细胞壁的木化增厚程度及纹孔；分泌组织（树脂道、油细胞）的有无及分布；木射线及木薄壁细胞中是否含淀粉粒、草酸钙结晶、色素等。

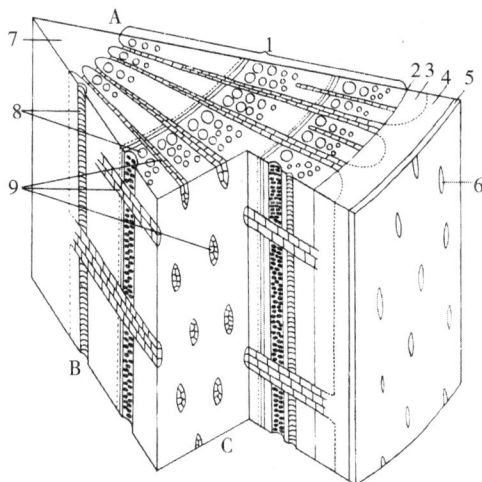

图 9 - 1 木材三切面模式图

A. 横切面 B. 径向（纵）切面 C. 切向（纵）切面

1. 木质部 2. 形成层 3. 韧皮部 4. 皮层 5. 周皮 6. 皮孔 7. 髓部 8. 导管 9. 射线

裸子植物的木类药材主要观察管胞及射线细胞。

3. 茎木类生药的粉末（包括解离组织）显微鉴定 茎木类生药粉末的显微鉴定应注意以下各点。

（1）导管：应注意其类型、长度、直径、壁的增厚情况、纹孔的排列方式、端壁和穿孔，有无侵填体等。

（2）纤维：包括皮层纤维、中柱鞘纤维、韧皮纤维及木纤维，前三者统称为木质部外纤维，有的还有环髓纤维。根据木纤维纹孔的性质、壁的厚度和末端形状又可分为纤维管胞和韧型纤维。应注意纤维的形状、长度、直径、壁厚度、木化与否、纹孔，胞腔中是否有分隔或结晶，是否形成晶鞘纤维。

（3）石细胞：较常见。应注意其形状、大小、壁厚度、纹孔及层纹，有的胞腔中含方晶，如桑寄生。

（4）其他：草酸钙结晶和淀粉粒的形状、大小及分布，亦是重要鉴别特征。如有表皮，则应注意气孔和毛茸的类型及分布。

*桑 寄 生
Taxilli Herba

【来源】 为桑寄生科植物桑寄生 *Taxillus chinensis* （DC.） Danser 的干燥带叶茎枝。

【产地】 主产于福建、广东、广西等地。

【采收加工】 全年均可采收，以冬季至次春采收质量较好。除去粗大的茎枝，切段，晒干。

【化学成分】 含黄酮类成分广寄生苷（avicularin，即槲皮素 - 3 - 阿拉伯糖苷）、槲皮素

（quercetin）及槲皮苷（quercetrin）以及磷脂酰胆碱、磷脂酰乙醇胺、磷脂酸、磷脂酰甘油、
双磷脂酰甘油、磷脂酰肌醇等。

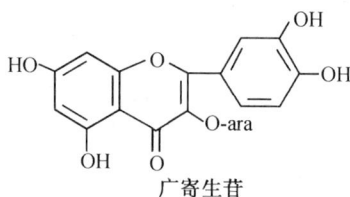

广寄生苷

【性状】茎枝圆柱形，有分枝，长 3~4 cm，直径 0.2~1.5cm。表面灰褐色或红褐色，具
细纵纹，并有多数细小突起的棕色皮孔，嫩枝有的可见棕褐色茸毛。质坚硬，断面不整齐，
皮部红棕色，木部色较浅，射线明显，并可见年轮，髓部较小。叶片多卷缩，具短柄，展平
后呈卵形或椭圆形，全缘，长 3~8cm，宽 2~5cm，表面黄褐色，幼叶被细柔毛，先端钝圆，
基部圆形。革质。气微，味微涩。有时可见花及果实（图 9-
2）。

【显微特征】茎横切面：表皮有时残存，表皮细胞细小，
切向长方形，外被厚的角质层，较老茎的表皮多数脱落，木
栓组织发生在表皮下的皮层组织，木栓层约十余列细胞，常
含有棕色物质。皮层窄，细胞切向延长，内含棕色物质，内
侧有石细胞，单个或数个成群，壁多不均匀增厚，胞腔内含
草酸钙方晶。中柱鞘纤维束切向排列成断续环层。韧皮部甚
窄，射线中散有石细胞。束内形成层明显。木质部较宽阔，
细胞壁均木化，导管单个或 2~3 个成群，木薄壁细胞傍管或
离管。含晶石细胞常分布在韧皮射线与木射线内侧。髓宽阔，
类菱形，中有石细胞，髓薄壁细胞木化或微木化，壁稍厚，
内含棕色物质或淀粉粒（图 9-3A，B）。

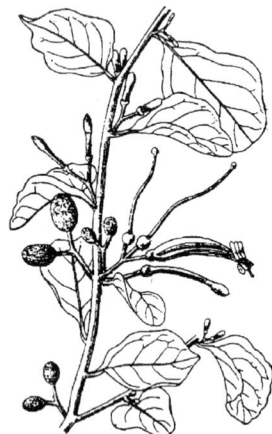

图 9-2 桑寄生植物外形

茎粉末与解离组织：淡黄棕色 ①含晶石细胞多见，常数
个成群，类长方形，类方形或不规则，外壁常呈乳头状突起或分枝状，直径 27~180μm，壁
厚 5~40μm，常一面壁较薄，层纹和纹孔明显。胞腔内含草酸钙方晶 1（2）个，结晶长可达
35μm。②中柱鞘纤维细长，两头渐尖，长 370~1800 μm，直径 8~27μm，具小点状或裂隙状
单纹孔。木纤维众多，长 210~550μm，直径 10~21μm，有的一侧外壁呈波齿状，具裂隙状
或长圆形单纹孔，傍具缘纹孔导管具大形单纹孔。③具缘纹孔导管多见，另可见螺纹、网纹
和梯纹导管。④木薄壁细胞成群，长方形或方形，厚壁性木射线细胞常呈乳头状分枝，壁增
厚不均匀，有的含方晶。此外，可见木栓细胞和髓薄壁细胞（图 9-3C）。

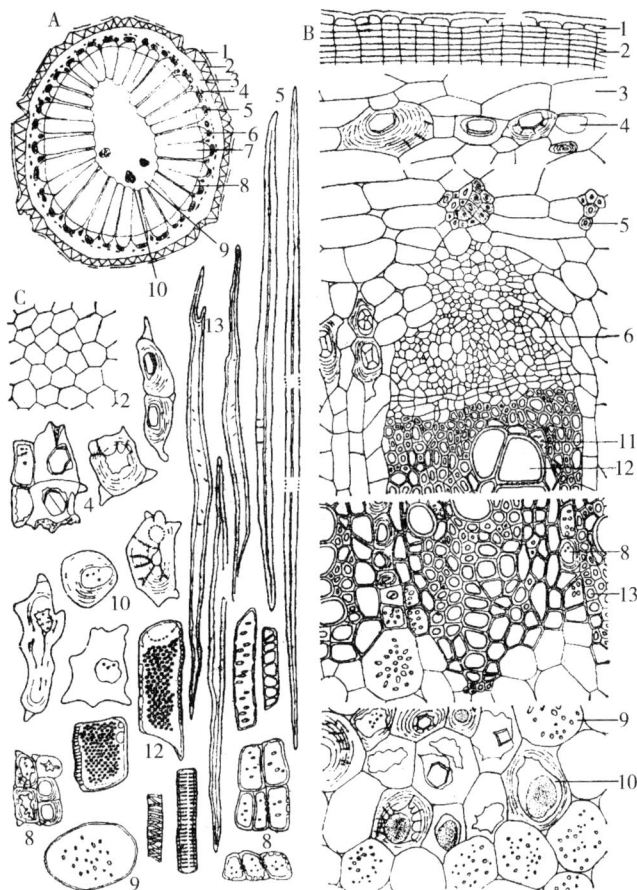

图9-3 桑寄生茎的显微特征

A. 横切面简图　B. 横切面详图　C. 解离组织

1. 表皮 2. 木栓层（细胞）3. 皮层　4. 石细胞 5. 中柱鞘纤维 6. 韧皮部 7. 形成层
8. 木射线 9. 髓薄壁细胞　10. 髓部石细胞 11. 木薄壁细胞　12. 导管 13. 木纤维

叶横切面观：上下表皮细胞各1列，表皮内均有1列下皮细胞，细胞多呈横卧长方形，排列紧密；叶肉异面型，栅栏细胞2~3~4列，细胞呈短长方柱形，不通过中脉。有的样品的海绵细胞中含拟球状结晶体和少数方晶，尤以与栅栏组织相邻处多见。叶片表面观，表皮细胞多边形，垂周壁平直，毛痕不明显；上、下表皮均有气孔，平轴式，副卫细胞1列，保卫细胞表面可见角质线纹（图9-4A，B，C）。

嫩枝和幼叶上密被叠生星状毛，直径90~330μm，可达8层，每层2~5分枝（图9-4D）。

【检查】寄生类所含化学成分常与其寄主相关联；民间用药经验亦认为，不同寄主之寄生，其功效有别。故寄生于有毒植物如钩吻，或夹竹桃科植物及马桑等的桑寄生均可能含有毒性成分，均必须检查可能含有的毒性成分。

强心苷检查：本品粗粉10g的80%乙醇提取物加热水10ml溶解，过滤，滤液用乙醚15ml萃取4次，弃去醚液，取水溶液加醋酸铅饱和溶液至沉淀完全，过滤，滤液加硫酸钠饱和溶液脱铅，滤液用三氯甲烷15ml萃取3次，合并三氯甲烷液浓缩至1ml。取浓缩液点于滤纸上，干后滴加碱性3，5-二硝基苯酚溶液，不得显紫红色。

【理化鉴别】薄层色谱：取本品粉末5g，加甲醇-水（1：1）60ml，加热回流1h，趁热过

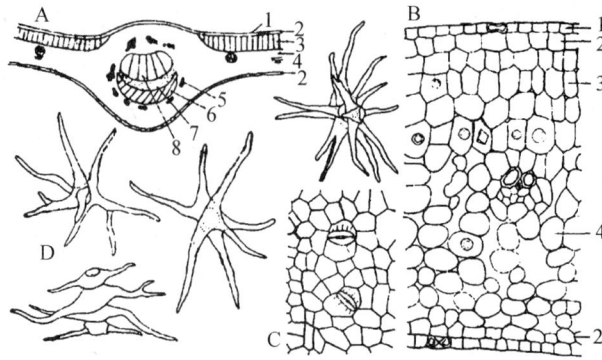

图 9 - 4　桑寄生叶的显微特征

A. 中脉横切面简图 B. 脉间横切面简图 C. 叶表皮细胞表面观 D. 叠生星状毛表面观

滤，滤液浓缩至约 20ml，加水 10ml，再加稀硫酸约 0.5ml，煮沸回流 1h（水解黄酮苷类），用乙酸乙酯振摇提取 2 次，每次 30ml，合并乙酸乙酯液，浓缩至 1ml，作为供试品溶液。另取槲皮素对照品，加乙酸乙酯制成每 1ml 含 0.5mg 的溶液，作为对照品溶液。吸取上述两种溶液各 10μl，点样于用 0.5% 氢氧化钠溶液制备的硅胶 G 薄层板上，以甲苯（水饱和）– 甲酸乙酯 – 甲酸（5:4:1）展开，取出，晾干，喷以 5% 三氯化铝乙醇溶液，置紫外光灯下（365nm）下检视。供试品色谱中，在与对照品色谱相应的位置上，显相同颜色的荧光斑点。

【含量测定】黄酮类是桑寄生的主要成分，且主要是槲皮素的苷类，槲皮素及槲皮苷、广寄生苷等均有显著的生物活性。故可通过测定槲皮素总量用于桑寄生的品质控制与评价。

槲皮素的 HPLC 法测定：精密称取本品粉末（过 40 目筛）2g，加甲醇 20ml 和 5% 盐酸 10ml，置水浴上回流水解 1h，放冷，过滤，滤液定量转移至 50ml 容量瓶中，加甲醇稀释至刻度。用 0.45μm 微孔滤膜过滤，作为供试品溶液。分别精密吸取槲皮素对照品溶液（20μg/ml）10μl 与供试品溶液 20μl，注入液相色谱仪，测定。色谱条件：以十八烷基硅烷键合硅胶为填充剂；乙腈 – 水 – 磷酸（14:86:0.2）为流动相；检测波长为 256nm。理论板数按槲皮素峰计算不低于 3000。桑寄生中，槲皮素的平均总量为 0.68 ~ 0.87mg/g。

【药理作用】**1. 对心血管系统的作用**　桑寄生（冲剂）对正常搏动和颤动的离体豚鼠心脏有舒张冠状动脉、增加冠脉流量的作用，并能对抗垂体后叶素引起的急性心肌缺血。

2. 降压作用　水浸液及 30% 醇提物有中枢性降压作用。

3. 抗病原微生物作用　煎剂对猴肾单层上皮细胞组织培养的脊髓灰质炎病毒和其他肠道病毒以及伤寒杆菌、葡萄球菌均有显著的抑制作用。

4. 利尿作用　槲皮苷和广寄生苷均有显著的利尿作用。

【功效】性平，味苦、甘。能补肝肾，强筋骨，祛风湿，安胎。用于风湿痹痛，腰膝酸软筋骨无力，崩漏经多，妊娠经血，胎动不安，头晕目眩，高血压症。用量 9 ~ 15g。

【附注】在四川、云南、贵州、福建、广东、广西、湖南等地，尚有桑寄生亚科的红花寄生 *Scurulla parasitica* L.、栗毛寄生 *Taxillus balanseae*（Lacomte）Danser、锈毛寄生 *T. levinei*（Merr）Kin 和毛叶寄生 *T. nigrans*（Hance）Danser 等多种寄生植物的带叶茎枝作桑寄生使用。四种寄生所含黄酮类成分与桑寄生相似，尚含 *d* – 儿茶素。

〔附〕槲寄生 Visci Herba

本品为桑寄生科植物槲寄生亚科槲寄生 *Viscum coloratum*（Komar.）Nakai 干燥带叶茎枝。

主产于东北及华北地区。茎枝圆柱形，2~5叉状分枝，长约30cm，直径0.3~1cm。表面黄绿色、金黄色或黄棕色，有纵皱纹；节膨大。体轻，质脆，易折断，断面有放射状纹理，髓常偏于一侧。叶对生于枝端，叶片长椭圆状披针形，长2~7cm，宽0.5~1.5cm，全缘，草质。浆果球形。气微，味微苦，嚼之有黏性。含多种黄酮类化合物：槲寄生新苷（viscumneoside）I~Ⅶ，异鼠李素-3-O-β-D-葡萄糖苷，异鼠李素-7-O-β-D-葡萄糖苷，槲寄生苷甲（homoeriodictyol-7-O-β-D-glucoside），黄槲寄生苷（flavoyadorinin）A和B，高黄槲寄生苷（homoflavoyadorinin），高圣草素（homoeriodictyol）；尚含齐墩果酸（oleanolic acid），β-香树脂醇，肉豆蔻酸（myristic acid），白桦脂酸（betulic acid），棕榈酸，琥珀酸，阿魏酸，咖啡酸，原儿茶酸，β-香树脂醇棕榈酸酯，香树脂二醇以及磷脂酰胆碱，磷脂酰二醇胺等。槲寄生能增加冠脉流量、改善冠脉循环，对心肌局部缺血引起的心律失常有防治作用；并能抑制血小板聚集，对抗血栓形成；尚有降压作用；槲寄生毒肽有显著抗癌作用。本品性平，味苦；能祛风湿，补肝肾、强筋骨，安胎；用于风湿痹痛，腰膝酸软，胎动不安；用量3~15g。

*木　通
Akebiae　Caulis

【来源】为木通科植物木通 *Akebia quinata* (Tbunb.) Decne.、三叶木通 *A. trifoliata* (Thunb.) Koidz. 或白木通 *A. trifoliata* (Thunb.) Koidz. var. *australis* (Diels) Rehd. 的干燥藤茎。

【产地】主产于河南、河北、四川、广西等省。

【采收加工】秋季采收，截取茎部，除去细枝，阴干。

【化学成分】主要含常春藤皂苷元或齐墩果酸与阿拉伯糖、鼠李糖或葡萄糖结合的三萜皂苷，如木通皂苷 Stb、Stc、Std、Ste、Stf、Sth、Stj、Stk 等。另含苯乙醇苷类成分木通苯乙醇苷 B（calceolarioside B）0.15%以上。尚含白桦脂醇（betulin）、木通酸（quinatic acid）、木通萜酸（akebonoic acid）等三萜类及。此外，含豆甾醇、β-谷甾醇、胡萝卜苷、肌醇、蔗糖及钾盐（0.25%）等。

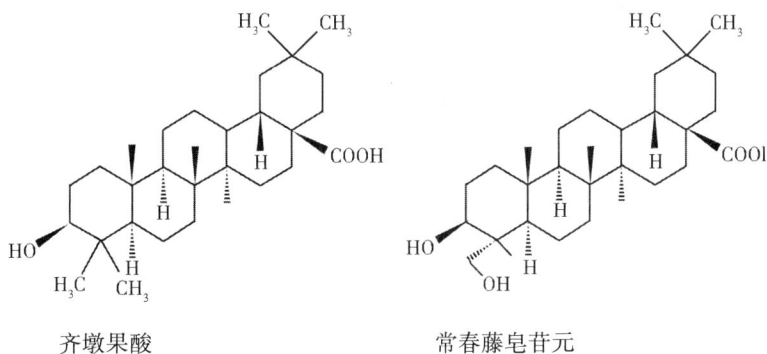

齐墩果酸　　　　常春藤皂苷元

【性状】木通：藤茎圆柱形，稍扭曲，直径0.2~0.5cm。表面灰棕色，有光泽，有浅纵沟纹，皮孔圆形或横向长圆形，突起，直径约1mm；有枝痕。质坚脆，较易折断，断面较平整，皮部薄易剥离，木部灰白色，导管孔排列紧密而无规则，射线不明显，中央髓圆形，明显。气微，味淡而微辛（图9-5）。

三叶木通：藤茎圆柱形，扭曲，直径 0.2～1.5cm。表面灰色、灰棕色或暗棕色，颜色不均匀，极粗糙，有许多不规则纵裂纹及横裂纹，有时附生灰绿色苔藓，皮孔圆形或横向长圆形，突起，棕色，不明显，有枝痕。皮部易与木部剥离，剥离处表面棕黄色，有多数深棕色纵沟。质坚韧，难折断，断面木部黄白色，导管孔细密，排列不规则，射线浅棕色，髓圆形而大。气微，味微苦涩。

白木通：藤茎直径 0.5～0.8cm。表面黄棕色或暗棕色，有不规则纵沟纹；有枝痕。质坚韧，难折断，断面木部淡黄色，导管孔细密，排列不规则，射线约13条，浅黄色放射状，髓类圆形。气微，味徽苦。

【显微特征】三种木通的组织构造相似。

木通：木栓细胞数列，常含褐色物质；栓内层细胞含草酸钙小方晶，含晶细胞壁不均匀增厚，微木化。皮层细胞6-10列，有的细胞亦含数个小方晶。中柱鞘纤维束与含晶石细胞群交替排列成连续的波浪形环带；含晶石细胞常与射线中的石细胞群相连。韧皮部狭窄，束内形成层明显。木质部束由导管、管胞、木纤维及木薄壁细胞组成，细胞壁全部木化。射线多为初生射线，次生射线少见。髓周细胞壁厚，木化，具圆形单纹孔，常含1至数个方晶，中央髓细胞壁薄，非木化（图9-6A，B）。

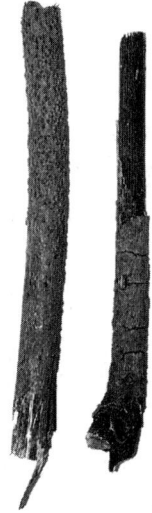

图9-5　木通外形

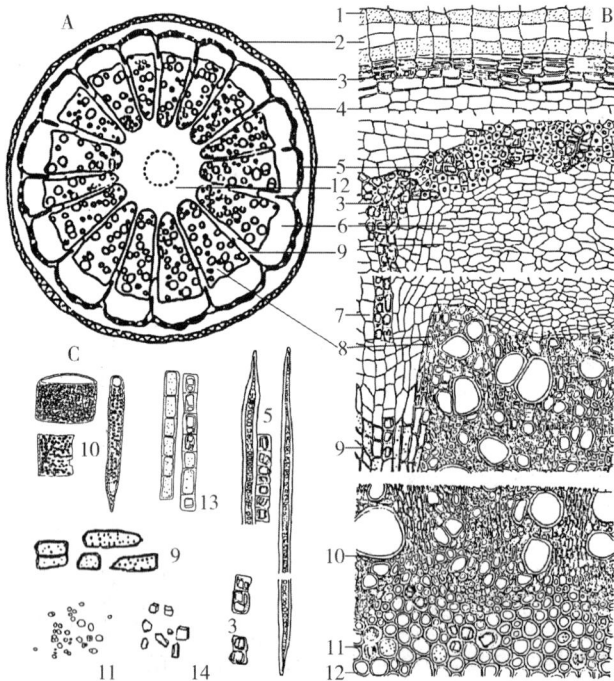

图9-6　木通外形及显微特征

A. 横切面简图　B. 横切面详图　C. 粉末

1. 木栓层 2. 含晶石细胞　3. 皮层 4. 中柱鞘纤维　5. 韧皮部 6. 初生射线 7. 木质部

8. 木化射线　9. 导管 10. 髓 11. 木纤维　12. 草酸钙方晶 13. 淀粉粒

三叶木通：与五叶木通相似。但木栓细胞无褐色内含物；中柱鞘纤维与含晶石细胞交替排列成连续的环带，但含晶石细胞群仅存在于射线外侧，且径向排列的射线含晶石细胞群不与射线外侧的石细胞群相连接；维管束 27～31 个。具缘纹孔导管内壁具螺纹状三生增厚。

白木通：与三叶木通相似。含晶石细胞亦仅存在于射线外侧；维管束 13 个；髓薄壁细胞富含淀粉粒。具缘纹孔导管内壁亦具螺纹状三生增厚。

粉末与解离组织：浅棕色或棕色。①含晶石细胞方形或长方形，胞腔内含 1 至数个方晶。②中柱鞘纤维细长梭形，直径 10～40μm，胞腔内含密集的小方晶，周围常可见含晶石细胞。③木纤维长梭形，直径 8～28μm，壁增厚，具裂隙状单纹孔或小的具缘纹孔。④具缘纹孔导管直径 20～110（220）μm，纹孔椭圆形、卵圆形或六边形（图 9-6C）。

【理化鉴别】薄层色谱：取本品粉末 1g，加 70% 甲醇 50ml，超声波处理 30min，过滤，滤液蒸干，残渣加水 10ml 使溶解，用乙酸乙酯振摇提取 3 次，每次 10ml，合并乙酸乙酯液，蒸干，残渣加甲醇 1ml 使溶解，作为供试品溶液。另取木通苯乙醇苷 B 对照品，加甲醇制成每 1ml 各含 1mg 的溶液，作为对照品溶液。吸取上述两种溶液各 5μl，分别点样于同一硅胶 G 薄层板上，以三氯甲烷-甲醇-水（30:10:1）展开，取出，晾干，喷以 2% 香草醛硫酸溶液，在 105℃ 加热至斑点清晰。供试品色谱中，在与对照品色谱相应的位置上，显相同颜色的斑点。

【含量测定】木通苯乙醇苷 B 是木通科木通类的特征性成分，也是主要成分，是否为有效成分尚有待阐明。但测定该成分含量，对评价与控制生药品质仍有一定意义。

木通苯乙醇苷 B 的 HPLC 法：色谱条件 以十八烷基硅烷键合硅胶为填充剂；以甲醇-水-磷酸溶液（35:65:0.5）为流动相；检测波长为 330nm。理论板数按木通苯乙醇苷 B 峰计算不低于 3000。《中国药典》（2010 年版）规定，本品按干燥品计算，含木通苯乙醇苷 B 不得少于 0.15%。

【药理作用】**1. 利尿作用** 家兔在严密控制进水量的情况下，每日灌服酊剂（用时蒸去酒精加水稀释过滤）0.5g/kg，连服五天，有非常显著的利尿作用，灰分则无利尿作用，说明其利尿主要不是由于钾盐，而是其他的有效成分。家兔口服或静脉注射煎剂，亦出现利尿作用。

2. 抗菌作用 体外试验结果，木通水浸剂或煎剂对多种致病真菌有不同程度的抑制作用。

【功效】性寒，味苦。能利尿通淋，清心除烦，通经下乳。用于淋症，水肿，心烦尿赤，口舌生疮，经闭乳少，湿热痹痛。用量 3g～6g。

【附注】1. 木通的应用品种在历史上有较大的变迁。据考证，唐代以前使用的木通应是木通科植物五叶木通 *Akebia quinata*（Thunb.）Decne. 及三叶木通 *Akebia trifoliata*（Thunb.）Koidz. 等，至清代尚使用毛茛科植物绣球藤 *Clematis montana* Buch. Ham.、山木通 *C. finetiana* Le' vl. et Vant.（分别为《植物名实图考》记载之小木通与山木通）。关木通（马兜铃科植物东北马兜铃 *Aristolochia mandshuriensis* Komar.），未曾见本草记载，可能是近代出现的误用品种。《中国药典》（2010 年版）已不再收载关木通，而收载木通科植物木通、三叶木通和白木通作为木通正品，将毛茛科植物小木通或绣球藤作为"川木通"单独列条收载。

2. 虽然《中国药典》（2010 年版）已不再收载关木通，但目前还有不少地区仍在使用关木通。木通科植物五叶木通 *Abebia quinata* Decne. 等仅在少数地区使用。在江苏徐州一带还被作"海风藤"使用。毛茛科植物小木通或绣球藤作为"川木通"单独列条收载，已有不少地区把它作为木通应用。川木通虽然亦含长春藤皂苷元（hederagenin）组成的六糖皂苷及三糖皂苷；但据楼之岑等的研究结果显示，本品无利尿作用，抗菌作用也较弱。因此，其被用作木通是否合理？值得商榷，尚有待做进一步的药效学比较研究。

〔附〕**1. 川木通 Caulis Clematidis Armandii**

本品为毛茛科植物小木通 *Clematis armandii* Franch. 或绣球藤 *C. montana* Buch. Ham. 的干燥藤茎。主产于四川、湖南、陕西等地。呈长圆柱形，长 50～100cm，直径 2～3.5cm；表面黄棕色或黄褐色，有明显的纵向凹沟及棱线，节部多膨大，残存皮部易撕裂；质坚硬，横截面残存皮部黄棕色，木部浅黄棕色或浅黄色，有黄白色放射状纹理及裂隙，其间布满小管孔，髓明显。主要显微特征：中柱鞘纤维束连结成波形环，薄壁细胞中不含草酸钙结晶及淀粉粒。化学成分预试结果，小木通及绣球藤均含长春藤皂苷元（hederagenin）组成的六糖皂苷及三糖皂苷、植物甾醇、内酯、香豆素类及其苷。本品性寒，味淡、苦；能清热利尿、通经下乳；用于水肿，淋病、小便不通，关节痹痛，经闭乳少；用量 3g～6g。

2. 关木通 Aristolochiae Manshuriensis Caulis

本品为马兜铃科植物东北马兜铃 *Aristolochia manshuriensis* Kom. 的干燥藤茎。藤茎长圆柱形，稍扭曲，长 1～2m，直径 1～6cm。表面灰黄色或棕黄色，较平滑，间或有浅纵沟及棕褐色残余栓皮。节部稍膨大，有枝痕。体轻，质硬，不易折断，横截面黄色或淡黄色，皮部薄，木部宽广，有多轮整齐环状排列的管孔，射线放射状，髓部不明显。气微，味苦。磨擦残余栓皮，有樟脑样臭。木栓层多已除去，通常仅部分残留，栓内层为 20 余列扁平薄壁细胞。中柱鞘部位有切向延长的纤维束，并有少数石细胞。外韧型维管束 10 余个，初生射线较宽而长，次生射线较窄而短，使维管束分离成特异的形状（称为马兜铃科式）。韧皮部的筛管群与韧皮薄壁组织切向相间排列。形成层成环。木质部宽广，大导管与小导管相间排列成环。髓窄小，常压缩成条状。薄壁细胞和射线细胞均含细小的淀粉粒和草酸钙簇晶。藤茎含硝基菲酸类成分马兜铃酸（aristolochic acid）A、B、C、D 及青木香酸（debilic acid），尚含马兜铃内酰胺、马兜铃次酸（aristolic acid）、齐墩果酸，常春藤苷元（hederagenin），马兜铃苷（aristoloside），木兰花碱、β-谷甾醇等。近年的研究结果表明，关木通及其所含马兜铃酸均有极大的肾脏毒性，其肾脏毒性与马兜铃酸类成分及其代谢产物马兜铃酰胺有关，可引起急性肾小管上皮细胞损伤，并显著抑制肾间质成纤细胞生长，最终导致肾小管坏死、肾功能衰竭而死亡。并有致癌性。

*沉　　香

Aquilariae Lignum Resinatum

【来源】为瑞香科植物白木香 *Aquilaria sinensis*（Lour.）Gilg 含有树脂的木材，习称"国产沉香"或"土沉香"。

【产地】主产于海南省，广西亦有少量出产。

【采收加工】全年均可采收。沉香树脂的生成与真菌感染有关：树干先用刀砍或打洞（俗称"开香门"），糊上泥巴，伤口受真菌感染后，使淀粉解体生成树脂状物，割取含树脂的木材（俗称"采香"），除去不含树脂的部分，阴干。

【化学成分】含挥发油约 0.8%，主含倍半萜类化合物：沉香螺旋醇（agarospirol）、白木香醛（baimuxinal）、白木香酸（baimuxinic acid）、白木香醇（baimuxinol）、去氢白木香醇、异白木香醇、β-沉香呋喃（β-agarofuran）以及苄基丙酮、对甲氧基苄基丙酮、茴香酸（anisic acid）、二氢卡拉酮（dihydrokaranone）、沉香艾里醇（jinkoheremol）、苦参醇（kusunol）。另从乙醇提取物中分得2 –（2 – 苯乙基）色酮［2 –（2 – phenylethyl）chromone］（Ⅰ）、6 – 甲氧基 – 2 –（2 – 苯乙基）色酮（Ⅱ）、6，7 – 二甲氧基 – 2 –（2 – 苯乙基）色酮（Ⅲ）、6 – 羟基 – 2 –［2 –（4′ – 甲氧基苯）乙基］色酮（Ⅳ）等。

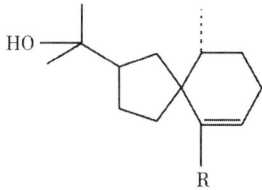

沉香螺旋醇　　R = CH₃
白木香酸　　　R = COOH
白木香醇　　　R = CHO

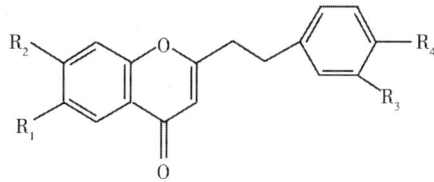

Ⅰ　R₁ = R₂ = R₃ = R₄ = H
Ⅱ　R₁ = OCH₃，R₂ = R₃ = R₄ = H
Ⅲ　R₁ = R₂ = OCH₃，R₃ = R₄ = H
Ⅳ　R₁ = OH，R₂ = R₃ = H，R₄ = OCH₃

【性状】为不规则的块、片或长条，有的为小碎块。表面凹凸不平，有刀痕，偶有孔洞，可见棕黑色树脂斑块与黄白色木部相间的斑纹，孔沟及凹窝表面多呈朽木状。质较坚实，多不沉于水，断面刺状。气芳香，味苦。燃烧时发出浓烟及强烈香气，并有黑色油状物渗出（图9 – 7A）。

【显微特征】横切面：木射线宽1 ~ 2 列细胞，细胞径向延长，壁非木化或微木化，有的具单纹孔，含棕色树脂。导管圆多角形，常2 ~ 10 个成群，有的含棕色树脂。木纤维多角形，壁稍厚，木化。木间韧皮部呈扁长椭圆状或带状，常与射线相交，细胞内含棕色树脂，其间散有少数纤维。有的薄壁细胞含草酸钙柱晶（图9 – 7B）。

切向纵切面：射线高4 ~ 20 细胞，宽1 ~ 2 细胞；导管分子长短不一，多数较短，端壁平置，具缘纹孔排列紧密（图9 – 7C）。

径向纵切面：射线呈横带状，同型，细胞呈方形或长方形（图9 – 7D）。

粉末：深棕色。①纤维管胞多成束，直径22 ~ 29μm，壁稍厚，有退化具缘纹孔，纹孔内口斜裂隙状，外展，纹孔对的裂隙状内口斜向相交成十字形或人字形。②韧型纤维较少见，多离散，一般较纤维管胞长大，直径25 ~ 45μm，壁具单斜纹孔。③具缘纹孔导管分子短，直径约至128μm，具缘纹孔排列紧密，内含黄棕色树脂块，常破碎脱出。④木射线细胞壁呈连珠状。⑤木间韧皮薄壁细胞含黄棕色物，可见丝状及纵横交错的纹理。⑥草酸钙柱晶少见，长约至68μm，直径9 ~ 18μm。⑦树脂团块黄棕色（图9 – 7E）。

【理化鉴别】1. 取本品乙醇浸出物少量按常法进行微量升华，得黄褐色油状物，香气浓郁；加盐酸1 滴与香草醛颗粒少许于油状物，再滴加乙醇1 ~ 2 滴，渐显樱红色，放置后颜色加深。（检查萜类）

2. 薄层色谱：取本品粉末0.5g，加乙醚30ml，超声波处理60min，过滤，滤液蒸干，残渣加三氯甲烷2ml 使溶解，作为供试品。另取沉香对照药材0.5g，同法制成对照药材溶液。吸取上述两种溶液各10μl，分别点于同一硅胶G 薄层板上，以三氯甲烷 – 乙醚（10∶1）展开，取出，晾干，置紫外光灯下（365nm）下检视。供试品色谱中，在于对照药材色谱相应的位置上，显相同颜色的荧光斑点。

【含量测定】2 –（2 – 苯乙基）色酮是白木香和沉香的特征性成分，对热稳定，可应用气相色谱法测定其含量。样品的丙酮提取液经硅胶G（Merck，70 ~ 230 目）柱色谱以除去样品

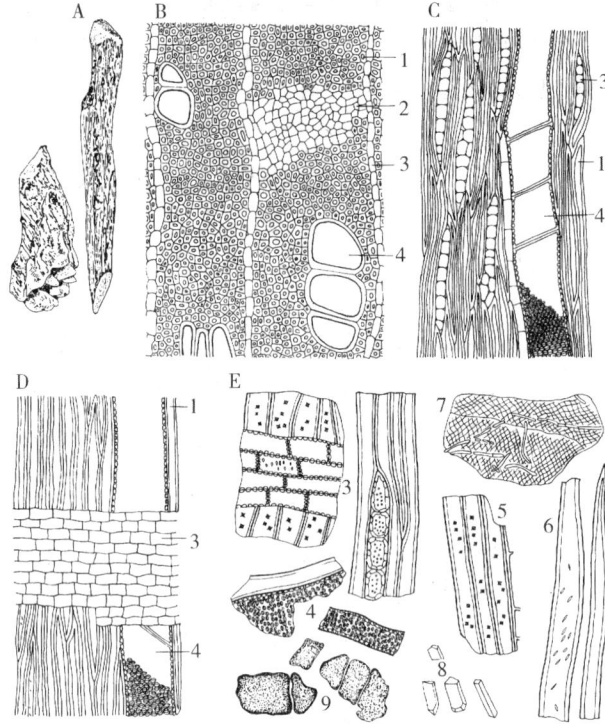

图 9 - 7　沉香外形及显微特征

A. 外形　B. 横切面详图　C. 切向纵切面详图　D. 径向纵切面详图　E. 粉末

1. 木纤维　2. 木间韧皮部　3. 木射线　4. 导管　5. 纤维管胞　6. 韧型纤维

7. 木间韧皮薄壁细胞（示纹理及菌丝）　8. 草酸钙柱晶　9. 树脂团块

中含有的多量树脂，用苯 - 乙酸乙酯（10∶1）洗脱，收集含有 2 -（2 - 苯乙基）色酮的部分，并加入 0.4ml 5.38% 香豆素（内标物）丙酮液，供进样。测定待测成分对内标物的峰面积比。根据标准品对内标物的浓度比与峰面积比求得回归方程，并计算 2 -（2 - 苯乙基）色酮含量。色谱条件：甲基硅酮柱 25m × 0.2mm；程序升温为 100℃ → 250℃，5℃/min；载气为氮气，1.1kg/cm^2，火焰电离检测器。

【浸出物】按照《中国药典》（2010 年版）附录醇溶性浸出物测定法项下的热浸法测定，用乙醇作溶剂。本品按干燥品计算，含醇溶性浸出物不得少于 10.0%。

【药理作用】挥发油有麻醉、肌肉松弛与镇痛作用。

【功效】性微温，味辛、苦。能行气止痛，温中止呕，纳气平喘。用于胸腹胀闷疼痛，胃寒呕吐呃逆，肾虚气逆喘急。用量 1 ~ 5g，入煎剂宜后下。

【附注】同属植物沉香 Aquilaria agallocha Roxb. 含有树脂的木材亦供药用，主产于印度尼西亚、马来西亚、柬埔寨及越南，习称"进口沉香"或"伽楠香"。药材呈圆柱形或不规则块片，长 10 ~ 15cm，宽 2 ~ 6cm，两端或表面有刀劈痕；表面黄棕色或灰黑色，密布断续的棕黑色细纵纹（含树脂的部分），有时可见黑棕色树脂斑痕；质坚硬而重，能沉水或半沉水，气味较浓、燃之发浓烟，香气浓烈。主要显微特征：木射线多数宽 1 列细胞，高 5 个细胞，常被木间韧皮部隔断；导管常 2 ~ 4 个径向排列。含油树脂，挥发油含量约 13%，油中含苄基丙酮、对甲氧基苄基丙酮，氢化桂皮酸（hydrocinnamic acid）、沉香醇（agarol）、沉香螺旋醇、

α - 沉香呋喃和 β - 沉香呋喃、二氢沉香呋喃、去甲沉香呋喃酮（nor - ket - oagafuranran）等；另含鹅掌楸碱（liriodenine）；从沉香中尚分离出 26 种 2 - （2 - 苯乙基）色酮类衍生物，如沉香四醇（agarotetrol）、异沉香四醇、8 - 甲氧基沉香四醇等。沉香能延长小鼠环已巴比妥的睡眠时间，减少自主活动和抑制电休克法引起的痉挛；沉香水煎液或水煮醇沉液均能抑制离体豚鼠回肠的自主收缩，对抗组胺、乙酰胆碱引起的痉挛性收缩，对整体动物的肠平滑肌亦有解痉作用。功效与国产沉香相似。

*钩　藤

Uncariae Ramulus Cum Uncis

【来源】　为茜草科植物钩藤 *Uncaria rhynchophylla*（Miq.）Jacks.、华钩藤 *U. sinensis*（Oliv.）Havil.、大叶钩藤 *U. macrophylla* Wall.、毛钩藤 *U. hirsuta* Havil. 或无柄果钩藤 *U. sessilifructus* Roxb. 的干燥带钩茎枝。后三者习称“有毛钩藤”。

【产地】　主产于广西，湖南、湖北、江西、浙江、贵州等地亦产。

【采收加工】　冬、秋季采收带钩枝条，去叶，切段，晒干。

【化学成分】　5 种钩藤均含多种吲哚类生物碱，总生物碱均在 0.2% 以上。

钩藤含钩藤碱（rhynchophylline，28% ~50%）、异钩藤碱（15%）。此外，尚含去氢钩藤碱（corynoxeine）、异去氢钩藤碱、柯诺辛因碱（corynoxeine）、异柯诺辛因碱、柯南因碱（corynantheine）、二氢柯南因碱、毛钩藤碱（hirsutine）、去氢毛钩藤碱（hirsuteine）、akuammigine、vallesiachotamine、isovallesiachotamine、strictosamide、rhynchophine、angustine、angustoline、harmane、cadambine、3α - dihydrocadambine、3β - isodihydrocadambine。

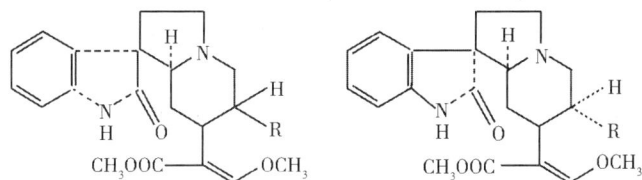

| 钩藤碱 | R = CH₂CH₃ | 异钩藤碱 | R = CH₂CH₃ |
| 去氢钩藤碱 | R = CH = CH | 异去氢钩藤碱 | R = CH = CH₂ |

华钩藤含钩藤碱、异去氢钩藤碱、四氢鸭脚木碱（tetrahydroalstonine）、翅果定碱（pteropodine）、异翅果定碱、帽叶碱（mitraphylline）、钩藤碱 A（isoformosanine）以及钩藤碱、异钩藤碱、帽叶碱、翅果定碱的 N - 氧化物（N - oxide），另分得 16 - 羧基氧化吲哚生物碱帽柱木菲酸（mitraphyllic acid）、pteropodic acid、isopteropodic acid、rhynchyllic acid、isorhynchophyllic acid。

大叶钩藤含钩藤碱、异钩藤碱、去氢钩藤碱 A 和 B。

从毛钩藤叶中分得恩卡林碱甲、乙（uncarine A 和 B），帽叶碱、异帽叶碱及它们的 N - 氧化物。

无柄果钩藤含钩藤碱、异钩藤碱、克诺辛碱（corynoxine）、克诺辛碱 B 及毛钩藤碱。

【性状】　茎枝圆柱形或类方柱形，长 2 ~3cm，直径 0.2 ~0.5cm。钩藤表面红棕色至紫红色，具细纵纹，光滑无毛；华钩藤表面黄绿色至灰褐色者或黄棕色，有时可见类圆形托叶；

其余的表面呈黄绿色或黄棕色，有时可见白色点状皮孔，被黄褐色柔毛。多数枝节上对生两个向下弯曲的钩（不育花序梗），或仅一侧有钩，另一侧为凸起的疤痕；钩略扁或稍圆，先端细尖，基部较阔；钩基部的枝上可见叶柄脱落后的窝点状痕迹和环状的托叶痕。质轻而坚韧，断面黄棕色，皮部纤维性，髓部黄白色或中空。气微，味淡（图9-8）。

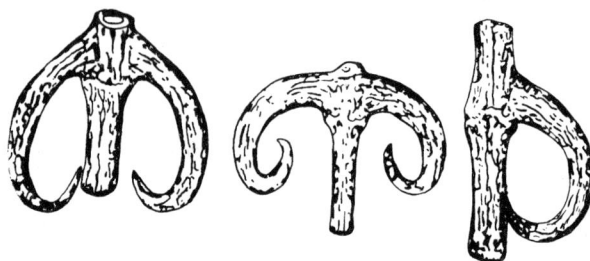

图9-8 钩藤外形

【显微鉴别】钩藤茎枝横切面：表皮细胞1列，外被角质层。皮层细胞内含棕色物质及草酸钙砂晶和少量小簇晶。中柱鞘纤维排列成断续的环层。韧皮部纤维单个散在或2~3个成群，微木化；韧皮薄壁细胞含草酸钙砂晶和少量小簇晶。木质部导管常数个径向排列。髓部宽阔，有1~2列环髓厚壁细胞，具单纹孔，内含棕色物质。

粉末：淡红棕色。①中柱鞘纤维大多成束，其长，直径15~24μm，壁稍厚，木化，具明显的单斜孔。②韧皮纤维大多成束，直径16~42μm，非木化或微木化。纹孔不明显。③导管具缘纹孔、螺纹、网纹。④韧皮薄壁细胞中含有草酸钙砂晶。⑤薄壁细胞含草酸钙砂晶和小簇晶。

【理化鉴别】1. 取本品粉末2g，用氨水湿润后，加苯20ml浸泡，过滤。取滤液2ml，除去溶剂，残渣加5%硫酸溶液3ml溶解，过滤。取滤液少量，加碘化铋钾试液1~2滴，产生棕红色沉淀（生物碱反应）。

2. 薄层色谱：取本品粉末2g，加浓氨试液2ml，浸润30min，续加三氯甲烷50ml，加热回流2h，放冷，过滤，取滤液10ml，挥干，残渣加甲醇1ml使溶解，点样于同一硅胶G薄层板上，以异钩藤碱对照品溶液作对照，以石油醚（60~90℃）-丙酮（6:4）展开，取出，晾干，喷以改良碘化铋钾试液。供试品色谱中，在与对照品色谱相应的位置上，显相同颜色的斑点。

【含量测定】钩藤降压、抗血栓的有效成分为生物碱类，具有生物碱的通性，故可用中和法测定总生物碱含量，亦可应用反相高效液相色谱法测定主要生物碱的含量，用于控制和评价生药品质。

1. 总生物碱的测定 精密称取粗粉10g，以浓氨水湿润后，加三氯甲烷回流提取5h，提取液除去溶剂，残渣加少量三氯甲烷溶解后，准确加入25ml 0.005mol/L H_2SO_4 标准溶液，减压除去三氯甲烷并使生物碱转溶于酸液中，继用0.01mol/L NaOH标准溶液滴定，至甲基红-甲基蓝混合指示剂从桃红色变至黄绿色。以1ml 0.005mol/L H_2SO_4 = 3.84mg 钩藤碱计算含量。

2. 钩藤碱、柯诺辛因碱、毛钩藤碱、去氢毛钩藤碱的HPLC法测定 精密称取粉末约1g，加70%甲醇70ml，超声波提取15min，过滤并定容至100ml，即得供试品溶液。色谱条件：Derelosil C_8 柱（5μm，150×4.6mm），流动相为乙腈-水-草酸-十二烷基磺酸钠

（SDS）（450ml：550ml：0.5g：0.2g），流速 1.0ml/min，检测波长为 250nm。

【药理作用】**1. 降压作用** 单味钩藤的煎剂、乙醇提取物、总生物碱、钩藤碱、异钩藤碱及钩藤的各种制剂（包括含有钩藤的各种复方）对各种动物的正常血压及高血压均有降压作用，并能扩张血管，减小外周阻力，使心律减慢，输出量增加。大叶钩藤、毛钩藤、华钩藤亦有相似的降压作用。

2. 抗心律失常 钩藤总碱对乌头碱、氯化钡、氯化钙诱发的大鼠心律失常均有拮抗作用，对乌头碱诱发的心律失常和氯化钙诱发的室颤亦有明显的预防作用。

3. 抗血栓 钩藤碱能明显抑制花生四烯酸、胶原及腺苷二磷酸钠诱发的大鼠血小板聚集和血栓形成。

4. 镇静和抗惊厥作用 钩藤煎剂对小鼠有明显的镇静作用，可降低大鼠大脑皮层的兴奋性；醇浸剂对豚鼠实验性癫痫有防治作用，能抑制癫痫发作。

此外，钩藤总碱、乌索酸、钩藤酸 A～E 等均有抗肿瘤活性。

【功效】性凉，味甘。能清热平肝，息风定惊。用于肝风内动，惊痫抽搐，高热惊厥，感冒夹惊，小儿惊啼，妊娠子痫，头痛眩晕。用量 3～12g，入煎剂宜后下。

【附注】1. 我国有钩藤属植物 14 种，均含吲哚类生物碱，其中膜叶钩藤 *Uncaria membranifolia* How.、云南钩藤 *U. yunnanensis* K. C. Hsia 及鹰爪风 *U. wangii* How 的总生物碱均在 0.22%以上，均可作为钩藤资源加以利用。

2. 无钩茎枝的总生物碱含量及生物碱种类与带钩者相似，临床应用亦有降压作用。

3. 钩藤煎煮时间过长，其生物碱含量逐渐降低，降压作用亦减弱，故宜后下，以生药煎毕前 15min 加入，第二煎煮沸 20min 为妥。钩藤碱经酸或碱处理后，分别有 62.6% 和 60.3%转化为异钩藤碱，故提取总生物碱时宜用中性溶剂。

海 风 藤
Piperis Kadsurae Caulis

本品为胡椒科植物风藤 *Piper kadsura*（Choisy）Ohwi 的干燥藤茎。主产于福建、浙江、广东、台湾等地。夏、秋季采收，除去根、叶，晒干。茎呈扁圆柱形，略弯曲，长 15～60cm，直径 0.3～2cm。表面灰褐色，粗糙，有纵棱及节，节间长 3～12cm，节部膨大，其上着生不定根。体轻，质脆，易折断。断面不整齐，皮部窄，木部宽广，灰黄色，木质束与灰白色的射线相间呈放射状排列，皮部和木部交界处常有裂隙，中央髓部呈灰褐色。气香，味微苦、辛。胡椒属植物均含木脂素、生物碱、黄酮及挥发油。已知风藤茎叶含海风藤酮（kadsurenone）、山蒟素与山蒟碱，尚含细叶青蒌藤素（futoxide）、细叶青蒌藤烯酮（futoenone）、细叶青蒌藤醌醇（futoquinnol）、细叶青蒌藤酰胺（futoamide）。以细叶青篓藤素含量最高，是一种具有抑制肿瘤作用的成分。海风藤有明显的抗炎和止痛作用。海风藤酮具有明显拮抗血小板活化因子（PAF）的作用，故可改善缺血脑血流量，降低缺血脑组织水肿及神经元的坏死，对实验性脑缺血组织有明显的保护作用，并可减轻肝脏脂质过氧化及炎症损伤程度，尚能降低精子活性，还有抗着床作用。细叶青篓藤素有抑制肿瘤作用。本品性微温，味辛、苦；能祛风湿，通经络，止痛；用于风湿痹痛、关节疼痛、筋脉拘挛、跌打损伤；用量 6～12g。

【附注】海风藤虽是少常用中药，但其同名异物现象极为严重，全国各地用作海风藤的计有 9 科 19 种之多。大多数地区使用胡椒属植物风藤 Piper kadsura（Choisy）Ohwi、山蒟 Piper hancei Maxim.、毛蒟 P. puberulum（Benth.）Maxim.、瓦氏胡椒（石南藤）P. wallichi（Miq.）Hand. Mazz.，西北、中南及西南部分地区以松萝科植物松萝 Usnea diffracta Vain、长松萝 U. longissima Ach.、花松萝 U. florida（L.）Wigg. 等（叶状体），江苏、四川以木通科植物五叶木通 Akebia quinata（Thunb.）Decne、白木通 A. trifoliata var. australis（Diels）Rehd.，广东、广西、海南和内蒙古以木兰科植物异型南五味子 Kudsura heteroclita（Roxb.）Craib. 的藤茎作海风藤药用。上述数种胡椒属植物的带叶茎枝在广东、广西、浙江、福建、云南、贵州及四川等地又作"石南藤"入药。

大 血 藤

Sargentodoxae Caulis

本品为木通科（大血藤科）植物大血藤 Sargentodoxa cuneata（Oliv.）Rehd. et Wils. 的干燥藤茎。主产于湖北、四川、江西、河南。秋、冬季采收，除去侧枝，截段，晒干。茎圆柱形，略弯曲，长 30～60cm，直径 1～3cm；表面灰棕色，粗糙，外皮常呈鳞片状剥落，剥落处显暗红棕色，有的可见膨大的节及略凹陷的枝痕或叶痕；质硬，断面皮部红棕色，有数处向内嵌入木部，木部黄白色，有多数细孔状导管，射线红棕色，放射状排列；气微，味微涩。茎含鞣质约 7%，另含大黄素、大黄酚、大黄素甲醚、香草酸、原儿茶酸、对 - 香豆酸 - 对 - 羟基苯乙醇酯（p - hydroxyphenylethanol - p - coumarate）、毛柳苷（salidroside）、鹅掌楸苷（liriodendrin）、右旋丁香树脂酚二葡萄糖苷、右旋二氢愈创木脂酸和红藤多糖、胡萝卜苷、β - 谷甾醇。煎剂对金黄色葡萄球菌、乙型链球菌、大肠杆菌、铜绿假单胞菌、甲型链球菌、白色葡萄球菌等均有极强抑菌作用；水提物能减轻家兔和狗的心肌缺血程度，缩小心肌梗死范围，改善心肌梗塞所致的心肌乳酸代谢紊乱，对实验性大鼠缺血心肌具有较强的保护作用；大血藤多糖有抗自由基作用。本品性平，味苦；能清热解毒，活血祛风；用于肠痈，腹痛，经闭痛经，风湿痹痛，跌打肿痛；用量 9～15g。

鸡 血 藤

Spatholobi Caulis

本品为豆科植物密花豆 Spatholobus suberectus Donn. 的干燥藤茎。主产于广西、广东、云南。秋、冬季采收，除去枝叶，切片，晒干。茎扁圆柱形，表面灰棕色，有的可见灰白色斑块，栓皮脱落处现红棕色；商品多为不规则斜劈片，厚 0.3～1cm；横截面可见小形的髓偏向一侧，木部淡红色，导管孔多数，韧皮部有红棕色或黑棕色树脂状分泌物，与木部相间排列呈 3～8 个偏心性半圆形环；质坚硬；气微，味涩。密花豆藤茎主要含：①异黄酮类：刺芒柄花素，芒柄花苷（ononin），樱黄素（prunetin），阿夫罗摩辛（afromosin），卡亚宁（cajanin），大豆黄素；②查尔酮类：异甘草素（isoliquiritigenin）及 2′，4′，3，4 - 四羟基查尔酮，甘草查尔酮（licochalcone）A 等；另含 3，7 - 二羟基 - 6 - 甲氧基二氢黄酮醇，表儿茶精（l - epicatechin），苜蓿酚（medicagol），9 - 甲氧基香豆雌酚（9 - methoxycoumestrol），表木栓醇（epi - fride1an - 3β - ol），β - 谷甾醇，胡萝卜苷，7 - 酮基 - β - 谷甾醇，原儿茶酸。鸡血藤能增加冠脉血流量及心肌营养性血流量，扩张外周血管，抑制血小板聚集，对抗血栓形成；对迟发型变态反应的诱导相和效应相均有较强的抑制作用；煎剂能增强子宫收缩力。本品性温，味苦、甘；能补血，活血，通络；用于月经不调，血虚萎黄，麻木瘫痪，风湿痹痛；用量9～15g。

降　香

Dalbergiae Odoriferae Lignum

本品为豆科植物降香檀 *Dalbergia odorifera* T. Chen 的树干和根的干燥心材。主产于海南省。全年均可采收，除去边材，阴干。心材类圆柱形或不规则块状；表面紫红色或红褐色，切面有致密纹理；质硬，有油性；气微香，味微苦。心材含：①挥发油（1.76%～9.70%）：主要成分有β-欧白芷内酯（β-angelica lactone）、香叶基丙酮（geranylacetone）、α-白檀油醇（α-santanol）、β-甜没药烯等；②黄酮类：刺芒柄花素、甘草素、异甘草素、2-甲氧基异甘草素、bowdlichione、odoriflavene、*dl*-mucronulatol、*dl*-vestitol、*dl*-isoduatin、*d*-duatin 等，降香紫檀素类化合物：dl-medicarpin、1-methylnissolin、1-melilotocarpanC、D 等，以及双异黄酮类（bi-isoflavonoids）Ⅰ～Ⅳ；③桂皮酰酚类：obtustyrene、isomucronustyrene、hydroxyobtustyrene 等。降香乙醇提取物对小鼠有镇静、镇痛、抗惊厥作用；所含桂皮酰酚类、异黄烷类等15个化合物，均能明显抑制前列腺素（PG）生物合成及花生四烯酸引起的血小板聚集；挥发油和芳香水能提高孵育兔血小板 cAMP 的水平，促进兔血浆纤溶酶的活性，明显抑制大鼠实验性血栓形成。本品性温，味辛；能行气活血，止血，止痛；用于脘腹疼痛，胸痹刺痛，跌打损伤，外伤出血；用量9～15g，入煎剂宜后下。

通　草

Tetrapanacis Medulla

本品为五加科植物通脱木 *Tetrapanax papyriferus*（Hook）K. Koch 的干燥茎髓。主产于贵州、四川、广西、云南、台湾等地。秋季采割2～3年生茎干，截成段，趁鲜取出髓部，理直，晒干。髓圆柱形，长20～40cm，直径1～2.5cm；表面白色或淡黄色，有浅纵沟纹；体轻，质松软，稍有弹性，易折断，断面平坦，显银白色光泽，中部有直径约0.3～1.5cm 的空心或半透明的薄膜，薄膜纵剖面呈梯状排列，实心者少见；气微，味淡。含肌醇（inositol）；并含多聚戊糖14.3%，多聚甲基戊糖约3%以及阿拉伯糖、葡萄糖、果糖、乳糖、果胶、半乳糖醛酸。通草有利尿及促进乳汁分泌作用。本品性微寒，味甘、淡；能清热利尿，通气下乳；用于湿热淋证，水肿尿少，乳汁不下；用量3～5g。

络 石 藤

Trachelospermi Caulis

本品为夹竹桃科植物络石 *Trachelospermum jasminoides* Lindl. Lom. 的干燥带叶藤茎。主产于江苏、安徽、湖北、山东。冬季至次年春季采收，除去杂质，晒干。茎圆柱形，弯曲，多分枝，长短不一，直径 1～5mm；表面红褐色，有点状皮孔及不定根；质硬，断面淡黄白色，常中空；叶对生，具短柄，展平后叶片呈椭圆形或卵状披针形，长 1～8cm，宽 0.7～3.5cm，全缘，略反卷，上表面暗绿色或棕绿色，下表面色较淡，革质；气微，味微苦。含牛蒡子苷（arctiin），络石苷（tracheloside），罗汉松脂素苷（matairesinoside），去甲络石苷（nortracheloside），牛蒡子苷元（arctigenin），去甲络石苷元（nortrachelogenin），橡胶肌醇（dambonitol），β-谷甾醇，豆甾醇等。水提物对组胺诱导的豚鼠气管收缩有松弛作用；牛蒡子苷元及去甲络石苷元能强烈抑制过氧化物的生成。本品性微寒，味苦；能祛风通络，凉血消肿；用于风湿热痹，筋脉拘挛，腰膝酸痛，喉痹，痈肿，跌打损伤；用量 6～12g。

【附注】东北、华北、华东等地尚以桑科植物薜荔 *Ficus pumila* L. 的干燥不育枝的茎叶作络石藤药用，注意区别。

第十章 皮类生药

皮类（cortex）生药主要采用木本双子叶植物或裸子植物茎干形成层以外的部分，通常称为"树皮"，包括树干皮和枝皮，少数采用根皮。

树皮的构造由外向内依次为周皮、皮层、中柱鞘及韧皮部，而韧皮部常占树皮的大部分。老的树皮外面常附有一些死亡的组织，称为落皮层（rhytidoma）。

一、性状鉴别

皮类生药的性状鉴别应注意观察形状、外表面、内表面和折断面特征。分述如下。

（一）形状

皮类生药的形状主要取决于取皮的部位（如干皮、枝皮或根皮）、采皮的方法（如剥离、削离、抽心等）以及干燥时皮的收缩程度。常见的形状如下（图10-1）。

1. 板片状 多采自较粗大的树干，树皮宽大而厚，经加工后呈扁平的板片，如黄柏、杜仲等。

2. 卷曲状 多数较薄的干皮或枝皮，在干燥过程中，因内外层组织散失水份不同而成卷曲状态。由于比较坚硬而不易收缩的组织（如纤维等）都呈纵向排列，故皮的纵方向通常保持平直状态，弯曲多数在横的方向。又因为树的内层组织较外层柔软，水份较多，因此，干燥时常向内层弯曲。根据弯曲程度不同，又可分为：

（1）弯曲状：树皮稍向内表面弯曲。

（2）槽状：树皮两边向内弯曲成半管状。

（3）管状（筒状）：树皮向内弯曲至两侧相接，呈管状。常见于用抽心法抽出木质部制成的皮类生药，如牡丹皮。

（4）单卷筒状：树皮向一面弯曲，以至两侧重迭，如肉桂。

（5）双卷筒状：树皮的两侧各自向内弯曲成双筒状，形如"如意"，故具有这种形状的厚朴，亦称"如意朴"。

（6）反曲：树皮向外表面略弯曲，皮的外层在凹的一面，如石榴树皮。

（二）外表面

指皮生长在树上时向外的一面。这一面通常有木栓层；但也有的皮其木栓层或多或少已被除去，如川黄柏、刮丹皮、桑白皮等。通常有下述各种状态。

1. 平滑 外表面比较平滑，没有显著的突起物、皱纹或裂纹。这种皮不多见，如桦树皮。

2. 鳞片状 因新的木栓形成层局部地发生，老的木栓层或落皮层呈片状剥离，故外表面呈片状开裂或剥落后留下片状疤痕，如地骨皮、香加皮。

3. 皱纹 树皮在干燥时，通常横向收缩而形成纵皱纹，皱纹的粗细及形状常因树种而不同。

4. 裂纹 由于树干的增粗，使老树皮外部的死亡组织开裂而产生的纵裂纹或横裂纹。裂纹的形式也常因树种而异。

5. 皮孔 多数树皮尚可见到皮孔，尤以枝皮为显著。皮孔的边缘略突起，而中央略凹下。

皮孔的形状、大小、排列、密度及颜色等也常因树种而异。

6. 附生物 干皮上常有斑片状的苔藓、地衣等附生物，它们的颜色常与木栓层表面的颜色不同。而根皮和被刮过的树皮则见不到。

7. 刺和钉状物 少数枝、干皮上有刺，如红毛五加皮；或有钉状物，如海桐皮。

（三）内表面

一般皮的内表面比较平滑，颜色较外表面深，并常有因干燥收缩而形成的纵皱纹。有时因树皮的内层组织有纤维存在而形成微细的纵纹理。有的皮的内表面可见具有一定形状的结晶性析出物，如牡丹皮。

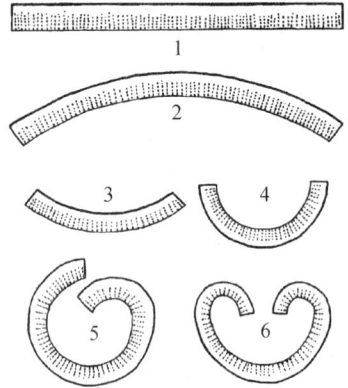

图 10 - 1 皮的横切面，示各种形状及卷曲
1. 平坦 2. 弯曲 3. 反曲
4. 槽状 5. 单卷筒状 6. 双卷筒状

（四）折断面

皮类生药横向折断面的特征与皮的各部组织的组成和排列方式有密切关系，因此是皮类生药的重要鉴别特征。折断面的形状主要有下列数种。

1. 平坦 富有薄壁组织而无纤维束或石细胞群的皮，其折断面通常是平坦的，如牡丹皮。

2. 颗粒状 组织中富有石细胞群的皮，折断面常呈颗粒状突起，如肉桂。

3. 纤维状 组织中富含纤维的皮，折断面可见细的纤维状物或刺状物，如桑白皮。

4. 层状 有的皮，其组织中纤维束和薄壁组织呈切向带状间隔排列，折断时裂面形成明显的层片状，如苦楝皮、黄柏。

此外，有的皮的断面外层较平坦或颗粒状，内层呈纤维状，说明纤维主要存在于韧皮部，如厚朴。有的在折断时有胶质丝状物相连，如杜仲。有些皮折断时有粉尘出现，说明组织中含有多量的淀粉。

（五）气味

气味也是皮类生药鉴别的重要依据。如香加皮和地骨皮两者外形相似，但前者有特殊香气，味苦而有刺激性，后者气味均较微弱。

二、显微鉴别

皮类生药的组织构造通常包括周皮、皮层、中柱鞘及韧皮部。

1. 周皮 包括木栓层、木栓形成层及栓内层三部分。木栓细胞常呈切向长方形，径向壁整齐排列成行，壁木栓化或同时木化。应注意木栓细胞的层数、颜色、细胞壁的增厚情况及壁的性质。有的木栓层有石细胞（硬栓部）；有的最内层木栓细胞外壁增厚，如肉桂；有的木栓细胞内壁增厚并木化，如杜仲。木栓形成层细胞常为一层扁平薄壁细胞，在一般的皮类生药中不易辨别。栓内层细胞的排列情况与木栓细胞相似，但壁非木栓化；有的含叶绿体而呈绿色，故又称"绿皮层"。栓内层较发达时，离木栓形成层较远的栓内层细胞排列常变得不很规则而难与皮层细胞区别。应注意栓内层细胞壁是否增厚及增厚情况，有无细胞内含物，如草酸钙结晶等。有的栓内层细胞均特化成石细胞而成为石细胞环层，如厚朴，救必应。

2. 皮层 狭窄，由薄壁细胞组成，细胞略呈切向延长。皮层中有时可见纤维、石细胞和分泌组织。根皮的初生皮层通常已不存在，而为栓内层细胞组成的次生皮层。

3. 中柱鞘 位于皮层与韧皮部之间。该部位常有间断或连续地呈环状排列的石细胞群或纤维群，如肉桂、合欢皮、秦皮等，是皮类生药的重要鉴别特征。

4. 韧皮部　包括韧皮射线和韧皮束两部分。韧皮束由筛管、伴胞、韧皮薄壁细胞组成。有时可见厚壁组织和分泌组织。初生韧皮部位于外侧，早期形成的筛管组织因失去功能而被挤扁，称为"颓废筛管组织"，横切面观呈切向延长的不规则带，有较强的折光性；故树皮的韧皮部主要为次生韧皮部。韧皮部与外方组织的区别，通常根据韧皮射线来判断：初生韧皮射线贯穿的部分即为韧皮部。

皮类生药粉末的显微鉴定主要依靠各种细胞的形状及其内含物，如纤维、石细胞、木栓细胞、筛管、分泌组织及草酸钙结晶、淀粉粒等。应详细观察它们的形状、长度及宽度、壁的厚度及层纹等特征。皮类生药的粉末中一般不应含有木质部的组织，如导管、管胞等。

*厚　朴
Magnoliae Officinalis Cortex

【来源】为木兰科植物厚朴 *Magnolia officinalis* Rehd. et Wils. 或凹叶厚朴 *M. officinalis* Rehd. et Wils. var. *biloba* Rehd. et Wils. 的干燥干皮、根皮及枝皮。

【产地】厚朴主产于湖北、四川，销全国，质量最佳，称"紫油厚朴"或"川朴"；凹叶厚朴主产于浙江（称"温朴"）、福建，销全国并出口。

【采收加工】4～6月剥取栽培15～20年的树皮。根皮及枝皮直接阴干；干皮置沸水中微煮后，堆置阴湿处，发汗至内表面变紫褐色或棕褐色时，蒸软，取出，卷成筒状，干燥。

【化学成分】**1. 木脂素类**　主要有厚朴酚（magnolol），和厚朴酚（honokiol），四氢厚朴酚，厚朴醛（magnaldehyde）B～E，厚朴木脂素（magnolignan）A～I，厚朴三醇（magnotriol）B等。前二种成分是正品厚朴的特征性有效成分。

2. 挥发油类　主要含桉油醇（eudesmol），占挥发油的25%以上；尚含少量α-蒎烯，柠檬烯，乙酸龙脑酯，β-愈创烯（β-guaiene），愈创木奥（guaiazulene）等。

3. 生物碱类　主要有木兰箭毒碱（magnocurarine），木兰花碱，柳叶木兰碱（salicifoline），番荔枝碱（anonaine）等。

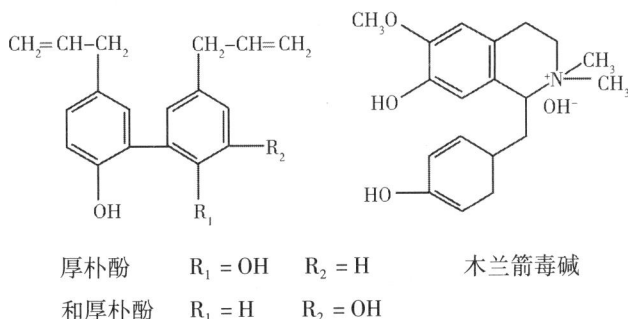

厚朴酚　　R₁ = OH　　R₂ = H　　　　木兰箭毒碱
和厚朴酚　　R₁ = H　　R₂ = OH

【性状】干皮：呈卷筒状或双卷筒状，前者习称"筒朴"，后者称"如意朴"，长30～35cm，厚2～7mm；近根部的干皮一端展开如喇叭口，习称"靴筒朴"。外表面灰棕色或灰褐色，粗糙，栓皮有时呈鳞片状，易剥落，有明显的椭圆形皮孔和纵皱纹，刮去粗皮者显黄棕色；内表面紫棕色或深紫褐色，较平滑，具细密纵纹，指甲刻划显油痕。质坚硬，不易折断，断面外侧颗粒性，可见光亮的小结晶，内层纤维性，可成层剥离。气香，味辛辣、微苦（图

10－2A）。

根皮（根朴）：呈单卷筒状或不规则块片；有的弯曲似鸡肠，习称"鸡肠朴"。质硬，较易折断，断面呈纤维性。

枝皮（枝朴）：呈单卷筒状，厚1~2mm。质脆，易折断，断面呈纤维性（图10－2B）。

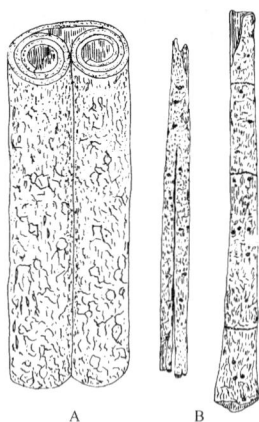

图10－2　厚朴外形
A. 干皮　B. 枝皮

【显微特征】干皮横切面：木栓细胞多列，有的可见落皮层；栓内层为石细胞层，宽2~4列细胞，壁厚，木化。皮层和外侧韧皮部有石细胞，多数个成群，较大，形状不规则，分枝状，壁极厚，强烈木化。韧皮部宽阔，有众多纤维束，与筛管组织切向相间排列。韧皮射线宽1~2（3）列细胞。油细胞较多，散布于韧皮部和皮层，多呈切向长圆形或类圆形，内含油状物。薄壁细胞含淀粉粒，有的并含草酸钙小方晶（图10－3A，B）。

粉末：棕色。①分枝状石细胞较大，长约至220μm，其他呈类长圆形、类多角形，直径11~58μm，壁极厚，纹孔和层纹可见。②纤维多成束，直径15~32μm，壁极厚，木化。③油细胞多单个散在，类圆形或椭圆形，直径64~86μm，含黄棕色油滴状物。④筛管分子端壁具复筛板，筛域较大，筛孔明显，侧壁也有小形筛域。此外，尚有草酸钙小方晶和木栓细胞等（图10－3C）。

凹叶厚朴　分枝状石细胞较长，约至326μm；韧皮纤维外壁呈波齿状突起者较多见；油细胞较少见，直径约至100μm。

【理化鉴别】1. 取本品粗粉的三氯甲烷提取液适量，蒸去溶剂，残渣加95%乙醇溶解，过滤。取滤液，分别加5%三氯化铁甲醇水溶液（1:1）显蓝黑色（厚朴酚的酚羟基反应），加米隆试剂生成棕色沉淀（同上反应），加间苯三酚盐酸溶液生成红色沉淀（厚朴酚的烯丙基反应）。

2. 薄层色谱：本品粉末的甲醇提取液点样于硅胶G薄层板上，以厚朴酚及和厚朴酚对照品溶液，作对照品，以甲苯－甲醇（17:1）展开，取出，晾干，喷以1%香草醛硫酸试液，100℃加热至斑点清晰。供试品色谱中，在与对照品色谱相对应的位置上，呈相同颜色的斑点（图10－4）。

【含量测定】1. 厚朴酚与和厚朴酚的薄层色谱－分光光度法测定　厚朴酚与和厚朴酚是厚朴的主要活性成分，可应用薄层色谱分离、洗脱后，用紫外分光光度法测定它们的含量。

2. 厚朴酚与和厚朴酚的高效液相色谱法测定　色谱条件 以十八烷基硅烷键合硅胶为填充剂；以甲醇－水（78:22）为流动相；检测波长为294nm。理论板数按厚朴酚峰计算应不低于3800。《中国药典》（2010年版）规定，本品按干燥品计算，含厚朴酚与和厚朴酚的总量不得少于2.0%。

此外，尚有薄层扫描法、薄层色谱－荧光光度法等。

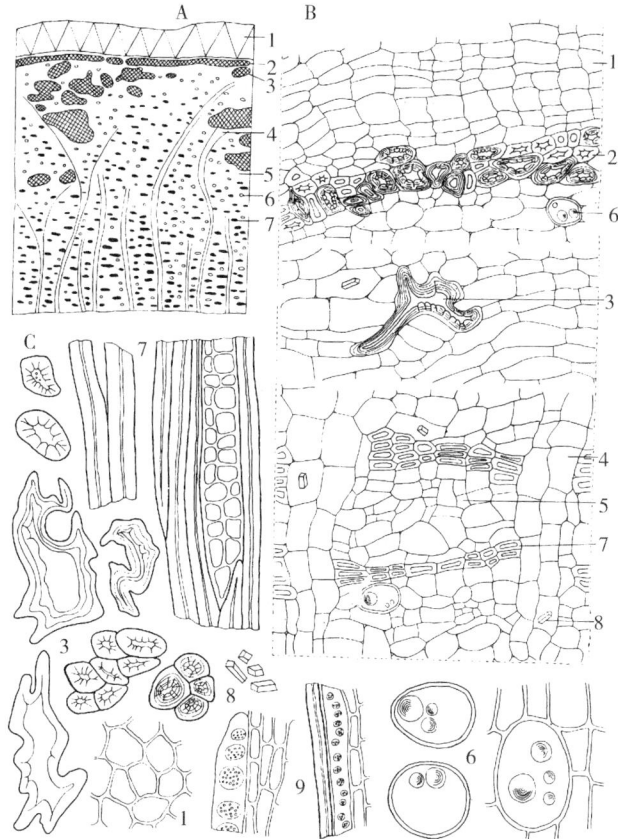

图 10 – 3　厚朴的显微特征

A. 横切面简图　B. 横切面详图　C. 粉末

1. 木栓层（细胞）　2. 栓内层（石细胞层）　3. 石细胞（群）　4. 射线

5. 韧皮部　6. 油细胞　7. 纤维（束）　8. 草酸钙方晶　9. 筛管分子

【药理作用】**1. 对平滑肌作用**　厚朴煎剂对兔离体肠管及支气管均呈兴奋作用，对小鼠及豚鼠离体肠管，小剂量时兴奋，大剂量时抑制。木兰箭毒碱静注可使麻醉猫在体小肠张力下降。

2. 抗溃疡作用　厚朴与和厚朴酚、厚朴酚对幽门结扎型及应激性胃溃疡等均有抑制作用，对组胺所致十二指肠痉挛亦有一定抑制作用。厚朴酚的抗溃疡和抗胃酸分泌作用与其中枢抑制作用有关。

3. 抗病原微生物作用　厚朴煎剂及厚朴酚对多种革兰阳性与阴性细菌均有抑杀作用。其煎剂的抗菌作用强于黄连、黄芩及大黄，其煎剂（1∶1）稀释至 1/640 时，其抑菌作用仍强于金霉素。煎剂的抗菌作用不因加热而破坏。厚朴提取物与厚朴酚对主要致龋病原菌变形链球菌有极强杀菌作用，后者的最低抑菌浓度为 6.3μg/ml。

4. 中枢抑制作用　厚朴的乙醚浸膏可抑制小鼠的自主活动，尚能对抗甲基苯丙胺或阿扑吗啡的兴奋作用。厚朴酚及和厚朴酚亦有显著的中枢抑制作用。

5. 肌肉松弛作用　厚朴酚与和厚朴酚具有特殊而持久的肌肉松弛作用。木兰箭毒碱能使运动神经末梢麻痹，引起全身松弛性运动麻痹现象。

此外，厚朴煎剂还有降压作用；厚朴酚及和厚朴酚对由 ADP、DAF 和纤维蛋白酶诱导的

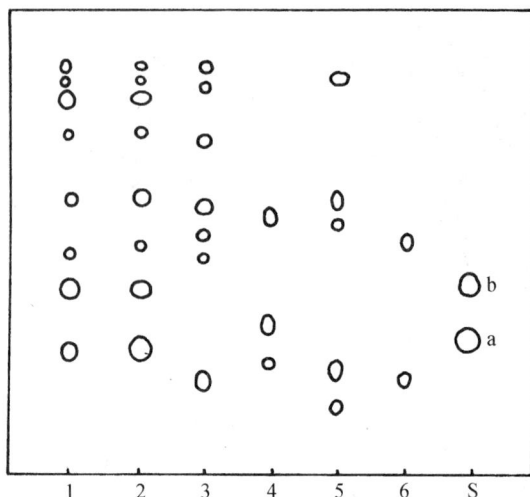

图 10 - 4 厚朴及其混淆品的薄层色谱图
1. 厚朴 2. 滇缅厚朴 3. 武当玉兰 4. 凹叶玉兰 5. 桂南木莲 6. 滇藏木兰
S. 对照品：a. 和厚朴酚 b. 厚朴酚

血小板聚集和 ATP 释放均有显著抑制作用；和厚朴酚抑制大鼠心脏脂质过氧化作用较维生素 E 强 1000 倍，并有抗心律失常作用。

【功效】性温，味苦、辛。能燥湿消痰，下气除满。用于湿滞伤中，脘痞吐泻，食积气滞，腹胀便秘，痰饮喘咳。用量 3～10g。

【附注】1. 厚朴花：为厚朴和凹叶厚朴的干燥花蕾。春季采摘，稍蒸后干燥。花蕾长圆锥形，长4～7cm，基部直径 1.5～2.5cm，表面红棕色或棕褐色，密被灰黄色绒毛，花梗长 0.5～2cm。本品能理气，化湿；用于胸脘痞闷胀满，食少纳呆；用量 3～9g。

2. 尚有木兰科 14 种植物的树皮在一些地区作厚朴使用，如滇缅厚朴 *Magnolia rostrata* W. W. Smith、滇藏木兰 *M. campbellii* Hook. f. et Thoms.（云南）、武当玉兰 *M. sprengeri* Pamp.、凹叶木兰 *M. sargentiana* Rehd. et Wils.（川姜朴，四川；姜朴，陕西），桂南木莲 *Manglietia chingii* Dandy（柴朴，贵州）等。上述木兰属和木莲属植物的树皮中，除滇缅厚朴含厚朴酚与和厚朴酚（总量3.59%～7.25%）外，其余均不含上述两种木脂素成分。注意鉴别。

3. 和厚朴 *Magnolia obovata* Thunb. 为《日本药局方》收载，所含化学成分与厚朴相似。

*肉   桂

Cinnamomi Cortex

【来源】为樟科植物肉桂 *Cinnamomum cassia* Presl 的干燥树皮。

【产地】主产于广东、广西、云南。多为栽培。

【采收加工】春、秋季采收，以秋季采者香气浓、质量好。于秋分后剥取栽培 5～6 年的干皮和枝皮，晒 1～2 天，卷成筒状，阴干，称"油桂筒"或"官桂"；剥取 10 余年生的树皮，将两端削成斜面，夹在木制的凹凸板中，压成两侧向内卷曲的浅槽状，称"企边桂"；剥取老树近地面的干皮，置木夹内晒至九成干，取出纵横堆叠，加压，约一个月完全干燥，称"板桂"；桂皮加工过程中余下的碎块，称"桂碎"，多作香料用。

【化学成分】含挥发油1%～2%，油中主要成分为桂皮醛（cinnamaldehyde，75%～85%），并含少量乙酸桂皮酯（cinnamyl acetate）、丁香酚（eugenol）、桂皮酸（cinnamic acid）、苯丙酸乙酯；另含二萜类化合物桂二萜醇（cinnzeylanol）、乙酰桂二萜醇（cinnzeylanine）、肉桂萜（cinnacassiol）A、B、C_1～C_3、D_1～D_4、E及其葡萄糖苷；此外，尚含香豆素、胆碱、香草酸、原儿茶酸、儿茶精、表儿茶精（epicatechin）、前矢车菊素（procyanidin）B_2和B_4、β-谷甾醇等。尚从肉桂水提物中分得抗溃疡成分肉桂苷（cassioside）、桂皮苷（cinnamoside）、3-（2-羟苯基）丙酸及其葡萄糖苷，两种有网状内皮系统激活作用的多糖。

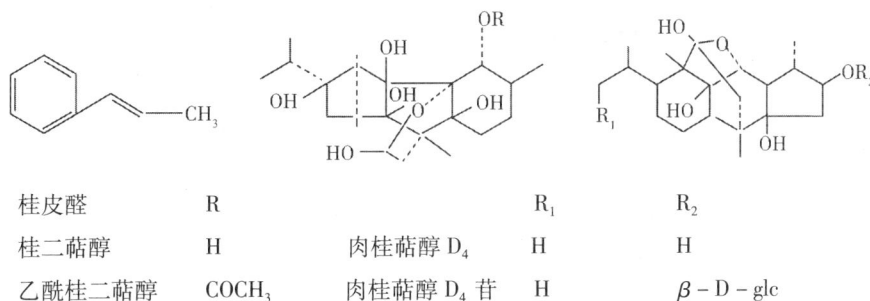

桂皮醛	R		R_1	R_2
桂二萜醇	H	肉桂萜醇D_4	H	H
乙酰桂二萜醇	$COCH_3$	肉桂萜醇D_4苷	H	β-D-glc

【性状】"企边桂"呈两侧略内卷的浅槽状，两端斜削，"油桂筒"多呈卷筒状，长30～50cm，宽或筒径3～10cm，厚2～8mm。外表面灰棕色，有不规则的细皱纹及横向突起的皮孔，有时可见灰白色的地衣斑；内表面红棕色，平滑，有细纵纹，用指甲刻划可见油痕。质硬而脆，折断面颗粒性，外层棕色，内层红棕色而油润，近外侧有一条淡黄色切向线纹（石细胞环带）。香气浓烈特异，味微甘、辛辣（图10-5A）。

【显微特征】横切面：木栓层宽数列细胞，最内层木栓细胞的外壁增厚，木化。皮层较宽，散有石细胞、油细胞及黏液细胞。中柱鞘部位有石细胞群断续排列成近于连续的环层，外侧有少数纤维束伴存，有的石细胞外壁较薄。韧皮部约占皮厚的1/2，射线宽1～2列细胞，含细小草酸钙针晶，韧皮纤维常单个散在或2～3个成群，壁极厚，胞腔极小，层纹明显，微木化；油细胞随处可见，较韧皮薄壁细胞稍大；尚有黏液细胞。所有薄壁细胞均含淀粉粒（图10-5B，C）。

粉末：红棕色，有浓烈香气。①纤维多单个散在，呈长梭形，边缘微波状，长195～680μm，直径24～50μm，壁极厚。②石细胞类方形或圆多角形，直径32～88μm，常三面壁增厚，一面壁菲薄。③油细胞类圆形或长圆形，直径68～108μm，含淡黄色油滴。④草酸钙针晶细小，于射线细胞中较易察见。⑤木栓细胞表面观呈多角形，有的壁稍厚或三面较厚，具单纹孔，含红棕色物质。此外尚可见淀粉粒（图10-5D）。

【理化鉴别】1. 取粉末0.1g，加氯仿1ml浸渍，吸取氯仿液2滴于载玻片上，待挥干，滴加10%盐酸苯肼试液1滴，加盖玻片，显微镜下可见桂皮醛苯腙杆状结晶。

2. 薄层色谱：本品粉末的乙醇提取液，点样于硅胶G薄层板上，以桂皮醛对照品溶液作对照，以石油醚（60～90℃）-乙酸乙酯（17:3）展开，取出，晾干，喷以二硝基苯肼乙醇试液。供试品色谱中，在与对照品色谱相对应的位置上，显相同颜色的斑点。

【含量测定】1. 挥发油测定 按照《中国药典》（2010年版）附录挥发油测定法测定。本品含挥发油不得少于1.2%（ml/g）。

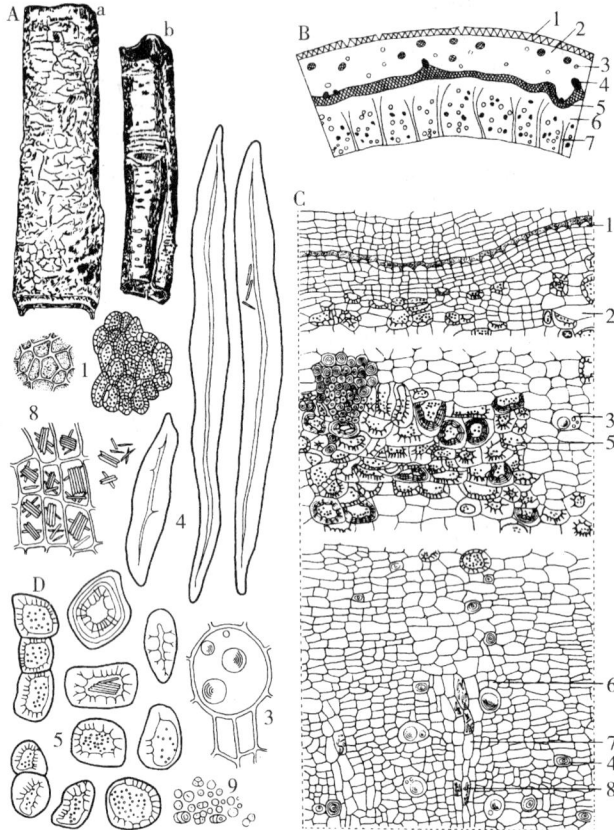

图 10 - 5 肉桂外形及显微特征

A. 外形（a. 企边桂 b. 油桂筒）B. 横切面简图 C. 横切面详图 D. 粉末

1. 木栓层（细胞）2. 皮层 3. 油细胞 4. 纤维（束）5. 石细胞 6. 韧皮部 7. 射线

8. 草酸钙针晶 9. 淀粉粒

2. 桂皮醛 HPLC 法测定 色谱条件：以十八烷基硅烷键合硅胶为填充剂；乙腈 - 水（35∶75，v/v）为流动相；检测波长为 290nm。理论板数以桂皮醛峰计应不低于 3000。《中国药典》（2010 年版）规定，本品按干燥品计算，含桂皮醛不得少于 1.5%。

此外，尚有紫外分光光度法、气相色谱法等。

【药理作用】**1. 扩冠降压作用** 桂皮醛及桂皮酸钠能扩张冠状动脉和脑血管，增加冠脉及脑血流量，降低血管阻力；并能扩张外周血管，降低血压。

2. 抗凝血作用 肉桂能明显抑制 ADP 诱导的大鼠血小板聚集。

3. 解热、镇静、镇痛及抗惊厥作用 桂皮醛有解热、镇静、镇痛及抗惊厥作用。

4. 健胃作用 肉桂油内服能增强消化功能，排除肠道积气。

5. 抗溃疡作用 肉桂水提物能显著抑制寒冷和水浸应激性大鼠胃溃疡，并能选择地阻断组胺 H_2 受体，抑制胃液分泌，从而抑制 5 - 羟色胺引起的胃溃疡。

【功效】性大热，味辛、甘。能温肾助阳，散寒止痛，活血通络。用于阳痿，宫冷，腰膝冷痛，肾虚作喘，虚阳上浮，眩晕目赤，心腹冷痛，虚寒吐泻，经闭，痛经。用量 1～5g。

【附注】1. 大叶清化桂 *C. cassia* Bl. var. *macrophyllum* Chu 原产越南，称清化桂或清化玉桂，质优。今广东、广西等地有栽培。树皮挥发油含量较高，约2.06%；油中桂皮醛含量为61.20%。

2. 同属肉桂组多种植物，如阴香桂 *C. burmannii*（Nees）Bl.、细叶香桂 *C. chingii* Metcaff、香桂 *C. subavenium* Miq.、天竺桂 *C. japonicum* Sieb.、银叶桂 *C. maivei* Levl.、川桂 *C. wilsonii* Gamble、柴桂 *C. tamela*（Buch. – Ham.）Nees et Eberm. 的树皮，统称"桂皮"，有的地方代肉桂使用，虽然均含有桂皮醛，但成分与肉桂不尽相同，且均有樟树气，不可作肉桂药用，仅可作为提取桂皮油的原料。桂皮类的主要组织构造特征是：无木栓石细胞、中柱鞘石细胞环带和草酸钙针晶，而含方晶。

〔附〕**1. 桂枝** 为肉桂的干燥嫩枝。呈长圆柱形，多分枝，长30~75cm，粗端直径0.3~1cm；表面棕色至红棕色，有纵皱纹及小疙瘩状的叶痕、枝痕或芽痕，皮孔点状或椭圆形；质硬而脆，斜切片厚2~4mm，皮部红棕色，木部黄白色至浅黄棕色，髓部略呈方形；有特异香气，味甘、微辛。含挥发油0.2%~0.9%，其中桂皮醛70%~80%；尚含反式桂皮酸、桂皮酸乙酯、香豆素、原儿茶酸、β-谷甾醇等。有抗菌、抗病毒、利尿、镇静、抗惊厥和解热等药理作用。本品性温，味辛、甘；能发汗解肌，温通经络；用于风寒感冒，脘腹冷痛，关节痹痛，痰饮，心悸，经闭；用量3~9g。

2. 桂子 为肉桂带宿萼的未成熟果实。呈倒卵形，长0.5~1.2cm，直径6~7mm；宿萼杯状，长4~6mm，先端有不明显的六浅裂，表面暗棕色，有皱纹，下部延长成萼筒，少数连有果柄；宿萼内有椭圆形幼果，直径3~3.5mm，黄棕色，顶端稍平截，上有一微凹的花柱残基；气香，味辣。含挥发油2.90%，油中含桂皮醛（4.26%）及香豆素、反式桂皮酸、β-谷甾醇、胆碱、原儿茶酸、微量的丁香酸等。药理作用与肉桂相似。本品性温，味甘、辛；能温中散寒；用于胃寒疼痛，呕哕；用量3~6g。

*杜 仲

Eucommiae Cortex

【来源】为杜仲科植物杜仲 *Eucommia ulmoides* Oliv. 的干燥树皮。

【产地】为我国特产药材，主产于四川、贵州、陕西、湖北等地。

【采收加工】春、夏季采收，剥取种植十年以上的树皮（注意剥皮方法，以利再生），趁鲜刮去粗皮，晒干；或将树皮内表面两两相对层层叠放，盖上稻草，使其"发汗"，至内表面呈紫褐色时，取出晒干。

【化学成分】树皮主要含木脂素类与环烯醚萜类化合物。

1. 环烯醚萜类 有30余个不同类型的化合物及其苷类，如杜仲醇（eucommiol）、去氧杜仲醇（1-deoxyeucommiol）、京尼平、京尼平苷、京尼平苷酸（geniposidic acid）、桃叶珊瑚苷、杜仲醇苷（eucommoside）Ⅰ和Ⅱ等。

2. 木脂素类 有30余个不同类型的化合物及其苷类，如1-橄榄树脂素（1-olivil），1-olivil-4'-O-β-D-glycopyranoside，松脂醇-二双葡萄糖苷（d-pinoresinol di-O-β-D-glucopyranoside），liriodendrin，d-medioresinol，d-丁香树脂醇（d-syringaresinol）及其单或

双葡萄糖苷，citrusin B，d – cyclo – olivil，赤式 – 二羟基去氢二松柏醇（erytho – dihydroxy – dehydrodiconiferyl alcohol）等。

此外，尚含儿茶素（catechin）、芦丁、咖啡酸、绿原酸，熊果酸，白桦脂醇（betulin），白桦脂酸（betulic acid），杜仲戊烯醇（ulmprenol），β - 谷甾醇，胡萝卜苷，维生素 E，维生素 B_1、B_2，2 种有激活网状内皮系统活性的酸性多糖 euoomman A、B 以及精氨酸、谷氨酸等 17 种氨基酸；树皮另含杜仲胶（gutta - percha）6% ~ 10%，其组成与天然橡胶相同，但为反式 – 聚异戊二烯（C_5H_8）$_n$。

杜仲叶中含黄酮类成分山柰酚、槲皮苷、紫云英苷、陆地锦苷与芦丁。

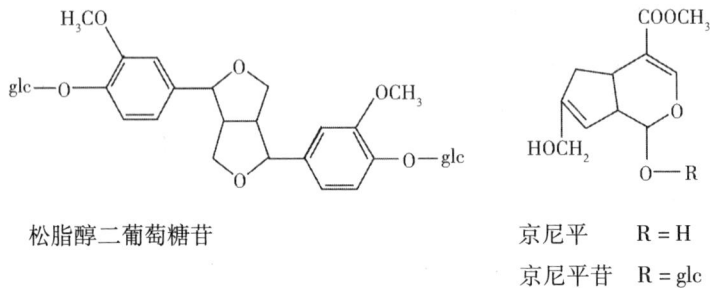

松脂醇二葡萄糖苷   京尼平   R = H

京尼平苷   R = glc

【性状】树皮呈板片状或两边稍向内卷，大小不一，厚 3 ~ 7mm；外表面淡棕色或灰褐色，有不规则的纵槽、裂纹及斜方形皮孔，刮去部分栓皮者，表面较平坦，内表面紫褐色，光滑；质脆，折断面有细密、银白色、富弹性的橡胶丝相连。气微，味稍苦（图 10 – 6A）。

【显微鉴别】横切面：落皮层残存，内侧有数条木栓细胞带，每条为排列整齐、内壁特厚且木化的木栓细胞，两条木栓细胞带间为颓废的皮层组织，细胞壁木化。韧皮部有 5 ~ 7 条石细胞带，每条环带有 3 ~ 5 列石细胞并伴有少数纤维。射线宽 2 ~ 3 列细胞，近栓内层处向一侧偏斜。白色橡胶丝随处可见，存在于乳汁细胞内，以韧皮部为多见（图 10 – 6B）。

粉末：棕色。①石细胞众多，大多成群，呈类长方形、类圆形或不规则形，壁厚，胞腔小，孔沟明显，有的胞腔内含橡胶团块。②橡胶丝，白色，团块状或扭曲的条状。③木栓细胞表面观呈多角形，壁不均匀增厚，侧面观呈长方形，一面壁薄，三面壁增厚（图10 – 6C）。

【理化鉴别】1. 取粗粉 10g，加乙醇 100ml 回流提取，回收乙醇至膏状，加蒸馏水搅拌后过滤，滤液加数滴爱氏（对 – 二甲氨基苯甲醛）试液，加热煮沸 10min，溶液呈蓝色（检查桃叶珊瑚苷）。上述乙醇提取液滴于滤纸上，喷洒 20% 氢氧化钠水液，显浅黄色斑点（红杜仲显紫色斑点，丝棉木不显色）。

2. 取本品粉末 1g，加三氯甲烷 10ml，浸渍 2h，过滤，滤液蒸干，加乙醇 1ml，产生具弹性的胶膜。

【含量测定】松脂醇二葡萄糖苷的 HPLC 法测定：色谱条件 以十八烷基硅烷键合硅胶为填充剂；甲醇 – 水（25:75）为流动相；检测波长为 277nm。理论板数以松脂醇二葡萄糖苷峰计应不低于 1000。《中国药典》（2010 年版）规定，本品按干燥品计算，含松脂醇二葡萄糖苷不得少于 0.10%。

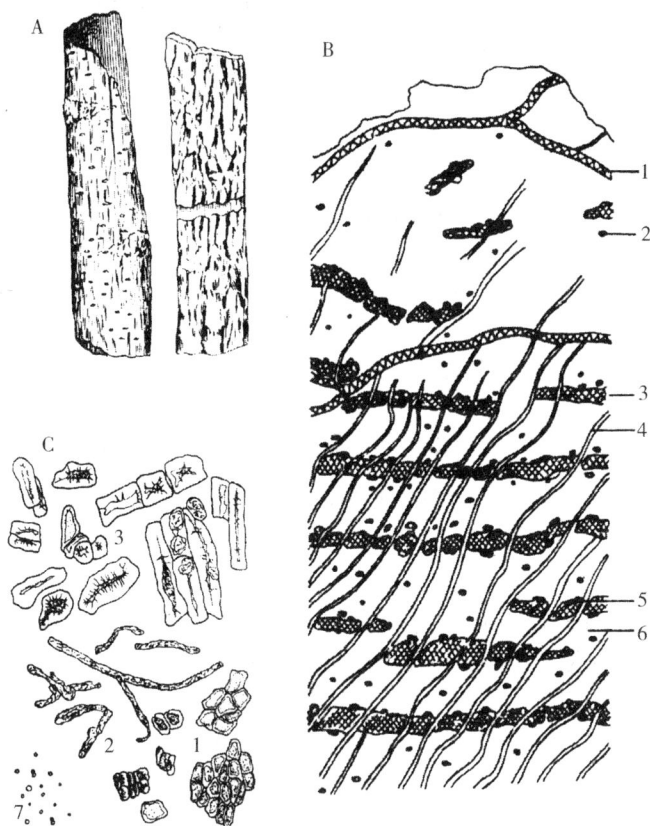

图 10 - 6 杜仲外形及显微特征

A. 外形 B. 横切面简图 C. 粉末

1. 木栓层（细胞）2. 橡胶丝 3. 石细胞 4. 射线 5. 纤维束 6. 韧皮部 7. 淀粉粒

【药理作用】**1. 降压作用** 杜仲的水提物、醇提物及桃叶珊瑚苷对狗、猫、兔等均有不同程度的降压作用，水煎液强于醇提物；对血压并有双向调节作用。

2. 对机体免疫功能的影响 水煎液能兴奋垂体 - 肾上腺皮质系统，增强肾上腺皮质功能；对细胞免疫有双向调节功能。

3. 延缓衰老作用 杜仲水煎液能显著提高实验性衰老小鼠肝、肺组织与红细胞中 SOD 和 GSH - P$_x$ 活力，抑制脂质过氧化，明显的抗自由基作用；尚可促进皮肤、骨骼、肌肉中蛋白质胶原的合成与分解，预防骨骼和肌肉的衰退。

4. 对子宫的作用 煎剂及醇提物能对抗垂体后叶素和乙酰胆碱引起的大鼠和兔离体子宫兴奋作用，故可安胎。

此外，尚有镇痛、镇静、抗菌、抗病毒、抗炎、利胆、利尿、抗应激、降血脂、抗肿瘤等作用。

【功效】性温，味甘。能补肝肾，强筋骨，安胎。用于肾虚腰痛，筋骨无力，妊娠漏血，胎动不安，高血压症。用量 6 ~ 10g。

【附注】曾发现有以夹竹桃科植物杜仲藤 *Parabarium micranthum*（A. DC.）Pierre、紫花络石 *Trachelospermum axillare* Hook. f. 等及卫矛科植物白杜（丝棉木）*Evonymum bungeana* Maxim.

的树皮伪充杜仲使用。上述伪品的折断面亦有胶丝相连，但光泽差，疏而少弹性，极易拉断（一般拉至不及3mm即断，而正品可拉长1cm以上），注意区别。

*黄 柏
Phellodendri Cortex

【来源】 为芸香科植物黄檗 *Phellodendrom amurense* Rupr. 和黄皮树 *P. chinensis* Schneid. 的干燥树皮。前者习称"关黄柏"，是目前国内黄柏的主流商品，资源广，产量大；后者习称"川黄柏"，产量较小。《中国药典》（2010年版）将两者以"关黄柏"、"黄柏"分别列条收载。

【产地】 关黄柏主产于辽宁、吉林、黑龙江，以辽宁产量最大；川黄柏主产于四川、贵州、陕西、湖北及云南，以四川、贵州产量大、质量佳。

【采收加工】 选10年以上的树，在3～6月间将树皮剥下，晒至半干，压平，刮净粗皮，晒干。

【化学成分】 关黄柏含生物碱0.92%～2.95%，主要有小檗碱（0.6%～2.5%）、巴马汀（0.34%～1.23%）及少量的药根碱、木兰花碱、黄柏碱（phellodendrine）、掌叶防己碱、蝙蝠葛碱、白栝楼碱（candicine）等。另含柠檬苦素（limonin）、诺米林（nomilin）、黄柏酮（obacunone）、黄柏酮酸（obacunonic acid）及白鲜交酯（dictamnolide）、青荧光酸（lumicaeruleic acid）、菜油甾醇（campesterol）、7－去氧豆甾醇、β－谷甾醇等。其所含黏液为植物甾醇与亚油酸结合而成的酯类含量为7%～8%。

川黄柏含生物碱3.99%～7.89%，其中小檗碱（berberine）1.4%～5.8%，并含木兰花碱（magnoflorine）、黄柏碱、掌叶防己碱等及内酯、甾醇、黏液质等。

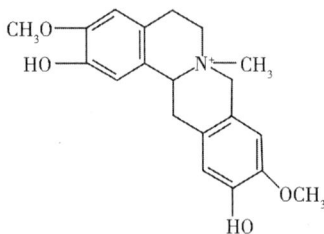

黄柏碱

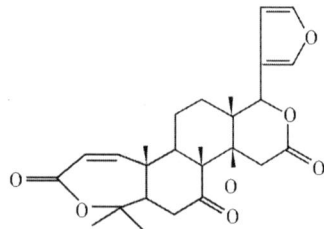

黄柏酮

不同生长龄和不同部位的黄柏中小檗碱的含量有一定的差异：10年生川黄柏较5年生的高41%～69%；根皮的小檗碱含量明显高于干皮及枝皮；5月份采收的含量明显较高。

【性状】 关黄柏：呈平坦板片状，栓皮已大部除去，厚1.5～4mm。外表面绿黄色或淡黄棕色，有不规则纵脊和沟纹，残存栓皮灰黄色，厚而有弹性，纵向梭形皮孔较少；内表面黄色或黄棕色。体轻，质硬韧，折断面刺片状，鲜黄色或黄绿色。气微。味极苦，咀嚼时有黏性（图10－7A1）。

川黄柏：呈浅槽状或板片状，厚3～6mm，外表面淡黄棕色，未去粗皮者具明显纵裂，栓皮薄且无弹性，有横向梭形皮孔，内表面污黄色；体轻，质硬韧，断面深黄色，易成片剥离，气微。味极苦（图10－7A2）。

【显微特征】关黄柏横切面：未去净外皮者，木栓层由多列类长方形细胞组成，皮层较狭窄，有石细胞及纤维束，石细胞有的分枝状，壁极厚，层纹明显。有的皮因周皮多次发生，皮层及外侧韧皮部常被分割，而石细胞少见。韧皮部宽广，占皮的大部分，射线宽 2 ~ 4 列细胞，初生射线极度地向一侧歪斜，有的直达周皮；韧皮部纤维束（硬韧部）众多，与韧皮薄壁组织及筛管群（软韧部）切向相间排列成层，纤维黄色，壁极厚，纤维束周围的薄壁细胞含草酸钙方晶。黏液细胞随处可见。薄壁细胞含方晶，并含淀粉粒（图 10 - 7B1，C）。

川黄柏与关黄柏的主要区别是：木栓层细胞含红棕色物质。皮层稍宽，有多数分枝状石细胞及纤维束，韧皮部外侧也分布有较多石细胞（图 10 - 7B2）。

关黄柏粉末：①纤维鲜黄色，直径 16 ~ 38μm，常成束，壁极厚，木化，周围薄壁细胞含草酸钙方晶，形成晶鞘纤维；含晶细胞壁木化增厚。②石细胞鲜黄色，类圆形、类长方形或不规则分枝状，直径 35 ~ 80μm，壁极厚，层纹细密，纹孔多不明显。③草酸钙方晶直径约 24μm。尚有黏液细胞、细小淀粉粒、木栓细胞，并可见筛管分子端壁具复筛板（图 10 - 7D）。

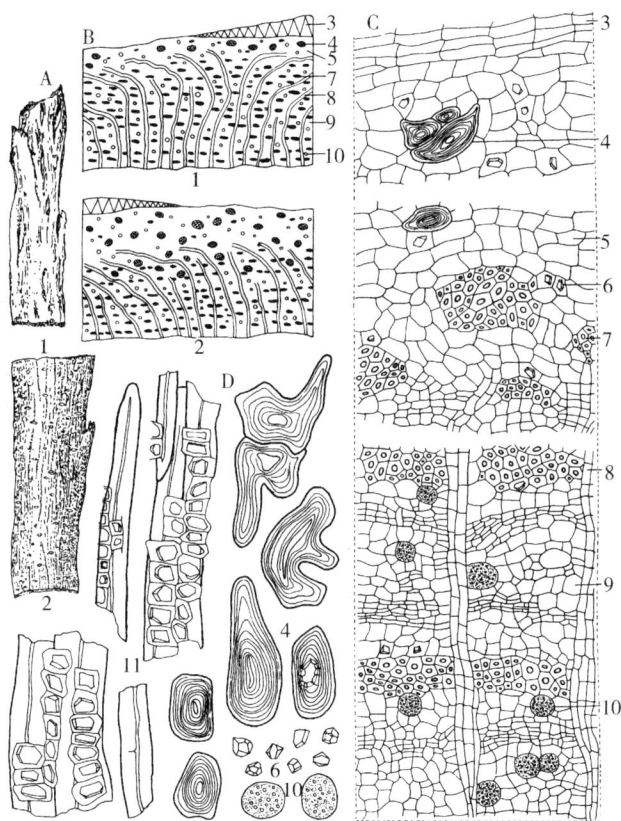

图 10 - 7　黄柏外形及显微特征

A. 外形　B. 横切面简图　C. 横切面详图　D. 粉末

1. 关黄柏　2. 川黄柏 3. 木栓层　4. 石细胞（群）5. 皮层　6. 草酸钙方晶
7. 纤维束　8. 韧皮射线　9. 韧皮部　10. 黏液细胞　11. 纤维及晶鞘纤维

川黄柏粉末中，石细胞直径 35 ~ 128μm，有的可见大型纤维状石细胞，长可达 800μm；草酸钙方晶众多。

【理化鉴别】1. 小檗碱反应阳性。

2. 取粉末 1g，加乙醚 10ml，冷浸，浸出液除去乙醚，残渣加冰醋酸 1ml 及浓硫酸 1 滴，放置，溶液显紫棕色（黄柏酮反应）。

3. 薄层色谱：《中国药典》（2010 年版）规定，关黄柏以黄柏酮对照品溶液与标准药材作对照，川黄柏以黄柏碱对照品溶液与标准药材作对照，依法展开、显色，供试品色谱中，在与对照品色谱相对应的位置上，显相同颜色的斑点。

【含量测定】生物碱是黄柏的主要有效成分，可应用薄层色谱法或高效液相色谱法将其分离后测定主要成分小檗碱与巴马汀的含量。

1. 关黄柏中小檗碱与巴马汀的 HPLC 法测定　色谱条件 以十八烷基硅烷键合硅胶为填充剂；乙腈为流动相 A，$0.1\% H_3PO_4$（加入磷酸二氢钠使其达到 $0.02mol/L$ 的浓度）为流动相 B，按规定程序进行梯度洗脱，检测波长为 345nm。理论板数按盐酸小檗碱计算应不低于 4000。《中国药典》（2010 年版）规定，本品按干燥品计算，含盐酸小檗碱不得少于 0.60%，含盐酸巴马汀不得少于 0.30%。

2. 川黄柏中小檗碱的 HPLC 法测定　色谱条件 以十八烷基硅烷键合硅胶为填充剂；乙腈 $- 0.1\% H_3PO_4$（50∶50）（每 100ml 加入十二烷基磺酸钠 0.1g）为流动相；检测波长为 265nm。理论板数按盐酸小檗碱计算应不低于 4000。《中国药典》（2010 年版）规定，本品按干燥品计算，含小檗碱以盐酸小檗碱计，不得少于 3.0%。

【药理作用】**1. 抗病原微生物作用**　黄柏水煎剂或醇提物对革兰阳性和阴性细菌均有不同程度的抑制作用，其中对福氏、宋内氏、志贺氏和施氏痢疾杆菌及人型结核杆菌有较强的抑制作用。小檗碱是抑菌的主要活性成分，其对下述细菌的最小抑菌浓度（MIC）分别为：溶血性链球菌、霍乱弧菌、炭疽杆菌（1∶32000），金黄色葡萄球菌（1∶16000），志贺氏、福氏痢疾杆菌、白喉杆菌（1∶18000）。小檗碱尚有兴奋网状内皮系统、增强白细胞吞噬功能的作用；此外，黄柏对多种致病性皮肤真菌亦有不同程度抑制作用。黄柏的抗菌作用与其对细菌呼吸及 RNA 合成的强烈抑制有关。

2. 降压和抗心律失常作用　小檗碱、黄柏碱及巴马汀都有不同程度的降压作用，药根碱有抗心律失常作用。

3. 抗溃疡作用　黄柏的 50% 甲醇提取物对大鼠盐酸 – 乙醇溃疡有显著的抑制作用；从黄柏中提取的小檗碱以外的成分皮下注射或灌胃给药对乙醇性、幽门结扎性、阿斯匹林性溃疡及约束水浸应激溃疡均有显著抑制作用。

此外，黄柏及所含的柠檬苦素、黄柏酮能缩短 α – 氯醛糖、乌拉坦致小鼠睡眠时间；黄柏碱有抑制中枢神经系统及特异性细胞免疫抑制作用。

【功效】性寒，味苦。能清热燥湿，泻火除蒸，解毒疗疮。用于湿热痢疾，黄疸，带下，热淋，脚气，骨蒸劳热，盗汗，遗精，疮疡肿毒，湿疹瘙痒。用量 3 ~ 12g。

【附注】1. 尚有同属植物秃叶黄皮树 *Phellodendron chinense* Schneid. var. *glabriusculum* Schneid.（四川、湖北、广西、陕西、贵州），峨眉黄皮树 *P. chinense* Schneid. var. *omeiensis* Huang（四川），云南黄皮树 *P. chinense* Schneid. var. *yunnanense*　Huang（云南）等的树皮在产地也供药用。

2. 西南及西北部分地区常以小檗科小檗属数种植物（三颗针类），如毛脉小檗 *Berberis giraldii* Hesse 少齿小檗 *B. potaninii* Maxim 和假獐猪刺 *B. soulieana* Schneid 的茎皮作黄柏入药，商品称"小黄柏"或"刺黄柏"。亦含小檗碱、药根碱、巴马汀等，尚含小檗胺等双苄基异喹啉类成分。

*秦 皮
Fraxini Cortex

【来源】 为木犀科植物苦枥白蜡树（大叶梣）*Fraxinus rhynchophylla* Hance、白蜡树 *F. chinensis* Roxb.、尖叶白蜡树 *F. chinensis* Roxb. var. *acuminata*Lingelsh. 或宿柱白蜡树 *F. stylosa* Lingelsh. 的干燥枝皮或干皮。

【产地】 苦枥白蜡树主产于辽宁、吉林，习称"东北秦皮"；尖叶白蜡树及宿柱白蜡树主产于陕西，前者称"陕西秦皮"，后者称"陕西白点秦皮"；白蜡树主产于四川，称"四川秦皮"。

【采收加工】 春季剥取枝皮或干皮，晒干，或趁鲜切成横丝后晒干。

【化学成分】 均含香豆素及其苷类，总香豆素含量可达6%。苦枥白蜡树树皮含七叶树苷（秦皮甲素，aesculin，5.05%）和七叶树素（秦皮乙素，aesculetin，0.37%）及鞣质；白蜡树皮含七叶树苷（2.61%），七叶树素（0.08%），秦皮素（fraxetin）；宿柱白蜡树皮含七叶树苷（4.31%），七叶树素（0.10%），秦皮苷（fraxin），宿柱白蜡苷（stylosin）及丁香苷；尖叶白蜡树皮含七叶树苷（4.19%），七叶树素（0.12%），秦皮苷。尚含莨菪亭（scopoletin）和2，6－二甲氧基对苯醌（2，6－dimethyoxy－p－benzoquinone）及微量N－苯基－2－萘胺（N－pheny1－2－naphthaleneamine）。

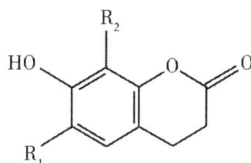

	R_1	R_2
秦皮素	OCH_3	OH
秦皮苷	OCH_3	O－glc
七叶树苷	O－glc	H
七叶树素	OH	H

秦皮的抗菌有效成分七叶树苷主要分布于木犀科白蜡树属顶生组的有冠亚组（如宿柱白蜡树、秦岭梣、小叶梣、花梣等）与无冠亚组（如苦枥白蜡树、华山梣、尖叶白蜡树、白蜡树等）植物的树皮中。

秦皮中七叶树苷含量以春季花期为高，且枝皮高于干皮，除去粗皮者又高于未除去粗皮的；白蜡树皮中七叶树苷含量随着生长年龄的增长，迅速增加，3年以后即可超过2%，但15年以后又逐渐减少。

不同产地之秦皮中有效成分七叶树苷、七叶树素含量差异显著：陕西产秦皮明显高于黑龙江产的；而且陕西省内不同产区的秦皮上述有效成分含量亦明显不同，以陕西洛南县、丹凤县一带产的秦皮质量最佳。

【性状】 四种秦皮的性状相似。

枝皮：呈卷筒状或槽状，长10~60cm，厚1.5~3mm。外表灰白色至灰黑色，有灰白色地衣斑、圆点状突起的皮孔及细斜皱纹，有的具枝痕。内表面黄白色或棕色，平滑。质硬脆，断面纤维性，黄白色。气微，味苦（图10-8A）。

干皮：多为长条状块片，厚3~6mm。外表面灰棕色，具龟裂状沟纹及红棕色圆形或横长的皮孔。质坚硬，断面纤维性较强，易成层状剥离（图10-8B）。

【显微鉴别】横切面：木栓层为5~10余列细胞。栓内层为数列多角形厚角细胞。皮层较宽，纤维及石细胞单个散在或成群。中柱鞘部位有石细胞及纤维束组成的环带，偶有间断。韧皮部射线宽1~3列细胞；纤维束及少数石细胞成层状排列，中间贯穿射线，形成"井"字形。薄壁细胞含草酸钙砂晶（图10-9）。

【理化鉴别】1. 取本品，加热水浸泡，浸出液在日光下可见碧蓝色荧光。

2. 本品的甲醇提取液点样于硅胶G薄层板或GF$_{254}$薄层板上，以七叶树苷、七叶树素及秦皮素对照品溶液作为对照，以三氯甲烷-甲醇-甲酸（6:1:0.5）为展开剂，展开，取出，晾干，硅胶GF$_{254}$薄层板置紫外光灯（254nm）下检视，硅胶G薄层板置紫外光灯（365nm）下检视。供试品色谱中，在与对照品色谱相应的位置上，显相同颜色的斑点或荧光斑点；硅胶GF$_{254}$板喷以三氯化铁试液-铁氰化钾试液（1:1）的混合溶液，斑点变为蓝色（图10-10）。

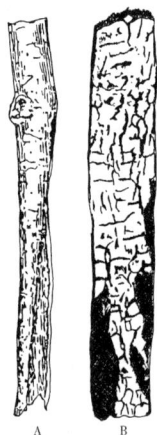

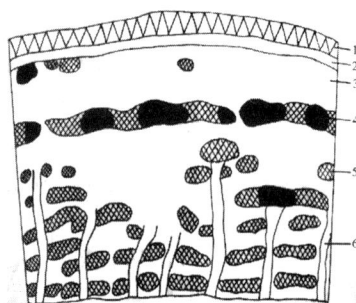

图10-8　秦皮外形　　　　　　　　　图10-9　秦皮横切面简图
A. 枝皮 B. 干皮　　　　　1 木栓层 2 栓内层 3 皮层　4 石细胞　5 纤维　6 韧皮射线

【含量测定】七叶树素与七叶树苷是秦皮的主要抗菌有效成分，可应用薄层色谱-紫外分光光度法或高效液相色谱法测定其含量，用于控制和评价生药品质。

1. 七叶树苷和七叶树素的薄层色谱-紫外分光光度法测定　秦皮的95%乙醇提取液点样于硅胶G薄层板上，用三氯甲烷-甲醇-水（30:10:3）的下层液25ml加甲醇0.5ml为展开剂，展开15cm，紫外光灯下定位，分别刮取七叶树苷（R_f 0.44）和七叶树素（R_f 0.78）斑点硅胶，同时作硅胶空白，分别用0.01mol/L盐酸乙醇溶液洗脱（60℃水浴），取上清液于337nm（七叶树苷）和352nm（七叶树素）波长处测定吸收度，分别从七叶树苷和七叶树素标准曲线计算含量。

2. 七叶树苷和七叶树素的HPLC法测定　色谱条件 以十八烷基硅烷键合硅胶为填充剂；以乙腈-0.1%的磷酸溶液（8:92）为流动相；检测波长为334nm。理论板数按七叶树素峰计算应不低于5000。《中国药典》（2010年版）规定，本品按干燥品计算，含七叶树苷和七叶树素的总量不得少于1.0%。

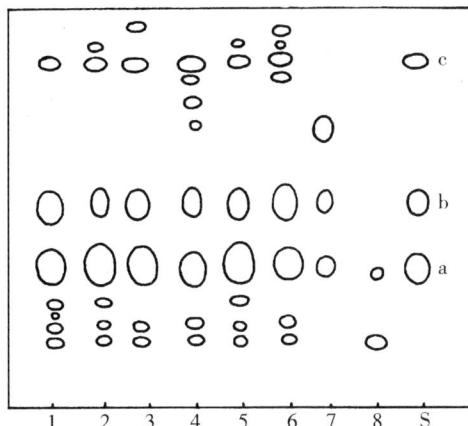

图 10 - 10　秦皮及其混淆品的薄层色谱图

1. 尖叶白蜡树　2. 苦枥白蜡树　3. 白蜡树　4. 宿柱白蜡树

5. 秦岭梣　6. 华山梣　7. 水曲柳　8. 美洲绿梣

S. 对照品：a. 七叶树苷　b. 秦皮苷　c. 七叶树素

此外，尚有紫外分光光度法、薄层扫描法、薄层色谱－荧光光度法、极谱法等。

【药理作用】**1. 广谱抗菌作用**　秦皮煎剂对金黄色葡萄球菌、大肠杆菌、痢疾杆菌、伤寒杆菌、肺炎双球菌、甲型溶血性链球菌等均有抑制作用。七叶树素对金黄色葡萄球菌、大肠杆菌、福氏痢疾杆菌的 MIC 分别为 1∶2000，1∶1000，1∶2000。七叶树苷也有一定的抑菌作用。

2. 抗炎作用　七叶树苷和秦皮苷对角叉菜胶、右旋糖酐、5－羟色胺、组胺等多种实验性炎症肿胀均有抑制作用。七叶树素和七叶树苷对紫外线照射所致小鼠皮肤红斑反应也有抑制作用。

3. 镇咳、祛痰、平喘作用　七叶树苷、七叶树素有镇咳、祛痰作用，后者尚有平喘作用。此外，七叶树苷和七叶树素均有抗凝血、促进血液循环的作用，并能抑制组胺引起的毛细血管通透性改变，尚有抗肿瘤和免疫调节作用；七叶树素对过敏反应释放白三烯（LTS）引起的血管收缩有保护作用，具有较强的抑制黄嘌呤氧化酶、清除氧自由基、保护光损伤的活性，七叶树素通过抑制基质金属蛋白酶的合成、分泌及其活性，可用于治疗骨关节炎和风湿性关节炎造成的软骨损伤，对扑热息痛和四氯化碳、对叔丁基过氧化氢诱导的大鼠肝损伤有明显的保护作用。七叶树苷对小鼠尚有显著的利尿作用，并能增进大鼠及兔尿酸盐的排泄。七叶树素和七叶树苷尚有镇痛、镇静及抗惊厥作用。秦皮水煎醇沉后制成的浸液具有抗单纯疱疹病毒的作用。秦皮甲素、秦皮乙素、秦皮素对中枢神经系统有一定的保护作用。

【功效】性寒，味苦、涩。能清热燥湿，收涩，明目。用于热痢，泄泻，赤白带下、目赤肿痛，目生翳膜，用量 6～12g。秦皮气雾剂和浸膏片治疗慢性气管炎有显著效果。

【附注】1. 白蜡树属多种植物均含七叶树苷等香豆素类成分，均在 1% 以上，其中华山梣 *Fraxinus rhynchophylla* Hance　var. *huashanensis* J. L. Wu et Z. W. Xie 及秦岭梣 *F. paxana* Lingelsh. 的七叶树苷含量分别高达 7.58% 和 4.20%。上述 2 种在陕西亦作秦皮药用。吉林、辽宁部分地区尚以水曲柳 *F. mandshurica* Rupr. 的树皮，新疆部分地区以美洲绿梣 *F. pennylvanica* Marsh. var. *lanceolata*（Borkh.）Sarg. 的树皮作秦皮使用。前者树皮仅含七叶树苷 0.36%；后者

未检出七叶树苷，均不可供药用。

2. 胡桃科植物核桃楸 *Juglans mandshurica* Maxim. 的树皮曾在辽宁、山西等地区作秦皮使用，并销往全国各地，今已纠正。该树皮较薄，厚 1 ~ 2mm，常扭曲；外表面黄褐色，皮孔不明显，有猴脸状叶柄痕，内表面黑褐色。水溶液无蓝色荧光，不含香豆素成分，而含胡桃醌及大量鞣质。

桑 白 皮
Mori Cortex

本品为桑科植物桑 *Morus alba* L. 的干燥根皮。全国大部分地区均产，主产于江苏、浙江。秋末叶落时至次春发芽前采挖根部，趁鲜除去泥土及须根，刮去黄棕色粗皮，纵向剖开剥取根皮，晒干。根皮呈扭曲的筒状、槽状或板片状，厚 1 ~ 4mm；外表面乳白色或淡黄白色，较平坦，有的残留橙黄色或棕黄色鳞片状粗皮，内表面黄白色或灰黄色，有细纵纹；体轻，质韧，折断面强纤维性，纤维层易成片撕裂，撕裂时有粉尘飞扬；气微，味微甘。含多种黄酮类化合物：桑根皮素（morusin），环桑根皮素（cyclomorusin），羟基二氢桑根皮素（oxydihydromorusin），桑皮醇（morusinol），桑酮（kuwanon）A ~ V，桑素（mulberrin），桑色烯（mulberrochromene），环桑素，环桑色烯，mulberranol，moranoline，桑苷（moracenin）A ~ D，morachalcone A、moruseninA、B，桑根酮（sanggenone）A ~ D；芳香苯呋喃衍生物桑皮呋喃（mulberrofuran）A ~ I。有降压、利尿、导泻、镇静、镇痛、抗惊厥及抗菌等作用。桑酮 G、H 有降压及抗真菌作用。本品性寒，味甘；能泻肺平喘，利水消肿；用于肺热喘咳，尿少，水肿；用量 6 ~ 12g。

牡 丹 皮
Moutan Cortex

本品为毛茛科植物牡丹 *Paeonia suffruticosa* Andr. 的干燥根皮。主产于安徽、湖北、山东及四川，安徽凤凰山产者，称为"凤丹皮"，为道地药材。栽培 3 ~ 5 年后采收。常在 10 ~ 11 月挖出根部，除去须根及茎基，剥取根皮，晒干，为原丹皮（连丹皮）；刮除外皮晒干者，称"刮丹皮"（粉丹皮）。根皮筒状或半筒状，长 5 ~ 25cm，筒径 0.5 ~ 1.4cm，皮厚 1 ~ 4mm；外表面灰黄色或紫棕色，刮去栓皮的（刮丹皮或粉丹皮）呈粉红色，内表面淡棕色，有多数细小光亮结晶（牡丹酚），习称"亮银星"；质硬脆，断面平坦，粉性，灰白色至淡粉红色；气芳香，味微苦、涩。主要含酚类及单萜苷类。酚类成分有：牡丹酚（paeonol），牡丹酚苷（paeonoside），牡丹酚原苷（paeonolide），牡丹酚新苷（apiopaeonoside），suffruticoside E；单萜类有：芍药苷（paeoniflorin），氧化芍药苷（oxypaeoniflorin），苯甲酰芍药苷（benzoylpaeoniflorin），苯甲酰氧化芍药苷，没食子酰氧化芍药苷（suffruticoside）A ~ D。另含乙酰香草酮（acetovanillone），芍药吉酮（paeoniflorigenone），paeonisuffrone，paeonisuffral，3 - O - methylpaeonisuffral 和 2，4 - 二羟基乙酰苯及 1 种鞣质类化合物 1，2，3，4，6 - 五没食子酰葡萄糖（1，2，3，4，6 - pentagal - loglucose）。牡丹皮煎剂、提取物、总苷及牡丹酚均有抗动脉粥样硬化、抗血小板聚集的作用，并有一定的降压作用；尚有镇痛、催眠、抗惊厥、广谱抗菌等作用；牡丹酚有解热镇痛作用；1，2，3，4，6－五没食子酰葡萄糖有抗病毒作用。本品性微寒，味苦、辛；能清热凉血，活血化瘀；用于热入营血，温毒发斑，吐血衄血，夜热早凉，无汗骨蒸，经闭痛经，痈肿疮毒，跌打损伤；用量6～12g。

合 欢 皮
Albiziae Cortex

本品为豆科植物合欢 *Albizia julibrissin* Durazz. 的干燥树皮。主产于湖北、江苏、浙江、安徽。夏、秋季剥取树皮，晒干。树皮呈筒状或半筒状，长40～80cm，厚1～3mm，外表面灰绿色或灰棕色，稍有纵皱纹，横向皮孔密生，椭圆形，棕红色，常附有地衣斑，内表面淡黄棕色或黄白色，平滑，有细密纵纹，质硬而脆，断面呈纤维性裂片状；气微香，味微涩，稍刺舌，而后喉头有不适感。含三萜皂苷合欢苷（julibroside）A_1～A_4、B_1和C_1及金合欢皂苷元B（acacigeninB）、美基豆酸内酯（machaerinic acid lactone）、美基豆酸；另含3－羟基－5－羟甲基－4－甲氧基－2－甲基吡啶－3－O－β－D－吡喃葡萄糖苷、julibrine Ⅰ和Ⅱ、3，4，5－三甲氧酚－1－O－β－D－呋喃芹菜糖基（l→2）－β－D－吡喃葡萄糖苷、d－lyoniresinol－9′－O－β－D－吡喃葡萄糖基－（l→4）－β－D－吡喃葡萄糖苷、d－lyoniresinol－4，9′－双－O－β－D－吡喃葡萄苷、vomifoliol－3′－O－β－D－呋喃芹菜糖基－（l→6）－β－D－吡喃葡萄糖苷等7种新的糖苷及3′，4′，7－三羟基黄酮、淫羊藿次苷（icariside E_5）。本品性平，味甘；能解郁安神，活血消肿；用于心神不安，忧郁失眠，肺痈疮肿，跌打伤痛；用量6～12 g。

【附注】 上海、四川、贵州尚以同属植物山合欢 *A. kalkora*（Roxb.）Prain 的树皮供药用。

白 鲜 皮
Dictamni Cortex

本品为芸香科植物白鲜 *Dictamnus dasycarpus* Turcz. 的干燥根皮。主产于辽宁、河北、山东。春、秋季采挖根部，除去泥土及粗皮，纵向剖开，抽去木心，晒干。根皮卷筒状或双卷筒状；外表面灰白色或淡灰黄色，具细纵皱纹及细根痕，常有突起的颗粒状小点，内表面类白色，有细纵纹；质脆，折断时有粉尘飞扬，断面不平坦，略呈层片状，迎光可见闪烁的小亮点；有羊膻气，味微苦。含白鲜碱（dictamnine）、茵芋碱（skimmianine）、崖椒碱（γ－fagarine）、前茵芋碱（preskimmianine）、异斑沸林草碱（isomaculosindine）、胡芦巴碱（tfigonelline）、白鲜明碱（dasycarpamine）及梣酮（fraxinellone）、黄柏酮、柠檬苦素、rutaevin 等；尚含挥发油、皂苷等。水浸液能抑制多种皮肤真菌，并有解热作用；白鲜碱对离体蛙心有兴奋作用。本品性寒，味苦；能清热燥湿，祛风解毒；用于湿热疮毒，湿疹，风疹，疥癣疮癞，风湿热痹，黄疸尿赤等；用量5～10g。

五 加 皮

Acanthopanacis Cortex

本品为五加科植物细柱五加 *Acanthopanax gracilistylus* W. W. Smith 的干燥根皮。主产于湖北、河南。夏、秋季采挖根部，洗净，剥取根皮，晒干。根皮呈不规则卷筒状，长 5 ~ 15cm，直径 0.4 ~ 1.4cm，厚约 2mm；外表面灰褐色，有稍扭曲的纵皱纹及横长皮孔，内表面淡黄色或灰黄色，有细纵纹；体轻，质脆，易折断，断面不整齐，灰白色；气微香，味微辣而苦。含异贝壳杉烯酸（kaurenoic acid）、紫丁香苷（syringin）、芝麻素（d – sesamin）、刺五加糖苷（eleutheroside）B_1、16α – hydroxy – l – kauran – 19 – oic acid、β – 谷甾醇及其葡萄糖苷；尚含挥发油，树脂，蛋白质，鞣质，硬脂酸，维生素 A、B。五加皮能调节免疫功能，其水煎醇沉注射液可明显降低小鼠腹腔巨噬细胞的吞噬率和吞噬指数，其总皂苷能促进小鼠网状内皮系统的吞噬功能，提高小鼠血清抗体浓度；此外，尚有抗炎、镇痛、抗疲劳、抗应激、耐缺氧、降血糖等作用。本品性温，味辛、苦；能祛风湿，补肝肾，强筋壮骨，利水消肿；用于风湿痹痛，筋骨痿软，体虚乏力，小儿行迟，水肿，脚气；用量 5 ~ 10g。

【附注】吉林、辽宁、河北及北京等地尚使用同属植物无梗五加 *Acanthopanax sessiliflorus* (Rupr. et Maxim.) Seem. 及刺五加 *A. senticosus* (Rupr. et Maxim.) Harms 的根皮，湖南、广东、广西、云南、四川使用红毛五加 *A. giraldii* Harms 的茎皮，商品称"红毛五加皮"或"川加皮"。川加皮外表面密被倒生的、红棕色毛状针刺。

香 加 皮

Periplocae Cortex

本品为萝摩科植物杠柳 *Periploca sepium* Bge. 的干燥根皮。主产于河北、山东、山西、陕西及甘肃等地。春、秋季采挖根部，剥取根皮，晒干。根皮呈卷筒状或槽状，少数为不规则的块片；外表面灰棕色或黄棕色，栓皮松软常呈鳞片状，易剥落，内表面淡黄色或淡黄棕色，较平滑；体轻，质脆，断面不整齐，黄白色；有特异香气，味苦。含香加皮苷 A ~ H 和 K，其中苷 G 为强心苷，称杠柳毒苷（periplocin），苷 H 和苷 K 均为 C_{21} 甾苷，是孕甾烯醇酮的还原衍生物；另含 4 – 甲氧基水杨醛（为其香气成分）、α – 香树脂醇、β – 香树脂醇及 4 种寡糖等；尚分得有抗肿瘤活性的 S – 4a、4b、5、6、9、10 等 6 种糖苷，其中 S – 5、6、9 的苷元为 Δ^5 – 孕甾烯 3β，20（S）– 二醇，S – 4b 的苷元为 Δ^5 – 孕甾烯 3β，16α，20（S）– 三醇，S – 4a 的苷元为 Δ^5 – 孕甾烯 3β，16β，20（R）– 三醇。杠柳毒苷有强心、抗炎作用；香加皮尚有分化诱导癌细胞，使其正常化的作用。本品性温，味辛、苦，有毒；能利水消肿，祛风湿，强筋骨；用于风寒湿痹，腰膝酸软，心悸气短，下肢浮肿；用量 3 ~ 6g。本品有毒，不可过量与久服。杠柳总苷可用于充血性心力衰竭、心脏性浮肿等症。

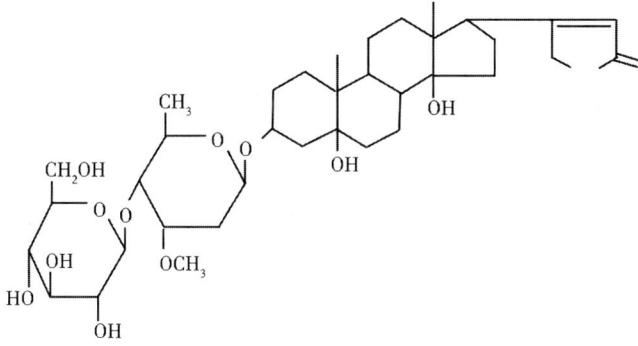

杠柳毒苷

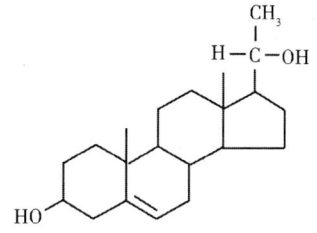

Δ^5-孕甾烯 3β, 20（S）-二醇

第十一章　叶类生药

叶类（folium）生药一般采用植物的干燥叶，大多为单叶，如枇杷叶、艾叶；少数为复叶的小叶，如番泻叶；也有是带叶的枝梢，如侧柏叶、曼陀罗等。

一、性状鉴别

叶类生药的外形鉴别，首先应观察其状态与组成：是完整的或是破碎的，是平坦的或是皱缩的；是单叶或是复叶的小叶片，有无茎枝或叶轴。质厚的叶子常保持完整而平坦的状态，如枇杷叶、桉叶、功劳叶；形状较小而质不很薄的叶子通常也是完整的，如番泻叶；质地菲薄且形大的叶子则易破碎、皱缩，如大青叶。单独的小叶片与单叶常难于区别，但小叶的基部常显不对称状。如果生药中夹杂有少量梗状物，则鉴定其是茎枝或是叶轴，将有助于确认是单叶或是小叶片：梗状物上的叶痕在同一水平上，且叶痕旁无芽状物，则为叶轴，反之为茎枝。同时，应观察大量叶子所呈现的颜色。多数叶类生药皱缩卷曲，需湿润摊平后观察，应注意叶片的形状、大小、长度与宽度、叶端、叶基、叶缘、叶脉、上下表面、质地、气味以及叶柄的有无及长短等。叶片的表面特征比较多样，有的光滑无毛，有的一面或二面被毛，有的对光透视可见透明的腺点（油室）。可借助放大镜仔细观察毛茸、腺点、腺鳞等。此外，还应注意有无叶翼、叶鞘和托叶，以及叶柄是平直、槽状或是扭曲等情况。

二、显微鉴别

叶类生药的显微鉴别主要依靠观察叶片的表皮、叶肉及叶的主脉三个部分的特征。通常除需作中脉与脉间横切片外，还应制作上下表皮观察片。

1. 表皮　表皮特征的观察在叶类生药鉴定上最为重要。应注意：叶的上下表皮细胞的形状，垂周壁的弯曲程度及增厚情况，外平周壁有无角质层（角皮）、皱纹或突出，毛茸的种类、形状及密度，气孔类型及密度等。

表皮多为1列细胞，亦有为1列以上的复表皮，如夹竹桃叶。表皮细胞通常均紧密相接，无胞间隙。横切面观多呈略扁平或近方形的细胞，表面观多为近等径的多边形细胞，单子叶植物叶的表皮细胞则呈长方形，其长径与中脉相平行。禾本科植物叶的上表皮细胞有较大的运动细胞。表皮细胞的垂周壁呈平直或不同程度的弯曲，通常下表皮细胞较上表皮细胞弯曲更为明显。有的并显特殊的增厚情况，如洋地黄叶。

表皮细胞的外平周壁常具角质化层，亦称为角皮。表面常显皱纹，表面观呈多少弯曲的细线状，如颠茄叶与臭椿叶。有的表皮细胞向外突出而形成乳头状突起或毛茸。表皮毛茸的观察极为重要，应注意毛的种类（非腺毛或腺毛）、长度、组成毛的细胞数（腺毛应注意腺头和腺柄的细胞数）、行列数、是否分枝，以及毛壁的厚度，表面是否有疣状突起或螺纹，木化程度等。在同一张叶子上可能有数种不同的毛同时存在，应注意其分布情况。在干燥生药中，常有许多毛茸脱落，而在表皮上留下一疤痕，称为毛痕（cicatrix），其周围常有数个细胞呈放射状排列，如番泻叶。

气孔的轴式也是叶类生药鉴定的重要特征。双子叶植物叶的气孔根据副卫细胞的形状和排列方式，通常分为五种类型：平轴式、直轴式、不等式、不定式和环式（或称放射式）。气孔的类型与植物的科、属有一定关系，有的植物的叶子上可能不止一种型式的气孔。气孔的数目在不同种间有较大差别，在同一叶片的上、下表皮也可能不同，通常以下表皮的数目较多。一种植物叶单位面积上气孔数与表皮细胞的比例有一定的范围且比较恒定，这种比例关系称为气孔指数（Stomatal Index），可用于区别同属不同种的植物和生药。

$$气孔指数 = \frac{单位面积上的气孔数 \times 100}{单位面积上的气孔数 + 表皮细胞数}$$

2. 叶肉 通常分化为栅栏组织和海绵组织两部分。栅栏组织通常为 1 列长圆柱形的细胞，排列紧密，内含大量叶绿体，多在上表皮细胞下方，亦有为 2 ~ 3 列细胞的，或上下表皮细胞内方均有栅栏细胞的，称为等面型，如番泻叶。海绵组织常占叶肉的大部分，位于栅栏组织下方，其本身在鉴定上并不重要，但应注意是否有草酸钙结晶、分泌组织（如油细胞、黏液细胞、油室、间隙腺毛等）与异型石细胞（如茶叶）的存在，观察其形状及存在部位。

3. 主脉 叶片主脉横切面观，上、下表面的凹凸程度与维管束的数目和排列方式往往依植物的种类而异。一般叶的主脉下表面均呈不同程度的突出。上下表皮内方多数均有厚角组织，但亦有少数叶的主脉部分有栅栏组织通过，如番泻叶。主脉维管束通常为外韧型维管束，即木质部位于上方，呈槽状或新月形至半月形；韧皮部在木质部的直下方，与茎中维管束的类型相似。维管束外围有时是纤维或石细胞构成的维管束鞘。

细小的叶脉将叶肉组织分割成许多小块，叫做"脉岛"（vein islet）。同种植物叶子上，单位面积中脉岛的数目常常是固定不变的，因此，可用来鉴定叶类和全草类生药。例如，尖叶番泻为 25 ~ 30，狭叶番泻为 19 ~ 23；紫花洋地黄为 2 ~ 5.5，黄花洋地黄为 1 ~ 2。

*银 杏 叶
Ginkgo Folium

【来源】 为银杏科植物银杏 *Ginkgo biloba* L. 的干燥叶。

【产地】 主产于江苏、山东、广西、湖北、河南、浙江、贵州等地。

【采收加工】 秋季叶尚绿时采收，及时干燥。

【化学成分】 主要心血管活性成分为黄酮类与内酯类。

1. 黄酮类 主要有银杏双黄酮（ginkgetin）、异银杏双黄酮、去甲银杏双黄酮（bilobetin）、金松双黄酮（sciadopitysin）、穗花杉双黄酮（amentoflavone）、槲皮素 – 3 – 葡萄糖苷、槲皮素 – 3 – O – 鼠李糖苷及苷元、槲皮素 – 3 – O – 鼠李糖 – 2 – （6 – 对羟基 – 反式 – 桂皮酰）– 葡萄糖苷、木犀草素 – 3 – O – 葡萄糖苷及苷元、洋芹素 – 7 – O – 葡萄糖苷及苷元、杨梅树皮素 – 3 – O – 葡萄糖 – 6 – 鼠李糖苷及苷元、山奈素 – 3 – 鼠李糖 – 2 – （6 – 对羟基 – 反式 – 桂皮酰）– 葡萄糖苷。

2. 内酯类 主要有白果苦内酯（银杏内酯，ginkgolide）A、B、C、M、J，白果内酯（bilobdide）等。

此外，尚含白果酸（ginkgolic acid）、氢化白果酸、氢化白果亚酸（hydroginkgolinic acid）、4′ – O – 甲基吡哆醇（4′ – O – methmylpyridoxine，有毒）、银杏酚（bilobol，3 种）、白果酚（ginkgol）及聚戊二烯醇（polyprenol）等。白果酸有致过敏作用。

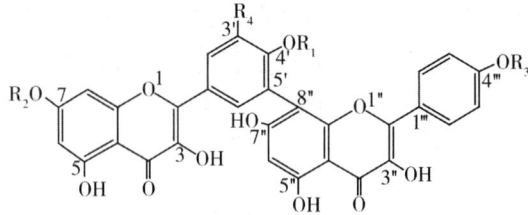

	R₁	R₂	R₃	R₄

	R_1	R_2	R_3	R_4
银杏素（银杏双黄酮）	CH_3	CH_3	H	H
异银杏素	CH_3	H	CH_3	H
穗花杉双黄酮	H	H	H	H
去甲银杏双黄酮	CH_3	H	H	H
金钱松双黄酮	CH_3	CH_3	CH_3	H
5′-甲氧基去甲银杏双黄酮	H_3	H	H	OCH_3

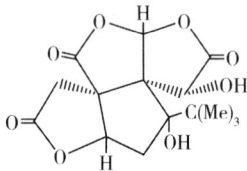

白果内酯

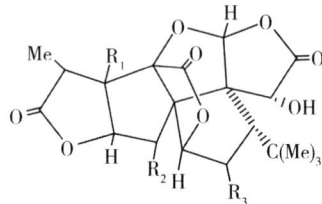

银杏内酯

银杏内酯	R_1	R_2	R_3
A	OH	H	H
B	OH	OH	H
C	OH	OH	OH
J	OH	H	OH
M	H	OH	OH

【性状】叶片扇形，有的折叠或破碎，完整者长 3~12cm，宽 5~15cm，黄绿色或浅棕黄色，上缘呈不规则波状弯曲，有的中间凹入，深者可达叶长的 4/5，二叉状平行脉自基部射出，细而密，于背面显著突起，两面平滑，易纵向撕裂，叶基楔形或截形；叶柄长 2~8cm。体轻。气微，味微苦、涩（图11-1）。

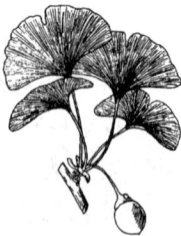

图 11-1 银杏植物外形（果枝与叶）

【显微特征】叶片横切面观，上、下表皮细胞各 1列，类方形或类长方形，外壁较厚，向外拱起，被角质层，下表皮有内陷气孔。叶肉异面型，栅栏细胞 1列，不通过中脉，叶肉组织有大型分泌道，分泌细胞 1列，管道内有时可见块状或油滴状分泌物；维管束外韧型，韧皮部和木质部外侧有时可见少数厚壁细胞。叶肉细胞含草酸钙簇晶，尤以维管束周围多见，直径 20~100μm。上表皮细胞表面观呈长方形或长方多角形，垂周壁波状弯曲，无气孔；下表皮细胞表面观呈多角形或长方多角形，垂周壁近平直或波状弯曲，气孔众多，保卫细胞下陷，副卫细胞5～6个，环状排列。

【理化鉴别】**1. 黄酮类的薄层色谱**　取粉末1g，加40%乙醇10ml，加热回流10min，放冷，过滤，滤液点样于含4%乙酸钠的硅胶G薄层板上，同时以银杏叶对照药材同法制成的溶液作对照，用乙酸乙酯－丁酮－甲酸－水（5:3:1:1）展开，3%三氯化铝乙醇溶液显色，紫外光灯（365nm）下观察。供试品色谱中，在与对照药材色谱相应的位置上，显相同颜色的荧光斑点。

2. 内酯类的薄层色谱　取粉末1g，加50%丙酮回流提取，滤液蒸干，残渣加水溶解，用乙酸乙酯萃取2次，合并乙酸乙酯液，蒸干，残渣加15%乙醇溶解，置于已处理好的聚酰胺柱上（吸附黄酮类），用5%乙醇洗脱，洗脱液蒸去乙醇，残液用乙酸乙酯萃取2次，萃取液蒸干，残渣加丙酮溶解，点样于含4%乙酸钠的硅胶G薄层板上，以银杏内酯A、B、C和白果内酯对照品的混合溶液作对照，以甲苯－乙酸乙酯－丙酮－甲醇（10:5:5:0.6）为展开剂，在15℃以下展开，醋酐蒸气熏15min，在140～160℃中加热30min，置紫外光灯（365nm）下观察。供试品色谱中，在与对照相应的位置上，显相同颜色的荧光斑点。

【含量测定】银杏叶所含黄酮类和内酯类化合物是其防治心血管疾病的主要有效成分，故可通过测定此两类成分含量用于控制和评价银杏叶及其制剂的质量。生药粉末先用三氯甲烷提取以除去样品中的叶绿素、双黄酮及黄酮苷元、内酯类；然后以甲醇提取总黄酮苷类，再经酸水解成苷元，应用HPLC法分别测定主要黄酮苷元的含量，乘以换算因子，得总黄酮苷含量。萜类内酯的HPLC法测定必须先用石油醚除去样品中的叶绿素，然后以甲醇提取，继用酸性氧化铝柱除尽残存的叶绿素，以防止污染色谱柱。用外标两点法对数方程分别计算银杏内酯A、银杏内酯B、银杏内酯C和白果内酯的含量。

1. 总黄酮醇苷的HPLC法测定　色谱条件：以十八烷基硅烷键合硅胶为填充剂，以甲醇－0.4%磷酸溶液（50:50）为流动相，检测波长为360nm。理论塔板数按槲皮素峰计算应不低于2500。《中国药典》（2010年版）规定，本品按干燥品计算，含总黄酮醇苷不得少于0.40%。

2. 萜类内酯的测定　色谱条件：以十八烷基硅烷键合硅胶为填充剂，以甲醇－四氢呋喃－水（25:10:65）为流动相，蒸发光散射检测器检测。理论塔板数按白果内酯峰计算应不低于3000。《中国药典》（2010年版）规定，本品按干燥品计算，含萜类内酯以银杏内酯A、B、C和白果内酯的总量计，不得少于0.25%。

【药理作用】**1. 对心脑血管系统作用**　银杏叶提取物EGb－761有改善脑循环，保护血脑屏障作用，对离体缺血再灌注大鼠豚鼠心脏有良好的保护作用；银杏叶黄酮及内酯类成分有扩张冠脉、增加家兔颈动脉和耳动脉血流量及保护缺血作用。

2. 抗血小板活化因子作用　银杏内酯类成分通过抗血小板活化因子，从而产生抗变态反应、抗内毒素反应及抑制排斥反应等效应。

3. 对中枢神经系统作用　银杏叶提取物有改善记忆力，调节中枢神经递质如去甲肾上腺素、5－羟色胺、乙酰胆碱等递质的作用。

此外，尚有抗氧化、抗过敏、抗病原微生物与抗癌等作用。

【功效】性平，味苦、甘、涩。能活血化瘀，通络止痛，敛肺平喘，化浊降脂。用于淤血阻络，胸痹心痛（冠心病，心绞痛），中风偏瘫，高脂血症。用量9～12g。银杏叶提取物制剂在国内外被广泛用于防治冠心病等老年性疾病。

〔附〕白果 Ginkgo Semen

　　为银杏 *Ginkgo biloba* L. 的干燥成熟种子。略成椭圆形，一端钝，另一端稍尖，长 1.5～2.5cm，宽 1～2cm，厚约 1cm。表面黄白色或淡棕黄色，平滑，具 2～3 条棱线。中种皮（壳）骨质，坚硬；内种皮膜质；种仁宽卵形或椭圆形，横断面外层黄色，胶质样，内层淡黄色或淡绿色，粉性。气微，味甘、微苦。亦含萜类内酯银杏内酯 A、C 等，白果酸、氢化白果酸、氢化白果亚酸；另含白果酚（ginkgol）、白果醇（ginnol）、脂肪油等。外种皮含约 1.3% 的黄酮类化合物。肉质外种皮含抗菌成分，对多种革兰阳性及阴性细菌均有抑制作用，对常见致病性皮肤真菌均有不同程度的抑制作用；白果酸能抑制分枝杆菌的生长。本品性平，味甘、苦、涩，有毒；能敛肺定喘，止带缩尿；用于痰多喘咳，带下白浊，遗尿尿频；用量5～10g。

*番　泻　叶

Sennae　Folium

　　【来源】为豆科植物狭叶番泻 *Cassia angustifolia* Vahl 或尖叶番泻 *C. acutifolia* Delile 的干燥小叶。

　　【产地】狭叶番泻叶主产于印度南端的丁内未利（Tinnevelly），习称"印度番泻叶"或"丁内未利番泻叶"；埃及、苏丹亦产。尖叶番泻叶主产于埃及的尼罗河中上游，由埃及的亚历山大港输出，习称"埃及番泻叶"或"亚历山大番泻叶"。我国广东、海南及云南西双版纳等地亦有栽培。

　　【采收加工】狭叶番泻叶在开花前摘下叶片，阴干后用水压机打包。尖叶番泻叶在 9 月间果实将成熟时，剪下枝条，摘取叶片晒干，按全叶或碎叶分别包装。尖叶番泻生长至 90 天左右的嫩叶，其有效成分含量最高。

　　【化学成分】狭叶番泻叶：含番泻苷（sennosid）A～D，芦荟大黄素双蒽酮苷（aloeemodin dianthrone glucoside）、大黄酸葡萄糖苷及少量大黄酸、芦荟大黄素等。尚含山奈素及番泻叶山奈苷（kalmpferin）、蜂花醇（myricyl alcohol）、水杨酸、棕榈酸、硬脂酸、植物甾醇及其苷等。

　　尖叶番泻叶：含蒽醌衍生物 0.85%～2.86%，有番泻苷 A～C、芦荟大黄素 - 8 - 葡萄糖苷、大黄酸 - 8 - 葡萄糖苷、大黄酸 - 1 - 葡萄糖苷及芦荟大黄素、大黄酸，尚含异鼠李素（isorhamnetin）、山奈素、植物甾醇及其苷等。

　　【性状】狭叶番泻叶：小叶片多完整平坦，长卵形或卵状披针形，长 1.5～5cm，宽 0.4～2cm，全缘，叶端急尖，基部略不对称。上表面黄绿色，下表面浅黄绿色，陈旧叶呈浅棕色，无毛或近无毛，叶脉稍隆起，下表面主脉突出。表面常有迭压线纹。叶片革质。气微弱而特异，味微苦而稍有黏性（图 11 - 2Aa）。

　　尖叶番泻叶：小叶片略卷曲或有破碎，呈披针形或长卵形，长 2～4cm，宽 0.7～1.2cm，叶端短尖或微凸，叶基部不对称；上表面绿色，下表面灰绿色，两面均有细短毛茸（图 11 - 2Ab）。

　　【显微特征】两种番泻叶的显微特征相似。

　　横切面：表皮细胞类长方形，外被角质层，内含黏液质；上下表皮均有气孔和单细胞非腺毛。叶肉组织等面型，上下均有 1 列栅栏细胞，上层栅栏细胞长柱状，通过中脉，下层栅栏细胞较短；海绵细胞中常含草酸钙簇晶。中脉维管束外韧型，上下二侧均有微木化的中柱鞘纤维束，其外侧薄壁细胞常含草酸钙方晶（图 11 - 2B，C）。

粉末：淡绿色或黄绿色。①上下表皮细胞表面观多角形，垂周壁平直，上下表皮均有气孔，主为平轴式，副卫细胞多为 2 个，偶有 3 个。②单细胞非腺毛，长 100 ~ 350μm，直径 12 ~ 25μm 壁厚，外壁具疣状突起，基部稍弯曲。③晶鞘纤维多成束，方晶直径 12 ~ 15μm。④草酸钙簇晶较多，直径 9 ~ 20μm，存在于叶肉薄壁细胞中（图 11 - 2D）。

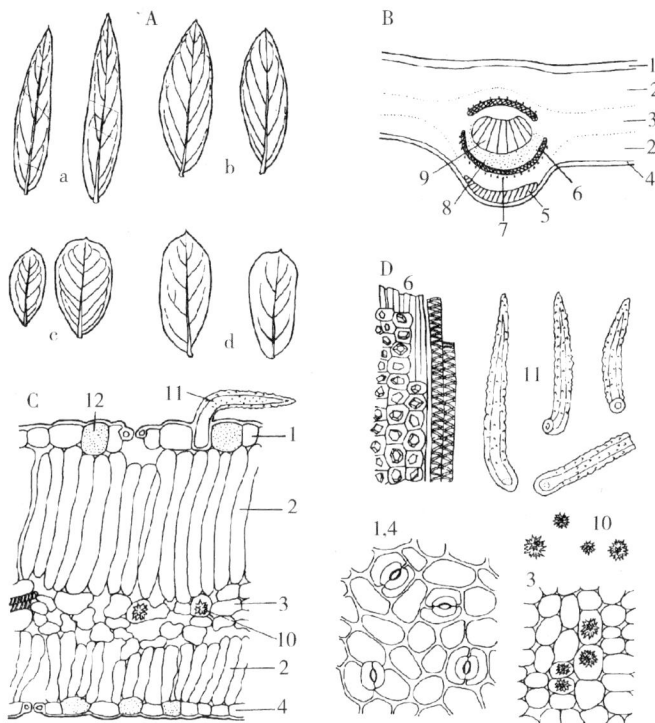

图 11 - 2　番泻叶的外形及显微特征

A. 外形（a. 狭叶番泻叶 b. 尖叶番泻叶 c. 卵叶番泻叶 d. 耳叶番泻叶）　B. 横切面简图
C. 横切面详图　D. 粉末　1. 上表皮　2. 栅栏组织 3. 海绵组织 4. 下表皮 5. 厚角组织
6. 中柱鞘纤维 7. 草酸钙方晶 8. 韧皮部 9. 木质部 10. 草酸钙簇晶 11. 非腺毛 12. 黏液质

【理化鉴别】（1）取粉末 25mg，加水 50ml 及盐酸 2ml，水浴中加热水解 15min，冷却后用乙醚 40ml 萃取，乙醚层经无水硫酸钠脱水，过滤，滤液蒸干，残渣加氨试液，显黄色或橙色。置水浴中加热 2min 后变为紫红色（羟基蒽醌类反应）。

（2）取粉末 1g，加稀乙醇超声波处理 30min，离心，取上清液蒸干，残渣加水溶解，用石油醚（60 ~ 90℃）萃取 3 次，弃去石油醚液，水液蒸干，残渣加稀乙醇溶解作为供试品溶液。另取番泻叶对照药材同法制成对照药材溶液。吸取上述两种溶液，分别点样于同一块硅胶 G 薄层板上，以乙酸乙酯 - 正丙醇 - 水（4:4:3）展开，置紫外光灯（365nm）下观察，供试品色谱中在与对照药材色谱相应的位置上，显相同颜色的荧光斑点；喷以 20% 硝酸溶液，120℃加热约 10min，再喷以 5% 氢氧化钾的稀乙醇溶液，供试品色谱中在与对照药材色谱相应的位置上，显相同颜色的斑点。

【含量测定】番泻叶的主要泻下有效成分番泻苷 A 和 B，为酸性二蒽酮苷类，易溶于水和碳酸氢钠水溶液，可被酸水解，其水解产物番泻苷元则易溶于三氯甲烷或乙醚，并可被 $FeCl_3$ 氧化成大黄酸和芦荟大黄素等，后者与乙酸镁甲醇溶液生成红色络合物；故可应用分光光度法测定总番泻苷的含量。番泻苷 A 和 B 见光易分解，全过程应避光进行。亦可应用高效液相色谱法直接测定番泻苷 A、番泻苷 B 的含量。

1. 总番泻苷的分光光度法测定　样品细粉用水加热提取，水提液酸化后用三氯甲烷萃取以除去游离蒽醌类，水液再加碳酸氢钠使酸性蒽苷类成分番泻苷 A 与 B 等成盐。精密吸取一定量水液，加入 10.5% 三氯化铁溶液与盐酸加热回流，继用乙醚萃取水解产物。乙醚提取液除去溶剂，残渣中精密加入 0.5% 醋酸镁甲醇液 10ml 使溶解，在 515nm 波长处测定其吸收度，以甲醇作空白，按番泻苷 B 的吸收系数（$E_{1cm}^{1\%}$）240 计算生药中总番泻苷的含量。全过程应避光进行。《中国药典》（2005 年版）规定，本品含总番泻苷以番泻苷 B 计算不得少于 2.5%。

2. 番泻苷 A、番泻苷 B 的 HPLC 法测定　色谱条件　以十八烷基硅烷键合硅胶为填充剂，以乙腈 – 5mmol/L 四庚基溴化铵的醋酸 – 醋酸钠缓冲溶液（pH 5.0）（35∶65）为流动相，检测波长 340nm，柱温 40℃，理论板数按番泻苷 B 计算应不低于 6500。《中国药典》（2010 年版）规定，本品按干燥品计算，含番泻苷 A、番泻苷 B 的总量不得少于 1.1%。

个别成分的测定尚有薄层扫描法、毛细管电泳法等。

【药理作用】**1. 泻下作用**　其泻下有效成分及其泻下作用机理均与大黄相似，但本品不含大量鞣质类成分，故无泻后继发便秘的副作用，因而可用于习惯性便秘。

2. 止血作用　番泻叶止血有效成分为游离蒽醌类衍生物，能使血凝时间缩短，促进血小板生成和增强毛细血管抵抗力，番泻叶中含有晶鞘纤维与草酸钙簇晶也具有局部止血作用。

3. 抗菌、消炎与利胆作用　番泻苷 A 等有利胆、松弛奥狄氏括约肌及较强的抗菌消炎作用。

【功效】性寒，味甘、苦。能泻热导滞，通便，利水。用于热洁积滞，便秘腹痛，水肿胀满。用量 2～6g，后下或开水泡服。孕妇慎用。番泻叶曾广泛用于治截瘫病人大便潴留，开颅手术后引起的便秘，伤科便秘及老年性便秘等；也常用作妇科手术、结肠手术前的肠道准备。

【附注】**1. 番泻实**　狭叶番泻和尖叶番泻的未成熟果实亦供药用，称"番泻实"。含蒽醌衍生物 1.3%～1.4%。

2. 卵叶番泻叶　为同属植物卵叶番泻 *Cassia obovata* Colladon 的干燥小叶。主产于埃及、意大利，习称"意大利番泻叶"。小叶片呈倒卵形，先端具棘刺，被短毛（图 11 – 2Ac）。显微特征为下表皮细胞呈乳头状突起，可资区别。本品含蒽醌总量约 3.8%，亦可供药用。

3. 耳叶番泻叶　为耳叶番泻 *C. auriculata* L. 的干燥小叶，常混入进口狭叶番泻叶中，有时可达 60%，甚至整包混入。小叶片呈卵圆形或倒卵圆形，长 1～2.5cm，宽 0.5～1.5cm，先端钝圆或微凹陷，或具短刺，叶基不对称或对称；表面灰黄绿色或红棕色，密被灰白色短毛，无迭压线纹（图 11 – 2Ad）。显微特征：叶肉组织异面型，上表皮内有栅栏细胞 2 列，非腺毛细长且较密，长 240～650μm；草酸钙簇晶很小或无，直径 10～15μm。本品含蒽苷极微，不具泻下作用，不可供药用。

侧　柏　叶
Platycladi Cacumen

本品为柏科植物侧柏 *Platycladus orientalis*（L.）Franco 的干燥枝梢及叶。主产于河北、山东。多于夏、秋季采收，阴干。小枝扁平，叶细小鳞片状，交互对生，贴伏于枝上，深绿色或黄绿色；质脆，易折断，断面黄白色；气清香，味苦涩、微辛。含扁柏双黄酮（hinokiflavone）、新柳杉双黄酮（neocryptomerin）、穗花杉双黄酮（amentoflavone）、槲皮素、杨梅黄素（myricetin）、山奈酚等；另含挥发油约0.3%，主要成分为 α-侧柏酮（α-thujone）、α-蒎烯、β-雪松烯、α-杜松烯和 α-水芹烯等。尚含 Ca、Mg、Fe 等无机元素。侧柏及所含黄酮类对小鼠有镇咳、祛痰、松弛气管平滑肌、止血及镇静作用等；体外对肺炎双球菌、金黄色葡萄球菌、流感病毒等有抑制作用；其己烷提取物有拮抗血小板活化因子（PAF）受体作用，醇提取物有抗炎作用，其抗炎机制可能与抑制花生四烯酸的代谢有关。本品性寒，味苦涩；能凉血止血，化痰止咳，生发乌发；用于吐血，衄血，咯血，便血，崩漏下血，肺热咳嗽，血热脱发，须发早白；用量6g～12g。用侧柏叶制成的片剂、浸膏片及注射液治疗肺结核有一定疗效。水煎液亦用于治疗扁平疣、脚癣。

〔附〕柏子仁 Platycladi Semem

本品为侧柏 *Platycladus orientalis*（L.）Franco 的干燥成熟种仁。呈长卵形或长椭圆形，长4～7mm，直径1.5～3mm；表面淡黄白色或淡黄棕色，外有膜质内种皮，顶端略尖，有棕色小点；质软油润，富油性；气微香，味淡。含脂肪油约14%，尚含少量挥发油、皂苷及植物甾醇。性平，味甘；能养心安神，润肠通便，止汗。用于阴血不足，虚烦失眠，心悸怔忡，肠燥便秘，阴虚盗汗；用量3～10g。

淫　羊　藿
Epimedii　Folium

本品为小檗科植物淫羊藿 *Epimedium brevicornum* Maxim.、箭叶淫羊藿 *E. sagittatum*（Sieb. et Zucc.）Maxim.、柔毛淫羊藿 *E. pubescens* Maxim.、巫山淫羊藿 *E. wushanense* T. S. Ying 或朝鲜淫羊藿 *E. koreanum* Nakai 的干燥叶。主产于四川、陕西、辽宁、湖南、湖北等地。夏、秋季茎叶茂盛时采收，晒干或阴干。

淫羊藿：三出复叶，小叶卵圆形，长3～8cm，宽2～6cm，先端微尖，边缘具黄色刺毛状锯齿；顶生小叶基部心形，两侧小叶较小，偏心形，叶背有稀疏毛茸；叶片近革质；味微苦。

箭叶淫羊藿：三出复叶，长4～12cm，宽2.5～5cm 小叶片卵状披针形，先端渐尖，基部心形；两侧小叶基部偏斜，外侧呈箭形，下表面疏被粗短伏毛或近无毛，叶片革质。

柔毛淫羊藿：叶下表面及叶柄密被绒毛状柔毛。

巫山淫羊藿：小叶片披针形至狭披针形长9～23cm，宽1.8～4.5cm。先端渐尖或长渐尖，边缘具刺齿，侧生小叶基部偏斜，内边裂片小，圆形，外边裂片大，三角形，渐尖。下表面被柔毛或秃净。

朝鲜淫羊藿：小叶较大，叶片较薄。

　　茎叶均含淫羊藿苷（icariin）、淫羊藿次苷（icariside I）、icarisideⅡ、淫羊藿新苷（epimedoside）A、B 以及淫羊藿定（epimedin）等多个黄酮类化合物，以叶中含量较高；并含多糖、挥发油、鞣质、植物甾醇等。有性激素样作用，能促进精液分泌、明显增加雌性大鼠垂体前叶、卵巢与子宫重量及雄性小鼠前列腺、精囊和提肛肌重量；并有降压、增加冠脉流量、降血脂、降血糖、抗菌、镇咳、抗衰老等作用；淫羊藿总黄酮和多糖对免疫功能有双向调节作用，淫羊藿苷还能抑制多种肿瘤细胞的生长与增殖、减轻神经元缺血性损伤以及促进成骨细胞增殖和矿化等作用。本品性温，味辛、甘；能补肾阳，强筋骨，祛风湿；用于阳痿，遗精，筋骨痿软，风寒湿痹，半身不遂及高血压、冠心病与男女更年期综合症等；用量 3～9g。

枇　杷　叶
Eriobotryae Folium

　　本品为蔷薇科植物枇杷 *Eriobotrya japonica* (Thunb.) Lindl. 的干燥叶。主产于广东、浙江，华东、中南、西南地区亦产。全年均可采收，晒至七、八成干时扎成小把，再晒干。叶片长椭圆形或长倒卵形，长 12～30cm，宽 4～9cm，先端尖，基部楔形，边缘上部有疏锯齿，近基部全缘；上表面灰绿色、黄棕色或红棕色，较光滑；下表面密被黄棕色绒毛；主脉于下表面显著突起，羽状网脉；叶柄极短，被棕黄色绒毛；革质而厚，质脆易折断。气微，味微苦。含苦杏仁苷、枇杷苷 I（eriobotroside I）、乌苏酸、熊果酸、2α - 羟基熊果酸、齐墩果酸、2α - 羟基齐墩果酸、鞣质、维生素 B_1 和 C 及微量砷。鲜叶含挥发油 0.04%～0.1%，油中主要含反式 - 苦橙油醇（transnerolidol）与反 - 反式金合欢醇（trans - trans - farnesol）等。水煎液对金黄色葡萄球菌、肺炎球菌、痢疾杆菌等有抑制作用；乙醇提取物有良好的抗炎、止咳作用，枇杷苷 I 和熊果酸和总三萜酸是其抗炎、止咳的主要有效成分。本品性微寒，味苦；能清肺止咳，降逆止呕；用于肺热咳嗽，气逆喘急，胃热呕逆，烦热口渴；用量 6～10g。

枸骨叶（功劳叶）
Ilicis Cornutae Folium

　　本品为冬青科植物枸骨 *Ilex cornuta* Lindl. ex Paxt. 的干燥叶。我国长江中、下游各省均产。多于 8～12 月间采收，晒干。叶类长方形或矩圆状长方形，偶有长卵圆形，长 3～8cm，宽 1.5～4cm；先端具 3 枚较大的硬刺齿，顶端 1 枚常反曲，基部平截或宽楔形，两侧有时各具刺齿 1～3 枚，边缘稍反卷，长卵圆形叶常无刺齿；上表面黄绿色或绿褐色，有光泽，下表面灰黄色或灰绿色；羽状网脉，叶柄较短；革质，硬而厚；无臭，味微苦。主要含三萜皂苷类成分：苦丁茶苷（cornutaside）A～D、冬青苷 I 甲酯、熊果酸、胡萝卜苷、羽扇豆醇等。有镇咳、祛痰、镇静以及增加冠脉流量、加强心收缩力与避孕作用。本品性凉，味苦；能清热养阴，平肝，益肾；用于肺痨咯血，骨蒸潮热，头晕目眩，高血压症；用量 9～15g。

　　【附注】广东、广西、福建、江西、贵州与浙江部分地区以小檗科植物阔叶十大功劳 *Mahonia bealei* (Fort.) Carr.、狭叶十大功劳 *M. fortunei* (Lindl.) Fedde 和华南十大功劳 *M. japonica* (Thunb.) DC. 等的叶作功劳叶入药，主要含小檗碱、掌叶防己碱等。而枸骨嫩叶加工品在江苏、浙江、北京等地又作苦丁茶入药。均属异物同名现象，应注意鉴别。

罗 布 麻 叶
Apocyni Veneti Folium

本品为夹竹桃科植物罗布麻 *Apocynum venetum* L. 的干燥叶。主产于西北、华北及东北，现江苏、山东、安徽、河北等省亦有大量种植。夏季采收，除去杂质，干燥。叶大多皱缩卷曲，有的破碎，完整叶片展平后呈椭圆状披针形或卵圆状披针形，长 2 ~ 5cm，宽 0.5 ~ 2cm；叶端有明显的小芒刺，基部钝圆或楔形，边缘具细齿，常反卷；叶面淡绿色或灰绿色，叶背颜色稍淡，叶脉于下表面明显凸起，两面无毛；叶柄细，长约 4mm；质脆；气微、味淡。叶主要含黄酮类金丝桃苷（hyperoside）、异槲皮苷（isoquercitrin）、三叶豆苷（trifolin）、紫云英苷（astragalin）、夹竹桃麻素 A ~ D 以及儿茶素（*d* – catechin）及其类似物、蒽醌、延胡索酸、琥珀酸、氯原酸、谷氨酸、丙氨酸、缬氨酸、氯化钾及铜、锌、锰、铁等微量元素，炙罗布麻叶中尚含紫罗兰苷。有降血压、降血脂、抗凝血、止咳化痰、平喘、增强免疫功能、抗抑郁及抗脂质过氧化、延缓衰老等作用。本品性凉，味淡、涩；能平肝安神，清热利水；用于肝阳眩晕，心悸失眠，浮肿尿少，高血压症，肾炎浮肿与感冒；用量 6 ~ 12g。已有罗布麻降压片供临床应用。根含多种强心成分：罗布麻苷（cyamarin）、毒毛旋花子苷元及 K – 毒毛旋花子苷 – β 等；用于治疗各种肾性、心性、肝硬化及妊娠水肿，用量 12 ~ 15g。

艾 叶
Artemisiae Argyi Folium

本品为菊科植物艾 *Artemisia argyi* Lev1. et Vant. 的干燥叶。全国大部分地区均产。以湖北蕲州产者为佳，习称"蕲艾"。夏季花未开时采收，除去杂质，晒干。叶片多皱缩卷曲，破碎不全，具短柄；完整的叶片展平后呈卵状椭圆形，羽状深裂，裂片椭圆状披针形，边缘具不规则粗锯齿；上表面灰绿色或深黄绿色，有稀疏的短绵毛，密布白色腺点，下表面密生灰白色的绒毛；质柔软；气清香，味苦。含挥发油 0.20% ~ 0.35%，油中主要成分为 1，8 – 桉油精（1，8 – cineole），另含 α – 水芹烯（α – phellandrene）、樟脑、龙脑、反式 – 香苇醇（trans – carveol）、α – 松油醇、α – 侧柏烯、蒎烯、莰烯、香桧烯等，此外，尚含黄酮类、多糖及补体激活物质，微量元素钛、锰、铁、砷等。艾叶水浸液、燃烧烟雾以及艾叶油有抑菌、抗病毒作用；艾叶油还有镇咳、祛痰、平喘、利胆、镇静、抗休克及抑制心脏收缩等作用；艾灸能增强小白鼠单核巨噬细胞的吞噬功能，并对体液免疫有促进作用；艾叶炭能促进凝血和缩短出血时间；艾叶燃烧产物的甲醇提取物有清除自由基作用。本品性温，味辛、苦，有小毒；能温经止血，散寒止痛，外用祛湿止痒；用于吐血，衄血，崩漏，月经过多，胎漏下血，少腹冷痛，经寒不调，宫冷不孕；外治皮肤瘙痒，醋艾炭温经止血，用于虚寒性出血；用量 3 ~ 9g。艾叶浴复温治疗新生儿硬肿及酒炒艾叶热敷治疗小儿阴缩均有良效。

第十二章　花类生药

花类（flos）生药包括完整的花、花序或花的某一部分。例如，开放的单花（洋金花、槐花、红花）、花蕾（辛夷、槐米、金银花、丁香）、花序（款冬花、菊花、旋覆花），或带花的果穗（夏枯草）、雄蕊（莲须）、花柱（玉米须）、柱头（番红花）、花粉粒（松花粉、蒲黄）等。

一、性状鉴别

首先要辨明花类生药的入药部分，是单花、花序还是花的个别部分。花的形状比较特异，大多有鲜艳的颜色和香气。观察时应注意花的全形、大小、花的各部分的形状、颜色、数目、排列、有无毛茸以及气味等特征。以花序入药者，除观察单朵花外，还需注意花序类型、总苞片及苞片的数目和形状、小花的数目、形状和着生情况等。菊科植物还应观察花序托的形状，有无被毛等。必要时湿润后在解剖镜下观察。

二、显微鉴别

花类生药的显微鉴别除花梗和膨大花托制作横切片外，一般只作表面制片和粉末观察。雄蕊及雌蕊柱头则可做整体封藏，于透化后观察。

1. 苞片和花萼　构造与叶片相似，但叶肉组织通常分化不明显，维管束的组成也极简单，故鉴定时以观察内外表面为主。应注意表皮细胞的形状，气孔的有无、分布与类型，毛茸的有无、形状及分布，分泌组织的种类及形状，草酸钙结晶的形状及分布等。

2. 花冠　通常较花萼为薄，构造也较简单，但表皮细胞及毛茸的形状常因部位不同而有变异。上表皮细胞常呈乳头状或绒毛状突起，无气孔；下表皮细胞的垂周壁则常呈波状弯曲，有时亦有毛茸及少数气孔。相当于叶肉的部位，由数层排列疏松的大型薄壁细胞组成，维管组织细小，仅见少数螺纹导管。有的花冠有油室（如丁香），也有为管状分泌细胞（如红花）。

3. 雄蕊　在鉴定上具有重要意义的是花粉粒的形状、大小、萌发孔或萌发沟的状况、外壁的突起或雕纹等。花药的内壁（纤维层）细胞常具有特异的螺纹、环纹或网纹增厚，表面观常呈条状、点状或网状增厚，且多木化，虽然在粉末中数量不多，但可指示花类的存在。

4. 雌蕊　在显微鉴定上较为重要的特征是柱头表皮细胞，特别是顶端的表皮细胞，常呈乳头状突起（如红花）或分化成毛茸状（如番红花）。但也有不突起的（如洋金花）。子房壁的表皮层常有毛茸或各种形状的突起，有的表皮细胞尚含草酸钙柱晶（如旋覆花）。

5. 花梗和花托　有些花类生药常带有部分花梗和花托。横切面构造与茎相似，注意观察表皮、皮层、内皮层、维管束及髓部的特征，有无厚壁组织、分泌组织、草酸钙结晶等。

*槐 花
Sophorae Flos

【来源】为豆科植物槐 *Sophora japonica* L. 的干燥花及花蕾。

【产地】主产于河北、山东、河南、安徽、江苏及辽宁等地。

【采收加工】夏季花蕾形成或花开放时采收，及时干燥，除去枝、梗及杂质。前者习称"槐米"，后者习称"槐花"。宜蒸后再干燥，否则芦丁损失约43%。

【化学成分】主要含黄酮类成分芸香苷（芦丁 rutin，约8%~28%）、槐米甲素（sophorin A，约14%）和槲皮素，尚含甾类成分槐米乙素（约1.25%）和槐米丙素（约0.35%）；另含桦皮醇、槐二醇及鞣质，炒炭后鞣质含量增加。

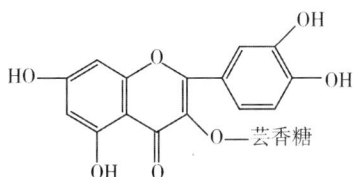
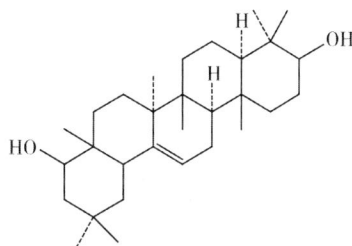

芸香苷 　　　　　　　　　　　　　槐二醇

芸香糖 = $\alpha - L - \text{rham} - D - \text{glc}$（1→6）

【性状】槐米：呈卵形或椭圆形，似米粒，长2~6mm，直径约2mm。花萼钟状，黄绿色，约占全长2/3，先端5浅裂，下部有数条纵纹；未开放花冠呈扁圆形，外露约2mm，黄白色或棕黄色，疏被白色短柔毛。花梗细小。体轻，手捻即碎。气微，味微苦、涩（图12-1）。

槐花：皱缩而卷曲，花瓣多散落，完整者花瓣5，黄色或黄白色，1片较大，近圆形，先端微凹，其余4片长圆形。雄蕊10，其中9个基部联合（二体雄蕊），花丝细长。雌蕊圆柱形，弯曲。气微，味微苦。

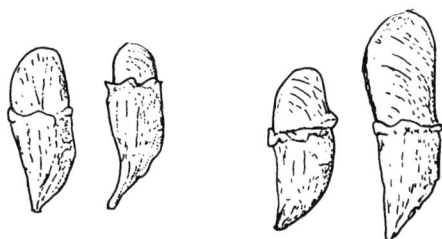

图12-1 槐米外形

【理化鉴别】1. 本品的乙醇提取液，加盐酸2~3滴，再加镁粉少许，即显樱红色。

2. 薄层色谱法：取粉末0.2g，加甲醇5ml，密塞，振摇10min，过滤，滤液作为供试品溶液。吸取供试品溶液与芦丁对照品溶液（4mg/ml）各10μl，分别点样于同一硅胶G薄层板上，以乙酸乙酯-甲酸-水（8:1:1）展开，取出，晾干，喷以三氯化铝试液，置紫外光灯（365nm）下观察。供试品色谱中，在与对照品色谱相应的位置上，显相同颜色的荧光斑点。

【含量测定】槐花主要含黄酮类成分，可以通过测定黄酮总含量来控制和评价其品质。槐花中黄酮类成分属五羟基黄酮的芸香糖苷，易溶于甲醇，而其苷元槲皮素则易溶于乙醚。由于母核中含有碱性氧原子，且 5 位带酚羟基，能与 Al^{3+} 生成黄色络合物，在亚硝酸钠的碱性溶液中显橙红色，故可应用分光光度法以芦丁作标准品测定总黄酮含量。芦丁是槐米的主要有效成分，可用高压效液相色谱法测定其含量。

1. 总黄酮苷含量测定　按照《中国药典》（2010 年版）附录紫外 – 可见分光光度法项下方法测定。《中国药典》（2010 年版）规定，按干燥品计算，槐米含总黄酮苷以芦丁（$C_{27}H_{30}O_{16}$）计，不得少于 20.0%，槐花不得少于 8.0%。

2. 芦丁的 HPLC 法含量测定　色谱条件：以十八烷基硅烷键合硅胶为填充剂；以甲醇 –1% 冰醋酸溶液（32:68）为流动相；检测波长为 257nm，理论塔板数按芦丁峰计算应不低于2000。《中国药典》（2010 年版）规定，按干燥品计算，槐米含芦丁（$C_{27}H_{30}O_{16}$）不得少于15.0%，槐花不得少于 6.0%。

【药理作用】**1. 对毛细血管的影响**　芸香苷与槲皮素均能保持毛细血管正常的抵抗力，降低血管通透性，可使因脆性增加而出血的毛细血管恢复正常的弹性。槲皮素对毛细血管的作用较芸香苷约强 1/3。连续大量应用芸香苷及槲皮素，可阻止由于减压而引起的鼠肺出血。

2. 抗炎作用　芸香苷及槲皮素对大鼠因组胺、蛋清、5 – 羟色胺、甲醛、多乙烯吡咯酮引起的脚爪肿胀，以及透明质酸酶引起的足踝部肿胀均有抑制作用。芸香苷能显著抑制大鼠创伤性肿胀，并能阻止结膜炎、耳廓炎、肺水肿的发展。

3. 对心血管系统的影响　芸香苷、槲皮素均能增加离体及在体蛙心的收缩力及输出量，增加小鼠冠脉流量，降低大鼠心肌耗氧量。芸香苷及其制剂尚有降压作用，槲皮素亦有短暂降压作用。槲皮素尚能有效地降低肝、主动脉及血中的胆甾醇量，并增加胆甾醇 – 蛋白复合物的稳定性，对实验性动脉硬化症有预防及治疗效果。

4. 解痉、抗溃疡作用　槲皮素能降低肠、支气管平滑肌的张力，芸香苷能降低大鼠的胃运动功能，解除氯化钡引起的小肠痉挛，并能显著降低大鼠幽门结扎性胃溃疡的病灶数目。

【功效】性微寒，味苦。能凉血止血，清肝泻火。用于便血，痔疮出血，血痢，崩漏、吐血，衄血，肝热目赤，头痛眩晕及高血压症。用量 5 ~ 10g。本品可用作提取芸香苷的原料。

【附注】炮制品有炒槐花和槐花炭。槐花经炒制后，芸香苷含量显著降低，而鞣质含量则显著增高。其止血作用增强可能与其鞣质含量增高有关。但炒炭温度不应超过 200℃，否则上述两种成分均急剧减少。

*丁　香
Caryophylli　Flos

【来源】为桃金娘科植物丁香 *Eugenia caryophyllata* Thunb. 的干燥花蕾。

【产地】主产于坦桑尼亚、马来西亚、印度尼西亚及东非沿海国家。现我国海南及广东亦有栽培。

【采收加工】通常在 9 月至次年 3 月间，花蕾由青转为鲜红色时采收，除去花梗，晒干。

【化学成分】含挥发油 15% ~ 20%，主要有丁香酚（eugenol，78% ~ 95%）、β – 丁香烯（β – caryophyllene，9%）、乙酰丁香酚（7.33%），以及少量的甲基正戊酮、乙酸苄酯、苯甲醛等；另含丁香英（eugeniin）、丁香色原酮、甲基丁香色原酮、异丁香色原酮及鼠李黄素、山奈酚、鞣质、齐墩果酸、脂肪油等。

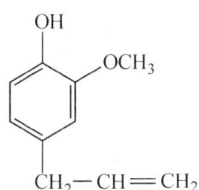
丁香酚

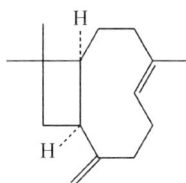
β-丁香烯

【性状】　全形呈研棒状，长 1～2cm。花冠近球形，直径约 3～5mm，花托（萼筒）类圆柱形稍扁，略显纵棱，向下渐细。表面红棕色或暗棕色，有颗粒状突起，用指甲刻划有油渗出，上有三角形萼片 4 枚，肥厚，十字状分开。花瓣 4 片，膜质，复瓦状抱合，内有众多雄蕊。质坚而重，入水则花托垂直下沉（与已去油的丁香区别）。香气浓郁，味辛辣，有麻舌感（图 12－2A，B）。

【显微特征】　花托中部横切面：表皮细胞 1 列，外被极厚的角质层，气孔少见。皮层薄壁组织间散有 1～3 列径向延长的椭圆形大形油室，内含挥发油；内侧有小型外韧型维管束柱断续排列成 1～3 环，维管束柱周围有木化厚壁纤维。维管柱环内侧为通气组织，由小形薄壁细胞组成，排列成网状，有大型细胞间隙。其内侧为轴柱，有细小外韧维管束 15～25 个，环列，中央为髓薄壁组织。轴柱髓部及皮层较大的维管束柱内侧相当于髓周组织的部位均可见韧皮束。所有薄壁组织细胞中均含细小草酸钙簇晶（图 12－2C，E，F）。

粉末：暗棕色或红棕色，香气浓郁。①纤维多见，淡黄色或黄色，梭形，两端钝圆，边缘平滑或微波状弯曲，有的呈不规则连珠状突起并扭曲，长 106～648μm，直径 12～68μm，壁厚，微木化。②油室类圆形或椭圆形，直径约至 200μm，多破碎，有的含黄色油状物。③花粉粒众多，极面观呈钝三角形，赤道面观呈双凸透镜形，直径 15～20μm，无色或淡黄色，具三萌发孔沟。④草酸钙簇晶极多，多存在于小形薄壁细胞中，直径 3.5～26μm，常纵向排列成行，小方晶偶见。⑤花粉囊内壁细胞断面观呈长方形，壁具条状增厚；表面观呈类多角形，垂周壁连珠状，平周壁具条状增厚。尚可见花托、花瓣、花丝表皮细胞及螺纹导管等（图 12－2G）。

【理化鉴别】　1. 取粉末约 0.8g，置试管中，加三氯甲烷 2ml，浸渍 5min，吸取三氯甲烷浸液 2～3 滴于载玻片上，速加 3% 氢氧化钠的氯化钠饱和溶液 1 滴，加盖玻片，稍候，即有簇状细针形丁香酚钠结晶产生。

2. 取切片直接滴加碱液，加盖玻片，置显微镜下观察，可见油室内有针状丁香酚钠结晶形成。

3. 薄层色谱：取本品粉末 0.5g，加乙醚振摇提取，滤液点样于硅胶 G 薄层板上。以丁香酚对照品溶液为对照，以石油醚（60～90℃）－乙酸乙酯（9:1）展开，喷以 5% 香草醛硫酸溶液，在 105℃ 加热至斑点显色清晰。供试品色谱中，在与对照品色谱相应的位置上，显相同颜色的斑点。

【含量测定】　丁香酚是丁香的主要成分，有广谱抗菌和健胃作用，因具挥发性，故可应用气相色谱法测定其含量。

精密称取本品粉末（过二号筛）0.3g，精密加入正己烷 20ml，称定重量，超声波处理 15min，放置至室温，再用正己烷补足减失的重量，摇匀，过滤，取续滤液即得供试品溶液。分别精密吸取丁香酚对照品溶液（2mg/ml）与供试品溶液各 1μl，注入气相色谱仪，测定。色谱条件：以聚乙二醇（PEG）－20M（PEG－20M）为固定相，涂布浓度为 10%，柱温

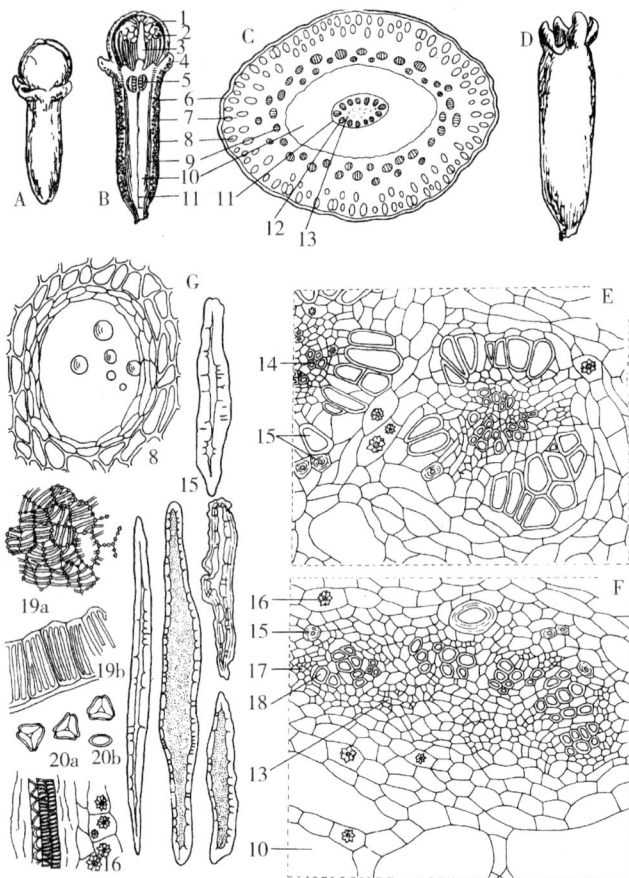

图 12 - 2 丁香的外形及显微特征

A. 外形 B. 纵切面 C. 花托中部横切面简图 D. 母丁香外形

E, F. 花托中部横切面部分详图 G. 粉末

1. 花冠 2. 雄蕊 3. 花柱 4. 花萼 5. 子房 6. 表皮 7. 皮层 8. 油室 9. 皮层维管束柱

10. 通气组织 11. 轴柱 12. 外韧维管束 13. 髓韧皮束 14. 导管 15. 纤维 16. 草酸钙簇晶

17. 韧皮部 18. 木质部 19. 花粉囊内壁细胞（a. 表面观 b. 断面观）

20. 花粉粒（a. 极面观 b. 赤道面观）

190℃。理论板数按丁香酚峰计算应不低于1500。《中国药典》（2010 年版）规定，本品按干燥品计算，含丁香酚不得少于 11.0% 。

【药理作用】1. 对消化系统作用 丁香水浸液有刺激胃酸和胃蛋白酶分泌的作用；并能显著抑制小鼠胃排空及离体兔和豚鼠肠道活动；尚有止泻作用。

2. 抗病原微生物作用 丁香煎剂、乙醇提取物、丁香油和丁香酚对白喉、炭疽、副伤寒、结核及痢疾等杆菌，金黄色、白色葡萄球菌及霍乱弧菌均有抑制作用；对多种致病性真菌有非常显著的抑制作用。丁香对流感病毒 PR_8 株也有抑制作用。

此外，丁香尚有降压、抗凝血、镇痛、抗惊厥、抗炎、收缩子宫、驱蛔虫和促进透皮吸收等作用。

【功效】性温，味辛。能温中降逆，补肾助阳。用于脾胃虚寒，呃逆呕吐，食少吐泻，心腹冷痛，肾虚阳痿。用量 1 ~ 3g。

〔附〕母丁香 Caryophylli Fructus

本品为丁香 *Eugenia caryophyllata* Thunb. 的干燥近成熟果实，又名"鸡舌香"。果实呈卵圆形或长椭圆形，长 1.5～3cm，直径 0.5～1cm。表面黄棕色或褐棕色，有细皱纹；顶端有四个宿存萼片向内弯曲成钩状；基部有果梗痕；果皮与种仁可剥离，种仁由两片子叶合抱而成，棕色或暗棕色，显油性，中央具一明显的纵沟；内有胚，呈细杆状。质较硬，难折断。气香，味麻辣（图 12 - 2D）。含挥发油约为丁香的 1/9。油中成分与丁香基本相同。本品性温，味辛；能温中降逆，补肾助阳。用于脾胃虚寒，呃逆呕吐，食少吐泻，心腹冷痛，肾虚阳痿。用量 1～3g。

*洋金花
Daturae　Flos

【来源】为茄科植物白曼陀罗 *Datura metel* L. 的干燥花，习称"南洋金花"。

【产地】主产于江苏、广东、福建、浙江等地。多为栽培。

【采收加工】4～9 月，开花期采收初开放的花，除去花萼，晒干或低温干燥。

【化学成分】含多种莨菪烷类生物碱，总生物碱含量 0.47%（盛开期）～ 0.75%（凋谢期），主要有东莨菪碱（scopolamine）、莨菪碱（hyoscyamine）等，以东莨菪碱的含量较高，约占总碱的 85%。尚含多种醉茄甾内酯及其苷类成分。

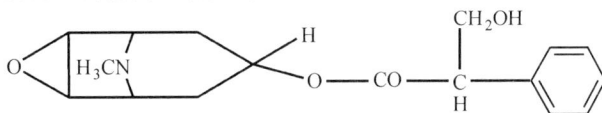

东莨菪碱

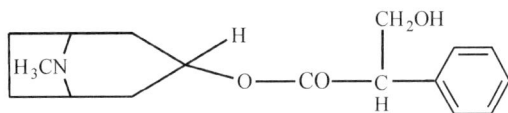

莨菪碱

【性状】多皱缩成条状，完整者长 9～15cm。残存花萼呈筒状，长为花冠的 2/5，黄绿色，先端 5 裂，微被茸毛；花冠呈喇叭状，黄棕色，陈旧者深棕色，5 浅裂，裂片先端长尖，裂片之间微凹，花冠筒上有粗棱线 5 条；雄蕊 5 枚，花丝贴生于花冠筒内，花药盾形或"个"字形着生，柱头棒状，稍低于花药，不露出花冠。气微、味稍苦（图 12 - 3A，B）。

【显微特征】粉末：黄棕色。①花粉粒类球形或长圆形，直径 42～65μm，外壁有条纹状雕纹，自两极向四周放射状排列，萌发孔 2～3 个。有的花粉粒外壁破碎，内壁及其内容物类球形，黄白色。②腺毛有二种，短腺毛头部梨形，2～6 细胞，柄 1～2 细胞；长腺毛头部球形，单细胞，柄 2～6 细胞。③非腺毛 1～5（10）细胞，先端渐尖，基部稍宽，壁有细小疣状突起，有的中间细胞缢缩。④花冠上表皮细胞外壁具乳头状突起。⑤花萼、花冠薄壁细胞中含草酸钙砂晶、方晶及簇晶。此外，还可见花粉囊内壁细胞及导管等（图 12 - 3C）。

【理化鉴别】1. Vatali 反应：取粉末 1g，加浓氨水 1ml 碱化，以三氯甲烷 25ml 浸泡过夜。过滤，滤液水浴挥去溶剂，残渣加稀硫酸 5ml 溶解，过滤，滤液以氨水碱化，继用三氯甲烷

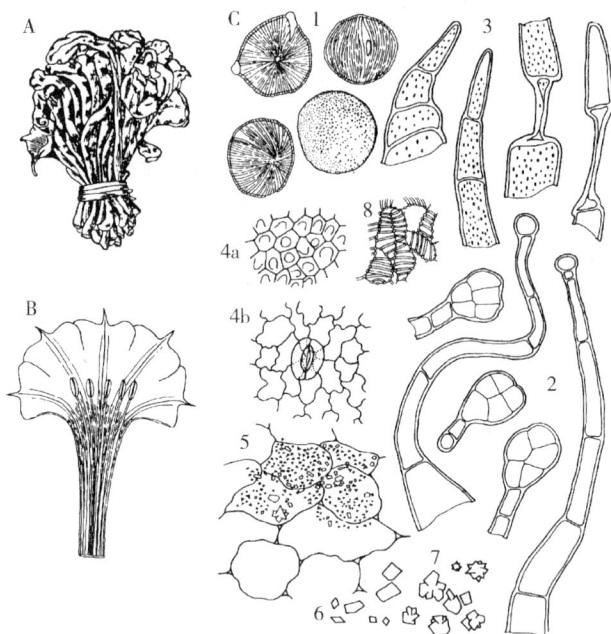

图 12 - 3 洋金花外形与显微特征

A. 生药外形 B. 花纵剖面 C. 粉末显微特征

1. 花粉粒 2. 腺毛 3. 非腺毛 4. 花冠表皮碎片（a. 上表皮 b. 下表皮）5. 草酸钙砂晶

6. 草酸钙方晶 7. 草酸钙簇晶 8. 花粉囊内壁细胞

适量萃取三次，合并萃取液，水浴蒸干，残渣加发烟硝酸数滴，再蒸干，残渣加无水乙醇 1ml 及氢氧化钾 1 粒，显紫红色。（莨菪烷类生物碱反应）

2. 薄层色谱：取粉末 1g，加浓氨试液混匀，再加三氯甲烷放置过夜，过滤，滤液蒸干，残渣加三氯甲烷溶解，点样于硅胶 G 薄层板上，以硫酸阿托品与氢溴酸东莨菪碱对照品混合溶液为对照，以乙酸乙酯 - 甲醇 - 浓氨试液（17:2:1）展开，取出，晾干，喷以稀碘化铋钾试液。供试品色谱中，在与对照品色谱相应的位置上，显相同颜色的斑点。

【含量测定】洋金花的平喘止咳和镇痛解痉有效成分是东莨菪碱和莨菪碱等生物碱，具生物碱通性，难溶于水，易溶于乙醚、三氯甲烷等非极性有机溶剂，且能与酸成盐而易溶于水，故可应用剩余酸碱滴定法测定总生物碱含量；亦可采用高效液相色谱法测定东莨菪碱含量。

东莨菪碱的 HPLC 法含量测定：色谱条件：以十八烷基硅烷键合硅胶为填充剂；以乙腈 - 0.07mol/L 磷酸钠溶液（含 0.017mol/L 十二烷基硫酸钠，用磷酸调节 pH 值至 6.0）（50:100）为流动相；检测波长为 216nm。理论板数按氢溴酸东莨菪碱峰计算应不低于 3000。《中国药典》（2010 年版）规定，本品按干燥品计算，含东莨菪碱不得少于 0.15%（东莨菪碱重量 = 氢溴酸东莨菪碱/1.445）。

【药理作用】所含生物碱为 M - 胆碱受体阻断剂，药理作用广泛。

1. 中枢抑制作用 人肌注或静脉滴注洋金花总生物碱后出现头昏、眼重、肌体无力、嗜睡等中枢抑制现象，继而兴奋，然后进入麻醉状态。东莨菪碱与冬眠合剂（氯丙嗪等）合用可产生全身麻醉以进行外科手术，称为"中药麻醉"；并能提高痛阈，加强吗啡、哌替啶等镇痛药的作用。

2. 解痉作用 洋金花注射液能拮抗乙酰胆碱引起的离体豚鼠气管平滑肌收缩，洋金花生物碱能松弛支气管平滑肌，抑制呼吸道腺体分泌，改善纤毛运动，因而有平喘、祛痰、止咳作用。尚能降低胃肠道的蠕动及张力。

3. 改善微循环　洋金花生物碱能改善微循环，使休克病人四肢转暖、脉压增宽、尿量增加，亦能改善气管微循环，减轻急性和慢性气管炎大鼠的气管微循环障碍。

此外，尚能拮抗肾上腺素引起的心律紊乱，对抗拟胆碱药引起的血管扩张，大剂量时又能拮抗去甲肾上腺素的血管收缩作用，并有散瞳与抑制多种腺体分泌等作用。

【功效】性温，味辛，有毒。能平喘止咳，解痉定痛。用于哮喘咳嗽，脘腹冷痛，风湿痹痛，小儿慢惊；外科麻醉；临床上亦有用于减轻毒瘾戒断症状。用量 0.3 ~ 0.6g，宜入丸散。青光眼与高血压患者禁用。亦被制药工业用作提取东莨菪碱的原料。

【附注】同属植物毛曼陀罗 *Datura innoxia*　Mill. 的花亦供药用，习称"北洋金花"，主产于河北、山东等地。本品与南洋金花相似，但多具花萼，长约为花冠的1/2，外表灰黄色，花冠裂片先端丝状，裂片间呈三角状突起。亦含莨菪烷类生物碱。总生物碱含量 0.65%（凋谢期）~ 0.87%（盛开期），其中东莨菪碱约占85%，莨菪碱和去甲莨菪碱少量。

*金 银 花
Lonicerae Japonicae Flos

【来源】为忍冬科植物忍冬 *Lonicera japonica* Thunb. 的干燥花蕾。

【产地】忍冬主产于河南、山东，以河南密县产者最佳，特称"密银花"，山东产者称"东银花"或"济银花"，产量大，品质亦佳。

【采收加工】夏初花开放前采收，晒干或烘干。

【化学成分】含有机酸、黄酮、环烯醚萜类及挥发油。

1. 有机酸类　总有机酸约至6.6%，有绿原酸（氯原酸，chlorogenic acid）、异绿原酸、咖啡酸等，其中异绿原酸是4，5 - 二咖啡酰鸡纳酸、3，4 - 二咖啡酰鸡纳酸和3，5 - 二咖啡酰鸡纳酸的混合物。

2. 黄酮类　总黄酮约至3.55%，有木犀草素（luteolin）及其7 - 葡萄糖苷（木犀草苷）、金丝桃苷（hyperoside）等。

3. 环烯醚萜类　总量约至 1.50%，主要有当药苷、7 - epivogeloside、马钱素（loganin）等。

4. 挥发油　总量约为 0.024% ~ 0.040%，主要成分有芳樟醇（linalool）、双花醇（1 - 顺 - 2，6，6 - 三甲基 - 2 - 乙烯基 - 5 - 羟基四氢吡喃及其反式异构体）及香茅醇（citronellol）、蒎烯、α - 松油醇、柠檬醛、丁香油酚等；此外，尚含三萜皂苷、鞣质、肌醇、乙酰胆碱、维生素及微量元素钙、铬、锰、镍、锌、铜等。

花蕾中绿原酸含量可因品种、产地和加工方法的不同而有较大差异：忍冬0.19% ~ 5.87%，菰腺忍冬1.01% ~ 7.09%，山银花1.83% ~ 4.19%，毛花柱忍冬3.08%；不同加工方法中以硫磺熏、蒸晒法含量最高，炒晒者次之，生晒者最低，提示有酶解反应发生。此外，花开放后，绿原酸含量显著降低近50%。

【性状】花蕾细棒槌状，略弯曲，长 2 ~ 3cm，上部较粗，直径约 3mm，下部直径约1.5mm，表面淡黄色或淡黄棕色，贮久色渐深，密被毛茸。花萼细小，萼筒类球形，无毛，先

绿原酸

3，4-二咖啡酰鸡纳酸

芳樟醇

木犀草素

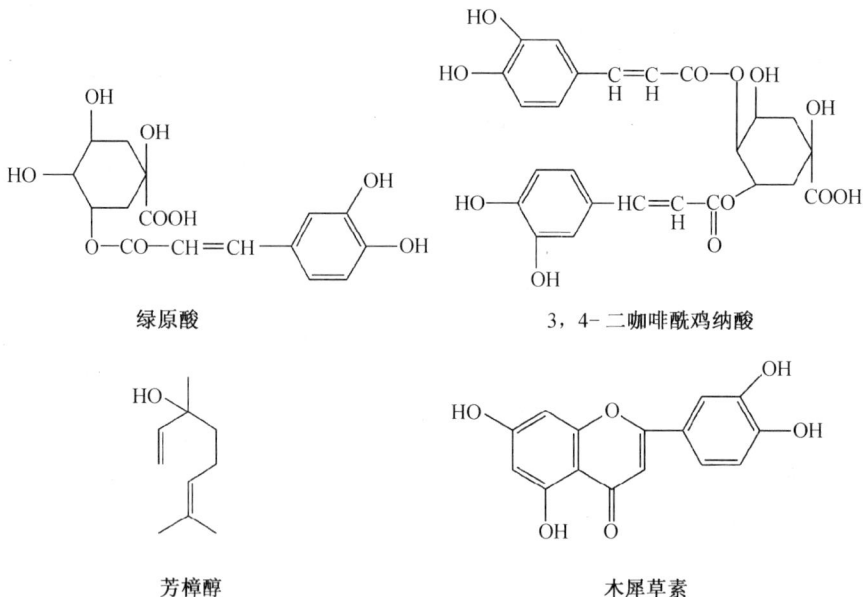

端5裂，萼齿外表面及边缘具长毛；开放者花冠筒状，先端二唇形，唇部与冠筒近等长，上唇4裂，下唇不裂。雄蕊5个，花丝着生于筒壁，花药黄色；雌蕊1，子房无毛。偶见叶状苞片。气清香，味微苦（图12-4A）。

【显微特征】粉末：浅黄色。①腺毛多见，一种腺头呈圆锥形，顶部平坦，侧面观约10~33个细胞，排成2~4层，直径48~108μm，有的细胞含黄色分泌物，腺柄2~5个细胞，长80~700μm；另一种较短小，头部呈类球形或扁球形，侧面观约6~20个细胞，直径24~80μm，腺柄2~4个细胞，长24~80μm。②单细胞非腺毛有二种：一种甚长而弯曲，壁薄，表面角质疣状突起明显，多分布于花冠内表面；另一种较短，长45~990μm，壁厚5~10μm，表面有细微疣状突起，有的具角质螺纹，多分布于花冠外表面与冠筒基部。③花粉粒类球形，黄色，直径60~92μm，外壁具细密短刺及圆颗粒状雕纹，萌发孔3孔沟。④草酸钙簇晶直径6~45μm，以萼筒组织最为密集（图12-4B）。

【理化鉴别】薄层色谱：取本品粉末0.2g，加甲醇5ml，放置12h，过滤，滤液点样于羧甲基纤维素钠为黏合剂的硅胶H薄层板上，以绿原酸和异绿原酸对照品溶液为对照，以乙酸乙酯-甲酸-水（70:25:25）的上层溶液展开，取出，晾干，置紫外光灯（365nm）下观察。供试品色谱中，在与对照品色谱相应的位置上，显相同颜色的荧光斑点（天蓝色荧光）。

【含量测定】忍冬的主要有效成分是绿原酸和木犀草苷。但忍冬属其他品种中，则主要含绿原酸，而木犀草苷的含量甚微。因此，可通过测定上述二种成分含量，用于金银花品质控制与评价，尚可用于区别其他品种。

1. 绿原酸的薄层色谱-分光光度法含量测定　精密称取本品粉末适量，以甲醇提尽绿原酸，甲醇提取液浓缩，定容。按【理化鉴别】项下方法进行色谱分离，收集绿原酸斑点硅胶，用甲醇洗脱，洗脱液于327nm波长处测定吸收度，同时做硅胶空白，从绿原酸标准曲线计算含量。线性范围2.5~10.0μg/ml。尚有紫外分光光度法、薄层扫描法、气相色谱法等。《中国药典》（2010年版）采用HPLC法测定，规定本品按干燥品计算，含绿原酸不得少于1.5%。

2. 木犀草苷的HPLC法含量测定　色谱条件：以十八烷基硅烷键合硅胶为填充剂；以乙腈为流动相A，以0.5%冰醋酸溶液为流动相B，按规定的梯度洗脱程序洗脱；检测波长为

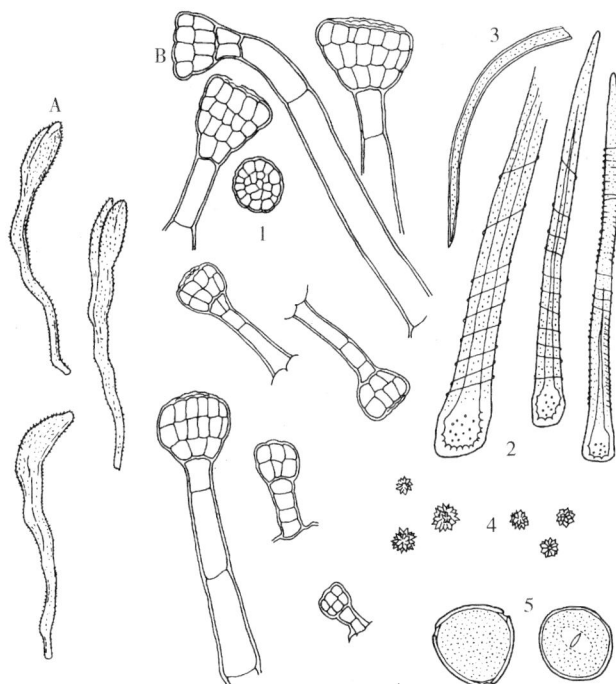

图 12-4 金银花外形及显微特征

A. 外形　B. 粉末

1. 腺毛　2. 厚壁性非腺毛　3. 薄壁性非腺毛　4. 草酸钙簇晶　5. 花粉粒

350nm。理论板数按木犀草苷峰计算应不低于2000。《中国药典》（2010年版）规定，本品按干燥品计算，含木犀草苷不得少于0.050%。

【药理作用】**1. 抗病原微生物作用**　金银花及忍冬藤的水浸液与煎剂对多种革兰阳性和阴性致病细菌、流感病毒、疱疹病毒、钩端螺旋体及某些真菌均有抑制作用、对致龋菌（变形链球菌）亦有较好的抑制和杀灭作用。其抑菌主要有效成分为绿原酸、异绿原酸和黄酮类物质，双花醇、芳樟醇、香叶醇及 α-松油醇亦有抗菌或抗病毒作用。此外，金银花还有一定的抗猴免疫缺陷病毒（SIV）的作用，浓度为1:320时，抑制率为23.88%；对艾滋病病毒（HIV）亦显示中等活性，EC_{50} 为 $3.69\mu g \cdot ml^{-1}$，IC_{50} 为 $329\mu g \cdot ml^{-1}$。

2. 免疫增强作用　金银花能促进淋巴细胞的转化，其煎剂稀释至1:1280浓度，仍能促进白细胞的吞噬功能，小鼠腹腔注射金银花注射液也能明显促进炎性细胞的吞噬功能。

3. 抗炎作用　金银花对多种致炎剂引起的炎症早期的毛细血管通透性增高和渗出性水肿有明显抑制作用。

此外，金银花尚有解热、降血脂、保肝、抗生育及抗肿瘤等作用。金银花炭有止血作用。绿原酸尚有促进胆汁分泌、兴奋子宫以及升高由化疗、放疗引起的白细胞减少。三萜皂苷对 CCl_4 致小鼠肝损伤有显著保护作用。

【功效】性寒，味甘。能清热解毒，疏散风热。用于外感风热或温热病初起发热而微恶风寒者及疮、痈、疖肿，喉痹，丹毒，热毒泻痢，下痢脓血。痈肿疔疮，喉痹，丹毒，热毒血痢，风热感冒，温病发热。用量6～15g。用金银花露治疗肿瘤患者因放疗、化疗引起的口干、口渴有一定疗效。

【附注】《中国药典》（2010 年版）将同属植物红腺忍冬（菰腺忍冬）*Lonicera hypoglauca* Miq.、华南忍冬（山银花）*L. confuse* DC.、灰毡毛忍冬 *L. macranthoides* Hand. – Mazz. 和黄褐毛忍冬 *L. fulvotomentosa Hsu et S. C. Cheng* 的干燥花蕾作为 "山银花" 收载。以上品种所含化学成分与金银花相近，但木犀草苷含量甚微。主产于广东、广西、湖南、四川、贵州等地。

尚有同属近 40 余种植物的花蕾在不同地区亦作金银花使用，主要有：①净花菰腺忍冬 *L. hypoglauca* Miq. ssp. *nudiflora Hsu et H. J. Wang*，主产于广西，其总氯原酸含量 6.91%。②毛花柱忍冬 *L. dasystyia* Rehd.，主产于广东。③细毡毛忍冬 *L. simili* Hemsl.，主产于贵州，其绿原酸含量 8.38%。

〔附〕忍冬藤 Lonicerae Japonicae Caulis

本品为忍冬 *Lonicera japonica* Thunb. 的茎枝。呈细长圆柱形，常卷扎成束，直径 1.5 ~ 6mm；表面棕红色或暗棕色，有细纵纹，幼枝被淡黄色细柔毛，外皮易剥落而露出灰白色内皮，剥落的外皮可撕裂成纤维状，节明显，有对生叶痕；质脆，易折断，折断面纤维性，黄白色，中心空；叶多破碎不全；气微，老枝味微苦，嫩枝味淡。鲜叶及茎枝亦含绿原酸、异绿原酸，叶中含量约为花蕾的 30% ~ 50%，又以幼嫩茎、叶中含量较高，并含多种黄酮类成分，如忍冬苷（lonicerin）、忍冬黄酮（loniceraflavone，即 5, 6, 4' – 三羟基黄酮）等；尚含马钱苷（loganin）、咖啡酸甲酯、香草酸及生物碱 venoterpin（gentialutine）。从日本产忍冬地上部分分得多种由齐墩果酸或长春藤皂苷元组成的三萜皂苷。功效与花类同，常用于风湿热痹，关节红肿热痛，用量 9 ~ 30g。

*红　花

Carthami　Flos

【来源】为菊科植物红花 *Carthamus tinctorius* L. 的干燥花。

【产地】原产埃及，现我国各地多有栽培。主产于河南、安徽、四川、江苏、浙江、新疆等地。

【采收加工】5 ~ 6 月间，花冠由黄变红时择晴天早晨露水未干时摘取管状花，晒干、阴干或微火烘干。

【化学成分】主要含黄酮类、多糖与腺苷。黄酮类含量为 1.62% ~ 7.90%，主要是以查尔酮为苷元的黄酮碳苷，其中羟基红花黄色素 A（hydroxysafflloryellow A）1.0% 以上，红花苷（carthamin）0.30%；尚含少量的红花醌苷（carthamone）、新红花苷（neocarthamin）、水溶性红花黄色素（saffloryellow）。红花黄色素是一混合物，从中分得黄色素和红色素，分别为红花黄色素 A（safflomin A）及红花苷。一般认为，红花在生长和干燥过程中，由黄色渐变红色是由于花瓣中含有过氧化酶将黄色的红花苷氧化为红色的红花醌苷所致。红花苷经盐酸水解后得葡萄糖及红花素（carthamidin）。红花中尚分得槲皮素、木犀草素、山柰酚、芸香苷等多个黄酮类化合物。红花种子尚含棕榈酸、月桂酸、肉豆蔻酸等。

【性状】为不带子房的管状花，长 1 ~ 2cm。花冠橙红色或红色，花冠筒细长，先端 5 裂，裂片呈线形，先端渐尖。雄蕊 5 枚，花药聚合成筒状，黄白色；柱头长圆柱形，露出花药筒外，顶端微分叉。质柔软。气微香，味微苦（图 12 – 5A）。

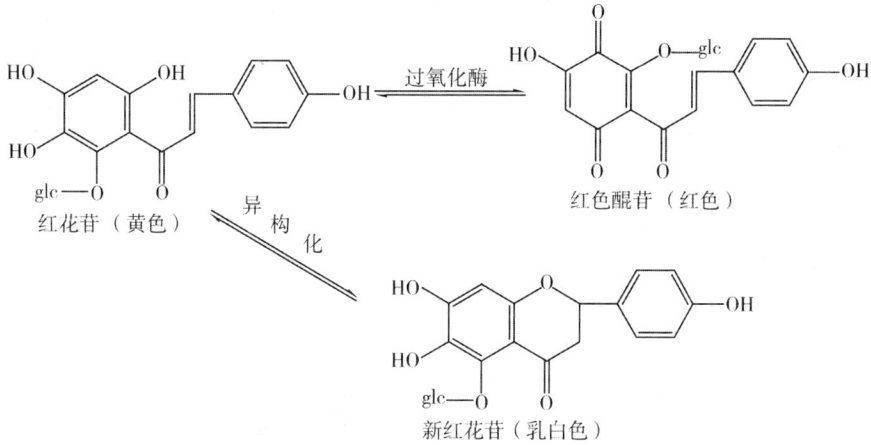

【显微特征】粉末或表面片：粉末橙红色。①分泌细胞单列纵向连接成长管状，内充满黄色或红棕色分泌物，多位于螺纹导管旁。②花粉粒鲜黄色，类球形或长球形，直径 39 ～ 80μm，外壁具短刺及疣状雕纹，萌发孔 3 个。③花柱碎片深黄色，表皮细胞分化成单细胞毛，呈圆锥形，先端尖锐。④花冠裂片顶端表皮细胞呈短绒毛状。此外，尚有草酸钙方晶、花粉囊内壁细胞、花药基部细胞、药隔网纹细胞等（图 12 – 5B）。

【理化鉴别】薄层色谱法：取本品粉末 0.5g，加 80% 丙酮溶液振摇提取，吸取上清液点样于硅胶 H – CMC 薄层板上，以红花对照药材溶液为对照，以乙酸乙酯 – 甲酸 – 水 – 甲醇（7∶2∶3∶0.4）展开。供试品色谱中，在与对照药材色谱相应的位置上，显相同显色的斑点。

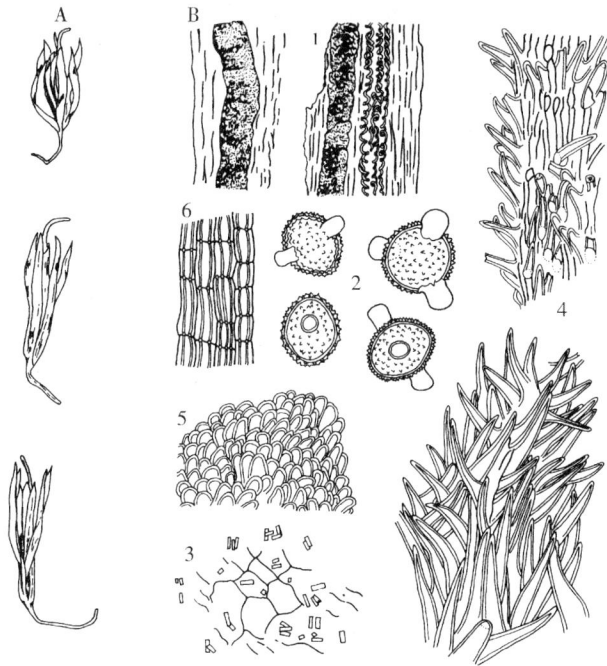

图 12 – 5　红花外形与显微特征

A. 外形　B. 粉末显微特征

1. 分泌细胞　2. 花粉粒　3. 草酸钙方晶　4. 花柱碎片

5. 花冠裂片顶端表皮细胞　6. 花粉囊内壁细胞

【含量测定】红花的活血散瘀有效成分主要是红花黄色素类和红花红色素，前者易溶于水，后者则易溶于80%丙酮。它们在特定波长处均有最大吸收；故可采用分光光度法测定它们的吸收度值，用于控制红花的质量。《中国药典》（2010年版）除测定红花红色素在518nm的吸光度值外，还采用HPLC法测定羟基红花黄色素A及山奈素含量，用于控制和评价红花的质量。

1. 红花红色素的吸光度限量测定 取本品置硅胶干燥器中干燥24h，研成细粉，精密称取约0.25g，加80%丙酮50ml，连接冷凝管，置50℃水浴温浸，用3号垂熔漏斗过滤，合并滤液及洗液，并定容至100ml量瓶中，于518nm波长处测定吸光度。《中国药典》（2010年版）规定，其吸光度值不得低于0.20。

2. 羟基红花黄色素A的HPLC法含量测定 色谱条件：以十八烷基硅烷键合硅胶为填充剂；以甲醇–乙腈–0.7%磷酸溶液（26:2:72）为流动相；检测波长为403nm。理论板数按羟基红花黄色素A峰计算应不低于3000。《中国药典》（2010年版）规定，本品按干燥品计算，含羟基红花黄色素A不得少于1.0%。

3. 山奈素的HPLC含量测定 《中国药典》（2010年版）规定，本品按干燥品计算，含山奈素不得少于0.050%。

【药理作用】**1. 对心血管系统的作用** 红花能轻度兴奋心脏，并能降低冠脉阻力、增加冠脉流量和心肌营养血流量，明显对抗肾上腺素和去甲肾上腺素所致血管收缩，对垂体后叶素引起的急性心肌缺血和乌头碱所致大鼠心律失常均有不同程度的保护作用。红花黄色素尚能改善外周微循环障碍。

2. 抗凝血作用 红花及红花黄色素能抑制ADP或胶原诱导的血小板聚集及纤维蛋白血栓的形成。并可延长凝血酶原及部分凝血活酶时间。红花中的腺苷与红花黄色素及黄酮类成分是活血化瘀的主要成分。

3. 抗炎、镇痛及免疫调节作用 红花的50%甲醇及水提取物均能抑制角叉菜胶引起的足肿胀，其抗炎有效部位之一为热乙醇提取后的氯仿可溶部分，从中分得多种有机酸。红花能增强巴比妥类和水合氯醛的中枢抑制作用，减少尼可刹米性惊厥的发生率和死亡率。红花黄色素亦有镇痛、镇静和抗惊厥作用。红花总黄色素有免疫抑制作用，而红花多糖则能促进淋巴细胞转化。

4. 兴奋子宫作用 红花煎剂对多种实验动物的离体和在体子宫均有兴奋作用，可使子宫紧张度和节律性收缩明显增加，甚至痉挛，尤对已孕子宫的作用更为强烈。并可使摘除卵巢小鼠的子宫重量明显增加，提示有雌性激素样作用。

【功效】性温，味辛。能活血通经，散瘀止痛。用于月经不调，痛经，经闭，癥瘕痞块，胸痹心痛，瘀滞腹痛，胸胁刺痛，跌打损伤。用量3～9g。孕妇慎用。对冠心病、血管栓塞性疾病、传染性肝炎均有一定疗效，单用或与其他活血化瘀药配伍。

【附注】1. 白平子：为红花 Carthamus tinctorius L. 的成熟瘦果。含脂肪油15%～20%，称"红花子油"，含棕榈酸、肉豆蔻酸、月桂酸、油酸、亚油酸、亚麻酸及十八碳三烯酸等，其中亚油酸含量高达15%；另含穗罗汉松树脂酚苷（matairesinol monoglucoside，为苦味成分）、2–羟基牛蒡酚苷（2–hydroxyaretiin）、半乳糖肌醇（galactinol）、棉子糖、蔗糖、糖醛酸等。红花子油能降低人体血清胆固醇和高血脂，软化和扩张血管，增加血液循环，延缓衰老及调节内分泌，有良好的食用价值与辅助治疗作用。

2. 同属植物无刺红花 *C. tinctorius* L. var. *glabrus* Hort. 在华北和新疆地区栽培，亦供药用，

与红花的主要区别是：植株较高，达1.3m左右，叶缘和总苞边缘均无刺，瘦果无冠毛。

〔附〕番红花 Croci Stigma

本品为鸢尾科植物番红花 *Crocus sativus* L. 的干燥柱头。原产地中海沿岸国家，主产于西班牙、希腊和法国；现我国上海、浙江、江苏等地有种植，并已有商品供应市场。本品呈线形，三分枝，柱头红棕色，长2.5~3cm，基部窄，向上则稍宽大并内卷成筒，边缘不整齐，呈细齿状，内方有一裂缝，长1.5~2cm；有时带有部分橙黄色花柱；体轻、易折断。气特异，微有刺激性，味微苦。入水柱头膨胀成长喇叭状，可见橙黄色成直线下降，并逐渐扩散，水被染成黄色，无沉淀。含番红花总苷约14.8%（进口品）或32%以上（国产品），主要成分有番红花苷（crocin）1~4、番红花苦苷（picrocrocin）、番红花酸（crocetin）的二甲酯等。国产番红花中番红花苷-1大多在14%以上。煎剂有强烈的兴奋子宫作用；尚有降压、兴奋呼吸、抗凝血、利胆等作用。β-番红花酸钠盐及番红花苷均有利胆作用；番红花总苷并有一定的抗炎、镇痛作用。本品性平，味甘；能活血化瘀，凉血解毒，解郁安神；用于经闭结瘕，产后瘀阻，温毒发斑，忧郁痞闷，惊悸发狂。因价格昂贵，时有伪品和掺假物发现，主要以其他植物的花丝、花冠狭条等染色伪充，亦有以淀粉和糊精伪造。

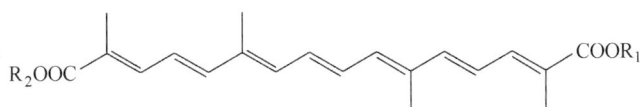

α-番红花酸　$R_1=R_2=H$
番红花苷-1　$R_1=R_2=$龙胆二糖基

番红花苷-2　$R_1=$龙胆二糖基，　$R_2=D$-葡萄糖基
番红花苷-3　$R_1=$龙胆二糖基，　$R_2=H$
番红花苷-4　$R_1=D$-葡萄糖基，$R_2=CH_3$

松　花　粉
Pini　Pollen

本品为松科植物马尾松 *Pinus massoniana* Lamb.、油松 *P. tabuliformis* Carr. 或同属他种植物的干燥花粉。马尾松主产于长江流域各省，油松主产于东北、华北和西北。春季花刚开时采摘雄球花序，晒干，收集花粉，除去杂质。本品为鲜黄色或淡黄色细粉，体轻，易飞扬，手捻有润滑感，入水不沉；气微、味淡。主含油脂、色素及丰富的微量元素。松花粉能调整机体脂质代谢，防止脂质在动脉壁和内脏沉积，从而可预防动脉硬化；还能升高细胞中超氧化物歧化酶，降低血清中过氧化脂质的含量，减少脂褐质的生成；富含可利用的钙、锌、锰、铜、镁。以上显示松花粉可能有较强的延缓衰老活性。并有显著的抗疲劳作用。本品性温，味甘；能收敛止血，燥湿敛疮；用于外伤出血，湿疹，黄水疮，皮肤糜烂，脓水淋漓。外用适量，撒敷患处。据报道，松花粉治疗高血脂、脂肪肝、胃及十二指肠溃疡、慢性便秘等，效果较好。

辛 夷
Magnoliae Flos

本品为木兰科植物望春玉兰 *Magnolia biondii* Pamp. 、玉兰 *M. denudata* Desr. 或武当玉兰 *M. sprengeri* Pamp. 的干燥花蕾。主产于河南、安徽、湖北、四川、陕西等地。冬末春初花未开放时采收，除去枝梗及杂质，阴干。望春花呈长卵形，似毛笔头，长 1.2~2.5cm，直径 0.8~1.5cm；基部常具短梗，长约 5mm，梗上有类白色点状皮孔；苞片 2~3 层，每层 2 片，两层苞片间有小鳞芽，苞片外表面密被灰白色或灰绿色茸毛，内表面类棕色，无毛；花被片 9，棕色，外轮花被片 3，条形，约为内两轮长的 1/4，呈萼片状，内两轮花被片 6，每轮 3，轮状排列。玉兰长 1.5~3cm，直径 1~1.5cm；基部枝梗较粗壮，皮孔浅棕色；苞片外表面密被灰白色或灰绿色茸毛；花被片 9，内外轮同型。武当玉兰长 2~3cm，直径 1~2cm；基部枝梗粗壮，皮孔红棕色；苞片外表面密被灰黄色或淡黄绿色茸毛，有的最外层苞片茸毛已脱落而层黑褐色；花被片 10~12 (15)，内外轮无显著差异。以上三种，雄蕊和雌蕊均多数，螺旋状排列。体轻，质脆；气芳香，味辛凉，稍苦。均含挥发油 1%~5%，大多含有桉油醇、丁香酚、胡椒酚甲醚 (chavicol methylether) 等；新鲜的花含微量芸香苷。望春玉兰尚含 *d*-乌药碱 (*d*-coclaurine)、*d*-网状番荔枝碱 (*d*-reticuline) 及 *N*-甲基乌药碱、玉兰碱等。有收缩鼻黏膜血管与抗组胺样作用，并能增加血流速度、改善微循环及良好的抗过敏和平喘作用，尚有降低血压、兴奋子宫、抑制白色念珠菌及皮肤真菌作用。本品性温，味辛；能散风寒，通鼻窍；用于风寒头痛，鼻塞流涕，鼻衄，鼻渊，鼻炎，鼻窦炎；用量 3~10g，包煎。外用适量。

芫 花
Genkwa Flos

本品为瑞香科植物芫花 *Daphne genkwa* Sieb. et Zucc. 的干燥花蕾。主产于安徽、江苏、四川、河南、山东等地。春季采摘将开放花蕾，除去杂质，晒干。花蕾略呈棒槌状，常 3~7 朵簇生于短花轴上，或脱落为单朵，长 1~1.7cm，直径约 1.5mm；花被筒常弯曲，表面淡紫色或灰绿色，密被短柔毛，先端 4 裂，裂片淡紫色或黄棕色，内有雄蕊 8 枚，分二轮贴生于花被筒的中部和上部，子房被柔毛，花柱极短，柱头头状；质软；气微，味甘、微辛。含黄酮类成分芫花素 (genkwanin)、羟基芫花素、芹黄素 (apigenin) 与二萜类成分芫花酯甲和乙、二萜原酸酯芫花酯丙、二萜原酸酯-12-苯甲酰氧基瑞香毒素、芫花酯丁及芫花瑞香宁；尚含谷甾醇、苯甲酸及刺激性有毒油状物。生芫花、醋制芫花煎剂、醇浸剂及芫花素均能引起剧烈的水泻和腹痛，并有催吐作用；芫花煎剂可增加尿量及钠、钾排泄量；芫花、大戟、甘草合用，利尿与泻下作用均受抑制，并能增强毒性。醋制芫花的醇提液及羟基芫花素有止咳、祛痰作用；此外，尚有抗菌、镇静、降压、抗惊厥和抗生育等作用。本品性温，味苦、辛，有毒；能泻水逐饮，外用杀虫疗疮；用于水肿胀满，胸腹积水，痰饮积聚，气逆咳喘，二便不利，外治疥癣秃疮，痈肿，冻疮；用量 1.5~3g。醋芫花研末吞服，一次 0.6~0.9g。外用适量。孕妇禁用。不宜与甘草同用。

夏 枯 草
Prunellae Spica

本品为唇形科植物夏枯草 *Prunella vulgaris* L. 的干燥果穗。主产于江苏、安徽、湖北、河南等地。夏季果穗呈棕红色时采收，除去杂质，晒干。果穗呈棒状，长 1.5 ~ 8cm，宽 0.8 ~ 1.5cm；淡棕色至淡紫褐色；全穗由数轮至十数轮宿萼与苞片组成，排列成覆瓦状；每轮有对生苞片 2 片，呈扇形，先端尖尾状，脉纹明显，外表面有白毛；每一苞片内有花 3 朵，花冠多已脱落，宿萼二唇形，内有小坚果 4 枚，卵圆形，棕色，尖端有白色突起；体轻；气微，味淡。全草含三萜皂苷，苷元为齐墩果酸，并含乌苏酸（ursolic acid）、齐墩果酸及多种三萜类成分；此外，尚含鞣质、芸香苷、金丝桃苷、顺式和反式咖啡酸、水溶性无机盐类及挥发油。夏枯草对免疫有较好的双向调节作用；其煎剂、水浸液与 30% 乙醇浸出物均有降压作用；煎剂对痢疾杆菌、伤寒杆菌、霍乱弧菌、大肠杆菌、绿脓杆菌、人型结核杆菌及金黄色葡萄球菌、肺炎双球菌和溶血链球菌等均有抑制作用；对家兔子宫有兴奋作用；对小鼠艾氏腹水癌、子宫颈癌及肉瘤 S_{180} 有抑制作用。本品性寒，味辛、苦；能清肝火，明目，消肿散结；用于目赤肿痛，目珠夜痛，头痛眩晕，瘰疬，瘿瘤，乳痈肿痛，乳腺增生，高血压症；用量 9 ~ 15g。

旋 覆 花
Inulae Flos

本品为菊科植物旋覆花 *Inula japonica* Thunb. 或欧亚旋覆花 *I. britannica* L. 的干燥头状花序。主产于河南、河北、江苏、浙江等地。夏、秋季花开放时采收，除去杂质，阴干或晒干。花序呈扁球形，直径 1 ~ 2cm；总苞 4 ~ 5 层，呈覆瓦状排列，最外层苞片常叶质，披针形或条形，总苞基部有时残留花序梗，苞片及花梗表面均被白色茸毛；舌状花一轮，雌性，花冠黄色，舌片带状，先端 3 齿裂；管状花两性，棕黄色，密集于中央，花冠先端 5 齿裂；花柱细长，顶端 2 裂，子房中部膨大，具 10 条纵棱，棱部被毛；有时可见椭圆形小瘦果；体轻、质脆，易散碎；气微，味微苦。花序含蒲公英甾醇（taraxasterol, inusterol A）、旋复花素（旋覆花次内酯，inulicin）、去乙酰旋复花素及槲皮素、槲皮黄苷、异槲皮苷、绿原酸、咖啡酸等。煎剂有抑菌作用，黄酮类成分有平喘、镇咳作用。本品性微温，味苦、辛、咸；能降气，消痰，行水，止呕；用于咳嗽痰多，急慢性气管炎，风寒咳嗽，痰饮蓄结，胸膈痞闷，喘咳痰多，呕吐噫气，心下痞硬，急慢性气管炎；用量 3 ~ 9g，包煎。据报道，用旋覆汤治疗乙型肝炎及 HBSAg 携带者有较好疗效。

款 冬 花
Farfarae Flos

本品为菊科植物款冬 *Tussilago farfara* L. 的干燥未开放的头状花序。主产于河南、甘肃、山西、陕西等地。12 月或地冻前，当花尚未出土时采挖，除去花梗及泥沙，阴干。呈不规则长棒状，单生或 2 ~ 3 个基部连生，习称"连三朵"，长 1 ~ 2.5cm，直径 0.5 ~ 1cm，上端较粗，下端渐细或带有短梗，外面被多数鳞片状苞片；苞片外表面紫红色或淡红色，内表面密被白色絮状茸毛；体轻，撕开后可见白色茸毛；气清香，味微苦而辛。含款冬二醇（faradiol）、山金车二醇（arnidol）、芸香苷、金丝桃苷（arnidiol）、千里光碱（senecionine）、蒲公英黄素（taraxanthin）、倍半萜类成分款冬花酮和新款冬花内酯、三萜皂苷、挥发油、鞣质及黏液质等。煎剂有镇咳、祛痰、平喘作用，但剂量过大可引起实验动物惊厥或死亡。倍半萜类成分有抗血小板聚集作用。本品性温，味辛、微苦；能润肺下气，止咳化痰；用于新久咳嗽，喘咳痰多，劳嗽咳血；用量5～10g。

菊 花
Chrysanthemi Flos

本品为菊科植物菊花 *Chrysanthemum morifolium* Ramat. 的干燥头状花序。主产于安徽、河南、浙江、山东等地，多栽培。秋末冬初花盛开时分批采收，阴干（亳菊）或焙干（贡菊），或熏（滁菊）、蒸（杭菊）后晒干。按产地和加工方法不同，分为亳菊、滁菊、贡菊和杭菊等。

亳菊：呈圆锥形或圆筒形，有的稍压扁呈扇形，直径1.5～3cm，总苞碟状，总苞片3～4层，外层苞片长三角形，边缘膜质，中部黄绿色，中层的卵圆形，内层的矩圆形；花托半球形，无托片或托毛；舌状花数层，雌性，位于外围，类白色，管状花两性，位于中央，花冠微带黄，顶端5齿裂；瘦果不发育，无冠毛；体轻，干时质松脆；气清香，味甘、微苦。

滁菊：呈不规则球形或扁球形，直径1.5～2.5cm；舌状花白色，不规则扭曲，内卷，基部无苞片，管状花花冠先端5～6裂，雌蕊长于雄蕊；香气浓。

贡菊：呈扁球形或不规则球形，直径1.5～2.5cm；总苞片4～5层，外层苞片三角状卵形，中层卵形，内层长卵形；管状花之雌蕊短于雄蕊或等长。

杭菊：呈碟形或扁球形，直径2.5～4cm，常数个黏连；舌状花平展或微折叠，基部无苞片，管状花雄蕊与雌蕊近等长。

含绿原酸、腺嘌呤、胆碱、水苏碱（stachydrine）及木犀草素 –7–葡萄糖苷、芹菜素 –7–葡萄糖苷、大波斯菊苷（cosmosiin）、刺槐苷（acaciin）、棉花皮素五甲醚（grossypeth pentamethyl ether）及 5–羟基 –3′，4′，6，7–四甲氧基黄酮（5–hydroxy –3′，4′，6，7–tetramethoxy flavone）等；尚含挥发油约0.13%，油中含龙脑、乙酸龙脑酯、菊花酮（chrysanthenone）等。煎液或水浸液对多种革兰阳性和阴性致病细菌、流感病毒、皮肤真菌及螺旋体均有抑制作用；水煎醇沉液能显著扩张离体兔心冠脉，增加冠脉流量，促进胆固醇代谢及提高小鼠耐缺氧能力，尤以杭菊的酚性部分效果较佳。本品性微寒，味甘、苦；能发散风热，平肝明目，清热解毒；用于风热感冒，头痛眩晕，目赤肿痛，眼目昏花，疮痈肿毒；用量5～9g。

〔附〕野菊花 Chrysanthemi Indici Flos

本品为菊科植物野菊 *Chrysanthemum indicum* L. 的干燥头状花序。全国各地均有分布，野生。呈类球形，直径约1cm；花黄色，舌状花1层，皱缩卷曲，中央有多数管状花，总苞棕绿色，4层，边缘膜质；气清香，味苦。含挥发油，油中含白菊醇（chrysol）、白菊酮（chrysantone）、*dl*–樟脑、β–3–皆烯、桧烯等；尚含野菊花内酯及刺槐苷、刺槐素 –7–O –β–D –吡喃半乳糖苷、蒙花苷（linarin）、木犀草素等。有抗菌、降压、免疫增强、抗凝血及解热作用。本品性微寒，味苦、辛；能清热解毒，泻火平肝；用于疔疮痈肿、目赤肿痛、头痛眩晕、上呼吸道感染、扁桃体炎及高血压等等；用量9～15g。

蒲　黄
Typhae Pollen

　　本品为香蒲科植物水烛香蒲 *Typha angustifolia* L.、东方香蒲 *T. orientalis* Presl 或同属其他植物的干燥花粉。主产于江苏、浙江、山东、安徽、湖北等地。夏季采收花序上部的黄色雄花序，晒干后碾轧，筛取花粉；剪取雄性花后，晒干，即为草蒲黄。蒲黄为鲜黄色细粉，质轻，易流动，手捻之滑润，可飘浮水面；气微，味淡。含多种黄酮类化合物、氨基酸及微量元素。例如，水烛香蒲花粉含柚皮素（naringenin）、异鼠李素 - 3 - O -（2G - α - L - 鼠李糖基）- α - L - 鼠李糖（1→6）- β - D - 葡萄糖苷（即香蒲新苷，typhaneoside）、山奈酚 - 3 - O -（2G - α - L - 鼠李糖基）- 芸香糖苷等多种黄酮类化合物。蒲黄花粉能降低血清胆固醇，防治实验性动脉粥样硬化；蒲黄煎剂、总黄酮、有机酸及多糖均能明显抑制 ADP、花生四烯酸及胶原诱导的家兔体内、外血小板聚集，以总黄酮的作用最强；水提液尚有直接分解纤维蛋白，并保护血管内皮细胞免受损伤的作用；煎剂和异鼠李素 - 3 - 芸香糖基 - 7 - 鼠李糖苷及其类似物又有明显的促凝血作用；煎剂、酊剂及乙醚浸液对多种动物的离体未孕和已孕子宫均有兴奋作用；此外，尚有抗炎、免疫抑制，耐缺氧、增加冠脉流量、改善微循环、抗心肌缺血及降压作用。本品性平，味甘；能止血，化瘀，通淋；用于吐血，衄血，咯血，崩漏，外伤出血，经闭痛经，胸腹刺痛，跌打肿痛，血淋涩痛；用量5～9g。

第十三章 果实与种子类生药

果实（fructus）及种子（semen）在植物体中是两种不同的器官，但在商品药材中有时未予严格区分。有些是果实和种子一起入药的，如马兜铃、枸杞子等；另有以果实贮存和销售，临用时除去果皮取出种子入药的，如巴豆、砂仁等。这两类生药的关系如此密切，但外形和组织构造又极不相同，故列入一章，并分别加以叙述。

一、果实类生药

果实类生药通常是完全成熟或近成熟的果实。有的采用整个果穗（如桑椹、荜茇）；有的采用完整的果实（如栀子）；而有的则采用果实的一部分或采用部分或全部果皮（如陈皮、大腹皮）；也有采用带有部分果皮的果柄（如甜瓜蒂）或果实上的宿萼（如柿蒂）；甚至采用中果皮部分的维管组织（如橘络、丝瓜络）。少数采用幼果入药，如枳实、青皮。

（一）性状鉴别

果实类生药的性状鉴别首先应辨明入药部分，并注意果实的类型、形状、大小、颜色、顶部、基部、表面、切断面特征、质地和气味，以及有无残存苞片、花萼、雄蕊、花柱基及果柄。

完整的果实通常呈圆球形或扁球形，顶部常有花柱残基，基部有果柄或果柄脱落的痕迹，有的带有宿存的花被，并要注意种子的数目、着生部位、形状、大小、色泽和表面特征。果实类生药的表面大多干缩而有皱纹，肉质果尤为明显。果皮表面有的具光泽或被粉霜；也有被毛茸的；有时可见凹下的油点，如陈皮、吴茱萸。伞形科植物的果实，表面有隆起的肋线，如小茴香。有的果实具有纵直棱角，如使君子。

气味对果实类生药的鉴别也很重要。有的果实和种子类生药有强烈的香气，如枳实、枳壳、吴茱萸等。枸杞子味甜，鸦胆子味极苦。

（二）显微鉴别

如为完整的果实，则其构造可分为果皮和种子两部分。这两部分容易分离的果实，可将种子取出。按种子项下所述进行显微鉴别。但也有的果实（如伞形科、禾本科、胡椒科），其种皮与果皮愈合而不易分离，此类果实的种皮一般很薄，只有数层薄壁细胞，因而其鉴别特征主要依靠果皮。

由子房壁发育形成的真果的果皮构造，可分为外果皮、中果皮及内果皮三部分。

1. 外果皮 与叶的下表皮相当。通常为一列表皮细胞，外被角质层，有少数气孔，注意点与叶相同。表皮细胞有时有附属物存在，如毛茸，多数为非腺毛（如乌梅、覆盆子），少数具腺毛（如吴茱萸、补骨脂）；也有具腺鳞（如蔓荆子）。表皮角质层平滑或有各种纹理，有的呈不规则网状纹理（如连翘）、平直线状纹理（如五味子）或呈颗粒状（如山茱萸）。有时表皮细胞中含有色素（花椒）；有的在表皮细胞间嵌有油细胞（如五味子）。也有外果皮由表皮和下皮细胞组成且下皮细胞特化为石细胞（如胡椒）。

2. 中果皮 与叶肉组织相当，通常较厚，由多层薄壁细胞组成，其间有细小的维管束散布，一般为外韧型，也有是双韧型（如茄科果实），或两个外韧型维管束合成维管柱（如小茴香）。中果皮中常有油室（如花椒）、油管（如小茴香）、油细胞（如毕澄茄）以及厚壁组织分布。有的中果皮细胞含草酸钙结晶（如枸杞子、陈皮、栀子等）、橙皮苷结晶（陈皮）或淀粉粒（五味子）。

3. 内果皮　与叶的上表皮相当。是果皮的最内层组织，变异较大，有的为一层薄壁细胞，有的散有石细胞（如辣椒）或全为石细胞（如胡椒）。核果的内果皮则由多层石细胞组成，十分坚硬。伞形科果实的内果皮排列极为特殊，是以 5 ~ 8 个狭长的薄壁细胞互相并列为一群，各群细胞以斜角联合，如镶嵌式地板状，称为镶嵌细胞层。

二、种子类生药

种子类生药大多采用完整的干燥成熟种子（如槟榔、杏仁、马钱子、决明子等），少数用种子的一部分，如种仁（即不带种皮的种子，如肉豆蔻）、假种皮（如龙眼肉）、种皮（如绿豆衣）、胚（如莲子心）。也有用发了芽的种子（如大豆卷）；或种子的加工品（如淡豆豉）。

（一）性状鉴别

通常除注意种子的形状、大小、颜色外，还要注意种子的表面特征，如种脐、种脊、合点和珠孔的位置及形状，各种纹理、突起、毛茸和种阜的有无，纵、横切面，质地以及气味等。剥去种皮后，注意有无胚乳。一般无胚乳种子的内胚乳仅为一层透明膜状物，子叶发达（如杏仁）；有胚乳种子的内胚乳有的富油质（如酸枣仁、亚麻子），有的角质样（如马钱子、车前子）；子叶富油质（如桃仁、郁李仁）或粉性（毒扁豆）。有的胚乳和种皮交错，形成大理石样纹理（如槟榔），习称"槟榔纹"；有的外胚乳亦存在，并与内胚乳交错，形成槟榔样纹理（如肉豆蔻）。胚多数直生，但也有弯曲或折迭（如芥子、补骨脂、牵牛子、菟丝子、决明子、王不留行等）。有的种子浸入水中则有黏液渗出（如车前子、葶苈子）。还可取厚切片加化学试剂以观察有无淀粉、糊粉粒、脂肪油或特殊成分等。

（二）显微鉴别

种子类生药的显微鉴别特征主要在种皮，种皮的构造因植物的种类而异，因而常可找出其在鉴定上具有重要意义的特征。胚乳发达的种子，其胚乳细胞的形状和内含物的种类也常作为鉴定的依据，特别是对种仁类生药，在鉴定上有极重要的意义。

1. 种皮　有的种皮只有一层细胞，但多数种皮由数列形状不同的细胞层构成。

（1）表皮层：多数种皮的表皮为一列薄壁细胞。有的则部分（如牵牛子）或全部（马钱子）分化为非腺毛；有的表皮中单个或成群地散布着石细胞（如杏仁、桃仁），也有全部为石细胞（如五味子、天仙子）；有的表皮细胞中含有色素（如牵牛子、青葙子）。

（2）黏液细胞层：有些种皮的表皮为一层含黏液质的细胞，如亚麻子、芥子、车前子等，将其浸入水中，可见黏液渗出而形成一黏滑的黏液套。

（3）栅状细胞层：豆科植物种子（如决明子）的表皮常由窄长而增厚的栅状细胞组成，径向紧密排列，横切面观在中部偏外侧可见折光率较强的光辉带，称为"亮纹"。十字花科某些种子（如莱菔子、芥子）外种皮的最内层亦为栅状细胞层，除外平周壁较薄外，其余细胞壁均强烈增厚。

（4）厚壁细胞层：在大多数种子中，种皮的一层或数层细胞，有极厚的细胞壁，其形状各异。除上述栅状细胞外，某些茄科植物（如曼陀罗、天仙子）种子的表皮细胞，其垂周壁及内壁强烈增厚而形成研钵状的石细胞层。姜科植物（如豆蔻、砂仁）的内种皮为一层排列整齐的小形石细胞，其内壁特厚而外壁很薄，外侧细胞腔中含硅质块。亚麻子的内种皮外层亦由一列小形石细胞组成。

（5）油细胞层：含挥发油的种子，其种皮中常有一层形状较大的含油细胞，如豆蔻等。

（6）色素细胞层：有颜色的种子，其种皮的某一层中必定含有色素，除表皮细胞可含色素外，有的色素沉着于表皮细胞壁，如颠茄、莨菪、大豆；而亚麻子、豆蔻、芥子的色素则存在于种皮内侧的一至数层细胞中；车前子的色素存在于种皮的内表皮。

（7）营养层：种子的种皮常有数列含淀粉粒的薄壁细胞。成熟种子的营养层常因种子发育过程中淀粉被消耗殆尽而成为扁缩颓废的薄壁细胞层。

2. 胚乳　通常由含有多量脂肪油和糊粉粒的薄壁细胞组成，有时细胞中还含有淀粉粒或草酸钙结晶。胚乳细胞壁多由纤维素组成，也有含多量半纤维素而强烈厚化的，遇水易膨胀，并往往可见纹孔或胞间连丝（如马钱子）。少数种子有发达的外胚乳（如豆蔻）。也有少数种子的外胚乳不规则地嵌入内胚乳中而形成具有特殊花纹的错入组织，如肉豆蔻；而槟榔则有部分种皮连同外胚乳嵌入内胚乳而形成错入组织。

3. 胚　胚是种子中未发育的幼体，包括胚根、胚茎、胚芽和子叶。在无胚乳种子中，子叶常较肥厚而大，细胞中常含多量的营养物质；在有胚乳种子中，子叶常较菲薄而小，其构造与叶相似而较简单。胚的其他部分一般由薄壁细胞组成。

4. 贮藏的营养物质　种子中贮藏的营养物质主要为脂肪油、蛋白质和淀粉。其中以蛋白质的存在最为特殊。种子中的贮藏蛋白质，可能呈非晶形状态，也可能成为具有特殊形状的颗粒——糊粉粒。在植物器官中，只有种子含有糊粉粒。因此，糊粉粒是确定种子类粉末生药的主要标志。糊粉粒的形状、大小及构造常依植物种类而异，在生药鉴定中有着重要意义。

*五　味　子

Schisandrae Chinensis Fructus

【来源】为木兰科植物五味子 Schisandra chinensis（Turcz.）Baill. 的干燥成熟果实，习称"北五味子"。

【产地】五味子主产于吉林、辽宁、黑龙江等地。

【采收加工】秋季果实成熟时采摘，晒干或蒸后晒干，除去果梗及杂质。

【化学成分】五味子含木脂素约5%～22%，主要有五味子素（五味子醇甲，schisandrin，2.36%～9.87%），γ-五味子素，去氧五味子素（五味子甲素），新五味子素，五味子丙素（schisandrin C），五味子醇（五味子醇乙，schisandrol，0.74%～3.75%），戈米辛（gomisin）A～H、J、$K_{1\sim3}$、$L_{1,2}$、$M_{1,2}$、N～R，当归酰戈米辛（angeloylgomisin）H、O、Q，顺芷酰戈米辛（tigloylgomisin）H、P，苯甲酰戈米辛 H，表戈米辛，前戈米辛（pregomisin）等。种子含挥发油约2%，果肉中约含0.3%，主要成分为柠檬醛（citral），α 和 β - 花柏烯（chamigrene），β - 花柏醛（β - chamigrenal）等。此外，尚含柠檬酸、酒石酸、苯甲酸、维生素 C，种子含脂肪油高达38.29%。

北五味子中总木脂素含量比南五味子高近一倍。不同产地的北五味子含木脂素成分相似，仅含量有些差异；而不同产地的南五味子中木脂素成分则有差异。果实完全成熟后，种皮中木脂素含量最高：一般认为，北五味子质佳。

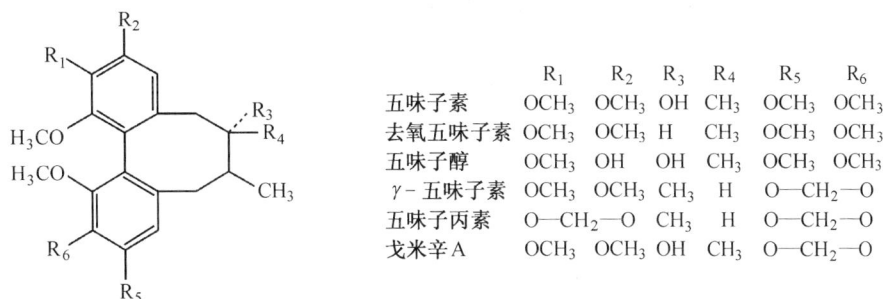

	R_1	R_2	R_3	R_4	R_5	R_6
五味子素	OCH_3	OCH_3	OH	CH_3	OCH_3	OCH_3
去氧五味子素	OCH_3	OCH_3	H	CH_3	OCH_3	OCH_3
五味子醇	OCH_3	OH	OH	CH_3	OCH_3	OCH_3
γ-五味子素	OCH_3	OCH_3	CH_3	H	$O-CH_2-O$	
五味子丙素	$O-CH_2-O$		CH_3	H	$O-CH_2-O$	
戈米辛A	OCH_3	OCH_3	OH	CH_3	$O-CH_2-O$	

【性状】呈皱缩或压扁的不规则球形，直径 5～8mm。表面红色、紫红色或暗红色，具网状皱纹，油润，有的呈黑红色或被"白霜"。果肉柔软。种子 1～2 粒，肾形，表面棕黄色，有光泽。果肉气微，味酸；种子破碎后有香气，味辛、微苦（图 13－1A）。

【显微特征】横切面：外果皮为 1 列方形或长方形表皮细胞，壁稍厚，外被角质层，间有油细胞。中果皮薄壁细胞含淀粉粒，其间散有小形外韧维管束；内果皮为 1 列小形薄壁细胞。种皮最外层为 1 列径向延长的栅状石细胞，壁厚，纹孔细密；其下为数列类圆形、三角形或多角形石细胞，较大；石细胞层内侧为数列薄壁细胞，种脊部位有维管束；油细胞层为 1 列长方形薄壁细胞，内含棕黄色挥发油；种皮内表皮细胞形小，壁稍厚。胚乳细胞呈多角形，内含脂肪油滴及糊粉粒（图 13－1B）。

粉末：暗紫色。①外种皮栅状石细胞表面观多角形或长方多角形，宽 18～32μm，长至 48μm，壁厚 6～10μm，孔沟极细密。②种皮内层石细胞呈类多角形、类圆形或不规则形，直径约至 83μm，壁厚至 20μm，纹孔较大而密。③果皮表皮细胞表面观类多角形，垂周壁呈连珠状，角质线纹明显，油细胞散在其间，呈类圆形或圆多角形，直径约至 50μm，内含油滴。此外，尚有中果皮薄壁细胞、纤维、淀粉粒、内胚乳细胞等（图 13－1C）。

【理化鉴别】薄层色谱：取本品粉末 1g，加三氯甲烷 20ml，加热回流 30min，过滤，滤液蒸干，残渣加三氯甲烷 1ml 使溶解，点样于硅胶 GF_{254}－CMC 薄层板上，以戈米辛 A、去氧五味子素和 γ－五味子素标准品溶液（各 1mg/ml）作对照，以石油醚（30～60℃）－甲酸乙酯－甲酸（15:5:1）的上层溶液展开，置紫外光灯（254nm）下观察（图 13－2）。

【含量测定】木脂素类是五味子的主要有效成分。其中 γ－五味子素、五味子丙素、戈米辛 A、B、C 和 N 等的分子结构中均含有甲二氧基（$-O-CH_2-O-$），在浓硫酸作用下可被水解放出甲醛，后者能与变色酸作用产生紫红色，在 570nm 波长处有最大吸收，故可采用比色法测定总木脂素含量。个别木脂素类成分可采用高效液相色谱法、薄层色谱－比色法、薄层色谱－紫外分光光度法、薄层色谱－扫描法等测定其含量。

1. 总木脂素的比色测定　精密称取本品粉末适量，置索氏提取器中，依次用 75% 和 90% 乙醇提取，合并提取液，回收乙醇，再用 95% 乙醇溶解并定容。精密吸取一定量的样品溶液，以适量硅胶拌匀，于 80℃ 挥去溶剂后，装入小柱，继用三氯甲烷洗脱。精密吸取三氯甲烷洗脱液适量，80℃ 挥去溶剂，加入一定量的 10% 变色酸水溶液、浓硫酸及水，沸水浴加热 30min，冷却后在 570nm 波长处测定吸收度。从 γ－五味子素的标准曲线计算总木脂素的含量。

2. 五味子醇甲的 HPLC 法含量测定　色谱条件　以十八烷基硅烷键合硅胶为填充剂，以甲醇－水（13:7）为流动相，检测波长为 250nm。理论板数按五味子醇甲峰计算应不低于 2000。

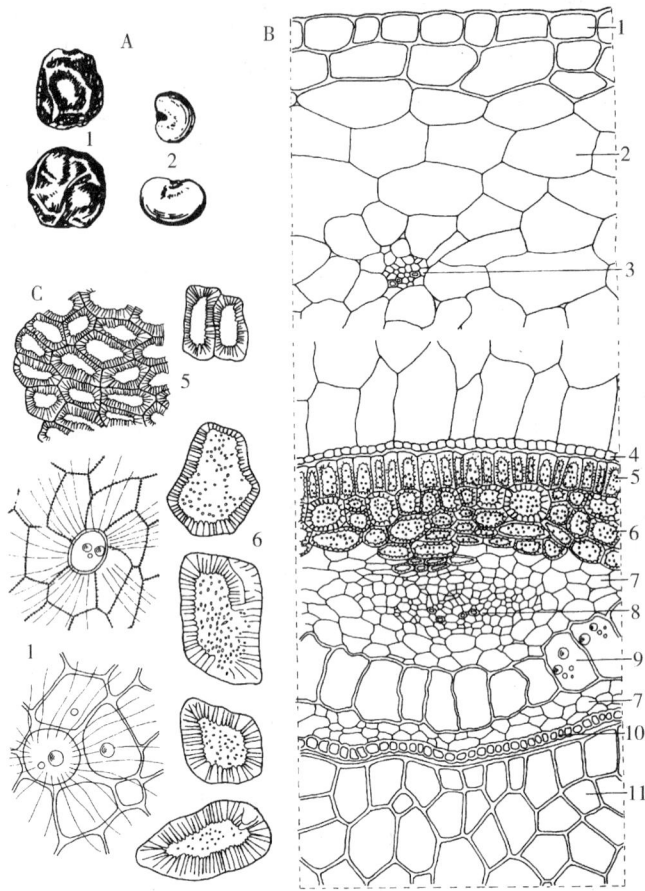

图 13 - 1 北五味子外形及显微特征

A. 果实与种子外形（1. 果实 2. 种子）B. 果实及种子横切片详图 C. 粉末

1. 外果皮 2. 中果皮 3. 维管束 4. 内果皮 5. 种皮外层石细胞 6. 种皮内层石细胞

7. 薄壁细胞 8. 种脊维管束 9. 油细胞 10. 种皮内表皮细胞 11. 胚乳

《中国药典》（2010 年版）规定，本品按干燥品计算，含五味子醇甲不得少于 0.40%。

【药理作用】1. 对中枢神经系统作用 五味子能使大脑皮层的内抑制过程加强和集中，从而使大脑皮质兴奋和抑制过程趋于平衡。五味子素和挥发油有镇静和镇痛作用。五味子能改善人的智力活动，提高工作效率，并有抗疲劳作用。五味子煎剂和五味子素均有中枢性呼吸兴奋作用。戈米辛 A 有降低体温作用。

2. 抗肝损伤作用 五味子种子的乙醇提取物与五味子丙素、五味子酯丁（schisantherin D）、去氧戈米辛 A、戈米辛 N、C 和 A 以及从华中五味子分得的戈米辛 B、顺芷酰戈米辛 P 等木脂素类均对药物引起的动物肝损伤有明显的保护作用。北五味子和南五味子的乙醇浸膏均有非常显著的降谷丙转氨酶作用。五味子粗制剂及其提取物临床应用亦有明显的降谷丙转氨酶和保肝作用。

3. 抗氧化作用 五味子及其木脂素类成分对氧自由基引起的损伤有明显的保护作用，对多种药物诱发的脂质过氧化均有明显抑制作用。

4. 适应原样作用 五味子有与人参类似的适应原样作用，能增强机体对各种非特异性刺

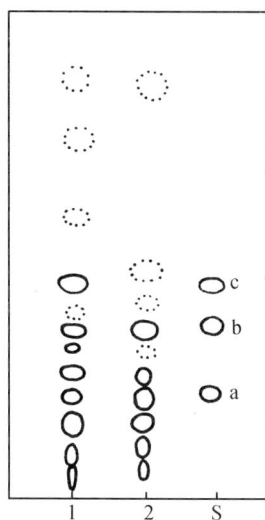

图 13 - 2 五味子薄层色谱图
1. 北五味子 2. 南五味子 S. 对照品：a. 戈米辛 A
b. 去氧五味子素 c. γ - 五味子素

激的防御能力。

此外，五味子尚有兴奋子宫、扩张血管、强心、抗胃溃疡以及抗菌等作用；木脂素类成分有抗 HIV 病毒作用。

【功效】性温，味酸、甘。能收敛固涩，益气生津，补肾宁心。用于久嗽虚喘，梦遗滑精，遗尿尿频，久泻不止，自汗盗汗，津伤口渴，内热消渴，心悸失眠。用量 1.5 ~ 6g。

【附注】1. 同属植物华中五味子 Schisandra sphenanthera Rehd. et Wils. 的干燥成熟果实，习称"南五味子"。主产于湖北、山西、陕西、河南、云南等地。主要含戈米辛 C，去氧五味子素，戈米辛 K₃ 以及微量的五味子素，戈米辛 A，五味子丙素，安五脂素（anwulignan），戈米辛 B，顺芷酰戈米辛 P 等。果实较小，直径 2 ~ 5mm。表面棕红色至暗棕色，干瘪，皱缩，无光泽，果肉常紧贴种子上。《中国药典》（2010 年版）采用 HPLC 法测定其五味子酯甲含量，规定不得少于 0.20%。北五味子与南五味子所含木脂素类成分与含量均有所不同，传统经验认为，后者的品质较次。《中国药典》（2010 年版）将"南五味子"单独列条收载，但用药量相同，势必影响疗效。应大力发展北五味子生产，南五味子以作为地区习用品或其他应用为妥。

2. 南五味子属植物如南五味子 Kadsura japonica Dunal、长梗五味子 K. longipedunculata Finet et Gagnep. 的果实亦有药用价值。

3. 五味子及华中五味子茎中亦含多量的木脂素类成分，可供利用。

*山　楂

Crataegi　Fructus

【来源】为蔷薇科植物山里红 Crataegus pinnatifida Bge. var. major N. E. Br. 或山楂 C. pinnatifida Bge. 的干燥成熟果实。习称"北山楂"。

【产地】主产于山东、河北、河南、辽宁等地。多为栽培。

【采收加工】秋季果实成熟时采收，切片，干燥。

【化学成分】主要含黄酮类与三萜类成分。

1. 黄酮类 主要有金丝桃苷（hyperin）、芦丁、表儿茶精（epicatechin）、槲皮素（guercetin）、牡荆素（vitexin）及其鼠李糖苷。

2. 三萜类 有山楂酸（crataegic acid）、熊果酸、齐墩果酸。尚含枸橼酸及其甲酯、琥珀酸、苹果酸、绿原酸、咖啡酸以及脂肪酶、维生素 C、核黄素、胡萝卜素及钙、磷、铁等微量元素。

【性状】多为圆形横切片，皱缩不平，直径 1 ~ 2.5cm，厚 2 ~ 4mm。外皮红色，有光泽，具细皱纹及灰白色小斑点。果肉深黄色至浅棕色。中部横切片具浅黄色果核5粒，但核多脱落而中空。有时可见短而细的果梗或花萼残迹。气微清香，味酸、微甘（图13－3A）。

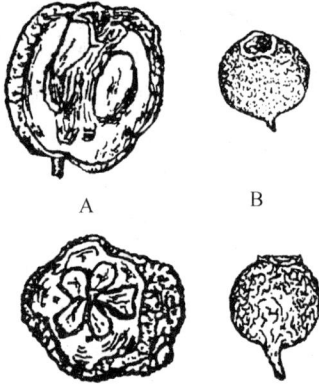

图13－3　山楂外形
A. 北山楂　B. 南山楂

【理化鉴别】**1. 显色反应**　盐酸－镁粉反应显桃色，三氯化铝纸片反应显黄绿色荧色。

2. 薄层色谱法　取山楂粉末0.5g，加乙酸乙酯2ml浸渍24h（或超声波振荡15min），过滤，滤液点样于硅胶H－CMC薄层板（以含0.3% CMC－Na的0.1mol/L磷酸二氢钠溶液制备）上，以熊果酸对照品溶液（1mg/ml）作对照，以甲苯－乙酸乙酯－甲酸（20：4：0.5）展开，取出，晾干，喷以硫酸乙醇溶液（3→10），在80℃加热至斑点显色清晰。供试品色谱中，在与对照品色谱相应的位置上，显紫红色斑点，紫外光灯（365nm）下显橙黄色荧光（图13－4）。

【含量测定】山楂的行气散瘀功效与其强心、扩冠、降压、降血脂等药理作用有关，上述作用的主要有效成分是黄酮类和三萜酸。因此，测定总黄酮和总有机酸的含量可用于控制和评价山楂的品质。

1. 总有机酸测定　山楂酸、熊果酸、齐墩果酸与其他有机酸的分子结构中均含有羧基，能与强碱作用成盐，故可采用中和法测定其总有机酸含量。

生药细粉的水提取液，加酚酞指示液，以氢氧化钠标准溶液（0.1mol/L）滴定。每1ml氢氧化钠标准溶液相当于枸橼酸（$C_6H_8O_7$）6.404mg。《中国药典》（2010年版）规定，按干燥品计算，含有机酸以枸橼酸计算，不得少于5.0%。

2. 总黄酮测定　山楂所含黄酮类成分在C_3和C_5位均含有酚羟基，故能与金属盐试剂（如硝酸铝、氯氧化锆等）生成黄色的金属络合物。因此，可应用比色法或分光光度法测定其含量。《中国药典》（2010年版）收载的"山楂叶"即采用本法测定。

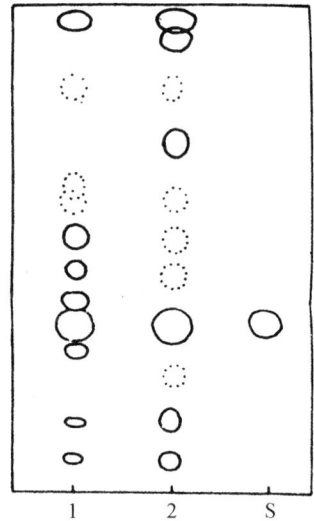

图13－4　山楂薄层色谱图
1. 北山楂 2. 南山楂 S. 对照品：熊果酸

精密称取山楂细粉约0.5g，于60℃干燥6h，置100ml量瓶中，精密加入60%乙醇50ml，称重，超声波处理30min，用60%乙醇补充损失的溶剂重量，摇匀，过滤。精密吸取续滤液1ml，置10ml具塞离心管中，加60%乙醇至5ml，加10%亚硝酸钠溶液0.3ml，使混匀，放置6min，加10%硝酸铝溶液0.3ml，摇匀，放置6min，加1mol/L氢氧化钠溶液4ml，加水至刻度，摇匀，放置15min，离心，在500nm波长处测定离心上清液的吸收度，从标准曲线上读出供试品溶液中金丝桃苷的重量（μg），计算总黄酮含量。

【药理作用】**1. 促进消化作用**　山楂含脂肪酶，可促进脂肪的消化。所含多种有机酸和维生素C均可提高胃蛋白酶活性，促进蛋白的分解消化。山楂还能促进胃消化酶的分泌。对胃肠功能尚有一定调节作用。

2. 对心血管系统的作用　①抗心绞痛：山楂与山楂总黄酮能显著增加冠脉流量，对心肌缺血有保护作用，山楂总黄酮能缩小兔实验性心肌梗死范围，降低 ST 段改变。②降压：山楂总提取物、山楂总黄酮、三萜酸及山楂叶提取物对兔、猫均有明显而持久的降压作用。山楂对其他部位血管也有扩张作用。能增加蟾蜍血管灌流量及犬肌肉血流量和肾动脉血流量。③强心：山楂与山楂黄酮、水解物均能增强心肌收缩力，增加心输出量、减慢心率。山楂酸对疲劳心脏搏动有恢复作用。

3. 降血脂与抗动脉粥样硬化作用 山楂能提高动脉粥样硬化兔血中卵磷脂比例，降低胆固醇和脂质在器官上的沉积；对实验性高脂兔的血清总胆固醇和 β - 脂蛋白均有降低作用。其降血脂作用主要是通过抑制胆固醇的合成。

4. 抗菌作用 山楂对志贺氏、福氏、宋内氏等痢疾杆菌有较强的抑制作用，对金黄色葡萄球菌、乙型链球菌、大肠杆菌、变形杆菌、炭疽杆菌、白喉杆菌、伤寒杆菌、铜绿假单胞菌等也有抑菌作用。此外，山楂尚有收缩子宫、促进子宫复原，利尿，解痉，镇静及抗癌等作用。

【功效】性微温，味酸、甘。能消食健胃，行气散瘀，化浊降脂。用于肉食积滞，胃脘胀满，泻痢腹痛，瘀血经闭，产后瘀阻，心腹刺痛，胸痹心痛，疝气疼痛，高脂血症。用量 9 ~ 12g。

【附注】同属一些植物的果实在部分地区亦作山楂入药。①野山楂 *Crataegus cuneata* Sieb. et Zucc.，习称"南山楂"。果实较小，直径 0.8 ~ 1.4cm，呈类球形或梨形，有的压成饼状；表面棕黄色或棕红色，无斑点而具细密皱纹；气微弱，味酸、涩（图 13 - 3B）。②湖北山楂 *C. hupehensis* Sarga.，果实球形，直径约 2cm，表面深红色，具显著小疣点，果肉薄。③甘肃山楂 *C. kansuensis* Wils.，果实近球形，直径约 1cm，红色，果核 2 ~ 3 粒。

尚发现有以蔷薇科其他植物的果实伪充山楂销售。常见的有：移依 *Docynia delavayi* (Franch.) Schneid.，海棠果 *Malus prunifolia* (Willd.) Borkh.，尖嘴林檎 *M. melliana* (Hand. – Mazz.) Rehd 等，应注意区别。

*苦 杏 仁
Armeniacae Semen Amarum

【来源】为蔷薇科植物山杏 *Prunus armeniaca* L. var *ansu* Maxim.、西伯利亚杏 *P. sibirica* L.、东北杏 *P. mandshurica* (Maxim.) Koehne 或杏 *P. armeniaca* L. 的味苦的干燥成熟种子。

【产地】我国大部分地区均产，主产于北方，以内蒙古东部、辽宁、河北、吉林产量最大。除杏多为栽培外，其余均系野生。

【采收加工】夏季果实成熟后采收，除去果肉，打碎果核，取出种子，晒干。

【化学成分】含苦杏仁苷（amygdalin）约3%，脂肪油约50%；另含苦杏仁酶（emulsin）、樱叶酶。苦杏仁苷经酶或酸水解产生氢氰酸（0.2%）、苯甲醛及葡萄糖。尚含挥发性芳香成分 β - 紫罗兰酮、芳樟醇等以及蛋白质和氨基酸。

【性状】呈扁心形，长 1 ~ 1.9cm，宽 0.8 ~ 1.5cm，厚 5 ~ 8mm，顶端略尖，基部钝圆，左右不对称。表面黄棕色或红棕色，珠孔位于尖端，近尖端边缘有短线形种脐，钝圆端肥厚，有椭圆形合点，种脐与合点间有线形种脊，自合点散出数条深棕色的脉纹。种皮与胚乳薄，子叶2枚，肥厚，乳白色，富油性，子叶接合面稍有空隙。气微，与水共研产生苯甲醛香气，味苦（图13－5A）。

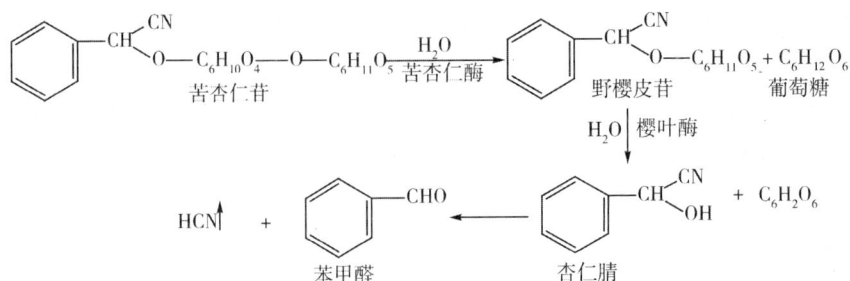

【显微特征】山杏种子横切面：种皮表皮细胞一列，其间有近圆形橙黄色石细胞，常单个或3～5个成群，突出表皮外，埋于表皮的部位有较大的纹孔。表皮下为多列薄壁细胞，其间有小型维管束。外胚乳为1列颓废细胞；内胚乳细胞含糊粉粒及脂肪油，子叶薄壁细胞亦含糊粉粒及脂肪油（图13－5B）。

粉末：黄白色。①种皮石细胞单个散在或数个成群，淡黄色或黄棕色，侧面观大多呈贝壳形、卵圆形或类圆形，底部较宽，18～60μm，壁厚3～5μm，层纹无或少见，孔沟甚密，上部壁厚5～10μm，层纹明显，孔沟少；表面观呈类圆形，类多角形，纹孔大而密。②种皮外表皮薄壁细胞黄棕色或棕色，多皱缩，常与石细胞相连。③子叶细胞含糊粉粒及油滴；较大的糊粉粒中有细小草酸钙簇晶，直径2～6μm。此外，尚有内胚乳细胞、螺纹导管等（图13－5C）。

【理化鉴别】1. 取本品数粒，加水共研，发生苯甲醛的特殊香气。

2. 取本品数粒，捣碎，即取约0.1g，置试管中，加水数滴使湿润，试管中悬挂一条用碳酸钠试液湿润过的三硝基苯酚试纸，用软木塞塞紧，置40～50℃的水浴中，10min内试纸显砖红色（氰苷反应）。

3. 薄层色谱：取本品粉末0.5g，加等量碳酸钙共研碎（抑制酶），置于具塞锥形瓶内，加石油醚（60～90℃）10ml冷浸过夜（脱脂），过滤，滤渣挥去溶剂后加乙醇4ml，冷浸过夜，取乙醇溶液点样于硅胶G薄层板上，以苦杏仁苷标准品溶液（2mg/ml）作对照，以三氯甲烷－乙酸乙酯－乙醇（2∶1∶2）展开，用碘蒸气显色。供试品色谱中，在与标准品色谱的相应位置显相同颜色的斑点。

【含量测定】苦杏仁镇咳祛痰、平喘有效成分为苦杏仁苷。

1. 苦杏仁苷的银量法测定　苦杏仁捣碎后，细胞中所含水解酶在水存在下充分与苦杏仁苷接触并发生酶解反应，生成的氢氰酸可被水蒸气蒸馏，导入氨液成盐。用硝酸银滴定时，生成物氰化银易溶于氨水而碘化银则不溶，因此，过剩的一滴硝酸银即与指示剂碘化钾试液作用生成黄白色沉淀指示终点到达。每1ml硝酸银滴定液（0.1mol/L）相当于91.48mg苦杏仁苷（$C_{20}H_{27}NO_{11}$）。《中国药典》（2010年版）规定，本品含苦杏仁苷不得少于3.0%。

2. 苦杏仁苷的HPLC法测定　色谱条件：以十八烷基硅烷键合硅胶为填充剂，以乙腈－0.1%磷酸溶液（8∶92）为流动相，检测波长为207nm。理论板数按苦杏仁苷峰计算应不低于7000。《中国药典》（2010年版）规定，本品含苦杏仁苷（$C_{20}H_{27}NO_{11}$）不得少于3.0%。

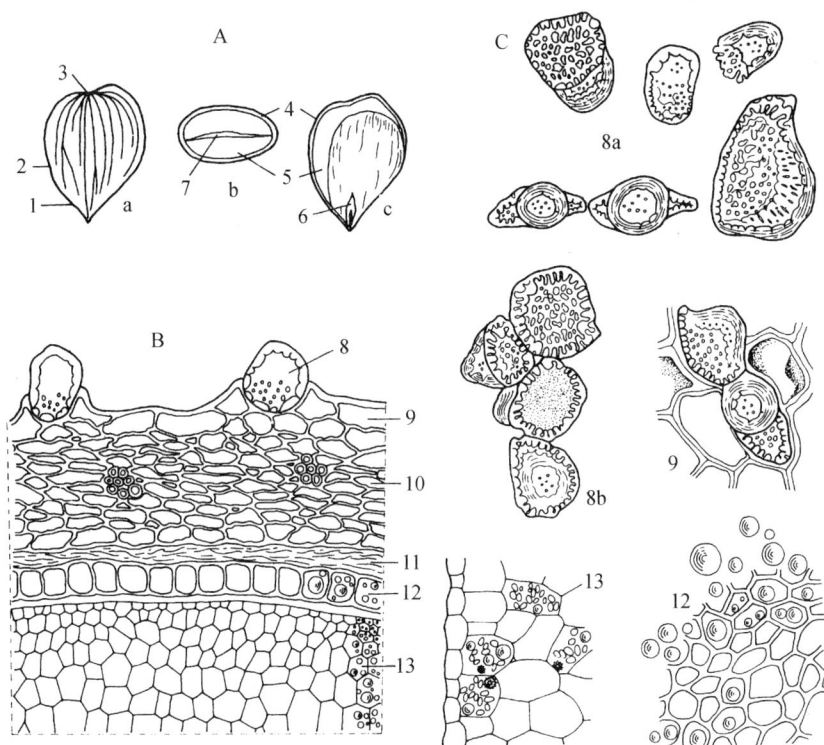

图 13 - 5 苦杏仁外形及显微特征

A. 性状 (a. 外形 b. 横切片 c. 纵切片) B. 横切片详图 C. 粉末

1. 种脐 2. 种脊 3. 合点 4. 种皮 5. 子叶 6. 胚 7. 空隙 8. 石细胞 (a. 侧面观 b. 表面观)

9. 种皮外表皮细胞 10. 薄壁细胞 11. 外胚乳 12. 内胚乳 13. 子叶细胞

【药理作用】 **1. 镇咳平喘作用** 小量口服,所含苦杏仁苷经消化酶或胃酸水解,缓缓产生微量氢氰酸,可轻度抑制呼吸中枢而达镇咳平喘作用。

2. 对消化系统的作用 苦杏仁所含大量脂肪油可润肠通便。苦杏仁苷被水解生成的苯甲醛,在体外以及在健康者或溃疡病患者体内,均能抑制胃蛋白酶的活性,从而影响消化功能,对溃疡面有保护作用。

3. 抗肿瘤作用 苦杏仁苷及其水解产物氢氰酸和苯甲醛在体外均有微弱的抗癌作用。苦杏仁热水提取物对子宫颈癌 JTC - 26 株的抑制率为 50% ~ 70%,氢氰酸加苯甲醛或苦杏仁苷加 β - 葡萄糖苷酶均可明显提高其抗癌能力,给小鼠自由摄食苦杏仁,可抑制艾氏腹水瘤的生长,并使生存期延长。但到目前为止,对苦杏仁苷作为抗癌药,尚有争论。

此外,苦杏仁尚有抗炎、镇痛、降血脂、抗突变、抗蛲虫和滴虫感染、治疗再生障碍性贫血等作用。

4. 毒性 大量口服苦杏仁可产生中毒,首先作用于延脑的呕吐、呼吸、迷走及血管运动等中枢,引起兴奋,随后进入昏迷、惊厥,继而整个中枢神经系统麻痹而死亡。其中毒机理主要是由于苦杏仁苷的水解产物氢氰酸易与线粒体中的细胞色素氧化酶的三价铁起反应,形成细胞色素氧化酶 - 氰复合物,从而使细胞的呼吸受抑制,造成组织窒息而死亡。急救主要用亚硝酸盐和硫代硫酸钠。

【功效】性微温，味苦，有小毒。能降气，止咳平喘，润肠通便。用于咳嗽气喘，胸满痰多，肠燥便秘。用量 5 ~ 10g。

【附注】甜杏仁：为杏 *Prunus armeniaca* L. 的栽培品种味淡的种子，稍大而扁，长 1.2 ~ 2.1cm，宽 0.9 ~ 1.6cm，厚 5 ~ 6mm，基部略对称，子叶接合面不现空隙。含苦杏仁苷约 0.17%，脂肪油 40% ~ 60%。能滋润养肺；用于肺虚咳嗽，大便燥结。

*陈　皮
Citri Reticulatae Pericarpium

【来源】为芸香科植物橘 *Citrus reticulata* Blanco 及其栽培变种的干燥成熟外层果皮。

【产地】各产橘区均产。均为栽培。产于广东者称"广陈皮"，品质最佳。

【采收加工】9 ~ 11 月果实成熟，剥取果皮，阴干或通风干燥，广陈皮多割成 3 ~ 4 瓣。

【化学成分】**1. 挥发油**　约 2% ~ 4%。油中右旋柠檬烯（d - limonene）占 80% 以上，尚含柠檬醛、β - 月桂烯、α - 蒎烯、α - 松油醇等。

2. 黄酮类　橙皮苷、橘皮素（tangeretin）、新橙皮苷、川陈皮素（nobiletin）、二氢川陈皮素（citromitin）等。此外，尚含辛弗林（synephrine）、肌醇、维生素 B_1 等。

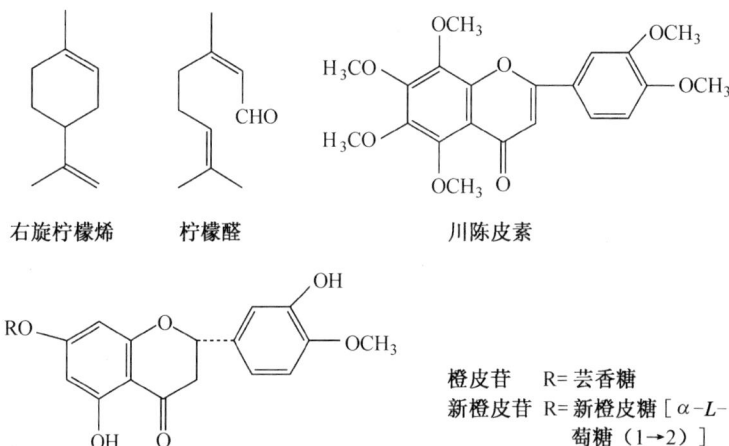

右旋柠檬烯　　柠檬醛　　　　川陈皮素

橙皮苷　　R= 芸香糖
新橙皮苷　R= 新橙皮糖［α-*L*- 鼠李糖 -*D*- 葡萄糖（1→2）］

【性状】陈皮：常剥成数瓣，基部相连，或呈不规则的碎片，厚 1 ~ 4mm。外表面橙红色或红棕色，有细皱纹及凹下的点状油室。内表面浅黄白色，粗糙，并有黄白色或黄棕色短线状维管束。质稍硬而脆。气香，味辛、苦。

广陈皮：常 3 瓣相连，裂片向外反卷，厚约 1mm。外表面黄橙色或红橙色，点状油室较大；内表面白色，海绵状。质较柔软。香气浓郁，味微辛、苦（图 13 - 6A）。

【显微特征】果皮横切面：外果皮为 1 列细小的类方形表皮细胞，外被角质层，有气孔。中果皮为薄壁组织，其间散有大型溶生油室，薄壁细胞含草酸钙方晶或针簇状橙皮苷结晶。维管束细小，纵横散布（图 13 - 6B，C）。

　　粉末：黄白色至黄棕色。①中果皮薄壁组织众多，细胞形状不规则，壁不均匀增厚，角隅处较厚，有的呈连珠状。②果皮表皮细胞表面观多角形、类方形或长方形，壁稍厚，气孔不定式，类圆形，副卫细胞 6~8~10 个。③草酸钙方晶较多，成片存在于中果皮薄壁细胞中，呈多面形、菱形或双锥形，直径 3~34μm，长 5~53μm，有的细胞内含多面体平行双晶或含3~5 个方晶。④橙皮苷结晶多存在于外层中果皮薄壁细胞中，黄色或无色，呈圆形或无定形团块，有的可见放射状纹理。⑤油室较大，多已破碎，分泌细胞扁长，挥发油滴随处散在。尚可见螺纹、孔纹和网纹导管及管胞（图 13-6D）。

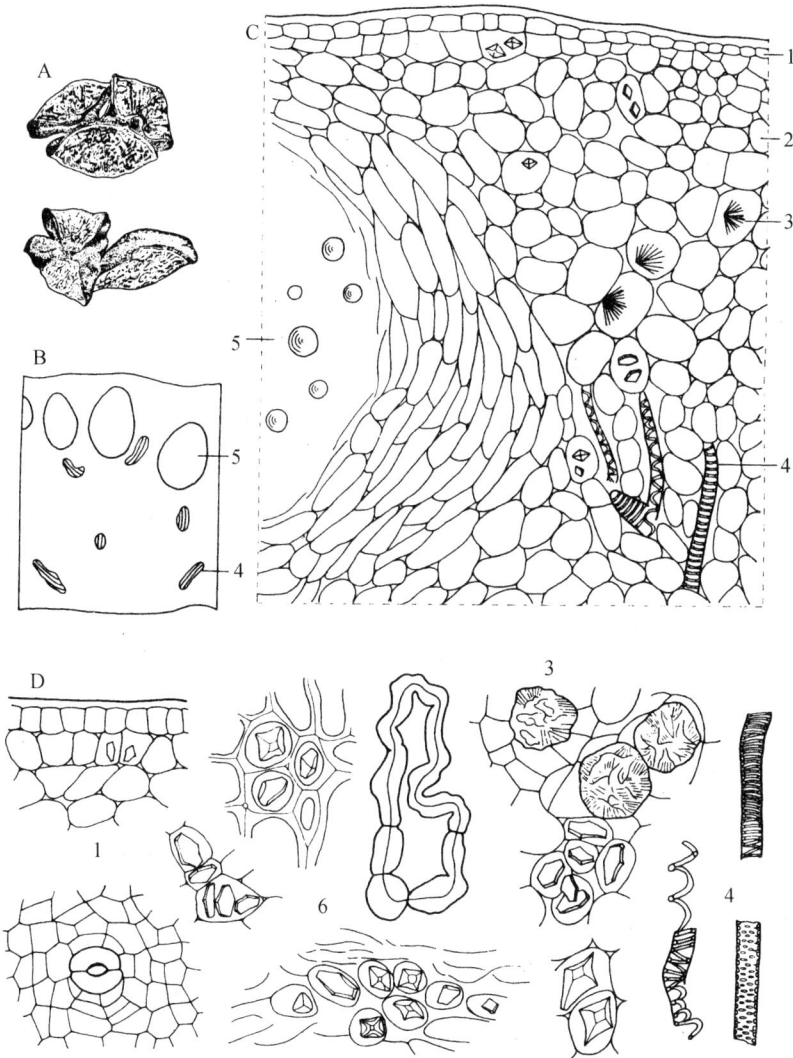

图 13-6　广陈皮外形及显微特征

A. 外形　B. 横切片简图　C. 横切片详图　D. 粉末

1. 外果皮　2. 中果皮　3. 橙皮苷结晶　4. 导管　5. 油室　6. 中果皮薄壁细胞与草酸钙结晶

【理化鉴别】1. 取本品粉末 0.3g，加甲醇 10ml，加热回流 20min，过滤，取滤液 1ml，加镁粉少量与盐酸 1ml，溶液渐显红色（黄酮类反应）。

2. 薄层色谱法：取本品粉末 0.3g，加甲醇 10ml，加热回流 20min，过滤，取滤液 5ml，浓缩至约 1ml，点样于用 0.5% 氢氧化钠溶液制备的硅胶 G 薄层板上，以橙皮苷标准品溶液作对照，以乙酸乙酯－甲醇－水（100:17:13）及甲苯－乙酸乙酯－甲酸－水（20:10:1:1）的上层溶液作二次展开，取出，晾干，喷以三氯化铝试液，置紫外光灯（365nm）下观察，橙皮苷斑点显绿色荧光。

【检查】黄曲霉毒素：按照《中国药典》（2010 年版）附录黄曲霉毒素测定法测定。本品每 1000g 含黄曲霉毒素 B_1 不得过 5μg，含黄曲霉毒素 G_1、G_2、B_2 和 B_1 的总量不得过 10μg。

【含量测定】陈皮的主要成分为橙皮苷为二氢黄酮类，难溶于石油醚等非极性溶剂，水中溶解度也极小，而易溶于热甲醇及碱液中。其紫外吸收光谱中带 I 的吸收强度极低，但在强碱液中羟基离子化，而使带 I 红移，吸收强度也显著增大，在 362nm 波长处测定有较好专属性，故可应用紫外分光光度法测定其含量；亦可采用高效液相色谱法测定。

1. 分光光度法测定　陈皮粉末经石油醚脱脂后，加甲醇回流提取橙皮苷，再以水洗涤除去水溶性杂质，最后用含 0.1% 氢氧化钠的 75% 乙醇溶解，放置 1h，在 362nm 波长处测定吸收度，按橙皮苷的吸收系数（$E_{1cm}^{1\%}$）为 166 计算。

2. 高效液相色谱法测定　色谱条件 以十八烷基硅烷键合硅胶为填充剂，以甲醇－醋酸－水（35:4:61）为流动相，检测波长为 283nm。理论板数按橙皮苷峰计算应不低于 2000。《中国药典》（2010 年版）规定，本品按干燥品计算，含橙皮苷不得少于 3.5%。

此外，尚有荧光分光光度法，导数光谱法，薄层色谱－紫外分光光度法等。

【药理作用】**1. 对消化系统的作用**　挥发油对胃肠道有温和的刺激作用，能促进消化液分泌，排除胃肠积气。陈皮煎剂能抑制离体小肠运动，亦能抑制在体胃肠运动，其作用比肾上腺素弱，但较持久。橙皮苷对离体肠肌先有短暂兴奋后转为抑制。煎液体外试验，能增高人唾液淀粉酶活性。辛弗林对血小板活化因子诱发的胃黏膜损伤有保护作用。从鲜橘皮中提取的橘皮油有较强的溶解胆固醇结石的作用。

2. 祛痰与平喘作用　陈皮所含挥发油有刺激性祛痰作用。其醇提取物可对抗组胺所致豚鼠离体支气管的痉挛性收缩。

3. 抗炎作用　橙皮苷有维生素 P 样作用，可降低毛细血管通透性，防止微血管出血。对小鼠巴豆油性肉芽囊肿的炎症反应有抑制作用，使囊内渗出液明显减少。

此外，尚有兴奋心脏、增加冠脉流量、升高血压等作用。川陈皮素能抑制血小板凝集，有明显的抗血栓形成作用。

【功效】性温，味苦、辛。能理气健脾，燥湿化痰。用于胸脘胀满，食少吐泻，咳嗽痰多等。用量 3～10g。

〔附〕**1. 青皮**　**Citri Reticulatae Viride Pericarpium**　为芸香科植物橘及其栽培变种的干燥幼果或未成熟的绿色外层果皮。幼果晒干，习称"个青皮"；未成熟的果实沸水烫后，用刀作十字形切至基部，除尽瓤肉，晒干，习称"四化青皮"或"四花青皮"。个青皮呈类球形，直径 0.5～2cm；表面灰绿色或黑绿色，微粗糙，有细密凹下的油室，顶端有稍突起的柱基，基部有果梗痕；质硬；气清香，味酸、苦、辛。四化青皮果皮为 4 裂片，裂片长椭圆形，长 4～6cm，厚 1～2mm；气香、味苦、辛。化学成分与陈皮相同。有兴奋平滑肌及升高血压和抗休克作用。本品性温，味苦、辛；能疏肝破气，消积化滞，散结；用于胸胁脘腹胀痛，食积不消，疝气，乳痛。用量 3～10g。

2. 橘核 Citri Reticulatae Semen　为橘及其栽培变种的干燥成熟种子。呈卵形或卵圆形，一端常呈尖嘴状突起，外种皮灰白色至淡黄棕色，光滑，薄而脆，一侧有棱线状种脊；剥去外种皮后可见淡棕色的膜质内种皮，紧贴于外种皮之内，子叶 2 枚，淡黄白色或淡黄绿色，肥厚，富油质；气微，味苦。能理气，止痛，散结；用于疝气，睾丸肿痛，乳痛，腰痛。用量 3～9g。

3. 橘络 Citri Fructus Retinervus　为橘及其栽培变种的干燥果皮内层的维管束群。外形疏松呈丝团状，习称"散丝橘络"；或整理成条状或压成砖块状者，习称"凤尾橘络"。质轻而软，黄色或黄白色；气微香，味微苦。能宣通经络，顺气活血，化痰；用于痰滞经络，咳嗽胸痛或痰中带血。用量 4～7.5g。

*吴　茱　萸
Evodiae　Fructus

【来源】　为芸香科植物吴茱萸 *Evodia rutaecarpa*（Juss.）Benth.、石虎 *E. rutaecarpa*（Juss.）Benth. var. *officinalis*（Dode）Huang 或疏毛吴茱萸 *E. rutaecarpa*（Juss.）Benth. var. *bodinieri*（Dode）Huang 的干燥近成熟果实。

【产地】　主产于长江以南各地，以贵州、广西产量大，质佳。多为栽培。

【采收加工】　8～10 月果实呈绿色尚未开裂时，剪下果枝，晒干或低温干燥，除去枝、叶、果梗等杂质。

【化学成分】　**1. 挥发油**　含量 0.4% 以上，主要成分为吴萸烯（evodene），是其香气成分；并含罗勒烯（ocimene）等。

2. 生物碱　吴茱萸碱（evodiamine）、吴茱萸次碱（rutaecarpine）、羟基吴茱萸碱、去氢吴茱萸碱、吴茱萸喹诺酮碱（evocarpine）、二氢吴茱萸喹诺酮碱、吴茱萸素（wuchuyine）以及 *N*，*N* - 二甲基 - 5 - 甲氧基色胺（*N* - *N* - dimethyl - 5 - methoxy tryptamine）、*N* - 甲基蒽胺（N - methylanthranylamide）、芸香胺（rutamine）、去甲乌药碱、辛弗林等。此外，尚含柠檬苦素（limonin）、吴茱萸苦素（rutaevine）、吴茱萸内酯醇（evodol）等及花色苷、甾体等。

上述三种，以吴茱萸中含吴茱萸碱和吴茱萸次碱较高（分别为 2.03%～32.21% 与 3.60%～13.31%），其他两种含量较低（分别为 0.93%～12.43% 与 1.72%～8.32%）；不同产地的吴茱萸中，吴茱萸碱含量相差 13～16 倍。

【性状】　扁球形或略呈五角状扁球形，直径 2～5mm；顶端稍凹陷，并有五角星状裂隙，基部残留被有黄色茸毛的花萼及果柄。表面暗黄绿色至褐色，粗糙，有多数点状突起及凹下的油点。质硬而脆。香气浓郁，味辛辣而苦（图 13 - 7）。

【理化鉴别】　1. 取本品粉末 0.5g，加 1% 盐酸溶液 10ml，用力振摇数分钟，过滤。取滤液

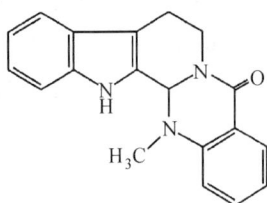

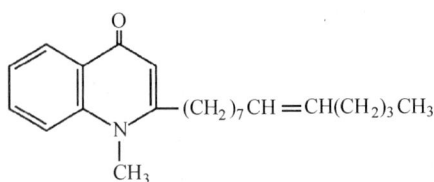

吴茱萸碱   吴茱萸喹诺酮碱

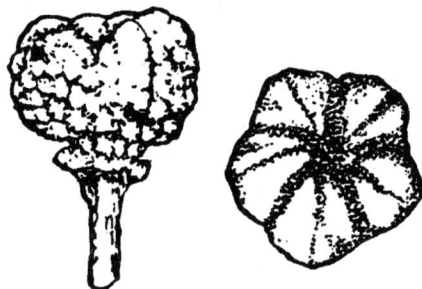

图 13 - 7 吴茱萸外形

甲吴茱萸碱和羟基吴茱萸碱（图 13 - 8）。

【含量测定】生物碱是吴茱萸的主要有效成
分，具有生物碱的通性，故可采用中和法测定总
生物碱含量。个别生物碱的含量测定可应用色谱
方法将其分离后测定。

吴茱萸碱、吴茱萸次碱和柠檬苦素的 HPLC
法测定：色谱条件：以十八烷基硅烷键合硅胶为
填充剂，以乙腈 - 水 - 四氢呋喃 - 冰醋酸
（41∶59∶1∶0.2）为流动相，检测波长为 225nm。
理论板数按柠檬苦素峰计算应不低于 3000。《中
国药典》（2010 年版）规定，含吴茱萸碱和吴茱
萸次碱的总量不得少于 0.15%，柠檬苦素不得
少于 1.0%。

【药理作用】**1. 对消化系统的作用** 吴茱萸
有镇吐作用，能显著减少硫酸铜所致鸽呕吐频
率，与生姜配伍作用加强。其煎剂能抑制大鼠胃
条的自主活动，对抗乙酰胆碱和氯化钡引起的胃
条痉挛，但不影响小鼠的胃排空。其煎剂有对抗

2ml，加碘化汞钾试液 1 滴，振摇后生成黄
白色沉淀。另取滤液 1ml，缓缓加入对 -
二甲氨基苯甲醛试液 2ml，置水浴加热，
二液界面显红褐色（生物碱类反应）。

2. 薄层色谱：取本品粉末，加 15% 碳
酸钠溶液湿润后，以三氯甲烷提取，提取
液脱水，过滤，滤液浓缩后点样于氧化铝
薄层板上，以三氯甲烷 - 甲醇（14.3∶0.7）
展开，用改良碘化铋钾和碘 - 碘化钾混合
试剂（1∶1）显色，可检出吴茱萸碱、去

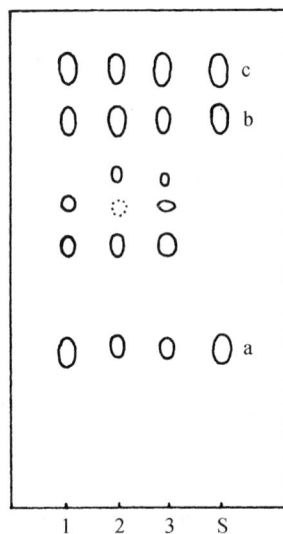

图 13 - 8 吴茱萸薄层色谱图
1，2. 吴茱萸 3. 石虎 S. 对照品：a. 羟基吴茱萸碱
b. 吴茱萸碱 c. 去甲吴茱萸碱

应激性、盐酸性及消炎痛加乙醇诱发的实验性胃溃疡。吴茱萸苦素有苦味健胃作用。吴茱萸
对离体小肠活动有双向作用，低浓度兴奋，高浓度抑制，既能抑制乙酰胆碱、氯化钡等引起
的小肠兴奋，又能拮抗阿托品和肾上腺素对小肠的抑制作用。上述作用与其所含去甲乌药碱、

辛弗林、芸香胺以及去氢吴茱萸碱等有关。吴茱萸对肠管的双向作用，有利于调节机体的肠道运动。临床用于治疗幼儿腹泻与胃肠功能紊乱和消化不良性腹泻均有良效。

2. 镇痛作用 吴茱萸煎剂与吴茱萸碱、吴茱萸次碱、异吴茱萸碱及吴茱萸内酯等均有显著的镇痛作用。其10%醇提物的镇痛作用强度与氨基比林相当。

此外，尚有利尿、抗菌、免疫增强以及对子宫和血压的双向作用等。吴茱萸次碱能抗血栓形成，抑制血小板活性，松弛血管和肛门括约肌；去氢吴茱萸碱有舒张血管的作用。

【功效】性热，味苦、辛。能散寒止痛，降逆止呕，助阳止泻。用于厥阴头痛，寒疝腹痛，寒湿脚气，经行腹痛，脘腹胁痛，呕吐吞酸，五更泄泻。用量 2～5g。

【附注】吴茱萸叶、根也供药用。叶含羟基吴茱萸碱及黄酮类成分。

*小　茴　香
Foeniculi　Fructus

【来源】为伞形科植物茴香 *Foeniculum unlgare* Mill. 的干燥成熟果实。

【产地】我国各地均有栽培。主产于西北、华北和东北地区。

【采收加工】秋季果实成熟时，将全株割下，晒干，打下果实。

【化学成分】含挥发油 1.6%～2.7%。油中主要含茴香醚（反式 - 茴香脑，anethole，64.8%～78.3%）、α - 茴香酮（α - fenchone，1.5%～12%）、柠檬烯（limonene，7.1%～9.8%）、爱草脑（estragole，3.3%～7.3%）、γ - 萜品烯（γ - terpinene，1.1%～1.9%）、茴香醛（p - anisealdehyde，0.01%～1.52%）等。此外，尚含槲皮素、7 - 羟基香豆素、6，7 - 二羟基香豆素、甾醇类以及脂肪油 12%～18%。

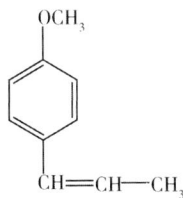 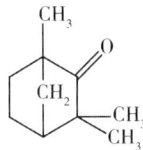 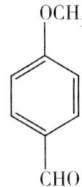

茴香醚　　　茴香酮　　　茴香醛

【性状】双悬果呈细圆柱形，两端稍尖，似稻谷，长 4～10mm，宽 2～4mm；顶端残留黄棕色突起的花柱基，基部有的带小果柄。表面黄绿色或淡黄棕色。果实极易分离成两个小分果。分果呈广椭圆形，背面有隆起的纵棱线 5 条，接合面平坦而较宽，有时可见白色线状心皮柄附着。断面边缘波状而较硬，中心灰白色，富油性。气特异芳香，味微甘、辛（图 13 - 9A）。

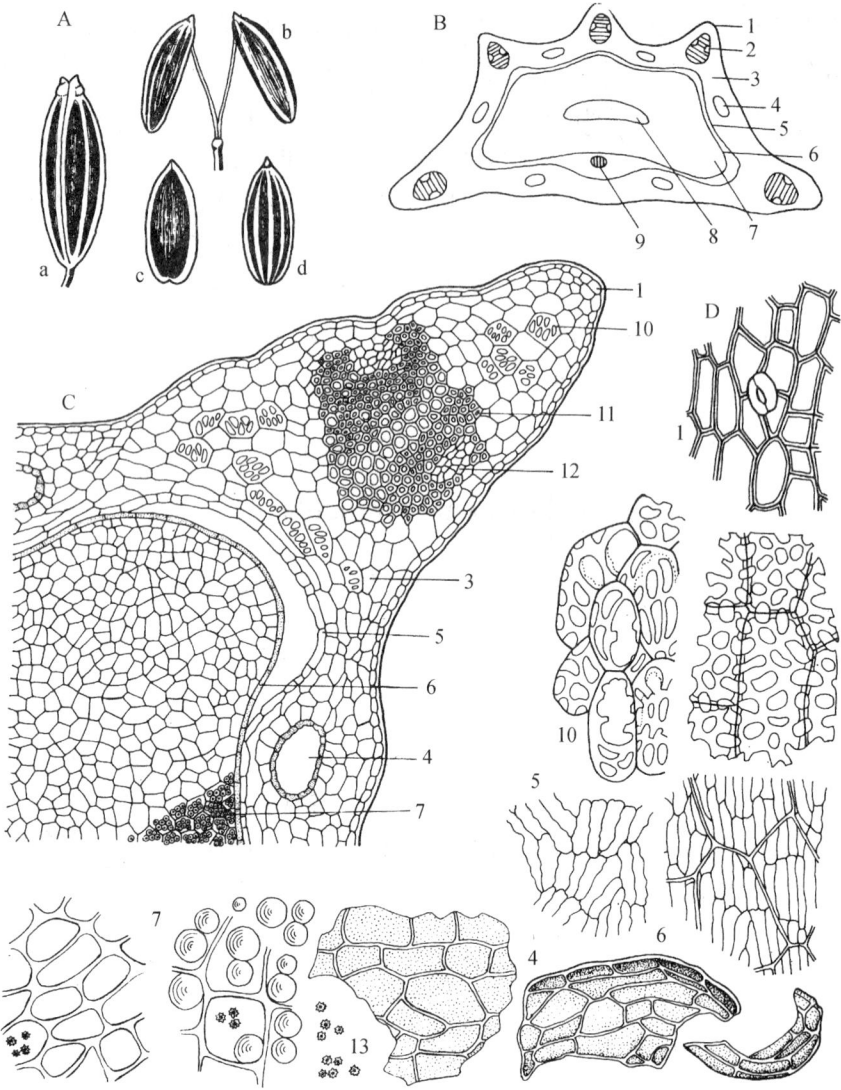

图 13 - 9　小茴香外形及显微特征

A. 外形（a. 果实　b. 双悬果　c. 分果（腹面）　d. 分果（背面）　B. 分果横切简图
C. 分果横切详图　D. 粉末

1. 外果皮　2. 维管束柱　3. 中果皮　4. 油管　5. 内果皮　6. 种皮　7. 内胚乳　8. 胚
9. 种脊维管束　10. 木化网纹细胞　11. 木质部　12. 韧皮部　13. 草酸钙簇晶

【显微特征】分果横切面：略呈五边形，外果皮为1列切向延长的扁平细胞，中果皮在接合面有油管2个，背面棱脊间各有油管1个，共有油管6个。油管椭圆形，切向径至$250\mu m$，周围为多数红棕色的扁小分泌细胞。棱脊处有维管束柱，由2个外韧型维管束及纤维束连结而成，韧皮部细胞位于束柱的两侧，维管束柱的内外两侧有多个大形木化网纹细胞。内果皮为1列扁平细胞，长短不一。种皮细胞扁平，内含棕色物质。内胚乳细胞多角形，含众多细小糊粉粒，其中有草酸钙小簇晶。接合面种脊维管束柱由细小导管组成（图13 - 9B，C）。

粉末：绿黄色或黄棕色。①网纹细胞类长方形或类圆形，壁稍厚，微木化，具大形网状纹孔。②油管碎片黄棕色或深红棕色，分泌细胞多角形，含棕色分泌物。③内果皮细胞狭长，由 5~8 个细胞为 1 组，以其长轴相互作不规则方向镶嵌状排列。④内胚乳细胞多角形，壁稍厚，内充满脂肪油和糊粉粒，每个糊粉粒中含小簇晶 1 个，直径约 7μm。此外，尚有外果皮细胞、种皮细胞、木纤维、木薄壁细胞、导管等（图 13-9D）。

【理化鉴别】1. 取粉末 0.5 g，加乙醚适量，冷浸 1h，过滤，滤液浓缩至约 1ml，加 2, 4-二硝基苯肼盐酸试液 2~3 滴，溶液呈橘红色（茴香醚反应）。

2. 薄层色谱法：取本品粉末 2g，加乙醚 20ml，超声处理 10min，过滤，滤液挥干，残渣加三氯甲烷 1ml 溶解，点样于硅胶 G-CMC 薄层板上，以茴香醚标准品溶液作为对照，以石油醚（60~90℃）-乙酸乙酯（85:15）展开，取出，晾干，喷以二硝基苯肼试液茴香醚斑点显橙红色。

【含量测定】**1. 挥发油含量测定** 按照《中国药典》（2010 年版）附录规定的挥发油测定法测定。本品含挥发油不得少于 1.5%（ml/g）。

2. 反式-茴香脑的 GC 法测定 色谱条件 聚乙二醇毛细管柱（柱长为 30m，内径为 0.32mm，膜厚度为 0.25μm），柱温为 145℃。理论板数按反式茴香脑峰计算应不低于 5000。《中国药典》（2010 年版）规定，本品含反式-茴香脑不得少于 1.4%。

【药理作用】茴香挥发油能促进胃肠道蠕动和分泌，能排除肠内气体，有助于缓解痉挛，减轻疼痛，并有祛痰作用，尚可抑制黄曲霉素的生长。茴香醚有雌激素样作用及升高白细胞的作用。茴香醛可增强双氢链霉素的抗菌效力。

【功效】性温，味辛。能散寒止痛，理气和胃。用于寒疝腹痛，睾丸偏坠，痛经，少腹冷痛，脘腹胀痛，食少吐泻。盐小茴香暖肾散寒止痛。用于寒疝腹痛，睾丸偏坠，经寒腹痛。用量 3~6g。

【附注】1. 茴香的根、叶和全草也可入药，功效类同。茎叶含挥发油，叶并含槲皮素-3-阿拉伯糖苷、山奈素阿拉伯糖苷等。

2. 曾发现有以同科植物莳萝 *Anethum graveolens* L. 的果实作小茴香药用，应予以纠正。莳萝的性状特征：分果较小而扁平，背棱稍突起，侧棱延展成翅，腹面中央有 1 棱线。果实亦含挥发油，主要成分为香芹酮（carvone）、柠檬烯等。

*马 钱 子
Strychni Semen

【来源】为马钱科植物马钱 *Strychnos nuxvomica* L. 的干燥成熟种子。

【产地】主产于印度、越南、泰国等。

【采收加工】冬季果实成熟时采收，取出种子，洗净附着的果肉，晒干。

【化学成分】含吲哚类生物碱 1.8%~5.3%，主要为番木鳖碱（士的宁，strychnine，约 1.23%）及马钱子碱（布鲁生，brucine，约 1.55%）；尚含多种微量生物碱，如异番木鳖碱、伪番木鳖碱、伪马钱子碱、番木鳖次碱（vomicine）、马钱子新碱（novacine）、α-可鲁勃林（α-colubrine）及 β-可鲁勃林及依卡精等。此外，尚含番木鳖苷及绿原酸等。

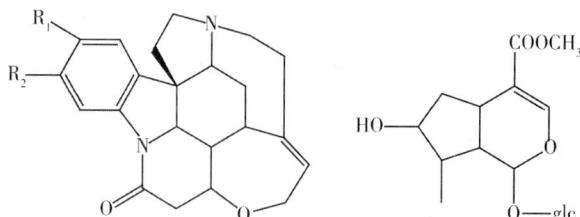

番木鳖碱　$R_1 = R_2 = H$

马钱子碱　$R_1 = R_2 = OCH_3$

α-可鲁勃林　$R_1 = H$　$R_2 = OCH_3$

β-可鲁勃林　$R_1 = OCH_3$　$R_2 = H$

番木鳖苷

【性状】呈扁圆钮扣状，常一面微凹，另面稍隆起，直径1.5~3cm，厚3~6mm。表面灰绿色或灰黄色，密生偃伏的银灰色绢丝状茸毛，自中央向四周射出。底面中心有突起的圆点状种脐，边缘有微尖的珠孔，种脐和珠孔间隐约可见一条隆起线（非种脊）。质坚硬，平行剖面可见肥厚胚乳，淡黄色，角质状，子叶菲薄，心形，掌状脉5~7条。无臭，味极苦（毒性剧烈，口尝宜慎）（图13-10A）。

【显微特征】马钱种子横切面：种皮表皮细胞分化成单细胞毛，向一方斜伸，长500~1100μm，宽25μm以上；基部膨大，石细胞状，直径约75μm，壁极厚，强木化，有纵长扭曲的纹孔；毛的体部约有10条肋状木化增厚。种皮内层为颓废的棕色薄壁细胞。内胚乳细胞壁半纤维素性，厚约25μm，隐约可见胞间连丝，以碘液处理后较明显，细胞中含脂肪油滴和糊粉粒（图13-10B）。

粉末：灰黄色。①单细胞非腺毛，大多断裂，完整者长至1100μm，直径25~63μm，壁强烈木化，基部膨大似石细胞状，壁极厚，纹孔纵裂隙状；毛体部呈圆柱形，顶端钝圆，有5~18条纵向的肋状增厚，易纵裂，裂片宛如纤维。②胚乳细胞多角形，壁厚，隐约可见极细密的胞间连丝，内含脂肪油及糊粉粒。此外，尚有种皮内层色素细胞（图13-10C）。

【理化鉴别】1. 取胚乳切片，加硫矾酸1滴，显蓝紫色（番木鳖碱反应）。另取切片，加浓硝酸，显橙红色（马钱子碱反应）。

2. 薄层色谱法：本品的三氯甲烷-乙醇-氨水（10:1:0.5）提取液点样于硅胶G薄层板上，以甲苯-丙酮-乙醇-浓氨试液（40:50:6:4）展开，取出，晾干，以改良碘化铋钾试液显色。供试品色谱中，在与番木鳖碱和马钱子碱对照品相对应的位置上，显相同显色的斑点。

【含量测定】马钱子的主要有效成分是番木鳖碱和马钱子碱，其中番木鳖碱既是有效成分又是毒性成分，故必须控制其含量以保证安全性与有效性。两者的紫外吸收光谱部分相重叠，采用双波长法使马钱子碱在该两波长处的吸收度相等，而番木鳖碱在该两波长处的吸收度差ΔA与其浓度成正比，故不经分离便可消除马钱子碱对番木鳖碱测定的干扰。亦可采用高效液相色谱法测定其含量。

1. 双波长-分光光度法测定　精密称取本品粉末0.4g，精密加三氯甲烷20ml与浓氨液0.3ml，密塞，冷浸24h，或超声波处理40min，过滤。精密量取滤液10ml，以0.5mol/L硫酸溶液萃取4次，每次10ml，萃取液均以上述硫酸溶液湿润的滤纸滤入50ml量瓶中，并稀释至刻度。再将上述溶液准确稀释50倍后，在262nm和300nm波长处测定吸收度。按下式计算：

$$番木鳖碱含量（\%） = 5（0.321a - 0.467b）/w$$

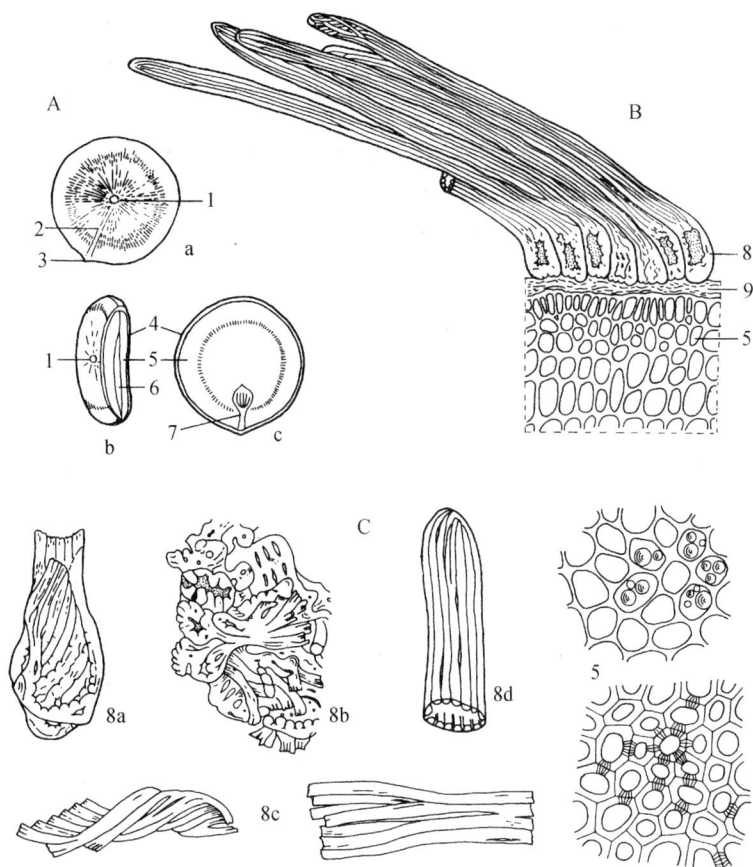

图 13 - 10　马钱子性状及显微特征

A. 性状（a. 外形　b. 四分之一横切面　c. 纵剖面）　B. 部分横切面详图　C. 粉末

1. 种脐　2. 棱线（非种脊）　3. 珠孔　4. 种皮　5. 胚乳（或细胞）6. 空隙　7. 胚

8. 表皮非腺毛（a. 基部　b. 底面观　c. 中部裂片　d. 顶端）9. 颓废种皮细胞

式中 a 为吸收度（262nm），b 为吸收度（300nm），w 为供试品重量（g），以干燥品计算。

2. HPLC 法测定　色谱条件：以十八烷基硅烷键合硅胶为填充剂；以乙腈 0.01mol/L 庚烷磺酸钠与 0.02mol/L 磷酸二氢钾等量混合溶液（用 10% 磷酸调节 pH 值 2.8）（21∶79）为流动相；检测波长为 260nm。理论板数按士的宁峰计算应不低于 5000。《中国药典》（2010 年版）规定，本品按干燥品计算，含番木鳖碱应为 1.20% ～2.20%，马钱子碱不得少于 0.80%。

【药理作用】1. 兴奋中枢神经系统作用　番木鳖碱能先兴奋脊髓，增加其兴奋性和反射强度，使骨骼肌和内脏平滑肌紧张度增加，故对肌无力、遗尿症、性衰弱等有效。其次兴奋延髓呼吸中枢和血管运动中枢，使呼吸加深，血压升高。对大脑皮质，能增强兴奋和抑制过程，并使视、听、嗅、触觉敏感度增加。亦能兴奋植物神经中枢，增进胃肠蠕动和食欲。

2. 镇痛作用　马钱子碱有显著的镇痛作用、使痛阈值显著升高，持续时间延长。

3. 抑菌作用　0.1% 马钱子碱能完全抑制嗜血流感杆菌、肺炎双球菌、甲型链球菌、卡他球菌的生长；煎剂对致病性皮肤真菌（如许兰黄癣菌、奥氏小芽胞癣菌、铁锈色芽胞癣菌等）

有不同程度的抑制作用。

4. 毒性 番木鳖碱和马钱子碱均有毒性。小鼠灌胃的 LD_{50}：番木鳖碱 3.27mg/kg，马钱子碱 233mg/kg；成人一次口服 5~10mg 的番木鳖碱可致中毒，30mg 可致死亡。死亡原因是由于强直性惊厥反复发作造成衰竭及窒息。

此外，马钱子碱对小鼠有明显的镇咳和祛痰作用，强度与氯化铵相似；对肉瘤 S_{180} 有抑制作用；番木鳖碱具强烈苦味，可刺激味觉感觉器反射增强胃液分泌，促进食欲与消化机能。

【功效】性寒，味苦，有大毒。能通络止痛，散结消肿。用于跌打损伤，骨折肿痛，风湿顽痹，麻木瘫痪，痈疽疮毒，咽喉肿痛。用量 0.3~0.6g。炮制后入丸散用。用于治疗面神经麻痹，疗效显著。

【附注】1. 炮制：生马钱必须经炮制后应用。常用的方法有砂烫和油炸等方法，其目的均为了减少番木鳖碱和马钱子碱等生物碱含量，以增大使用的安全范围。砂烫和油炸的温度必须控制适度。炮制后，上述生物碱的含量显著减少。

2. 云南马钱 Strychnos pierriana A. W. Hill　产于我国云南南部。呈稍弯曲的不规则扁椭圆形或扁圆形，边缘薄而上翘成盘状；表面茸毛灰黄色或淡棕色；子叶卵形，叶脉 3 条。表皮非腺毛平直或稍扭曲，毛常分散。含总生物碱 2.19%，其中番木鳖碱约为 1.34%。功效同马钱子。

3. 尚有下述数种同属植物，有的亦含番木鳖碱和马钱子碱，可作为提取这二种成分的原料。①云海马钱 S. ignatii Berg.，主产于菲律宾、越南、泰国，商品称"吕宋果"，我国广东、海南、广西、云南亦有分布。种子含总生物碱 2.5%~3.0%，其中约有 46%~62% 为番木鳖碱。②密花马钱 S. ovata Hill，分布于海南省。根含总生物碱 1.26%，番木鳖碱 1.1%。③山马钱　S. nux - blanda Hill 分布于我国云南和缅甸及泰国。几不含番木鳖碱及马钱子碱，不可供药用。

*砂 仁

Amomi Fructus

【来源】为姜科植物阳春砂 Amomum villosum Lour.、绿壳砂 A. villosum Lour. var xanthioides T. L. Wu et Senjen 或海南砂　A. longiligulare T. L. Wu 的干燥成熟果实。

【产地】阳春砂主产于广东阳春，故名"阳春砂仁"或"春砂仁"，云南、广西亦产；绿壳砂主产于越南、缅甸、泰国，我国云南亦产；海南砂主产于海南。

【采加加工】果实近成熟时采收，低温烘干，即为壳砂。临用时捣碎取种子；或剥去果皮，将种子团晒干，即为砂仁。剥下的果皮称砂仁壳，亦供药用。

【化学成分】阳春砂种子含挥发油 3% 以上，绿壳砂种子含挥发油 1.7%~3.0%，海南砂挥发油含量较低。阳春砂和绿壳砂油中主要成分为乙酸龙脑酯（bornyl acetate，42%~86%），龙脑，樟脑（3%~35%），蒎烯和柠檬烯等。挥发油和乙酸龙脑酯主要存在于种子中，每 1g 含乙酸龙脑酯 30.02mg，果皮中仅含 1.65mg。海南砂油中含乙酸龙脑酯仅 11%，樟脑 1.3%，芳樟醇 2.7%，苦橙油醇（橙花叔醇，nerolidol）7.4% 及 α - 胡椒烯等。研究发现，砂仁属果实的外部形态与挥发油的主要化学成分有相关性：果皮具刺的主要含乙酸龙脑酯，如阳春砂、绿壳砂、海南砂、缩砂、长序砂、海南假砂等；果皮无软刺而仅具纵条纹或狭翅的，主要含桉油精（eucalyptol，cineole），如山姜；果实形态介于以上二者之间的，一般含油率较低，主含苦橙油醇、金合欢醇等，如红壳砂。

此外，阳春砂仁尚含黄酮类成分槲皮苷、异槲皮苷以及香草酸与锌、锰等微量元素。

【性状】阳春砂：呈椭圆形或卵圆形，有不甚明显的三钝棱，长 1.5～2cm，直径 1～1.5cm；顶端有花被残基，基部常具果柄痕或果柄。表面深棕色，密生软刺状突起，纵棱隐约可见。果皮薄而软，中轴胎座，3 室，每室有种子 6～15 粒，黏结成块，种子呈不规则多角形，长 2.5～4mm，宽 2～3mm，棕红色或暗褐色，外被淡棕色膜质而粗糙的假种皮。气芳香而浓烈，味辛凉、微苦（图 13-11A）。

绿壳砂：呈类球形，外表黄棕色至棕色；软刺片状，较多；种子团较圆，有的外被一层白粉，不易擦落。气味略逊于阳春砂。

海南砂：果实具明显的三钝棱，疏被分枝的片状短软刺，刺长不超过 1mm；果皮稍厚而硬。气味较淡。

【显微特征】阳春砂种子横切面：假种皮为数列薄壁细胞，部分已脱落。种皮表皮细胞 1列，径向延长，壁厚，外被角质层。下皮细胞 1 列，充满棕色物质。油细胞层为 1 列切向延长的薄壁细胞，内含黄色油滴。色素细胞层为数列多角形棕色薄壁细胞，种脊处有维管束。内种皮为 1 列径向延长的栅状细胞，内壁和径向壁极度增厚，而外壁薄，使胞腔偏于外侧，内含硅质块。外胚乳细胞多呈径向长方多角形，含淀粉粒及少数细小草酸钙方晶和簇晶。内胚乳细胞较小，多角形，含细小糊粉粒。胚位于中央，细胞多角形而小，内含油状物及糊粉粒（图 13-11B，C）。

粉末：灰棕色。①种皮表皮细胞淡黄色或鲜黄色，表面观呈长条形，长约至 346μm，宽 12～58μm，末端斜尖或钝圆。②下皮细胞类长方形，常与种皮表皮细胞上下层垂直排列，充满棕色或红棕色物。③油细胞一列，断面观呈类长方形，有的含挥发油滴。④内种皮栅状细胞成片，红棕色或黄棕色，表面观多角形，壁厚约 2μm，非木化，胞腔内含硅质块；断面观与横切面观所见相同。此外，尚有细小的草酸钙簇晶和方晶及内、外胚乳细胞、假种皮细胞与色素层细胞（图 13-11D）。

【理化鉴别】薄层色谱法：分别取阳春砂、绿壳砂、海南砂及其混淆品的种子团 1g，捣碎后加石油醚 20ml 浸泡过夜。过滤，滤液浓缩至 1ml，点样于硅胶 G-CMC 薄层板上，以乙酸龙脑酯和龙脑为对照，以正己烷-乙酸乙酯（85∶15）展开，取出，晾干，喷以以 1% 香草醛硫酸液，105℃ 加热 10min（图 13-12）。

【含量测定】1. 挥发油含量测定　按《中国药典》（2010 年版）附录挥发油测定法测定。阳春砂、绿壳砂种子团含挥发油不得少于 3.0%（ml/g）；海南砂种子团含挥发油不得少于 1.0%（ml/g）。

2. 乙酸龙脑酯的 GC 法测定　色谱条件：DB-1 毛细管柱（1.0% 二甲基聚硅氧烷为固定相）（柱长为 30m，内径为 0.25mm，膜厚度为 0.25μm）；柱温 100℃，进样口温度 230℃，检测器（FID）温度 250℃；分流比为 10∶1。理论板数按乙酸龙脑酯峰计算应不低于 10000。《中国药典》（2010 年版）规定，本品按干燥品计算，本品含乙酸龙脑酯（$C_{12}H_{20}O_2$）不得少于 0.90%。

【药理作用】1. 对平滑肌作用　砂仁水煎液（0.25%～0.75%）灌服能促进大鼠胃排空，使胃动力显著增强，血浆、胃、及空肠组织中胃动素（MTL）与 P（滋养）物质含量明显增加，对离体肠管有兴奋作用；但高于 1% 的水煎液和挥发油饱和水溶液对离体肠管则呈抑制作

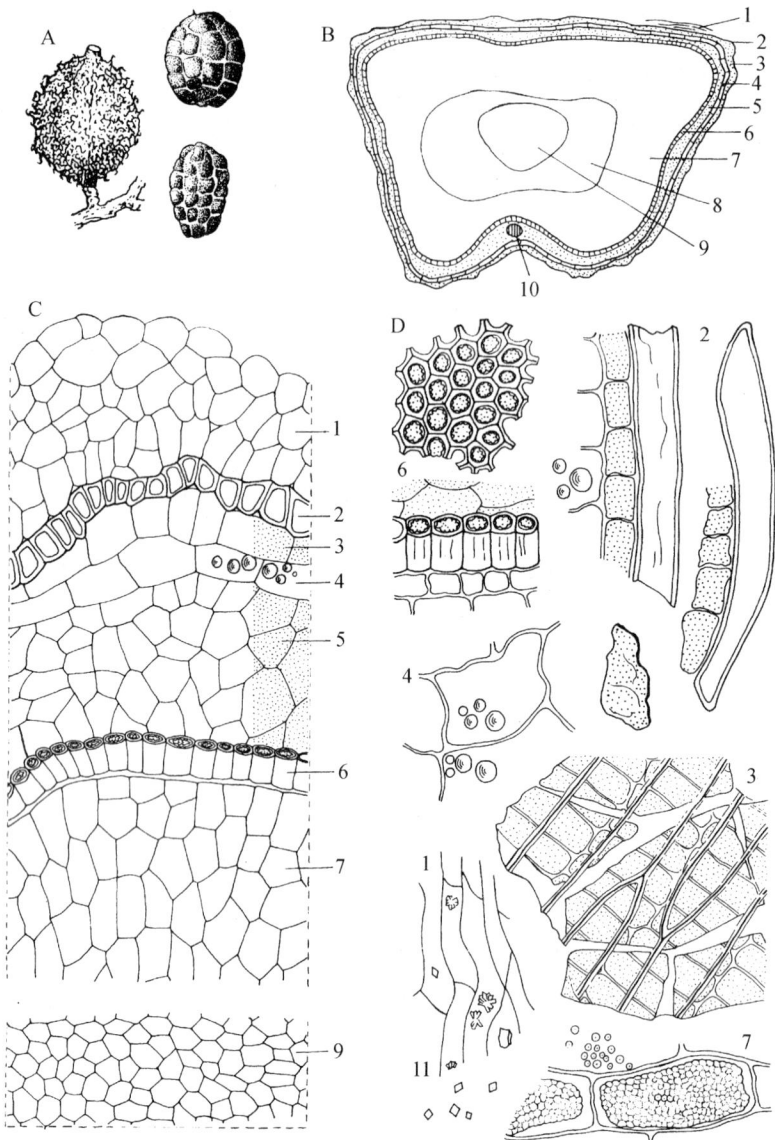

图 13 – 11　阳春砂仁的外形及显微特征

A. 果实及种子团外形　B. 种子横切面简图　C. 种子横切面详图　D. 粉末

1. 假种皮　2. 种皮表皮细胞　3. 下皮　4. 油细胞层　5. 色素细胞层　6. 内种皮厚壁细胞

7. 外胚乳细胞　8. 内胚乳细胞　9. 胚　10. 种脊维管束　11. 草酸钙簇晶与方晶

用。油中乙酸龙脑酯亦能显著抑制离体家兔小肠平滑肌运动。

2. 抗腹泻作用　乙酸龙脑酯能显著抑制番泻叶致小鼠腹泻，并有镇痛作用。

3. 抗溃疡作用　砂仁 100% 水煎液对幽门结扎性及应激性溃疡有极好的预防溃疡形成的作用。其抗溃疡作用可能与扩张血管、改善微循环、增加胃黏膜血流量、改善胃黏膜组织代谢等有关。但不影响胃液及胃酸分泌。

4. 抗凝血作用　砂仁粉末混悬液对 ADP 诱发的家兔血小板聚集有明显抑制作用，对由花生四烯酸、胶原和肾上腺素混合剂诱发的小鼠急性死亡亦有明显保护作用。

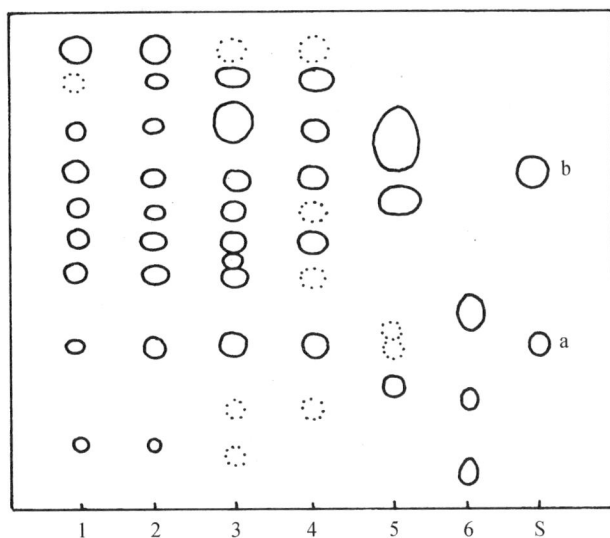

图 13 - 12　砂仁及其混淆品的薄层色谱图
1. 阳春砂仁 2. 绿壳砂仁 3. 缩砂仁 4. 海南砂仁
5. 红壳砂仁 6. 海南假砂仁
S. 对照品　a. 龙脑　b. 乙酸龙脑酯

此外，砂仁尚有抗炎、利胆、镇痛等作用。

【功效】性温，味辛。能化湿开胃，温脾止泻，理气安胎。用于脾胃虚寒，食积不消，呕吐泄泻，妊娠恶阻，胎动不安。用量 3～6g，后下。

【附注】1. 砂仁壳（果皮）：含挥发油 0.34%，亦供药用，功效同种子，但稍弱。

2. 阳春砂和绿壳砂叶均含挥发油，但其成分与种子所含不同，主要是 α - 蒎烯（2.16% 和 14.2%）、β - 蒎烯（41.5% 和 38%）、α - 柠檬烯、α - 松油醇等，不含乙酸龙脑酯、龙脑和樟脑。

3. 缩砂（进口砂仁）：为缩砂 Amomum xanthioides Wall. 的干燥种子团或果实。主产于越南、缅甸、泰国及印度尼西亚，又名"西砂仁"或"缩砂密"。我国云南南部亦产。果实外形与绿壳砂相似，表面密具片状软刺，种子团类圆形，外被白色粉霜。含挥发油 1.7% ～3.0%。油中化学组成与阳春砂相似。

4. 除上述品种外，尚有姜科砂仁属（9 种）、山姜属（4 种）植物的果实在某些地区作砂仁收购或作"土砂仁"使用，主要有红壳砂 Amomum aurantiacum H. T. Tsai et S. W. Zhao、海南假砂仁 A. chinense Chun ex T. L. Wu、长序砂仁 A. thyrsoideum Gagnep.、山姜 Alpinia japonica Miq. 等。另发现有 16 种姜科植物的果实伪充砂仁混入药材市场，应注意区别。

荜　茇

Piperis Longi Fructus

本品为胡椒科植物荜茇 Piper longum L. 的干燥近成熟或成熟果穗。原产于印度尼西亚、菲律宾及越南。我国云南、广东、广西、海南有栽培。果穗由绿变黑时采收，除去杂质，晒干。果穗呈圆柱形，有的稍弯曲，长 1.5～3.5cm，直径 3～5mm；表面黑褐色或深棕色，多数小浆果紧密交错排列；质坚硬而脆，断面观 6～10 个浆果呈放射状嵌生于果穗轴中，小浆果近球形，被苞片，有胡椒样香气，味辛辣。含胡椒碱（piperine）4%～6%、挥发油约 1%，油中主要含丁香烯；尚含芝麻素（sesamin）等。荜茇挥发油对多种致病菌有抑制作用；胡椒碱有显著的镇静和抗惊厥作用。本品性热，味辛；能温中散寒，下气止痛；用于脘腹冷痛，呕吐，泄泻；外用治牙痛、偏头痛；用量 1.5～3g；外用适量，研末。

马 兜 铃

Aristolochiae Fructus

本品为马兜铃科植物北马兜铃 *Aristolochia contorta* Bge. 或马兜铃 *A. debilis* Sieb. et Zucc. 的干燥成熟果实。北马兜铃主产于东北地区及河北、山东、山西等省；马兜铃主产于江苏、安徽、浙江、湖南等省。秋季果实由绿变黄时，连果柄摘下，晒干。

北马兜铃果实呈卵圆形，长 3～7cm，直径 2～4cm；表面黄绿色、灰绿色或棕褐色，有纵棱线 12 条，由棱线分出多数横向平行的细脉纹；果皮轻而脆，易裂为 6 瓣，果梗也分裂为 6 条；果皮内表面平滑而带光泽，有较密的横向脉纹；果实分 6 室，每室种子多数，平叠整齐排列；种子扁平而薄，钝三角形或扇形，长 6～10mm，宽 8～12mm，边缘有翅，淡棕色；气特异，味微苦。

马兜铃的果实稍小而较圆。果实及种子含马兜铃酸（aristolochic acid）、马兜铃次酸（aristolochinic acid）、木兰花碱、青木香酸（debilic acid）等。马兜铃浸剂有平喘作用；对金黄色葡萄球菌、肺炎球菌、痢疾杆菌等均有明显抑制作用。马兜铃酸具有抗癌、抗感染及增强吞噬细胞的活性、增加人体内细胞代谢率与机体免疫力等作用，但马兜铃酸能引起严重的肾功能损害，在啮齿动物长期毒性试验中发现有致癌性。本品性微寒，味苦；能清肺降气，止咳平喘；用于肺热咳喘，慢性支气管炎，百日咳；用量 3～9g。

〔附〕**1. 天仙藤 Herba Aristolochiae** 为马兜铃科植物马兜铃或北马兜铃的干燥地上部分。茎细长圆柱形，直径 1～3mm；表面黄绿色，质脆，断面有数个大小不等的维管束；叶多皱缩，完整叶呈三角状卵形，基部心形，暗绿色，搓之有特殊香气。含马兜铃酸 C、7-羟基马兜铃酸 I、7-甲氧基马兜铃酸 I 等。丙酮提取物对小鼠腹水癌有抑制作用。本品性温，味苦；能行气，利水，消肿；用于脘腹疼痛，关节痹痛，妊娠水肿；用量 4.5～9g。

2. 青木香 Radix Aristolochiae 为马兜铃科植物马兜铃的干燥根。呈圆柱形或扁圆柱形，略弯曲，长 3～15cm，直径 0.5～1.5cm；表面黄褐色或灰棕色，粗糙，有纵皱纹及须根痕；质脆，易折断，断面不平坦，皮部淡黄色，木部宽广，射线类白色，与黄棕色木质束相间辐射状排列，形成层环明显；气香特异，味苦。含马兜铃酸、青木香酸、木兰花碱、轮环藤酚碱、尿囊素及挥发油，油中含马兜铃酮、异马兜铃酮、土青木香酮。青木香浸剂和煎剂有扩张支气管、镇静、抗癌、抗菌及增强机体免疫功能的作用；煎剂和木兰花碱有降压作用；挥发油有兴奋呼吸及循环系统的作用。本品性寒，味辛、苦；能行气止痛，解毒消肿，降血压；用于胃肠疼痛，风湿性关节炎，跌打损伤，咽喉肿痛，高血压症；用量 3～9g。外用治疗牙痛、毒蛇咬伤。由于本品含有马兜铃酸，具肾脏毒性。

王 不 留 行
Vaccariae　Semen

本品为石竹科植物麦蓝菜 *Vaccaria segetalis*（Neck.）Garcke 的干燥成熟种子。主产于江苏、河北、河南、陕西等地。夏季果实成熟果皮尚未裂开时，割取全株，晒干，打下种子，去尽杂质，再晒干。种子呈球形，直径 1.5～2mm；表面黑色，少数红棕色，微有光泽，有细密颗粒状突起，一侧有凹陷的纵沟，种脐色淡，圆点状；质硬，胚乳白色，胚弯曲成环；味微苦涩。含王不留行皂苷（vacsegoside），水解生成王不留行次皂苷（vaccaroside）、葡萄糖、阿拉伯糖、木糖等，王不留行次皂苷再水解得丝石竹皂苷元（gypsogenin）及葡糖醛酸等；尚含王不留行黄酮苷（vaccrin）。本品性平，味苦；能活血通经，下乳消肿；用于乳汁不下，血瘀经闭，乳痈；用量 5～10g。王不留行有明显的雌激素样作用，对血清胆固醇亦有降低作用。王不留行耳穴压丸有增强迷走神经活动，促进胆汁分泌、胆囊收缩的作用；王不留行籽按压定喘穴治疗喘憋性肺炎，王不留行关节止痛膏治疗肋间神经痛，亦用来治疗过敏性鼻炎及肥胖症，均获良效。

肉 豆 蔻
Myristicae Semen

本品为肉豆蔻科植物肉豆蔻 *Myristica fragrans* Houtt. 的干燥种仁。主产于印度尼西亚、马来西亚。每年 4～6 月与 11～12 月采收成熟果实，剥下假种皮（称"肉豆蔻衣"或"玉果花"）和壳状、木质种皮，种仁用石灰乳浸 1 天，再用微火烘干。种仁呈卵圆形或椭圆形，长 2～3.5cm，直径 1.5～2.5cm；表面灰棕色至暗棕色，常附白色石灰粉，有不规则浅纵沟及网状沟纹；质坚硬，断面显大理石样花纹（是外层暗棕色外胚乳错入浅黄色内胚乳所形成）；气芳香，味辛、苦。含挥发油 5%～15%，油中主要成分为 δ-樟烯、α-蒎烯、桧烯（sabinene）、丁香酚、黄樟醚（safrol）、异三甲氧基苯丙烯等；尚含脂肪油 25%～35%，油中主要为肉豆蔻酸甘油酯（myristin），另含双芳丙烷类（diarylpropanoid）化合物 I、IV、V、VIII、X 以及肉豆蔻醚（myristicin），后者为特有香气成分。挥发油对肠胃道有局部刺激及驱风作用，少量能促进胃液分泌及胃肠蠕动，大量则抑制；肉豆蔻醚及异三甲氧基苯丙烯具毒性，有致幻作用。本品性温，味辛；能温中行气，收敛固涩；用于久泻久痢，心腹满闷胀痛，食少呕吐；用量 3～10g。多用面粉煨后应用。

芥 子
Sinapis　Semen

本品为十字花科植物白芥 *Sinapis alba* L. 或芥 *Brassica juncea*（L.）Czern. et Coss . 的干燥成熟种子。前者习称"白芥子"，后者习称"黄芥子"。主产于安徽、河南、四川、陕西、浙江等地，全国各地多有栽培。7～9 月间，果实成熟变黄时割取全株，晒干后打下种子，除去杂质。白芥子呈球形，直径1.5~2.5mm；表面灰白色或淡黄色，具细微网纹，一端有明显点状种脐；种皮薄而脆，破开后，内有白色折叠的子叶，具油性；味辛辣。黄芥子与白芥子形状相似而较小，直径1~2mm；表面鲜黄色至棕黄色；气微，味极辛辣。白芥子主含白芥子苷（sinalbin）约2.5%，尚含芥子酶（myrosin）、芥子碱（sinapine）及脂肪油20%~26%，白芥子苷酶解后生成异硫氰酸对羟基苄酯（白芥子油）、酸性芥子碱和葡萄糖；并含4-羟基苯甲酰胆碱及4-羟基苯甲胺等。黄芥子含芥子苷（sinigrin）、芥子酶、芥子酸以及芥子碱等。本品水浸液对堇色毛癣菌、许兰黄癣菌等真菌有不同程度的抑制作用；白芥子有刺激皮肤发疱作用；芥子碱有抗炎和抗腹泻作用。本品性温，味辛；能温化寒痰，通络止痛，消痞化饮；用于寒痰喘咳，胸肋胀痛，寒性脓疡；用量3~9g。外用适量。白芥子外敷治疗周围性面瘫及关节疼痛有良效。

覆 盆 子
Rubi　Fructus

　　本品为蔷薇科植物华东覆盆子 *Rubus chingii* Hu 的干燥果实。主产于浙江、湖北、江西、福建等地。夏初果实由绿变绿黄时采收，除去梗叶，置沸水中略烫或略蒸，晒干或烘干。果实由多数小核果聚合而成，呈圆锥形或扁圆锥形，高0.6~1.3cm，直径0.5~1.2cm；表面黄绿色或淡棕色，顶端钝圆，基部中心凹入；宿萼棕褐色，5裂，有众多棕色花丝残存，下有果梗痕或细果柄；小核果易剥落，略呈半月形，背面密被灰白色茸毛，两侧有明显的网纹，腹部有突起的棱线，种子1枚，棕色；体轻，质硬；气微，味微酸、涩。含枸橼酸、苹果酸、水杨酸；另含挥发油、果胶、葡萄糖及少量维生素C和维生素A样物质。煎剂对金黄色葡萄球菌、霍乱弧菌、人型结核杆菌有抑制作用；覆盆子粗多糖能促进淋巴细胞转化；以大鼠和兔的阴道涂片及内膜切片作观察指标，覆盆子似有雌激素样作用；并有改善学习记忆能力及延缓衰老的作用。本品性温，味甘、酸；能益肾，固精，缩尿；用于肾虚遗尿，小便频数，阳萎早泄，遗精滑精；用量6~12g。

木　　瓜
Chaenomelis Fructus

　　本品为蔷薇科植物贴梗海棠 *Chaenomeles speciosa*（Sweet）Nakai 的干燥近成熟果实，习称"皱皮木瓜"。主产于四川、湖北、安徽、浙江等地。夏秋季果实绿黄时采收，置沸水中烫至外皮灰白色，对半纵剖，日晒夜露至外皮变红并有皱纹，晒干。多为纵剖的半球形或半长圆形，长4~9cm，宽2~5cm，厚1~2.5cm；外表面紫红色或红棕色，有不规则的深皱纹；剖面边缘向内卷曲，果肉红棕色，中部有凹陷的子房室，种子扁长三角形，多脱落；质坚硬；气微清香，味酸。果实含皂苷、黄酮类、维生素C和苹果酸、酒石酸、枸橼酸等有机酸及鞣质；种子含氢氰酸。煎剂对蛋清性关节炎有消肿作用；并能抑制细胞的生长，降低巨噬细胞吞噬作用及抗利尿作用。本品性温，味酸；能平肝舒筋，祛湿和胃；用于湿痹拘挛，腰膝关节酸痛，吐泻转筋，脚气水肿；用量6~9g。

桃 仁
Persicae Semen

本品为蔷薇科植物桃 *Prunus persica* (L.) Batsch 或山桃 *P. davidiana* (Carr.) Franch. 的干燥成熟种子。全国大部分地区均产，主产于四川、陕西、河北、山东、贵州等省。果实成熟后收集果核，击破核壳，取出种子，晒干。桃仁呈扁长卵形，长 1.2～1.8cm，宽 0.8～1.2cm，厚 2～4mm；表面密布颗粒状突起；基部钝圆稍偏斜，边缘较薄。山桃仁呈类卵圆形，较小而肥厚。含苦杏仁苷（约为苦杏仁的 1/2）、苦杏仁酶、尿囊素酶（allontoinase）、乳糖酶、维生素 B_1 及多量脂肪油。桃仁醇提取物有显著的抗凝血作用；此外，桃仁还有抑制炎症细胞与纤维母细胞增生及抗过敏、镇咳、驱虫等作用。本品性平，味苦、甘；能活血祛瘀，润肠通便；用于经闭，痛经，腹部肿块，跌打损伤，肺痈，肠燥便秘；用量 5～10g。

金 樱 子
Rosae Laevigatae Fructus

本品为蔷薇科植物金樱子 *Rosa laevigata* Michx. 的干燥成熟果实。主产于广东、江西、浙江、广西、江苏等地。秋季果实成熟变红时采收，晒干，撞去毛刺。为花托发育而成的假果，呈倒卵形，似花瓶，长 2～3.5cm，直径 1～2cm，果柄部分较细，中部膨大，宿萼端作喇叭口形，花萼残基多不完整，盘状，中央略突出；表面暗红棕色，全身被有突起的刺状小点；剥开外皮（花托），内壁呈淡红黄色，内有 30～40 粒淡黄色小瘦果，外包裹有淡黄色的绒毛，内有种子 1 枚；无臭，味甘、酸、微涩。含皂苷约 17%，维生素 C 约 1.5%；另含苹果酸、枸橼酸、鞣质、树脂、果糖、蔗糖等。本品煎剂对金黄色葡萄球菌、大肠杆菌、铜绿假单胞菌、痢疾杆菌、破伤风杆菌及钩端螺旋体均有抑制作用，对流感病毒亦有较强抑制作用；并能显著降低实验性动脉粥样硬化家兔的血清胆固醇，尚能促进胃液分泌；又因能促进肠黏膜收缩、分泌物减少而达止泻作用。本品性平，味酸、甘涩；能益肾，涩精，止泻，缩尿，止带；用于滑精，尿频，遗尿，久泻，崩漏；用量 6～12g。对子宫脱垂患者有辅助治疗作用。

沙 苑 子
Astragali Complanati Semen

本品为豆科植物扁茎黄芪 *Astragalus complanatus* R. Br. 的干燥成熟种子。主产于陕西（潼关），河北、辽宁、山西、内蒙古等地亦产。秋末冬初果实成熟尚未开裂时采割地上部分，晒干，打下种子，除去杂质，再晒干。全株略呈圆肾形而稍扁，长 2～2.5mm，宽 1.5～2mm，厚约 1mm；表面光滑，绿褐色至灰褐色，边缘一侧微凹处具明显种脐；质坚硬，除去种皮可见淡黄色子叶 2 枚，胚根弯曲；无臭，味淡，嚼之有豆腥味。主要含黄酮类成分沙苑子苷、沙苑子新苷、沙苑子杨梅苷等与三萜类，尚含有机酸、氨基酸、多肽、蛋白质、维生素 A 样物质、脂肪油、鞣质、甾醇及铁、锌、锰、铜等微量元素。其甲醇或乙醇提取物均可显著增加胸腺和脾脏的重量与血清溶血素含量，并有保肝、抗炎、利尿以及镇痛、抗疲劳、耐寒、耐缺氧和增加体重等作用。本品性温，味甘；能温补肝肾，固精，缩尿，明目；用于肾虚腰痛，遗精早泄，白浊带下，眩晕目昏；用量 9 ~ 15g。

　　【附注】1. 同属植物华黄芪 *Astragalus chinensis* L. 和紫云英 *A. sinicus* L. 的种子在某些地区也作沙苑子药用。

　　2. 曾发现有以猪屎豆 *Crotalaria mucronata* Desy. 与凹叶野百合 *C. retusa* L. 的种子误作沙苑子药用而发生中毒事例。二者分别含猪屎豆碱和野百合碱，均有毒性。

补　骨　脂
Psoraleae Fructus

　　本品为豆科植物补骨脂 *Psoralea corylifolia* L. 的成熟果实。主产于四川、安徽、河南、陕西等地。四川产者称"川故子"，安徽产者称"怀故子"。秋季果实成熟时采收果序，晒干，搓出果实，除去杂质。果实扁圆状肾形，一端略尖，少数有宿萼；怀故子长 4 ~ 5.5mm，宽 2 ~ 4mm，厚约 1mm；川故子略小。表面黑棕色或棕褐色，具微细网纹，在放大镜下可见众多凹凸纹理。质硬，果皮薄，与种皮不易分离，除去外果皮后，可见种脐小点状，位于种子凹侧的上端略下处，合点位于另一端，种脊不明显。外种皮质较硬，内种皮膜质，灰白色，无胚乳，子叶 2 枚，肥厚，淡黄色至淡黄棕色，陈旧者色深，其内外表面常可见白色物质，于放大镜下可见细小针晶。宿萼基部连合，上端 5 裂，灰黄色，具毛茸，并密布褐色腺点。气芳香特异，味辛、微苦。主要含：①呋喃香豆素类成分：补骨脂素（psoralen，1.10% ~ 1.36%）、异补骨脂素（isopsoralen，白芷素 angelicin，0.80% ~ 1.17%）及其苷类、补骨脂定（psoralidin）、异补骨定、双羟异补骨脂定（corylidin）、8 - 甲氧基补骨脂素（8 - methoxypsoralen）等，②黄酮类成分：补骨脂查耳酮（bavachalcone）、异补骨脂查耳酮（即补骨脂乙素 corylifolinin）、补骨脂色烯查耳酮（bavachromene）、新补骨脂查耳酮（neobavachalcone）、补骨脂双氢黄酮（bavachin，即补骨脂甲素 coryfolin）、补骨脂双氢黄酮甲醚（bavachinin）、异补骨脂双氢黄酮（isobavachin）、新补骨脂异黄酮（neobavaisoflavone）、补骨脂异黄酮（corylin）、补骨脂异黄酮醛（corylinal）等；尚含单萜酚类补骨脂酚（bakuchiol）、挥化油等。本品对多种细菌、致病真菌均有抑制和杀灭作用，对阴道毛滴虫及猪囊尾蚴亦有杀灭作用；对酪氨酸酶有明显激活作用，使黑色素生成速度和数量增加皮肤出现色素沉着，可用于治疗外阴白斑、白癜风、秃斑等；尚有止血、增强免疫、抗骨质疏松及致光敏作用。补骨脂乙素有明显的扩冠与强心作用，补骨脂素有抗肿瘤作用，补骨脂酚有抗早孕及雌性激素样作用。本品性温，味苦、辛；能温肾助阳，纳气，止泻；用于阳痿遗精，遗尿，尿频，腰膝冷痛，肾虚作喘，五更泄泻；用量 3 ~ 10g。外用，20% ~ 30% 酊剂涂患处，治白癜风，秃斑。

化　橘　红
Citri Grandis Exocarpium

　　本品为芸香科植物化州柚 *Citrus grandis*（L.）Osbeck var. *tomentosa* 或柚 *Citrus grandis*（L.）Osbeck 未成熟或近成熟的干燥外层果皮。前者习称"毛橘红"，后者习称"光橘红"、"光七爪"或"光五爪"。主产于广东、广西等地。7~8月摘取未成熟的果实，投入沸水中略烫后，将果皮割成5~7瓣，除去果瓤及部分中果皮，压制成形，然后晒干或焙干。呈对折的七角、六角星形或平展的五角星形，展开后直径13~20cm，厚2~3mm。毛橘红的外皮黄色或黄绿色，密布毛茸，并有皱纹及小凹点，多做成七角，习称"黄七爪"、"绿七爪"；光橘红的外皮黄棕色，光而无毛茸，亦有皱纹及小凹点，多成五角形，习称"光五爪"；加工为六角形者，称"六爪红"，单片呈柳叶状者，习称"柳叶橘红"。内表面多为黄白色，有脉络纹。质脆，易折断，断面不整齐，外缘有一列不整齐、下凹的油点，内侧黄白色。气微香，味苦。以皮厚、多毛、气味浓厚者为佳。主要含挥发油（0.72%~0.95%）及黄酮类（0.99%~1.35%），油中主要含柠檬烯（28.35%~48.24%）、β-月桂烯（5.23%~13.68%）、对-聚伞花素（1.51%~5.11%）等，黄酮类有柚皮苷（naringin，1.6%~30%以上）、新橙皮苷（neohespridin）、枸橘苷（poncirin）、野漆树苷（roifolin）等，另含葡萄内酯（aurepten）、异前胡素、胡萝卜素、维生素 B_1、B_2 和 C、蛋白质、脂肪等。有镇咳、祛痰、抗炎作用；黄酮类有降低血小板凝聚及加快血流等作用，柚皮苷对小鼠的病毒感染及 X 线照射有保护作用。本品性温，味苦、辛；能散寒，燥湿，利气，化痰；用于风寒咳嗽，喉痒痰多，食积伤酒，呕恶痞闷；用量3~6g。

枳　壳
Aurantii　Fructus

本品为芸香科植物酸橙 *Citrus aurantium* L. 及其栽培变种的干燥近成熟果实。主产于江西、四川、湖南、湖北、江苏、浙江、贵州等地，多为栽培。7月果皮尚绿时采收，自中部横切成两半，晒干或低温烘干。呈半球形，果皮稍外翻，直径3~5cm，外果皮褐色或棕褐色，有颗粒状突起，突起的顶端有凹点状油室；有明显的花柱残迹或果梗痕；切面中果皮黄白色，光滑而稍隆起，厚0.4~1.3cm，边缘散有1~2列油室；质坚硬，不易折断，瓤囊7~12瓣，少数至15瓣，汁囊干缩呈棕色至棕褐色，内藏种子；气清香，味苦、微酸。主要含：①黄酮类：柚皮苷（naringin）、橙皮苷（hesperidin）、新橙皮苷等；②生物碱及有机胺类：喹诺林（quinoline）、那可汀（narcotine）、去甲肾上腺素（noradrenaline）、辛弗林及 N-甲基基酪胺（N-methyltyramine）等；③挥发油类：主要含右旋柠檬烯、柠檬醛、右旋芳樟醇等。枳壳煎剂既能兴奋胃肠平滑肌使胃肠节律性收缩增强，又能抑制肠管；对已孕或未孕的离体和在体子宫均有兴奋作用；所含 N-甲基酪胺和辛弗林均有升血压作用；挥发油尚能明显对抗溃疡形成。本品性微寒，味苦；能理气宽中，行滞消胀；用于胸胁气滞，胀满疼痛，食积不化，痰饮内停，胃下垂，脱肛，子宫脱垂；用量3~9g。

【附注】同科植物香圆 *Citrus wilsonii* Tanaka（香圆枳壳）、代代花 *C. aurantium* L. var. *amara* Engl.（苏枳壳）、枸橘 *Poncirus trifoliata*（L.）Raf.（绿衣枳壳）分别在陕西、江苏、福建等地作枳壳使用。

〔附〕枳实　Aurantii Fructus

本品为芸香科植物酸橙 *Citrus aurantium* L. 及其栽培变种或甜橙 *Citrus sinensis*（L.）Osbeck 的干燥幼果。呈半球形或球形（鹅眼枳实），直径0.5~2.5cm；外果皮墨绿色或暗棕绿色，具颗粒状突起和皱纹，顶端有花柱残基，基部有果梗痕；横剖面中果皮略隆起，黄白色或黄褐色，厚3~7mm，边缘有1~2列油室，瓤囊棕揭色；质坚硬；气清香，味苦、微酸。成分及药理作用均与枳壳相似。本品性微寒，味苦；能破气，消积，化痰，散痞；用量3~9g。枳壳项下其他品种的幼果亦作枳实药用。

川 楝 子
Toosedan　Fructus

本品为楝科植物川楝 *Melia toosendan* Sieb. et Zucc. 的干燥成熟果实。主产于四川、云南、贵州、湖北等地。冬季果实成熟时采收，除去杂质，干燥。呈类球形，直径1.6~3.2cm，顶端有花柱残痕，基部凹陷，有果梗痕；表面金黄色或棕黄色，微有光泽，稍有皱缩或凹陷，有多数深棕色小点；外层果皮革质，与果肉间常成空隙，果肉松软，淡黄色，遇水显黏性；果核球形或卵圆形，质坚硬，两端平截，有纵棱6~8条，内分6~8室，每室含黑棕色长圆形的种子1粒；气特异，味酸、苦。含四环三萜类成分川楝素（toosendanin，chuanliansu）、异川楝素及多种具苦味的三萜类成分苦楝子酮（melianone）、川楝子醇酯（lipomelianol）等，尚含生物碱、山柰酚、树脂及鞣质等。川楝子有调节胃肠平滑肌、促进胆汁分泌以及驱虫作用，川楝素是驱蛔虫主要有效成分，能直接作用于蛔虫肌肉，导致收缩性疲劳、痉挛和麻醉，使其不能附着于肠壁而被排出体外；同时，川楝素又能兴奋肠肌，使收缩力和张力增强，而有利于蛔虫的排出。尚有抗菌、抗炎及镇痛作用。但川楝子及川楝素可引起较严重的急性消化道不良反应及肝脏毒性。中毒症状主要为呼吸困难、四肢麻木无力、阵发性抽搐、头痛、头昏、恶心。本品性寒，味苦，有小毒；能疏肝，行气，止痛，杀虫；用于胸痛，胁痛，胃痛，疝痛，痛经，虫积腹痛；用量5~10g。

〔附〕苦楝皮 Meliae Cortex

本品为川楝或楝树 *Melia azedarach* L. 的根皮和茎皮。川楝皮含川楝素（toosendanin）、异川楝素、山柰酚等。川楝素以根皮含量最高，干皮次之，枝皮含量最低。楝树皮除含川楝素、异川楝素外，尚含苦楝素（margoside）、苦楝酮（kulinone）、苦楝酮内酯（kuiactone）、苦楝醇内酯（kulolactone）、苦楝酸甲酯（methyl kulonate），并含两种蒽醌类化合物。苦楝皮与川楝素有驱蛔虫作用；苦楝皮煎剂和酒精浸出液对多种体表致病真菌有抑制作用，对头癣作用最强。本品性寒，味苦，有毒；能驱虫，疗癣；用于蛔、蛲虫病，虫积腹痛；用量5~10g。外用适量，治疥癣瘙痒。

巴 豆
Crotonis　Fructus

本品为大戟科植物巴豆 *Croton tiglium* L. 的干燥成熟果实。主产于四川、福建、广西、云南、贵州、台湾等地。秋季果实成熟果皮尚未开裂时采收，堆积发汗2~3天，摊开晾晒或烘干。果实呈卵圆形或椭圆形，具3棱，偶有4棱，长1.8~2.2cm，直径1.4~2cm，顶端平截，基部有果梗痕；表面灰黄色或稍深，粗糙，有纵线6条；果具3室或4室，每室含种子1粒；种子椭圆形略扁，长1.2~1.5cm，直径7~9mm，表面棕色或灰棕色，一端有小点状种脐及细小种阜或脱落的痕迹，另端有微凹的合点，种脐与合点间有隆起的种脊；外种皮薄而脆，内种皮银白色薄膜状；种仁黄白色，油质；无臭，味辛辣如灼（不宜口尝）。种子含巴豆油 50% ~ 60%，蛋白质约18%。巴豆油有毒，油中主要为油酸、亚油酸、肉豆蔻酸、花生酸、棕榈酸、硬脂酸、月桂酸、巴豆油酸（crotonic acid）及巴豆酸（tiglic acid）等的甘油酯，巴豆油的亲水性成分巴豆醇二酯类化合物中的 A_1、A_3、B_1、B_2 等为辅致癌物质。尚含巴豆苷，水解产生巴豆毒素（crotin）。煎剂或巴豆油能强烈刺激肠壁，引起剧烈的蠕动而浚泻；煎剂有抗菌作用，提取物对癌瘤有抑制作用，尚有镇痛作用等。巴豆种子的水提物、甲醇提取物可以显著抑制 HIV – 1 传染性及 HIV – 1 诱导的 MT – 4 细胞的病理学改变。生巴豆渣、冷冻生巴豆渣和生榨霜均有溶血作用。本品性热，味苦、辛，有大毒；能蚀疮；用于恶疮、疥癣、疣痣；适量研末或捣烂敷于患处。巴豆配合斑蝥治疗面神经麻痹亦获良效。种仁经压榨去油即为巴豆霜，内服能浚下积滞，逐水消肿；用于寒积停滞，胸腹胀痛；用量0.1 ~ 0.3g。

酸 枣 仁
Ziziphi Spinosae Semen

本品为鼠李科植物酸枣 *Ziziphus jujuba* Mill. var. *spinosa*（Bunge）Hu ex H. F. Chou 的干燥成熟种子。主产于河北、陕西、辽宁、河南等地。呈扁圆形或扁椭圆形，长5 ~ 9mm，宽5 ~ 7mm，厚约3mm；一端凹陷，可见线形种脐，另端有细小凸起的合点；表面紫红色或紫褐色，平滑，有光泽，一面较平坦，中央有1条纵隆起线，另一面稍凸起；种皮较脆，胚乳白色，子叶2枚，淡黄色，富油性；气微，味淡。含三萜皂苷类成分酸枣仁皂苷（jujuboside）A、B 和 B_1，水解均得到酸枣仁皂苷元（jujubogenin），唯糖的组成不同，酸枣仁皂苷元在酸性水解过程中能转变为伊贝林内酯（ebelin lactone），并含白桦脂酸（betulic acid）、白桦脂醇（betulin）、ceanothic acid、aephitolic acid 及黄酮类，如当药素（swertisin）、zivulgarin、spinosin 等；此外，还含生物碱 lysicamine 和 juzirin、阿魏酸、胡萝卜苷、甾醇、维生素 C 及微量挥发油等。酸枣仁对中枢神经系统有镇静、催眠、抗惊厥、镇痛、降温等作用，酸枣仁皂苷及黄酮是镇静催眠的有效成分；尚有降血压、降血脂、抗心律失常及改善心肌缺血、免疫增强和兴奋子宫等作用；其总皂苷能提高实验动物的耐缺氧能力。本品性平，味甘、酸；能养心，安神，敛汗；用于神经衰弱，失眠，多梦，盗汗，梦遗等；用量9 ~ 15g。

诃 子
Chebulae Fructus

本品为使君子科植物诃子 *Terrninalia chebula* Retz. 或绒毛诃子 *T. chebula* Retz. var. *tomentella* Kurt. 的干燥成熟果实。原产于印度、缅甸，我国云南、广东、广西等地有栽培。呈长圆形或卵圆形，长2 ~ 4cm，直径2 ~ 2.5cm；表面黄棕色或暗棕色，略具光泽，有5 ~ 6 条纵棱线及不规则的皱纹，基部有圆形果梗痕；质坚实，果肉厚2 ~ 4mm，黄棕色或黄褐色；果核极坚硬，浅黄色，粗糙，内含种子1枚，狭长纺锤形，长约1cm，直径2 ~ 4mm，种皮黄棕色，子叶2枚，白色，相互重叠卷旋；无臭，味酸、涩后甜。果实含鞣质20% ~ 40%。其主要成分为诃子酸（chebulinic acid）、诃黎勒酸（chebulagic acid）、1，3，6 – 三没食子酰葡萄糖、1，2，3，4，6 – 五没食子酰葡萄糖、原诃子酸、逆没食子酸、没食子酸、奎尼酸、诃子次酸三乙酯及莽草酸、去氢莽草酸等。煎剂对铜绿假单胞菌、白喉杆菌、痢疾杆菌、金黄色葡萄球菌、肺炎双球菌、溶血性链球菌等均有抑制作用，对菌痢及肠炎形成的黏膜溃疡有收敛作用；诃子水提物对致突变剂4NQO（4 - nitroquinolin - 1 - oxide）有抗突变活性；诃子素对平滑肌有解痉作用；此外，尚有驱虫作用。本品性平，味苦涩；能涩肠，敛肺；用于久泻，久病，脱肛，便血，久咳；用量3～9g。

山 茱 萸
Corni Fructus

本品为山茱萸科植物山茱萸 *Cornus officinalis* Sieb. et Zucc. 的干燥成熟果实。主产于浙江省，安徽、陕西、河南、山东、四川等省亦产。秋末冬初果皮变红时采收，用文火烘或置沸水中略烫后，及时除去果核，干燥。果肉呈不规则的片状或囊状，有的顶端具圆形宿萼痕，基部有果柄痕；表面紫红色至紫黑色，皱缩，有光泽；质柔润；气微，味酸、涩、微苦。含山茱萸苷（cornin, verbenaloside）、莫罗苷（morroniside）、7 - O - 甲基莫罗苷、山茱萸新苷（cornuside）、当药苷、番木鳖苷等环烯醚萜苷类以及皂苷、熊果酸、酒石酸、没食子酸、苹果酸、山茱萸鞣质1、2和3。本品有明显的利尿、降压、抗菌与升高白细胞作用；所含没食子酸及其甲酯有抗氧化作用。本品性微温，味酸、涩；能补肝肾，涩精，敛汗；用于头晕耳鸣，腰膝酸痛，遗精，阳痿，小便频数，月经过多，大汗虚脱，糖尿病；用量6～12g。

连 翘
Forsythiae Fructus

本品为木犀科植物连翘 *Forsythia suspensa* (Thunb.) Vahl 的干燥果实。主产于山西、陕西、河南等地。果实初熟、颜色尚带绿色时采收，除去杂质蒸熟，晒干，习称"青翘"；熟透后采收，晒干，习称"老翘"。果实呈长卵形或卵形，长 1.2～2.5cm，宽 0.5～1.3cm，先端渐尖或长渐尖，基部有果柄或其断痕；表面有不规则的纵皱纹及多数凸起的小斑点，两侧各有 1 条隆起的细棱线，中央有浅凹沟；"青翘"多不开裂，表面绿褐色，突起的灰白色小斑点较少，质硬，种子多数。"老翘"自顶端开裂或裂成两瓣，果瓣形似鸟嘴，略向外反曲；外表面黄棕色或棕绿色，粗糙，有纵脉纹及多数小疣状突起，内表面平滑，淡棕黄色，室间隔膜明显，种子已脱落；气微香，味苦。含木脂质类成分连翘苷（phillyrin）、连翘脂苷（forsythoside）A～D、连翘酚（forsythol）、牛蒡子苷（arctiin）、罗汉松脂苷（matairesinoside）、松脂素（pinoresinol）等及芦丁、白桦脂酸、熊果酸、齐墩果酸、咖啡酸等；种子含挥发油4%以上。连翘及连翘酚和挥发油对多种革兰阳性和阴性细菌均有明显抑制作用，对流感病毒、鼻病毒亦有抑制作用，并有显著的解热、抗炎、利尿、保护肝脏和镇吐等作用。本品性微寒，味苦；能清热解毒，消肿散结；用于外感风热，咽喉肿痛，痈肿疮疖，瘰疬；用量6～15g。

女　贞　子
Ligustri Lucidi Fructus

本品为木犀科植物女贞 *Ligustrum lucidum* Ait. 的干燥成熟果实。主产于浙江、江苏、湖南、福建等地。冬季果实成熟时采收，除去枝叶，稍蒸或置沸水中略烫后，干燥；或直接晒干。果实呈椭圆形或倒卵形，长 5～10mm，直径 3.5～5.5mm，基部常有果柄痕或宿萼及短梗。表面紫黑色，有不规则网状皱纹；外果皮薄，中果皮较松软，内果皮木质，种子 1 枚，肾形，紫黑色；味甘、微涩。含裂环烯醚萜苷类成分女贞子苷（nuzhenide）、特女贞子苷（spec nuzhenide，0.68～1.18mg/g）、洋橄榄苦苷（oleuropein）以及 4 - 羟基 - β - 苯乙基 - β - D - 葡萄糖苷（6.11～9.17mg/g）、齐墩果酸（7.68～15.16mg/g）、乙酰齐墩果酸、桦木醇、α - 甘露醇、亚油酸及女贞子多糖等。女贞子多糖及齐墩果酸等具有显著的免疫增强作用；其水煎剂可降低血糖并能显著抑制高龄鼠脑过氧化脂质（MDA）的形成，故有延缓衰老的作用；其水提物对致突变剂 4NQO（4 - nitroquinoline - 1 - oxide）有抗突变活性。此外，尚有强心、利尿、缓泻、抗菌及升高因化疗或放疗引起的白细胞下降等作用。本品性凉、味甘、苦；能滋补肝肾，乌发明目；用于两眼昏花，耳鸣，头发早白；腰膝酸软；用量 6～12g。

菟　丝　子
Cuscutae　Semen

本品为旋花科植物菟丝子 *Cuscuta chinensis* Lam. 的干燥成熟种子。主产于江苏、辽宁、吉林、河北、山东、河南等地。夏、秋季种子成熟时，连寄主一起割下，晒干，打下种子，除去杂质。呈类球形或卵圆形，直径 1～1.5mm；表面灰棕色或黄棕色，微粗糙，于扩大镜下可见细密突起的小点，一端有微凹的线形种脐；质坚硬；用开水浸泡，表面有黏性，加热煮至种皮破裂时露出白色卷旋状的胚，形如吐丝；气微，味淡。含胆甾醇（cholesterol）、菜油甾醇（campesterol）、β - 谷甾醇、三萜酸类物质及树脂苷、黄酮类与糖等。其乙醇提取物能增强离体蟾蜍心脏的收缩力，降低麻醉狗的血压，增强烧伤小鼠的免疫功能及巨噬细胞吞噬功能；煎剂及多糖有增强免疫功能、抗疲劳与耐缺氧作用，并对金黄色葡萄球菌、福氏痢疾杆菌、伤寒杆菌有抑制作用；菟丝子尚有延缓和治疗半乳糖性白内障、兴奋子宫、抗利尿以及消除蛋白尿的作用。本品性温、味咸；能滋补肝肾，固精缩尿，安胎，明目，止泻；用于阳痿遗精，遗尿尿频，腰膝酸软等；用量 6～12g。外用治白癜风。商品菟丝子中常混入南方菟丝子 *C. australis* R. Br. 的种子。

牵　牛　子
Pharbitids　Semen

本品为旋花科植物裂叶牵牛 *Pharbitis nil*（L.）Choisy 或圆叶牵牛 *P. purpurea*（L.）Voight 的干燥成熟种子。全国大部分地区均有栽培。种子呈三棱状弓形小粒，橘瓣状，长 4～8mm，宽

3~5mm；表面棕黑色或淡黄白色，背面隆起处有一线形纵沟，腹面棱线的下端有一凹点状种脐，两侧面平坦，稍有凹凸；质硬，浸水中种皮龟裂状胀破，子叶折叠皱缩；气微，味辛、苦，有麻舌感。含牵牛子苷（pharbitin）约2%，牵牛子酸（nilic acid）甲、咖啡酸、咖啡酸乙酯、没食子酸（gallic acid）、麦角醇（lysergol）、麦角新碱（ergonovine）以及蛋白质、甾醇类等。未成熟种子尚含 $\alpha-O-\beta-$赤霉素A（$\alpha-O-\beta-$glucosy-gibberellin A）等多种赤霉素。牵牛子的乙醇、水浸液与牵牛子苷对小鼠有泻下作用，后者的泻下作用更强；牵牛子对家兔离体肠管、大鼠离体子宫均有兴奋作用。本品性寒，味苦，有毒；能泻水通便，消痰涤饮，杀虫攻积；用于水肿胀满，二便不通，痰饮积聚，气逆喘咳，虫积腹痛，蛔虫、绦虫症；用量3~6g。

枸 杞 子
Lycii Fructus

本品为茄科植物宁夏枸杞 Lycium barbarum L. 的干燥成熟果实。主产于宁夏、甘肃、青海、内蒙古、新疆等地。夏、秋季果实呈红色时采收，晾至皮皱后，再曝晒至外皮干硬、果肉柔软，除去果梗。呈纺锤形或椭圆形，长6~20mm，直径3~10mm；表面鲜红色或暗红色，陈久者紫红色，具不规则皱纹，略有光泽；顶端有小形凸起花柱痕，另端有凹点状果柄痕；质柔润，果肉厚，有黏性，内藏种子多数；种子扁肾形，黄色；气微，味甘，微酸。含枸杞多糖（5%）、甜菜碱（betaine，0.8%）、莨菪亭（scopoletin）、酸浆果红素（physalien）、胍衍生物、核黄素、胡萝卜素、维生素C、烟酸以及粗脂肪、粗蛋白、多种氨基酸和钙、磷、铁、锌等元素。枸杞煎剂能促进造血功能，并可显著增加白细胞数目；水提取物有降低血压、抑制心脏、兴奋肠道、促进子宫增重及保肝作用；枸杞多糖有增强和调节免疫功能、抗肿瘤及促进小鼠脾细胞增殖的作用；此外，枸杞子能降血糖、延缓衰老及增加小鼠耐缺氧、抗疲劳能力。本品性平，味甘；能滋补肝肾，益精明目；用于肾虚精血不足所致的头晕目眩、耳鸣、神经衰弱、遗精、腰膝酸痛等，对肝病及糖尿病亦有效；用量6~12g。

【附注】同属植物枸杞 Lycium chinense Mill.、土库曼枸杞 L. turcomanicum Turcz.、西北枸杞 L. potaninii Pojank、毛蕊枸杞 L. dasystemum Pojank 的果实在少数地区亦作枸杞子使用，但一般认为品质次，不宜作枸杞子入药。

〔附〕地骨皮 Lycii Cortex

本品为茄科植物枸杞 Lycium chinense Mill. 或宁夏枸杞 L. barbarum L. 的干燥根皮。枸杞主产于河北、河南、山西、江苏、浙江等省。宁夏枸杞主产于宁夏、甘肃等地区。呈筒状、槽状或不规则卷片，长3~10cm，直径0.5~1.5cm，厚1~3mm。外表面灰黄色至棕黄色，粗糙，具纵横皱纹或裂纹，易成鳞片状剥落。内表面黄白色或灰黄色，有细纵纹。体轻，质脆，易折断。断面不平坦，外层黄棕色，内层灰白色。气微，味微甘而后苦。根皮含桂皮酸和多种酚性物质，如香草酸（vanillicacid）、柳杉酚（sugiol）、蜂蜜酸（melissic acid）、紫丁香酸葡萄糖苷（glucosyringic acid）、芹菜素（apigenin）、蒙花苷（linarin），尚含地骨皮苷甲（digupigan A）、莨菪亭（scopoletin）、大黄素甲醚、大黄素、东莨菪苷（scopolin）、fabiatrin、甜菜碱、枸杞酰胺（lyciumamide）、库柯胺A（kukoamine A）、枸杞素（lyciumin）A 和B等。地骨皮可显著降低四氧嘧啶所致糖尿病大鼠血糖值，对正常大鼠的血糖也有一定的降低作用，还可提高糖尿病大鼠的血清胰岛素及肝脏糖元的含量，具有改善胰岛功能、促进肝糖元合成的作用，有益于糖尿病及其并发症的防治；地骨皮对物理和化学性致痛均有明显的镇痛作用；尚有解热降压降血脂及抗微生物等作用。本品性寒，味甘、淡；能清虚热，凉血除蒸，清肺降火；用于阴虚潮热、骨蒸盗汗、肺热咳嗽、咯血、衄血、内热消渴，高血压症；用量9～15g。

栀　　子
Gardeniae　Fructus

本品为茜草科植物栀子 *Gardenia jasminoides* Ellis 的干燥成熟果实。主产于湖南、江西、浙江、福建、广东等地。夏、秋季果实呈红黄色时采收，蒸至上汽或置沸水中略烫后，晒干。呈长卵圆形或椭圆形，长 1.5～3.5cm，直径 1～1.5cm；表面红黄色或棕红色，具翅状纵棱5～8 条，顶端有宿萼，先端有 5～8 个长形裂片，基部稍尖，具果梗痕；两棱间常有 1 条明显的纵脉纹，并有分枝；果皮薄而脆，稍具光泽；内表面色较浅，有光泽，凸起的假隔膜 2～3条；种子多数，扁长圆形，集结成团，深红色或红黄色，表面密具细小疣状突起；气微，味微酸而苦。主要含栀子苷（京尼平苷，geniposide）、羟异栀子苷（栀子糖苷，gardenoside）、山栀苷（shanzhiside）、栀子新苷（栀子酮苷，gardoside）、栀子苷酸（geniposidic acid）、京尼平龙胆二糖苷（genipin gentiobioside）等环烯醚萜苷类成分以及番红花素、微量番红花酸、绿原酸、熊果酸与微量元素铁、锰、铜、钼等。栀子有保肝、利胆退黄、促进胰腺分泌、改善肝脏和胃肠系统的功能及减轻胰腺炎等作用，其利胆和利胰作用与其所含栀子苷在体内被水解生成京尼平有关，后者还有抑制胃液分泌和胃肠道运动的作用；栀子尚有降低血压、中枢镇静、解热、抗菌、抗炎和泻下等作用。但大剂量栀子及栀子苷等对肝、肾等脏器有一定毒性，其水煎液小鼠灌胃的 LD_{50} 为 12.02g/kg。本品性寒，味苦；能泻火除烦，清热利湿，凉血散瘀；用于热病心烦，目赤黄疸，热淋尿涩，衄血，吐血，尿血，热毒疮疡；用量 6～10g。外用适量，研末调敷，治扭伤肿痛。

薏苡仁
Coicis　Semen

本品为禾本科植物薏苡 *Coix lacryma - jobi* L. var. *ma - yuen*（Roman）Stapf 的干燥成熟种仁。主产于福建、江苏、河北、辽宁等地。秋末果实成熟后采收，打下果实，晒干，碾去硬壳、果皮及种皮，收集种仁。种仁呈宽卵形或矩圆形，长 4～8mm，宽 3～6mm；表面乳白色，光滑，偶有残存的棕色种皮；顶端钝圆，基部较宽而微凹，有 1 淡棕色点状种脐，背面圆凸，腹面有 1 条宽约 2mm 的深纵沟；质坚实，断面白色，粉性；气微，味微甘。种仁主要含薏苡多糖、薏仁酯（coixenolide）、薏仁内酯（coixol）、薏仁胶酯（coixlide）；另含碳水化合物79.17%、脂肪 4.65%、蛋白质 16.2%、维生素、甾体化合物、氨基酸等。薏苡仁有解热、镇静、镇痛、抗肿瘤、抑菌、抗炎、降血糖、降血钙、降血压以及抑制胰蛋白酶与诱发排卵等作用；薏苡仁醇提取物可抑制小鼠艾氏腹水癌，其抗肿瘤作用与增强机体免疫功能有关；其中性多糖及酸性多糖亦显示抗补体活性。本品性凉，味甘、淡；能健脾渗湿，除痹止泻，清

热排脓；用于水肿，小便不利，脾虚泄泻，湿痹拘挛，肺痈，肠痈，扁平疣及癌症；用量
9～30g。

槟　　榔
Arecae　Semen

本品为棕榈科植物槟榔 *Areca catechu* L. 的干燥成熟种子。原产于印度尼西亚、马来西亚，
我国广东、海南、云南亦产。春末至秋初采收成熟果实，用水煮后低温烘干，除去果皮，取
出种子，干燥。呈心脏形或圆锥形，顶端钝圆，基部平宽，高 1.5～3.5cm，底宽 1.5～3cm；
表面淡黄棕色或淡红棕色，有稍凹下的网状纹理，底部中心有圆形凹陷的珠孔，其旁有 1 疤
痕状种脐；质坚硬，不易破碎，断面可见大理石样花纹，习称"槟榔纹"，是红棕色的种皮和
外胚乳错入至白色内胚乳而形成。气微，味涩、微苦。含生物碱 0.3%～0.6%，主要为槟榔
碱（arecoline）、槟榔次碱（arecaine）、去甲槟榔碱（guvacoline）、去甲槟榔次碱（guvacine）、
异去甲槟榔次碱等，均与鞣酸结合存在；并含鞣质 13%～27%，脂肪油 14%～18%，槟榔红
（areca red）等。槟榔能使寄生虫产生松弛性麻痹而有驱虫作用，主要用于驱绦虫、蛲虫及抗
血吸虫；槟榔碱尚有拟副交感神经作用，能兴奋胃肠道平滑肌，故用槟榔驱虫可不用泻药；
滴眼可缩瞳；槟榔水煎剂对流感病毒及皮肤真菌均有抑制作用。本品性温，味苦、辛、涩；
能杀虫，消积，行气，利水；用于绦虫、蛔虫、姜片虫病，食积气滞，虫积腹痛，腹水，痢
疾及血吸虫病等；用量 3～10g，驱绦虫、姜片虫 30～60g。长期嚼食将对 DNA 以及肝、肾与
免疫功能造成损害。

〔附〕大腹皮　Arecae　Pericarpium

本品为棕榈科植物槟榔的干燥果皮。略呈椭圆形或长卵形瓢状，长 4～7cm，宽 2～
3.5cm，厚 2～5mm；顶端有花柱残痕，基部有果梗及残存萼片；外果皮深棕色至近黑色，具
不规则的纵皱纹及隆起的横纹；中果皮为黄白色至灰黄色的疏松纤维，略呈纵向排列；内果
皮凹陷，褐色或深棕色，光滑，硬壳状；体轻，质硬，纵向撕裂后，可见中果皮纤维；气微，
味微涩。含大量鞣质及少量槟榔碱。本品性微温，味辛；能下气，宽中，行水；用于胸腹胀
闷，泄泻尿少，水肿，脚气；用量 3～9g。大腹毛为中果皮纤维。

草　　果
Tsaoko Fructus

本品为姜科植物草果 *Amommum tsaoko* Crevost et Lemaire 的干燥成熟果实。主产于云南、
广西、贵州等地。10 月至 11 月果实成熟时采收，晒干。呈椭圆形，长 2～4cm，直径 1～
2.5cm，顶端有圆形突起的柱基，基部有果梗或果梗痕；表面灰棕色或红棕色，具三钝棱及
明显的纵沟和棱线；果皮坚韧，内分 3 室，种子团由黄棕色隔膜分为 3 瓣，每瓣内种子多
为 8～11 粒；种子呈圆锥状多面体，直径约 5mm，黄棕色或红棕色，外被灰白色膜质假种
皮，种脊为 1 条纵沟，尖端有凹陷的种脐；有特异香气，味辛、微苦。含挥发油约 3%，
油中含蒎烯、对 - 伞花烃（*p* - cymene）、橙花醛（neral）、桉油精、反 - 2 - 十一烯醛
（trans - 2 - undecenal）、牻牛儿醛（geranial）、牻牛儿醇（geraniol）等 20 余种成分。草果

可拮抗醋酸引起的小鼠腹痛，拮抗肾上腺素引起的回肠运动和抑制乙酰胆碱引起的回肠痉挛。本品性温，味辛；能燥湿温中，除痰截疟；用于寒湿内阻，脘腹胀痛，痞满呕吐，疟疾寒热；用量 3~6g。

豆 蔻
Amomi Fructus Rotundus

本品为姜科植物白豆蔻 *Amomum kravanh* Pierre ex Gagnep. 或爪哇白豆蔻 *A. compactum* Soland ex Maton 的干燥成熟果实。前者称"原豆蔻"，后者称"印尼豆蔻"。原产于柬埔寨、泰国，现我国云南、广东、广西、海南亦有栽培。原豆蔻呈类球形，直径 1.2~1.8cm，具 3 条钝棱，顶端有突起的柱基，基部有凹入的果柄痕；表面黄白色至淡黄棕色，光滑，有多数纵向脉纹，两端均有黄色绒毛；果皮薄，内分 3 室，每室有种子 7~10 粒，纵向排成 2~3 行，易散碎；种子不规则多面形，背面略隆起，直径 3~4mm，种皮暗棕色或灰棕色，外被类白色膜质假种皮，种脐位于腹面，呈圆形窝点；具强烈香气，味辛、凉，似樟脑。印尼豆蔻较小，有的表面微显紫棕色，种子瘦瘪，气味较弱。种子含挥发油 3%~6%，油中主要成分为桉油精、β-蒎烯、3，8，11-三氧杂四环、守酮（thujone）、α-萜品醇、4-松油烯醇、樟脑等。豆蔻油很不稳定，即使储藏很好，也常易丧失其特有香味，一般可制成芳香酊或醑剂；种子应在临用前捣碎。有良好的芳香健胃作用，煎剂对豚鼠离体肠管，低浓度兴奋，1% 浓度及挥发油则呈抑制作用；尚能抑制痢疾杆菌，其挥发油有增强小剂量链毒素对豚鼠实验性肺结核的作用。本品性温，味辛；能化湿和胃，行气宽中；用于食欲不振，胸闷恶心，胃腹胀满；用量 3~6g，后下。

益 智
Alpiniae Oxyphyllae Fructus

本品为姜科植物益智 *Alpinia oxyphylla* Miq. 的干燥成熟果实。主产于海南省。夏、秋季果实由绿变红时采收，晒干或低温烘干。呈纺锤形或椭圆形，两端略尖，长 1.2~2cm，直径 1~1.3cm，顶端有花被残基，基部常残存果梗；表面棕色或灰棕色，有纵向断续隆起的棱线 13~20 条；果皮薄而稍韧，与种子紧贴，种子集结成团，中有隔膜将其分成 3 室，每室有种子 6~11 粒；种子呈不规则多面形，外被淡黄色膜质假种皮；有特异香气，味辛、微苦。含挥发油 0.7%~1.5%，油中主要含桉油精（55%）以及姜烯、姜醇等；种仁尚含 4-萜品烯醇、α-松油醇、β-榄香烯、α-依兰油烯、绿叶烯等；此外，尚含铬、锰、铁、镍、铜、锌、镉、铅等微量元素。益智水提取物能抑制小鼠肉瘤 S_{180} 细胞的增殖；对组胺、氯化钡引起的豚鼠离体回肠收缩有抑制作用；其甲醇提取物可抑制前列腺素合成酶的活性并有消炎作用，还能增强豚鼠左心房收缩力；尚有解热、抑菌作用。本品性温，味辛；能温脾止泻，补肾固精；用于腹痛腹泻，遗尿，遗精；用量 3~10g。

第十四章　全草类生药

全草类（herba）生药是指可供药用的草本植物的地上部分，主要为带叶的茎枝，如益母草、藿香等；少数并带有花和果实，如荆芥等；亦有少数带有根及根茎，如紫花地丁等；也有个别是小灌木的嫩枝梢，如麻黄；或有的为草本植物的草质茎，如石斛等，均列入全草类。

一、性状鉴别

全草类生药的观察，应按其所包括的器官，如茎、叶、花、果实、种子等分别观察，这些器官在观察时应注意之点，大多已在前面各章中分别谈到，不再重复。现将草本茎在观察时应注意点分述如下。

1. 形状及粗细　茎通常呈圆柱形或方柱形，如淫羊藿、穿心莲等，但也有呈五角柱形或翼状的。

2. 颜色　新鲜的茎通常是绿色的，但也有带紫色或其他颜色的，如荆芥茎表面紫红色。颜色常因久贮或日晒而改变，如新鲜的麻黄茎呈绿色，日晒或久贮后变为黄色，有效成分亦减少。霉坏的茎常显灰黑色，不宜药用。

3. 表面　除色泽以外，茎的表面也因植物种类而不同，有的平滑无毛，如石斛，有的被毛，如广藿香。并常因干燥时皱缩而显纵走的棱线和沟纹。

4. 叶序　多数是互生或交互对生。

5. 花序　是花在花枝或花轴上排列的方式和开放的次序。

6. 横断面　观察节间部分的横断面形状。本类生药的茎通常都是草质茎，木质部不发达。髓通常疏松，有时形成空洞，如薄荷。

二、显微鉴别

草本植物茎的横切面，自外向内可分为下面几部分。

1. 表皮　草本植物的茎通常不出现木栓形成层，因此多没有周皮存在，始终由表皮行使保护作用。表皮上可以有角质层、气孔、毛茸等。

有些草本植物的茎（特别是较老的茎）也可能在表皮的下方形成木栓形成层。栓内层细胞中有时含有叶绿体，故又称绿皮层。但由于木栓形成层的分生能力不强，所形成的木栓层不厚，所以表皮往往仍保留在茎的表面。

2. 皮层　其最外层有时分化成厚角组织或厚壁组织，内层为薄壁组织。

3. 中柱鞘　为一列或多列细胞组成，常为厚壁组织，由于维管束次生构造的加粗，常使中柱鞘厚壁组织断裂成为不连续的环。

4. 维管束　在中柱鞘内方，排列成环。大多数双子叶植物为外韧维管束。初生韧皮部位于最外边，常已被挤扁而颓废。次生韧皮部在初生韧皮部内方，通常由筛管、伴胞与韧皮薄壁细胞组成。形成层区成环或不成环，细胞扁平。次生木质部通常由导管、管胞、木纤维及木薄壁细胞组成。由于形成层分化的木质部细胞较多，故次生木质部占很大的部分。初生木质部位于维管束的最内方，最内的细胞最先分化，也最小。射线宽狭不一。

5. 髓　位于茎的中央，通常所占的比例较大，有时破碎成为空洞。

值得注意的是，全草类生药主要是由草本植物的全株或地上的某些器官直接干燥而成的，因此依靠生药的性状特征进行鉴别尤为重要。此外，这类药材常因采收加工、包装或运输而皱缩、破碎，如有完整的叶、花，可在水中浸泡后展开进行观察。

*麻　　黄
Ephedrae　Herba

【来源】　为麻黄科植物草麻黄 *Ephedra sinica* Stapf、中麻黄 *E. intermedia* Schrenk et C. A. Mey. 或木贼麻黄 *E. equisetina* Bge. 的干燥草质茎。

【产地】　主产于河北、山西、陕西、内蒙古、甘肃、新疆等地。草麻黄产量大，中麻黄次之，均销全国并出口。木贼麻黄产量较小。

【采收加工】　秋季采割绿色草质茎，在通风处阴干或晾至 7~8 成干时再晒干。如曝晒过久则色易变黄，受霜冻则色变红，均影响药效。

【化学成分】　草麻黄含多种生物碱，主要为麻黄碱（l – ephedrine）和伪麻黄碱（d – pseudoephedrine）。尚含微量左旋甲基麻黄碱（$1 – N$ – methylephedrine）、右旋甲基伪麻黄碱（$d – N$ – methylpseudoephedrine）、左旋去甲基麻黄碱（1 – norephedrine）、右旋去甲基伪麻黄碱（d – norpseudoephedrine）、麻黄次碱（ephedine）等。三种麻黄所含成分相似，但以木贼麻黄总生物碱含量最高（1.02%~3.33%），其中麻黄碱占 55%~75%。中麻黄较低（0.25%~1.56%）。生物碱主要存在于草质茎髓部，节间含量远高于节部，木质茎几不含麻黄碱。生物碱含量还因产地和采收期不同而有差异。

此外，还含鞣质及少量挥发油，油中主要含 $1 – \alpha$ – 松油醇（$1 – \alpha$ – terpineol，31.64%）、1，4 – 桉叶素（12.8%）和十六烷酸（26.22%）等。$1 – \alpha$ – 松油醇有强平喘作用。尚分离出平喘活性成分川芎嗪及抗炎有效成分麻黄噁唑酮（ephedroxane）。

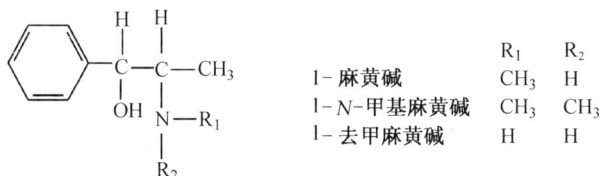

	R_1	R_2
l- 麻黄碱	CH₃	H
l-N-甲基麻黄碱	CH₃	CH₃
l- 去甲麻黄碱	H	H

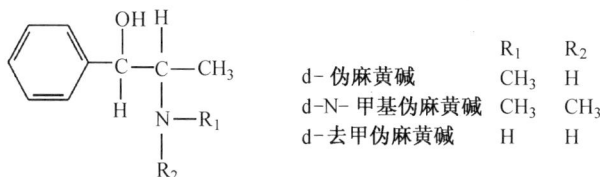

	R_1	R_2
d- 伪麻黄碱	CH₃	H
d-N- 甲基伪麻黄碱	CH₃	CH₃
d- 去甲伪麻黄碱	H	H

【性状】　草麻黄：呈细长圆柱形而稍扁，少分枝，直径 1~2mm。有的带少量木质茎。表面淡绿色至黄绿色，有细纵棱 16~24 条，触之微有粗糙感。节明显，节间长 2~6cm，节上有膜质鳞叶，长 3~4mm，上部约 1/2 分裂，裂片 2（稀 3），锐三角形，先端渐尖，反卷。体

轻，质脆，易折断，断面类圆形或扁圆形，略显纤维性，中心髓部红棕色。气微香，味涩、微苦（图 14 – 1A）。

中麻黄：草质茎圆柱形，多分枝，直径 1.5 ~ 3mm。节间长 2 ~ 6cm，细纵棱 18 ~ 28 条，有粗糙感。膜质鳞叶长 2 ~ 3mm，上部约 1/3 分裂，裂片 3（稀 2），呈短三角形，先端稍反卷；断面略成三角状圆形（图 14 – 1B）。

木贼麻黄：草质茎较多分枝，直径 1 ~ 1.5mm。节间长 1 ~ 3cm，细纵棱 13 ~ 14 条，无粗糙感。膜质鳞叶长 1mm ~ 2mm，上部约 1/2 分裂，裂片 2（稀 3），短三角形，先端多不反卷（图 14 – 1C）。

【显微特征】草麻黄茎节间横切面：呈类圆形而稍扁，边缘有棱脊 16 ~ 24 个，略呈波状凸起。表皮细胞类方形，外壁厚，被厚的角质层，两棱脊间有下陷气孔。皮层较宽，下皮纤维束位于棱脊内侧，它处亦有少数纤维束散在。中柱鞘纤维束新月形。皮部纤维壁厚，胞腔极小，初生壁微木化，次生壁非木化。维管束外韧型，8 ~ 10 个。韧皮部狭小，木质部呈三角形。形成层环扁圆形。髓薄壁细胞壁非木化，常含棕色块状物，偶有环髓纤维。表皮细胞外壁、皮部纤维初生壁及皮层细胞内均含细小草酸钙方晶或砂晶。节部横切面可见皮层有石细胞散布（图 14 – 2）。

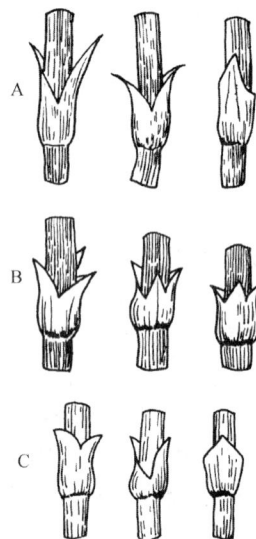

图 14 – 1　麻黄外形
A. 草麻黄　B. 中麻黄　C. 木贼麻黄

中麻黄：棱脊 18 ~ 28 个；维管束 12 ~ 15 个，形成层环类三角形；髓薄壁细胞壁微木化，环髓纤维较多，成束或单个散在。

木贼麻黄：棱脊 13 ~ 14 个；维管束 8 ~ 10 个，形成层环扁圆形；髓薄壁细胞壁木化，无环髓纤维。

粉末与解离组织：草麻黄粉末淡棕色。①表皮碎片甚多，细胞类长方形，外壁布满微小草酸钙砂晶，被厚角质层。②气孔特异，下陷，保卫细胞侧面观呈哑铃形或电话筒状。③皮层纤维细长，直径 10 ~ 24μm，壁极厚，微木化，胞腔狭小，外壁布满草酸钙砂晶和方晶，形成嵌晶纤维。④螺纹、具缘纹孔导管直径 10 ~ 15μm，导管分子端壁斜面相接，端壁具多个圆形穿孔，称麻黄式穿孔板。⑤红棕色块状物散在或存于薄壁细胞中，形状不规则。此外有木纤维、薄壁细胞、草酸钙砂晶、石细胞（节部）等（图 14 – 3）。

【理化鉴别】1. 取本品粉末 0.2g，加水 5 ml 与稀盐酸 1 ~ 2 滴，煮沸 2 ~ 3min，过滤，得酸性水提液。①取酸性水提液各 1ml，分别置试管中，加碘化铋钾试液，产生黄色沉淀；加碘化汞钾试液，不产生沉淀。（检查生物碱）②取麻黄的酸性水提液，碱化后用乙醚萃取；挥去乙醚，残渣用酸水溶解，加 0.5 % 硫酸铜试液数滴后再加 10% 氢氧化钠溶液至显紫色（铜络盐），再加乙醚数毫升振摇后放置，醚层显紫色，水层显蓝色。（麻黄碱的双缩脲反应）

2. 薄层色谱：本品粉末 1g，加浓氨试液数滴湿润，再加三氯甲烷 10ml，加热回流 1h，过滤，滤液蒸干，残渣加甲醇 2ml 充分振摇，过滤，取滤液点样于硅胶 G 薄层板上，以盐酸麻黄碱甲醇溶液（1mg/ml）作对照，以三氯甲烷 – 甲醇 – 浓氨试液（20：5：0.5）展开，取出，晾干，喷以茚三酮试液，在 105℃ 加热至斑点显色清晰。供试品色谱中，在与对照品色谱相应的位置上，显相同的红色斑点。

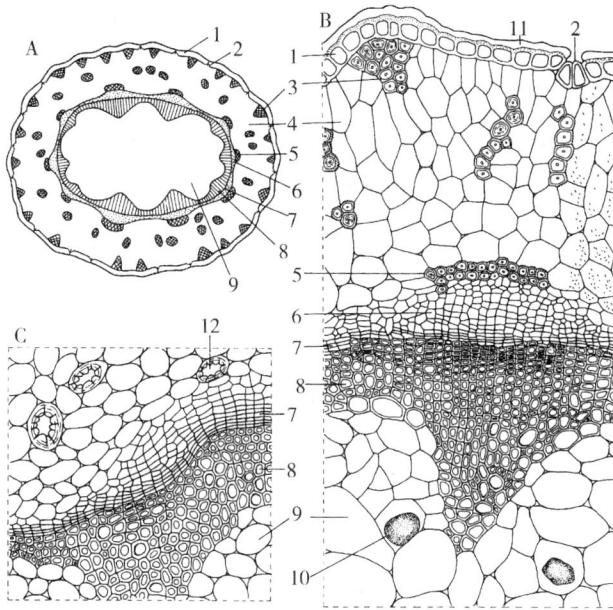

图 14 - 2 草麻黄茎横切面显微特征

A. 茎节间横切面简图 B. 节间横切面祥图 C. 节部横切面祥图

1. 表皮 2. 气孔 3. 下皮纤维束 4. 皮层 5. 中柱鞘纤维 6. 韧皮部

7. 形成层 8. 木质部 9. 髓 10. 棕色块 11. 角质层 12. 石细胞

【含量测定】麻黄生物碱是麻黄的主要有效成分，可以通过测定总生物碱含量以及主要生物碱麻黄碱和伪麻黄碱的含量来控制和评价麻黄的质量。

1. 总生物碱含量测定 根据生物碱的理化性质，应用酸碱处理与溶剂萃取方法将生物碱提取出来，并除去脂溶性和水溶性杂质后，采用剩余酸碱滴定法，以甲基红为指示剂，每 1ml 0.01mol/L 硫酸液相当于 3.305mg 麻黄碱（$C_{10}H_{15}ON$）。

2. 麻黄碱和伪麻黄碱的 HPLC 法测定 色谱条件 以极性乙醚连接苯基键合硅胶为填充剂；以甲醇 - 0.092% 磷酸溶液（含 0.04% 三乙胺和 0.02% 二正丁胺）（1.5∶98.5）为流动相；检测波长为 210nm，理论板数按盐酸麻黄碱峰计算应不低于 3000。《中国药典》（2010 年版）规定，本品按干燥品计算，含盐酸麻黄碱和盐酸伪麻黄碱的总量不得少于 0.80%。

【药理作用】**1. 拟肾上腺素作用** 麻黄碱的化学结构与肾上腺素相似，能直接与 α 和 β - 肾上腺素受体结合，故也具有收缩血管、升高血压，增强心肌收缩力、使心输出量增加，松弛平滑肌，促进汗腺分泌和中枢兴奋作用。以左旋麻黄碱的升压作用最强。麻黄碱对鼻黏膜血管的收缩作用比伪麻黄碱强，维持时间亦较长。

2. 平喘与止咳祛痰作用 低浓度麻黄碱及伪麻黄碱均可扩张支气管，并能缓解由组胺或乙酰胆碱所致犬呼吸道阻力增加，甲基麻黄碱亦能舒张支气管平滑肌。麻黄挥发油有明显的祛痰作用；1 - α - 松油醇，有平喘、止咳和祛痰作用；川芎嗪亦有平喘作用。

3. 抗菌、抗病毒作用 麻黄煎剂对金黄色葡萄球菌、甲型链球菌、乙型链球菌、炭疽杆菌、白喉杆菌、铜绿假单胞菌、痢疾杆菌、伤寒杆菌均有不同程度的抑制作用。麻黄挥发油还对亚洲甲型流感病毒有抑制作用，对甲型流感病毒 PR_8 株感染的小鼠有治疗作用。

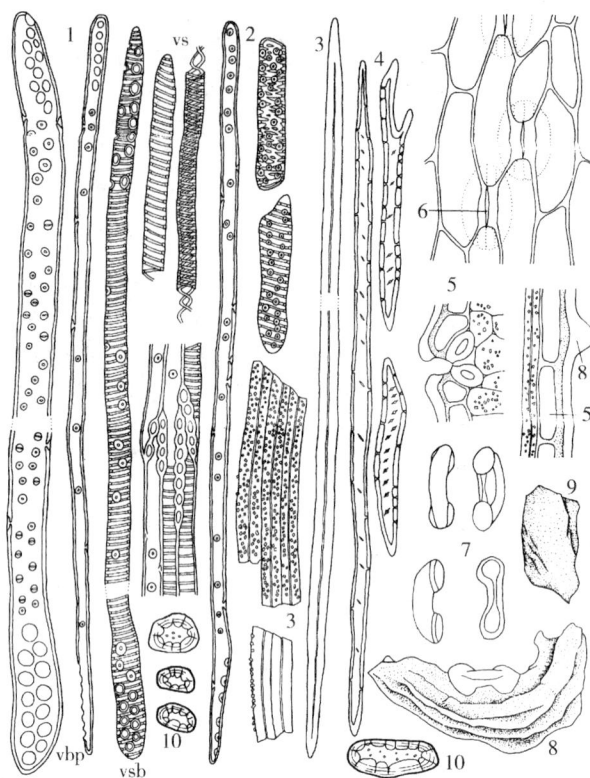

图 14 - 3　草麻黄茎的解离组织及粉末显微特征
1. 导管（vbp 具缘纹孔　vsb 螺纹 - 孔纹 vs 螺纹）　2. 管胞　3. 皮层嵌晶纤维
4. 木纤维　5. 表皮　6. 下陷气孔　7. 气孔保卫细胞　8. 角质层
9. 棕色块　10. 石细胞（节部）

4. 利尿作用　伪麻黄碱对犬有利尿作用。

5. 解热与发汗作用　麻黄挥发油乳剂对人工发热兔有解热作用。对人有中度发汗作用。
此外，麻黄的水或乙醇提取物能抑制过敏递质的释放，麻黄噁唑酮有抗炎作用。

【功效】性温，味辛、微苦。能发汗散寒，宣肺平喘，利水消肿。用于风寒感冒，胸闷喘
咳，风水浮肿。蜜麻黄润肺止咳，多用于表证已解，气喘咳嗽。用量 2 ~ 10g。

【附注】1. 我国麻黄属植物有 12 种及 4 变种。除上述 3 种外，尚有同属植物丽江麻黄
Ephedra likiangensis Florin、膜果麻黄 *E. przewalskii* Stapf、单子麻黄 *E. monosperma* Gmel. ex
C. A. Mey. 和藏麻黄 *E. saxatilis* Royle ex Florin 等，在某些地区也作麻黄使用。但膜果麻黄的麻
黄碱含量甚低，不宜供药用。

2. 麻黄在制药工业中用作提取麻黄碱的原料。

3. 麻黄碱有中枢兴奋作用，为运动员禁忌药。

〔附〕麻黄根 Ephedrae Radix

本品为草麻黄或中麻黄的干燥根及根茎。根呈圆锥状圆柱形，略扭曲，长 8 ~ 25cm，直径
0.5 ~ 1.5cm；表面红棕色或灰棕色，有纵皱纹及支根痕，栓皮易成片剥落。根茎具节，节间
长 0.7 ~ 2cm。体轻，质硬脆，断面皮部黄白色，木部浅黄色，射线放射状，中心有髓。气微，

味微苦。麻黄根不含麻黄碱类成分，含有弱升压作用的麻考宁（maokonine）与有显著降压作用的麻黄根碱（ephedradine）A、B、C；尚含双黄酮类麻黄宁（makuannin）A 和 B。本品性平，味甘、涩；能固表止汗；用于体虚自汗、盗汗；用量 3~9g。

*金 钱 草
Lysimachiae　Herba

【来源】为报春花科植物过路黄 *Lysimachia christinae* Hance 干燥全草。

【产地】主产于四川，长江流域地区及山西、陕西、云南、贵州等地亦产。

【采收加工】夏、秋季采收，除去杂质，洗净泥沙，晒干。

【化学成分】全草含多种黄酮类成分：槲皮素、异槲皮苷（isoquercitrin，即槲皮素 - 3 - O - 葡萄糖苷）、山奈酚（kaempferol）、三叶豆苷（trifolin，即山奈酚 - 3 - O - 半乳糖苷）、3，2′，4′，6′ - 四羟基 - 二甲氧基查尔酮（3，2′，4′，6′ - tetrahydroxy - 4，3′ - dimethoxy - chalcone），山奈酚 - 3 - O - 珍珠菜三糖苷（kaempferol - 3 - O - lysimachia trioside）、山奈酚 - 3 - O - 葡萄糖苷、山奈酚 - 3 - O - α - L - 鼠李糖（1→2） - β - D - 木糖苷（金钱草素，lycimachiin）、鼠李柠檬素 - 3，4′ - 双葡萄糖苷（rhamnocitrin - 3，4′ - diglucoside）、山奈酚 - 3 - O - 芸香糖苷（kkaempferol - 3 - O - rutinoside）等；另含鼠李糖酸 - γ - 内酯（rhamnonic acid - γ - lactone）、对 - 羟基苯甲酸、氨基酸、鞣质、挥发油、胆碱、尿嘧啶、环腺苷酸（cAMP）样物质、多糖、氯化钠、氯化钾、亚硝酸盐及多种无机元素。

【性状】多皱缩成团，无毛或被疏柔毛，下部茎节上常有纤细须根。茎扭曲，直径约 1mm，表面红棕色，具纵纹，折断面灰白色。叶对生，叶柄长 1~3cm；叶片多皱缩破碎，完整者展平后呈阔卵形或心形，长 2~6cm，宽 1~5cm，基部微凹，全缘；上表面灰绿色或黄绿色，背面色较浅，主脉 1 条于背面显著突起，用水浸后，对光透视可见黑色或棕色条纹（分泌道）。有时叶腋带长梗的花或果，花黄色，单生叶腋；蒴果球形。质易碎。气微，味淡（图 14 - 4）。

【显微特征】茎横切面：表皮外被角质层，有时可见腺毛，腺毛具单细胞头和单细胞柄，偶有柄部为双细胞，腺头内常含淡黄色物质。皮层宽广，有的细胞含红棕色物质，遇醋酸铜试液渐显淡蓝色；分泌道散在，周围分泌细胞 5~10 个环列，内含红棕色物质；内皮层明显。中柱鞘纤维微木化，断续排列成环；韧皮部狭窄，形成层不明显，老茎的木质部偶有纤维；髓部长圆形。薄壁细胞含淀粉粒。

叶横切面：上、下表皮均为 1 列薄壁细胞，有单细胞头和单细胞柄的腺毛，偶见多细胞非腺毛；叶肉分化不甚明显，栅栏细胞 1 列，短柱形，海绵组织中有离生型分泌道，内含红棕色物质；中脉维管束外韧型。表面观：表皮细胞垂周壁略弯曲，具角质纹理与圆形毛痕；下表皮有不等式或不定式气孔；叶肉组织有分泌道，内含红棕色物质。幼嫩茎、叶尚可见非腺毛，由 1~17 个细胞组成，平直或弯曲，外壁具角质线纹。

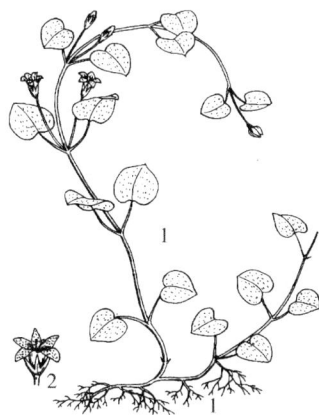

图 14 - 4　金钱草植物外形
1. 植株全形　2. 花

【理化鉴别】薄层色谱：本品粉末 1g 的 80% 甲醇提取物，加水 10ml 溶解，用乙醚 10ml 萃取 2 次，水液加稀盐酸 10ml，水浴加热水解 1h，冷却后用乙酸乙酯 20ml 振摇提取 2 次，合并乙酸乙酯液，用 30ml 水洗涤后，弃去水液，乙酸乙酯液蒸干，残渣加甲醇 1ml 溶解，点样于硅胶 G 薄层板上，以槲皮素、山柰素的甲醇溶液（各含 0.5mg/ml）作对照，以甲苯 - 甲酸乙酯 - 甲酸（10:8:1）为展开剂，展开，取出，晾干，喷以 3% 三氯化铝乙醇溶液，在 105℃ 加热数分钟，于紫外光灯（365nm）下观察，供试品色谱中，在与对照品相同位置显相同颜色的荧光斑点。

【含量测定】黄酮类是金钱草的主要成分，可通过测定经水解后的总黄酮苷元含量，用于其品质控制与评价。

槲皮素与山柰素的 HPLC 法测定：色谱条件：以十八烷基硅烷键合硅胶为填充剂，以甲醇 - 0.4% 磷酸溶液（50:50）为流动相，检测波长 360nm，理论板数按槲皮素峰计应不低于 2500。《中国药典》（2010 年版）规定，本品按干燥品计算，含槲皮素与山柰素的总量不得少于 0.10%.

【药理作用】**1. 利胆作用**　水煎液能明显促进小鼠和大鼠的胆汁分泌与排泄。其利胆作用可能是促进肝细胞分泌胆汁，肝胆管内胆汁增多，内压增高，胆道口括约肌松弛并排出胆汁；由于利胆作用，使胆管内泥沙状结石易排出，胆管阻塞和疼痛减轻，黄疸消退。人十二指肠引流亦表明，金钱草有利胆作用。

2. 排石作用　金钱草水煎液有显著利尿作用。动物试验还证明，其煎剂能抑制一水草酸钙结晶的生长，并能增加输尿管上段腔内压力、增强输尿管蠕动、增加尿量，因而有利结石的排出。金钱草治疗泌尿道结石可能与其中所含黄酮类成分有关：黄酮类化合物的羟基可与 Ca^{2+} 配位结合，从而降低尿液中 Ca^{2+} 浓度与草酸钙的过饱和度，抑制结石的生长。所含氨基酸及鞣质亦可能有类似作用。

3. 抗炎作用　金钱草及其总黄酮和酚酸类对二甲苯、醋酸、组胺、巴豆油、蛋清所引起的炎症均有显著抑制作用。

4. 抑菌作用　金钱草水煎液（2g/ml）对金黄色葡萄球菌、白色葡萄球菌及柠檬球菌均有一定抑菌作用。

5. 降血清尿酸作用　金钱草水提物能显著降低高尿酸血症小鼠的血清尿酸水平，对正常小鼠的血清尿酸水平无显著影响。

6. 对免疫系统的作用　金钱草对细胞免疫和体液免疫均有抑制作用。亦能增强小鼠巨噬细胞的吞噬功能。

此外，金钱草对血管平滑肌有松弛作用，对 ADP 及花生四烯酸诱导的人血小板聚集有一定的抑制作用。临床报告有服用金钱草引起接触性皮炎和过敏反应的个别病例。金钱草水煎液小鼠灌胃的 LD_{50} 为 81.92g/kg。

【功效】性微寒，味甘，咸。能利湿退黄，利尿通淋，解毒消肿。用于湿热黄疸，胆胀胁痛，石淋，热淋，小便涩痛，痈肿疔疮，蛇虫咬伤。用量 15～60g。

【附注】**1. 混淆品**　四川的金钱草商品中常混有同属植物聚花过路黄 *Lysimachia congestiflora* Hemsl.，俗称"风寒草"，曾以"小金钱草"销全国。花多朵集生于枝端，茎叶均被白毛，叶主、侧脉均明显。民间用以祛风清热，止咳，解毒。无利胆和利尿作用。不能作金钱草使用。同属植物点腺过路黄 *L. hemsleyana* Maxim. 也曾误作金钱草使用。叶心形或宽卵形，叶缘具不明显的点状突起，主脉明显。注意区别。

2. 广金钱草 豆科植物广金钱草 *Desmodium styracifolium*（Osb.）Merr. 的干燥茎叶，主产于广东。茎圆柱形，密被短柔毛；叶互生，小叶 1～3 片，圆形或矩圆形，全缘，叶面无毛，叶背被灰白色绒毛，托叶 1 对；气微香，味微甘。全草含生物碱、黄酮苷、酚类、鞣质。主要有黄酮类成分夏佛塔苷、异牡荆素、异荭草苷，三萜类成分大豆皂苷 B、22 位酮基大豆皂苷 B，以及广金钱草碱，广金钱草内酯等。其总黄酮具有降低血压，增加冠状动脉、脑与肾血流量，利尿及利胆作用。有明显的利尿、利胆和抗菌作用。效用同过路黄，但多用于治疗肾与膀胱结石。

3. 连钱草 唇形科植物活血丹 *Glechoma longituba*（Nakai）Kupr. 的干燥全草，亦称"江苏金钱草"，主产江苏、浙江等省。茎方形，节上有不定根；叶对生，展平后呈肾形或近心形，边缘具圆齿；轮伞花序腋生，花冠二唇形；搓之气芳香，味微苦。茎、叶含挥发油。有明显的利尿和抗菌作用。效用同广金钱草。

4. 江西金钱草 伞形科植物天胡荽 *Hydrocotyle sibthorpioides* Lam. 在江西作金钱草使用，习称"小金钱草"或"江西金钱草"。茎圆柱形，近无毛；叶圆形，掌状浅裂，每小裂片顶端又 3 小裂，具掌状网脉。有利尿作用。多用于治疗肾与膀胱结石。

*广藿香

Pogostemonis Herba

【来源】 为唇形科植物广藿香 *Pogostemon cablin*（Blanco）Benth. 的干燥地上部分。

【产地】 主产于广东与海南省。大量栽培。产于原广州近郊石牌、宝岗等地者，称为"石牌藿香"，为道地药材，今濒临绝种；目前各地用于临床配方及生产制剂的均为产于广东湛江地区吴川、遂溪等地的广藿香，不是道地药材，属于"海南藿香"类。

【采收加工】 枝叶茂盛时采收地上部分，日晒夜闷，反复至干燥。

【化学成分】 全草含挥发油 2%～2.88%。油中主要含广藿香醇（百秋李醇，patchouli alcohol）和广藿香酮（Pogostone）等。

不同产地广藿香挥发油含量及油中化学成分的组成存在显著不同。有两个变异类型（化学型 Chemotypes）：广藿香酮型（Pogostone‑type）和广藿香醇型（Patchouliol‑type）。前者为广州和广东肇庆地区高要产的"石牌藿香"，后者为广东吴川、遂溪、雷州与海南万宁等地产的"海南藿香"。广藿香酮型广藿香中挥发油含油率较低，油中化学成分主要为含氧组分（82.68%～92.03%），其中广州石牌广藿香以广藿香酮含量最高（68.84%～78.53%）、广藿香醇含量最低（3.93%～5.85%）为其特征，非含氧组分总量也较低（7.97%～18.46%），以上可作为广藿香药材道地性判别的化学指标。高要产广藿香挥发油成分与石牌广藿香比较相似，其含氧组分总量也较高（58.97%～83.20%），含有较多的广藿香酮（29.05%～57.52%），广藿香醇含量相对较低（8.81%～15.71%），非含氧组分总量亦较低（16.80%～41.03%）。高要广藿香虽属广藿香酮型，但不是道地药材。广藿香醇型广藿香挥发油含油率较高，油中含氧组分与非含氧组分的含量相近：前者为 45.70%～53.30%，后者为 46.70%～

54.30%；其中含氧组分中，广藿香醇含量较高（36.40%～47.77%），广藿香酮含量低（2.27%～13.83%），叶油中几不含广藿香酮；非含氧组分中，含有较多量的 α - 愈创木烯和 δ - 愈创木烯（分别为7.17%～9.77%和10.33%～14.45%）以及酸式 - 叶下珠烯、刺蕊草烯等，其含量较广藿香酮型广藿香高3倍以上。上述化学分型与广藿香的传统品质评价结果相一致：广州"牌香"的品质最优，高要"枝香"的品质稍逊，均供药用；而"海南藿香"类虽然含油率较高，但品质差，一般不供药用，仅用作提取广藿香油（patchouli oil）。

不同药用部分的挥发油中化学成分亦有显著差别。如"海南藿香"类叶油中几乎不含广藿香酮，茎油中含量也较低（9.44%～17.08%）；但广藿香醇含量则较高，在叶油中为36.82%～47.40%，茎油中为31.50%～37.34%。根与根茎挥发油中亦含有较多的广藿香酮。

广藿香尚含多种黄酮类化合物，如芹菜素（apigenin）及其 7 - O - β - D（6″ - 对 - 香豆酰）葡萄糖苷、藿香黄酮醇（5，4′ - 二羟基 - 3，7，3′ - 三甲氧基黄酮，pachypodol）等。另含木栓醇、表 - 木栓醇、齐墩果酸、β - 谷甾醇及其葡萄糖苷等。

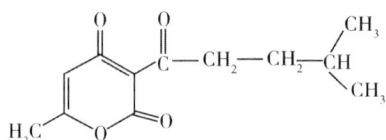 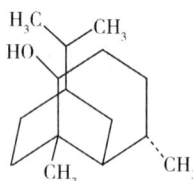

广藿香酮　　　　　　　　广藿香醇

【性状】茎略呈方柱形，多分枝，枝条稍曲折，长30～60cm，直径0.2～0.7cm，表面被柔毛；质脆易折断，断面中部有髓；老茎类圆柱形，直径1～1.2cm，被灰褐色栓皮，木质坚硬；叶大多脱落，少数存于枝梢，对生，叶片破碎或皱缩成团，展平后呈卵圆形或椭圆形，长4～9cm，宽3～7cm，先端短尖或钝圆，基部楔形或钝圆，边缘具大小不规则的钝齿，两面均被灰白色茸毛，叶柄细，长2～5cm。香气特异，味微苦（图14-5）。

【显微特征】茎横切面：表皮为1列类长方形薄壁细胞，外被薄角质层。表皮上有众多非腺毛、小腺毛及少数腺鳞。表皮内为3～5列厚角细胞；皮层宽3～7列细胞，胞间隙明显，有的细胞间隙具内生腺毛（间隙腺毛），腺头单细胞，内含黄绿色分泌物。皮层薄壁细胞含少数针晶。初生韧皮纤维成束，断续排列成环状；次生韧皮部窄。形成层明显，成环。木质部联结成筒状，由导管、木纤维和木薄壁细胞组成，所有细胞的壁均增厚，木化。木射线平直，初生射线宽4～10列细胞，次生射线多1列细胞宽。髓部宽阔，髓周细胞含多数针晶及少数方晶与柱晶。直径大于5mm的茎，表皮下厚角组织中发生木栓组织（图14-6）。

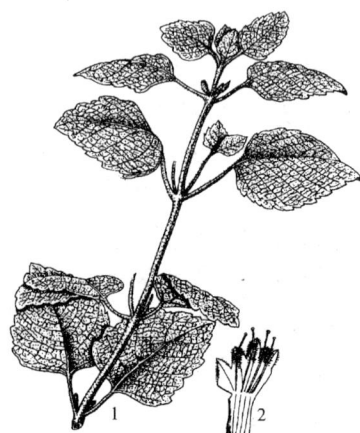

图14-5 广藿香植物外形
1. 枝叶 2. 花

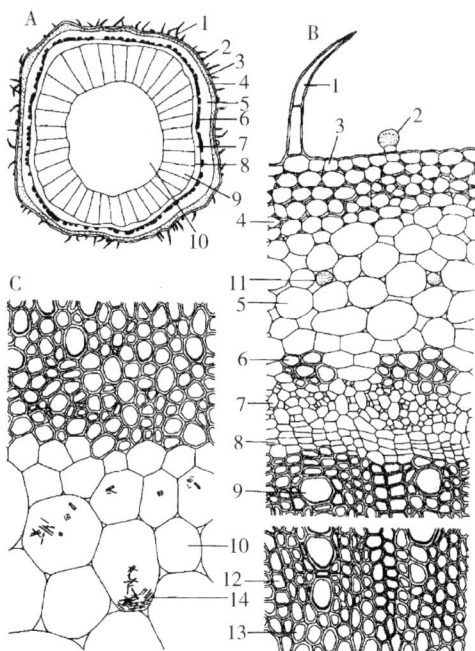

图 14－6　广霍香茎显微特征

A. 横切面简图　B. 横切面详图　C. 粉末与解离组织

1. 非腺毛 2. 腺毛 3. 表皮 4. 厚角组织 5. 皮层 6. 初生韧皮纤维来 7. 次生韧皮部

8. 形成层 9. 木质部 10. 髓 11. 间隙腺毛 12. 木射线 13. 木纤维 14. 结晶

　　叶片横切面：上、下表面均有众多的非腺毛、小腺毛与腺鳞，尤以下表面为多。非腺毛 1～4（5）个细胞组成，先端锐尖，中下部弯曲或平直；小腺毛腺头 1～2 细胞，柄部短，多为单细胞；腺鳞头部形大，扁球形，单细胞，柄极短小，1～2 细胞。叶肉异面型，栅栏细胞 1 列，不通过中脉，叶肉组织亦可见间隙腺毛，以栅栏组织处多见，腺头囊状，单细胞，柄短小（图 14－7A，B）。

　　叶片粉末：淡棕色。①表皮细胞不规则形，垂周壁波状弯曲，气孔直轴式。②非腺毛 1～6 细胞，先端锐尖，常中部略弯曲或平直，长 95～390（550）μm。③腺鳞头部单细胞，扁球形，顶面观，囊状角皮常下陷呈四方形、长方形、三角形、双凸透镜或类圆形，直径 40～70μm，柄单细胞，极短小。④间隙腺毛存在于栅栏组织或薄壁细胞的细胞间隙中，头部单细胞，呈囊状，宽径 20～50μm，长 55～80μm，柄短，单细胞。⑤小腺毛头部 1～2 细胞，柄 1～3 细胞，甚短（图 14－7C，D）。

　　【理化鉴别】取挥发油 0.5ml，用乙酸乙酯稀释至 5ml，点样于硅胶 G 薄层板上，以百秋里醇的乙酸乙酯溶液（1mg/ml）作对照，用石油醚－乙酸乙酯－冰醋酸（95∶5∶0.2）展开，以 5% 三氯化铁乙醇溶液显色，供试品与对照品色谱在相应的位置出现相同的黄色斑点，加热，斑点变为紫蓝色。

　　【含量测定】挥发油虽然不是广霍香的主要有效成分，但可根据油中化学成分之组成不同，区别道地药材与非道地药材（即不同的传统栽培地）。因此，可采用气相色谱法测定挥发油中广霍香酮与广霍香醇的含量，用于广霍香道地性与品质的鉴定。

　　广霍香醇的气相色谱法测定：色谱条件 弹性石英毛细管柱（柱长 30m，内径 32mm）

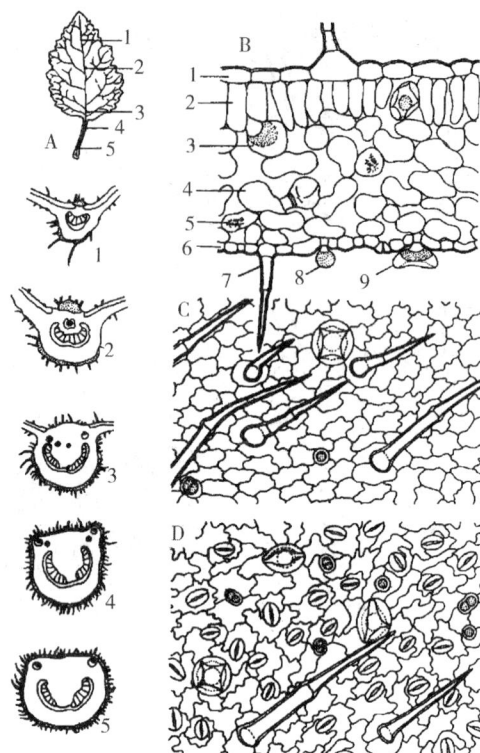

图 14 - 7　广霍香叶外形及显微特征
A. 叶外形及不同部位横切面简图 B. 脉间横切面详图
C. 上表皮表面观 D. 下表皮表面观

HP - 5（交联 5% 苯基甲基聚硅氧烷为固定相，膜厚度 0.25μm）；150℃ 保持 23min，以 8℃/min 的速率升温至 230℃；检测器温度为 280℃；分流比为 20∶1。理论板数按广霍香醇（百秋里醇）峰计不低于 50 000。《中国药典》（2010 年版）规定，本品按干燥品计算，含广霍香醇不得少于 0.10%。

【药理作用】**1. 对胃肠道功能的影响**　广霍香的水提物能明显减慢胃排空；对抗乙酰胆碱和氯化钡致离体兔肠平滑肌的痉挛性收缩；对正常及新斯的明致小鼠肠推进运动均有抑制作用。并能增加胃酸分泌，提高大鼠胃蛋白酶活性，提高小鼠血清淀粉酶活力。水提物和去油水提物的上述作用多数强于挥发油，还抑制胃酸分泌。

2. 止泻作用　广霍香水提物和去油水提物均能减少番泻叶引起的腹泻次数，两者作用无差异；而挥发油混悬液则协同番泻叶的腹泻作用。

3. 镇痛作用　广霍香 3 种提取物均可抑制冰醋酸引起的内脏绞痛，其作用强度顺序：水提物 > 去油水提物 > 挥发油混悬液。

4. 抑菌作用　广霍香的提取物对常见肠道致病菌及皮肤真菌有一定的抑菌作用。

研究结果表明，广霍香的解痉、改善消化功能、镇痛及抗腹泻作用的有效成分主要是水溶性物质。而且，高要产广霍香（属"石牌霍香"）的上述作用明显强于吴川产广霍香（属"海南霍香"），其中高要产的广霍香水提物和去油水提物均可明显减少番泻叶引起的小鼠腹泻次数，而吴川产者则无此作用。

此外，广藿香挥发油单用以及与青蒿酯钠合用均有抗伯氏疟原虫作用，广藿香挥发油对青蒿酯钠抗伯氏疟原虫有增效作用，对抗青蒿酯钠的伯氏疟原虫株具有逆转其抗性作用。

【功效】本品性微温，味辛。能芳香化浊，和中止呕，发表解暑。用于湿浊中阻，脘痞呕吐，暑湿表证，湿温初起，发热倦怠，胸闷不舒，寒湿闭暑，腹痛吐泻，鼻渊头痛。用量3～10g，后下。

〔附〕藿香 Agastachis Herba

本品为唇形科植物藿香 *Agastache rugosa* （Fisch. et Mey.） O. Ktze. 的干燥地上部分。南北各地均有栽培。茎呈方柱形，常有对生的分枝，质脆，断面白色，髓部中空。叶对生，纸质，多皱缩或破碎，完整者展平后呈卵形或三角状长卵形，先端急尖或渐尖，基部圆形或心形，边缘有钝锯齿；两面绿色，微具毛茸。有时枝端留有穗状轮伞花序，宿萼筒状，内有4枚小坚果。气香而特异，味微凉。全草含挥发油0.2%～0.5%，油中主要含甲基胡椒酚（methyl-chavicol，80%以上）；另含黄酮类成分刺槐素（acacetin）、椴树素（tilianin）、藿香苷（agastachoside）、蒙花苷（linarin）等。功效同广藿香。藿香与广藿香来源于不同属植物，所含化学成分亦明显不同，是否具有相同的生物活性与临床疗效，有进行系统比较研究的必要。

*薄 荷
Menthae Herba

【来源】为唇形科植物薄荷 *Mentha haplocalyx* Briq. 的干燥地上部分。

【产地】主产于江苏、安徽、江西等地，全国各地均有栽培。

【采收加工】薄荷通常收割2次，第一次收割（俗称头刀）在小暑后大暑前（七月中下旬），主要供提取薄荷油用；第二次收割（俗称二刀）在霜降之前（十月中下旬），主要用作药材，晒干或阴干。

【化学成分】干燥茎和叶含挥发油1.3%～2.0%，称薄荷油。油中含 l-薄荷醇（l-menthol）77%～87%，l-薄荷酮（l-menthone）约10%，以及乙酸薄荷酯等。温度稍低时即析出大量无色薄荷醇晶体，又称薄荷脑。尚含异端叶灵（isoraifolin）、木犀草素-7-葡萄糖苷、薄荷糖苷（menthoside）等黄酮类化合物，鞣质，迷迭香酸（rosmarinic acid）和咖啡酸等。

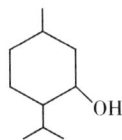

l-薄荷醇

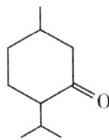

l-薄荷酮

【性状】茎方柱形，有时对生分枝，长15～40cm，直径0.2～0.4cm；表面紫棕色或淡绿色，被白色毛茸，棱角处较密，节间长2～5cm。质脆，断面白色，髓部中空。叶对生，具短柄，叶片多卷缩或破碎，完整者展平后呈卵形或长椭圆形，长2～7cm，宽1～3cm，上表面深绿色，下表面灰绿色，两面均被柔毛及凹点状腺鳞。茎上部腋生轮伞花序，花萼钟状，先端5齿裂，花冠淡紫色。叶揉搓时有特异清凉香气，味辛凉（图14-8A）。

【显微鉴别】叶横切面：上表皮细胞长方形，下表皮细胞较小，均被薄的角质层，具气孔。上下表皮有多数凹陷，内有大型特异的扁球形腺鳞，尚有少数小腺毛和非腺毛。叶肉异面型，栅栏细胞1列，稀2列；表皮细胞、叶肉细胞常含针簇状橙皮苷结晶，以栅栏组织中多见。中脉维管束外韧型，木质部导管常2~4个排列成行，中脉上、下表皮内侧均有厚角组织（图14-8B）。

茎横切面：呈四方形。表皮细胞1列，外被角质层，有扁球形腺鳞及小腺毛和非腺毛。皮层为数列薄壁细胞，排列疏松，四棱角处有厚角组织，内皮层明显。韧皮部较窄；形成层成环；木质部在四棱角处较发达，导管圆多角形，木纤维多角形，射线宽窄不一。髓部薄壁细胞大，中心常有空洞。有的薄壁细胞中含橙皮苷结晶（图14-8C、D）。

叶粉末：绿色。①腺鳞 腺头顶面观呈圆形，侧面观呈扁球形，直径61~99μm，分泌细胞8个，分泌细胞与角质囊皮之间贮有淡黄色挥发油。腺柄单细胞，极短，其四周表皮细胞呈辐射状排列；②小腺毛为单细胞头，单细胞柄；③非腺毛由1~5~8个细胞组成，常弯曲，壁厚，外壁有疣状突起；④叶片上表皮细胞表面观呈不规则形，垂周壁稍弯曲，下表皮细胞垂周壁波状弯曲，有众多直轴式气孔（图14-8E）。

【理化鉴别】1. 取粉末少量，经微量升华得油状物，略放置，置显微镜下观察，渐见有针簇状薄荷醇结晶析出。加浓硫酸2滴及香草醛结晶少许，初显黄色渐变橙黄色，再加蒸馏水1滴，变紫红色。

2. 薄层色谱：取粉末0.5g，加石油醚（60~90℃）5ml，密塞，振摇，放置冷浸0.5h，过滤，滤液挥至1ml，点样于硅胶G薄层板上，以薄荷脑石油醚溶液（2mg/ml）作对照，以甲苯-乙酸乙酯（19:1）展开，取出，晾干，喷以香草醛硫酸试液-乙醇（1:4）混合液，置110℃加热至斑点清晰。供试品色谱中，在与对照品色谱相应的位置上，显相同颜色的斑点。

【含量测定】**1. 挥发油含量测定** 按《中国药典》（2010年版）附录挥发油测定法进行测定，含挥发油不得少于0.8%（ml/g）。

2. 薄荷醇、薄荷酮与乙酸薄荷酯的GC法测定 用薄荷油的乙醇溶液直接进样，先以薄荷醇为相对标准，用追加法测定乙酸薄荷酯的含量，再以乙酸薄荷酯为内标，计算薄荷醇和薄荷酮的校正因子，按定量校正因子计算出薄荷醇和薄荷酮的含量。

【药理作用】 **1. 局部刺激作用** 外用能刺激皮肤和黏膜的神经末梢冷觉感受器，并使局部微血管收缩，局部充血，感觉神经麻痹而产生清凉感及止痛、止痒作用。局部应用有消炎止痛作用。

2. 解热作用 内服小量薄荷可通过兴奋中枢神经系统，而使皮肤毛细血管扩张，增加散热，并促进汗腺分泌，故有解热作用。

3. 抗病原微生物作用 薄荷煎剂对金黄色葡萄球菌等多种球菌及福氏痢疾杆菌等多种杆菌均有抑制作用。薄荷油能驱除犬及猫体内的蛔虫。同属植物欧薄荷（*Mentha piperita*）水提取物对单纯疱疹病毒、牛痘病毒、Semliki森林病毒和流行性腮腺炎病毒均有抑制作用。

4. 祛痰作用 薄荷醇能增加呼吸道黏液的分泌，故有明显祛痰作用。

5. 健胃、解痉和利胆的作用 薄荷油有健胃作用，薄荷醇与薄荷酮有解除胃肠平滑肌痉挛和明显的利胆作用。

此外，薄荷有抗早孕及抗炎作用，其热水提取物对人子宫颈癌JTC-26株有抑制作用。从欧薄荷分得的木犀草素-7-O-芸香糖苷能显著抑制细胞中组胺的释放，并呈剂量依赖性拮抗抗原引起的鼻部过敏症状。

【功效】性凉，味辛。能疏散风热，清利头目，利咽，透疹，疏肝行气。用于风热感冒，风温初起，头痛，目赤，喉痹，口疮，风疹，麻疹，胸胁胀闷。用量3~6g；后下。

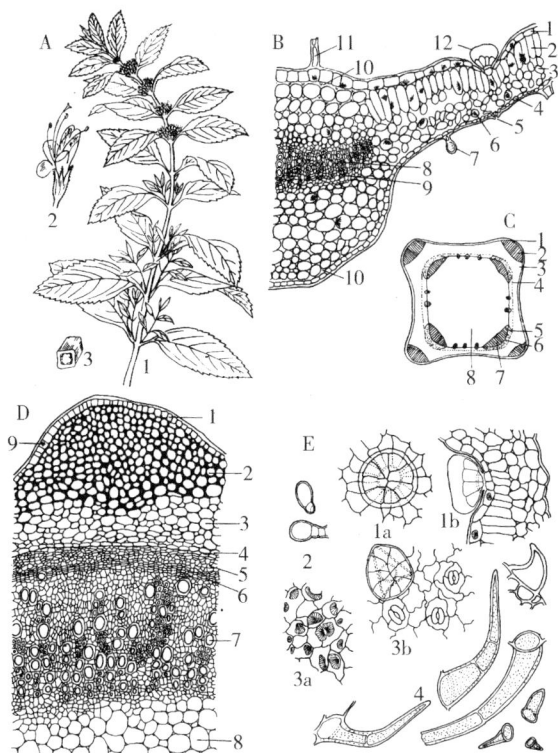

图 14 - 8　薄荷的植物外形与生药显微特征

A. 植物外形：1. 植株上部　2. 花　3. 茎横切面

B. 叶横切面详图：1. 上表皮　2. 栅栏组织 3. 海绵组织 4. 下表皮　5. 气孔

6. 橙皮苷结晶　7. 腺毛　8. 木质部　9. 韧皮部

10. 厚角组织　11. 非腺毛　12. 腺鳞

C. 茎横切面简图

D. 茎横切面详图：1. 表皮　2. 厚角组织　3. 皮层　4. 内皮层　5. 韧皮部

6. 形成层　7. 木质部　8. 髓　9. 橙皮苷结晶

E. 叶粉末 1. 腺鳞（1a. 顶面观，1b. 侧面观）　2. 小腺毛

3. 表皮细胞（3a. 上表皮细胞与橙皮苷结晶，3b. 下表皮细胞与气孔）　4. 非腺毛

【附注】椒样薄荷（欧薄荷，*Mentha piperita* L.）为唇形科薄荷属多年生宿根草本植物，近年来被用作提取薄荷油的原料。其油中组成与薄荷不尽相同，主要为 α - 蒎烯、β - 蒎烯、桉烯、1，8 - 桉叶油素、薄荷酮、薄荷呋喃、薄荷醇。随生长时间的延长（主茎盛蕾期至主茎花谢期），胡薄荷酮、薄荷醇、乙酸薄荷酯的含量略有增加，而薄荷酮的含量降低，但其中使油质量降低的薄荷呋喃含量却呈增加趋势。以主茎花谢期收割，得油率较高。有抗过敏性鼻炎作用，木犀草素 - 7 - *O* - 芸香糖苷是其抗过敏的主要有效成分。

山薄荷为唇形科植物香青兰 *Dracocephalum moldavicum* L. 的全草。具有解表、清热、止痛作用。临床多用于治疗外感头痛。全草具有强诱导噬菌体及抗噬菌体作用，其水提液对小鼠移植性实体瘤 S_{180} 有抑制作用。

*穿 心 莲

Andrographis　Herba

【来源】为爵床科植物穿心莲 *Andrographis paniculata*（Burm. f.）Nees 的干燥地上部分。

【产地】原产于菲律宾、印度、泰国、斯里兰卡等热带地区，20 世纪 50 年代被成功引种栽培于广东、福建等地，现陕西、北京、广西、云南、四川、江西、江苏等地亦有栽培。

【采收加工】秋初茎叶茂盛时采收叶或地上部分，晒干。

【化学成分】穿心莲主要含内酯类和黄酮类化合物。

1. 内酯类　以叶中含量最高，可达 2% ~ 5%，主要有穿心莲内酯（andrographolide，1.5% 以上）、新穿心莲内酯（neoandrographolide，0.2% 以上）、14 - 去氧穿心莲内酯（14 - deoxyandrographolide，0.1% 以上）及 14 - 去氧 - 11，12 - 二去氢穿心莲内酯（又称脱水穿心莲内酯，14 - deoxy - 11，12 - didehydroandrographolide）、高穿心莲内酯，尚含微量 14 - 去氧 - 11 - 氧化穿心莲内酯（14 - deoxy - 11 - oxoandrographolide）。

2. 黄酮类　主要有 5 - 羟基 - 7，8，2′ - 三甲氧基黄酮、5，2′ - 二羟基 - 7，8 - 二甲基黄酮、5 - 羟基 - 7，8，2′，3′ - 四甲氧基黄酮、5 - 羟基 - 7，4′ - 二甲氧基黄酮以及多个葡萄糖苷类成分。穿心莲黄酮类成分大多数在 C_5、C_7、C_8 位均有取代基。穿心莲根不含内酯类，而含 8 种黄酮类成分。

不同产地、不同采收期和不同贮存时间对穿心莲中总内酯、穿心莲内酯和新穿心莲内酯等含量均有显著影响：叶中穿心莲内酯总量以广东产者最高（6% ~ 8%），长沙（5% ~ 6%）、四川（5%）、上海（3% ~ 4%）产的依次降低；穿心莲内酯与新穿心莲内酯含量又以 8 月较低（分别为 6.5% 和 9.0%），9 月花蕾期最高（分别为 13.6% 和 18.5%），10 月开花结果期又呈下降趋势（分别为 13.2% 和 8.5%）；去氧穿心莲内酯在老叶中较多，总内酯、穿心莲内酯、脱水穿心莲内酯则在嫩叶中含量较高；穿心莲内酯与新穿心莲内酯的含量随贮藏时间的延长而含量逐渐降低，但脱水穿心莲内酯含量则随贮藏时间的延长而增加。

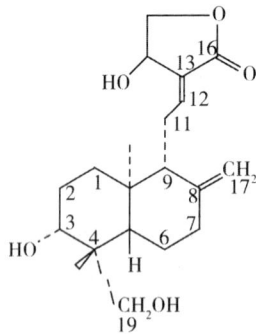

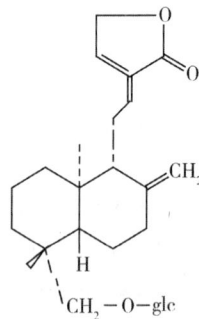

穿心莲内酯　　　　　　新穿心莲内酯

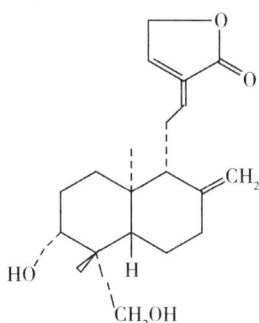

14－去氧穿心莲内酯　　　　　　脱水穿心莲内酯

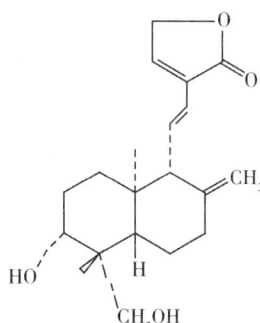

【性状】茎方柱形，多分枝，节稍膨大。质脆，易折断，横断面有白色髓部。单叶对生，纸质，叶片皱缩，展平后呈披针形或卵状披针形，3～12cm，宽2～3cm，先端渐尖，基部楔形，全缘或浅波状，叶面绿色，叶背灰绿色，两面光滑，柄短或近无柄，质脆易碎。气微，味极苦（图14-9A）。

【显微特征】茎横切面：呈方形，四角外突。表皮细胞近方形或长方形，外壁稍增厚，角质化，有的细胞含钟乳体，腺鳞及气孔可见。皮层甚薄，厚角组织分布于四棱角处，皮层细胞充满叶绿体。内皮层明显。维管柱外韧型，较老茎的韧皮部外侧有纤维（中柱鞘纤维），多单个散在；木质部发达，连接成筒状，细胞壁均木化，导管多呈径向排列，木纤维多，木射线细胞多1列。髓部薄壁细胞形大，有的细胞含草酸钙针晶（图14-9B）。

叶片横切面：上表皮细胞类方形或类长方形，下表皮细胞较小，上下表皮较大的细胞含钟乳体，并均被腺鳞，以下表皮多见，有时可见非腺毛。叶肉组织分化，栅栏细见1～2列，并通过中脉。中脉上、下表面均强烈突起，表皮内侧均有厚角组织，维管束外韧型，呈凹槽状，木质部导管径向排列。木质部上方薄壁细胞有的亦含钟乳体（图14-9C）。

叶粉末：绿色。①含钟乳体细胞甚多，形大，常单个散在，长卵形或长圆形，长48～210μm，宽32～67μm，亦有两个相接或含双钟乳体的细胞；钟乳体呈类圆形、长椭圆形或棒状，具波状层纹。②气孔多为直轴式，副卫细胞大小悬殊，少数为不定式。③腺鳞头部扁球形，由4～6（8）个细胞组成，直径27～40μm。④非腺毛圆锥形，1～4个细胞组成，先端钝圆，长90～144μm，基部宽至40μm，表面具角质纹理。另有细尖的单细胞毛，平直或先端略呈钩状，长88～100μm，基部宽16～23μm，表面光滑（图14-9D）。

【理化鉴别】1. 取粉末1g，加乙醇20ml置水浴加热至沸，过滤，滤液加活性炭0.3g搅拌，过滤（除叶绿素）。取滤液1ml，加2% 3，5-二硝基苯甲酸乙醇溶液与氢氧化钾乙醇液的等容混合液1～2滴，即显紫红色；另取滤液1ml，加碱性三硝基苯酚试液1滴，逐渐显棕色；再取滤液1ml，加氢氧化钾乙醇液数滴，显红色，放置后变黄色。（穿心莲内酯活性次甲基反应）

2. 薄层色谱：取本品粉末（过四号筛）的40%甲醇液，置中性氧化铝小柱（200～300目，5g，内径为1.5cm）上，用甲醇15ml洗脱，收集洗脱液。点样于硅胶G薄层板上，以脱水穿，莲内酯、穿心莲内酯无水乙醇溶液（1mg/ml）作为对照，以三氯甲烷-乙酸乙酯-甲醇（4:3:0.4）展开，稍晾干，置紫外光灯（254nm）下观察，在与对照品色谱相应的位置上，分别显相同颜色的斑点。喷以2% 3，5-二硝基苯甲酸乙醇溶液-2mol/L氢氧化钾（1:

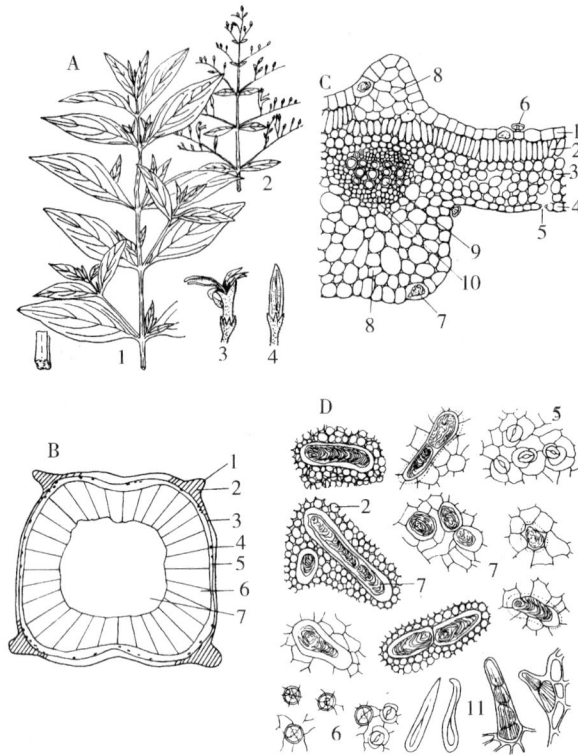

图 14 -9 穿心莲的外形及显微特征

A. 植物外形（1. 叶枝 2. 花枝 3. 花 4 果实）   B. 茎横切面简图（1. 表皮 2. 厚角组织

3. 内皮层 4. 中柱鞘纤维 5. 韧皮部 6. 木质部 7. 髓） C. 叶中脉与脉间横切面详图

D. 叶粉末（1. 上表皮 2. 栅栏组织 3. 海绵组织 4. 下表皮 5. 气孔 6. 腺鳞 7. 钟乳体

8. 厚角组织 9. 木质部 10. 韧皮部 11. 非腺毛）

1）混合溶液（临时配制），立即在日光下观察。供试品色谱中，在与对照品色谱相应的位置上，显相同颜色的斑点。

【含量测定】内酯类成分是穿心莲的主要有效成分，易溶于乙醇等有机溶剂，并可被碱液水解，故可应用剩余酸碱滴定法测定总内酯的含量；亦可应用高效液相色谱法测定各别内酯的含量，用于生药的品质控制与评价。但由于穿心莲含多量的叶绿素，为避免污染色谱柱，可采用低浓度乙醇提取，并通过氧化铝小柱，以除尽样品溶液的叶绿素。

1. 总内酯的测定 精密称取粗粉约 5g，置索氏提取器中，加乙醇回流提取至乙醇液近无色，提取液加 10% 碱式醋酸铅沉淀杂质，滤液经 25% 硫酸钠脱铅，并加活性炭 1g 脱色，以排除色素类杂质对终点判断的干扰，过滤。滤液回收乙醇近 50ml，加水 80ml 及酚酞指示液 2～3滴，用 0.1mol/L NaOH 液滴定至刚出现红色。再精密加入定量、过量的 0.1mol/L NAOH 标准溶液 25ml，置水浴加热水解 30min，放冷，补加酚酞指示液 2 滴，用 0.1mol/L HCl 标准溶液滴定至红色消退。结果用空白试验校正。每 1ml 0.1mol/L NaOH 液相当于穿心莲内酯（$C_{20}H_{30}O_5$）0.0350g。总内酯的测定尚有比色法、紫外分光光度法。

2. 内酯类成分的 HPLC 法测定 色谱条件：以十八烷基硅烷键合硅胶为填充剂，甲醇－水（52∶48）为流动相，检测波长：穿心莲内酯为 225nm，脱水穿心莲内酯为 254nm。理论板数以穿心莲内酯和脱水穿心莲内酯峰计均应不低于2000。《中国药典》（2010年版）规定，本品按干燥品计算，含穿心莲内酯和脱水穿心莲内酯的总量不得少于0.80%。个别内酯的测定尚有薄层色谱-分光光度法、薄层扫描法等。

【药理作用】**1. 抗菌作用**　穿心莲煎剂对铜绿假单胞菌、变形杆菌、金黄色葡萄球菌、肺炎球菌等有抑制作用。但所含各类成分的体外抑菌试验结果与临床疗效并不一致。如含黄酮的水溶性部分对痢疾杆菌有较强的抑制作用，但临床用于治疗痢疾却效果不佳；内酯类成分体外并无抑菌作用，但临床上对多种感染性疾病却疗效较好。这可能与其增强白细胞吞噬功能及抗炎作用有关，已制成水溶性内酯衍生物供临床应用。

2. 解热作用　内酯类成分对伤寒、副伤寒菌苗所致发热的家兔有一定解热作用，以脱水穿心莲内酯作用较强，临床具有抑制和缓解肺炎双球菌及溶血性乙型链球菌所致体温升高作用。

3. 抗炎作用　几种内酯具有不同程度的抗炎作用，能抑制二甲苯或醋酸所致小鼠皮肤或腹腔毛细血管通透性的增高，减少 Selye 氏肉芽囊中巴豆油所致急性渗出液量，并能抑制蛋清所致大鼠脚爪水肿的发展。

4. 对机体免疫功能的影响　穿心莲煎剂在体外能提高人血白细胞吞噬金黄色葡萄球菌的能力。

此外，穿心莲有抗血小板凝聚、抗心肌梗塞、抗氧化、保护内皮细胞功能，能显著对抗兔动脉粥样硬化以及抗癌作用，临床用于治疗绒毛膜上皮癌、恶性葡萄胎有一定疗效。穿心莲黄酮尚能保护大鼠心、脑缺血的损伤，改善心电图异常。穿心莲注射液对实验动物有明显的中止妊娠作用，临床上用于4~6个月孕妇引产的成功率达96%。

【功效】性寒，味苦。能清热解毒，凉血，消肿。用于感冒发热，咽喉肿痛，口舌生疮，顿咳劳嗽，泄泻痢疾，热淋涩痛，痈肿疮疡，呼吸道感染，肺炎，中耳炎，盆腔炎，钩端螺旋体病，血栓闭塞性脉管炎，蛇虫咬伤等。用量6~9g；外用适量。已有各种制剂生产。

*茵　陈

Artemisiae Scopariae Herba

【来源】为菊科植物滨蒿 Artemisia scoparia Waldst. et Kit. 或茵陈蒿 A. capillaris Thunb. 的干燥地上部分。

【产地】滨蒿主产于陕西、山西、安徽等省，以陕西产者（称西茵陈）质量最佳，销全国各地。茵陈蒿主产于东北地区及河北、山东等省，多自产自销。

【采收加工】春季幼苗高6cm~10cm时采收，习称"绵茵陈"；秋季采割的称"茵陈蒿"（花陈蒿）。除去根、老茎和杂质，晒干。

【化学成分】茵陈蒿和滨蒿主要含香豆素、黄酮与挥发油。

1. 香豆素　蒿属香豆素（即6，7-二甲氧基香豆素，scoparone）、6-羟基-7-甲氧基香豆素（6-hydroxy-7-methylesculetin）等香豆素类成分。

2. 挥发油　茵陈蒿全草含挥发油约0.23%，果穗含量约1%；油中主要成分为 α-蒎烯以及一系列乙炔类化合物：茵陈二炔酮（capillin）、茵陈烯炔（capillene）、茵陈二烯酮（capillone）、茵陈炔内酯（capillarin）、茵陈醇（capillanol）等。滨蒿含挥发油约0.96%，油中主含侧柏醇、牻牛儿醇、正丁醛、α-蒎烯、糠醛、甲庚烯酮、藏茴香酮（cavone）等。

3. 黄酮类 茵陈色原酮（capillarisin）、7-甲基茵陈色原酮、6-去甲氧基茵陈色原酮等色原酮类与茵陈黄酮（areapillin）、异茵陈黄酮、蓟黄素（cirsimauitin）、芫花黄素（genkwanin）等黄酮类。

另含绿原酸与茵陈香豆酸 A、B 等。幼苗含对羟基苯乙酮及绿原酸等，植株长成后叶含滨蒿素、香豆素、茵陈素等，花穗含蒿属香豆素。

滨蒿和茵陈蒿中 6,7-二甲氧基香豆素的含量可因部位和季节而异：滨蒿花蕾 0.5%，花和瘦果达 2%，开花期全草含 0.46%，幼苗不含；茵陈蒿花蕾含 2%~2.6%，果中 0.31%~0.37%，茎叶仅含 0.01%。茵陈蒿挥发油的含量也以果穗为高。茵陈色原酮的含量在头状花序以 9 月为最高，在叶中以 8 月为最高，4~5 月含量极少，1~3 月则不含。但绿原酸在滨蒿的幼苗中含量最高（约 2%），随着采收期的推延，其含量先迅速下降，然后变化逐渐趋于平缓。

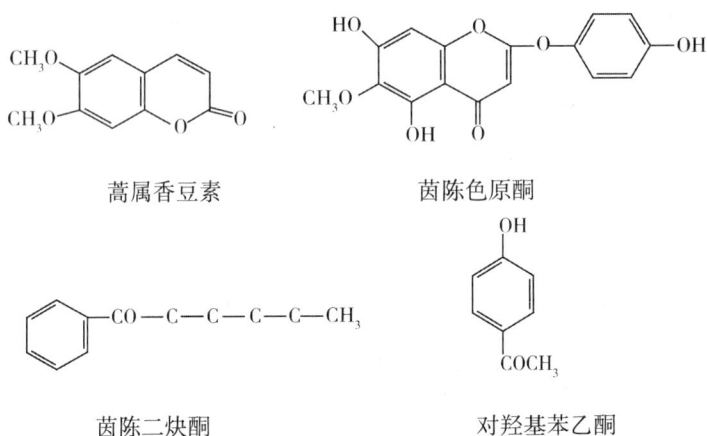

蒿属香豆素   茵陈色原酮

茵陈二炔酮   对羟基苯乙酮

【性状】绵茵陈：多卷曲成团状，灰白色或灰绿色，全体密被白色茸毛，绵软如绒。茎细小，长 1.5~2.5cm，直径 0.1~0.2cm，除去表面白色茸毛后可见明显纵纹；质脆，易折断。叶具柄，展平后叶片呈一至三回羽状分裂，叶片长 1~3cm，宽约 1cm；小裂片卵形或稍呈倒披针形、条形，先端锐尖。气清香，味微苦（图 14-10A，B）。

茵陈蒿（花茵陈）：茎呈圆柱形，多分枝，长 30~100cm，直径 0.2~0.8cm；表面淡紫色或紫色，有纵条纹，被短柔毛；体轻，质脆，断面类白色。叶密集，或多脱落。下部叶二至三回羽状深裂，裂片条形或细条形，两面密被白色柔毛；茎生叶一至二回羽状全裂，基部抱茎，裂片细丝状；头状花序卵形，多数集成圆锥状，长 1.2~1.5mm，直径 1~1.2mm，有短梗；总苞片 3~4 层，卵形，苞片 3 裂；外层雌花 6~10 朵，可多达 15 朵，内层两性花 2~10 朵；瘦果长圆形，黄棕色。气芳香，味微苦（图 14-10A，B）。

【显微特征】二种茵陈的显微特征相似。

叶片表面观：表皮细胞垂周壁波状弯曲，表面密布丁字毛及少数腺毛。丁字毛具柄部及单细胞臂部，臂细胞直线延伸或在基部折成 V 字形，两臂不等长，全长 614~1362~1638μm，细胞壁极厚，胞腔常呈细缝状；柄细胞 1~2 个。腺毛多细胞，双列，顶面观分泌细胞呈半圆形，成对并生似鞋底样，细胞内充满淡黄色挥发油（图 14-10C，E）。

最终裂片的主脉与脉间横切面观：上、下表皮均可见气孔、丁字毛柄部及多细胞腺毛，腺毛多 2~4 个细胞高。叶肉组织等面型，下栅栏细胞排列较疏松，不甚整齐（图 14－10D）。主脉于下表面明显凸出，上栅栏组织通过主脉；主脉维管束上侧有 1~2 个分泌腔，类圆形，周围有 5~10 个分泌细胞。

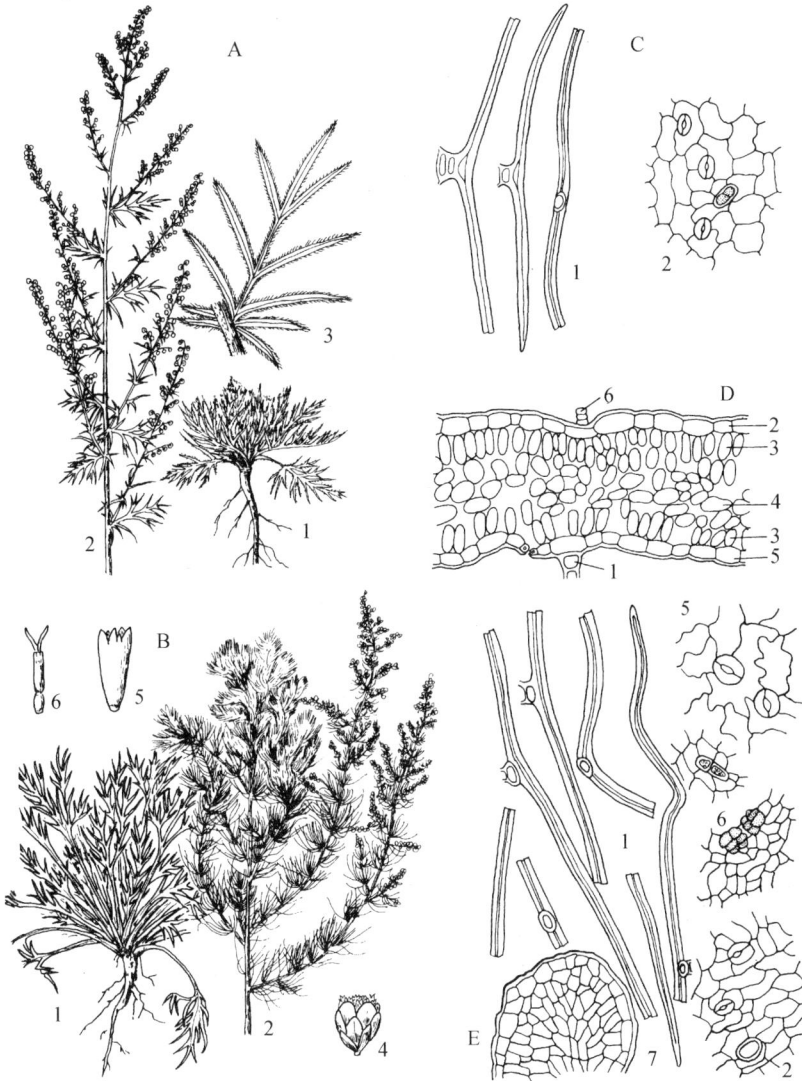

图 14－10　茵陈的植物外形及生药显微特征

A，B. 滨蒿（A）及茵陈蒿（B）植物外形：1. 幼苗 2. 花枝

3. 叶 4. 头状花序 5. 雌花 6. 两性花

C. 滨蒿叶片表皮观 D. 滨蒿叶脉间横切面详图 E. 茵陈蒿叶粉末：

1. 丁字毛 2. 上表皮 3. 栅栏组织 4. 海绵组织 5. 下表皮 6. 腺毛 7. 叶裂片顶端碎片

【理化鉴别】薄层色谱：

绵茵陈：取本品粉末的 50% 甲醇提取液点样于硅胶 G 薄层板上，以绿原酸甲醇溶液（0.1mg/ml）作对照，以醋酸丁酯－甲酸－水（7:2.5:2.5）的上层溶液展开，取出，晾干，置紫外灯（365nm）下观察，在与对照品色谱相应的位置上，分别显相同颜色的斑点。

茵陈蒿：本品粉末的甲醇提取液点样于硅胶 G 薄层板上，以滨蒿内酯甲醇溶液（0.4mg/ml）作对照，以石油醚（60~90℃）-乙酸乙酯-丙酮（6:3:0.5）展开，取出，晾干，置紫外灯（365nm）下观察，在与对照品色谱相应的位置上，分别显相同颜色的斑点。

【含量测定】茵陈蒿和滨蒿主要含香豆素、黄酮与挥发油。绿原酸、6,7-二甲氧基香豆素、对羟基苯乙酮、滨蒿内酯等是茵陈的主要利胆有效成分。可应用高效液相色谱法测定它们的含量，用于生药的品质控制与评价。

绵茵陈：色谱条件 以十八烷基硅烷键合硅胶为填充剂，乙腈-0.05%磷酸溶液（10:90）为流动相，检测波长为327nm。理论板数以绿原酸峰计算应不低于5000。《中国药典》（2010年版）规定，本品按干燥品计算，含绿原酸不得少于0.50%。

茵陈蒿：色谱条件 以十八烷基硅烷键合硅胶为填充剂，乙腈-水（20:80）为流动相，检测波长为345nm。理论板数按滨蒿内酯峰计算应不低于2000。《中国药典》（2010年版）规定，本品按干燥品计算，含滨蒿内酯不得少于0.20%。

【药理作用】**1. 利胆作用** 茵陈煎剂、水浸剂、热水提取物、醇提取物、去挥发油的水浸剂、挥发油中的茵陈二炔酮与茵陈香豆酸 A 和 B、6,7-二甲氧基香豆素、茵陈炔内酯、茵陈色原酮、对羟基苯乙酮和绿原酸等均有促进胆汁分泌和排泄作用。

2. 保肝作用 茵陈煎剂与茵陈色原酮和6,7-二甲氧基香豆素等能减轻四氯化碳所致大鼠肝损害，降低血清谷丙转氨酶，对肝细胞肿胀、脂肪病变与坏死均有减轻作用。

3. 抗病原微生物作用 茵陈煎剂在体外对金黄色葡萄球菌有明显的抑制作用，对痢疾杆菌、溶血性链球菌、肺炎双球菌、白喉杆菌、牛型及人型结核杆菌、大肠杆菌、伤寒杆菌、铜绿假单胞菌、脑膜炎双球菌等均有不同程度的抑制作用。挥发油对石膏样毛癣菌、絮状表皮癣菌和杜奥氏小孢子菌等真菌亦有抑制作用。茵陈二炔酮稀释400万倍仍能完全阻止猩红色毛癣菌的发育。茵陈乙醇提取物对流感病毒有抑制作用。对黄曲霉菌、钩端螺旋体有强抑制作用。

此外，尚有明显的解热、镇痛、抗炎作用，并能从多方面提高机体的免疫功能，还能抑杀小鼠艾氏腹水癌细胞。

【功效】性微寒，味苦、辛。能清利湿热，利胆退黄。用于黄疸尿少，湿温暑湿，湿疮瘙痒，黄疸型肝炎和传染性肝炎，胆道感染，胆石症等。用量6~15g；外用适量，煎汤熏洗。对高脂血症和冠心病，浅层霉菌病等亦有一定疗效。治疗高脂血症，可用茵陈每日15g代茶饮，一个月为一疗程。

【附注】1. 茵陈的采收季节直接影响到生药的质量。早期的本草著作均记载其采收季节为农历五月之后。直到明代以后，才逐渐有变化，如李中立《本草原始》（公元1593年）有"三月采收，于日中暴干"的记载，并谓"亦有用花实者"。可见春季或秋季采收均可。因此，茵陈的药用部分到底以幼苗还是以花穗、果穗或带果穗的全草为好，仍值得进一步研究。《中国药典》自1990年版始已将茵陈幼苗作"绵茵陈"收载，将秋季采割的茎枝作"茵陈蒿"收载；但实际应用中，仍沿袭以幼苗入药的习惯。《中国药典》（2010年版）又将两者合并以"茵陈"收载，将茵陈蒿更名为"花茵陈"。

2. 茵陈的同名异物较多，各地所用尚有同属植物冷蒿（小白蒿）*Artemisia frigida* Willd.、白莲蒿（万年蒿）*A. sacrorum* Ledeb.、蒔萝蒿 *A. anethoides* Mattf.、海州蒿 *A. haichowensis* Chang 等。玄参科植物阴行草 *Siphonostegia chinensis* Benth.、腺毛阴行草 *S. laeta* S. Moor. 及唇形科植物牛至 *Origanum vulgare* L. 的全草，在江苏、浙江、江西、广西等部分地区作土茵陈或白毛茵陈入药。均非正品，应注意鉴别。

*青　蒿
Artemisiae Annuae Herba

【来源】为菊科植物黄花蒿 *Artemisia　annua* L. 的干燥地上部分。

【产地】全国各地均有分布。主产于湖北、浙江、江苏、安徽等省。

【采收加工】夏季花开前枝叶茂盛时割取地上部分，除去老茎，阴干。

【化学成分】**1. 倍半萜内酯类**　青蒿素（arteannuin, qinhaosu）及青蒿甲素、乙素、丙素、丁素、戊素（qinhaosu I～V）。

2. 挥发油　约 0.3%～0.5%，油中主要含莰烯（camphene）、异蒿酮（isoartemisia ketone）、左旋樟脑、β-蒎烯（β-pinene）、β-丁香烯（β-caryophyllene）等，约占挥发油总量的 70%；另含 α-蒎烯、蒿酮、1,8-桉油精等。

3. 黄酮类　3,4-二羟基-6,7,3′,4′-四甲氧基黄酮醇、猫眼草黄素（chrysosplenetin）等。

4. 香豆素类　香豆素、6-甲氧基-7-羟基香豆素、东莨菪内酯（scopoletin）。此外，从青蒿中还分得 1 个萘并呋喃酮衍生物（naphthofuranone derivate）。

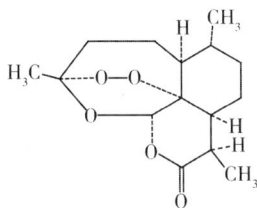

青蒿素

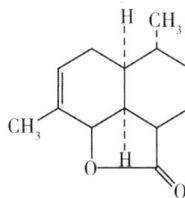

青蒿甲素

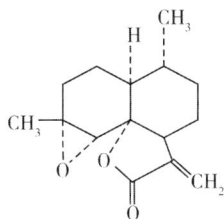

青蒿丙素

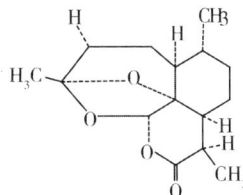

青蒿乙素

不同产地、不同采收期及不同药用部分对青蒿中青蒿素含量有显著影响。以四川、广东、海南、广西等地产的青蒿素含量较高；而四川西阳县产青蒿叶中青蒿素含量：5～6月采者较低（0.23%～0.37%），7～10月上旬采者较高（0.5%～0.72%），尤以9月采者最高（0.71%～0.72%）；根中不含青蒿素，茎中仅含微量（0.01%以下），叶及花蕾含量较高，果实含量亦较低（0.32%）。在花前叶盛期采的叶，青蒿素含量一般可达 0.6% 左右。不同产地的青蒿挥发油中其成分也有显暑差异：山东产者主含肉桂酸苄酯（8.85%）与石竹烯（8.18%）；而四川产青蒿中以龙脑含量较高。

【性状】茎圆柱形，上部多分枝，长30～80cm，直径0.2～0.6cm，表面黄绿色或黄棕色，具纵棱线。质略硬，易折断，断面中央有白色髓部。叶互生，卷缩易碎，暗绿色或棕绿色，完整者展平后中部叶呈卵形，三回羽状深裂，最终裂片长椭圆形或线形，两面被短毛；上部叶小，常一回羽状细裂。可见小球形头状花序或残余的黄色苞片。具特异香气，味微苦（图14-11）。

【理化鉴别】1. 取粉末1g，加甲醇5ml浸泡。取甲醇提取液，挥去溶剂，加7%盐酸羟胺甲醇溶液与10%氢氧化钾甲醇溶液的等容混合液1ml，在水浴中微热，冷却后用10%盐酸调至pH 3~4，加1%三氯化铁乙醇溶液1~2滴，即显紫色（内酯类反应）。

2. 薄层色谱：取粉末3g，加石油醚（60~90℃）50ml回流提取1h，过滤，滤液蒸干，残渣加正己烷30ml使溶解，用20%乙腈溶液振摇提取3次，每次10ml，合并乙腈液，蒸干。残渣加乙醇0.5ml使溶解，作为供试品溶液。以青蒿素乙醇溶液（1mg/ml）作为对照品溶液。

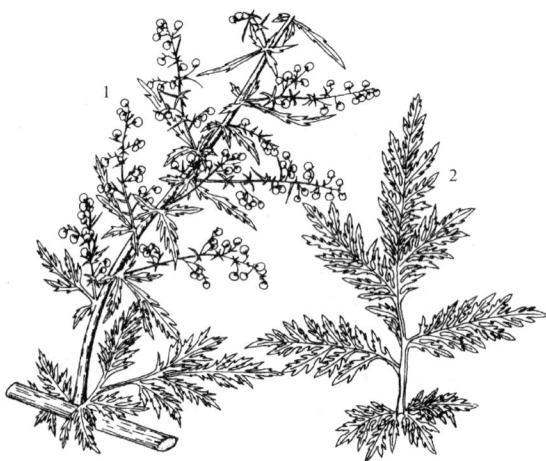

图14-11　黄花蒿的植物外形
1. 花枝　2. 叶

吸取上述两种溶液各5μl，分别点于同一硅胶G薄层板上，以石油醚（60~90℃）-乙醚（4:5）展开，取出，晾干，喷以2%香草醛的10%硫酸乙醇溶液，在105℃加热至斑点显色清晰，置紫外灯（365nm）下观察，供试品色谱中，在与对照品色谱相应的位置上，分别显相同颜色的荧光斑点。

【含量测定】挥发油和青蒿素是青蒿的主要有效成分。前者可按《中国药典》（2010年版）附录挥发油测定法测定其含量。青蒿素因具有过氧桥结构，经碱处理，可生成在292nm波长处有明显吸收峰的新化合物；故可应用薄层色谱法将其分离后，再经碱处理，用紫外分光光度法测定其含量，用于生药的品质控制和评价。

生药粉末按薄层色谱项下方法制备样品溶液和展开后，用碘蒸气显色，刮取青蒿素斑点硅胶以及相邻位置相同量的空白硅胶，分别加95%乙醇置50℃水浴洗脱30min，冷后加0.2%氢氧化钠溶液，再在上述水浴反应30min，冷后过滤，定容，在292nm波长处测定吸收度，从青蒿素标准曲线计算含量。线性范围4~16μg/ml。

此外，尚有薄层色谱-比色法、薄层扫描法和高效液相色谱法等。

【药理作用】**1. 抗疟作用**　青蒿的乙醚提取物的中性部分及青蒿稀醇浸膏对鼠疟、猴疟和人疟均呈显著抗疟作用。青蒿素是其抗疟有效成分，它是我国学者在70年代从青蒿中发现的新型抗疟药，具有高效、速效、低毒特点，是继抗疟药喹啉类以后的重大突破，但复发率高。青蒿素的抗疟活性与其分子结构中过氧基团及C_{12}位的羰基有关：如过氧基团破坏，则无抗疟作用；如将C_{12}羰基还原为羟基，则抗疟效价显著提高，但毒性也增大。为克服青蒿素复发率高和溶解度低的缺点，以还原青蒿素制备了一系列衍生物，其中蒿甲醚的抗疟效价高于青蒿素10倍以上，且复发率低，毒性较小，已广泛应用于临床。

2. 抗血吸虫作用　青蒿素及其衍生物具有抗动物血吸虫、华支睾吸虫作用。

3. 免疫增强作用　青蒿素可提高淋巴细胞的转化率，有促进机体细胞免疫的作用。

此外，挥发油有镇咳、祛痰、平喘和解热作用；水煎液对大鼠有明显的利胆作用，并有广谱抗菌作用；挥发油对所有皮肤癣菌有抑制和杀灭作用，青蒿素尚有抗心律失常、抗流感病毒、抗癌与免疫抑制和抗艾滋病病毒等作用。

【功效】本品性寒，味苦、辛。能清虚热，除骨蒸，解暑热，截疟，退黄。用于温邪伤阴，夜热早凉，阴虚发热，骨蒸劳热，暑邪发热，疟疾寒热，湿热黄疸。用量6~12g，后下。亦可鲜品绞汁服用。

【附注】有少数地区以青蒿 *Artemisia apiacea* Hance 的全草入药，与黄花蒿的主要区别是：叶为二回羽状深裂，叶轴呈栉齿状，最终小裂片长而渐尖，头状花序较大，直径约0.5cm，花期6~8月。亦有部分地区使用茵陈蒿 *A. capillaris* Thunb.、牡蒿 *A. japonica* Thunb.、南牡蒿 *A. eriopoda* Bunge 及滨蒿 *A. scoparia* Waldst. et Kit.。

*石 斛
Dendrobii Herba

【来源】为兰科植物金钗石斛 *Dendrobium nobile* Lindl.、鼓槌石斛 *D. chrysotoxum* Lindl.、铁皮石斛 *D. candidum* Wall. ex Lindl.、马鞭石斛 *D. fimbriatum* Hook. var. *oculatum* Hook. 或流苏石斛 *D. fimbriatum* Hook. 及其同属近似种的新鲜或干燥茎。商品又分金钗石斛（原植物为金钗石斛）、环草石斛（原植物包括粉花石斛、重唇石斛、铁皮石斛等）、黄草石斛（原植物包括束花石斛、罗河石斛、钩状石斛等）、耳环石斛（原植物为铁皮石斛等）、马鞭石斛（原植物为流苏石斛等）与霍山石斛（原植物为霍山石斛、铁皮石斛等）等。

【产地】主产于广西、广东、贵州、云南、四川等地。今有栽培。

【采收加工】全年均可采收，以春末夏初和秋季采收栽培三年者为好。鲜用者除去根及泥沙，采收后以湿沙贮存。干用者去净根、叶，用开水略烫或烘软，再边搓边晒，至叶鞘搓净，晒干。铁皮石斛剪去部分须根后，边炒边扭成螺旋形或弹簧形，烘干，习称"耳环石斛"或"枫斗"。"霍山石斛"亦加工成螺旋形。

【化学成分】石斛类生药主要含生物碱、多糖、酚性成分等。

金钗石斛茎含总生物碱0.3%~0.8%，主要为石斛碱（dendrobine）和石斛酮碱（石斛次碱，nobilonine），尚含少量的6-羟基石斛碱（石斛胺，dendramine）、金钗碱（dendroxine）、6-羟基金钗碱、4-羟基金钗碱、石斛酯碱及5种季铵生物碱。另含倍半萜类成分次甲基石斛素（nobilomethylene）、菲醌类成分石斛醌（denbinobin）、挥发油和多糖。

从流苏石斛分得大黄酚、大黄素、芦荟大黄素、鼓槌石斛素、moscatilin 及鼓槌联苄（chrysotobibenzy）、胡萝卜苷、（－）－莽草酸等。从鼓槌石斛 *D. chrysotoxum* Lindl. 中分得多个酚性成分，包括联苄类成分毛兰素（erianin）、鼓槌联苄、菲类成分毛兰菲（confusarin）、鼓槌菲（chrysotoxene）及芴酮类成分鼓槌酮（chrysotoxone）等。

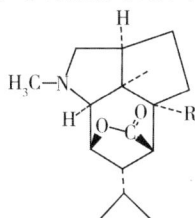

6-羟基石斛碱 R＝OH 石斛碱 R＝H 石斛酮碱

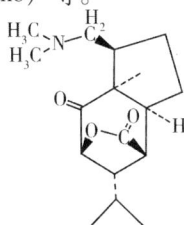

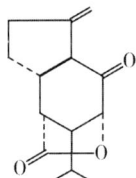

次甲基石斛素　　　　　　　　　石斛醌

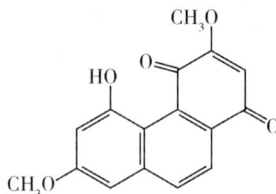

霍山石斛一年至四年生长期间，生物碱总量于第一年至第三年呈递增趋势，第四年略有降低；多糖含量则于第一年最高，第二年至第三年依次降低，第四年又略有增加。一年生者，其免疫增强作用较强；三年生者，其清音明目作用较强。产量于第三年达到高峰。综合生物碱总量、多糖含量与药效，以第三年采收较佳。

【性状】金钗石斛：茎下部圆柱形，中部及上部扁圆柱形，向上稍曲折呈"之"字形，长20~40cm，中部直径0.4~0.6cm，节间长2.5~3cm。表面金黄色或绿黄色，有光泽，具深纵沟及纵纹。质轻而脆，断面较疏松。气微，味苦。鲜茎，直径0.4~1.2cm，黄绿色，肉质而脆，断面较平坦（图14-12A）。

环草石斛：茎细长圆柱形，常弯曲或盘绕成团，长15~35cm，直径0.1~0.3cm，节间长1~2cm。表面金黄色，有光泽，具细纵纹。质柔韧而实，断面较平坦。气无，味淡，有黏性（图14-12B）。

黄草石斛：茎细长圆柱形，长30~80cm，直径0.3~0.5cm，节间长2~3.5cm。表面金黄色或棕黄色，具纵沟。体轻质实，易折断，断面略呈纤维性。味淡，嚼之有黏性。

耳环石斛：呈螺旋形或弹簧状，一般为2~4个旋纹，拉直后长3.5~8cm，直径0.2~0.3cm，节间长1~3.5cm。表面黄绿色或黄色，有细纵纹，有的一端可见茎基部留下的短须根。质坚实，易折断，断面平坦。味淡，嚼之有黏性。

马鞭石斛：茎细长圆锥形，上部有少数分枝，长30~150cm，直径0.5~0.8cm，节间长3~4.5cm。表面黄色至暗黄色，具深纵沟。质疏松，断面呈纤维性。气微，味微苦。商品常切成1.5~3cm长段，切面灰白色。

【显微特征】上述几种石斛的显微特征相似，仅马鞭石斛中针晶束少见。

金钗石斛茎横切面：表皮为1列细小扁平细胞，外被厚的鲜黄色角质层，易与细胞分离。皮层细胞6~8列，外侧1~2列细胞壁木化。中柱宽广，散有多数有限外韧型维管束。韧皮部外侧有纤维束，呈半环状，壁厚，纤维群外侧薄壁细胞有的含类圆形硅质块，木质部导管1~3个，有时木质部内侧也有纤维束。维管束周围的薄壁细胞有时木化，并具细小纹孔。黏液细胞少数，内含草酸钙针晶束（图14-12C，D）。

粉末：灰黄绿色。①束鞘纤维多成束或离散，长梭形，直径8~33μm，壁厚1.5~5μm，微木化。纤维束周围薄壁细胞中含类圆形硅质块，直径3~15μm，含硅质块细胞排成纵行。②草酸钙针晶束存在于薄壁细胞中，针晶较粗，完整者长约至170μm，直径约2.5μm。③表皮细胞表面观呈长方多角形，垂周壁连珠状，角质层表面有网状裂纹。④木纤维多成束，纹孔较多。此外尚有网纹、梯纹导管及具较大纹孔的薄壁细胞等（图14-12E）。

【理化鉴别】金钗石斛：取本品（鲜品干燥后粉碎）粉末的甲醇提取液，点样于硅胶G薄层板上，以石斛碱甲醇溶液（1mg/ml）作对照，以石油醚（60~90℃）-丙酮（7:3）为展开，取出，晾干，喷以碘化铋钾试液。供试品色谱中，在与对照品色谱相应的位置上，显

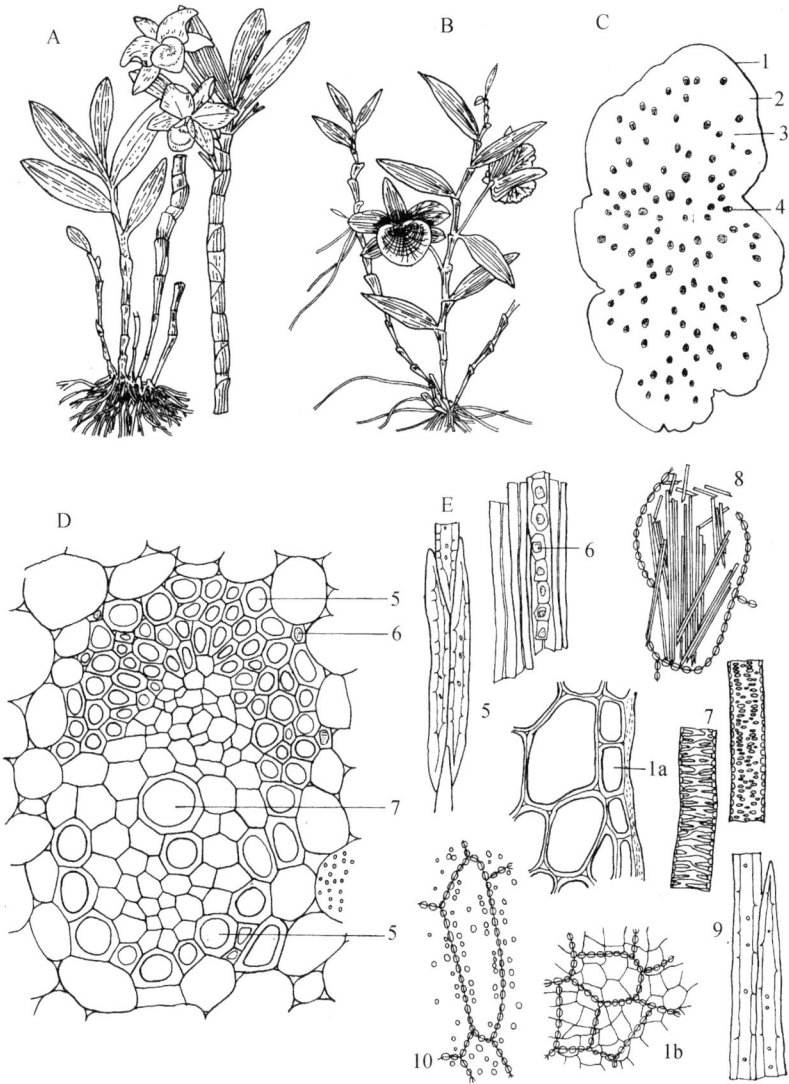

图 14－12　石斛的植物外形及生药显微特征

A. 金钗石斛　B. 环草石斛 C. 金钗石斛茎横切面简图　D. 茎部分横切面详图（示维管束构造）

E. 粉末 1. 表皮（a. 断面观，b. 表面观）　2. 皮层　3. 中柱基本薄壁组织 4. 维管束

5. 纤维 6. 硅质块 7. 导管 8. 草酸钙针晶 9. 木纤维 10. 薄壁细胞

相同颜色的斑点。

鼓槌石斛：取本品（鲜品干燥后粉碎）粉末甲醇提取液，点样于硅胶 G 薄层板上，以毛兰素甲醇溶液（0.2mg/ml）作对照，以石油醚（60～90℃）－乙酸乙酯（3∶2）展开，展距 8cm，取出，晾干，喷以 10% 硫酸乙醇溶液，在 105℃ 加热至斑点显色清晰。供试品色谱中，在与对照品色谱相应的位置上，显相同颜色的斑点。

【含量测定】金钗石斛的主要成分为石斛碱，鼓槌石斛的主要成分为毛兰素；可分别采用气相色谱法和高效液相色谱法测定石斛碱和毛兰素的含量，用于金钗石斛和鼓槌石斛的品质评价。

金钗石斛中石斛碱的 GC 法测定：色谱条件 DB－1 毛细管柱（100% 二甲基聚硅氧烷为固定相）（柱长 30m，内径 0.25mm，膜厚度 0.25μm）；程序升温：初始温度 80℃，以 10℃/min 的速率升温至 250℃，保持 5min；进样口温度 250℃，检测器温度为 250℃。理论板数按石斛碱峰计不低于 10 000。《中国药典》（2010 年版）规定，本品按干燥品计算，含石斛碱不得少于 0.40%。

鼓槌石斛中毛兰素的 HPLC 法测定：色谱条件 以十八烷基硅烷键合硅胶为填充剂，以乙腈－0.05% 磷酸溶液（37:63）为流动相，检测波长 230nm，理论板数按毛兰素峰计应不低于 6000。《中国药典》（2010 年版）规定，本品按干燥品计算，本品含毛兰素不得少于 0.03%。

【药理作用】**1. 抑制 Na⁺，K⁺－ATP 酶活性** "阴虚内热" 可能与细胞膜 Na⁺，K⁺－ATP 酶（钠泵）活性过高有关。石斛对 Na⁺，K⁺－ATP 酶有抑制作用，故有清热作用。

2. 抗 "津伤" 作用 石斛对阿托品诱导的 "津伤" 动物模型有明显的抗 "津伤" 作用。其中以金钗石斛的作用最佳，粉花石斛亦有。

3. 对胃肠道作用 口服石斛煎剂，能促进胃液分泌而助消化；小剂量可兴奋肠管使蠕动亢进而通便，大剂量则呈抑制作用。尚能升高胃酸及血清胃泌素，临床上用于治疗浅表性胃炎及慢性萎缩性胃炎。

4. 抗菌作用 金钗石斛挥发油对大肠杆菌、枯草杆菌和金黄色葡萄球菌有抑制作用。

5. 止咳作用 流苏金石斛、戟叶金石斛、细茎石斛和聚石斛均有止咳作用。

6. 抗肿瘤作用 金钗石斛的乙醇提取物及其菲类与联苄类化合物对人体肺癌 A_{549}、人体卵巢腺癌 SK－OV－3 和人体早幼粒细胞白血病 HL－60 等细胞株均有显著的细胞毒性。鼓槌石斛的乙醇提取物所含联苄类成分毛兰素、鼓槌石斛素及菲类成分毛兰菲等，对肿瘤细胞株 K_{562} 均有抑制作用。

此外，石斛碱有升高血糖、降低血压、减弱心收缩力、抑制呼吸及弱的解热、镇痛作用。兜唇石斛茎的三种多糖成分有免疫增强作用。

【功效】性微寒，味甘。能益胃生津，滋阴清热。用于热病津伤，口干烦渴，胃阴不足，食少干呕，病后虚热不退，阴虚火旺，骨蒸劳热，目暗不明，筋骨痿软及萎缩性胃炎，浅表性胃炎，慢性结肠炎等。用量 6~12g；鲜品 15~30g。

【附注】**1. 类似品** 我国石斛属植物有 60 种以上，供药用的约有 33 种，其中产量较大，使用较广泛的除上述几种外，还有同属植物霍山石斛 *Dendrobium huoshanense* G. Z. Tang et S. J. Chang、粉花石斛 *D. loddigesii* Rolfe.、流苏石斛 *D. finbriatum* Hook.、束花石斛 *D. chrysanthum* Wall.、重唇石斛 *D. hercoglossum* Rchb. f.、钩状石斛 *D. aduncum* Wall. ex Lindl、罗河石斛 *D. lohohense* Tang et Wang、聚石斛 *D. jenkinsii* Wall. ex Lindl、迭鞘石斛 *D. denneanum* Kerr. 及有爪石斛 *Ephemrantha lonchophylla*（Hook. f.）Hunt et Summerh. 等。有爪石斛根茎横走，节明显，分枝多，每个分枝顶端均有一膨大呈纺锤形的假鳞茎（俗称 "爪"），表面金黄色，长 2~5cm，粗 3~10mm。与石仙桃很相似，注意区别。

2. 伪品 在石斛商品中发现最多的伪品是兰科石仙桃属植物石仙桃 *Pholidota chinensis* Lindl. 的根状茎及假鳞茎，呈黄棕色，商品称 "有爪石斛"。根状茎横走，圆柱形，直径约 3mm，先端有长纤维状毛状物，节间长 2~5mm，每节之下有残留的根，节上生假鳞茎，略呈纺锤形，肉质而干瘪，有纵皱纹，长 2~4cm，粗约 5mm，顶端具叶痕，易折断，断面平坦。味淡。

伸　筋　草
Lycopodii　Herba

　　本品为石松科植物石松 *Lycopodium japonicum* Thunb. 的干燥全草。主产于浙江、湖北、江苏、福建等地。夏、秋季茎叶茂盛时采收，除去杂质，晒干。匍匐茎呈圆柱形，弯曲而细长，长可达 2m，直径 1~3mm，其下有黄白色须根；直立茎呈二岐状分枝。鳞叶密生于直立茎上，螺旋状排列，皱缩弯曲，线状钻形，长 3~5mm，先端芒状，全缘，黄绿色，无毛。质柔软，断面皮部浅黄绿色，木部类白色。气微，味淡。全草含生物碱约 0.12%，主要有石松碱（lycopodine）、伸筋草碱（clavaine）、伸筋草宁碱（clavolonine）等；另含多种三萜醇化合物：α - 芒柄花根萜醇（α - onocerin）、伸筋草醇（lycoclavanol）等；尚含芹黄素（apigenin）。水浸剂对由皮下注射枯草浸剂引起发热的家兔有降温作用，并有利尿、增进尿酸排泄作用；用超滤法制备的伸筋草注射液对大鼠实验性矽肺有较好效果，水醇法制备的注射液则疗效不佳。本品性温，味辛、微苦；能祛风除湿，舒筋活络；用于风寒湿痹，关节痠痛，屈伸不利；用量 3~12g。

　　【附注】1. 同属植物垂穗石松（铺地蜈蚣）*Lucopodium. cernuum* L. 等在某些地区也作伸筋草使用。

　　2. 石松的孢子称石松子，用作撒布剂及丸剂的包衣。

石　韦
Pyrrosiae　Folium

　　本品为水龙骨科植物庐山石韦 *Pyrrosia sheareri*（Bak.）Ching、石韦 *P. lingua*（Thunb.）Farwell 或有柄石韦 *P. petiolosa*（Christ）Ching 的干燥叶。前者习称"大叶石韦"，后两者习称"小叶石韦"。主产于浙江、安徽、湖南、东北、陕西等地。全年均可采收，除去根茎及根，晒干。庐山石韦：叶片呈阔披针形，长 10~30cm，宽 3~5cm，先端渐尖，基部为偏斜的圆耳形，全缘，边缘常向内卷曲；上表面黄绿色或灰绿色，散布有黑色圆形小凹点；下表面密生红棕色星状毛，有的侧脉间有棕色圆点状孢子囊群；叶片革质。叶柄具四棱，长 10~20cm，直径约 1.5~3mm，略扭曲，有纵槽。气微，味微苦、涩。石韦：叶片呈披针形或长圆状披针形，叶片长 8~12cm，直径 1~3cm。基部楔形，对称，孢子囊群在侧脉间，排列紧密而整齐。叶柄长 5~10cm，直径约 1.5mm，略扭曲，有纵槽。有柄石韦：叶片多卷曲呈筒状，展平后呈长圆形或卵状长圆形，长 3~8cm，宽 1~2.5cm。基部楔形，对称；下表面侧脉不明显，布满孢子囊群。叶柄长 3~12cm，直径约 1mm。三种石韦均含黄酮类、三萜类、双苯吡酮类和有机酸类，主要有芒果苷、异芒果苷、圣草酚 - 7 - O - β - D - 葡萄糖醛酸苷、棉花素 - 7 - O - β - D - 葡萄糖苷、绿原酸、延胡索酸、咖啡酸及 β - 谷甾醇等。石韦中芒果苷、异芒果苷含量较高，而有柄石韦中则圣草酚葡萄糖醛酸苷与绿原酸含量较高，庐山石韦中则异芒果苷含量较高。以上三种石韦中，圣草酚葡萄糖醛酸苷的含量，以有柄石韦最高（10.21% ~ 27.43%），石韦与庐山石韦中要低得多（0~1.68%）；不同产地的有柄石韦中绿原酸含量差别也较大（0.85%~14.63%）。石韦煎剂对金黄色葡萄球菌及变形杆菌有抑制作用；庐山石韦煎剂有明显的镇咳作用；绿原酸、延胡索酸、咖啡酸亦有抗菌作用，咖啡酸尚有利胆作用，绿原酸尚有抗炎和抗病毒作用，芒果苷、异芒果苷有镇咳、祛痰作用。本品性微寒，味甘、苦；能利尿通淋，清肺止咳，凉血止血；用于热淋，血淋，石淋，小便不通，淋沥涩痛，肺热喘咳，吐血，衄血，尿血，崩漏；用量 6～12g。

鱼 腥 草
Houttuyniae　Herba

　　本品为三白草科植物蕺菜 *Houttuynia cordata* Thunb. 的新鲜全草或干燥地上部分。主产于长江以南各省。鲜品全年可采；干品于夏季茎叶茂盛、花穗多时采收，除去杂质，晒干。鲜鱼腥草：茎呈圆柱形，长 20～45cm，直径 0.25～0.45cm，上部绿色或紫红色，下部白色，节明显，下部节上有残存须根，无毛或被疏毛。叶互生，叶片心形，长 3～10cm，宽 3～11cm，先端渐尖，全缘；上表面绿色或紫红色，密生腺点，下表面常紫红色；叶柄细长，1～3cm，基部与托叶合生成鞘状。穗状花序顶生。有鱼腥气，味涩。干鱼腥草：茎呈扁圆柱形，扭曲，表面棕黄色，具纵棱，质脆，易折断。叶片卷折皱缩，展平后呈心形，上表面暗黄绿色或暗棕色，下表面灰绿色或灰棕色。穗状花序黄棕色。含挥发油（0.03%～0.05%），油中主要含鱼腥草素（癸酰乙醛，decanoylacetaldehyde）、月桂醛（lauraldehyde）、甲基正壬酮、月桂烯、乙酸龙脑酯等，前二种成分均有鱼腥气，鱼腥草素是抗菌主要有效成分，但性质不稳定，其亚硫酸氢钠加成物称为（"合成鱼腥草素"）则性质稳定，又具抗菌活性；尚含绿原酸、槲皮素、槲皮苷、异槲皮苷、金丝桃苷等及硒等微量元素。鱼腥草煎剂及挥发油具有广谱抗菌与广谱抗病毒作用，尤其对乙型流感病毒（IFVB）作用较强；并有利尿、抗炎、止血、镇痛、止咳以及促进血液循环、促进组织再生与增强机体免疫功能等作用。本品性微寒，味辛；能清热解毒，消痈排脓，利尿通淋；用于肺痈吐脓，痰热咳喘，热痢，热淋，痈肿疮毒，上呼吸道感染等；用量 15～25g，不宜久煎。鲜品用量加倍，水煎或捣汁服。外用适量，捣敷或煎汤熏洗患处。

仙 鹤 草
Agrimoniae Herba

　　本品为蔷薇科植物龙牙草 *Agrimonia pilosa* Ledeb. 的干燥地上部分。各地均有野生。夏、秋季茎叶茂盛时采收，晒干。茎枝长 50～100cm，全体被白色柔毛。茎下部圆柱形，直径 4～6mm，红棕色；上部方柱形，四面略凹陷，绿褐色，有纵沟及棱线。体轻，质脆，易折断，断面中空。有时节部残留托叶；奇数羽状复叶，互生，多皱缩，小叶大小不等，间隔排列，倒卵形或卵圆形，边缘有锯齿，两面均疏被柔毛；总状花序顶生或腋生，花小，黄色；气微，味微苦。全草含多种酚性物质如仙鹤草素甲、乙、丙、丁、戊、己素（agrimonin A～F）、仙鹤草酚（agrimol）A～E、鹤草酚（agrimophol）等，尚含黄酮类成分木犀草素、芹黄素及它们的苷类、金丝桃苷、芦丁等，内酯，鞣质，挥发油，有机酸等。水提物有抗菌、抗炎作用，水煎剂有降血糖、降血压与增强免疫功能等作用，仙鹤草鞣酸（ellogonic acid）对多种肿瘤细胞有抑制作用，鹤草酚对猪绦虫有确切杀虫作用。仙鹤草素被用作止血药已有几十年历史，但现代药理学研究结果，报道不一致。本品性平，味苦、涩；能收敛止血，截疟，止痢，解毒，补虚；用于咯血，吐血，崩漏下血，疟疾，血痢，痈肿疮毒，阴痒带下，脱力劳伤；用量 6~12g。外用适量。

鹤草芽：为龙牙草带短小根茎的冬芽，含鹤草酚、仙鹤草内酯（agrimonolide）、仙鹤草醇（agrimonol）、芹黄素等。鹤草酚是驱绦虫的有效成分，已人工合成。

紫 花 地 丁
Violae　Herba

本品为堇菜科植物紫花地丁 *Viola yedoensis* Makino 的干燥或新鲜全草。主产于江苏、浙江、安徽等省及东北地区。春、秋季采收，晒干或鲜用。多皱缩成团，主根圆锥形，直径 1~3mm，淡黄棕色，有细纵皱纹。叶丛生，灰绿色，展平后叶片呈披针形或卵状披针形，基部截形或稍呈心形，边缘圆齿状，两面被毛，叶柄细长，长 2~6cm，上部具明显狭翅。花茎纤细，花紫色或淡棕色，距细管状。气微，味微苦而带黏性。全草含多个芹菜素（5，7，4′-三羟基黄酮）和木犀草素（5，7，3′，4′-四羟基黄酮）的 C-糖苷类成分及山奈酚鼠李糖苷、槲皮素、芦丁，另含对-羟基苯甲酸、反式-对羟基桂皮酸、琥珀酸、地丁酰胺（violyedoenamide）、七叶内酯、黏液质、维生素 C 等。黄酮类成分的含量以夏季采收者高，秋季次之，春季最低。紫花地丁有广谱抗菌作用，煎剂对铜绿假单胞菌、大肠杆菌、痢疾杆菌、伤寒杆菌、白喉杆菌、流感杆菌、金黄色葡萄球菌、甲型与乙型链球菌、肺炎球菌、白色葡萄球菌均有抑制作用，并能抑制结核杆菌及钩端螺旋体。其抗菌有效成分主要为黄酮类及有机酸类。紫花地丁提取物在低于毒性剂量浓度下即可完全抑制艾滋病病毒，并有细胞毒性。本品性寒，味苦、辛；能清热解毒，凉血消肿；用于疔疮肿毒，痈疽发背，丹毒，毒蛇咬伤；用量 15~30g。外用适量，用鲜品捣烂敷患处。

【附注】全国各地用作"地丁"的品种极为复杂。

1. 类似品　同属植物戟叶堇菜 *Viola betonicifolia* Smith、箭叶堇菜 *V. betonicifolia* Smith subsp. *nepalensis* W. Beck. 、白花堇菜 *V. patrini* DC.、早开堇菜 *V. prioantha* Bunge 等的全草在东北、华北及长江流域以南各省亦作"紫花地丁"应用。上述数种堇菜属植物的抗菌作用以早开堇菜最强，对金黄色葡萄球菌的 MIC 为 55.2mg/ml，其他品种亦有一定抗菌作用。

2. 甜地丁　豆科植物米口袋 *Gueldenstaedtia verna*（Georgi）A. Bor.（*G. multiflora* Bunge）的干燥带根全草，在全国许多地区使用，习称"甜地丁"。根呈长圆锥形，略扭曲，长约 20cm；根茎簇生，茎短；奇数羽状复叶基生，小叶多数脱落，完整者呈椭圆形；花紫色；荚果圆筒形。

3. 苦地丁　罂粟科植物紫堇 *Corydalis bungeana* Turcz. 的干燥全草，在内蒙古及河北地区药用，习称"苦地丁"。《中国药典》（2010 版）单独列条收载。茎纤细，具纵棱；叶基部丛生，茎部互生，展平后叶片呈三至四回羽状深裂；小花紫红色，蒴果椭圆形。

4. 广地丁（龙胆地丁）　龙胆科植物华南龙胆 *Gentiana loureiri* Grisb 在广东、广西，作地丁使用，俗称"广地丁"。灰绿龙胆 *G. yokusai* Burkill 在四川成都、江油、西昌、平武、达县等地作地丁药用，称为"苦地丁"。均为矮生草本，多皱缩成团，根灰黄色。茎自基部丛生，枝端有淡紫色钟状花，茎生叶对生，无柄；质脆易碎；具青草气，味微苦。

益 母 草
Leonuri Herba

本品为唇形科植物益母草 *Leonurus japonicus* Houtt. 的新鲜或干燥地上部分。全国各地均产。夏季茎叶茂盛、花未开或初开时采收，晒干。茎灰绿色或黄绿色，方柱形，四面凹下成纵沟，长 30~60cm，直径约 5mm，体轻，易折断，断面中心有白色的髓；叶互生，叶片灰绿色，多皱缩破碎，易脱落；轮伞花序腋生，花紫色，多脱落，筒状花萼宿存，顶端 5 尖齿，萼内有 4 枚小坚果；气微，味微苦。全草含生物碱 0.11%~2.09%，主要有益母草碱（leonurine）、水苏碱（stachydrine）、益母草定（leonuridine）、益母草次碱（leonurinine）等；另含黄酮类洋芹素（apregennin）、芫花素、芸香苷等及二萜类前益母草素（prehispanolone）甲、乙，益母草素（hispanolone），挥发油等。益母草煎液、水浸膏、乙醇浸膏对多种动物的离体、在体、未孕、已孕或产后子宫均有明显兴奋作用；还能增加冠脉流量、减慢心率、改善微循环、抗凝血、抗氧化、免疫增强、降低血压、兴奋呼吸中枢、抗肾功能衰竭、利尿及抑制皮肤真菌等。本品性微寒，味辛、苦；能活血调经，利尿消肿，清热解毒；用于月经不调，痛经经闭，恶露不尽，水肿尿少，疮疡肿毒；用量 9~30g；鲜品 12~40g。

〔附〕茺蔚子 Fructus Leonuri

本品为益母草干燥成熟的果实。呈三棱形，长 2~3mm，宽约 1.5mm，一端稍宽，平截状，另一端渐窄而钝尖；表面灰棕色；果皮薄，子叶类白色；无臭，味苦。脂肪油含量 26%，其中主要为亚油酸（39.8%）、亚麻酸（11.6%），尚含益母草次碱、水苏碱、延胡索酸、维生素 A 样物质 0.04% 等。性微寒，味辛、苦；能活血通经，清肝明目；用于月经不调，经闭痛经，目赤翳障，头晕胀痛；用量 5~10g。

香 薷
Moslae Herba

本品为唇形科植物石香薷 *Mosla chinensis* Maxim. 及其栽培变种江香薷 *Mosla chinensis* Maxim. cv. Jiangxiangru 的干燥地上部分。主产于江西、安徽、河南，野生品称"青香薷"，栽培品以江西产者质优，习称"江香薷"，为道地药材。夏季茎叶茂盛、花盛时择晴天采收，阴干。

青香薷：全草长 30~50cm，茎方柱形，直径 1~2mm，基部紫红色，上部黄绿色，全体密被白色茸毛；节明显，节间长 4~7cm；质脆，易折断；叶对生，多皱缩或脱落，叶片展平后呈长卵形或披针形，暗绿色或黄绿色，长 1.8~2.6cm，宽 0.3~0.4cm，边缘有 3~5 个疏锯齿；穗状花序顶生或腋生，苞片宽卵形，脱落或残存；花萼钟状，淡紫红色或灰绿色；先端 5裂，密被茸毛；小坚果 4，近卵圆形，果实直径 0.7~1.1mm，表面具网纹，网眼内呈深凹状雕纹；气清香，味微辛而凉。

江香薷：全草长 55~60cm，茎直径约 2~4mm，表面黄绿色，质较柔软；叶长 3~6cm，宽 0.6~1cm，叶缘有 5~9 个疏齿；果实直径 0.9~1.4mm，表面具疏网纹，网眼内平坦。

含挥发油约 1%，油中主要含香荆芥酚（earvacrol，33.39%~51.11%）、百里香酚

（22.00% ~46.43%）、对 - 聚伞花素（p - cymene）、γ - 松油烯（γ - terpinene），并含痕量的香薷酮（0.31%）等。同科植物海州香薷 *Elsholtzia spendens* Nakai ex F. Maekawa 挥发油主要含香薷酮（80.81%）。江香薷煎剂有广谱抗菌和抗病毒作用；挥发油有镇痛、镇静、解痉、抗菌、解毒、发汗、解热作用，并可刺激消化腺分泌及胃肠蠕动；尚有利尿作用。本品性微温，味辛；能发汗解表，化湿和中；用于暑湿感冒，恶寒发热，头痛无汗，腹痛吐泻，水肿，小便不利；用量 3 ~10g。

荆　芥
Schizonepetae　Herba

本品为唇形科植物荆芥 *Schizonepeta tenuifolia* Briq. 的干燥地上部分。主产于江苏、浙江、江西，全国大部地区有栽培。夏、秋季花开至顶、穗尚绿时采收，晒干。茎呈方柱形，上部有分枝，长50 ~80cm，直径0.2 ~0.4cm，表面紫红色或淡绿色，被短柔毛，质脆，断面类白色；叶对生，多脱落，叶片3 ~5 羽状深裂，裂片线形；穗状轮伞花序顶生，长2 ~9cm，直径0.7cm；花冠多脱落；花萼钟状，顶端5 齿裂；小坚果棕黑色；气芳香，味微涩、辛凉。全草含挥发油1% ~2%，油中主要成分为右旋薄荷酮（d - menthone，43%），消旋薄荷酮和左旋胡薄荷酮（l - pulegone，34%）及少量右旋柠檬烯等，尚含单萜类荆芥二醇、荆芥苷（schizonepetoside）B 与 E 等；花序亦含荆芥苷 A、B。从其乙酸乙酯提取物中另分离出齐墩果酸、熊果酸、胡萝卜苷、β - 谷甾醇及二十烷酸等。荆芥煎剂有解热、抗炎、镇痛作用；其醇提物有抗病毒与抗氧化作用；荆芥油有抗炎、平喘、镇静及抗过敏作用，油中左旋胡薄荷酮有抗炎作用，右旋薄荷酮有镇痛作用。本品性微温，味辛；能解表散风，透疹，消疮；用于感冒，头痛，麻疹，风疹，疮疡初起；用量5 ~ 10g。炒炭后称为荆芥炭；能收敛止血；用于便血，崩漏，产后血晕；用量5 ~10g。

泽　兰
Lycopi　Herba

本品为唇形科植物地瓜儿苗 *Lycopus lucidus* Turcz. 或毛叶地瓜儿苗 *Lycopus lucidus* Turcz. var. *hirtus* Regel 的干燥地上部分。全国各地均产。夏、秋季茎叶茂盛时采收，晒干。地瓜儿苗：茎呈方柱形，少分枝，四面均有浅纵沟，长50 ~100cm，直径0.2 ~0.6cm，表面黄绿色或带紫色，节处紫色明显，有白色茸毛，质脆，断面黄白色，髓部中空。叶对生，具短柄，叶片多皱缩，展平后呈披针形或长圆形，长5 ~10cm，上表面黑绿色，下表面灰绿色，密具腺点，先端尖，边缘有锯齿。花簇生于叶腋成轮状，花冠多脱落，苞片及花萼宿存。气微，味淡。毛叶地瓜儿苗：茎节及叶面均被短毛。均含挥发油（0.08%），地瓜儿苗挥发油中主要有柠檬烯（11.5%）、反式 - 丁香烯（11.7%）、月桂烯（5.40%）、α - 蒎烯（5.21%）、δ - 毕澄茄烯（5.17%）、蛇麻烯（4.0%）等。另含虫漆腊酸（lacceroic acid）、白桦脂酸（betulinic acid）、熊果酸（ursolic acid）及 β - 谷甾醇。毛叶地瓜儿苗挥发油中主要有月桂烯（26.9%）、蛇麻烯（14.3%）、反式丁香烯（10.2%）等，尚含鞣质及 Fe、Zn、Mn 等无机元素。泽兰的水浸膏对失重致血瘀的家兔的微循环障碍有明显的改善作用，并能改善血液黏度、降低纤维蛋白原含量及红细胞聚集指数；对血瘀症微循环障碍有明显改善作用，用药10min后，血流加快，使原来的粒缓、粒摆流，变为粒流、粒线流，团块状物减少，但作用不及川芎嗪。泽兰煎剂喂饲大鼠，对血栓形成时间、血栓长度、血栓湿重均有一定抑制作用，但无统计学意义；对血栓干重则有明显抑制作用。泽兰尚能抑制四氯化碳中毒小鼠的肝脏纤维增生，对抗肝硬化，降低 ALT 与 AGT 活力，提高总蛋白与白蛋白含量。泽兰的水提物均能使子宫收缩幅度升高、肌张力加强、频率加快，收缩幅度、频率、强度与剂量有明显的量－效关系，作用与垂体后叶素相近。此外，地瓜儿苗制剂尚有强心作用。本品性微温，味苦、辛；能活血调经，祛瘀消痈，利水消肿；用于月经不调，经闭，痛经，产后瘀血腹痛，疮痈肿毒，水肿腹水；用量 6～12g。

【附注】泽兰自古以来即与兰草（佩兰）相混淆，至今广东、广西仍以佩兰 *Eupatorium fortunei* Turcz. 作泽兰使用，广西、贵州还以同属植物山佩兰（山泽兰）*E. japonicum* Thunb.、云南以异叶佩兰（异叶泽兰）*E. heterophyllum* DC. 作泽兰入药。

近年来，菊科佩兰属植物紫茎佩兰 *Eupatorium adenophorum* Spreng（俗称飞机草），在我国云南等地大量蔓延，破坏生态多样性，对农、林、牧业造成严重危害。

肉　苁　蓉
Cistanchis　Herba

本品为列当科植物肉苁蓉 *Cistanche deserticola* Y. C. Ma 或管花肉苁蓉 *C. tubulosa*（Schrenk）Wight 的干燥带鳞叶的肉质茎。为寄生植物，寄生于藜科植物梭梭的根上；主产于内蒙古、新疆、陕西、甘肃、青海等地。于春季苗未出土或刚出土时采挖，半埋于沙地，晒干，为"淡苁蓉"；秋季采收，置盐湖中腌 1～3 年，取出，为"咸苁蓉"。以淡苁蓉质优。肉苁蓉：呈扁圆柱形，稍弯曲，一端较细，长 3～15cm，宽 2～8cm；表面棕色或黑棕色，密被覆瓦状排列的肉质鳞片，通常鳞片先端已断；体重，质硬，微有韧性，不易折断；断面棕色，有淡棕色点状维管束排列成波状环纹，有时有裂隙或中空。管花肉苁蓉：呈纺锤形、扁纺锤形或扁圆柱形，稍弯曲，长 5～25cm，宽 2.5～9cm，表面棕褐色或黑褐色，断面颗粒性，灰棕色至灰褐色，散生点状维管束。气微，味甜、微苦；咸苁蓉味咸。肉苁蓉主要含苯乙醇苷类成分松果菊苷（echinacoside）、毛蕊花糖苷（acteoside）、肉苁蓉苷（cistanoside）A 和 B 等；另含水溶性成分 N，N－二甲基甘氨酸甲酯（N，N－dimethyl glycinemethylester）及甜菜碱（betaine）、β－谷甾醇、胡萝卜苷等。从管花肉苁蓉醇提物分得 β－谷甾醇、胡萝卜苷、D－甘露醇、琥珀酸。有抗氧化、抗衰老、增强免疫功能、雄性激素样作用、通便与降压作用等，苯乙醇苷类是肉苁蓉改善性功能与增强记忆活动的主要有效成分。本品性温，味甘、咸；能补肾阳，益精血，润肠通便；用于肾阳不足，精血亏虚，阳痿不孕，腰膝酸软，筋骨无力，肠燥便秘；用量 6～10g。

【附注】同科植物盐生肉苁蓉 *Cistanche salsa*（C. A. Mey.）G. Beck、沙苁蓉 *C. sinensis* G. Beck 和草苁蓉 *Boschniakia rossica*（Cham. et Schlecht.）Fedtsch. 的带鳞叶肉质茎亦作肉苁蓉用。

车　前　草
Plantaginis　Herba

本品为车前科植物车前 *Plantago asiatica* L. 或平车前 *P. depressa* Willd. 的干燥全草。车前全国各地均产，平车前主产于东北、华北及西北等地。夏季采挖，晒干。车前：根茎短，丛生多数须根；叶基生，具长柄；叶片多皱缩，展平后呈卵状椭圆形或宽卵形，长6～13cm，宽2.5～8cm，表面灰绿色，具明显的弧状脉5～7条，先端钝，基部宽楔形，下延成柄，全缘或具不规则波状浅齿；穗状花序数条，花葶长；蒴果盖裂，萼宿存；气微香，味微苦。平车前主根长而直，叶片较窄。含黄酮类成分车前苷（plantaginin）0.01%～0.02%，高车前苷（homoplantagin）；另含桃叶珊瑚苷（aucubin），车前多糖，熊果酸，β-谷甾醇等。车前草煎剂和车前苷能增加气管、支气管分泌，使呼吸运动加深、变缓，有镇咳祛痰作用；全草对痢疾杆菌、副伤寒杆菌、铜绿假单胞菌和金黄色葡萄球菌等均有抑制作用；水浸剂对某些致病真菌有不同程度的抑制作用；车前多糖有抗肿瘤作用。本品性寒，味甘；能清热利尿通淋，祛痰，凉血，解毒。用于热淋涩痛，水肿尿少，暑湿泄泻，痰热咳嗽，吐血衄血，痈肿疮毒；用量9～30g。

〔附〕车前子（plantaginis semen）

本品为车前或平车前的干燥成熟种子。呈椭圆形或三角状长圆形，稍扁，长约2mm，宽约1mm；表面棕色至黑棕色，在扩大镜下可见细皱纹及灰白色凹陷的种脐；质坚硬，切断面灰白色；气微，味淡，嚼之有黏性。遇水则黏滑而膨胀。含大量黏液质，另含脂肪油、腺嘌呤、胆碱、车前子酸、琥珀酸、VB_1等。车前子煎剂有显著的利尿作用，不仅增加尿量，还增加尿素、尿酸与氯化物的排泄。本品性寒，味甘；能清热利尿通淋，渗湿止泻，明目，祛痰；用于热淋涩痛，水肿胀满，暑湿泄泻，目赤肿痛，痰热咳嗽；用量9～15g，包煎。

白 花 蛇 舌 草
Oldenlandiae　Herba

本品为茜草科植物白花蛇舌草 *Oldenlandia diffusa* (Willd.) Roxb. 的干燥全草。我国长江以南各省均产。夏、秋季采收，洗净，晒干。全草扭缠成团，灰绿色或灰褐色；茎纤细，有多数分枝，光滑无毛，质脆易折断，中央有白色髓部；单叶对生，叶片多破碎，完整叶呈线形，无柄，全缘，托叶2片，细小；花细小，1～2朵着生于叶腋，无梗或具短梗；蒴果扁球形；气微，味淡。含环烯醚萜苷类成分6-O-对-香豆酰鸡屎藤次苷甲酯（6-O-p-coumaroyl scandoside methylester）、6-O-对-甲氧基桂皮酰鸡屎藤次苷甲酯（6-O-p-methoxycinnamol scandoside methylester）、6-O-阿魏酰鸡屎藤次苷甲酯（6-O-p-feruloyl scandoside methylester），尚含齐墩果酸、熊果酸、对-香豆酸、豆甾醇、胡萝卜苷、免疫多糖以及乙烯愈创木酚等成分，并含Ti、Zn等微量元素。体外对急性淋巴细胞型、粒细胞型、单核细胞型及慢性粒细胞型肿瘤细胞均有较强抑制作用；煎剂能刺激网状内皮系统，增强白细胞的吞噬能力；对金黄色葡萄球菌、福氏痢疾杆菌、伤寒杆菌均有抑制作用；尚有抗氧化作用。本品性凉，味甘、苦；能清热解毒，散结消肿，利湿通淋；用于痈肿疮毒，肠痈腹痛，癥积痞块，热淋涩痛，湿热黄疸，蛇虫咬伤；用量6～30g。外用鲜品适量，捣烂敷患处。

【附注】同属植物伞房花耳草 *Oldenlandia colymbosa* (L.) Lam. 及纤花耳草 *O. tenuiflora* (Bl.) Kuntz. 常混充白花蛇舌草使用，注意区别。

败 酱 草
Patriniae Herba

本品为败酱科植物黄花败酱 *Patrinia scabiosaefolia* Fisch. 或白花败酱 *P. villosa* Juss. 的干燥根茎与根或带根全草。前者主产于黑龙江、湖南等,后者主产于四川、湖南、江西、福建、浙江等地。黄花败酱 长50~100cm,根茎圆柱形,多向一侧弯曲,有节,节间短于2cm,节上生有须根;茎圆柱形,直径2~8mm,黄棕色,节明显,常有倒生粗毛;质脆,断面有髓或中空;叶对生,多卷缩或破碎,完整者呈羽状深裂至全裂,裂片边缘有粗锯齿,两面疏生白毛,叶柄短或近无柄;有的枝端带伞房状聚伞圆锥花序;气特异,败酱样,味苦。

白花败酱 根茎节间长3~6cm,着生数条粗壮的根,茎不分枝,有倒生白色长毛,茎生叶多不分裂,叶柄长1~4cm。

黄花败酱根及根茎尚多种三萜皂苷:黄花败酱苷(scabioside)A~G,败酱皂苷(patrinoside)A~H,J、K、L;根含挥发油约8%,油中以败酱烯(patrinene)与异败酱烯含量较高;全草含齐墩果酸及其木糖苷与葡萄糖-阿拉伯双糖苷、$2-\alpha-$羟基齐墩果酸、$2-\alpha-$羟基乌苏酸、东莨菪素、$\beta-$谷甾醇、$\beta-$胡萝卜苷等。白花败酱根茎和根含环烯醚萜类成分白花败酱苷(villoside)、番木鳖苷及少量挥发油。黄花败酱对多种致病球菌和杆菌及钩端螺旋体均有抑制作用;并有抗氧化、促进肝细胞再生、防止肝细胞变性等作用;挥发油及败酱烯和异败酱烯均有明显镇静作用。本品性微寒,味辛、苦。能清热解毒,祛瘀排脓,利湿。用于肠痈,肺痈,痈肿疔疮,湿热泻痢,黄疸尿赤,目赤肿痛,产后瘀阻腹痛。用量9~15g;外用鲜品适量,捣烂敷患处。

【附注】败酱草的同名异物品种混乱现象极为严重,上述败酱科植物仅在北方少数地区使用;南方各省多使用十字花科植物菥蓂 *Thlaspi arvense* L. 的干燥带果全草(称苏败酱);北方多数地区则使用菊科植物苣荬菜 *Sonchus arvensis* L. 、中华苦荬菜 *Ixeris chinensis*(Thunb.)Nakai、抱茎苦荬菜 *I. sonchifolia* Hance、紫花山莴苣 *Lactuca tatarica*(L.)C. A. Mey. 等多种植物干燥全草或幼苗。应予以纠正。

蒲 公 英
Taraxaci Herba

本品为菊科植物蒲公英 *Taraxacum mongolicum* Hand. - Mazz. 或同属多种植物的干燥全草。全国各地均有野生。花初开时采挖,晒干。全草呈皱缩卷曲的团块。根长圆锥形,多弯曲,长3~7cm,表面棕褐色,根头部有黄白色茸毛;叶基生,完整叶片呈倒披针形,先端尖或钝,边缘浅裂或倒向羽状分裂,裂片齿状或三角状,基部狭,下延成柄,下表面主脉明显;花葶1至数条,头状花序顶生,总苞片多层;有时可见具白色冠毛的瘦果;气微,味微苦。全草含蒲公英甾醇(taraxasterol)、蒲公英赛醇(taraxerol)、3-乙酰伪蒲公英甾醇、莨菪内酯、瑞香内酯、咖啡酸、绿原酸、蒲公英素(taraxacin)、胆碱、$\beta-$谷甾醇、菊糖和果胶等。煎剂对金黄色葡萄球菌和溶血性链球菌有较强杀灭作用,对多种杆菌、真菌及病毒也有抑制作用;并有利胆、利尿、苦味健胃和轻度泻下作用。本品性寒,味苦、甘;能清热解毒,消肿散结,利尿通淋；用于疔疮肿毒，乳痈，瘰疬，目赤，咽痛，肺痈，肠痈，湿热黄疸，热淋涩痛；用量 10～15g。外用鲜品适量捣敷或煎汁熏洗患处。

淡 竹 叶
Lophatheri　Herba

本品为禾本科植物淡竹叶 *Lophatherum gracile* Brongn. 的干燥茎叶。主产于湖南、湖北、广东、江西、福建等地。夏季未抽花穗前采收，晒干。茎杆圆柱形，长 25～75cm，有节，淡黄绿色，断面中空；叶鞘开裂，长约 5cm，叶片披针形，有时皱缩卷曲，长 5～20cm，宽 1～3.5cm，表面浅绿色或黄绿色，叶脉平行，具横行小脉，形成长方形的网格状，下表面尤为明显；质轻而柔软；气微，味淡。含黄酮类牡荆苷、苜蓿素及其 7-O-β-D 葡萄糖苷，另含三萜类和甾类物质芦竹素（arundoin）、白茅素（cylindrin）、无羁萜（friedelin）、β-谷甾醇、豆甾醇、菜油甾醇、蒲公英甾醇，以及 3，5-二甲氧基-4-羟基苯甲醛、反式对羟基桂皮酸、氨基酸、胸腺嘧啶、腺嘌呤、香草酸以及多种微量元素。煎剂及水和稀盐酸可溶部分有解热作用，并有利尿、增加尿中氯化物含量和升高血糖作用，对金黄色葡萄球菌亦有一定的抑制作用。本品性寒，味甘、淡；能清热泻火，除烦止渴，利尿通淋；用于热病烦渴，小便短赤涩痛，口舌生疮；用量 6～10g。

谷 精 草
Eriocauli　Flos

本品为谷精草科植物谷精草 *Eriocaulon buergerianum* Koern. 的干燥带花茎的头状花序。部分地区使用带花序的全草。主产于江苏、浙江、安徽等地。秋季采收，将花序连同花茎拔出，晒干。头状花序呈半球形，直径 4～5mm，底部有苞片层层排列，苞片淡黄绿色，有光泽，上部边缘密生白色短毛，灰白色花序顶生；揉碎花序可见多数黑色花药，及细小黄绿色未成熟的果实；花茎纤细，长短不一，直径小于 1 mm，淡黄绿色，有数条扭曲的棱线；质柔软；气微，淡。主含黄酮类成分。本品性平，味辛、甘；能疏散风热，明目退翳；用于风热目赤，肿痛羞明，眼生翳膜，风热头痛；用量 5～10g。

第十五章　藻菌地衣类生药

藻类（algae）、菌类（fungi）、地衣类（lichenes）均是低等植物。它们的植物体是单细胞或多细胞的叶状体或菌丝体，形态和构造均极简单，无根、茎、叶等器官的分化，也无维管束和胚胎。植物体大小不一，形态各异。有的个体很小，由单细胞组成，而有的个体由多细胞组成，可长达百米以上，重数百斤。

一、藻类

藻类生药多属于褐藻与红藻类的干燥植物体。常见的有褐藻门翅藻科的鹅掌菜，昆布科的昆布（海带），马尾藻科的羊栖菜与海蒿子；红藻门松节藻科的海人草、美舌藻与软骨藻等。

藻类大多含有叶绿素、胡萝卜素和叶黄素，不同颜色的藻类还含有不同的副色素，如褐藻含藻褐素，红藻含藻红素。此外，还常含有多聚糖、糖醇及糖醛酸、氨基酸及其衍生物、胆碱、蛋白质、甾醇以及碘、溴、钾、钙、铁等无机元素。其中昆布（海带）聚糖的硫酸盐静脉注射有降血脂作用；甘露醇等糖醇类化合物，经硝化成六硝酸甘露醇后，有舒张血管及支气管平滑肌的作用；糖醛酸化合物如藻胶酸对锶、镉盐类在肠道被吸收前具有解毒作用，用其制成的藻胶酸钠，外用作压迫止血药。昆布（海带）氨酸具有明显的降压作用；一些氨基酸衍生物，如 α-红藻氨酸、软骨藻类等具有驱虫作用。昆布、海藻所含的碘化物可纠正机体缺碘所致的甲状腺机能亢进症。

二、菌类

菌类生药主要是菌丝较发达的高等真菌。常见的生药有冬虫夏草、茯苓、猪苓、灵芝、雷丸、马勃、麦角、银耳等。菌类常含多糖、氨基酸、生物碱、蛋白质、蛋白酶、甾醇和抗生素等成分。其中多糖类成分越来越受到重视，如灵芝多糖、茯苓多糖、猪苓多糖等有增强免疫功能或抗肿瘤作用；香菇菌丝体培养所得的香菇胞内糖与胞外糖均能明显增加小鼠脾重和增强抗体形成细胞功能；银耳多糖具有抑制肿瘤、抗放射、升高白细胞、增强免疫功能作用；云芝多糖亦能提高免疫功能。

三、地衣类

地衣是藻类和真菌共生的复合体。具有独特的形态、结构、生理和遗传等生物学特性。地衣的成分与藻类、菌类不同，含有特有的地衣酸、地衣色素、地衣聚糖。很多地衣酸具有抗菌作用。常见的生药有松萝等。

*冬　虫　夏　草
Cordyceps

【来源】 为麦角菌科真菌冬虫夏草菌 *Cordyceps sinensis* （Berk.） Sacc. 寄生在蝙蝠蛾科昆虫

蝙蝠蛾 *Hepialus armorcanus* Oberthür 越冬幼虫体上的子座及虫体的复合体。习称"虫草"。

【产地】生长于海拔 3000～4500m 的高原草甸土层中，主产于四川、青海、西藏等地，甘肃、云南、贵州等省亦产。

【采收加工】夏初子座出土，孢子未发散时采挖，晒至 6～7 成干，除去杂质，晒干或低温干燥。

【化学成分】含粗蛋白 25%～30%，游离氨基酸 19 种，*D* – 甘露醇（mannitol，即虫草酸 cordycepic acid）7%～29%；尚含麦角甾醇，尿嘧啶，腺嘌呤，腺嘌呤核苷，肽类，多糖，挥发油，维生素 B_{12}、B_1 和维生素 C，有机酸，生物碱及多种微量元素。从蛹草 *C. militaris*（L.）Link 的人工培养液中分得虫草素（cordycepin，3′ – 脱氧腺苷 3′ – deoxyadenosine）有抗菌和抗癌作用。

【性状】由虫体与从虫头部长出的真菌子座相连组成。虫体似蚕，长 3～5cm，直径 0.3～0.8cm；表面土黄色至黄棕色，头部红棕色，有环节 20～30 个，近头部较细；全身有足 8 对，近头部 3 对，中部 4 对，近尾部 1 对，以中部 4 对最明显；质脆，断面略平坦，淡黄白色，中央有明显暗棕色"V"形纹（消化腔残迹）；子座 1 个，细长圆柱形，头部略膨大，稍扭曲，一般比虫体长，表面深棕色至棕褐色，有细纵皱纹；质柔韧，折断面纤维状，黄白色。气微腥，味微淡（图 15 – 1A）。

【显微特性】子座头部横切面：子囊壳椭圆形至卵圆形，长 273～550μm，宽 140～245μm，近表面生，基部陷于子座内。子囊壳中有多数子囊。子囊细长，长 240～485μm，直径 12～16μm，顶部壁厚，中央有一狭线状孔口，子囊内有子囊孢子 2～4 枚，孢子线形，长 160～470μm，直径 5～6.5μm，有多数横隔（图 15 – 1B～D）。

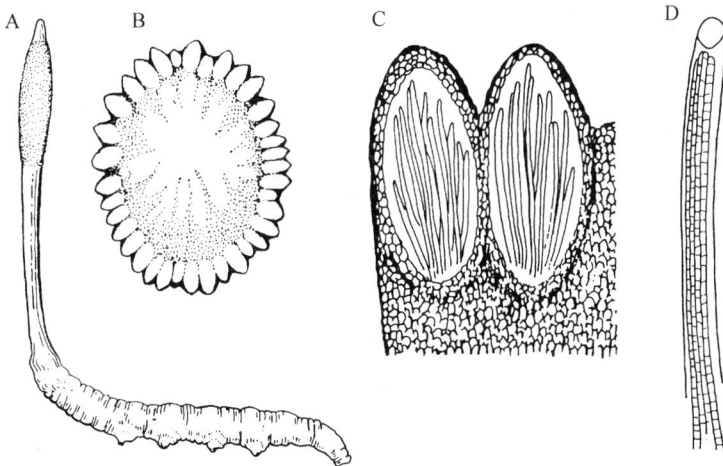

图 15 – 1　冬虫夏草的外形及显微特征
A. 外形　B. 子座横切面（示子囊壳）
C. 子囊壳放大（示子囊）D. 子囊放大（示子囊孢子）

【含量测定】腺苷的 HPLC 含量测定：色谱条件 以十八烷基硅烷键合硅胶为填充剂，以磷酸盐缓冲液（pH 6.5）– 甲醇（85∶15）为流动相，检测波长为 260nm。理论板数按腺苷峰计算应不低于 2000。《中国药典》（2010 年版）规定，本品按干燥品计算，含腺苷不得少于 0.010% 。

【药理作用】**1. 免疫增强作用** 虫草能显著激活单核巨噬细胞系统,提高小鼠腹腔巨噬细胞的吞噬功能,并可加小鼠肝、脾重量,促使脾巨噬细胞增生,从而增强机体的免疫和抗病能力。

2. 镇咳、祛痰和平喘作用 冬虫夏草、虫草菌水提物与甘露醇均有明显的镇咳、祛痰和平喘作用。

3. 雄性激素样作用 本品有拟雄性激素样作用和抗雌性激素样作用,对性功能紊乱有调节恢复作用;并可使去势幼年雄性大鼠的精囊增重。

此外,冬虫夏草有减慢心率,增加心输出量、冠脉流量和心肌耐缺氧能力,拮抗心律失常和心肌缺血、降血糖及降压作用,并有抗疲劳、耐缺氧、耐高温和耐低温以及抗菌、抗炎、抗肾衰和延缓衰老等作用。冬虫夏草及虫草素对多种实验性癌瘤均有明显抑制作用。

【功效】性平,味甘。能补肺益肾,止血化痰。用于肾虚精亏,阳痿遗精,腰膝酸痛,久咳虚喘,劳嗽咳血。用量 3~9g。

【附注】1. 冬虫夏草的人工培养菌丝体的化学成分、药理作用均与天然虫草相似,并有制剂生产,如"金水宝"等。从分离单个子囊孢子进行培育可获得形态相同的真菌,并能长出子座。

2. 尚有同属数种真菌寄生于鳞翅目昆虫幼虫体的子座和虫体的复合体在民间也作药用,常见的有:亚香棒虫草 *Cordyceps hawkesii* Gray、凉山虫草 *C. liangshanensis* Zhang,Liu et Hu、蛹草 *C. militaris*(L.)Link 及分枝虫草 *C. ramose* Teng 等。

3. 近年来发现多种冬虫夏草伪品,如以唇形科植物地蚕 *Stachys geobombycis* C. Y. Wu、草石蚕 *S. sieboldii* Miq. 以及地瓜儿苗 *Lycopus lucidus* Turcz. 块茎伪充。还有用面粉、玉米粉、石膏等经模压加工而成。前三者有高等植物的组织构造,后者可检出淀粉。可根据性状和显微特征鉴别之。常可发现有以竹签或铁丝插入虫体的掺假现象。

*茯 苓

Poria

【来源】为多孔菌科真菌茯苓 *Poria cocos*(Schw.) Wolf 的干燥菌核。

【产地】主产于云南、安徽、湖北等地。以云南产者质量最佳,习称"云苓";安徽产量大,习称"安苓"。多人工栽培。

【采收加工】野生茯苓常于 7 月至次年 3 月到松林中采挖。人工栽培茯苓于接种后第二年 7~9 月采挖,挖出后除去泥沙,堆积,用草垫覆盖,使内部水分渗出(习称"发汗"),然后取出,摊放于通风阴凉处,待表面干燥后,再按上述方法反复处理,直至干燥,即为"茯苓个"。在鲜茯苓稍干,表面起皱时去外皮后切片,为"茯苓片"。切成方形或长方块者为"茯苓块",带棕红色或淡红色部分切成的片块称"赤茯苓",近白色部分切成的片块称"白茯苓",皮称"茯苓皮",带松树根者称"茯神"。

【化学成分】**1. *β* - 茯苓聚糖（*β* - pachyman）** 含量高达 75% ,为一种具有 *β* -（1→6）吡喃葡萄糖聚糖支链的 *β* -（1→3）吡喃葡聚糖,切断支链成为 *β* -（1→3）葡萄聚糖,称茯苓次聚糖(pachymaran),有抗肿瘤活性。

2. 四环三萜酸类 茯苓酸(pachymic acid),*o* - 乙酰茯苓酸,齿孔酸(eburicoic acid),

土莫酸（tumulosic acid），松苓酸（pinicolic acid）等。此外，尚含 3β – 羟基羊毛甾 – 7，9（11），24 – 三烯乙酸，β – 香树脂醇乙酸酯，3β – 羟基 – 16α – 乙酰氧基 – 羊毛甾 – 7，9（11），24 – 三烯 – 21 – 酸，麦角甾醇，胆碱，腺嘌呤，卵磷脂等。

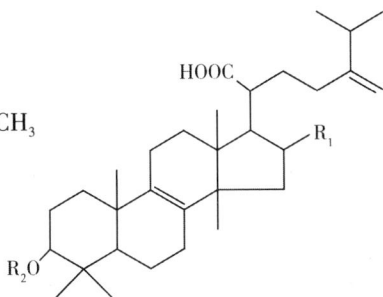

茯苓酸　$R_1 = OH$　　$R_2 = COCH_3$

土莫酸　$R_1 = OH$　　$R_2 = H$

齿孔酸　$R_1 = H$　　　$R_2 = H$

【性状】茯苓个：呈类球形、椭圆形、扁圆形或不规则团块，大小不一。外皮薄，棕褐色至黑褐色，粗糙，具皱纹及缢缩，有时部分脱落。质坚实，破碎面颗粒性，近边缘淡棕色，内部白色，少数淡红色，有的中间抱有松根。无臭，味淡，嚼之黏牙（图15 – 2A）。

茯苓皮：呈不规则的片状，外面棕褐色至黑褐色，内面白色或淡棕色。体软质松，略具弹性。

赤茯苓：为大小不一的方块或碎块，呈淡红色或淡棕色。

白茯苓：为大小不一的方块或碎块，色白。

茯神：呈方块，附有切断的一块茯神木，质坚实，色白（图15 – 2B）。

【显微特征】粉末：灰白色。①用水装片可见无色不规则颗粒状多糖团块和末端钝圆的分枝状多糖团块以及细长菌丝。多糖团块遇水合氯醛黏化成胶冻状，加热溶化。②用5%氢氧化钾液装片，多糖团块溶解，可见菌丝细长，稍弯曲，有分枝，无色（内层菌丝）或带棕色（外层菌丝），长短不一，直径3~8（16）μm，横隔偶可察见（图15 – 2C）。

【理化鉴别】1. 取粉末1g，加丙酮10ml，水浴加热并振摇，10min后，过滤，滤液蒸干。残渣加1ml冰醋酸溶解，再加浓硫酸1滴，显淡红色，后变淡褐色（甾萜类反应）。

2. 取茯苓片或粉末少许，加 α – 萘酚及浓硫酸，溶解并显橙红色至红色；加碘化钾试液1滴，显深红色（多糖类反应）。

【药理作用】1. 利尿作用　在清醒家兔慢性试验中证明，茯苓确有利尿作用，茯苓与桂皮、生姜、甘草与白术、生姜等配伍，利尿作用显著增强且持久。其利尿作用机理可能与影响肾小管对 Na^+ 的重吸收有关。

2. 免疫增强作用　茯苓多糖能显著提高小鼠巨噬细胞吞噬能力，并使胸腺、淋巴结增重，减轻 ^{60}Co 射线所致小鼠白细胞减少，增强细胞免疫反应。

3. 对消化系统的影响　茯苓对肠管有直接松弛作用，使收缩幅度减少，张力下降。对大鼠幽门结扎性胃溃疡有抑制作用，并能降低胃液分泌及游离酸含量。对实验性肝损伤亦有保护作用。

4. 镇静作用　茯苓煎剂与茯神能明显减少小鼠自主活动，增强戊巴比妥与硫喷妥钠的中枢抑制作用，对抗咖啡因所致的过度兴奋。

5. 抗肿瘤作用　茯苓聚糖本身无抗肿瘤作用，但与其他抗癌药合用，则有明显的增效作用；若切断其 β – （1→6）吡喃葡萄糖支链，成为单纯的 β – （1→3）葡萄糖聚糖（茯苓次聚糖），则有直接的抗肿瘤作用。茯苓次聚糖对小鼠肉瘤 S_{180} 的抑制率高达96.88%，其抗肿瘤作用可能与提高机体免疫功能有关。此外，茯苓酸对小鼠肉瘤 S_{180} 也有抑制作用。

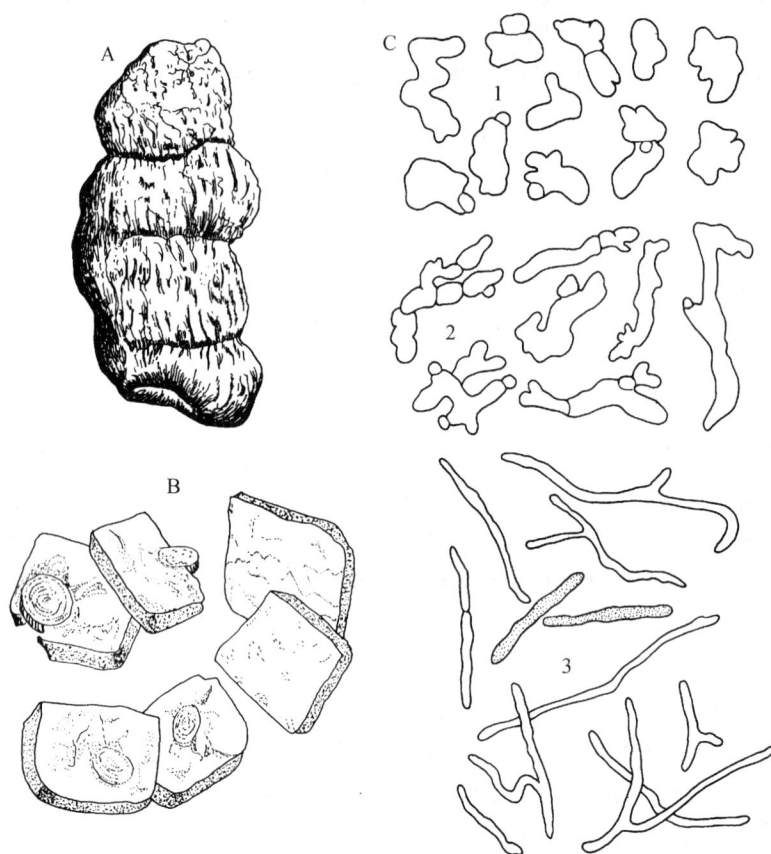

图 15 - 2　茯苓外形及显微特征

A. 菌核外形 B. 茯神与茯苓块外形 C. 粉末

1. 不规则颗粒状多糖团块 2. 分枝状多糖团块 3. 无色或淡棕色菌丝体

此外，煎剂尚可抑制金黄色葡萄球菌、结核杆菌、变形杆菌，醇提物可杀灭钩端螺旋体。

【功效】性平，味甘、淡。能利水渗湿，健脾，宁心。用于水肿尿少，痰饮眩悸，脾虚食少，便溏泄泻，心神不安，惊悸失眠。茯苓皮用于利水消肿，茯神用于宁心安神。朱砂拌茯苓可加强宁心安神作用。用量：茯苓块，茯神 9 ~ 15g；茯苓皮 15 ~ 30g。

*猪　苓

Polyporus

【来源】为多孔菌科真菌猪苓 *Polyporus umbellatus*（Pers.）Fries 的干燥菌核。

【产地】主产于陕西、云南、河南、甘肃、吉林、四川等地。以陕西产者最为著名。

【采收加工】常寄生于壳斗科植物、桦树及槭树根旁土壤中。春、秋季采挖，除去泥沙，干燥。

【化学成分】含猪苓聚糖 I（Gu - I），为 β - （1→3）吡喃葡萄糖聚糖，有抗肿瘤活性。

另含麦角甾醇、生物素（维生素 H，biotin）、α - 羟基二十四碳酸、粗蛋白等。

【性状】菌核呈不规则条状、圆块状或扁块状，有的分枝，长 5～25cm，直径 2～6cm。表面黑色、灰黑色或棕褐色，皱缩或有瘤状突起。体轻，质硬，断面类白色或黄白色，略呈颗粒状。气微，味淡（图 15 - 3A）。

【显微特征】粉末：黄白色。①水装片可见散在的菌丝和多糖黏结的菌丝团块，大多无色，少数黄棕色或暗棕色。遇水合氯醛黏化成胶冻状，加热或用 5% 氢氧化钾液装片，多糖溶解而露出菌丝。菌丝细长，弯曲，有分枝，直径 1.5～13μm，横壁不明显。②草酸钙方晶极多，多呈正方八面体，双锥八面体或不规则多面体，直径 3～60μm，有时可见数个结晶集合（图 15 - 3B）。

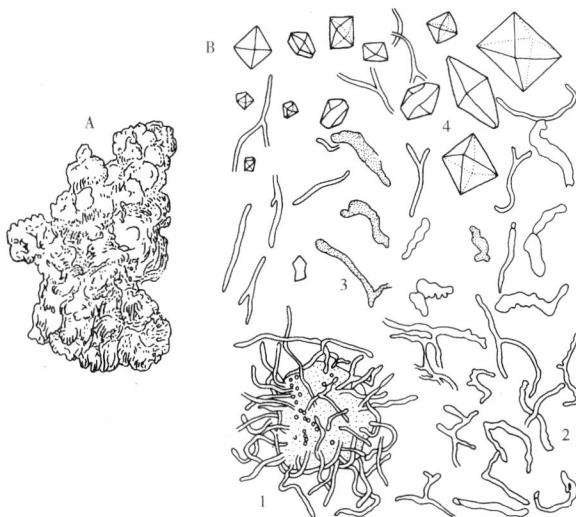

图 15 - 3　猪苓外形及显微特征

A. 菌核外形 B. 粉末 1. 菌丝团 2. 无色菌丝 3. 棕色菌丝 4. 草酸钙结晶

【含量测定】猪苓的主要有效成分为猪苓多糖，能与硫酸蒽酮反应生成有色化合物，在 625nm 波长处有最大吸收，故可采用比色法测定猪苓多糖含量，在 16～80μg 范围内符合 Beer - Lambert 定律。

【药理作用】**1. 利尿作用**　猪苓有强大的利尿作用，其作用比咖啡因、木通或茯苓强。其利尿作用机理主要是抑制了肾小管对水及电解质，特别是钠、钾、氯的重吸收。

2. 免疫增强作用　猪苓提取物能增强网状内皮系统吞噬功能。猪苓多糖使荷瘤小鼠脾脏抗体产生，细胞增多，能明显促进抗体形成，亦能显著提高荷瘤小鼠腹腔巨噬细胞吞噬能力，提高淋巴细胞转化，说明猪苓是一种非特异性免疫刺激剂。猪苓多糖尚能使免疫功能低下的体弱儿童的胃纳增加，跑步耐力增加，睡眠改善。

3. 抗肿瘤作用　猪苓提取物可抑制小鼠肉瘤 S_{180} 和肝癌，其抗癌机理是抑制癌细胞内 DNA 的合成，从而影响癌细胞增殖；并能提高瘤细胞内 cAMP 含量，促进癌细胞向正常细胞转化。猪苓多糖能使腹水型肝癌 H_{22} 荷癌小鼠亢进的皮质功能恢复正常，肝糖原积累增加，糖异生酶活性增加，这对荷瘤动物整体机能的改善有积极作用，亦可能是其治疗肿瘤的一个药理学基础。

4. 保肝及抗乙肝作用　猪苓多糖对 CCl_4 引起的肝损伤有显著的拮抗作用，对产生抗表面抗原抗体（抗 – HBs）有显著促进作用，用于治疗慢性病毒性肝炎有较好疗效。猪苓多糖注射液单用或与乙肝疫苗合用，对乙型肝炎均有明显疗效。

此外，猪苓多糖能增加衰老模型小鼠体重，提高体温和胸腺系数，使其接近正常值；并能提高其红细胞中超氧化歧化酶和肝脏过氧化氢酶活力，提示有抗衰老作用。猪苓提取物对金黄色葡萄球菌、大肠杆菌亦有抑制作用。

【功效】性平，味甘、淡。能利水渗湿。用于小便不利，水肿，泄泻，淋浊，带下。用量 6 ~ 12g。

昆　　布

Laminariae Thallus　　Eckloniae Thallus

本品为昆布科（海带科）植物昆布（海带）*Laminaria japonica* Aresch. 或翅藻科植物鹅掌菜（昆布）*Ecklonia kurome* Okam. 的干燥叶状体，前者俗称"海带"，后者习称"黑昆布"。主产于辽宁、山东沿海区域。夏、秋季采捞，晒干。昆布全体黑褐色或绿褐色，表面有白霜，浸胀后呈扁平长带状，长 50 ~ 150cm，宽 10 ~ 40cm，中部较厚，边缘渐薄，有波状褶皱，类革质。鹅掌菜全体黑色，较薄，膨胀后呈扁平叶状，长 30 ~ 50cm，宽 16 ~ 26cm，厚约 1.6mm，两侧羽状深裂，裂片长舌状。昆布富含昆布聚糖，主要有褐藻酸盐（alginate）、岩藻依多糖（fucoidan）和昆布淀粉（laminarin）3 种，并含脂多糖（lipopolysaccharide）和 3 个水溶性含砷糖。另含昆布氨酸（laminine）、甘露醇（mannitol）、牛磺酸（taurine）、谷氨酸、天冬氨酸等与维生素 B_1、B_2、C、P 以及碘（> 0.2%）、钾及其他微量元素；鹅掌菜含藻胶酸、藻氨酸、昆布糖、氨基酸、多聚糖及钾、碘、溴等。昆布氨酸有降压作用；昆布水提取物及昆布聚糖有降血脂作用；从昆布提取的褐藻淀粉及其硫酸酯、褐藻酸钠均能显著增强小鼠腹腔巨噬细胞的吞噬功能，并能增加血清溶血素的生成；昆布及其所含多糖均有抗凝血作用；褐藻酸钠能显著降低放射性锶在消化道的吸收，褐藻酸钠、褐藻淀粉及昆布多糖对 $^{60}Co\gamma$ – 射线辐射均有一定保护作用；昆布根粗提取液对豚鼠有平喘作用，对大鼠及猫有一定的镇咳作用。此外，尚有抗肿瘤、降血糖等作用。本品性寒，味咸；能消痰，软坚，行水；用于瘰疬瘿瘤，水肿积聚，睾丸肿痛；用量 6 ~ 12g。昆布用于治疗玻璃体混浊，疗效显著。

灵　　芝

Ganoderma

本品为多孔菌科真菌灵芝 *Ganoderma lucidum*（Leyss. ex Fr.）Karst. 的干燥子实体。主产于华东、西南等地。全年均可采收，剪除附有朽木，除去泥沙等杂质，阴干或 40 ~ 50℃烘干。子实体由菌盖和菌柄组成。菌盖肾形或半圆形，大小不一；上表面红褐色或紫褐色，具漆样光泽，近边缘处有略呈波形弯曲的环状棱纹，与菌柄相连处有辐射状皱纹，菌盖边缘略呈浅波状或全缘，常稍下卷；下表面黄棕色或淡棕色，有细小密集的微孔（菌管）；菌柄侧生或偏生，近圆柱形，与菌盖成直角，长 3 ~ 10cm；质坚而有韧性，折断面似木栓质，淡黄褐色或淡粉红色；气微，味苦。主要有效成分为多糖类与三萜酸类，后者包括灵芝酸（ganoderic acid）

A～C（各含1.0%～1.4%）。另含生物碱、麦角甾醇（ergosterol，0.3%～0.4%）、香豆素苷、挥发油、苯甲酸以及真菌溶菌酶、酸性蛋白酶、水溶性蛋白质、氨基酸、多肽等；胞子中还含甘露醇、海藻糖（trehalose）等。不同品种的灵芝子实体中三萜类成分的种类与含量均存在差异：松杉灵芝与紫芝的三萜类成分的HPLC图谱较相似，日本灵芝与韩国灵芝也比较相近，而黑芝中三萜类成分均未检出。黑芝在芝型和色泽上均易与紫芝相混淆，注意区别。灵芝能调节免疫功能，抑制过敏反应，改善内脏微循环，抗心律失常；并有镇静、强心、增加冠脉流量、降压、抑菌、祛痰、止咳等作用。灵芝多糖能显著增强机体免疫功能，尚有增进食欲、改善精神状态、提高机体耐寒、耐缺氧能力和增强肾上腺皮质功能、抗肿瘤、降血糖及延缓衰老等作用。灵芝孢子粉提取物对实验性糖尿病有防治作用。本品性温，味淡；能补气安神，止咳平喘；用于心神不宁，失眠心悸，肺虚咳喘，虚劳短气，不思饮食等；用量6～9g。

【附注】**1. 类似品** 同属植物紫芝 *Ganoderma japonica*（Fr.）Lloyd 的子实体亦供药用。外形与灵芝极相似，唯其菌盖和菌柄均有黑色皮壳，菌肉和菌管棕褐色。功效相同。尚有同属植物薄树芝 *G. capens*（Lloyd）Teng，亦供药用，与灵芝相以，但菌盖较薄，表面无棱纹，多无柄或具短柄，柄长短于3cm。

2. 云芝 为同科真菌彩绒革盖菌 *Coriolus versicolor*（L. ex Fr.）Quel 的干燥子实体。常数个菌盖叠生成覆瓦状或莲座状，表面密生灰褐蓝紫黑等颜色的绒毛（菌丝）。能健脾利湿，清热解毒；用于治疗湿热黄疸。

3. 伪品 同科数种真菌常混充灵芝药用，常见的有树舌 *Ganoderma applanatum*、层叠树舌 *G. lobatum*、红绿树舌 *G. pinicola* 等。上述树舌的子实体均无柄。树舌多糖亦有免疫增强与抗肿瘤等作用。

雷　丸
Omphalia

本品为白蘑科真菌雷丸 *Omphalia lapidescens* Schroet. 的干燥菌核。多寄生于竹根或老竹兜下，我国西北、西南、华南等地均产，以四川、安徽、湖北较多。秋季采挖，洗净，晒干。菌核呈类球形或不规则块状，直径1～3cm；表面红棕色或黑褐色，有略隆起的细密网状皱纹；质坚实而重，断面不平坦，白色或淡灰黄色，粉状或颗粒状，常有黄棕色大理石样纹理；无臭，味微苦，嚼之有颗粒感，微带黏性，久嚼无渣。含雷丸素约3%，是一种蛋白酶，为驱绦虫有效成分，煮沸及在酸性溶液中无效；并含钙、铝、镁等无机元素。雷丸对有钩、无钩和犬绦虫均有驱虫作用，水浸液可杀死绦虫的节片，其驱虫作用不是麻痹虫体，而是雷丸中的蛋白酶对蛋白质的分解，致使虫节破坏；体外实验证明，雷丸的10%煎剂能使阴道滴虫虫体颗粒化变形；雷丸多糖具有很强的抗炎作用。本品性寒，味微苦；能杀虫消积；用于驱绦虫、钩虫、蛔虫及虫积腹痛，小儿疳积；用量15～20g。多研粉服用。

马　勃
Lasiosphaera seu Calvatia

本品为灰包科真菌脱皮马勃 *Lasiosphaera fenzlii* Reich.、大马勃 *Calvatia gigantea*（Batsch. ex

Pers.）Lloyd 或紫色马勃 *C. lilacina*（Mont. et Berk.）Lloyd 的干燥子实体。脱皮马勃主产于内蒙古、河北，大马勃主产于青海，紫色马勃主产于江苏、湖北等地。夏、秋季子实体成熟时及时采收，除去泥沙，干燥。

脱皮马勃：呈扁球形或类球形，无不孕基部，直径 15~20cm；包被灰棕色至黄褐色，纸质，常破碎呈块片状或全部脱落；胞体灰褐色或浅褐色，紧密，有弹性，撕开内有灰褐色棉絮状的丝状物，触之则胞子呈尘土样飞扬，手捻有细腻感；气似尘土，无味。大马勃 不孕基部很小或无，残留的包被由黄棕色膜状外包被和较厚的灰黄色内胞被组成，光滑，质硬而脆，成块脱落；胞体浅青褐色，手捻之有润滑感。

紫色马勃：呈陀螺形，或已压扁呈扁圆形，直径 5~12cm，不孕基部发达，包被薄，两层，紫褐色，粗皱，有圆形凹陷，外翻，上部常裂成小块或已部分脱落；胞体紫色。脱皮马勃含亮氨酸、酪氨酸（tyrosine）、尿素（urea）、麦角甾醇、类脂质、马勃素（gemmatein）及磷酸钠等。大马勃含大秃马勃素（calvacin），有抗癌作用。马勃对各种创伤性出血均有良好治疗作用；脱皮马勃对口腔出血疾患及鼻出血有明显的止血效果，煎剂对金黄色葡萄球菌、铜绿假单胞菌、变形杆菌及肺炎双球菌均有一定抑制作用。本品性平，味辛；能清肺利咽，止血；用于咽喉肿痛，咳嗽失音；外治鼻衄、创伤出血，取其有机械止血作用；用量 1.5~6g。

松 萝
Usnea

本品为松萝科植物松萝 *Usnea diffracta* Vain. 和长松萝 *U. longissima* Ach. 的干燥地衣体。全国各地均产。全年均可采收，除去杂质，晒干。松萝 呈不规则的团丝状，淡灰绿色或棕黄色；地衣体丝状，长短不一，直径约至 1mm，常为二叉状分枝，表面具细而密的白色环节；质柔韧，略有弹性，不易折断，断面白色，藻环与中轴易分离；气微，味淡。长松萝 全体呈线状，长可达 1.3m，具细密而短的侧枝，长约 1cm，似蜈蚣脚状，故又称"蜈蚣松萝"。二者均含松萝酸（usnic acid）、巴尔巴地衣酸（barbatic acid）、地衣酸（diffractic acid）及挥发油等，长松萝尚含拉马酸（ramalic acid）、地衣聚糖（lichenin）。松萝酸及挥发油对某些革兰阳性和阴性致病细菌，如结核杆菌、肺炎球菌、溶血性链球菌、白喉杆菌均有很强的抑菌作用；对白色念珠菌、阴道滴虫、疟原虫、血吸虫等也有较强抑制或杀灭作用；此外，尚有抗炎、解毒、松弛平滑肌与升高血糖等作用。本品性平，味甘、苦；能止咳平喘，活血通络，清热解毒；用于治疗肺结核，慢性支气管炎；外用治创伤感染，术后刀口感染，化脓性中耳炎，疮疖，淋巴结核，乳腺炎，阴道滴虫等；用量 10~15g，外用研末调敷。

第十六章 树脂类生药

树脂类（resins）生药是指供药用的天然树脂，它们是从植物体得到的一类非晶形固体或半固体物质。由于它们具有良好的防腐、抗菌、消炎、活血化瘀、消肿止痛等功效，目前仍在医药上被广泛应用。

中成药中应用树脂类生药的较多。近年来，对活血化瘀中药树脂类药物进行了较深入研究。例如，从古方苏合香丸研制出冠心苏合丸，两者均对冠心病心绞痛有显著疗效，进一步的研究发现，苏合香和冰片是上述成药中的主要有效药物，因而制成苏冰滴丸经临床应用，证实对心绞痛确有疗效。现代药理学研究证实，苏冰滴丸有解除冠状动脉痉挛的作用，其中苏合香及其所含顺式桂皮酸尚有显著的抗凝血作用。有些树脂类生药还可作为填齿料和硬膏制剂的原料。

第一节 树脂在植物界的分布及其采收

树脂广泛存在于植物界，特别是种子植物中。药用树脂大多取自松科（松油脂、松香、加拿大油树脂），豆科（秘鲁香、吐鲁香），金缕梅科（苏合香、枫香脂），橄榄科（乳香、没药），漆树科（洋乳香），伞形科（阿魏），安息香科（安息香），藤黄科（藤黄），棕榈科（血竭）等科的植物。在叶状体植物（藻菌及苔藓类）和双子叶植物的唇形科、玄参科及马鞭草科中，尚未发现有树脂存在。

树脂通常存在于树脂道中，有时也存在于某些分泌细胞及乳管内。在一些木本植物心材部分的导管中也有树脂聚积（如愈创木）。树脂常与挥发油并存。当植物受伤时，挥发油和树脂等便从伤口中流出，并在空气中逐渐凝固，以保护伤口。这些原来存在于树脂道中的树脂称为"初生树脂"。有些植物平常只有少数树脂道（如松树），或根本没有树脂道（如安息香树），但当植物受伤后，新形成的维管组织中，就有很多树脂道，此时流出的树脂，称为"次生树脂"。药用树脂主要是次生流脂。

树脂的采收，一般是采用切割方法，用刀将树皮割破，树脂便从伤口中流出，可能持续很久；有些植物则需经常切割，才能持续流出树脂。存在于分泌细胞（如牵牛子脂）或心材中的树脂（如愈创木脂），则需将植物粉碎，用有机溶剂（如乙醇、丙酮）提取，提取液浓缩后，加水，树脂即沉淀出来。对于某些存在于心材导管中的树脂（如愈创木），也可以采取加热的方法，使树脂熔融液化流出。

第二节 树脂的化学组成、分类及其通性

一、树脂的化学组成

树脂的化学组成非常复杂。一般认为，树脂是由植物体内的挥发油，经过复杂的化学变化，如氧化、缩合、聚合等作用而形成。树脂的主要化学成分包括下列四类物质。

1. 树脂酸类（resin acids）

分子量大，结构复杂，能容于碱性水溶液，形成肥皂样的乳液。它们大多游离存在。例如松香中含有90%以上的树脂酸（松油酸），是二萜烯酸类；乳香中含大量乳香酸，是三萜烯酸类。

2. 树脂醇类（resin alcohols）

可分为树脂醇和树脂鞣酚两类：树脂醇（resinols）是无色物质，含醇性羟基，遇三氯化铁不显颜色反应；树脂鞣酚（resinotannols）分子量较大，含酚性羟基，遇三氯化铁显鞣质样蓝色反应。

3. 树脂酯类（resin esters）

是树脂醇或树脂鞣酚与树脂酸或芳香酸（如苯甲酸、桂皮酸等）化合而成的酯。它们与氢氧化钾的醇溶液共煮，则皂化。

4. 树脂烃类（resenes）

其化学组成目前还不太清楚，可能是倍半萜烯及多萜烯的衍生物及其氧化产物。性质极稳定，不溶于碱，不被水解和氧化，亦不导电，与空气、光线、水或一般化学试剂等长久接触均不起变化。树脂中如含有较多的树脂烃时，在医药上多用作丸剂或硬膏的原料。

此外，尚有一类树脂，其分子中的羟基与糖类结合成苷，称为苷树脂类（glycoresins）。本类树脂常有致泻作用，如小檗科药喇叭中含有的药喇叭树脂（jalapa resin）。

二、树脂的分类

药用树脂通常是根据其主要化学组成可分为下列各类。

1. 单树脂类（resina）

一般不含或极少含挥发油及树胶。按其主要成分又可分为：①酸树脂　主成分为树脂酸，如松香；②酯树脂　主成分为树脂酯，如枫香脂、血竭；③混合树脂　无明显主成分，如洋乳香。

2. 胶树脂类（gummi – resina）

主要组成为树脂和树胶，如藤黄。

3. 油胶树脂（oleo – gummi – resina）

胶树脂中含有较多的挥发油，如乳香、没药、阿魏。

4. 油树脂类（oleo – resina）

主要组成为树脂与挥发油，如松油脂、加拿大松油脂。

5. 香树脂类（balsamum）

油树脂中含有多量的游离芳香酸，如苏合香、安息香。存在于树脂中的芳香酸，统称为香脂酸（balsamic acids）。

三、树脂的通性

树脂是树脂烃、树脂酸、高级醇及酯等多种成分所组成的复杂混合物。不溶于水，也不吸水膨胀；能部分或完全溶于碱性溶液中，加酸酸化后，又复沉淀；易溶于乙醇、乙醚、三氯甲烷等有机溶剂；加热软化而后熔融，冷后质硬脆；燃烧时发出浓黑的烟及明亮的火焰，并有特殊的香气或臭气。将树脂的乙醇液蒸干，可形成薄膜状物。

树脂的商品名称常易与树胶混淆，如加拿大树脂常误称为"加拿大树胶"。实际上，树脂和树胶是化学组成完全不同的两类化合物。树胶是碳水化合物，属多糖类，能溶于水或吸水膨胀，或能在水中成为混悬液，不溶于有机溶剂，加热至最后则焦炭化而分解，发出焦糖样臭气，无一定的熔点。

第三节　树脂的鉴定

　　树脂类的鉴别主要依靠外形、气味和化学反应。此外，也可测定树脂的酸价、皂化价和碘价。其中酸价对于真伪和掺假的鉴定较为重要，而皂化价和碘价的意义较小，因为正品树脂的各批样品，其皂化价与碘价往往也有较大的差异。

　　由于树脂中常含有树皮、泥土、沙石等杂质，所以药典通常规定树脂中醇不溶物的限量，以保证其纯度。有些树脂的品质优良度可用化学方法测定，如香树脂类可测定其中香脂酸的含量。

　　含树脂的植物性生药的组织切片显微观察时，树脂通常呈黄棕色的不规则颗粒状或团块状物质，存在于分泌组织如树脂道、分泌细胞或导管中，以水合氯醛液加热透化或以稀醇封藏则多少溶解，并可被苏丹Ⅲ或紫草溶液染成红色。

*血　竭
Sanguis Draconis

【来源】　为棕榈科植物麒麟竭 *Daemonorops draco* BL. 果实中渗出的红色树脂。

【产地】　主产于印度尼西亚、马来西亚和印度等地。

【采收加工】　采收成熟果实，充分晒干，加贝壳同入笼中强力振摇，鳞片间分泌的松脆红色树脂块即脱落，筛去果实鳞片等杂质，用布包起树脂，入热水中使软化成团，取出放冷称为"原装血竭"。原装血竭经搀入敷料加工炼制称为"加工血竭"，常见的商品有手牌及皇冠牌等，均在血竭底部印有金色商标。

【化学成分】　含血竭素（dracorhodin）、血竭红素（dracorubin）、去甲血竭素（nordracorhodin）、去甲血竭红素（nordracorubin）、（2S）－5－甲氧基－6－甲基黄烷－7－醇（简称黄烷醇）、（2S）－5－甲氧基黄烷－7－醇、2，4－二羟基－5－甲基－6－甲氧基查尔酮、2，4－二羟基－6－甲氧基查尔酮及二萜类海松酸（pimaric acid）、异海松酸、松香酸（abietic acid）、去氢松香酸、檀香海松酸（sandaracopimaric acid）等，尚含苯甲酸、肉桂酸、树胶等。

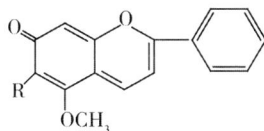

| 血竭素 | R=CH₃ |
| 去甲血竭素 | R=H |

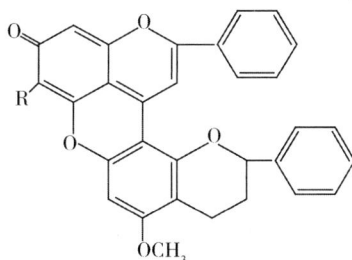

| 血竭红素 | R=CH₃ |
| 去甲血竭红素 | R=H |

【性状】**1. 加工血竭（手牌、皇冠牌）**：呈扁圆四方形或方砖形，直径6～8cm，厚约4～6cm。每块重约250g，有的可达800g。表面暗红色，有光泽，附有因摩擦而成的红粉，底部圆平，顶端有包扎成型所形成的纵折纹。质硬脆，破碎面黑红色，光亮，研粉则成血红色。无臭，味初淡，后渐咸，嚼之有砂砾感。在水中不溶，热水中软化；溶于乙醇、乙醚及苯。

2. 原装血竭：成扁圆形、圆形或不规则块状，大小不等。表面红褐色、红色或砖红色，破碎面有光泽或无光泽，多粗糙。因品质不一，常含有多少不等的花序、果实及鳞片等杂质。

【理化鉴别】1. 取本品粉末少许置白纸上，用火隔纸烘烤即熔化，但无扩散的油迹，对光照视呈鲜艳的红色；以火燃烧则发生呛鼻的烟气，但不应有松香气味。

2. 取本品粉末1g，置于10ml 95%乙醇中，搅拌，粉末应完全溶解；蘸取少量乙醇液涂于指甲上，指甲染成鲜艳的血红色，经久不退。

3. 血竭粉末少许，加95%乙醇溶解，取滤液加稀盐酸，溶液由红变黄（转化为花色苷元型），再加10%醋酸钠溶液，加热，溶液由黄变红（血竭素）。另取血竭粉末少许，加石油醚溶解，滤液加少量活性炭脱色，上清液加新鲜配制的醋酸铜，溶液不得呈绿色（检查松香）。

4. 薄层色谱：

（1）血竭红素的检识：将血竭的乙醇提取液加盐酸酸化，使析出棕色树脂状物，树脂状物加20%氢氧化钾溶液研磨，以三氯甲烷萃取，萃取液（红色）点样于硅胶G薄层板上，以血竭红素标准品溶液作对照，用三氯甲烷 – 甲醇（95∶5）展开，日光下血竭红素（R_f约0.33）现橙色斑点。

（2）血竭素的检识：将血竭的乙醚提取液点样于硅胶G薄层板上，以血竭素和黄烷醇标准品溶液作对照，用三氯甲烷 – 甲醇（95∶5）展开，日光下血竭素（R_f约0.65）显橙色斑点，黄烷醇（R_f约0.85）因含量差异显橙色至不能检出。

5. 红外光谱法鉴别：样品的乙醚提取物作红外光谱测定，可鉴别血竭及其加工时加入的掺假物，如松香、达马胶，它们的红外光谱明显不同：血竭的特征吸收峰是1120、1610（cm^{-1}）；达马胶的红外吸收峰是1380、1460、1707（cm^{-1}）、以1707cm^{-1}为最强峰是其特征；松香的特征吸收峰是1692和1280（cm^{-1}）。（图16 – 1A～D）。二种商品血竭（手牌和皇冠牌）的红外光谱特征吸收峰基本一致，并均有达马胶特征吸收峰，表明上述两种血竭加工时均掺入了不同量的达马胶。

【含量测定】血竭素的HPLC法测定：精密称取血竭粉末约40mg置离心管中，准确加入3%磷酸甲醇溶液10ml，振摇3～5min，离心，上清液供进样。色谱条件色谱柱为十八烷基键合硅胶C18，流动相为乙腈 – 0.05mol/L磷酸二氢钠溶液（50∶50），检测波长为440nm，柱温40℃。理论板数按血竭素峰计算应不低于4000。《中国药典》（2010年版）规定，本品含血竭素不得少于1.0%。

此外，尚可应用薄层色谱 – 分光光度法、薄层扫描法测定血竭素和血竭红素含量。

【药理作用】**1. 抗菌作用**　血竭素及血竭红素对金黄色葡萄球菌、包皮垢分枝杆菌和白色念球菌均有抑制作用，血竭水浸液对多种皮肤致病真菌亦有不同程度的抑制作用。

2. 抗凝血作用　血竭能显著降低红细胞压积、全血黏度及血浆黏度，加快红细胞及血小板的电泳速度，显著抑制二磷酸腺苷的血小板聚集。

【功效】性平，味甘、咸。能活血定痛，化瘀止血，生肌敛疮。用于跌打损伤，疮疡溃后不敛，创伤出血。用量1～2g，研末或入丸剂，外用研末撒或入膏药用。

【附注】1. 从我国云南、广西产百合科植物剑叶龙血树 *Dracaena cochinchinensis*（Lour.）

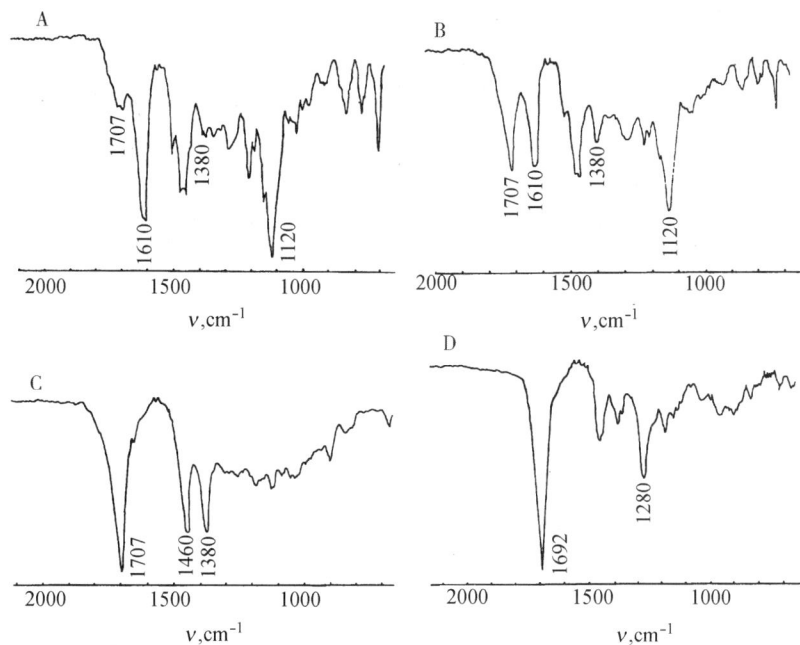

图 16-1 血竭红外光谱图

A. 手牌血竭 B. 皇冠牌血竭 C. 进口达马胶 D. 松香

S. C. Chen 的含树脂木材中提取得到的树脂加工品，称为"广西血竭"。呈不规则块状，大小不一；表面深紫色，具光泽，局部黏附有红色粉尘；质硬，易碎，破碎面平滑，有玻璃样光泽；气微，味微涩，嚼之有黏牙感。含黄酮类、挥发油、强心苷、蒽醌、鞣质及其他酚类化合物。所含成分与进口血竭不同，但其药理、毒理及临床疗效与进口血竭无明显差异。尚有海南龙血树 D. cambodiana Pierre ex Gagnep. 的树脂亦供药用。

2. 百合科龙血树属（Dracaena）的索科拉龙血树（D. cinnabari Balf. f.）、龙血树（D. draco L.）、阿拉伯龙血树（D. schizantha）的树脂，产于非洲及印度，国际市场上亦作血竭销售。

*乳 香
Olibanum

【来源】 为橄榄科植物卡氏乳香树 Boswellia carterii Birdwood（Liquidambar orientalis Mill.）及同属数种植物树干皮部切伤后渗出的油胶树脂。

【产地】 主产于红海沿岸的索马里、埃塞俄比亚及阿拉伯半岛南部国家。

【采收加工】 春、秋季采收。将树皮从下而上顺序切伤，开一狭沟，使树脂渗出，流入沟中，数天后凝结，即可采收。落于地面者可拣起供药用，但质较次。

【化学成分】 含树脂 60% ~70%，树胶 27% ~35%，挥发油 3% ~8%。

1. 树脂 含 α - 乳香酸（boswellic acid）、β - 乳香酸、α - 香树脂酮（α - amyrenone）、乳香萜烯（insensole）、氧化乳香萜烯等。

2. 树胶 主要含多聚糖，水解后得阿拉伯糖、半乳糖及糖醛酸；并含西黄芪胶黏素及苦味质等。

3. 挥发油 不同产地乳香挥发油组成明显不同：索马里乳香主含 α－蒎烯（24.7% ~ 27.2%%），对－伞花烃（p – cymene, 7.5%），α－宁烯（α – thujene, 7.0%），喇叭茶醇（4.9%），松油烯－4－醇（2.8%）等；埃塞俄比亚乳香主含乙酸辛酯（octyl acetate, 18.3% ~ 34.3%），1，5，9－三甲基－（1－甲基乙烯基）－1，5，9－环四癸三烯（4.9%），1－辛醇（4.3%），反式－β－金合欢烯（trans – β – farnesene, 4.1%）等。

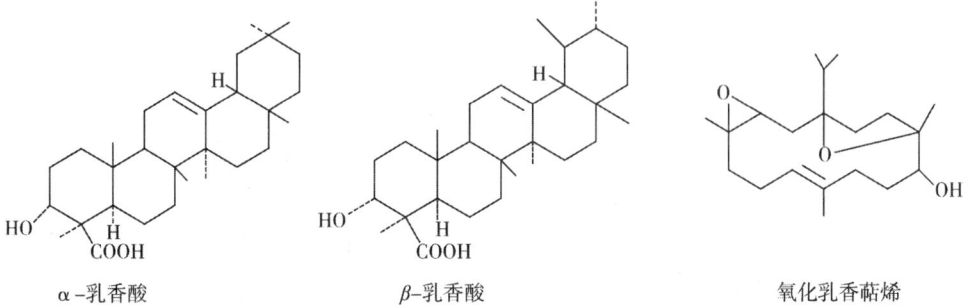

α－乳香酸   β－乳香酸   氧化乳香萜烯

【性状】呈乳头状、泪滴状或不规则的小块，长 0.5 ~ 2cm，有时黏连成团块。淡黄色，微带蓝色、绿色或棕红色。半透明，有的表面有一层白粉。质坚脆，断面蜡样，无光泽，少数呈玻璃样光泽。气微芳香，味微苦，嚼之初成砂粒状，迅即软化成胶状，黏牙，唾液成乳白色。与水共研成白色或黄白色乳状液。

【理化鉴别】1. 取本品粉末少许，烧之微有香气（不应有松香气），冒黑烟，并残留黑色残渣。

2. 取本品粉末 1g，研细，加甲醇 10ml，振摇并放置 24h，过滤，滤液蒸干，残渣加稀硫酸 10ml 转移到分液漏斗中，用三氯甲烷 20ml 萃取 2 次，每次 10ml，三氯甲烷提取液蒸去溶剂，残渣加 1ml 乙酸酐溶解，再加乙酸酐－浓硫酸（19:1）试剂 1ml，溶液迅成紫色。（检查乳香酸）

【含量测定】**1. 挥发油测定** 按照《中国药典》（2010 年版）附录方法测定。索马里乳香含挥发油不得少于 6.0%（ml/g），埃塞俄比亚乳香含挥发油不得少于 2.0%（ml/g）。

2. α－蒎烯与乙酸辛酯的 GC 法测定 精密称取乳香挥发油 50mg，以无水乙醇准确稀释至 5ml，供进样用。GC 条件：SE－54 毛细管色谱柱（2.1m × 3.2mm），涂布浓度为 10%，柱升温程序：初始温度 80℃，保持 1min，以 15℃·min^{-1}升至 200℃，保持 10min，气化室温度 240℃；载气氢气。α－蒎烯的回归方程：y = 444.784x – 94.19，r = 0.9995，线性范围 0 ~ 10.80μg；乙酸辛酯的回归方程：y = 6204.45x + 658.78，r = 0.9996，线性范围：0 ~ 10.32μg。

【药理作用】**1. 活血化瘀及镇痛作用** 乳香降低血液黏滞性，改善微循环障碍，增加毛细血管通透性，并有镇痛作用。

2. 抗炎作用 乳香乙醇提取物能明显抑制角叉菜胶引起的大鼠及小鼠足跖肿胀，对甲醛佐剂引起的关节炎亦有明显对抗作用。乳香脂酸为抗炎有效成分。

3. 抗溃疡作用 口饲可使幽门结扎大鼠溃疡指数及胃内容物游离酸度显著下降，使溃疡主要局限于胃的贲门窦部；并可减轻多种原因引起的胃腺部胃黏膜损伤程度。但不能减轻半胱氨酸诱发的十二指肠溃疡程度。

4. 抗肿瘤作用 乳香提取物能诱导急性粒细胞白血病细胞株 HL－60、急性单核细胞白血病细胞株 U937 及急性粒细胞白血病原代细胞，促使其凋亡，临床已用于治疗急性非淋巴细胞白血病。

【功效】性温，味苦、辛。能活血化瘀，行气止痛，消肿生肌。用于跌打损伤，心腹诸痛，痈疽疮肿；用量2~6g，多入膏药用。

【附注】**1. 类似品** 同属植物鲍达乳香树（药胶香树）*Boswellia bhawdajiana* Birbw. 及野乳香树 *B. neglecta* M. Moore 等树干皮部切伤渗出的油胶树脂亦作乳香药用，其性状与乳香相似。

2. 洋乳香 为漆树科植物黏胶乳香树 *Pistacia lentiscus* L. 的树干或树枝经切伤后流出的干燥树脂。主产于希腊、土耳其及地中海南岸国家。外形与乳香相似，但颗粒小而圆，直径约3~8mm。新鲜品表面有光泽，半透明；质脆，断面透明，玻璃样；气微芳香，味苦。嚼之先为砂粒样，后软化成可塑性团块，不黏牙。与水共研不形成乳状液。多用作硬膏剂原料及填齿料。应注意鉴别。

苏合香
Styrax

本品为金缕梅科植物苏合香树 *Liquidambar orientalis* Mill. 的树皮受伤后渗出的香树脂。主产于土耳其、索马里、埃及等地，我国广西、云南现有栽培。初夏将树皮击伤或割破至木部，使产生香树脂，于秋季割取树皮，榨取树脂，残渣加水煮后再压榨，即得普通苏合香；将其溶解于酒精中，过滤，除去酒精，即得精制苏合香。为半流动性的浓稠液体，棕黄色或暗棕色，半透明，质黏稠，较水为重；气芳香，味苦辣。粗制品含树脂约36%，其余为油状液体；树脂由苏合香树脂醇（storesinol）组成，游离或与桂皮酸结合；油状液体中含桂皮酸（17%~23%）、桂皮酸乙酯、桂皮酸苯乙酯、桂皮酸桂皮醇酯（styracin）、苯乙烯、香草醛；尚含3-表-齐墩果酸（3-epi-oleanolic acid）及齐墩果酮酸（oleanonic acid）。苏合香能使心肌血流量增加，耗氧量减少，故有抗心肌缺血、抗缺氧作用；对血小板聚集和血栓形成亦有抑制作用。本品性温，味辛；能开窍，辟秽，止痛；用于中风痰厥，猝然昏倒，胸痹心痛，胸腹冷痛，惊痫，冠心病，心绞痛；用量0.3~1g；宜入丸散，不入煎剂。

没药
Myrrha

本品为橄榄科植物没药树 *Commiphora molmol* Engl. 及同属数种植物树干皮部渗出的油胶树脂。主产于索马里、埃塞俄比亚、印度。于11月至翌年2月间，将树皮刺伤，收集从伤口或裂缝口流出的树脂，初为淡黄白色液体，在空气中渐变为红棕色硬块，拣除杂质。呈不规则颗粒或黏结成团块，大小不一；表面红棕色或黄棕色，凹凸不平，被有粉尘；质坚脆，破碎面呈颗粒状，有油样光泽，并常具白色斑点或纹理；气香而特异，味苦、微辛。与水共研成黄棕色乳状液。含挥发油7%~17%，树脂25%~40%，树胶57%~61%，其他杂质3%~4%；挥发油含丁香油酚（eugenol），枯茗醛（cumin aldehyde），α-法呢烯（α-farnesene），β-、γ-及δ-榄香烯（elemene），β-芹子烯（β-selinene）等40余种成分；树脂主要含树脂酸，有α-、β-及γ-没药酸（commiphoric acid），α-及β-罕没药酸（heerabomyrrholic acid）等；树胶中含蛋白质18%和糖64%。有扩张外周血管、镇痛、抗炎等药理作用。本品性温，味苦；能散瘀定痛，消肿生肌，并有兴奋，收敛，防腐作用；用于胸痹心痛，胃脘疼痛，痛经经闭，产后瘀阻，癥瘕腹痛，风湿痹痛，跌打损伤，痈肿疮疡；用量3~5g。孕妇及胃弱者慎用。

阿　　魏
Ferulae　Resina

　　本品为伞形科植物新疆阿魏 *Ferula sinkiangensis* K. M. Shen 或阜康阿魏 *F. fukanensis* K. M. Shen 的油胶树脂。主产于新疆。于5~6月植物抽茎后至初花期，自茎上部往下割取，待树脂流尽后再割下一刀，一般割3~4次，将收集物放入容器中，置通风处除去水分（割取法）；或于春季挖出根部，洗净，切碎，榨取液汁，置容器，于通风处除去水分（榨取法）。树脂呈不规则块状或脂膏状；表面蜡黄色至棕黄色；块状者体轻，质地似蜡，断面稍有孔隙，新鲜切面颜色较浅，放置后颜色渐深；脂膏状者黏稠，灰白色；具强烈而持久的蒜样臭气，味辛辣，嚼之有灼烧感。含挥发油、树脂和树胶，树脂的主要成分为阿魏树脂鞣酚（asaresinotannol）和阿魏酸，二者多结合成酯；挥发油含多种有机二硫化物，如 $C_7H_{14}S_2$ ［$CH_3CH_2CH（CH_3）SSCH \!=\!=\! CHCH_3$］、$C_{11}H_{20}S_2$、$C_{10}H_{18}S_2$、$C_8H_{16}S_2$ 等。含硫量达17%~38%，是本品具蒜臭的原因；尚含阿魏麝醇（farnesiferol）A、B 及 C 等。阿魏挥发油能排除胃肠道积气，加强胃的运动；并有兴奋怀孕子宫、终止妊娠及抗菌等药理作用。本品性温，味苦、辛；能消积，化癥，散痞，杀虫；用于肉食积滞，瘀血癥瘕，腹中痞块，虫积腹痛；用量1~1.5g。孕妇禁用。

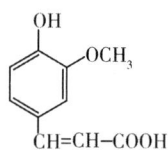

阿魏酸

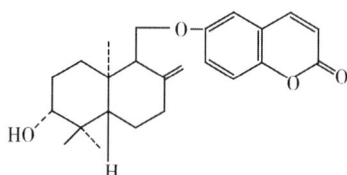

阿魏麝醇A

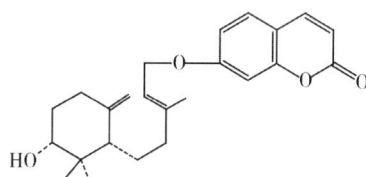

阿魏麝醇B

第 十 七 章　其 他 类

本类生药直接或间接来源于植物，由于其本身的特殊性，不便按药用部位分类，故自成一类。

本类生药主要包括：①直接由植物类的某些部分或间接用植物某些制品为原料，经过浸泡、加热或蒸馏等不同的加工处理所得到的产品，如冰片、芦荟、青黛等；②蕨类植物的成熟孢子，如海金沙；③植物的病理产物，如天竺黄；④某些昆虫寄生于某些植物体上所形成的虫瘿，如五倍子；⑤某些发酵制品，如神曲。

本类生药除性状鉴别外，理化鉴别较为常用，有的亦可进行显微鉴别，如海金沙、五倍子等。

*五 倍 子
Chinensis　Galla

【来源】 为漆树科植物盐肤木 *Rhus chinensis* Mill. 、青麸杨 *R potaninii* Maxim. 或红麸杨 *R. punjabensis* Stew. var. *sinica* （Diels） Rehd. et Wils. 叶上的虫瘿，主要由五倍子蚜（角倍蚜） *Melaphis chinensis* （Bell） Baker 寄生而形成。

【产地】 主产于四川、贵州、云南等地。

【采收加工】 秋季在五倍子由青转为黄褐色时采摘，置沸水中略煮或蒸至表面变成灰色，以杀死蚜虫，取出，晒干。按外形不同，分为"角倍"和"肚倍"。

【化学成分】 含五倍子鞣质 （gallotannin），医药上称五倍子鞣酸 （gallotannic acid），含量约 50% ~70% （角倍较低，肚倍较高），没食子酸 2% ~4%；另含叶绿素、树脂、脂肪、蜡质、糖及淀粉。五倍子鞣质为一混合物，由 1 分子葡萄糖和 5 ~8 分子没食子酸缩合而成，葡萄糖上的 5 个羟基均连接没食子酰，多数连 1 个，有时连 2 个或更多。

【性状】 　角倍：为不规则角状分枝的囊状物，形似菱角，长 3 ~8cm，直径 2 ~5cm。表面黄棕色或灰棕色，密被灰白色丝状毛茸。质硬脆，易破碎，断面角质样，囊壁厚 1 ~2mm，内壁浅棕色，平滑。腔内有黑褐色蚜虫尸体及白色粉状分泌物和排泄物。气特异，味涩。（图 17 – 1A1）

肚倍：为长圆形或纺锤形囊状物，表面平滑，无角状突起，毛茸略少，囊壁厚 2 ~3mm（图 17 – 1A2）。

【显微特征】 角倍横切面：外表皮细胞 1 列，类方形，其间有多数非腺毛。基本薄壁组织细胞含糊化淀粉粒，少数有草酸钙小方晶。维管束众多，外韧型，散在，外侧大而稀，向内渐小而密，每个维管束外侧均有 1 （2） 个大型树脂道，直径 50 ~200 ~350μm。鞣质多存在于外表皮细胞，尤以短角状突起处更为集中 （图 17 – 1B，C）。

角倍粉末：棕黄色，味极苦。①非腺毛众多，长 80 ~150 ~180μm ，1 ~2 ~4 个细胞，单列，先端有的弯曲成鸟喙状。②薄壁细胞多含糊化淀粉粒，个别含草酸钙小方晶，长 10 ~15μm。③树脂道均已破碎，树脂块散在，黄棕色。④导管多为螺纹，直径 10 ~15μm（图 17 –

1D）。

肚倍组织构造与角倍相似。

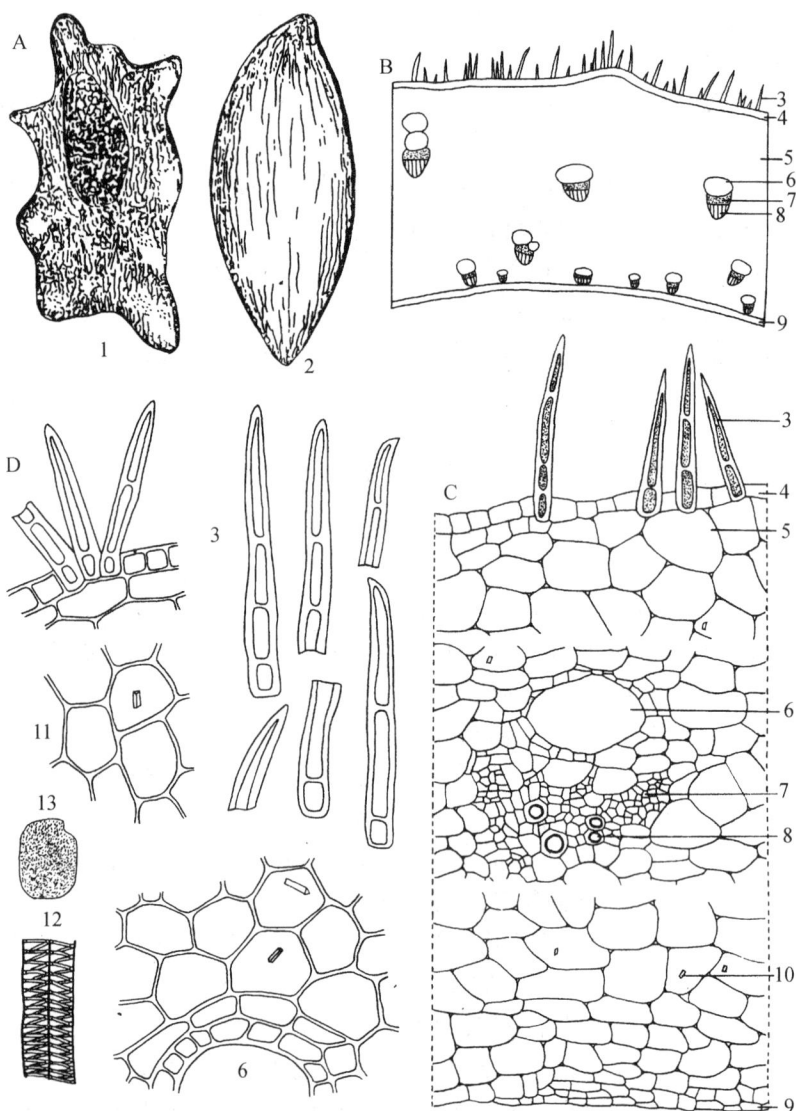

图 17 – 1　五倍子外形及显微特征

A. 外形 B. 角倍横切面简图 C. 横切面详图 D. 粉末

1. 角倍（部分去除囊壁，示内部特征）2. 肚倍 3. 非腺毛 4. 外表皮 5. 基本薄壁组织 6. 树脂道
7. 韧皮部 8. 木质部 9. 内表皮 10. 方晶 11. 薄壁细胞 12. 导管 13. 树脂块

【理化鉴别】1. 取粉末 1g，加蒸馏水 10ml，时时振摇，浸渍 2h，过滤。①取滤液 1ml，加 1%三氯化铁试液 1 滴，即产生蓝黑色沉淀（检查鞣质）。②取滤液 1ml，加 10%酒石酸锑钾试液 2 滴，即产生白色沉淀（检查五倍子鞣质）。③取滤液 5ml，置 50ml 小烧杯中，加 40%甲醛 5ml，浓盐酸 25ml，加热煮沸 10min（应无沉淀产生）后，冷却。取 1ml 至试管中，加 1%硫酸铁铵试液 2～3 滴，用 40%氢氧化钠溶液调 pH 值近中性，即呈蓝紫色（检查水解鞣质）。

2. 薄层色谱：取本品粉末 0.5g，加甲醇超声提取，滤液点样于硅胶 GF$_{254}$ 薄层板上，以五倍子对照药材溶液及没食子酸对照品溶液为对照，以三氯甲烷 – 甲酸乙酯 – 甲酸（5:5:1）展开，置紫外光灯（254nm）下检视。供试品色谱中，在与对照药材色谱和对照品色谱相应的位置上，显相同颜色的斑点。

【含量测定】五倍子鞣质是五倍子的主要有效成分，它能与蛋白质结合生成不溶物，并能与磷钼钨酸 – 碳酸钠试剂产生红色反应。故可采用紫外 – 可见分光光度法在 760nm 测定其吸光度，从没食子酸标准曲线计算含量。通过测定总酚含量，再减去不被干酪素沉淀的非鞣质类的其他多酚成分含量，计算活性鞣质的含量。本法也适用于其他含鞣质类生药的含量测定。亦可用 4mol/L 盐酸加热水解后，采用高效液相色谱法直接测定没食子酸含量。

1. 鞣质的可见分光光度法测定 按照《中国药典》（2010 年版）附录鞣质含量测定法测定，本品按干燥品计算，含鞣质不得少于 50.0%。

2. 没食子酸的 HPLC 法测定 取样品粉末约 0.5g 用 4mol/L 盐酸加热水解后，按照《中国药典》（2010 年版）高效液相色谱法测定。本品按干燥品计算，含鞣质以没食子酸计，不得少于 50.0%。

【药理作用】**1. 具有鞣质的一般药理作用** 对皮肤溃疡有收敛作用，对创伤出血有止血作用；对有毒生物碱和重金属有沉淀络合的解毒作用。

2. 广谱抗菌作用 五倍子煎剂对多种革兰阳性和阴性细菌及皮肤真菌均有明显抑制作用。

3. 抗凝血作用 从五倍子水提取物中分离到的没食子鞣质 – 5 – O – 没食子酰 – β – D – 葡萄糖苷有显著的抗凝血作用及较好的纤溶活性。

4. 保肝、抗氧化作用 五倍子鞣酸能对抗 NaNO$_2$ 和氨基比林引起的小鼠 ALT 升高，能有效清除羟自由基（OH·）对红细胞膜乙酰胆碱酯酶（AchEs）的损伤。

【功效】性寒，味酸、涩。能敛肺降火，涩肠止泻，敛汗，止血，收湿敛疮。用于肺虚久咳，肺热痰嗽，久泻久痢，自汗盗汗，消渴，便血痔血，外伤出血，痈肿疮毒，皮肤湿烂。用量 3g~6g；外用适量。

[*]芦 荟
Aloe

【来源】为百合科植物库拉索芦荟 *Aloe barbadensis* Miller 叶汁的浓缩干燥物。

【产地】主产于南美洲北岸附近的库拉索、阿津巴、博内尔等小岛。

【采收加工】全年可采。自基部割取叶片，收集流出的叶汁于容器中，蒸发浓缩至适当的浓度，任其逐渐冷却凝固。习称"老芦荟"。

【化学成分】**1. 蒽类及其苷** 已知含芦荟大黄素，芦荟苷（aloin, barbaloin），异芦荟苷，高塔尔芦荟素（homonataloin），大黄酚，大黄酚葡萄糖苷，蒽酚（anthranol），异艾榴脑葡萄糖苷（isoeleutherol glucoside），芦荟皂草苷（aloesaponarin）Ⅰ和Ⅱ，三羟基甲基蒽醌（helminthosporin），芦荟苦素（aloesin），6″– O – p – 香豆酰芦荟苦素（6″– O – p – coumaroylaloesin），2″– O – p – 香豆酰芦荟苦素，2″– O – p – 阿魏酰芦荟苦素（2″– O – p – feruloylaloesin），芦荟宁（aloenin），7 – 羟基芦荟大黄素苷（7 – hydroxyaloin）和四氢蒽葡萄糖苷（tetrahydroanthracene glucoside）等。

2. 黄酮类 槲皮素，芦丁，莰非醇（campherenol）。

此外，尚含有多种氨基酸、单糖及多糖、维生素类、甾醇与脂肪酸。

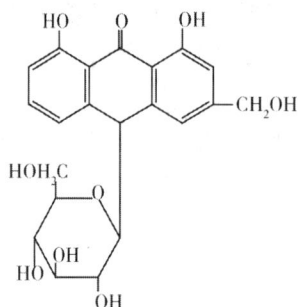

芦荟苷

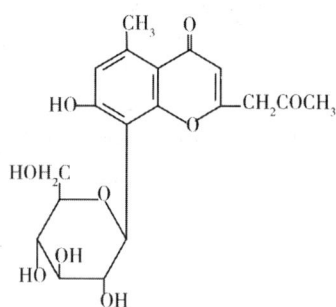

芦荟苦素

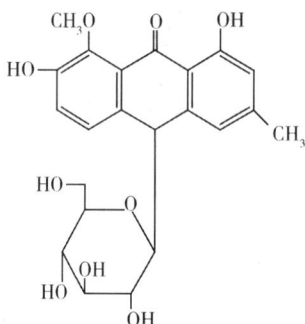

高塔尔芦荟素

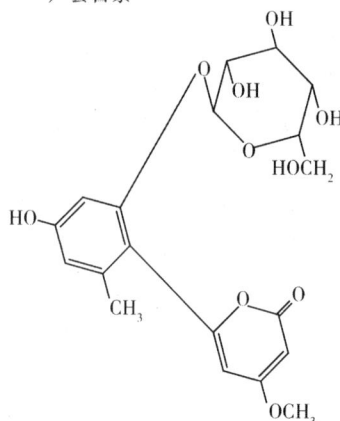

芦荟宁

【性状】呈不规则块状，大小不一。表面呈黄棕色、红棕色或棕黑色（次品），无光泽；体轻，质硬，不易破碎，断面粗糙或显麻纹，富吸湿性。有特殊臭气，味微苦。

【理化鉴别】1. 取本品粉末0.5g，加水50ml，振摇，过滤。①滤液5ml，加硼砂0.2g，加热使溶解。取此溶液数滴，加水30ml，摇匀，即显绿色荧光，置紫外光灯（λ=365nm）下观察，显亮黄色荧光（芦荟苷经硼砂水解生成蒽酚所致）；②滤液加等量浓硝酸，摇匀，显棕红色（检查芦荟大黄素）；③滤液加等量饱和溴水，生成黄色沉淀（生成四溴芦荟混合苷）。

2. 取本品粉末0.1g，加三氯化铁试液及稀盐酸各5ml，置水浴加热5min（水解、氧化芦荟苷），放冷，加四氯化碳10ml，缓缓振摇1min，分取四氯化碳层6ml，加氨试液3ml，振摇，氨液层显玫瑰红色至樱红色（检查芦荟苷类）。

3. 薄层色谱：取本品粉末0.5g，加甲醇置水浴上加热至沸，振摇数分钟，取滤液点样于硅胶G薄层板上，以芦荟苷对照品溶液为对照，以乙酸乙酯－甲醇－水（100:17:13）展开，取出，晾干，喷以10%氢氧化钾甲醇溶液，置紫外光灯（365nm）下检视。供试品色谱中，在与对照品色谱相应的位置上，显相同颜色的荧光斑点。

【含量测定】芦荟苷是芦荟的主要泻下有效成分。芦荟苷较易溶于热水，经热水提取后用三氯化铁及盐酸溶液将芦荟苷完全水解、氧化成芦荟大黄素，后者为α－羟基蒽醌类化合物，能与镁盐生成红色络合物，故可应用分光光度法测定其含量。其他含α－酚性羟基的蒽醌苷类成分的水解产物也有类似的显色反应。

芦荟苷的HPLC法测定：按照《中国药典》（2010年版）附录高效液相色谱法测定。本品按干燥品计算，含芦荟苷不得少于18.0%。

【药理作用】 **1. 泻下作用** 芦荟苷在肠道被水解生成芦荟大黄素，刺激大肠使蠕动加强，从而产生刺激性泻下作用。其泻下作用不及大黄，且刺激性强，常伴有显著腹痛和盆腔充血。

2. 护肝作用 芦荟总苷对 CCl_4、硫代乙酰胺及氨基半乳糖造成的小鼠和大鼠肝损伤及ALT升高，均有明显的对抗作用。

3. 抗病原微生物作用 芦荟对大肠杆菌、铜绿假单胞菌以及须发癣菌、腹股沟表皮癣菌、红色表皮癣菌、星形奴卡氏菌等皮肤真菌均有不同程度的抑制作用。

4. 抗肿瘤作用 芦荟醇提物对 Heps、ESC、S_{180} 及黑色素瘤 B_{16} 等移植性肿瘤均有抑制作用；芦荟苦素亦有抗肿瘤作用。

此外，芦荟提取物对 X 射线造成的皮肤损害有保护作用；芦荟汁对创伤有促进愈合作用。

【功效】 性寒，味苦。能泻下通便，清肝泻火，杀虫疗疳。用于热结便秘，小儿疳积，惊痫抽搐。用量 2~5g。外用适量；治湿癣。

【附注】 **1. 好望角芦荟** 为好望角芦荟 *Aloe ferox* Miller 或其他同属植物叶汁的浓缩干燥物，习称"新芦荟"。主产于南非。过去亦进口作芦荟供药用。全年可采。自基部割取叶片，收集流出的叶汁于容器中，用猛火煮沸浓缩，迅即冷却凝固。所含成分与库拉索芦荟相似，亦含蒽类及其苷，但芦荟苷含量仅为后者的1/3，品质较次。表面呈暗褐色，略显绿色，有光泽；体轻，质松，易碎，断面玻璃样而有层纹；有特殊臭气，味微苦。功效与库拉索芦荟相同。

2. 国产芦荟 为百合科植物芦荟 *Aloe vera* L. var. *chinensis*（Haw.）Berger 叶汁的干燥物。在广东、广西、海南等地有栽培。亦含芦荟苷、芦荟大黄素、芦荟糖苷（aloinoside）A 和 B、高塔尔芦荟素等。功效与进口芦荟类同。

海 金 沙
Lygodii Spora

本品为海金沙科植物海金沙 *Lygodium japonicum*（Thunb.）Sw. 的干燥成熟孢子。主产于广东、浙江、湖北、湖南等地。秋季孢子未散发时割取藤叶，晒干，打下孢子，除去藤叶。孢子呈粉末状，棕黄色或淡棕黄色；体轻，手捻有光滑感，置手中易从指缝滑落；气微，味淡。含脂肪油及一种水溶性成分海金沙素（lygodin）；成分预试尚检出甾体类成分。对金黄色葡萄球菌、铜绿假单胞菌、福氏痢疾杆菌、伤寒杆菌均有抑制作用。本品性寒，味甘、咸；能清热利湿，通淋止痛；用于热淋，石淋，血淋，膏淋，尿道涩痛；用量6g~15g。

儿 茶
Catechu

本品为豆科植物儿茶 *Acacia catechu*（L. F.）Willd. 的去皮枝、干的干燥煎膏，习称"儿茶膏"或"黑儿茶"。主产于云南西双版纳。于12月至次年3月采收儿茶树干，剥去外皮，砍成碎片，加水煎熬，过滤，浓缩至糖浆状，冷却，倾入特制模子中，阴干。呈方块状或不规则块状，大小不一；表面棕褐色或黑褐色，光滑而稍有光泽；质硬，易碎，断面不整齐，具光泽，有细孔，遇潮有黏性；气微，味涩、苦，略回甘。含儿茶鞣质20%~50%，儿茶精

（d – catechin）2% ~ 20%，l – 表儿茶精，黏液质，脂肪油，树脂及蜡等。儿茶煎剂对金黄色葡萄球菌、白喉杆菌、变形杆菌、福氏痢疾杆菌、伤寒杆菌及常见致病性皮肤真菌均有抑制作用；并能抑制家兔十二指肠及小肠的蠕动，促进盲肠的逆蠕动，而有止泻作用；儿茶精可使离体兔耳血管收缩，血压轻度上升，对四氯化碳引起的肝损伤有明显的保护作用，尚能抑制羟自由基（OH）诱导的脂质过氧化反应，保护生物膜结构和功能。本品性微寒，味苦、涩；能活血止痛，止血生肌，收湿敛疮，清肺化痰；用于疮疡不敛，湿疹，湿疮，跌打伤痛，外伤出血，肺热咳嗽；用量 1 ~ 3g，包煎，多入丸散用；外用适量。

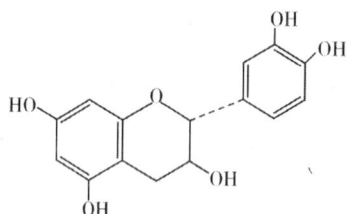

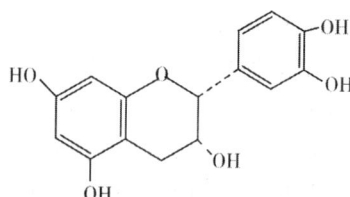

儿茶精　　　　　　　　　　　　　　　　　　　　　L–表儿茶精

【附注】商品儿茶尚有"方儿茶"，是用茜草科植物儿茶钩藤 *Uncaria gambier*（Hunter）Roxb. 带叶嫩枝制作的干燥煎膏。主产于缅甸、马来西亚、印度，习称"方儿茶"或"棕儿茶"。本品呈方块状，每边长为 2cm，表面暗棕色至黑褐色，微有光泽者习称"老儿茶"，无光泽者习称"新儿茶"；破碎面淡棕色；气微，味苦、涩。含儿茶鞣质约 24%，儿茶酚（catechol）30% ~ 50%，儿茶荧光素（gambirfluorescein）、槲皮素及棕儿茶碱（gambirine）。功效与儿茶类同。

冰　片

Borneolum　Syntheticum

本品为樟脑、松节油等经化学方法合成的结晶。称"合成冰片"，又名"合成龙脑"，习称"机制冰片"。为无色透明或白色半透明的片状松脆结晶；白色，表面有如冰的裂纹。质松脆有层，可剥离成片；点燃时发生浓烟，并有带光的火焰。含龙脑，异龙脑，樟脑（camphor）。有抑菌、抗炎、延长小鼠耐缺氧时间和戊巴比妥睡眠时间及抗生育等药理作用。本品性微寒，味辛、苦；能开窍醒神，清热止痛；用于热病神昏，惊厥，中风痰厥，气郁暴厥，中恶昏迷，胸痹心痛，目赤，口疮，咽喉肿痛，耳道流脓；用量 0.15 ~ 0.3g，入丸散用，外用研粉，点敷患处。

〔附〕**1. 进口天然冰片**　为龙脑香科植物龙脑香 *Dryobalanops aromatica* Gaertner. f. 树干经水蒸气蒸馏所得的结晶，称"天然冰片"，又称"龙脑香"、"梅片"。主产于印尼苏门答腊。含右旋龙脑（d – borneol），律草烯（humulene），榄香烯等倍半萜类成分和齐墩果酸，麦珠子酸（alphitolic acid），积雪草酸（asiatic acid）等三萜类成分。呈半透明块状、片状或颗粒状结晶，直径 1mm ~ 8mm，类白色至淡灰棕色；气清香，味清凉，嚼之则慢慢溶化；燃烧时无黑烟或微有黑烟。

2. 国产天然冰片　为樟科植物樟树 *Cinnamomum camphora*（L.）Presl 的新鲜枝、叶经提取加工制成的冰片，其品质与进口天然冰片相似。主产于江西吉安。《中国药典》（2010 年版）将其作"天然冰片"收载。本品为白色结晶性粉末或片状结晶。气清香，味辛、凉。具挥发性，点燃时有浓烟，火焰呈黄色。在乙醇、三氯甲烷或乙醚中易溶，在水中几乎不溶。功效与冰片相同，用量0.3～0.9g。

3. 艾片 菊科植物艾纳香 *Blumea balsamifera* DC. 的叶中提取的结晶，为天然冰片的一种。主含左旋龙脑及少量的桉油精、左旋樟脑等。功效相同。

天 竺 黄
Bambusae Concretio Silices

本品为禾本科植物青皮竹 *Bambusa textiles* McClure、华思劳竹 *Schizostachyum chinense* Rendle 等茎干内的病理分泌液经干燥后的块状物。主产于云南、广东。剖取有竹黄的竹子，取出竹黄晾干。呈不规则的片块或颗粒，大小不一，外表灰蓝色、灰黄色或灰白色；质坚脆，易折断，断面灰白色；气微，味淡，舔之粘舌；置于水中产生气泡，不溶于水。含二氧化硅约90%，另含微量胆碱、甜菜碱、氰苷、核酸酶、尿囊酶、糖化酶、乳化酶及多种氨基酸、有机酸，并含生物碱。有镇惊，止血，抗菌作用。本品性寒，味甘；能清热豁痰，凉心定惊；用于热病神昏，中风痰迷，小儿痰热惊痫，抽搐夜啼，癫痫；用量3～9g。

第十八章　动　物　类

第一节　动物类生药的应用与研究概况

　　动物类生药与植物类和矿物类生药一样，在我国应用有着悠久的历史，也是祖国医药宝库中的重要组成部分，对中华民族的繁衍昌盛同样起着重要作用。远在4千多年前甲骨文就记载了麝、犀、牛、蛇等40余种药用动物。在3千多年前，我国就开始了对蜜蜂的利用；珍珠、牡蛎的养殖也有2千多年的历史。我们用动物的肝脏治疗夜盲症，远较西欧使用脏器制剂为早。从本草记载来看，《神农本草经》载药365种，其中动物药65种（占17.8%）；《新修本草》载药844种，其中动物药128种（占15.2%）；《本草纲目》载药1892种，动物药461种（占24.4%）。《本草纲目拾遗》载药921种，动物药160种（占17.4%）。据不完全统计，历代本草共收载动物药600余种。《中药大辞典》（1977）收载动物药740种。《中国药用动物志》一、二集（1979～1982）收载832种。《中国动物药志》（1996）收载动物药975种。1983～1987年全国中药资源调查结果，我国有药用动物1581种，分属11门、451科、861属，占全部中药资源总数的12%。《中国药典》1953年版仅收载动物药13种，《中国药典》2010年版已收载动物药48种。目前，全世界已研究和使用的动物药超过3千种。

　　动物类生药，尤其是来源于高等动物的某些生药，所含化学成分常与人体中某些物质相似，因而可直接用于改善和调节人体的生理功能，具有显著的生理活性。如鹿茸的补肾阳、益精血和强筋骨作用。我国对动物药的研究不断深入，已从药用动物中发现了一些疗效显著的物质，如斑蝥中提取的斑蝥素（cantharidin），可抑制癌细胞蛋白质的合成，有治疗原发性肝癌和病毒性肝炎的作用；水蛭中提取的水蛭素（hirudin），是凝血酶的特效抑制剂，有很强的抗凝血作用；蝮蛇毒中提取的抗栓酶、人尿中提制的尿激酶（urokinase）为血栓溶解剂，已用于治疗脑血管疾病和静脉血栓；蟾酥中的脂蟾毒配基（resibufogenin）有升压、强心、兴奋呼吸作用，已用于呼吸和循环衰竭及失血性低血压休克等。

　　动物类生药的药用部位，包括动物的全体，如全蝎、蜈蚣；动物体的某一部分，如鹿角、穿山甲；动物的内脏，如水獭肝、熊胆；动物的生理产物，如蝉蜕、蛇蜕；动物的病理产物，如牛黄、马宝；动物的分泌物，如麝香、蟾酥；动物的排泄物，如五灵脂、蚕砂等。

　　动物类生药多取自野生动物。由于长期无计划的滥捕，野生药用动物资源已遭到严重破坏，不仅影响药源的供应，而且使某些珍贵的动物濒临绝灭。我国政府一向对发展中药材生产极为重视，对某些稀有动物药源实行禁猎。1988年通过了《中华人民共和国野生动物保护法》，1989年林业部和农业部联合发布了《国家重点保护野生动物名录》，1993年下文取缔应用犀角、虎骨等药材。并积极发展驯化和人工养殖工作，如鹿的驯化，人工养麝与活体取香，人工养熊与活熊引流胆汁，河蚌的人工育珠，蛤蚧、金钱白花蛇、蕲蛇、全蝎、蜈蚣、土鳖虫等的养殖，均已成为药材的主要来源。人工培植牛黄、体外培植牛黄的生产，为珍稀贵重药材的生产拓展了新方法和思路。在寻找代用品方面，也取得了可喜的成绩，如通过理化分析和大量的临床研究证明，水牛角与犀角，珍珠层与珍珠，龟板的背甲与腹甲，均有类似的成分和作用，可以作为代用品。对某些动物药的有效成分进行人工合成，并根据其天然产品的主要有效成分种类和含量，研制出人工牛黄、人造麝香，均已用于临床。从而扩大了新的药物资源，也有力地保护了珍稀濒危的药用动物。

海洋动物种类繁多，已入药种类有 350 余种，如石决明、牡蛎、珍珠、海螵蛸、海马、海龙、海狗肾等均为常用生药。近年来，从棘皮动物门海参中提取的海参素 A、B（holothurin A、B）有抗癌、抗真菌作用；从刺参中提取的刺参黏多糖（SJAMP）有抗凝血、抗肿瘤、抗氧化作用，刺参素 A、B、C（holotoxin A、B、C）有抗癌、抗真菌作用，并能增强白细胞的吞噬功能；海胆的提取物波乃利宁（bonellinin）也能抑制癌细胞生长。还发现不少海洋动物如杂色蛤、短蛸、马氏珍珠贝等，对肿瘤亦有抑制作用。从鲸、鲨鱼软骨中制取的硫酸软骨素可防治因脂蛋白脂肪酶的激活作用而导致的脂质沉积，并可抑制血栓形成。海洋占地球表面积的 71%，有 30 门，50 余万种生物生活在海洋中，所以海洋中蕴藏着极其丰富的动物药资源。我国海域辽阔，海洋药用动物资源十分丰富，在抗癌、抗真菌与抗心脑血管疾病方面，具有广阔的研究开发前景。

在抗癌药物的研究中，发现一些动物药的抗癌效果明显，已应用的有蟾酥、斑蝥、蜈蚣、土鳖虫、全蝎、金钱白花蛇、地龙、蟑螂、蚕蛹虫草等。此外，蝎毒、蜂毒、蜈蚣毒以及僵蚕含的过氧麦角甾醇和 7β - 羟基胆甾醇等均有体外抗癌活性。总之，我国地处温热带，动物资源丰富，从动物药中寻找新的有效药物，有着广阔的前景。但由于动物药化学成分种类繁多，结构复杂，有很多是大分子化合物，分离、分析难度较大，研究的人也较少，空白很多，还需要做大量深入的工作。

第二节　药用动物的分类概述

一、动物分类的基本单位与分类等级

动物分类系统的等级和植物界一样，也划分为界、门、纲、目、科、属、种等等级，种为分类的基本单位。当等级不够用时，在这些等级之间还可以增加一些等级，以满足要求。常常是在原有等级之前加上总（super -）、亚（sub -）而成，如总纲、总目、总科、亚门、亚纲、亚目、亚科、亚属等。按照惯例，总科、科、亚科等级的名称都有标准的词尾。科是 - dae、总科是 - oidea、亚科是 - inae，这些词尾是加在模式属的学名字干之后的。因此，对一些不常见的类群名称，也可以一见到就知道是科、亚科、还是总科名。

二、动物的命名

为了便于学术交流，动物与植物一样，每一个物种也有一个科学的名称，即学名。动物的命名基本上和植物命名一样，也是采用瑞典人林奈（Linnieus）首创的双名法，即每一种动物的学名是由两个拉丁或拉丁化的词组成。第一个词是该动物所在属的属名，第二个词是种加词，最后附上命名人的姓名缩写。如长牡蛎 *Ostrea gigas* Thunb.、中华蜜蜂 *Apis cerana* Fabricius 等。属名及命名人的第一个字母要大写。动物与植物命名也有不同之处：

1. 种下等级的命名，亚种是种内唯一的分类等级。亚种的命名则采用三名法，亚种加词紧接在种加词的后面，省略了等级名称（ssp.）和种命名人。如中华大蟾蜍 *Bufo bufo gargarizans* Cantor，此学名中第一个词 *Bufo* 为属名，第二个词 *bufo* 为种加词，第三个词 *gargarizans* 为亚种加词，Cantor 为亚种定名人姓氏。

2. 若属名改变，重新组合时，则在原定名人姓氏外加括号表示，重新组合的人名一般不写。如乌梢蛇 *Zaocys dhumnades*（Cantor），是由 *Coluber dhumnades* Cantor 重新组合而来。

3. 如有亚属，则亚属名放在属名之后，并加括号。如乌龟 *Chinemys*（*Geoclemys*）*reevesii*（Gray）。括号里的 *Geoclemys* 为亚属名，第一个字母也要大写。定名人加括号，表示这一学名是重新组合而来的。

三、动物分类系统简介

地球上现存的动物，约 150 万种。为了能正确区别他们及反映出其内在的联系和异同，必须进行科学的分类。动物学的分类系统是以动物形态上或解剖上的相似程度为基础的，基本上能反映动物界的自然亲缘关系，所以称为自然分类系统。分类的主要依据是根据动物细胞的分化、胚层的形成、体腔的发展、对称的形式、体节的有无、各器官系统的发展等基本特征而划分为若干动物类群。由于对某些类群目前还缺乏深入的研究和了解，因此，迄今对全世界动物的分类还没有一个比较完善的、公认的分类系统。有的分为 10 门、有的分为 19 门、20 门、28 门、30 门、33 门，甚至 34 门。这些差异的原因，主要是有些学者将一些有差异的纲提升为门。如假体腔动物门的轮虫、腹毛、线虫等纲，环节动物门的星虫纲等提升为门；以及新发现的一些类群，放在原有的各门中，均觉得不合适，索性建立一个门，如栉水母门。

动物界的 19 门包括：①原生动物门（Protozoa）；②多孔动物门（Porifera），又称海绵动物门（Spongia）；③腔肠动物门（Coelenterata）；④栉水母门（Ctenophora）；⑤扁形动物门（Platyhelminthes）；⑥纽形动物门（Nemertinea）；⑦线形动物们（Nemathelminthes）；⑧棘头动物门（Acanthocephala）；⑨环节动物门（Annelida）；⑩软体动物门（Mollusca）；⑪节肢动物门（Arthropoda）；⑫苔藓动物门（Bryozoa）；⑬腕足动物门（Brachiopoda）；⑭帚虫动物门（Phoronida）；⑮毛颚动物门（Chaetognatha）；⑯棘皮动物门（Echinodermata）；⑰须腕动物门（Pogonopgora）；⑱半索动物门（Hemichordata）；⑲脊索动物门（Chordata）；以上各门除脊索动物门外都没有脊索（或脊椎），统称无脊索动物或无脊椎动物。可供药用的动物多隶属于多孔动物门、腔肠动物门、环节动物门、软体动物门、节肢动物门、棘皮动物门和脊索动物门。现将以上 7 门的主要特征简介如下。

1. 多孔动物门 是最原始、最低等的多细胞动物。体形多数像植物一样不规则生长成扁的、圆的树枝状，不对称。少数有一定的形状，辐射对称。体表多孔，故名多孔动物，体壁有钙质或硅质的骨针或类蛋白质的海绵丝所支持，无器官系统和明确的组织，具特有的水沟系。全为水生固着生活。如紫梢花、淡水海绵、脆针海绵等。

2. 腔肠动物门 为低等后生动物。身体呈囊状，体形辐射对称，具内外两胚层，外层在体表，内层细胞围成身体内腔，称为腔肠。腔肠有消化功能兼有循环的作用。行细胞外及细胞内消化。有口无肛门，消化后的残渣仍由口排出。有组织分化，具原始的肌肉结构，形成上皮肌肉细胞（上皮细胞内含有肌原纤维）和原始的神经系统（神经网），有刺细胞。有骨骼时，为钙质或角质。全为水生，营固着或浮游生活。如海蜇、珊瑚等。

3. 环节动物门 身体圆筒形或扁平形，两侧对称，分成若干同形的体节。具三胚层，有真体腔及闭管式循环系统。多数具运动器官刚毛或疣足。消化道发达，有口和肛门，具有排泄器官后肾管。神经系统集中，前端有脑，每节各有一神经节，形成链状神经系统。多为自由生活。如蚯蚓、水蛭等。

4. 软体动物门 是动物界第二大门，现存种类约有 8 万种。体形除腹足纲外均为左右对称，体不分节而具次生体腔。身体柔软，由头、足及内脏团三部分组成。躯干背侧皮肤褶壁向下延伸形成外套膜，常包裹整个内脏团，并由它分泌出 1 个或 2 个保护柔软体部的贝壳，覆盖于体外。外套膜和贝壳是软体动物的显著特征。外套膜由内外表皮、结缔组织及少数肌纤维组成。贝壳主要由碳酸钙（95%）和少量贝壳素组成。一般分三层，最外一层为角质层，由贝壳素组成，色黑褐而薄，由外套膜边缘分泌而成。中间的一层为棱柱层（壳层），较厚，占壳的大部分，这一层是由外套膜背面分泌而成。最内一层为珍珠层，由叶片状的霰石构成，表面光滑，具珍珠色彩。由整个外套膜表面分泌而成。身体具次生体腔，消化道完全，有心脏及血管。除头足纲外均为开放式循环，有栉状鳃或类似肺的构造。多为水生，少数陆生。如石决明、牡蛎、乌贼、蚌等。

5. 节肢动物门 动物界最大的一个门，现存种类达 100 余万种，占已知动物种类的 85%，种类繁多，分布极广，具有高度的适应性。一般认为起源于环节动物，身体不仅分节，且高度特化，不同部位的体节互相愈合而成头部、胸部、腹部。附肢也常分节。体外被几丁质外骨骼，是节肢动物的另一特点。外骨骼由上皮、表皮及基膜三层构成。上皮是一层多角形的活细胞层，它向内分泌一层薄的基膜，向外分泌厚的表皮。表皮是外骨骼的主要结构，一般分为三层，自外向内依次为上表皮、外表皮、内表皮。上表皮很薄，主要为蜡质层；外表皮最厚，由几丁质和蛋白质复合体中沉积有钙质（碳酸钙或磷酸钙）或骨蛋白质组成，质地坚硬。内表皮是表皮最厚的一层，无色柔软，富延展性。主要成分是几丁质和蛋白质。生长发育过程需蜕皮，肌肉为横纹肌，常成束，消化系统完整，口器适于咀嚼或吸吮，形式多样。体腔为混合腔，循环系统为开放式，用鳃、气管或书肺司呼吸。水生或陆生。本门常分为 3 个亚门，7 个纲。其中药用动物较多的有 4 个纲。其主要特征如下：

（1）甲壳纲（Crustacea）水生，鳃呼吸。头部有 2 对触角，3 对摄食用的附肢。附肢相似或分化，均为双肢型，包括生在体节上的原肢节与连接在原肢节上的内肢节和外肢节三部分。头部与胸部常愈合成头胸部，背侧复有一个坚硬的头胸甲，保证呼吸及摄食作用。如蟹等。

（2）蛛形纲（Arachnida）大多陆生，书肺或气管呼吸。头部无触角。头胸部有 6 对附肢，第 1 对为螯肢，在口前；第 2 对为脚须，余 4 对为步足，均在口后；腹部通常无附肢。如钳蝎、金蜘蛛等。

（3）多足纲（Myriopda）陆生，气管呼吸。身体分头、躯干两部，头部有触角 1 对，躯干部分节明显，每体节都有 1~2 对分节的附肢（足）。如少棘巨蜈蚣等。

（4）昆虫纲（Insecta）多为陆生，气管呼吸。身体分成头、胸、腹三部分，每一部分又由若干体节组成，体节通常为 21 节，头部由 6 节组成，成体已无任何分节痕迹；胸部由 3 节组成，腹部由 12 节组成。头部有 1 对复眼，1 对触角，另 1 对大腭，1 对小腭和 1 片下唇，加上上唇和舌构成口器。呼吸器官是气管。胸部为运动中心，分前胸、中胸和后胸，具有 3 对分节的足及两对翅。腹部为新陈代谢和生殖的中心，在腹部末端有 1 个生殖孔。昆虫孵化后，形态有的和成虫相似，有的和成虫完全不同，因此，在发育过程中须经过或多或少的变化，才变为成虫。这一过程称为变态。昆虫的变态有不完全变态和完全变态两种类型。不完全变态的类型，其卵内营养丰富，胚胎在卵内充分发育，孵化时幼态昆虫已和成虫无太大的区别，经不完全变态即可发育为成虫。幼态昆虫称为若虫（或稚虫）（nymph），个别种类还有特殊的名称，如蝗虫的若虫特称为蝻（hopper）。完全变态的类型，如各种蝶类和蛾类，卵子养分不足，胚胎提早孵化，幼态昆虫与成虫的形态完全不同，必须经过变化幅度较大的完全变态，才能转变为成虫。这种幼态昆虫称为幼虫（larva），幼虫先发育成蛹（pupa），最终才变为成虫（irnago），如家蚕。

以上 4 纲中，又以昆虫纲种类最多，有近一百万种，药用种类也最多。本纲根据它们翅的有无及其特征、变态的类型、口器的形式、触角及附肢等构造，可分为 30 余目，其中与药用关系密切的有蜻蜓目 Odonata、直翅目 Orthoptera、螳螂目 Mantodea、异翅目 Heteroptera、同翅目 Homoptera、鞘翅目 Coleotera、双翅目 Diptera、鳞翅目 Lepidoptera、膜翅目 Hymenoptera 等 9 个目。

6. 棘皮动物门 成体为辐射对称，幼体则两侧对称。体表有许多棘状突起。体腔发达，体腔的一部分形成独有的水管系统，另一部分形成围血系统。在发育过程中有原口（肛门）及后口（口），故属无脊椎动物中后口动物类群。如海参、海胆等。

7. 脊索动物门 有脊索。脊索为位于背部的一条支持身体纵轴的棒状结构。低等脊索动物终生存在，高等脊索动物只在胚胎期间有脊索，成长时即由分节的脊柱取代。中枢神经系统呈管状，位于脊索的背面，在高等种类中神经管分化为脑和脊髓两部分。消化管前端咽部的两侧有咽鳃裂，在低等水生种类中终生存在，在高等种类中只见于某些幼体和胚胎时期，随后完全消失。此外，本门动物心脏位于消化管腹面；如有尾部，则位于肛门后方，称为肛后尾；骨骼系统为生活的内骨骼。脊索动物门可分为 3 个亚门：尾索动物亚门（Subphylum Urochordata）、头索动物亚门（Subphylum Cephalochordata）和脊椎动物亚门（Subphylum Vertebrata）。其中与药用关系密切的是脊椎动物亚门，也是脊索动物中最高级的类群。分为 6 个纲。药用价值较大的有 5 个纲。

①鱼纲（Pisces）全为水生，以鳃呼吸，体表被鳞。除有奇鳍外，并具成对的附肢（1 对胸鳍，1 对腹鳍）。心脏有一心房一心室，血行属单循环。如海马、海龙等。

②两栖纲（Amphibia）水陆两栖，体表皮肤裸露无鳞，但富有腺体，能使皮肤湿润，具五趾型的四肢。幼体水中生活，用鳃呼吸；成体以肺和皮肤呼吸。心脏具两心房一心室，循环系统为不完全的双循环（肺循环和体循环）。为变温动物，如蟾蜍等。

③爬行纲（Reptilia）皮肤干燥，有角质鳞片或骨板。脊柱有颈椎、胸椎、腰椎、荐椎和尾椎的分化。四肢强大，五趾，趾端具爪。心脏有二心房、一心室或近于二心室，以肺呼吸。在胚胎时期有胚膜结构，为变温动物。如乌龟、蛤蚧等。

④鸟纲（Aves）体被羽毛，前肢特化为翼，适于飞翔生活。后肢具 4 趾，拇指向后。骨骼轻而坚固。心脏分为四腔，心房与心室已完全分隔，为完全的双循环。有肺与发达的气囊，行双重呼吸，即吸气与呼气时肺内均进行气体交换。体温恒定。胃分腺胃和肌胃二部分，肌胃又称砂囊，其内壁复有坚硬的角质膜，如供药用的鸡内金。具发达的神经系统及感官。卵具硬壳。

⑤哺乳纲（Mammalia）体外被毛，皮肤腺发达。心脏四腔，具完全的双循环，恒温，肺具肺泡。有横膈膜将体腔分隔为胸腔和腹腔。大脑皮层发达，小脑结构复杂，嗅觉及听觉敏锐。具肉质的唇，异形齿，唾液腺发达。具外生殖器，胎生，哺乳。如梅花鹿、麝、牛等。本纲动物为最高等的脊椎动物，可分为 3 个亚纲，即原兽亚纲（Prototheria）、后兽亚纲（Metatheria）和真兽亚纲（Eutheria）。与药用关系密切的是真兽亚纲。真兽亚纲是高等哺乳动物类群，具真正的胎盘，胎儿发育完善后再产出，体温一般恒定在 37℃ 左右。下分 17 个目，我国有 13 目。与药用关系较大的有食虫目（Insectivora）、翼手目（Chiroptera）、灵长目（Primates）、鳞甲目（Pholidota）、兔形目（Lagomorpha）、啮齿目（Rodentia）、鲸目（Cetacea）、食

肉目（Carnivora）、鳍脚目（Pinnipedia）、长鼻目（Proboscidea）、奇蹄目（Perissodactyla）、偶蹄目（Artiodactyla）等 12 目。

第三节　动物类生药的活性成分

一、氨基酸、多肽与蛋白质类

1. 氨基酸类　氨基酸在生物体内以肽键结合，构成结构和功能不同的蛋白质；所以，氨基酸是维持生命的基本物质。作为药用的氨基酸已有一百多种，其中包括组成蛋白质的 20 余种氨基酸。

动物药普遍含有各种不同的氨基酸，有的氨基酸有直接的医疗作用。如牛黄中的牛磺酸（taurine）有刺激胆汁分泌和降低眼压的作用。

2. 多肽与蛋白质类　从人尿中提取的尿激酶（urokinase）可直接激活纤溶酶原使其转变为纤溶酶，因而具有很强的溶解纤维蛋白的作用。从猪心中提取的细胞色素 C（cytocromene C）为一种络合蛋白质，是以铁卟啉为辅基的细胞呼吸基酶，对因组织缺氧引起的一系列症状有改善作用。蜂毒有消炎止痛作用，可用于治疗风湿性关节炎，其抗炎的主成分为 MCD - 多肽及蜂毒明肽（apamin），其抗炎作用强度比同剂量的氢化可的松高 100 倍。水蛭素（hirudin）是水蛭唾液腺中的一种酶，属多肽类物质，其一级结构系由 65 个氨基酸组成。水蛭素有极强的抑制凝血酶活性，为一种高效抗凝血剂和抗血栓剂。

从黄海葵 *Anthopleura xanthogrammica* 中分得的黄海葵强心肽 A（AP - A）是由 49 个氨基酸组成的活性肽，对哺乳动物心脏有增强心肌收缩的作用，且对心率及血压无影响，其强心作用较乌巴因（orubain）强 200~1000 倍，对非麻醉狗的治疗作用为地高辛的 35 倍，治疗指数为地高辛的 2.7 倍，是一种较安全的高效强心剂。

国内近年研制并生产的蛇岛腹蛇毒"抗栓酶"、尖吻腹蛇毒"去纤酶"、东北白眉腹蛇毒"消栓酶"和浙江腹蛇毒"抗栓酶"均有显著降低纤维蛋白原、血液黏度、黏附率及聚集等作用，是治疗各种类型闭塞性血管疾病的有效药物。

鲎试剂是从节肢动物门甲壳类动物中国鲎 *Tachypleus tridentatus* 血液中分得的蓝蛋白溶解物，能与细菌内毒素产生凝胶化反应，已用于药品热原质及临床内毒素的检查。从海洋被囊动物 *Trididemmum* spp. 中分得的膜海鞘素 B（didemnin B），是有抗癌作用的环多肽类化合物。

二、有毒生物碱类

河豚毒素（tetrodotoxin）是从海洋河豚类 *Fugu* spp. 的卵巢及肝脏中提取的具有强烈毒性的生物碱类化合物，小鼠皮内注射的 LD_{50} 为 $8\mu g/kg$。它又是选择性极高的钠离子（Na^+）通道阻断剂，有极强的镇痛和局麻作用，其局麻作用的强度是可卡因的 16000 倍，现已用作药理试剂使用。

石房蛤毒素（saxitoxin，STX）是从海洋贝类大石房蛤 *Saxidomus giganteus* 中分得的毒性生物碱，其毒性为氰化钾的 1000 倍，小鼠静脉注射的 LD_{50} 为 $10\mu g/kg$。在三种毒螃蟹（*Zosymus aeneus*、*Platypodia granolosa*、*Atergatis floridus*）中亦发现石房蛤毒素。

箭毒蛙碱（batrachotoxin，BTX）是从栖息在哥伦比亚西部密林中的箭毒蛙 *Phyllobates au-*

rothaenia 中分得的剧毒生物碱，小鼠静脉注射的 LD_{50} 为 $2.0 \sim 2.7 \mu g/kg$，该化合物对肌肉和中枢神亦有麻痹作用。

沙海葵毒素（palytoxin，PTX）是从腔肠动物毒沙海葵 *Palythoa toxica* 中分得的毒性极强的化合物，是迄今发现的非蛋白毒素中毒性最强的酰胺类化合物。

三、甾体类、萜类及其苷类

具有生物活性的甾体类化合物，包括激素类、蟾毒配基类、胆汁酸类及海洋甾体类等。

1. 激素类　如鹿茸中的雌酮（oesterone）、麝香中的雄甾酮（androsterone）、紫河车中的孕甾酮（progesterone）以及昆虫类动物变态激素如蜕皮素（ecdyson）和甲壳类动物变态激素如蜕皮甾酮（ecdysterone）等。蜕皮素和蜕皮甾酮能促进蛋白质合成、促进体内胆固醇排泄和抑制血糖升高等。

2. 蟾毒配基类　主要存在于蟾蜍的耳后腺与皮肤腺分泌物中，其干燥品即为中药蟾酥。此类成分有强心作用。

3. 胆汁酸（bile acid）　为胆甾酸与甘氨酸或牛磺酸的结合物，是动物胆汁的主要成分胆汁的生理功能，主要是胆甾酸的作用。迄今已发现的胆甾酸有 100 多种，其中最重要的有胆酸（cholic acid）、去氧胆酸（deoxycholic acid）、鹅去氧胆酸（chenodeoxycholic acid）、熊去氧胆酸（ursodeoxycholic acid）和猪去氧胆酸（hyodeoxycholic acid）等。

近年从海绵动物、扁形动物、节肢动物、环节动物、腔肠动物和棘皮动物等动物体中，分离出一些结构新颖的海洋甾体类化合物，主要表现在甾体母核上的取代基及 C17 位侧链上的多样化。其活性有待进一步研究。

4. 萜类　近 20 年来，从海洋无脊椎动物中，分离出 1000 余种结构新颖的萜类化合物，其中有单萜、倍半萜、二萜、二倍半萜、三萜、四萜等，它们中的许多化合物具有生物活性。从海绵动物 *Luffaiella variabilis* 中分得的二倍半萜内酯 manoalide 有抗癌作用。

5. 苷类　动物界所含的皂苷主要存在于棘皮动物中，特别是在海参纲及海星纲中。从海参纲中分得的几乎全是三萜类皂苷，而从海星纲中分得的则多是甾体皂苷。这些皂苷类成分大多有较强的生物活性，其中一些有抗肿瘤作用。

四、多不饱和脂肪酸类

许多植物中含有大量的不饱和脂肪酸，但主要为单烯酸（以油酸为主）及双烯酸（以亚油酸为主）等。多不饱和脂肪酸（又称多烯脂肪酸，polyunsaturated fatty acids），如亚麻油酸（十八碳三烯酸）、花生四烯酸、二十碳五烯酸、二十二碳六烯酸等，主要存在于鱼油中。某些多不饱和脂肪酸因其在体内不能合成，必须从食物中摄取，因此是人体营养必须的脂肪酸（EFA）。海产鱼油中的亚油酸为最重要的 EFA，在体内可代谢转变为花生四烯酸，具有合成磷脂等重要生物功能；EFA 并有抑制血小板聚集、减少血栓形成、降血脂及抗动脉粥样硬化、增强免疫、改变血液参数等作用。

五、多糖类

甲壳质（chitin）亦称壳多糖和几丁质等，其化学名为 [（1，4）$-2-$乙酰氨基$-2-$脱氧$-\beta-D-$葡萄糖] 的直链生物聚合体，简称聚$-N-$乙酰$-D-$葡糖胺。部分水解脱乙酰基得到脱乙酰甲壳质（chitosan）。

甲壳质在自然界分布极广，广泛存在于植物、菌类细胞壁、甲壳纲动物及昆虫中，如虾蟹外壳、乌贼骨架及昆虫翅膀等。尤其在节肢动物、蛛形类、甲壳类、昆虫类生物中几乎都含有，其表皮中甲壳质占25%~50%（干燥品）。甲壳质一般与蛋白质、碳酸钙、磷酸钙等紧密缔合成络合体，共同形成表皮及生物体的支撑组织。

透明质酸（hyaluronic acid，HA）为不含硫酸基的、具有特殊功能的胞外高分子多糖。以公鸡冠为原料制备的透明质酸制剂"Healon"已被广泛应用于眼科手术。近年来，透明质酸还被誉为理想的保湿因子。

4-硫酸软骨素（即硫酸软骨素A）是最早发现的一种酸性黏多糖。具有降低血脂、抗动脉粥样硬化和抗粥样斑块形成的作用，亦有抗凝血作用。6-硫酸软骨素（即硫酸软骨素C）广泛分布于各种结缔组织中。研究发现，新生儿肋软骨含4-及6-硫酸软骨素，而成人则以6-硫酸软骨素为主。

从刺参 Apostichopus japonica 中提得的酸性黏多糖是一种抗菌谱较广的物质，对移植性肿瘤 S_{180}、S_{37}、Lio-1 淋巴肉瘤及 MA-737 乳腺癌等有较显著的抑制作用。

第四节　动物类生药的鉴定

动物类生药的鉴定需要具有动物形态解剖学及分类学的基础知识。其方法与植物类生药一样，主要有性状鉴定、显微鉴定、理化鉴定与分子生物学鉴别等方法；但远较植物类生药困难得多，这方面的研究也较少。过去，主要依靠传统的外形与经验鉴别方法予以鉴定。近年来，应用现代科学技术和方法于动物类生药鉴定的研究日渐增加，为动物类生药的真伪和品质优良度的鉴定提供了科学的方法。动物类生药的真伪鉴别方法主要有下述几种。

一、性状与经验鉴别法

从生药的外部形态特征来鉴别动物类生药仍然是最常用的方法。对于完整的动物体，可应用动物分类学知识去观察其形态特征，确定其品种。对于动物体的某一部分，或动物的生理产物、病理产物与加工品，则可借鉴一些传统的鉴别经验和鉴别方法来鉴别。例如，天然牛黄能"挂甲"，麝香有、手搓针探、火烧、水试等鉴别方法。

二、显微鉴别法

不同种类的动物，其组织构造及微观特征存在着差异，采用磨片方法制作显微观察片，也可将材料用适当的方法软化后制作横切片与纵切片，或制作粉末片进行观察。如珍珠、豹骨、石决明、羚羊角、鹿角（磨片或切片）、麝香、牛黄、全蝎、珍珠、珍珠母、羚羊角、水牛角、乌梢蛇、蕲蛇、地龙、蛤蚧、蜈蚣、僵蚕（粉末）等。扫描电子显微镜也已应用于动物类生药的鉴定，如珍珠和珍珠层粉末的比较鉴别，发现前者具同心性层纹结构，而后者则有一列由斜方柱状结晶组成的棱柱结构。

三、理化鉴别法

近年来随着科技的发展，应用物理的、化学的或仪器分析的方法，用于动物类生药的真伪鉴定以及内在质量的控制，受到了广泛的重视，其鉴定的内容越来越广泛，手段越来越新，特别是现代光谱及色谱技术的使用，使得动物药的鉴定更具科学性。主要的方法有：

1. 荧光反应 用于珍珠、梅花鹿茸、马鹿茸及其伪品的鉴别。

2. 紫外光谱法 用于土鳖虫（地鳖、翼地鳖、金边地鳖）及其伪品的鉴别。

3. 红外光谱法 用红外光谱法对54种动物药进行了鉴别研究，结果表明，绝大多数动物药材鉴别特征明显，稳定性、重现性好，种间差异较显著。

4. 薄层色谱法 用于比较不同种间所含氨基酸、多肽或其他成分的异同，用于生药的真伪鉴别。如珍珠与珍珠层粉、阿胶、穿山甲及其伪品的鉴别。

5. 高效液相色谱法 高效液相色谱法用于熊胆等多种动物胆汁的鉴别，发现种间的 HPLC 图谱存在差异。此方法亦可用于此类生药中主要有效成分的含量测定，评价与控制生药的品质。

6. 气相色谱法 气相色谱与气质联用，可用于动物类生药所含挥发性成分的分离和鉴定，亦可用于此类生药的真伪鉴别。

7. 电泳法 由于动物类生药均含有丰富的蛋白质、多肽和氨基酸，不同物种所含蛋白质或多肽的分子量及其所带电荷的性质均可能不同。在电场作用下，上述成分移动的距离不同，结合谱带数目和染色程度可用于动物类生药的鉴别。电泳法用于动物类生药的鉴别，具有专属性强，重现性好，设备简单，操作方便等优点。其中以聚丙烯酰胺凝胶和乙酸纤维素膜应用较多。已用于燕窝、水蛭、蛤蚧、海龙、海马、蜈蚣、金钱白花蛇、乌梢蛇和鹿茸等及其伪品的鉴别。

8. 热差分析技术 用热差分析技术成功地鉴别了天然牛黄和人工牛黄、鳖甲、龟板及其伪品。

四、DNA 分子标记鉴别法

DNA 分子标记技术的原理、方法及其在生药鉴定中的应用已在第五章中叙述。动物类生药的鉴定远较植物药困难得多。由于动物类生药中亦含有丰富的遗传物质 DNA；因此，DNA 分子标记技术无疑是一种有效的鉴定方法。采用 RAPD 分子标记方法可以准确鉴定乌梢蛇、金钱白花蛇及它们的伪品；通过对海马和龟板的线粒体 DNA 部分基因片段的序列分析，可以准确鉴定不同的近缘种；应用 DNA 测序方法，成功地鉴定了鸡内金与鸭内金、紫河车、鹿鞭及其伪品牛鞭、驴鞭。

*珍　珠
Margarita

【来源】本品为珍珠贝科动物马氏珍珠贝 *Pteria martensii*（Dunker）或蚌科动物三角帆蚌 *Hyriopsis cumingii*（Lea）、褶纹冠蚌 *Cristaria plicata*（Leach）等双壳类动物贝壳内外套膜受刺激所产生的分泌物层叠而成的颗粒状物。前者所产珍珠称海水珍珠，后二者所产珍珠称淡水珍珠。

人工养殖珍珠是根据自然珍珠形成原理，将外套膜做成小切片，插入贝体外套膜内外表皮之间的结缔组织中，然后将贝体放入水域中养殖，促使形成珍珠，称为无核珍珠；另一种方法是将蚌壳的珍珠层磨成小核，用专门的工具插入蚌的外套膜内，即可培殖出有核珍珠。

【产地】海水珍珠主产于广西、广东、海南及台湾，淡水珍珠 主产于江苏、黑龙江、浙江、安徽、上海。以广西合浦产者为道地药材，称为"南珠"。野生或人工养殖均有。

【采收加工】天然珍珠全年可采，以12月份为多。人工养殖珍珠，以接种后养殖2～3年秋末采收为宜。自动物体内取出珍珠，洗净，干燥。

【化学成分】主要含碳酸钙（海水珍珠 95.66%、淡水珍珠 94.45%），并含壳角蛋白（海水珍珠 4%、淡水珍珠 3.83%），少量的卟啉和色素，以及 Mg、Mn、Sr、Cu、Al、Fe、Na、Zn、Si 等 20 多种无机元素。壳角蛋白水解后检出甘氨酸（24.8%）、丙氨酸（16.4%）以及亮氨酸、丝氨酸、精氨酸、鸟氨酸、天门冬氨酸等 18 种氨基酸，海水珍珠还检出牛磺酸（taurine），是治疗功能性子宫出血和慢性肝炎的主要有效成分。

【性状】呈类球形、卵圆形、长圆形、棒状或不规则形，直径 1.5～8mm。表面类白色、浅粉红色、浅蓝色或浅黄绿色，半透明，光滑或微有凹凸，具特有的彩色光泽。质地坚硬，破碎面可见层纹。气微，味淡。天然珍珠形较圆，表面多平滑细腻，洁白如玉，内外一色。淡水养殖的珍珠外形不规则，比天然品颗粒大，多为长粒状，大多数带有瘤结，光泽弱，断面中央有异物（图 18-1A）。以纯净、质坚、有彩光者佳。

【显微特征】**1. 磨片** 显微镜下可见粗细两种类型的同心环层纹，称为"珍珠结构环"。粗层纹明显，连续成环，层纹间距在 60～500μm 之间。细层纹有些部位明显，多数不明显，间距不足 32μm。中心部多实心。天然海水珍珠有的中心见浅灰色或浅蓝色杂质，淡水珍珠有的中心可见黄色或浅黄色杂质（图 18-1B）。

多数磨片在暗视野中可见到珍珠的特有彩光。一圈圈的具有红、橙、黄、绿、青、紫色虹彩般的光泽，称为"珍珠虹光环"。"珍珠结构环"与"珍珠虹光环"为珍珠所特有，可与伪品相区别。

2. 粉末 类白色。天然珍珠呈不规则的块片，半透明，具彩虹样光泽，表面颗粒性，边缘色较暗。块片由数至十数薄层重叠，片层结构排列紧密，可见致密的层状线条或极细密的波状纹理，有的表面有裂纹（图 18-1C）。人工养珠呈不规则长块状、梭形或条形的块片，表面有扭曲或微弯曲的顺向条纹与多数小乳头状突起（图 18-1D）。

【理化鉴别】1. 取本品置紫外光灯（365nm）下观察，海水珍珠显亮黄绿色荧光，淡水珍珠显浅蓝紫色荧光。

2. 取本品数粒，置石棉网上，用烧杯扣住，用火烧之，有爆裂声，并呈层状破碎，碎片银灰色，内外色泽一致，仍有珠光闪耀。

3. 取本品 1 粒，置试管中，加丙酮适量振摇，表面珠光不退，光泽如常。

4. 弹性试验：选择重量相等的珍珠，从 60cm 高处，自由落在玻璃板上，测定其跳跃高度。海水珍珠弹跳高度在 15～25cm，淡水珍珠在 5～10cm。

【药理作用】**1. 局部作用** 珍珠膏有促进实验性兔耳创面愈合的作用。

2. 对消化系统的作用 珍珠层的酸水解产物能使兔离体肠管的紧张度降低。酸水解产物的乙醚提取液（去钙），有对抗组胺引起的肠管收缩作用，并能保护豚鼠因组胺引起的休克。对病毒性肝炎患者的转氨酶降低有显著效果，临床治疗胃及十二指肠溃疡亦有显著疗效。

此外，马氏珍珠贝各部所含的牛磺酸，具有镇静、止血作用。珍珠层角蛋白水解液对引起角膜混浊的胶原分解酶及黏多糖分解酶有抑制作用，可用于治疗、预防玻璃体混浊。

【功效】本品性寒，味甘、咸。安神定惊，明目退翳，解毒生肌，润肤祛斑。用于惊悸失眠，惊风癫痫，目赤翳障，疮疡不敛，皮肤色斑。用量 0.1～0.3g，多入丸、散用。外用适量，治目生翳障，喉痹、口疮，疮疡久溃不敛等。

【附注】**1. 珍珠粉** 将珍珠用布包好，与豆腐或豆浆同煮 2h 以除去表面吸附的杂质，取出洗净，捣碎后置乳钵内加水少许研至极细，干燥。

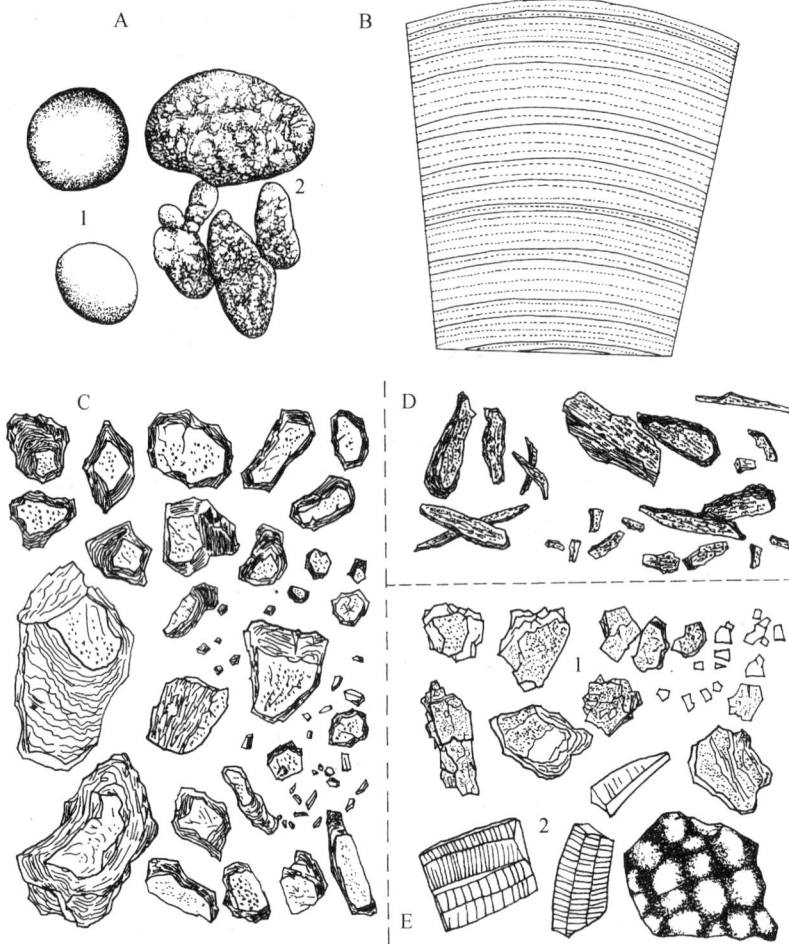

图 18 - 1　珍珠外形及珍珠和珍珠母的显微特征

A. 外形（1. 天然珍珠 2. 养殖珍珠）　B. 珍珠磨片图　C. 天然珍珠粉末 D. 人工养殖珍珠粉末

E. 珍珠母（三角帆蚌）粉末（1. 珍珠层碎块　2. 棱柱层碎块）

2. 珍珠母　为珍珠贝科动物马氏珍珠贝 *Pteria martensii*（Dunker）或蚌科动物三角帆蚌 *Hyriopsis cumingii*（Lea）、褶纹冠蚌 *Cristaria plicata*（Leach）的贝壳。①三角帆蚌：略呈不等边四角形。壳面生长轮呈同心环状排列。后背缘向上突起，形成大的三角形帆状后翼。壳内表面外套痕明显。前闭壳肌痕呈卵圆形，后闭壳肌痕略呈三角形。左右壳均具两枚拟主齿，左壳具 2 枚长条形侧齿，右壳具 1 枚长条形侧齿。具光泽。质坚硬。气微腥，味淡。②褶纹冠蚌：呈不等边三角形。后背缘向上伸展成大型的冠。壳内表面外套痕略明显；前闭壳肌痕大，呈楔形，后闭壳肌痕呈不规则卵圆形，在后侧齿下方有与壳面相应的纵肋和凹沟。左、右壳均具一枚短而略粗的后侧齿及一枚细弱的前侧齿，均无拟主齿。③马氏珍珠贝：贝壳呈斜四方形，上圆下方，长、高 7～10cm，宽 0.2～0.4cm；壳顶两侧有耳，后耳大，前耳小，背缘平直，腹缘圆；外表面粗糙，淡黄色或黄褐色，生长线极细密，成片状。内表面光滑，呈银白色珍珠样光泽，闭壳肌痕大，长圆形，具一凸起的长形主齿。质硬而脆，断面不整齐。气无，味淡。珍珠母的化学成分和药理作用均与珍珠相似。有平肝潜阳，安神定惊，明目退翳。用于头痛眩晕，惊悸失眠，目赤翳障，视物昏花。用量 10～25g，先煎。

3. 珍珠层粉　为珍珠贝壳珍珠层刮磨下来的粉末，比珍珠粉重，易沉水，其成分、功效与珍珠基本相似。从来源上看，应属于珍珠母。曾发现有以珍珠层粉伪充珍珠粉的，应注意鉴别。后者的粉末显微特征：①珍珠层碎块：较大碎块灰白色、灰黄色或淡黄棕色，小碎块近无色。表面多不平整，呈明显的颗粒状，有的碎块呈片层结构而较松散，易断裂，边缘作不规则锯齿状，小碎片几为单片。②棱柱层碎块：可见，刮磨珍珠层时带入。淡黄色或灰黄色。断面观呈棱柱状，断端大多平截，有的一端渐尖，有明显的横向条纹，少数条纹不明显；顶面观偶见，呈多角形或类方形（图 18－1E）。

4. 伪品珍珠　①贝壳或矿石粉碎后打磨珠核，涂以有毒的铅类化合物伪造的珠光层。外形呈类球形、长圆形、扁圆片状或不规则多面体，直径 1～4mm。表面类白色或黄白色，略粗糙，微带银色光泽。体重，质硬，难破碎，破碎面颗粒状，有时隐约可见平行纹理。置紫外光灯下观察，显紫褐色荧光，个别为黄绿色，中间较明显。珠光层可被丙酮洗脱。弹性差，弹性实验，弹跳高度在 5cm 以下。磨片观察，无同心性环纹及"珍珠虹光环"。②塑料伪制品。类球形，大小均匀，表面黄白色，略有光泽，无珠光，体轻质坚，破碎面无同心层纹。表面光泽可被丙酮洗脱。火烧有烧焦塑料的特有气味。

*全　蝎
Scorpio

【来源】为钳蝎科动物东亚钳蝎 *Buthus martensii* Karsch 的干燥全体。

【产地】主产于河南、山东等地。产河南者称"南全蝎"（又称淡全蝎），产山东者称"东全蝎"（又称咸全蝎）。此外湖北、安徽、河北、辽宁等省亦产。现多人工饲养。

【采收加工】春末至秋初捕捉，除去泥砂，放入清水或淡盐水中呛死，然后入盐水锅中（每 500g 蝎子加入食盐 60～90g）煮 3～4h，至身能挺直竖立，脊背抽沟，腹瘪时捞出，置通风处，阴干。

【化学成分】**1. 蝎毒类（bathotoxin）**　按其活性又分为毒性蛋白质（蝎毒素）和酶。蝎毒素（tityustoxin）存在于后腹部末节的 2 毒腺中，与蛇毒中的神经毒类似，但含硫量较高，作用短暂，无溶血及凝血作用，其盐酸盐易溶于水，水溶液长时间放置或 100℃加热 2h 则毒性减退。蝎毒素是一类由 20～80 个氨基酸组成的毒性蛋白，分子量多在 6 000～9 000。已从蝎毒中分离出数十种蝎毒素单体，其中有昆虫类神经毒素、甲壳类神经毒素、抗癫痫活性多肽（AEP）、哺乳动物神经毒素、镇痛活性多肽如蝎毒素－Ⅲ（tityustoxin－Ⅲ，TT－Ⅲ）及蝎毒素Ⅳ（SVC－Ⅳ）。酶部分主要有磷酸酯酶 A_2、乙酰胆碱酯酶、透明质酸酶等。

2. 有机酸类　蝎酸（katsu acid）、牛磺酸（taurine）、软脂酸、亚油酸、亚麻酸、山萮酸（behenic acid）、正十七碳酸（margaric acid）、肉豆蔻酸、花生四烯酸等。

此外，尚含氨基酸和多种无机元素以及卵磷脂、苦味酸羟胺（hydroxylamine picrate）、甜菜碱（betaine）等。

【性状】头胸部与前腹部呈扁平长椭圆形，后腹部呈尾状，体长约6cm。头胸部呈绿褐色，前端可见 1 对短小的螯肢和 1 对较长大的钳肢，形似蟹螯；背面覆有梯形背甲，腹面有足4 对，均为 7 节，末端各具 2 爪钩。前腹部具 7 环节，第 7 节色深，背甲上有 5 条隆脊线。背面绿褐色，后腹部棕黄色，6 节，节上均有纵沟，末端有锐钩状毒刺，毒刺下方无距。质脆易断，前腹部折断后，内有黑色或棕黄色物质，后腹部折断中空。气微腥，味咸（图 18 -2A）。以完整，色黄褐，盐霜少者为佳。

【显微特征】粉末 黄棕色。①体壁外表皮表面观呈多角形网格样纹理，密布细小颗粒，可见凸起的圆形毛窝、细小圆孔口及瘤状突起，刚毛常于基部折断。断面观，内、外表皮间纵贯较多长短不一的微细孔道。未角化外表皮表面观可见大小不一、排列不规则的类圆形凸起。②横纹肌纤维较多，侧面观明带较宽，中有一暗线，暗带有致密的短纵纹理。③刚毛先端锐尖或钝圆，体部中段直径 8 ~40 μm，具纵直纹理，髓腔细窄，腔壁较平直。④脂肪油滴极多，近无色或淡黄色（图 18 -2B）。

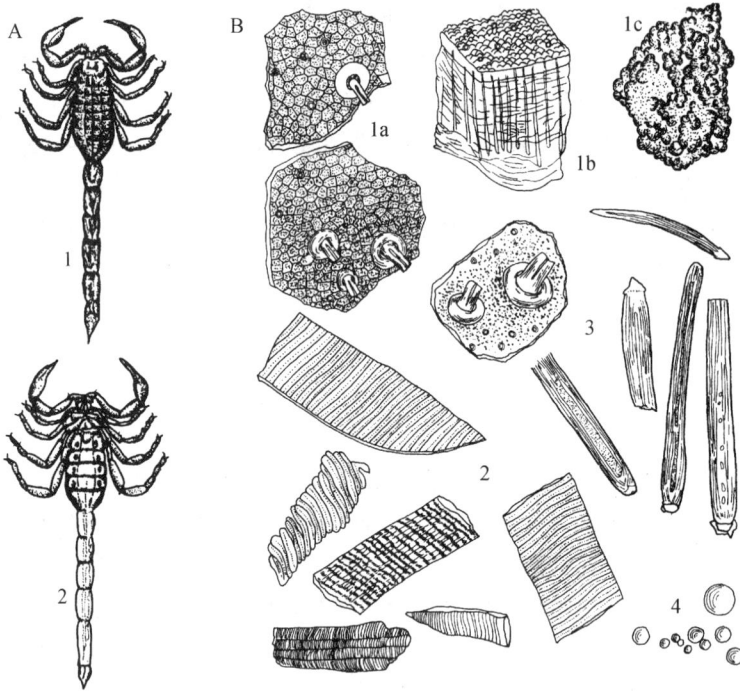

图 18 -2　全蝎外形及粉末显微特征

A. 外形 1. 背面观　2. 腹面观　B. 粉末

1. 体壁碎片（a. 外表皮表面观　b. 断面观　c. 未角化外表皮）

2. 横纹肌纤维　3. 刚毛　4. 脂肪油滴

【药理作用】**1. 抗惊厥作用**　全蝎对戊四氮、士的宁及烟碱引起的惊厥均有明显对抗作用，蝎毒和经纯化的毒多肽抗癫痫肽（AEP）亦有明显的的抗惊厥作用，以后者的作用较强。

2. 抗癫痫作用　蝎毒和抗癫痫肽均有明显抗癫痫作用。AEP 可使头孢菌素诱发的大鼠癫痫的潜伏期延长，发作程度减轻，平均总持续时间缩短。并可使马桑内酯诱发的大鼠癫痫的潜伏期延长，发作程度减轻，死亡率由 80% 下降到零，平均发作总持续时间亦显著缩短。

3. 镇痛作用　蝎毒对内脏痛、皮肤灼痛等有较强的镇痛作用。蝎毒素有很强的中枢镇痛作用，作用强于吗啡 4 倍以上。蝎毒素Ⅳ对多种急、慢性疼痛均有较强抑制作用。

4. 降压作用　全蝎浸剂或煎剂有较持久的降压作用，且重复用药亦不出现耐受现象。其降压原理可能与其抑制血管运动中枢、扩张血管、直接抑制心脏、对抗肾上腺素的升压作用等综合作用有关。

5. 抗肿瘤作用 全蝎提取物对细胞肉瘤（SRS）实体瘤、乳腺癌 M_{737}、肺腺癌 LA_{795} 等实验性动物癌瘤均有明显抑制作用，蝎尾提取物对肉瘤 S_{180} 有明显的预防和治疗作用，而蝎体提取物则无。

【功效】性平，味辛，有毒。息风镇痉，通络止痛，攻毒散结。用于肝风内动，痉挛抽搐，小儿惊风，中风口㖞，半身不遂，破伤风，风湿顽痹，偏正头痛，疮疡，瘰疬。用量 3 ~ 6g。研末吞服，每次 0.6 ~ 1g。孕妇禁用。

【附注】1. 商品药材中，一般认为"南全蝎"体形稍小，主体黄绿色，其他部位黄色，腹内含泥沙物质较少，品质较好。"东全蝎"体形较大，主体青褐色，其他部位黄色或黄棕色，腹内含泥土样物质较多，品质稍差。另外，西藏产的全蝎，体形稍宽，螯肢特别发达，前腹黑褐色，其他部位青黄色。

2. 发现有往全蝎腹部注入泥沙、铁末等杂物，或让全蝎吞食大量食盐或明矾，以增加重量。应注意鉴别。

*蟾 酥
Venenum Bufonis

【来源】为蟾蜍科动物中华大蟾蜍 *Bufo bufo gargarizans* Cantor 或黑眶蟾蜍 *Bufo melanostictus* Schneider 的耳后腺及皮肤腺分泌的白色浆液，经加工而成。

【产地】全国均有，主产于河北、山东、四川、江苏、浙江等地。

【采收加工】夏、秋季捕捉，洗净泥土，晾干，用特制的铜镊子夹压耳后腺及皮肤腺挤出白色浆液，或用牛角刮刀刮取。收集白色浆液贮于磁容器中（忌用铁器，以免变黑），滤去杂质。取纯浆放入圆模型中晒干或晾干，即为"团蟾酥"（河北、山东）；或涂于箬竹叶或玻璃板上晒干或阴干，即为"片蟾酥"（江苏、浙江）。

【化学成分】**1. 强心甾类化合物** （1）蟾酥毒基类（蟾毒配基，bufogenins）：为结构类似强心苷元而有毒性的化合物，已知有 20 余种，大多为干燥加工过程中蟾蜍毒类的分解产物，如华蟾酥精（cinobufagin）约 5%，脂蟾酥毒基（resibufogenin）约 3.4%，蟾毒灵（bufalin）约 1.8%，羟基华蟾酥精约 1.6%，蟾毒它灵（bufotalin）约 1.5%，远华蟾酥精（telocinobufagin）约 1.4%，海蟾蜍精（marinobufagin），日蟾酥毒基（gamabufogenin）、蟾毒它宁（bufotalinin）以及近年新发现、能明显抑制白血病 MH – 60 生长的 20S, 21 – 环氧脂蟾酥毒基（20S, 21 – epoxyresibufogenin）、20R, 21 – 环氧脂蟾酥毒基（20R, 21 – epoxyresibufogenin）、3 – O – 甲羧基 – 20S, 21 – 环氧脂蟾酥毒基（3 – O – formyl – 20S, 21 – epoxyresibufogenin）、3 – O – 甲羧基 – 20R, 21 – 环氧脂蟾毒配基（3 – O – formyl – 20R, 21 – epoxyresibufogenin）和 3 – O – 20S, 21 – 环氧脂蟾毒配基（3 – O – 20S, 21 – epoxyresibufogenin）等。

（2）蟾酥毒类（bufotoxins）：在加工前的蟾蜍分泌物中，以上蟾酥毒基类常在 C_3 – OH 与辛二酰精氨酸（suberoylarginine）、庚二酰精氨酸（pimeloylarginine）、丁二酰精氨酸（succinoylarginine）、辛二酸、硫酸等结合成的酯类，统称为蟾酥毒类，已明确结构的有 50 余种化合物。蟾酥中蟾酥毒基和蟾酥毒类的种类与含量，可因原动物、产地、采制时间和方法不同而有差异。

2. 吲哚生物碱类 主要有蟾酥碱（bufotenine）、蟾酥甲碱（bufotenidine）、去氢蟾酥碱（dehydrobufotenine）、蟾酥硫碱（bufothionine）及 5 – 羟色胺（serotonin）等。

此外，尚含肾上腺素、甾醇类、氨基酸以及 Zn、Cu、Mn、Cr、Se 等微量元素。

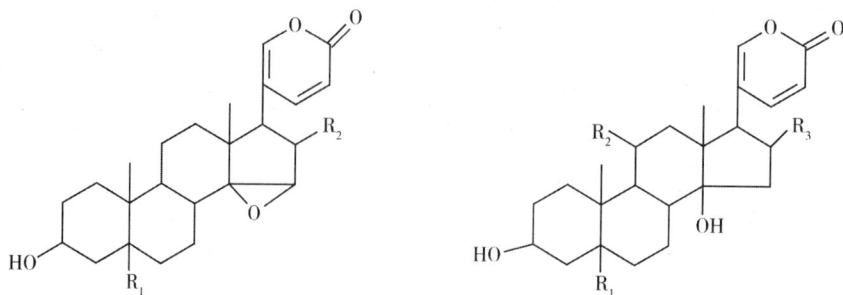

	R$_1$	R$_2$
华蟾酥精	H	OAC
脂蟾酥毒基	H	H
羟基华蟾酥精	OH	OAC
海蟾蜍精	OH	H

	R$_1$	R$_2$	R$_3$
蟾酥灵	H	H	H
蟾酥它灵	H	H	OAC
远华蟾酥精	OH	H	H

$$HOOC-(CH_2)_n-CONH-CH-(CH_2)_3-NH-C\begin{matrix}NH_2\\ \| \\ NH\end{matrix}$$
$$|$$
$$COOH$$

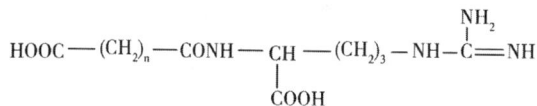

辛二酰精氨酸 n = 6   庚二酰精氨酸 n = 5   丁二酰精氨酸 n = 2

【性状】团蟾酥：呈扁圆形团块或饼状，直径 3 ~ 12cm，厚约 0.5 ~ 1cm，每块重 60 ~ 100g。似象棋子或围棋子状的又称为"棋子酥"。表面平滑，棕褐色、红棕色、紫黑色或紫红色。质坚硬，不易折断，断面角质状，棕褐色或红棕色，微有光泽。气微腥，味初甜而后麻辣刺舌，粉末嗅之作嚏。遇水起泡，并泛出白色乳状液。

片蟾酥：呈不规则片状，大小不一，厚约 2mm，一面较粗糙，另面较光滑；涂于箬竹叶上干燥的，一面可见叶脉的纵条纹。质脆，易折断，断面红棕色，半透明。其余同团蟾酥（图 18 – 3）。

均以色红棕，断面角质状，半透明，有光泽者为佳。

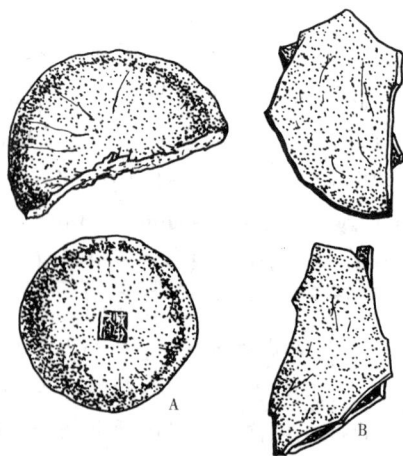

图 18 – 3 蟾酥外形
A. 团蟾酥 B. 片蟾酥

【理化鉴别】1. 取粉末 0.1g，加甲醇 5ml，浸泡 1h，过滤，滤液加对二甲氨基苯甲醛固体少许，再加硫酸数滴，即显蓝紫色（吲哚类反应）。

2. 取粉末 0.1g，加三氯甲烷 5ml，浸泡 1h，过滤，滤液蒸干，残渣加少量乙酐（醋酐）溶解，再缓缓滴加浓硫酸，初显蓝紫色，渐变蓝绿色（甾核反应）。

3. 取 1% 蟾酥的三氯甲烷提取液，蒸干后用甲醇溶解，测定其紫外吸收光谱，在 300nm 波长附近有最大吸收（检查脂蟾酥毒基）。

4. 薄层色谱：取本品粉末的乙醇提取液，点样于同一硅胶 G 薄层板上，以蟾酥对照药材及脂蟾毒配基、华蟾酥毒基的对照品溶液作对照，以环己烷 - 三氯甲烷 - 丙酮（4∶3∶3）展开，取出，晾干，喷以 10% 硫酸乙醇溶液，加热至斑点显色清晰。供试品色谱中，在与对照药材色谱相应位置上，显相同的一个绿色及一个红色斑点。

【含量测定】蟾酥毒基类成分是蟾酥的主要有效成分，可测定总蟾酥毒基类含量或主要蟾酥毒基成分含量，用于生药的品质控制与评价。

1. 总蟾酥毒基类的测定 蟾酥毒基类化合物分子结构中均具有 Δα，β，γ，δ 六元不饱和内酯环，在 295~300nm 波长范围有特征吸收，故可用紫外分光光度法测定蟾酥中总内酯的含量，用于生药的品质控制。

精密称取经 80℃ 干燥 2h 的本品细粉 0.5g，加海沙 5g，混匀，置索氏提取器中，加三氯甲烷适量，提取 4h，回收溶剂，残留物加乙醇适量使溶解，过滤，滤液准确稀释至 100ml，摇匀。精密吸取 1ml 置 25ml 量瓶中，加乙醇至刻度，摇匀，在 299nm 波长处测定吸光度，按脂蟾酥毒基（$C_{24}H_{32}O_4$）的吸收系数为 154 计算蟾毒总内酯的含量。

2. 华蟾酥精和脂蟾酥毒基的 HPLC 法测定 色谱条件 以十八烷基硅烷键合硅胶为填充剂；以 0.5% 磷酸二氢钾 - 乙腈（50∶50），用磷酸调节 pH 为 3.2，作为流动相；检测波长为 296nm；柱温 40℃。理论板数按华蟾酥精峰、脂蟾酥毒基峰计算应分别不低于 4000。《中国药典》（2010 年版）规定，本品按干燥品计算，含华蟾酥精和脂蟾酥毒基的总量不得少于 6.0%。

【药理作用】**1. 强心作用** 具有洋地黄样强心作用，且无蓄积作用。以远华蟾酥精的作用较强，蟾酥灵、华蟾酥精次之。并能增加心肌营养性血流量，改善微循环。

2. 对血压、呼吸的影响 蟾酥灵、华蟾酥精、脂蟾酥毒基等均可引起多种麻醉动物血压上升及呼吸兴奋。其中脂蟾酥毒基的呼吸兴奋作用较洛贝林和可拉明强，并能对抗吗啡和巴比妥类的呼吸抑制作用。蟾酥毒基的升压作用与肾上腺素相似，也可被 α - 受体阻断剂阻断。

3. 局部麻醉作用 蟾酥的 80% 酒精提取物有表面麻醉作用，局麻作用比可卡因强而持久。以蟾酥灵作用最强，约相当于可卡因的 90 倍，其次为华蟾毒精（cinobufogin）、华蟾酥精。

4. 抗炎与抑菌作用 对甲醛滤纸球引起的大鼠皮下"肉芽肿"，蟾酥有较强的抑制作用。蟾酥及其多种成分均能抑制醋酸刺激所致血管通透性增强。蟾酥总苷注射液对变形杆菌、铜绿假单胞菌、四联球菌、白色葡萄球菌及卡他球菌均有抑制作用。蟾酥制剂及其水溶性成分均有免疫促进作用。

5. 抗肿瘤作用 蟾酥毒基类对小鼠肉瘤 S_{180} 和兔 B、P 瘤、子宫颈癌、腹水型肝癌等多种癌瘤均有抑制作用。

6. 升白细胞及抗辐射作用 蟾酥对化疗和放疗引起的白细胞减少有一定防治作用，可使患者的白细胞数回升，且不再下降。

7. 毒性 大剂量服用蟾酥及其制剂可引起呼吸急促、肌肉痉挛、心律不齐，最终导致麻痹而死亡。阿托品对此有一定解毒作用。又因其有收缩子宫作用，故孕妇禁用。

【功效】性温，味辛；有毒。能解毒，止痛，开窍醒神。用于痈疽疔疮，咽喉肿痛，中暑。用量 0.015 ~ 0.03g，多入丸、散用；外用适量。

【附注】在商品中见有掺进鸡蛋清、面粉、豆粉或其他淀粉、沙石等杂质，应注意鉴别。

*熊 胆
Fel Ursi

【来源】为熊科动物黑熊 *Selenarctos thibetanus* Cuvier 或棕熊 *Ursus arctos* L. 的干燥胆。

【产地】主产于东北及云南、贵州、四川、青海、西藏、新疆。以云南产者质优，习称"云胆"；东北产量较大，习称"东胆"。

【采收加工】多于冬季捕捉。捕获后立即割取胆囊，将口扎紧，剥去附着的脂肪，吊于通风处阴干，或晾 8 ~ 10 天后，用夹板将胆囊夹扁，悬于通风处阴干或置石灰缸中干燥。熊胆的质量与采收季节有关：春季猎取者为"菜花胆"；夏季猎取者为"墨胆"；秋、冬季猎取者为"金胆"，质优。

黑熊、棕熊均为国家二级保护动物，数量稀少，严禁捕猎。我国已开展人工养殖，并通过手术造成熊胆囊瘘管，定期收集胆汁，制成熊胆粉供药用。

【化学成分】**1. 胆汁酸类** 含胆汁酸 20% ~ 80%，主要为熊去氧胆酸（ursodeoxycholic acid），是熊胆特有的成分，优品可达 70% 以上；并含鹅去氧胆酸（chenodeoxycholic acid）、胆酸及去氧胆酸等。这些胆酸通常与牛磺酸（taurine）、甘氨酸（glycine）结合，并以钠盐或钙盐的形式存在，如牛磺熊去氧胆酸（tauroursodeoxycholic acid）及牛磺鹅去氧胆酸（taurochenodeoxycholic acid）。前者是解痉的有效成分。

2. 色素类 主要是胆红素，尚含胆黄素、胆黄褐素等。

3. 磷脂类 有磷脂酰胆碱、磷脂酰肌醇、磷脂酰乙醇胺、磷脂酰甘油、磷脂酸和心磷脂。此外，尚含胆固醇、氨基酸类、脂肪和无机盐等。

熊胆粉成分与天然熊胆相似。但熊胆粉中，鹅去氧胆酸和熊去氧胆酸明显高于天然熊胆；而结合型（抱合型）胆汁酸牛磺熊去氧胆酸和牛磺鹅去氧胆酸又明显低于天然熊胆。这是因为活体收集熊胆汁的过程是一个开放系统，易受细菌感染而使结合型胆汁酸水解。

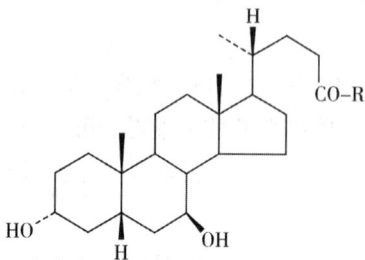

牛磺熊去氧胆酸

胆酸 7α - OH 12α - OH
去氧胆酸 12α - OH
鹅去氧胆酸 7α - OH
熊去氧胆酸 7β - OH

游离胆汁酸 R = OH
与牛磺酸结合 R = CH₂ - CH₂ - SO₃H
与甘氨酸结合 R = NH - CH₂ - COOH

【性状】胆囊呈长扁卵形，上部狭细，下部膨大呈囊状，长10～20cm，宽5～10cm。表面灰褐色、黑褐色或黄棕色，微有皱褶，囊皮较薄，对光透视上半部常半透明。囊内有干燥的胆汁，习称"胆仁"，呈不规则的块状、颗粒状、粉末状或硬膏状，色泽深浅不一，金黄色有光泽，质松脆。透明如琥珀者习称"金胆"或"铜胆"；黑色或墨绿色，质坚脆或稠膏状者习称"铁胆"或"墨胆"；黄绿色光泽较差，质脆者习称"菜花胆"。气清香微腥，味极苦而回甜，有粘舌感（图18－4）。

熊胆粉：呈粉末状或不规则碎片，亦可见颗粒状者。棕黄色、绿黄色，半透明。质脆，易吸潮。气清香微腥，味极苦微回甜，有清凉感。

【理化鉴别】1. 取胆仁粉末置紫外光灯下观察，显黄白色荧光，不应显棕黄色荧光。另取粉末约0.1g溶于7%乙酸溶液20ml中，溶液不应显浅蓝色乳浊荧光（与牛、羊胆区别）。

2. 取胆仁粉末少许，投入水中，即在水面旋转并呈黄色线状下沉而不扩散。

3. 取胆仁0.5g，用5%氢氧化钾液溶解，煮沸水解后，加盐酸酸化，以乙醚萃取，乙醚液经水洗，蒸去乙醚，得游离的熊去氧胆酸及鹅去氧胆酸。提取物溶于2%氨水，再加10%氯化钡溶液，过滤，沉淀加10%碳酸钠溶液，加热，过滤，除去钡盐（$BaCO_3$），滤液加盐酸酸化，用乙醚萃取，蒸去乙醚，以乙酸乙酯溶解残渣，放置后过滤。取析出的结晶（鹅去氧胆酸不析出结晶）干燥后测定熔点，如为202℃，则为熊去氧胆酸。此法亦可用于熊去氧胆酸的含量测定。

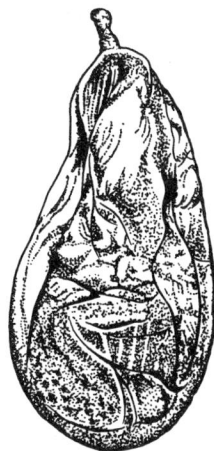

图18－4 熊胆外形

4. 薄层色谱：取胆仁约100mg，加甲醇10ml，温热溶解，放冷过滤，滤液浓缩近干。加20%氢氧化钠溶液5ml，置沸水浴水解5h，放冷，加盐酸至pH2～3，以乙酸乙酯萃取2次，合并乙酸乙酯液，浓缩至约5ml，点样于硅胶G薄层板上，以熊去氧胆酸、鹅去氧胆酸等标准品溶液作对照，用异辛烷－乙醚－冰醋酸－正丁醇－水（10:5:5:3:1）的上层液在20℃以下展开，取出，晾干，喷以30%硫酸，105℃加热10min，样品色谱在与熊去氧胆酸斑点相应位置显相同的绿色或绿褐色斑点（图18－5）。

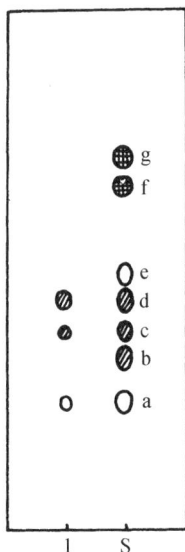

图18－5 熊胆水解产物及胆酸类的薄层色谱图
1. 熊胆 S. 对照品：a. 胆酸 b. 猪去氧胆酸 c. 熊去氧胆酸 d. 鹅去氧胆酸 e. 去氧胆酸 f. 石胆酸 g. 胆甾醇
⊘绿或绿褐色 ⊕紫色 ○黄或黄棕色

【含量测定】结合型胆汁酸溶于水，可应用分配硅胶薄层色谱或反相高效液相色谱法测定牛磺熊去氧胆酸和牛磺鹅去氧胆酸含量。但多数情况是利用其分子结构中的酰胺键易被碱水解，酸化后生成的游离胆汁酸则难溶于水，而易溶于乙酸乙酯、乙醚或三氯甲烷等的性质，得到总胆汁酸，并应用吸附硅胶薄层色谱将各胆汁酸分离。然后应用薄层色谱光密度法或将斑点收集、洗脱、显色后，应用分光光度法测定。

熊去氧胆酸和鹅去氧胆酸的薄层色谱－分光光度法：样品按【理化鉴别】薄层色谱项下方法处理并经薄层色谱分离后，以碘蒸气显色，分别收集熊去氧胆酸和鹅去氧胆酸区带，继用二氯甲烷－甲醇（5:1）洗脱，蒸干溶剂，残渣加65%硫酸溶液，60℃水浴加热，分别于380nm波长测定吸收度，从熊去氧胆酸和鹅去氧胆酸标准曲线计算含量。

此外，尚有薄层色谱光密度法、比色法、气相色谱法及非水滴定法等。

【药理作用】**1. 抗菌、解毒和解热作用**　胆酸、去氧胆酸、牛磺胆酸和甘氨胆酸对革兰阳性细菌均有较强的抑制作用，鹅去氧胆酸和去氧胆酸在0.625‰浓度下对四联球菌、金黄色葡萄球菌、链球菌均有明显抑制作用。熊胆对流感嗜血杆菌、肺炎双球菌等也有较明显的抑制作用。熊去氧胆酸钠对士的宁引起的小鼠中毒有解毒作用，与鹅去氧胆酸钠合用其作用增强。熊胆尚有一定解热作用。

2. 解痉及抗惊厥作用　牛磺熊去氧胆酸因有拮抗乙酰胆碱作用而呈现显著的解痉作用，其作用性质与罂粟碱相似，而与游离胆酸类不同。各种胆酸盐的解痉作用按去氧胆酸、熊去氧胆酸、鹅去氧胆酸、胆酸盐的顺序依次减弱，游离牛磺酸和甘氨酸不显示解痉作用。熊去氧胆酸还有较明显的抗惊厥作用。

3. 利胆作用　胆汁酸盐能促进胆汁分泌，熊胆水溶液和熊去氧胆酸、鹅去氧胆酸均能增加实验动物的胆汁及胆汁酸的分泌。

4. 溶解胆石作用　5%去氧胆酸钠溶液在体外能溶解人体胆红素混合结石，鹅去氧胆酸、熊去氧胆酸经动物实验及临床应用均有溶解胆石的作用。

此外，熊去氧胆酸有很强的酯酶促进作用，胆汁酸盐对胡萝卜素、维生素D和K的吸收有促进作用；熊胆尚有抗过敏、镇咳、祛痰、平喘与助消化等作用。

【功效】性寒，味苦。能清热解毒，止痉，明目。用于疮痈肿毒，咽喉肿痛，小儿惊风，热病惊痫，胆结石，黄疸，胆囊炎等。用量1～2.5g，多入丸散；外用适量。

【附注】熊胆为贵重药材，市场上常见有用其他动物如牛、羊、猪、牦牛、野猪等的胆伪充，以牛、羊、猪胆多见，应注意鉴别。

*麝　香
Moschus

【来源】为鹿科动物林麝 *Moschus berezovskii* Flerow、马麝 *M. sifanicus* Przewalski 或原麝 *M. moschiferus* L. 成年雄麝香囊中的干燥分泌物（图18－6A，B）。

【产地】主产于西藏、四川及云南，陕西、甘肃、青海、新疆、内蒙古及东北亦产。四川省马尔康、陕西省镇平、安徽省佛子岭等养麝场均已进行家养繁殖，活体取香。

【采收加工】野生的多在冬季至次春猎取，猎获后，立即割取香囊，阴干，将毛剪短，习称"毛壳麝香"（整麝香）。剖开香囊，除去囊壳，取出囊中分泌物，习称"麝香仁"。饲养三龄以上的麝定期用特制掏针从囊孔掏取香囊中分泌物，阴干或用干燥器密闭干燥，即得麝香仁。

【化学成分】**1. 大分子环酮类**　主要为麝香酮（muscone，约为0.9%～3%），现已人工合成。另含少量降麝香酮（nonmuscone）、麝香醇（muscol）、3 - 甲基 - 环十三 - 1 - 酮（3 - mythylcyclotridecan - 1 - one）、环十四烷 - 1 - 酮（cyclotetradecan - 1 - one）、5 - 顺式 - 环十四烯 - 1 - 酮（5 - *cis* - cyclotetradecen - 1 - one）、5 - 顺式 - 环十五烯 - 1 - 酮（5 - *cis* - cyclopentadecen - 1 - one）等，具特异强烈香气，为主要活性成分。

2. 庚二醇亚硫酸酯类 近年从麝香中分得多个庚二醇亚硫酸酯类成分，如（2S，5R） - musclideA$_1$、A$_2$ 和 B′，（2R，5R） - musclide A$_2$，（4S） - musclide A$_2$ 等，有强心作用。

3. 吡啶生物碱类 有麝香吡啶（muscopyridine），羟基麝香吡啶（hydroxymuscopyridine）A 与 B，2，6 - 亚壬基吡啶（2，6 - nonamethylene pyridine），2，6 - 亚癸基吡啶（2，6 - decamethylene pyridine）等。

4. 甾类 有 3α - 羟基 - 5α - 雄甾烷 - 17 - 酮（3α - hydroxy - 5α - androstan - 17 - one），3α - 羟基 - 5β - 雄甾烷 - 17 - 酮（3α - hydroxy - 5β - androstan - 17 - one），5β - 雄甾烷 - 3，17 - 二酮（5β - androstan - 3，17 - dione），5α - 雄甾烷 - 3，17 - 二酮（5α - androstan - 3，17 - dione），雄甾 - 4 - 烯 - 3，17 - 二酮（androst - 4 - ene - 3，17 - dione），雄甾 - 4，6 - 二烯 - 3，17 - 二酮（androst - 4，6 - diene - 3，17 - dione）等 14 种雄甾烷。另含睾丸酮（testosterone），雌二醇（estradiol），胆固醇及胆固醇脂。此外，尚含蛋白质、肽、氨基酸、脂肪、卵磷脂、尿囊素以及硫酸盐、磷酸盐、碳酸盐等。

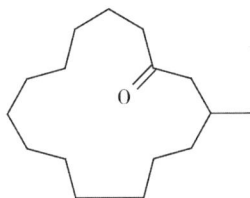
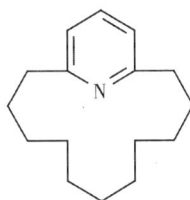

麝香酮   麝香吡啶

【性状】毛壳麝香：呈囊状球形、类椭圆形或扁球形，直径 3～7cm，厚 2～4cm。大小和重量因麝生长年龄不同而异，一般重约 30g。外侧（开口面）略有弹性，囊皮向外凸起，密生灰白色或灰棕色短毛，从周围向中心伏生，中间有 1 小囊孔，直径约 3mm。内侧（包藏在麝腹内部的一侧）囊皮较平坦，或隆起呈半球形，为稍有皱纹的皮膜，暗棕色略带紫色；剖开后，可见中层皮膜呈棕褐色或灰褐色，半透明；内层皮膜呈棕色，习称"银皮"或"云皮"，内含颗粒状及粉末状的麝香仁和少量细毛及脱落的内层皮膜（图 18 - 6C）。

麝香仁：（1）野生品：质软油润，疏松，其中不规则球形或颗粒状者习称"当门子"，表面多呈紫黑色，微有麻纹，油润光亮，断面深棕色或棕黄色。小的成粉末状，多呈棕色、棕褐色或微带紫色，杂有少量脱落的内层皮膜和细毛。香气浓烈而特异，味微辣、微苦带咸。

（2）饲养品：麝香仁呈颗粒状、短条形或不规则的团块，表面不平，紫黑色或深棕色，显油性，微有光泽，亦杂有少量内层皮膜和毛。

【显微特征】麝香仁粉末 棕褐色或黄棕色。水合氯醛液装片观察。①分泌物团块黄色、淡黄色或淡棕色，由多数形状不一的颗粒状物聚集而成。团块中有方形、八面体形、柱状或簇状结晶，结晶透明或半透明，边缘不平整，表面偶见不规则细纹理。方形结晶直径 10～61μm，柱状结晶长约至 92μm。尚可见较多细小颗粒状或不规则形结晶与类圆形油滴。②偶见麝毛及香囊内壁脱落的皮膜组织，无色或淡黄色，半透明，可见多条纵皱纹（图 18 - 6D）。

【理化鉴别】1. 麝香粉末加五氯化锑共研，香气消失，再加氨水少许共研，香气恢复。

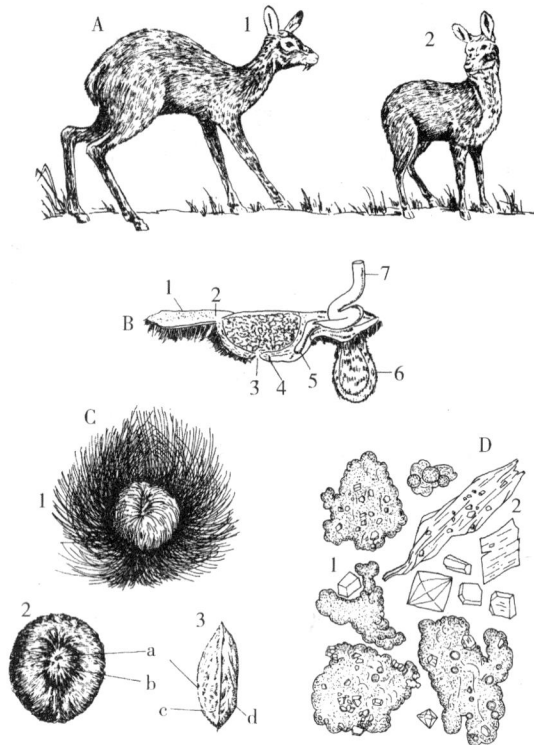

图 18 - 6 麝香原动物、生药外形及粉末显微特征

A. 动物形态（1. 马麝 2. 林麝）

B. 雄麝的香囊和生殖器（1. 腹皮 2. 包被的肌肉 3. 香囊开口

4. 尿道鞘开口 5. 龟头 6. 阴囊 7. 阴茎）

C. 毛壳麝香〔1. 未修边剪毛品 2. 生药表面观

3. 侧面观（a. 囊孔 b. 尿道口 c. 毛 d. 上面的皮膜）

D. 麝香仁粉末（1. 分泌物团块及结晶 2. 表皮组织碎片）

2. 薄层色谱：麝香的乙醚提取液，水浴蒸干后以少量三氯甲烷溶解，点样于硅胶 $GF_{254+365}$ 薄层板上，以麝香酮标准品溶液作对照，以苯展开后，喷以磷酸－香草醛乙醇溶液，105℃加热 5min，置紫外分析灯（365nm）下观察，供试品色谱中，在与对照品相对应位置上显相同颜色的荧光斑点。

【含量测定】麝香的特异香气成分麝香酮具挥发性，故可应用气相色谱法测定其含量。

该成分在紫外区无吸收，但与 2, 4 - 二硝基苯肼作用生成棕色衍生物 2, 4 - 二硝基苯腙后，亦可应用薄层色谱 - 分光光度法或高效液相色谱法测定其含量。

1. 气相色谱法 色谱条件以苯基（50%）甲基硅酮（OV - 17）为固定相；涂布浓度 2%，柱温 200℃±10℃。理论板数按麝香酮峰计算应不低于 1500。《中国药典》（2010 年版）规定，本品按干燥品计算，含麝香酮不得少于 2.0%。

2. 薄层色谱 - 分光光度法 样品以苯溶解，加入 2, 4 - 二硝基苯肼试液，摇匀，置60℃水浴加热 30min，反应液冷却后，点样于硅胶 G 薄层板上，以甲苯 - 乙酸乙酯（98∶2）展开，刮取麝香酮衍生物棕色斑点，同时刮取相对应位置硅胶作空白，分别用甲醇洗脱，加入 25% 氢氧化钾溶液（样品溶液由黄色变为酒红色），20min 后，在 480nm 波长测定吸收度，从麝香酮标准曲线计算含量。

此外，尚有薄层色谱光密度法、高效液相色谱法等。

【药理作用】**1. 强心作用** 麝香有明显的强心作用，能使动物心脏收缩振幅增加，心肌功能亢进，且对心率无影响。麝香酮无强心作用，但麝香的水溶性提取物及庚二醇亚硫酸酯类成分 muslide A_1、A_2 和 B 等有强心作用，并能激活豚鼠心肌中蛋白激酶。麝香对血栓引起的缺血性心脏障碍亦有预防和治疗作用。

2. 中枢兴奋作用 麝香有直接兴奋中枢神经系统作用，可引起实验动物大脑皮层长时间强烈的电活动和行为上的安静、清醒、警戒等现象；亦能明显缩短环己巴比妥钠和戊巴比妥钠的睡眠时间，显著降低大鼠血液和全脑中戊巴妥钠的含量；提高中枢兴奋药苯丙胺、士的宁所致小鼠中毒死亡率；并能显著增强中枢神经系统的耐缺氧能力。麝香对中枢神经系统的作用具有双向性，小剂量兴奋，大剂量抑制。

3. 对子宫的作用 麝香的醇提取物或麝香酮对离体及在体子宫均有明显的兴奋作用，妊娠子宫更为敏感，高浓度则引起痉挛。

4. 抗炎作用 麝香对多种动物炎症模型均有显著抑制作用，能显著降低毛细血管通透性，抑制炎症肿胀。其作用与氢化可的松相似，强度为后者的数倍至数十倍。与蟾酥或牛黄合用，有协同作用。其抗炎成分可能为多肽，经胰蛋白酶水解后则失去活性。麝香酮无抗炎作用。

此外，麝香具有免疫增强与雄性激素样作用，并有抗溃疡作用等。其水提取物能增强异丙肾上腺素对猫心脏乳头肌的收缩作用及豚鼠气管平滑肌的松弛作用。

【功效】性温，味辛。开窍醒神，活血通经，消肿止痛。用于热病神昏，中风痰厥，气郁暴厥，中恶昏迷，经闭，癥瘕，难产死胎，胸痹心痛，心腹暴痛，跌扑伤痛，痹痛麻木，痈肿瘰疬，咽喉肿痛。用量 $0.03 \sim 0.1g$，入丸、散用。外用适量。孕妇禁用。

【附注】1. 麝为国家二级保护动物，数量日渐减少，禁止滥捕。寻找代用品，势在必行。

（1）人工麝香：根据天然麝香的分析结果，以合成麝香酮（*dl*-muscone）为主，按规定比例与其他物质配制而成。经药理试验、理化分析、临床试用证明，人工麝香与天然麝香的性质和作用相似，并对心绞痛有显著缓解作用。已于 1993 年批准生产。

（2）灵猫香：为灵猫科大灵猫 *Virerricula zibetha* L. 或小灵猫 *V. indica* Desmarest 会阴泌香腺的分泌物。含香猫酮（zibetone）、香猫醇及降麝香酮（normuscone）等大环烯酮和大环烷酮类成分。有类似麝香的香气，药理作用亦相似。能行气止痛；用于心腹痛，疝痛等。

（3）麝鼠香：为田鼠科动物麝鼠 *Ondatra zibethica* L. 雄性动物香囊中的分泌物。具有类似麝香的特殊香气。含麝香酮、降麝香酮、5-顺式环十五烯酮等大环化合物。麝鼠原产北美洲。其干燥分泌物习称"美国麝香"。我国东北及新疆、浙江、广西等地均已有饲养。

（4）我国喜马拉雅山尚产一种鹿科动物喜马拉雅麝 *Moschus chrysoqasler* Hodgson，其分泌物的成分与麝香相似，主要含麝香酮、降麝香酮等多种大分子环酮，以及 10 余种雄甾烷（androstane）衍生物与胆甾醇、胆甾烷醇、蛋白质、氨基酸、脂肪、卵磷脂、尿囊素等。

2. 麝香为贵重药材，掺假和伪充现象时有发生，多用动物的肠衣、膀胱或麝皮缝制捆扎而成。掺假物多为熟蛋黄粉、动物的肌肉、肝脏、血块、黄豆粉、姜黄粉、锁阳粉、桂皮粉、丁香、儿茶粉、淀粉、雄黄、铅粒、铁末及沙石等 30 余种。应注意鉴别。除用显微鉴别、理化鉴别方法外，尚有一些经验鉴别方法：①取毛壳麝香用特制的槽针从囊孔插入，转动槽针，撮取麝香仁，立即观察，槽内的麝香仁应有逐渐膨胀高出槽面的现象，习称"冒槽"。麝香仁油润，颗粒疏松，无锐角，香气浓烈，不应有纤维等异物或异常气味。②取麝香仁粉末少许，置手掌中加水润湿，用手搓之能成团，轻压即散，不应沾手、染手、顶指或结块。③取麝香仁少许，撒于炽热的坩锅中或锡纸上，初则迸裂，随即融化膨胀起泡似珠，香气浓烈四溢，应无毛、肉焦臭气，无火焰或火星出现。灰化后，残渣呈白色或灰白色。

*鹿　茸
Cervi Cornu Pantotrichum

【来源】为鹿科动物梅花鹿 *Cervus nippon* Temminck 或马鹿 *C. elaphus* L. 的雄鹿未骨化、密生茸毛的幼角。前者习称"花鹿茸"，后者习称"马鹿茸"。

【产地】花鹿茸主产于吉林、辽宁、河北等地。马鹿茸主产于黑龙江、吉林、内蒙古、新疆、青海、云南、四川及甘肃等省，东北产者习称"东马鹿茸"，西北产者习称"西马鹿茸"。梅花鹿多人工饲养，马鹿多野生，现亦有人工饲养。

【采收加工】鹿的生长年龄约为 20 年，以 3 ~ 6 年所生的茸最佳。分锯茸和砍茸两种方法：

1. 锯茸　一般从三龄鹿开始锯茸，二杠茸每年可采收 2 次，第 1 次在清明后，即脱盘后 45 ~ 50 天（头茬茸），锯后 50 ~ 60 天（立秋前后）采第二次（二茬茸）。三岔茸则采 1 次，约在 7 月下旬。锯时应迅速将茸锯下，伤口敷上止血药。将锯下的茸用吸血器或用手挤去一部分血液，锯口处用线绷紧，固定于"炸茸"架上，置沸水中反复烫炸 3 ~ 4 次（锯口朝上露出水面），每次 15 ~ 20 秒钟，使其排出剩余血液，反复操作至茸内积血排尽，至锯口处冒白沫，然后晾干或烘干。

2. 砍茸　将鹿头砍下，再将茸连脑盖骨锯下，刮净残肉，绷紧脑皮，进行烫炸，晾干。此法仅用于老鹿、病鹿。

近年来，有将鹿茸加工成"带血茸"，即将锯下的鹿茸，用烧红的烙铁烫封锯口，使茸血不流出，再用微波或红外干燥。但不是传统的加工方法。

【化学成分】**1. 激素类**　雌酮（estrone）、雌二醇（estradiol）、前列腺素 PGE_1、PGE_2 等。

2. 多胺类　精脒（spermidine）、精胺（spermine）、腐胺（putrescine）等。

3. 磷脂类　溶血磷脂酰胆碱（lysophosphatidylcholine）、溶血磷脂酰乙醇胺、磷脂酰肌醇、磷脂酰乙醇胺、神经磷脂（neuromyelin）、神经鞘磷脂（sphingomyeline）、磷脂酸、卵磷脂、脑磷脂等。

4. 氨基酸类　占总干重的 50.13%，17 种氨基酸中，以甘氨酸、谷氨酸、脯氨酸含量较高。

此外，尚含神经酰胺（ceramide，约 1.25%）、次黄嘌呤（hypoxanthine）、尿嘧啶（uracil）、硫酸软骨素 A（chondroitin A sulfate）等酸性多糖、胆固醇、多肽、脂肪酸、胆甾醇及 Fe、F、Se、Zn 等 26 种微量元素等。

【性状】**1. 花鹿茸**　①锯茸　呈圆柱状，多具 1 ~ 2 个分枝。具一个侧枝者习称"二杠"，主枝习称"大挺"，长 17 ~ 20cm，锯口直径 4 ~ 5cm，枝顶钝圆；离锯口约 1cm 处分出侧枝，习称"门庄"，较主枝略细，长 9 ~ 15cm，顶端钝圆而微弯。外皮红棕色或棕色，多光润，密被红黄色或棕黄色细茸毛，上端较密，下端较疏。分岔间具 1 条灰黑色筋脉，皮茸紧贴。锯口面黄白色，中间密布蜂窝状细孔，外围无骨质。体轻，气微腥，味微咸。具 2 个侧枝者习称"三岔"，大挺长 23 ~ 33cm，直径较二杠细，略呈弓形而微扁，分枝较长，先端略尖，下部有纵棱线及突起的小疙瘩（习称"钉"），皮红黄色，茸毛较稀而粗。二茬茸与头茬茸相似，但主枝长而不圆或下粗上细，下部有纵棱，灰黄色，茸毛较粗糙，锯口外围多已骨化，体较重，无腥气。②砍茸　为带头骨的茸，茸形与锯茸相同。两茸相距约7cm，脑骨前端平齐，后端有1对弧形骨分列两旁，习称"虎牙"，外附脑皮，皮上密生茸毛。(图18-7A)

2. 马鹿茸　亦有锯茸和砍茸两种。形状与花鹿茸相似，但较花鹿茸粗大，分枝较多。侧枝一个者习称"单门"，2个者习称"莲花"，3个者习称"三岔"，4个者习称"四岔"等。其中以莲花、三岔为主。东马鹿茸"单门"的大挺长25~27cm，直径约3cm；外皮灰黑色，茸毛青灰色或灰黄色，下部有纵棱；锯口面外皮较厚，灰黑色，中部密生细孔。"莲花"大挺长达33cm，下部有棱筋；锯口面蜂窝状孔较大。"三岔"皮色较深。"四岔"茸毛粗而稀，大挺下部具棱筋及疙瘩，分枝顶端多无毛，习称"捻头"。西马鹿茸 大挺多不圆，顶端圆扁不一，长30~100cm；表面多棱，多抽缩干瘪，分枝较长且弯曲，茸毛粗长，灰色或黑灰色，锯口色较深，常见骨质；气腥臭，味微咸。四川产的马鹿茸侧枝较多，通常为四岔、五岔、六岔，毛长而密。砍茸脑骨较薄，两茸间距较梅花鹿为宽。(图18-7A)

以茸形粗壮、饱满，皮毛完整，质嫩、柔润，无骨棱，无钉者为佳。

【显微特征】(1) 横切面：①梅花鹿茸：由毛茸、外皮和骨小梁组成，外皮包括表皮层和真皮层。毛茸稀疏，较短，基部多呈球形膨大；表皮层颗粒细胞细小致密，真皮层外侧乳头层呈锯齿状或波浪状，内侧有分枝状小血管与皮脂腺；骨小梁间隙较疏，多呈类长圆形或类多角形，骨陷窝稀疏，较大，直径可达13μm，排列不规则，骨小管由骨陷窝内伸出，中心部位，骨陷窝增多 (图18-7B)。②马鹿茸：毛茸多，较长，基部略呈棒状膨大；表皮层颗粒细胞较大；真皮层外侧乳头层较平展，略有突起，内侧有圆形小血管；骨小梁间隙密集，类圆形或类长方多角形；骨陷窝外侧稀疏，靠中心部位较密，略规则环绕骨小梁间隙排列，单个呈芝麻点状，直径达10μm，骨小管隐约可见。

(2) 粉末：①梅花鹿：茸淡黄色。毛茸多碎断，棕黄色，毛干中部直径13~50μm，表面为扁平细胞 (鳞片)，覆瓦状排列，细胞的游离缘指向毛尖，呈短刺状突起，毛根基部常与毛囊相连，呈类球形膨大；骨碎片淡黄色，不规则形，表面有明显纵纹理及细密点痕，骨陷窝呈类圆形、椭圆形或梭形，边缘骨小管隐约可见放射状沟纹，断面可见大的圆形孔洞，边缘凹凸不平；表皮角质层淡黄色，表面颗粒状，凹凸不平，茸毛脱落后的毛窝呈圆洞状 (图18-7C)。②马鹿茸：棕黄色。毛棕黄色，毛干中部直径通常8~21μm，毛根基部连同毛囊多呈长圆形或棒状膨大；骨碎片淡棕色，不规则形，表面纵纹理不明显，有极密点痕，骨陷窝多，类圆多角形，边缘骨小管隐约可见；尚有较大的类圆形空洞，边缘不平 (图18-7D)。

【药理作用】1. 性激素样作用　鹿茸酊能促进未成年雄性大鼠的前列腺和精囊生长，鹿茸注射液能明显促进未成年去睾丸大鼠包皮腺与幼鼠子宫的发育。其磷脂类物质具促性激素样作用，对血浆睾丸酮值偏低的小鼠可使其睾丸酮含量明显增高。人工培养的鹿茸细胞亦能明显增加未成年小鼠前列腺、贮精囊和睾丸重量及血浆睾丸酮含量。

2. 对代谢和造血功能的影响　鹿茸提取物及其总多胺均能明显促进老年小鼠的肝组织蛋白质和核酸合成，对乙酰苯肼所致溶血性贫血小鼠和乳兔及肾切除造成的大鼠肾性贫血，均有促进骨髓造血、提高红细胞和血红蛋白及升高血清氨基酸含量的作用。

3. 对创伤的影响　鹿茸精对强力应激造成的家兔头顶部损伤有明显的治疗作用，对受伤家兔间脑、脑干网状结构、颈部和胸部脊髓的无氧酵解和三羧酸循环均有明显增强作用。

4. 抗衰老作用　鹿茸水提物对老年及青年小鼠可明显降低血清胆固醇、甘油三酯含量，增加脑和肝蛋白质含量，降低脑和肝中丙二醛 (MDA) 含量，明显增强超氧化物岐化酶

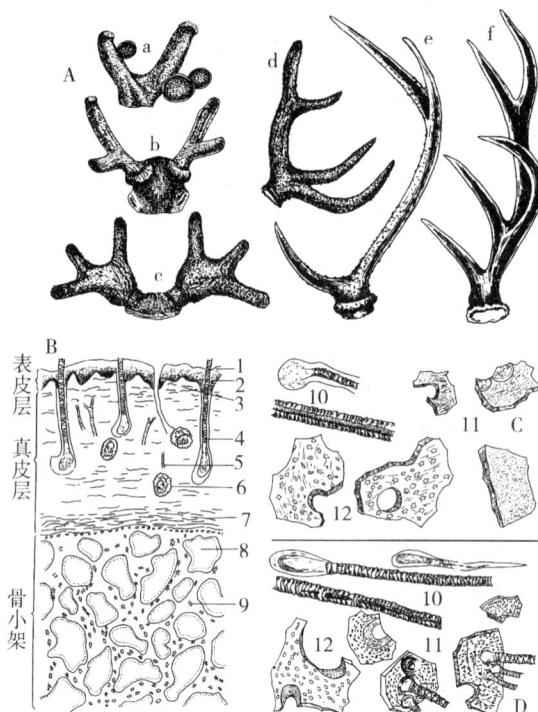

图 18 - 7　鹿茸外形及显微特征

A. 外形（a. 锯花鹿茸及其饮片 b. 砍花鹿茸 c. 砍马鹿茸

d. 锯马鹿茸 e. 梅花鹿角 f. 马鹿角）

B. 花鹿茸横切面详图　C. 花鹿茸粉末　D. 马鹿茸粉末

1. 角质层　2. 颗粒细胞层　3. 乳头层　4. 毛干及毛囊　5. 血管　6. 皮脂腺

7. 胶原纤维层　8. 骨小梁间隙　9. 骨陷窝　10. 毛茸　11. 表皮层碎片　12. 骨碎片

（SOD）活性，抑制单胺氧化酶（MAO）-B 活性，增加脑内 5 - 羟色胺（5 - HT）、去甲肾上腺素（NE）和多巴胺（DA）含量，显示有抗衰老作用。

此外，尚有显著的抗脂质过氧化、抗实验性胃溃疡、抗应激及免疫促进作用等。

【功效】性温，味甘、咸。壮肾阳，益精血，强筋骨，调冲任，托疮毒。用于肾阳不足，精血亏虚，阳痿滑精，宫冷不孕，羸瘦，神疲，畏寒，眩晕，耳鸣，耳聋，腰脊冷痛，筋骨痿软，崩漏带下，阴疽不敛。用量 1～2g，研末冲服，或入丸散剂，亦可浸酒服。

【附注】1. 除上述两种原动物外，尚有同科多种雄鹿的幼角在不同地区亦作鹿茸应用，均系野生，产量较少。①水鹿 Cervus unicolor Kerr. 习称"春茸"。②白臂鹿 C. macneili Lydekker，习称"草茸"。③狍 Capreolus capreolus（L.），习称"狍茸"。④赤麂 Muntiacus muntjar（Zimmermann），习称"麂茸"。⑤麋鹿 Elaphurus davidianus Milne - Edwards，习称"麋茸"。⑥白唇鹿 Cervus albirostris Przewalski，习称"岩茸"。应注意区别。

2. 伪制鹿茸：用鹿、羊、狗、猫等动物的尾及四肢皮毛为"茸皮"，以鲜皮绷固在削制似鹿茸的木模型上，待成型后取下，向皮套内灌注多种骨胶汁、沥青等物，经凝固后伪制而成；或将伪制鹿茸以胶水固定、粘贴于去了皮毛的羊头顶上伪充砍茸出售。应注意鉴别。

3. 除鹿茸、鹿角之外，鹿筋、鹿肾（带睾丸之阴茎）、鹿尾、鹿胎、鹿肉、鹿血均可供药用。

〔附〕**1. 鹿角** 为马鹿或梅花鹿已长成、骨化的角。或锯茸后，翌年春季脱落的角基。分别称为"马鹿角"、"梅花鹿角"、"鹿角脱盘"。有退角及砍角两种。退角多在每年3~4月份自然脱落后拾取，以春末拾取新脱落的角为佳。砍角一般在冬季或早春将角连脑骨砍下，或自基部锯下，风干。习惯认为砍角质优，但已少用。

（1）马鹿角 呈分枝状，通常4~6个侧枝，全长50~120cm，主枝弯曲，直径3~6cm。基部盘状，上有不规则瘤状突起，习称"珍珠盘"；周边常有稀疏细小的孔洞。侧枝多向一面伸展，第一枝与珍珠盘相距较近，与主枝几成直角或钝角伸出；第二枝靠近第一枝伸出，习称"坐地分枝"，第二枝与第三枝相距较远。表面灰褐色或灰黄色，有光泽，无毛，角尖光滑，中、下部常具疣状突起，习称"骨钉"，并具长短不等的断续纵棱，习称"苦瓜棱"。质坚硬，断面外围骨质，灰白色或微带淡褐色，中央多灰黑色或青灰色，具蜂窝状粗孔。气微，味微咸。

（2）梅花鹿角 与马鹿角相似，但通常只有2~3个侧枝，主枝弯曲，全长30~60cm，直径2.5~3cm。基部有盘状突起的"珍珠盘"；侧枝向两旁伸展，第一枝与珍珠盘相距较近，第二枝与第一枝相距较远；主枝末端分出2个小枝。表面黄棕色或灰棕色，枝端灰白色，光滑，中、下部具明显的骨钉，纵向排成"苦瓜棱"。质坚硬，断面外围白色，中央灰色，具蜂窝状细孔。气无，味微咸。

（3）鹿角脱盘 呈盘状或扁盘状，直径3~6cm，高1.5~4cm。表面灰褐色或灰黄色，有光泽。底面平，蜂窝状，多呈黄白色或黄棕色。"珍珠盘"周边常有稀疏细小的孔洞。上端略平或呈不规则半球形。质坚硬，断面外围骨质，灰白色或类白色。

均含胶质约25%、磷酸钙50%~60%、碳酸钙、磷酸镁、氨基酸及氮化物等。本品性温、味咸；能温肾阳，强筋骨，行血消肿；用于阳痿遗精，腰脊冷痛，阴疽疮疡，乳痈初起，瘀血肿痛；用量6~15g。

2. 鹿角胶 为鹿角加水煎熬浓缩制成的固体胶。呈扁方块，长宽各2~4cm，厚约6mm，黄棕色或红棕色，半透明，有的上部有黄白色泡沫层。质脆，易碎，断面光亮。气微，味微甜。含多种氨基酸、微量元素、维生素 B_{12}。能温补肝肾，益精血；用于阳痿滑精，腰脊冷痛，虚劳，崩漏，阴疽疮疡；用量3~6；烊化冲服或入丸、散剂。

3. 鹿角霜 为熬制鹿角胶剩余的角块。呈圆柱形或不规则块状，大小不一。表面灰白色，显粉性，偶见灰白色或灰棕色斑点。常具纵棱，内层灰黄色，疏松多细孔。气微，味淡，有黏舌感。能补肾助阳，收敛止血；用于脾肾阳虚，食少吐泻，白带，遗尿尿频，崩漏下血，痈疽痰核；用量9~15g。

*牛 黄
Bovis Calculus

【来源】为牛科动物牛 *Bos taurus domesticus* Gmelin 的干燥胆结石。

【产地】主产于西北（西牛黄）、东北（东牛黄）、华北（京牛黄）及西南地区。

【采收加工】宰牛时检查牛的胆囊、胆管，发现有硬块，即滤去胆汁，将牛黄取出，除净附着的薄膜，用通草丝或棉花等包好，放阴凉处，至半干时用线扎好，以防破裂，阴干。

取自胆囊的习称"胆黄"或"蛋黄"，取自胆管和肝管的习称"管黄"或"肝黄"。

【化学成分】主要含胆汁色素（72%~76%）与胆汁酸类（7%~14.3%）。

1. 胆汁色素 以胆红素（bilirubin，10%～57%）为主，尚含胆红素钙、胆红素酯等结合型胆红素以及胆绿素。

2. 胆汁酸类 包括胆酸（cholic acid，0.7%～8.43%）、去氧胆酸（deoxycholic caid，0.45%）、鹅去氧胆酸、胆石酸形及牛磺胆酸、牛磺去氧胆酸、甘氨胆酸、甘氨去氧胆酸等结合型胆汁酸。

3. 其他 2种酸性肽类成分SMC－S和SMC－F，有平滑肌收缩作用；胆固醇（2.5%～4.8%），卵磷脂（0.17%～0.2%），黏蛋白，类胡萝卜素，牛磺酸及丙氨酸、甘氨酸、天门冬氨酸、精氨酸、亮氨酸、蛋氨酸等多种氨基酸，以及Ca、Zn、Cu、Fe、K、Mg、Na、P等24种无机元素（约3.5%～6.05%）。

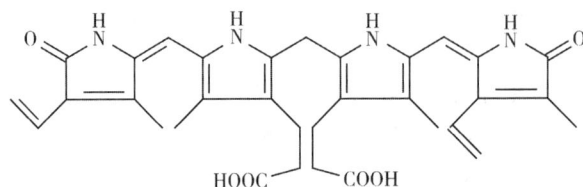

胆红素

【性状】蛋黄：多呈卵形、类球形、三角形或四方形，大小不一。直径0.6～4.5cm，重量多在25g以下。表面红黄色或棕黄色，细腻而稍有光泽，有的表面挂有一层黑色光亮的薄膜，习称"乌金衣"，有的粗糙，具疣状突起，或具龟裂纹。体轻，质松脆，易分层剥离，断面黄色，有排列紧密的环状层纹，色深浅相间，两层间有时可见小白点。气清香，味先苦而后回甜，有清凉感，嚼之不黏牙，能将舌及唾液染成黄色。

管黄：呈管状，表面不平或有横曲纹，或为破碎的小片，长约3cm，直径1～1.5cm。表面红棕色或棕褐色，有裂纹及小突起。断面层纹较少，有的中空，色较深（图18－8A）。

【显微特征】粉末 水合氯醛装片，不加热，置显微镜下观察，可见多数黄棕色或棕红色的小颗粒集成不规则团块，团块内有大小不等类方形晶体。稍放置，色素迅速溶解，并显鲜明的金黄色，久置后变绿色（图18－8B）。

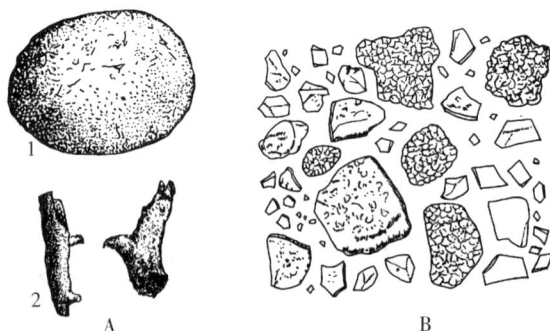

图18－8 牛黄外形及粉末显微特征
A. 外形（1. 蛋黄 2. 管黄） B. 粉末

【理化鉴别】（1）取本品少许，加清水调和，涂于指甲上，能将指甲染成黄色，习称"挂甲"。

（2）取牛黄少许置3支试管中，分别加硫酸、硝酸和氨水，微热，各显绿色、红色与黄褐色。（胆红素反应）

（3）取牛黄0.1g，加盐酸1ml及三氯甲烷10ml，充分振摇，混匀，静置，取氯仿层（显黄褐色），加入氢氧化钡试液5ml，振摇混合后生成绿黄褐色沉淀（胆红素钡盐）。分取三氯甲烷层约1ml，加醋酐1ml与硫酸2滴，摇匀，放置，溶液呈绿色（检查胆固醇）。

（4）薄层色谱①取本品粉末10mg，加三氯甲烷20ml，超声处理30分钟，滤过，滤液蒸干，残渣加乙醇1ml使溶解，作为供试品溶液，点样于硅胶G薄层板上，以胆酸、去氧胆酸对照品溶液作对照，以异辛烷－乙酸乙酯－冰醋酸（15:7:5）为展开剂，展开，取出，晾干，喷以10%硫酸乙醇溶液，在105℃加热至斑点显色清晰，置紫外光灯（365nm）下检视。供试品色谱中，在与对照品色谱相应的位置上，显相同颜色的荧光斑点。②本品粉末的三氯甲烷－冰醋酸（4:1）混合溶液提取液，点样于硅胶G薄层板上，以胆红素对照品溶液作对照，以环己烷－乙酸乙酯－甲醇－冰醋酸（10:3:0.1:0.1）展开，取出，晾干。供试品色谱中，在与对照品色谱相应的位置上，显相同颜色的斑点。

（5）红外光谱：取粉末少许，夹于溴化钾片之间，测定红外光谱。不同来源的正品牛黄的图谱基本相似，在 $745 \sim 755cm^{-1}$、$980 \sim 990cm^{-1}$、$1240 \sim 1250cm^{-1}$、$1565 \sim 1570cm^{-1}$、$1620 \sim 1630cm^{-1}$ 和 $1655 \sim 1665cm^{-1}$ 处均有明显的吸收峰。人工牛黄、伪品牛黄的IR图谱与天然牛黄有显著差别。

【含量测定】胆红素与胆酸类是牛黄的主要有效成分，测定此两成分含量可用于控制和评价牛黄的品质优劣。

胆红素因具有高度共轭体系，在 $453 \pm 2nm$（$CHCl_3$）波长有最大吸收，故可直接采用分光光度法测定含量。又由于胆红素在可见光照射下易氧化生成蓝色产物，后者在453nm波长的吸收度值显著降低，故可通过测定光照前后在该波长的吸收度差值，测定胆红素含量。后一种方法可排除在453nm亦有吸收但光照前后吸收度不变的其他成分的干扰，尤适用于中成药中胆红素的含量测定。此外，胆红素在酸性条件下能与重氮化试剂作用发生偶联反应，生成 N－重氮氨基苯型偶氮化合物，在 542（MeOH）、531 ± 2（EtOH）、522（$CHCl_3$－EtOH，4:6）nm波长处均有特征吸收，有较好专属性，然后采用分光光度法测定其含量。

牛黄所含胆酸类成分包括游离胆酸与结合型胆酸（如牛磺胆酸、甘氨胆酸），结合型胆酸均含有酰胺键，可被碱水解生成游离胆酸。然后应用薄层扫描法或高效液相色谱法测定总胆酸含量。

1. 胆红素的分光光度法测定 精密称取本品细粉约10mg，加三氯甲烷－乙醇（7:3）及盐酸1滴，加热回流提取，定容，然后与重氮化试剂反应。按照《中国药典》（2010年版）附录紫外－可见分光光度法测定。《中国药典》（2010年版）规定，本品按干燥品计算，含胆红素不得少于35.0%。

2. 总胆酸的薄层色谱扫描法测定 按照《中国药典》（2010年版）附录薄层色谱扫描法进行测定，以异辛烷－乙酸丁酯－冰醋酸－甲酸（8:4:2:1）为展开剂，扫描波长：λ_s380nm，λ_R650nm。《中国药典》（2010年版）规定，本品按干燥品计算，含胆酸不得少于4.0%。

【药理作用】**1. 镇静与抗惊厥作用** 天然牛黄、培育牛黄和人工牛黄均能显著抑制小鼠自主活动，增强水合氯醛、乌拉坦、吗啡和戊巴比妥对小鼠的中枢抑制，牛磺酸亦能协同戊巴比妥钠对小鼠的催眠作用。上述牛黄和牛磺酸并能显著对抗樟脑、咖啡因、印防己毒素、戊四氮及可卡因引起的小鼠惊厥；可使士的宁所致惊厥的死亡率降低40%。

2. 强心与抗心律失常作用　牛黄、胆酸及其钙盐对离体蛙心、蟾蜍心脏与豚鼠心脏均有兴奋作用；而去氧胆酸、鹅去氧胆酸、牛磺胆酸钠、牛磺去氧胆酸钠与胆红素则呈明显抑制作用。牛黄的水提液对低 Ca^{2+} 和高 Ca^{2+} 所致培养小鼠心肌细胞实验性心搏异常有明显改善作用，牛磺酸亦有显著的抗心律失常作用。

3. 扩张血管与降压作用　牛黄、去氧胆酸和胆酸钙能扩张离体兔耳血管，牛磺酸能剂量依赖性拮抗高钾溶液引起的兔耳动脉血管的收缩效应。牛黄、胆酸钙、去氧胆酸、鹅去氧胆酸与胆红素均有一定的降压作用。牛磺酸有显著的降压作用。

4. 抗炎、抗菌和抗病毒作用　牛黄、培育牛黄和人工牛黄对多种实验性动物炎症模型均有显著的抑制作用，能抑制肿胀和血管通透性增高。胆酸钠、鹅去氧胆酸钠、牛磺胆酸钠等胆汁酸盐对金黄色葡萄球菌、链球菌、四叠球菌和结核杆菌均有抑制作用，并能影响多种细菌对抗菌素的耐药性。牛黄与去氧胆酸钠对乙型脑炎病毒有直接灭活作用。胆酸钠与去氧胆酸混合液能完全灭活人免疫缺陷病毒（艾滋病病毒）Ⅰ型（HIV－Ⅰ）。

5. 解热作用　牛黄、培育牛黄、人工牛黄对二硝基酚、酵母、伤寒与副伤寒甲、乙三联疫苗、热原所致的动物发热反应均有明显的解热作用。

此外，尚有护肝、利胆与免疫增强作用。

【功效】性凉，味苦、甘。能清热解毒，化痰定惊。用于痰热谵狂，神昏不语，小儿急惊风，咽喉肿痛，口舌生疮，痈肿疔疮。用量 0.2～0.5g，入丸散剂。外用适量，研末敷患处。

【附注】**1. 人工牛黄**　是参照天然牛黄的已知成分配制而成：胆红素 0.7%，牛羊胆酸 12.5%，猪胆酸 15%，胆甾醇 2%，无机盐（包括硫酸镁、硫酸亚铁、磷酸三钙）5%，淀粉加至 100%。本品为土黄色粉末，也有呈不规则球形或块状，质轻；味微甜而苦；块状者断面无明显的层纹；气微清香，略有腥气，入口无清凉感。也能"挂甲"。人工牛黄的疗效与天然牛黄类同，经临床应用，有明显的解热，抗惊厥，祛痰和抑菌作用，尤以解热及祛痰作用比较肯定。

2. 培育牛黄　牛黄是由于胆囊感染炎症，胆汁淤滞及胆汁酸和胆红素代谢障碍等原因形成的。采用兽医外科手术在活牛体胆囊内植入牛黄床（由聚乙烯或聚丙烯制成）与致病菌种（大肠杆菌），经过一段时间培植，在牛黄床上收集牛黄，习称"培育牛黄"。多为小块、碎片或粉末，层纹不明显。其颜色，成分及药理作用与天然牛黄基本相同。

3. 进口牛黄　尚有牛科水牛、牦牛、犏牛的胆囊结石亦作牛黄入药。进口牛黄主产于印度、加拿大、阿根廷、美国、乌拉圭、智利及澳洲等国。产于加拿大、阿根廷、美国、乌拉圭、智利者，称为"金山牛黄"，产于印度者称为"印度牛黄"，产澳洲者称为"澳洲黄"，均由广州进口。色泽、气味均不及国产牛黄，质粗、层纹厚、有白膜，味苦无清香气。

4. 伪品　牛黄为贵重药材，商品中曾发现伪品牛黄，是用黄连、黄柏、小檗碱、大黄、姜黄、海金沙、石松子、黄泥土等粉末，加蛋清、蛋黄和牛胆汁等制成。显微镜下可见植物性粉末特征，常见玉米淀粉。亦有用骆驼黄、熊胆结石、猪胆结石、驼鸟黄、牛肠结石、人胆结石伪充牛黄出售，但均无天然牛黄的性状和显微特征，故可区别。

*羚 羊 角
Saigae Tataricae Cornu

【来源】 为牛科动物赛加羚羊 *Saiga tatarica* L. 雄兽的角。

【产地】 主产于俄罗斯，我国新疆西北部亦产少量。

【采收加工】 全年均可猎，春季猎者色青微黄，秋季猎者色荧白，严冬捕者表面出现裂纹，品质较次。将角锯下。用时除去骨塞，温水浸泡，镑为薄片、锉末或磨汁。

【化学成分】 含角蛋白（keratin）、甾醇类、磷酸钙及不溶性无机盐等。羚羊角经酸水解后测定，含异白氨酸、白氨酸、苯丙氨酸、酪氨酸、丙氨酸等17种氨基酸及多肽。此外，尚含卵磷脂、脑磷脂、神经鞘磷脂、磷脂酰丝氨酸及磷脂酰肌醇等成分。

【性状】 角长圆锥形，略呈弓形弯曲，长15～33cm，基部直径3～7cm。表面类白色或黄白色，光润如玉，无裂纹；嫩者角尖多呈黑棕色。嫩枝对光透视可见"血丝"或紫黑色斑纹，老枝有细纵裂纹。除顶端光滑部分外，有10～16（20）个隆起的环脊，间距约2cm，用手握之，四指刚好嵌入凹处，习称"合把"。角基部稍呈青灰色，锯口面类圆形，内有长圆锥形角柱，习称"骨塞"或"羚羊塞"。骨塞长约占全角的1/2或1/3，表面有突起的纵棱与其外面的角鞘内的凹沟紧密嵌合；横断面观，其结合部呈锯齿状。除去骨塞后，角的下半段中空，全角呈半透明。对光透视，上部无骨塞部分中心有1条略呈扁三角形的细孔直通角尖，习称"通天眼"。质坚硬，难折断（图18-9）。

镑片（羚羊角片）菲薄，长方形，多屈曲不平，白色透明，有丝状波曲的细纹。质坚韧，有弹性；具角质香气，热水浸泡后香气较浓，味淡。

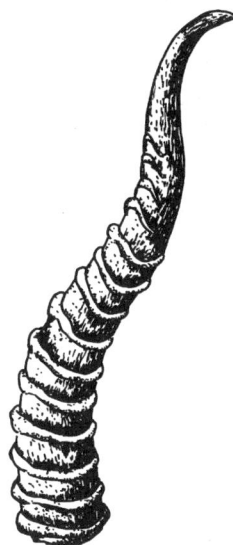

图18-9 羚羊角外形

【理化鉴别】 1. 取羚羊角粗粉的三氯甲烷提取液，水浴蒸去溶剂，残渣以少量冰醋酸溶解，再加入醋酐-浓硫酸（19:1）试液数滴，显红色，渐变为蓝色至墨绿色。

2. 羚羊角的石油醚提取液测定紫外吸收光谱，其特征吸收波长为218.8、270.8、296.2、307.4nm。

【药理作用】 1. 镇静与抗惊厥作用 羚羊角煎剂、醇提取液、水解液均能使小鼠的自主活动减少，并可显著延长硫喷妥钠、水合氯醛引起的小鼠睡眠时间，对戊巴比妥钠阈下催眠量也有明显的协同效果。煎剂能降低咖啡因所致蟾蜍和小鼠的惊厥率，腹腔注射可对抗士的宁所致的惊厥作用。

2. 解热作用 煎剂对伤寒、副伤寒疫苗所致人工发热家兔有解热作用。

3. 抗菌作用 羚羊角注射液对多种革兰阳性和阴性细菌均有抑制作用。

此外，尚能增加实验动物对缺氧的耐受能力，降低麻醉猫血压。

【功效】 性寒，味咸。平肝息风，清肝明目，散血解毒。用于高热惊痫，神昏，痉厥，子痫抽搐，癫痫发狂，头痛眩晕，目赤翳障，温毒发斑，痈肿疮毒。用量0.3～0.6g，磨汁或研末冲服；或1～3g，另煎汁（2h以上）冲服。

【附注】 1. 类似品 牛科动物黄羊 *Procapara gutturosa* Pallas、鹅喉羚羊（长尾黄羊）*Gazella subgutturosa* Guldenstaedt 及藏羚羊 *Pantholops hodgsoni* Abel. 的角，所含成分和功效与羚羊角类似。但用量酌加，10～15g。①黄羊角：呈长圆锥形，侧扁，略成"S"形，长 10～27cm；黑色，不透明，有多数纵纹理，环脊 17～20 个，环脊密集，斜向，弯曲，间距约 5mm。无"通天眼"。②鹅喉羚羊角：长圆锥形而稍侧扁，角尖显著向内弯，长 14～30cm，表面灰黑色，不透明，粗糙，多纵裂纹。环脊 8～10 个，间距约 15mm。无"通天眼"。③藏羚羊角：呈长圆锥形，侧扁，较直，全长约 50～70cm。表面深棕色，光滑，不透明。环脊约 16 个，间距约 2cm，无"通天眼"，骨塞白色，不呈齿状，与外面角鞘脱离。

2. 伪品及掺伪品 羚羊角为贵重药材，常有伪品出现，应注意鉴别。①山羊角：为牛科动物山羊 *Capra hircus* L. 的角。呈扁长圆锥形，侧扁，长 10～20cm，一侧呈纵沟状，黄色，不透明，有多个不规则隆起的环脊，间距 5～10mm，无"骨塞"及"通天眼"。②有以羊角或其他骨头雕刻而成，轮环两面呈凸起，不光滑自然，"羚羊塞"的纵棱不能与角鞘内凹沟密接，"通天眼"为一圆形小孔。③进口的羚羊角曾发现角内灌有铅粒，以增加重量，可检查骨塞是否松动，或用 X 光仪检查。

地 龙

Pheretima

本品为钜蚓科动物参环毛蚓 *Pheretima aspergillum*（E. Perrier）、通俗环毛蚓 *P. vulgaris* Chen、威廉环毛蚓 *P. guillelmi*（Michaelsen）或栉盲环毛蚓 *P. pectinifera* Michaelsen 的干燥体。前一种主产于广东、海南、广西，习称"广地龙"；后三种主产于上海、浙江、江苏、安徽、山东、河南等地，习称"沪地龙"或"土地龙"。广地龙于春季至秋季捕捉、沪地龙于夏季捕捉，及时剖开腹部，除去内脏及泥沙，洗净，晒干或低温干燥。

广地龙：呈长条状薄片，弯曲，边缘略卷，长 15～20cm，宽 1～2cm；全体有多数明显的环节，背部棕褐色至紫灰色，腹部浅黄棕色；第 14～16 环节为生殖环带，习称"白颈"，较光亮；体前端稍尖，尾端钝圆，刚毛圈粗糙而硬，色稍浅；雄生殖孔在第 18 节腹侧刚毛圈一小孔突上，外缘有数环浅皮褶，内侧刚毛圈隆起，前面两边有一排或两排小乳突，每边 10～20 个不等；受精囊孔 2 对，位于 7/8～8/9 节间一椭圆形突起上，约占节周 5/11；体轻，略呈革质，不易折断；气腥，味微咸。

沪地龙：呈弯曲的圆柱形，长 8～15cm，宽 0.5～1.5cm；全体具环节，背部棕褐色至黄褐色，腹部浅黄棕色；受精囊孔 3 对，在 6/7～8/9 节间；第 14～16 节为生殖带，较光亮；第 18 节有一对雄生殖孔。通俗环毛蚓的雄交配腔能全部翻出，呈菜花状或阴茎状；威廉环毛蚓的雄交配腔孔呈纵向裂缝状；栉盲环毛蚓的雄生殖孔内侧有 1 或多个小乳突。

含蚯蚓解热碱（lumbrifebrine）、蚯蚓素（lumbritin）、花生四烯酸（arachidonic acid）、次黄嘌呤（hypoxanthine）、蚯蚓毒素（terrestro-lumbrilysin）；尚含琥珀酸（amber acid），蛋白质、氨基酸、纤维蛋白溶解酶、蚓激酶、蚓胶原酶等，以及 Zn、Cu、Fe、Ca、Mg、Cr、As 等微量元素。地龙水浸液有显著的解热、镇静、抗惊厥、平喘、降压、抗血栓、抗凝血、纤溶等作用，其中地龙解热碱、花生四烯酸具解热作用，次黄嘌呤有降压、抗组胺及舒张支气管作用，地龙素有溶血作用，琥珀酸有平喘及利尿作用。本品性寒，味咸；能清热定惊，通络，平喘，利尿；用于高热神昏，惊痫抽搐，关节痹痛，肢体麻木，半身不遂，肺热咳嗽，水肿尿少，头痛眩晕；用量 4.5 ~ 9g。

水　蛭
Hirudo

本品为水蛭科动物蚂蟥 *Whitmania pigra* Whitman、水蛭 *Hirudo nipponica* Whitman 或柳叶蚂蟥 *Whitmania acranulata* Whitman 的干燥体。蚂蟥及水蛭全国各地均产，柳叶蚂蟥主产于河北、安徽、江苏、福建及湖北等地。夏、秋季捕捉，洗净，开水烫死或用石灰、草木灰闷死，晒干或烘干。

蚂蟥：呈扁平纺锤形，有多数环节，长 4 ~ 10cm，宽 0.5 ~ 2cm；前端略尖，后端钝圆，两端各具 1 吸盘，前吸盘不显著，后吸盘较大；背部稍隆起，黑褐色或黑棕色，用水浸后，可见黑色斑点排成 5 条纵纹；腹面平坦，腹面及体两侧均呈棕黄色；质脆，易折断，断面胶质样，有光泽；气微腥。

水蛭：呈扁长圆柱形，体多弯曲扭转，长 2 ~ 5cm，宽 0.2 ~ 0.3cm；黑棕色；断面不平坦，无光泽。

柳叶蚂蟥：因加工时拉长，呈狭长条形而扁，长 5 ~ 12cm，宽 0.1 ~ 0.5cm；两端稍细，前吸盘不显著，后吸盘圆大；背腹两面均呈黑棕色；折断面不平坦，无光泽。

主要含蛋白质与氨基酸；尚含肝素（heparin）、抗血栓素（antithrombin）等。活水蛭唾液中含有一种抗凝血物质水蛭素（hirudin），系 65 个氨基酸组成的多肽，分子量为 7000 左右，含三个二硫键，在 70℃ 以下可保持活性，在干燥药材时已被破坏。10% 的蚂蟥混悬液有显著的降低血液黏度和降血清胆固醇作用，其抑制血小板聚集和抗血栓形成的作用优于阿斯匹林；水蛭素能阻止凝血酶对纤维蛋白原之作用，阻碍血液凝固，20mg 水蛭素可阻止 100g 人血凝固。本品性平，味苦、咸，有毒；能破血通经，逐瘀消癥。用于血瘀经闭，癥瘕痞块，中风偏瘫，跌打损伤。

石　决　明
Haliotidis Concha

本品为鲍科动物杂色鲍（九孔鲍）*Haliotis diversicolor* Reeve、皱纹盘鲍 *H. discus hannai* Ino、羊鲍 *H. ovina* Gmelin、澳洲鲍 *H. ruber*（Leach）、耳鲍 *H. asinina* L. 或白鲍 *H. laevigata*（Donovan）的贝壳。主产于海南、台湾、福建沿海。夏、秋二季捕捉，去肉，除去壳外附着的杂质，洗净，干燥。

杂色鲍贝壳：呈长卵圆形，内面观略呈耳形，长 7 ~ 9cm，宽 5 ~ 6cm，高约 2cm；表面暗红色，有多数不规则的螺肋和细密生长线，螺旋部小，体螺部大，从螺旋部顶处开始向右排列有 20 余个疣状突起，末端 6 ~ 9 个开孔，孔口与壳面平；内面光滑，具珍珠样彩色光泽；质坚硬，不易破碎；无臭，味微咸。

皱纹盘鲍贝壳：呈长椭圆形，长 8 ~ 12cm，宽 6 ~ 8cm，高 2 ~ 3cm；表面灰棕色，有多数粗糙而不规则的皱纹，生长线明显，常有苔藓类或石灰虫等附着物，疣状突起末端 4 ~ 5 个开孔，孔口突出壳面，壳较薄。

羊鲍贝壳：近圆形，较小，长 4 ~ 8cm，宽 2.5 ~ 6cm，高 0.8 ~ 2cm；壳顶位于近中部而高于壳面，螺旋部与体螺部各占1/2，在螺旋部边缘有2行整齐的突起，尤以上部较为明显，末端4~5个开孔，呈管状。

澳洲鲍贝壳：呈扁平卵圆形，长13~17cm，宽11~14cm，高3.5~6cm。表面砖红色，螺旋部约为壳面的1/2，螺肋和生长线呈波伏隆起，疣状突起30余个，末端7~9个开孔，孔口突出壳面。

耳鲍贝壳：狭长，略扭曲，略呈耳状，长5~8cm，宽2.5~3.5cm，高约1cm；表面光滑，具翠绿色、紫色及褐色斑纹，螺旋部小，体螺部大，疣状突起的末端5~7个开孔，孔口与壳面平；壳薄，质较脆。

白鲍贝壳：呈卵圆形，长11~14cm，宽8.5~11cm，高3~6.5cm；表面砖红色，光滑，壳顶高于壳面，生长线颇为明显，螺旋部约为壳面的1/3，疣状突起30余个，末端9个开孔，孔口与壳面平。

主要含碳酸钙：并含多种氨基酸与壳角质（conchiolin）、胆素及Na、Ca、Ti、Mn、Fe、P、Cr、Mg、Zn、Cu等无机元素。本品性寒，味咸；能平肝潜阳，清肝明目；用于头痛眩晕，目赤翳障，视物昏花，青盲雀目；用量15~30g。

<h1 style="text-align:center">海　螵　蛸
Os　Sepiae</h1>

本品为乌贼科动物无针贼乌贼 *Sepiella maindroni* de Rochebrune 或金乌贼 *Sepia esculenta* Hoyle 的干燥内壳。无针乌贼主产于浙江、福建沿海，金乌贼主产于辽宁、山东及江苏等地沿海。

无针乌贼内壳：呈扁长椭圆形，中间厚，边缘薄，长9~14cm，宽2.5~3.5cm，厚约1.3cm；背面有磁白色脊状隆起，两侧略显微红色，可见细小点状突起，腹面有细密波状横层纹，自中央最厚处达于末端；角质缘半透明；断面粉质，显疏松层纹；气微腥，味微咸。

金乌贼内壳：长13~23cm，宽5~7cm，背面疣点明显，略呈层状排列，腹面大部分有细波状横层纹，尾部有一骨针，多断落。

主要含碳酸钙（80%~85%），并含有机质（10%~15%）以及少量氯化钠、磷酸钙和镁盐。所含碳酸钙，对胃酸过多者可作制酸剂，并有促进胃溃疡愈合的作用。本品性温，味咸、涩；能收敛止血，涩精止带，制酸止痛，收湿敛疮。用于吐血衄血，崩漏便血，遗精滑精，赤白带下，胃痛吞酸；外治损伤出血，湿疹湿疮，溃疡不敛；用量6~12g。研末吞服，每次1.5~3g。外用适量。

<h1 style="text-align:center">桑　螵　蛸
Mantidis Ootheca</h1>

本品为螳螂科昆虫大刀螂 *Tenodera sinensis* Saussure、小刀螂 *Statilia maculata*（Thunb.）或巨斧螳螂 *Hierodula patellifera*（Serville）的干燥卵鞘。分别习称"团螵蛸"、"长螵蛸"及"黑螵蛸"。团螵蛸全国大部分地区均产，为主流品种；长螵蛸主产于浙江、江苏、安徽、山东、湖北等地；黑螵蛸主产于河北、山东、河南、山西等地。深秋至次春采收，除去杂质，蒸至虫卵死后，干燥。

团螵蛸：又称软螵蛸，略呈圆柱形或半圆形，由多层膜状薄片叠成，长 2.5~4cm，宽 2~3cm；表面浅黄褐色，上面有一条不明显的带状隆起，底面平坦或有凹沟；体轻，质松而韧，横断面可见外层海绵状，内层为许多放射状排列的小室，室内各有一细小椭圆形卵，深棕色，有光泽；气微腥，味淡或微咸。

长螵蛸：又称硬螵蛸，略呈长条形，一端较细，长 2.5~5cm，宽 1~1.5cm；表面灰黄色，上面带状隆起明显，带的两侧各有 1 条暗棕色浅沟及斜向纹理；底面平坦或凹入；质硬而脆。

黑螵蛸：略呈平行四边形，长 2~4cm，宽 1.5~2cm；表面灰褐色，上面带状隆起明显，两侧有斜向纹理，近尾端微向上翘；底面有一凹沟；质硬而韧。

均含磷脂、蛋白质、氨基酸、脂肪、胡萝卜素及 P、Zn、Mn、Fe、Mg、Ca、Al、Na、K 等 21 种无机元素。磷脂以溶血磷脂酰胆碱（LPC）、磷脂酰胆碱（PC）、磷脂酰乙醇胺（phosphatidylethanolamine）为主。本品性平，味甘、咸；固精缩尿，补肾助阳；用于遗精滑精，遗尿尿频，小便白浊，阳痿早泄；用量 5~9g。

蝉　蜕
Cicadae Periostracum

本品为蝉科昆虫黑蚱 *Cryptotympana pustulata* Fabricius 的若虫羽化时脱落的皮壳。主产于山东、河北、河南、湖北、江苏、四川等地。夏、秋季自地面或树上拾取。全形似蝉而中空，稍弯曲，长 3~4cm，宽 1.5~2cm；表面黄棕色，半透明，有光泽；头部有丝状触角一对，多已脱落，横生一对复眼，略突出，透明；额部先端突出，口吻发达，上唇宽短，下唇伸长成管状；胸部背面纵裂或呈十字形裂开，裂口向内卷曲，脊背两旁具小翅 2 对；腹面有足 3 对，前 1 对粗壮具齿，后 2 对稍细长，均被黄棕色细毛；腹部扁圆，有 9 节；体轻，易碎；无臭，味淡。以身干体轻，色黄亮，完整无杂质者佳。主含甲壳质，异黄质蝶呤（isoxanthopterin）和赤蝶呤（erythropterin）等蝶啶类色素，角蛋白，多种氨基酸，有机酸及酚类化合物。有镇静和抗惊厥作用；并有一定的解热作用。以头、脚为强，全蝉蜕次之，蝉蜕身较差。本品性寒，味甘；能疏散风热，利咽，透疹，明目退翳，解痉；用于风热感冒，咽痛音哑，麻疹不透，风疹瘙痒，目赤翳障，惊风抽搐，破伤风；用量 3~6g。

僵　蚕
Bombyx　Batryticatus

本品为蚕蛾科昆虫家蚕 *Bombyx mori* L. 的 4~5 龄幼虫因感染（或人工接种）白僵菌 *Beauveria bassiana*（Bals.）Vuillant 而致死的干燥虫体。主产于浙江、江苏、四川、广东等地，多为自然病死者，亦有非蚕区进行人工培殖。拾取感染白僵菌致死的蚕，晒干或微火烘干。呈类圆柱形，多弯曲皱缩，长 2~5cm，直径 0.5~0.7cm；表面灰白色或黄白色，被有白色粉霜状（气生菌丝和分生孢子）；头部较圆，黄棕色；体节明显，尾部略呈二歧状；腹面有足 8 对，呈突起状；质硬脆，易折断，断面平坦，外层白色，中间亮棕色或亮黑色，习称"镜口胶面"，内有 4 个丝腺环，呈亮圈状；气微腥，味微咸。含蛋白质 67.44%，脂肪 4.38%，僵蚕外表白色粉霜中含有草酸铵。从白僵菌中分离得白僵菌黄色素（bassianins）与高分子昆虫毒素、环酯肽类白僵菌素（beauvericine）及甾醇类成分。此外，尚含变态活性刺激素羟基促脱皮甾酮（crustedysone）及 3 - 羟基犬尿素（3 - hydroxykynurenine）和 6 - *N* - 羟乙基腺嘌呤（6 - *N* - hydroxy ethyl adenine）。僵蚕所含蛋白质有刺激肾上腺皮质的作用；醇水浸出液对小鼠和兔有催眠作用；煎剂可对抗士的宁引起的小鼠惊厥；白僵菌素对革兰阳性细菌、霉菌及孑孓有抑制作用；所含羟基胆甾醇类化合物有抗肿瘤活性。本品性平，味咸、辛；能息风止痉，祛风止痛，化痰散结；用于肝风夹痰，惊痫抽搐，小儿急惊，破伤风，中风口㖞，风热头痛，目赤咽痛，风疹瘙痒，发颐疔腮；用量 5 ~ 10g。

蜂　　蜜
Mel

　　本品为蜜蜂科昆虫中华蜜蜂 *Apis cerana* Fabricius 或意大利蜂 *A. mellifera* L. 在蜂巢中酿成的蜜。各地均产，以广东、云南、福建、江苏、浙江等地产量较大；均为人工养殖生产。为浓稠液体，白色至淡黄色或桔黄色至黄褐色，半透明，带光泽，久置或遇冷渐有白色颗粒状结晶（葡萄糖）析出；气芳香，味极甜。相对密度应在 1.349 以上，还原糖不少于 64.0%。主要含葡萄糖及果糖（约 70%），两者含量相近，并含少量蔗糖、糊精、有机酸、蛋白质、挥发油、蜡、维生素 B_1、B_2、B_6、C、K、H、淀粉酶、转化酶、过氧化物酶、酯酶、生长刺激素、乙酰胆碱、烟酸、泛酸、Ca、S、P、Me、K、Na、I 等无机元素及花粉等。从巢脾上采得的蜂蜜有很强的抗菌作用，对多种细菌有持久的抑制作用，但温度过高或加热，其抗菌力大大减弱或消失，其抗菌作用与所含抑菌素、蔗糖酶、淀粉酶及高浓度的糖有关；蜂蜜对各种延迟愈合的溃疡都有加速肉芽组织生长、促进创伤组织愈合作用；并有解毒、保肝及促进肝组织再生等作用；尚有润滑性祛痰和缓泻作用。本品性平，味甘；能补中，润燥，止痛，解毒；外用生肌敛疮；用于脘腹虚痛，肺燥干咳，肠燥便秘，解乌头类药毒；用量 15 ~ 30g。外治疮疡不敛，水火烫伤。

　　检查蜂蜜中花粉粒的形态特征，如发现有乌头、雷公藤、羊踯躅或烟草等有毒植物的花粉粒存在，为避免人食中毒，应作蜂蜜毒性试验。这类蜂蜜大多有苦、麻、涩的异味，不可供药用。据报道，在有毒蜂蜜中，有的含雷公藤碱（wilforine）。

　　〔附〕1. **蜂蜡**　为中华蜜蜂或意大利蜂分泌的蜡。呈不规则团块，大小不一，呈黄色、淡黄棕色或黄白色，不透明或微透明；表面光滑；体较轻，蜡质，断面砂粒状，用手搓捏能软化；有蜂蜜样香气，味微甘。含酯类、游离酸类、游离醇类及烃类，酯类中软脂酸蜂花酯（myricyl palmitate）约占 80%，是蜂蜡的主要成分；游离酸类中蜡酸（cerotic acid）约占 15%。能解毒，敛疮，生肌，止痛；外用于溃疡不敛，臁疮糜烂，外伤破溃，烧烫伤。常作制剂赋型剂及油膏基质。

　　2. **蜂乳**　又称"王浆"，系工蜂咽腺分泌的乳白色或浅黄色浆状物。具特殊香气，微甜，酸涩，辛辣。含蛋白质约 45%，转化糖约 20%，脂肪约 14%，以及 B 族维生素、多种氨基酸、多种酶、10 - 羟基 - 2 - 癸烯酸，促性腺样物质和抗生素类物质等。为滋补剂，用作神经官能症、心血管机能不全、关节炎等慢性疾病的辅助治疗剂。

　　3. **蜂胶**　为工蜂分泌的，用以填塞和光滑蜂巢的黏性物质。多为黄棕色或黑褐色胶状物，呈团块状或不规则碎块，具光泽；20℃ 以下性脆，30℃ 以上逐渐变软，带黏性；气芳香，味苦，有辛辣感。含树脂50%~55%、蜂蜡30%、挥发油8%~10%，以及少量维生素、多种黄酮类（白杨素、高良姜素等）、有机酸（咖啡酸、阿魏酸等）和多种微量元素。有降低血管脆性、改善血管通透性、降低血脂、护肝、软化及溶解角质、促进伤口愈合及杀菌等作用。可用作防治心血管疾病等的辅助药物。能补虚弱，化浊脂，止消渴；外用解毒消肿，收敛生肌。内服用于体虚早衰，高脂血症，消渴；外治用于皮肤皲裂，烧烫伤。

海 马

Hippocampus

本品为海龙科动物线纹海马 *Hippocampus kelloggi* Jordan et Snyder、刺海马 *H. histrix* Kaup、大海马 *H. kuda* Bleeker、三斑海马 *H. trimaculatus* Leach 或小海马（海蛆）*H. japonicus* Kaup 的干燥体。主产于广东、福建、台湾、山东等地沿海，亦有养殖。夏、秋季捕捞，洗净，晒干或除去皮膜及内脏，晒干。

线纹海马：全体呈扁长条形而弯曲，体长约30cm；表面黄白色；头略似马头，有冠状突起，前方有1管状长吻，口小，无牙，两眼深陷；躯干部七棱形，尾部四棱形，渐细卷曲，体上有瓦楞形的节纹并具短棘，习称"马头、蛇尾、瓦楞身"；体轻，骨质，坚硬；气微腥，味微咸。

刺海马：体长15~20cm，黄白色，头部及体环节间的棘细而尖。

大海马：体长20~30cm；黑褐色；头部及体侧有细小、暗黑色斑点。

三斑海马：体长10~18cm，黄褐色或黑褐色，体侧背部第1、4、7节的短棘基部各有1黑斑。

小海马：体形小，长7~10cm；黑褐色；节纹及短棘均细小。

含蛋白质、脂肪、多种氨基酸，尚含皮肤黄色素（γ-胡萝卜素）、红色素虾青素、蜊蛄素（astacene）及黑色素（melanin）；另含乙酰胆碱酯酶、胆碱酯酶、蛋白酶。线纹海马乙醇提取物，可延长正常雌性小鼠的动情期，对去势鼠可出现动情期，并使子宫及卵巢重量增加；海马提取液亦表现雄性激素样作用；尚有抑制钙离子通道、抗血栓及抗衰老作用，抑制钙离子通道的作用以大海马最强，线纹海马次之，依次又以刺海马与三斑海马、小海马的作用最弱。本品性温，味甘；能温肾壮阳，散结消肿；用于肾阳不足，阳痿，遗尿，肾虚作喘，癥瘕积聚，外伤出血，疔疮肿毒；用量3~9g。

龟 甲（龟板）

Testudinis Carapax et Plastrum

本品为龟科动物乌龟 *Chinemys reevesii*（Gray）的背甲及腹甲。主产于江苏、浙江、安徽、湖北、湖南。野生和家养均有。全年均可采收，捕捉后杀死，或用沸水烫死，剥取背甲及腹甲，除去筋骨残肉，洗净，晒干。背甲及腹甲由甲桥相连，背甲稍长于腹甲，与腹甲常分离；背甲呈长椭圆形拱状，前部略窄于后部，长7.5~22cm，宽6~18cm；外表面棕褐色或黑色，脊棱3条；前端有颈盾（角板）1块，前窄后宽；脊背中央有椎盾5块，第一椎盾长大于宽或近相等，第2~4椎盾宽大于长；肋盾两侧对称，各有4块；边缘每侧具缘盾11块；尾部具臀

盾 2 块。腹甲呈板片状,近长方椭圆形,由 12 块盾片(腹鳞甲)嵌合而成,长 6.4 ~ 21cm,
宽 5.5 ~ 17cm;外表面淡黄棕色至棕黑色,每块盾片常具紫褐色放射状纹理;腹盾、胸盾、股
盾中缝均长,喉盾、肛盾次之,肱盾中缝最短;内表面黄白至灰白色;骨板 9 块,呈锯齿状
嵌接;前端钝圆或平截,后端具三角形缺刻,两侧均有呈翼状向斜上方弯曲的甲桥(墙板);
质坚硬,气微腥,味微咸。含胆甾醇,十六烷酸胆甾醇酯,天门冬氨酸、苏氨酸、丝氨酸、
谷氨酸、脯氨酸、甘氨酸等 18 种氨基酸及角蛋白、骨胶原(collagen)。另含碳酸钙及 Sr、Zn、
Cu、Cr、Mn、P、Mg、Fe、K、Ca、Al、Na 等无机元素。本品性寒,味甘、咸;能滋阴潜阳,
益肾强骨,养血补心;用于阴虚潮热,骨蒸盗汗,头晕目眩,虚风内动,筋骨痿软,心虚健
忘;用量 9 ~ 24g,多醋制用。

蛤 蚧
Gecko

　　本品为壁虎科动物蛤蚧 *Gekko gecko* L. 除去内脏的干燥体。主产于广西、云南、广东等地
亦产,广西、江苏等地已大量人工养殖。进口品产于越南、泰国、柬埔寨、印度尼西亚。通
常于 5 ~ 9 月捕捉,捕后将其击昏,挖去眼球,剖开腹部,除去内脏,用纱布抹净血液(忌水
洗),用竹片撑开胸腹壁,然后用 2 条扁竹条将四肢平行撑起,再用长于蛤蚧全身 1/2 的扁竹
条将头尾撑直,用文火烘干,将大小相同的 2 只合成 1 对,用线扎好。头尾四足均撑直,呈扁
平状,头颈部及躯干部长 9 ~ 18cm,头颈部约占 1/3,腹背宽 6 ~ 11cm,尾长 6 ~ 12cm;头
略呈扁三角状,两眼多凹陷成窟窿,无眼睑;口内密生细齿,生于颚的边缘,无异形大齿;
吻部半圆形,吻鳞不接鼻孔,与鼻鳞相连,上鼻鳞左右各一片,中间被鼻间鳞隔开,上唇鳞
12 ~ 14 对,下唇鳞(包括颏鳞)21 片;腹背部呈椭圆形,腹薄;背部灰黑色或银灰色,有黄
白色或灰绿色斑点(进口蛤蚧斑点多且明显,橙红色)散在或密集成不显著的斑纹;中间脊
椎骨及两侧肋骨明显突起,全体密布类圆形微有光泽的细鳞,其间杂有粗大的疣鳞,腹部鳞
片方形,镶嵌排列。四足均具 5 趾,趾间仅具蹼迹,除第一趾外,均具爪,趾底面具吸盘;
尾细长而坚实,微显骨节,与背部颜色相同,有 6 ~ 7 个不甚明显的银灰色环带;质坚韧;气
腥,味微咸。含肌肽(carnosine),胆碱,肉毒碱(carnitine),鸟嘌呤(guanine)与蛋白质,
胆固醇,甘氨酸(15.4%)、脯氨酸(7.8%)、谷氨酸(6.5%)、丙氨酸(5.2%)等 14 种
氨基酸,磷脂酰乙醇胺(PE)、神经鞘磷脂(sphingomyelin)等 5 种磷脂类成分,亚油酸
(linoleic acid)、棕榈酸(palmitic acid)、花生四烯酸(arachidonic acid)等 9 种脂肪酸,以及
Zn、Ca、P、Fe、Mg、Sr 等 18 种无机元素。有雄性激素样作用,能增加实验动物的前列腺、
精囊和睾丸重量,延长交尾期;对小鼠遭受低温、高温、缺氧等应激性刺激有明显的保护作
用,并能增强免疫功能。本品性平,味咸;能补肺益肾,纳气定喘,助阳益精;用于肺肾不
足,虚喘咳血,阳痿遗精;用量 3 ~ 6g,多入丸散或酒剂。蛤蚧注射液用于治疗性机能衰退、
久病体弱。

金 钱 白 花 蛇
Bungarus Parvus

　　本品为眼镜蛇科动物银环蛇 *Bungarus multicinctus multicinctus* Blyth 的幼蛇或成蛇除去内脏

的干燥体。前者习称"金钱白花蛇"，后者习称"白花蛇"。主产于广东、广西，广东、江西等地有养殖。夏、秋季捕捉，剖开腹部，除去内脏，抹净血迹，用乙醇浸泡处理后，以头为中心，盘成圆盘状，用竹签横穿固定，晒干或低温烘干。呈圆盘状，蛇头近于长椭圆形，黑色光滑而亮泽，盘在中间，尾尖细，常纳于口内，盘径 3～15cm（幼蛇 3～6cm），蛇体直径 0.2～2cm（幼蛇 0.2～0.4cm）；口腔内上颌骨前端有毒沟牙 1 对，鼻间鳞 2 片，无颊鳞，上、下唇鳞通常各 7 片；背部黑色或灰黑色，微有光泽，有 45～58 个黑白相间的环纹，白环纹在背部宽 1～2 枚鳞片，向腹面渐增宽，黑环纹宽 3～5 枚鳞片；背正中有 1 条显著突起的脊棱；背鳞通身 15 行，光滑细密略呈菱形；脊鳞较大，呈六角形；腹部黄白色，鳞片稍大；尾部鳞片单行；气微腥，味微咸。蛇体主要含蛋白质、脂肪、氨基酸、鸟嘌呤核苷（guanoside）及 Ca、P、Mg、Fe、Al、Zn、Sr、Ti、Mn、V、Cu 等 21 种微量元素；头部毒腺中含强烈的神经性毒 α-环蛇毒（α-bugarotoxin）、β-环蛇毒和 γ-环蛇毒，为小分子蛋白质或多肽类，并含溶血成分、血球凝集成分与神经生长因子（nerve growth factor）及多种酶，如三磷酸腺苷酶、磷脂酶等。本品性温，味甘、咸，有毒；能祛风，通络，止痉。用于风湿顽痹，麻木拘挛，中风口眼㖞斜，半身不遂，抽搐痉挛；用量 3～4.5g，研粉吞服 1～1.5g。

鸡 内 金
Galli Gigeriae Endothelium Corneum

本品为雉科动物家鸡 *Gallus gullus domesticus* Brisson 的干燥沙囊内壁。全国大部分地区均产。杀鸡后，取出鸡肫，立即剥下内壁，洗净，干燥。本品呈不规则卷片，完整者长约 3.5cm，宽约 3cm，厚约 2mm；表面黄色、黄绿色或黄褐色，薄而半透明，具明显的条状皱纹，呈波浪形；质脆，易碎，断面角质样，有光泽；气微腥，味微苦。以个大、色黄、完整少破碎者为佳。含胃激素（ventriculin）、角蛋白（keratin）、微量胃蛋白酶、淀粉酶及谷氨酸、精氨酸、天门冬氨酸等 18 种氨基酸，并含维生素 B_1、B_2、尼克酸、抗坏血酸以及 Al、Ca、Cr、Co、Cu、Fe、Mg、Mn、Mo、Pb、Zn 等元素。人口服鸡内金后，胃液的分泌量、酸度及消化力均增高，胃的运动机能也显著增强，排空率加快；助消化作用出现较迟，但维持时间较久；还有抗利尿及通淋消石作用。胃激素易受高热破坏，以生用为宜。本品性平，味甘；健胃消食，涩精止遗，通淋化石；用于食积不消，呕吐泻痢，小儿疳积，遗尿，遗精，石淋涩痛，胆胀胁痛；用量 3～9g。

五 灵 脂
Trogopterori Faeces

本品为鼯鼠科动物复齿鼯鼠 *Trogopterus xanthipes* Milne-Edwards 的干燥粪便。主产于河北、山西等地及北京市郊。全年均可在岩洞或石缝周围寻找收集，拣去杂质，晒干。根据外形不同常分为灵脂块（糖灵脂）和灵脂米（散灵脂）两种。

灵脂块：由多数粪粒凝结成不规则的块状，大小不一；表面黑棕色、棕褐色或红棕色，凹凸不平，有油润性光泽；粪粒长椭圆形，表面常裂碎，纤维性；质硬，断面黄棕色或棕褐色，不平坦，间或有黄棕色树脂样物质；气腥臭，味苦、辛。

灵脂米：为长椭圆形颗粒，长 0.5～1.5cm，直径 3～6mm，表面较平滑或微粗糙，常可见淡黄色纤维；质轻松，捻之易碎。

含五灵脂酸（wulingzhic acid），为异海松酸的衍生物；并含邻苯二酚、苯甲酸、3 - 蒈烯 - 9，10 - 二羧酸、尿嘧啶、间羟基苯甲酸、原儿茶酸、次黄嘌呤、尿囊素、L - 酪氨酸。能缓解平滑肌痉挛，水浸剂对伤寒杆菌、葡萄球菌等有抑制作用。本品性温，味咸、甘；活血，散瘀，止痛；用于胸腹刺痛，痛经，经闭，产后血瘀疼痛，小儿疳积；炒炭治崩漏带下；研末外敷，治虫蛇咬伤；用量 3～10g，包煎或入丸散。

阿　　胶
Asini　Corii　Colla

本品为马科动物驴 *Equus asinus* L. 的干燥或鲜皮经煎煮、浓缩制成的固体胶块。主产于山东东阿、平阴及浙江杭州。将驴皮浸泡，去毛，切成小块，再漂泡洗净，加水煎煮数次，过滤，合并滤液，用文火浓缩（或加适量黄酒、冰糖、豆油）至稠膏状，冷却凝固后，切块，阴干。呈长方形或方形胶块；黑褐色，有光泽，对光透视边缘呈琥珀色半透明状；质硬而脆，断面光亮；气微，味微甘。主要由胶原（collagen）及其水解产物组成，总含氮量 16.43% ～ 16.54%，水解产物含甘氨酸（15.2%）、脯氨酸（10%）、精氨酸（7%）、丝氨酸（6%）、赖氨酸（10%）、组氨酸（2%）等 19 种氨基酸；尚含 Fe、Ni、Cu 等微量元素。有良好的补血作用，对红细胞、血红素等的生成有促进作用，疗效优于铁剂；精制溶液可作血浆扩容剂，使创伤休克的猫血压上升；并能促进健康人淋巴细胞转化；可防治进行性营养性肌变性症，促进钙的吸收。本品性平，味甘；能补血止血，滋阴润燥；用于虚劳羸瘦，咳嗽咯血，吐衄，崩漏，产后体虚；用量 5～10g，烊化兑服。

第十九章 矿物类生药

矿物类生药包括可供药用的天然矿物（如自然铜、朱砂等）、矿物加工品（如芒硝、轻粉等）、动物及动物骨骼的化石（如龙骨、海浮石等）。历代本草中都记载有"玉石"或"金石"类药物。《神农本草经》中载有"玉石"类生药46种，其后历代本草对矿物药的记载逐渐增加，至明朝《本草纲目》在金石部载矿物药已达161种。

尽管与植物药、动物药相比，矿物类生药的种类与数量较少，但至今在临床医疗中仍具有重要价值。如镁、钾、钠等盐类矿物药有泻下、利水之功效；铝、铅、锌盐类矿物药有收敛之功效；含硫、砷、汞的化合物可治疗梅毒及疥癣；含铜、铁、钙、磷、锰的矿物药则多有滋养与强壮的作用。如石膏治疗各种传染病的高热，烦躁，口渴；芒硝有泻下通便作用；朱砂有镇静安神作用；轻粉、三仙丹治疗梅毒；龙骨、龙齿能镇静安神，收敛涩精等，均是临床上重要的常用药物。

我国古代亦有极丰富的矿物鉴定知识。远在战国时期就记载了矿物的鉴定方法，公元11世纪我国已利用化学反应来鉴定绿矾石，宋朝时已经能根据晶形、比重、色泽等来进行矿物鉴定，并能利用色泽的深浅来鉴定矿物含量的高低。

因矿物类生药中常含有重金属，从安全性角度考虑，其临床使用范围有缩小的趋势。但近年来，随着对矿物药毒性的深入研究，如对雄黄等砷类化合物中不同价态砷的毒性差异分析，对朱砂等含汞化合物中不同形态的汞的毒性效应和生物有效性比较，矿物药的毒效关系将被逐渐揭示，这将为临床安全、合理用药提供依据。

第一节 矿物的性质

矿物是地壳部分的化学元素通过地质作用所形成的产物。除少数是天然单体外，大多数矿物是化合物。大部分矿物为固体（如石膏、朱砂），少数是液体（如水银）或气体（如硫化氢）。每一种固体矿物都具有一定的物理、化学性质，这些性质取决于其内部构造和化学成分。可利用这些性质的不同，来鉴别和认识不同种类的矿物。现将具有鉴别意义的特性简介如下。

1. 结晶形状 自然界中大多数矿物由晶体（结晶质）组成。晶体和非晶体的本质区别在于组成物质的质点是否作有规律的排列。凡是质点呈规律排列的是晶体，反之是非晶体。组成晶体的质点在三维空间内以固定距离作有规律格子状排列，这种构造称为空间格子（图19-1A）。组成空间格子的最小单位——平行六面体，称为晶胞，由棱长和棱间夹角组成（图19-1B）。晶胞的形状和大小，在各种晶体中可以不同，依其单位晶胞的棱长 a、b、c 和棱间夹角 α、β、γ 所决定。a、b、c 及 α、β、γ 常称之为晶体常数。

根据晶体常数的特点，可将晶体分为七大晶系：等轴晶系、四方晶系、三方晶系、六方晶系、斜方晶系、单斜晶系、三斜晶系（表19-1）。不同晶系的晶体内部质点排列不同，故它们所表现出的几何外形特征也不同，如等轴晶系的晶体为立方体或近于圆形，其他六个晶系的晶体伸长为柱状、针状、板状或片状。因此，通过观察矿物的结晶形状及利用X射线衍

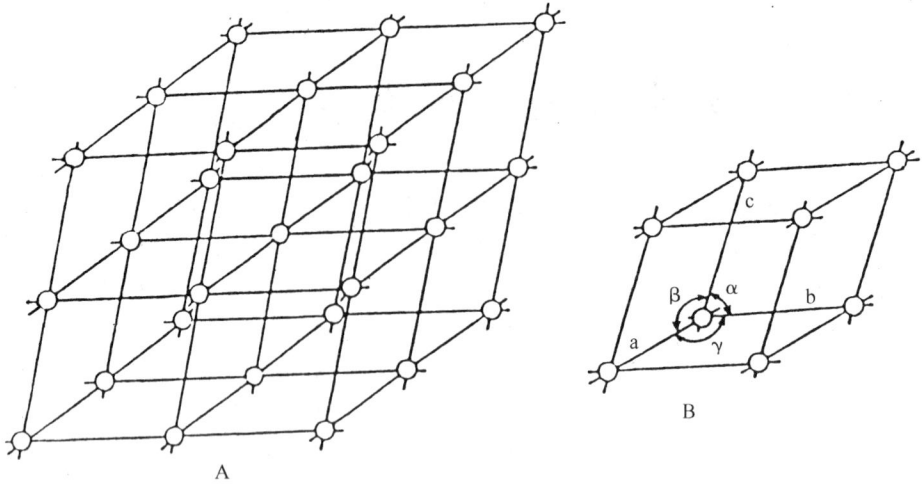

图 19 - 1　晶体的空间格子及晶胞
A. 空间格子　B. 晶胞

射手段，可以准确地鉴别不同结晶形状的矿物。

矿物除了单体的形态以外，常常是以许多单体聚集而出现，称为集合体。集合体的形态多样，如粒状、晶簇状、放射状、结核体状等。

表 19 - 1　各晶系的晶体特征

等轴晶系	$a=b=c$ $\alpha=\beta=\gamma=90°$ 方铅矿　黄铁矿	斜方晶系	$a\neq b\neq c$ $\alpha=\beta=\gamma=90°$ 重晶石
四方晶系	$a=b\neq c$ $\alpha=\beta=\gamma=90°$ 钨酸钙矿	单斜晶系	$a\neq b\neq c$ $\alpha=\gamma=90°$ $\beta\neq90°$ 石膏
三方晶系 六方晶系	$a=b\neq c$ $\alpha=\beta=90°$ $\gamma=120°$ 六方晶系 绿柱石　三方晶系 方解石	三斜晶系	$a\neq b\neq c$ $\alpha\neq\beta\neq\gamma\neq90°$ 斜长石

2. 结晶习性　多数固体矿物为结晶形，其形状各不相同。其中有些为含水化合物，含水情况有两种：一种为未加入晶格的吸附水或自由水；另一种是加入晶格组成的，包括以水分子（H_2O）形式存在的结晶水，如石膏 $CaSO_4 \cdot 2H_2O$ 和以 H^+、OH^- 等离子形式存在的结晶水，如滑石 $Mg_3[Si_4O_{10}](OH)_2$。因水的存在形式不同，各种含水矿物的失水温度也各异，这种性质可用来鉴定矿物。

3. 透明度 矿物透光能力的大小称为透明度。将矿物磨至 0.03mm 标准厚度时比较其透明度，可分为透明体，如石英；半透明体，如辰砂、雄黄；不透明体，如赭石、铅丹等。显微鉴定时，透明矿物常利用偏光显微镜鉴定，不透明矿物利用反光显微镜鉴定。

4. 颜色 矿物对光线中不同波长的光波均匀吸收或选择吸收所表现出的性质称为颜色。一般分为三类：①本色：矿物的成分和内部构造所决定的颜色，如朱红色的朱砂，铜黄色的自然铜等；②外色：由外来的带色杂质、气泡等包裹体所引起，与矿物本身的成分和构造无关；这些带色的杂质可能是无机化合物，也可能是有机化合物；外色的深浅，除与带色杂质的量有关外，还与分散的程度有关，如紫石英、信石、大青盐等；③假色：某些矿物有时可见变彩现象，是由于投射光受晶体内部裂缝面、解理面及表面氧化膜的反射所引起光波的干涉作用而产生的颜色，如云母、方解石（在某些动物药材如石决明中亦可见到，如石决明等）。

矿物在白色毛瓷板上刻划后所留下的粉末痕迹称为"条痕"，粉末的颜色称为条痕色。条痕色比矿物表面的颜色更为固定，因而具有鉴定意义。有的粉末颜色与矿物本身颜色相同，如朱砂；也有是不同色的，如自然铜本身为铜黄色而其粉末则为黑色。大多数透明或浅色半透明矿物，条痕色都很浅甚至为白色；而不透明或深色半透明矿物的条痕色则具有各种颜色，故对后者来说，条痕色尤具有鉴定意义。如磁石和赭石，有时表面均呈灰黑色，不易区分；但磁石条痕色是黑色，赭石条痕色为樱红色，故可区分。

用二色法描述矿物的颜色时，要把主要的、基本的颜色放在后面，次要的颜色作为形容词放在前面。有时也可以这样形容，如红中微黄，绿色略带蓝色调等。观察矿物的颜色应注意两点，一是以矿物的新鲜面为准，二是排除外来的带色杂质的干扰。

5. 光泽 矿物表面对于投射光线的反射能力称为光泽。反射能力的强弱，即光泽强度。矿物单体的光滑平面的光泽由强至弱分为：金属光泽（如自然铜）、半金属光泽（如磁石）、金刚光泽（如朱砂）、玻璃光泽（如硼砂）。如果矿物的断口或集合体表面不光滑，并有细微的裂缝、小孔等，使一部分反射光发生散射或相互干扰，则可形成一些特殊的光泽。如油脂光泽（如硫黄）、绢丝光泽（如石膏）、珍珠光泽（如云母）、土状光泽（如软滑石）等。

6. 比重 比重指矿物与同体积水在 4℃ 时的重量之比，取决于组成元素的原子量和晶体结构的紧密程度。各种矿物的比重在一定条件下为一常数，是鉴定矿物重要的物理常数。如石膏比重为 2.3，朱砂为 8.09 ~ 8.20。

7. 硬度 矿物抵抗外来机械作用（刻划、挤压、研磨等）能力的大小称为硬度。不同矿物的硬度不同，可作为鉴定矿物的依据之一。通常采用摩氏硬度计确定矿物的相对硬度，将矿物分为 10 个硬度等级。从 1 度到 10 度分别为滑石、石膏、方解石、萤石、磷灰石、正长石、石英、黄玉石、刚玉石、金刚石。

鉴定硬度时，可将待测矿石和上述标准矿石互相刻划，使样品受损的最低硬度等级为该矿物的相对硬度。例如样品与滑石相互刻划时，滑石受损而样品不受损，与石膏相互刻划时，双方均受损，与方解石刻划时，方解石不受损而样品受损，即可确定样品硬度为 2 级。在实际工作中经常是用四级法来代替摩氏硬度计的 10 级。指甲（相当于 2.5），铜钥匙（3 左右），小刀（约为 5.5），钢锉（7），用它们与矿物相互刻划，粗略求得矿物的硬度。矿物类生药中最大的硬度一般不超过 7。

8. 脆性、延展性、弹性和挠性 脆性是指矿物容易被击破或压碎的性质，如自然铜、硫黄等。延展性是指矿物能被压成薄片或抽成细丝的性质，如金、铜等。弹性是指矿物在外力作用下而变形，外力取消后，在弹性限度内，能恢复原状的性质，如云母等。挠性是指矿物在外力作用下趋于弯曲而不发生折断，除去外力后不能恢复原状的性质，如滑石等。

9. 磁性　磁性是指矿物具有可以被永久磁铁或电磁铁吸引，或矿物本身能够吸引铁物体的性质，如磁石（磁铁矿）。矿物的磁性与含有 Fe、Co、Ni、Mn、Cr 等磁性元素有关。

10. 解理、断口　矿物受力后沿一定结晶方向裂开成光滑平面的性质称为解理，所裂成的平面称为解理面。解理是结晶物质特有的性质，其形成和晶体构造类型有关。如云母、方解石可完全解理，石英没有解理。矿物受力后不是沿一定结晶方向断裂，断裂面是不规则和不平整的，这种断裂面称为断口。结晶质矿物和非结晶质矿物均可产生断口。断口形态有下列几种：平坦状（断口粗糙，但还平坦，如滑石）、贝壳状（呈椭圆形曲面的形态，曲面常现有不规则的同心条纹，表面形状颇似贝壳，如胆矾）、参差状（粗糙不平，如青礞石）、锯齿状（断口状似锯齿，如铜）。

11. 气味　有些矿物具有特殊的气味，尤其是矿物受锤击、加热或湿润时较为明显。如雄黄灼烧有砷的蒜臭，胆矾具涩味，食盐具咸味等。有些矿物的气味可借助理化方法加以鉴别。

此外，少数矿物具有吸水分能力，可吸黏舌头或润湿的双唇，如龙骨、龙齿、软滑石等。有的用手接触有滑腻感，如滑石。

第二节　矿物类生药的分类

矿物类生药的分类是以矿物中所含主要的或含量最多的某种化合物为依据的。矿物学对矿物的分类，通常是根据其阴离子的种类来分类的。例如将雄黄、朱砂、自然铜归为硫化物类；磁石、赭石、铅丹、信石归为氧化物类，炉甘石归为碳酸盐类，滑石归为硅酸盐类。但从现代医学观点来看，则以根据阳离子的种类来分类较为恰当，因为阳离子通常对药效起着较重要的作用。现以阳离子的种类将常见的矿物作如下的分类。

1. 钠化合物类　芒硝（$NaSO_4 \cdot 10H_2O$）、硼砂（$Na_2B_4O_7 \cdot 10H_2O$）、大青盐（$NaCl$）

2. 钾化合物类　硝石（KNO_3）

3. 钙化合物类　石膏（$CaSO_4 \cdot 2H_2O$）、寒水石（$CaCO_3$）、鹅管石（$CaCO_3$）、紫石英（CaF_2）

4. 铁化合物类　赭石（Fe_2O_3）、磁石（Fe_3O_4）、自然铜（FeS_2）

5. 锌化合物类　炉甘石（$ZnCO_3$）

6. 镁化合物类　滑石 $[Mg_3(Si_4O_{10})(OH)_2]$

7. 铜化合物类　胆矾（$CuSO_4 \cdot 5H_2O$）、铜绿 $[Cu_2(OH)_2CO_3]$

8. 铝化合物类　明矾 $[KAl(SO_4)_2 \cdot 12H_2O]$、赤石脂 $[Al_4(Si_4O_{10})(OH)_8 \cdot 4H_2O]$

9. 汞化合物类　朱砂（HgS）、轻粉（Hg_2Cl_2）、红粉（HgO）

10. 铅化合物类　密陀僧（PbO）、铅丹（Pb_3O_4）

11. 砷化合物类　雄黄（As_2S_2）、雌黄（As_2S_3）、信石（As_2O_3）

12. 硅化合物类　白石英（SiO_2）、玛瑙（SiO_2）、浮石（SiO_2）

13. 铵化合物类　白硇砂（NH_4Cl）

14. 其他类　硫黄（S）

第三节　矿物类生药的鉴定

我国古代本草中已有不少对矿物类生药进行鉴定的记述，至宋代时人们已能根据矿物的外形、颜色、比重等特征以及用理化方法来鉴定矿物药的真伪和优劣。如《图经本草》中对绿矾石的鉴定："置于铁板上，聚炭封之，囊袋吹令火炽，其矾即沸流出。色赤如融金汁者，是真也"。

矿物类生药多具有一定的化学组成、内部结构、形态和物理性质；因此，可采用性状鉴定、显微鉴定、理化鉴定等方法进行鉴定。

1. 性状鉴定 对外形明显的矿物类生药，首先应根据矿物的一般性质进行鉴定。除外形、颜色、质地、气味等外，还应检查其硬度、条痕色、透明度、比重、解理、断口、磁性、吸湿性等。

2. 显微鉴定 外形无明显特征或呈细小颗粒状，尤其是粉末状的矿物类生药，可借助普通光学显微镜观察其形状、颜色、透明度及光泽等特征。矿物药除直接用粉碎后的细粉制片外，还可制成磨片。将矿物磨片置于偏振光显微镜下，可观察到透明矿物药的晶形、解理、透明度、断面、光学性质等。如在偏光显微镜下朱砂为红色，透明，平行消光，干涉色鲜红色；雄黄多色性明显，干涉色橙红色；海浮石可见有火山碎屑结构；而龙骨呈纤维状或粒状个体，其生物结构呈中心有空洞的同心环带状分布。对不透明与半透明的矿物，经磨片后可用反光显微镜进行形态、光学性质及某些物理常数的检测。

3. 理化鉴定 对矿物类生药应用物理、化学方法对其成分进行定性和定量分析，可鉴定药物的真伪和优劣。尤其对有剧毒的生药及外形无明显特征或细小颗粒及粉末，尤为必要，如信石、玄明粉等。对多数矿物类生药，《中国药典》还规定了含量测定，如雄黄、朱砂、硫黄、紫石英、朱砂、炉甘石、明矾、轻粉、钟乳石、石膏等。

随着现代科学技术的迅速发展，国内外对矿物类生药的鉴定已采用了许多新技术，如X射线衍射法、热分析法、X射线光谱分析法、荧光分析法、原子发射光谱分析法、电感耦合等离子体质谱法等。对很细小和胶态矿物还可用电子显微镜进行观察。这些先进的分析技术，能快速、准确地进行定性和定量分析，还能测定微量元素、有害元素等，对保证用药的安全和有效是十分重要的。

*朱　砂
Cinnabaris

【来源】为硫化物类矿物辰砂族辰砂，亦有人工合成品。

【产地】主产于贵州、湖南、四川、广西、云南等地。天然朱砂以湖南辰州（今沅陵）所产为佳，故有"辰砂"之称。

【采收加工】挖出矿石后，选取纯净者，用水淘去杂石和泥沙，用磁铁吸尽含铁的杂质。研成细粉，或水飞成极细粉用。

【化学成分】含硫化汞（HgS）96%以上，尚含少量锌、锑、镁、铁、磷等元素。合成品硫化汞含量达99.9%。

【性状】为粒状或块状集合体，呈颗粒状或块片状。鲜红色或暗红色，条痕红色至褐红色，具光泽。体重，质脆，硬度2～2.5，比重8.09～8.20，条痕红色。片状者易破碎，粉末状者有闪烁的光泽。气微，味淡。其中呈细小颗粒或粉末状，色红明亮，触之不染手者，习称"朱宝砂"；成不规则板片状、斜方形或长条形，大小厚薄不一，边缘不整齐，色红而鲜艳，光亮如镜面而微透明，质较松脆者，习称"镜面砂"；块较大，方圆形或多角形，颜色发暗或呈灰褐色，质重而坚，不易碎者，习称"豆瓣砂"。朱砂粉为朱红色极细粉末，体轻，以手指撮之无粒状物，以磁铁吸之，无铁末。

【理化鉴别】1. 取本品粉末，用盐酸浸润湿后，在光洁的铜片上摩擦，铜片表面显银白色光泽。加热烘烤后，银白色消失。

$$HgS + 2HCl \longrightarrow HgCl_2 + H_2S$$
$$\downarrow Cu$$
$$CuCl_2 + Hg(银白色)$$

2. 取本品粉末2g，加盐酸－硝酸（3:1）的混合溶液2ml使溶解，蒸干，加水2ml使溶解，滤过，滤液显汞盐与硫酸盐的鉴别反应。

【含量测定】朱砂试样用硫酸与硝酸钾分解，除去生成的亚硝酸后，在5%～20%的硝酸溶液中，以Fe^{3+}离子为指示剂，用0.1mol/L硫氰酸铵标准溶液滴定至浅棕红色。每1ml硫氰酸铵液（0.1mol/L）相当于11.63mg的HgS。《中国药典》（2010年版）规定，本品含硫化汞（HgS）不得少于96.0%。饮片朱砂粉含硫化汞（HgS）不得少于98.0%。尚规定检查铁盐；炮制品另需检查可溶性汞盐。

此外，尚有铜试剂容量法、硫化汞重量法等。

【药理作用】有镇静、催眠作用。外用能抑杀皮肤细菌及寄生虫。

【功效】性微寒，味甘；有毒。能安神，定惊，解毒；用于癫狂，惊悸，失眠多梦，疮疡肿毒，咽喉肿痛，口舌生疮等。用量0.1～0.5g，多入丸散用，不宜入煎剂。外用适量。忌火。本品有毒，不宜大量服用，也不宜少量久服，孕妇及肝肾功能不全者禁用。

【附注】人工合成辰砂：目前商品药材中称为辰砂者，非指昔日产于湖南辰州的朱砂，而是人工合成的朱砂，由硫黄和水银为原料经加热升华而成，又称"平口砂"或"灵砂"。含硫化汞99%以上。本品完整者呈盆状，商品多为大小不等碎块，全体暗红色，质重易纵向碎裂，断面呈纤维柱状（习称"马牙柱"），具宝石样或金属光泽。气微、味淡。

*石 膏
Gypsum Fibrosum

【来源】为硫酸盐类矿物硬石膏族石膏。

【产地】主产于湖北、安徽、甘肃、四川、山西等地。

【采收加工】挖出后，除去杂石及泥砂。

【化学成分】主要含含水硫酸钙（$CaSO_4 \cdot 2H_2O$），并含微量的铁、镁、铝、硅等离子。

【性状】为纤维状的结晶集合体，呈长块状、板块状或不规则块状。全体类白色、灰白色或淡黄色，有的半透明。体重质软，硬度1.5～2，比重2.3，指甲能刻划，条痕白色，易纵向断裂，手捻能碎，纵断面具纤维状纹理，显绢丝样光泽。气微，味淡。

【理化鉴别】1. 取本品一小块（约2g），置具有小孔软木塞的试管内，灼烧，管壁有水生成，小块变为不透明体。

2. 取本品粉末0.2g，加稀盐酸10ml，加热使溶解，溶液显钙盐与硫酸盐的鉴别反应。

【含量测定】石膏用稀盐酸分解，加水稀释，调节溶液至pH 13，加钙黄绿素指示剂，用0.05mol/L乙二胺四乙酸二钠（EDTA）标准溶液滴定钙离子。每1ml EDTA液（0.05mol/L）

相当于 8.608mg 的 $CaSO_4 \cdot 2H_2O$。《中国药典》（2010 年版）规定，本品含含水硫酸钙（$CaSO_4 \cdot 2H_2O$）不得少于 95.0%。尚需检查重金属和砷盐。

此外，还有钙指示剂法等。

【药理作用】**1. 解热止渴作用**　生石膏对人工发热家兔有明显退热作用，但对正常体温家兔无降温作用。石膏与知母合用，解热作用显著增强，纯硫酸钙无效。对因利尿剂、饲食盐与辐射热所致大鼠"口渴"，石膏能减少大鼠的饮水量。

2. 免疫促进作用　石膏能明显增强巨噬细胞对白色葡萄球菌死菌和胶体金的吞噬能力

此外，对离体动物心脏和平滑肌，小剂量兴奋，大剂量抑制；可降低乙型肝炎病毒脱氧核糖核酸（HBV – DNA）的含量，尚能协调人参白虎汤中人参与知母的降血糖作用。

【功效】性大寒，味甘、辛。能清热泻火，除烦止渴。用于外感热病，高热烦渴，肺热喘咳，胃火亢盛，头痛，牙痛。用量 15～60g，先煎。

【附注】1. 煅石膏：将石膏加热（明煅）至 140℃时失去部分结晶水而变成熟（煅）石膏，呈白色不透明块状或粉状，与水相遇，复变成生石膏。煅石膏外用，能收湿，生肌，敛疮，止血。用于溃疡不敛，湿疹瘙痒，水火烫伤，外伤出血。外用适量，研末撒敷患处。多用于制石膏绷带。

2. 过去有以方解石、寒水石作石膏用，据临床验证其性能与石膏有异，不可代用。

红　　粉
Hydrargyri Oxydum Rubrum

本品为红氧化汞（HgO），另含少量的硝酸汞、氯化物及亚汞化合物等。各地均可制造，以天津、武汉、湘潭、南京产量较大。传统生产主要以水银、火硝、白矾为原料加热升华而成，现改用水银与硝酸为原料生产。为橙红色片状或粉状结晶，片状的一面光滑略具光泽，另一面较粗糙；粉末橙色；体重，质硬而脆，气微；遇光颜色逐渐变深。主要含氧化汞（HgO），另含少量的硝酸汞、氯化物及亚汞化合物等。有抗菌及促进创口愈合的作用。本品性热，味辛，有大毒；能拔毒，去腐，生肌；用于痈疽疔疮，梅毒下疳，一切恶疮，肉暗紫黑、腐肉不去，窦道瘘管，脓水淋漓、久不收口。外用适量，研极细粉单用或与其他药物配成散剂或制成药捻。本品有毒，只可外用，不可内服。外用亦不宜久用。孕妇禁用。

赭　　石
Haematitum

本品为氧化物类矿物刚玉族赤铁矿，主产于河北、山西、山东、广东、江苏、四川、河南、湖南等地。采挖后，除去杂石。本品为鲕状、豆状、肾状集合体，多呈不规则的扁平块状，暗棕红色或灰黑色，条痕樱红色或红棕色，有的有金属光泽；一面多有圆形的乳头状突起（习称"钉头"），另一面与突起的相应处有同样大小的凹窝；体重，质硬，砸碎后断面显层叠状，每层均依钉头呈波浪状弯曲；硬度 5.5～6，比重 5～5.3；气微，味淡。主含三氧化二铁（Fe_2O_3），尚含少量硅、铝、镁、锰等元素。有中枢镇静作用；并能促进红细胞及血红蛋白的新生；对肠管有兴奋作用，能使肠蠕动亢进；因含有微量砷，长期服用有慢性砷中毒的可能。本品性寒，味苦；能平肝潜阳，降逆，止血；用于眩晕耳鸣，呕吐，嗳气，呃逆，咳嗽气喘，吐血，衄血，崩漏下血；用量9～30g，先煎。孕妇慎用。

胆　矾
Chalcanthitum

　　本品为硫酸盐类矿物胆矾的矿石或为人工制成的含水硫酸铜。主产于云南、山西、江西等地。天然者在开采铜、铅、锌矿时选取蓝色半透明的结晶；人工制造多用硫酸作用于铜片、氧化铜而得。目前的商品多为人工制成品。呈不规则的块状结晶体，大小不一；深蓝色或淡蓝色，微带浅绿色，条痕无色或带浅蓝；晶体具玻璃光泽，半透明至透明，在空气中易缓缓风化；质脆，易碎，碎块呈棱柱状，断口贝壳状；硬度2.5，比重2.1～2.3；无臭，味酸涩。主要含硫酸铜（$CuSO_4 \cdot 5H_2O$）。内服后能刺激胃黏膜的感受器，反射性地兴奋呕吐中枢引起呕吐。本品性寒，味辛、酸，有毒；内服涌吐风痰、毒物，外用解毒收湿，蚀疮去腐；用于风痰癫痫，喉痹及误食毒物，眼赤烂，牙疳，口疮，痔疮，疮疡肿硬难破，死肌恶肉等；用量0.3～0.6g，研末服；外用适量，煅后研末敷患处，或以水溶化外洗。孕妇禁用。

雄　黄
Realgar

　　本品为硫化物类矿物雄黄族雄黄。主产于河南、湖北、贵州、云南、四川等地。呈不规则的块状或粉末，大小不一；全体呈深红色或橙红色，块状者表面常覆有橙黄色粉末，以手触之易被染成橙黄色；晶体为柱状，具金刚光泽，断面呈树脂或脂肪光泽，半透明至微透明；质松易碎，硬度1.5～2.0，比重3.4～3.6，条痕橙黄色，断口呈贝壳状，断面呈暗红色，具细砂孔；其颜色鲜艳、半透明、有光泽、质松脆的习称"明雄"或"雄黄精"；微有特异臭气，味淡；燃之易熔融成红紫色液体，并生黄白色烟，有强烈蒜臭气。主要含二硫化二砷（As_2S_2）。有抑制疟原虫与日本血吸虫作用，对化脓性球菌、肠道致病菌、结核杆菌及多种皮肤真菌均有抑制作用，还能诱导肿瘤细胞凋亡，抑制荷瘤小鼠的肿瘤生长。本品性温，味辛，有毒；能解毒杀虫，祛痰，截疟；用于虫蛇咬伤，疔疮痈肿，惊痫，疟疾，虫积腹痛，疥癣，带状疱疹等。内服每次0.05～0.1g，入丸散。外用适量。本品有毒，内服不可过量，亦不能长期持续服用，孕妇及体弱者忌服。本品不能烧煅，遇热后生成剧毒三氧化二砷。

　　【附注】雌黄：与雄黄共生，形状相似，呈柠檬黄色，条痕鲜黄色。主含三硫化二砷（As_2S_3）。功效类同。古方中，雌黄多内服，雄黄多外用。

信　石
Arsenicum

　　本品为氧化物类矿物砷华矿石或由硫化物类矿物毒砂（硫砷铁矿，FeAsS）、雄黄等矿石经加工制得。主产于江西、湖南、广东等地。天然的砷华矿石较少，多数为加工制成品。通常是取净雄黄小块燃之，生成气态的三氧化二砷（As_2O_3）及二氧化硫（SO_2），通过冷凝管道，使三氧化二砷得到充分冷凝，即为信石；二氧化硫从烟道排出。商品分红信石（红砒）与白信石（白砒）两种，后者极为少见。红信石呈不规则块状，大小不一；粉红色，具黄色与红色彩晕，略透明或不透明，具玻璃样光泽或无光泽；质脆，易砸碎，断面凹凸不平或呈层状纤维样结构；无臭，极毒，不可口尝。白信石呈无色或白色，其余特征同红信石，毒性较红信石剧烈。主要含三氧化二砷（As_2O_3），常含硫、铁等杂质，故呈红色。现代研究证明，砷为原浆毒物，能抑制含巯基酶的活性，从而抑制细胞的氧化过程，阻止细胞呼吸，干扰了正常代谢，并使肝、肾脂变，肝小叶中心坏死，心、肝、肾、肠充血，上皮细胞坏死，毛细血管扩张。用之过量，即可出现呕吐、腹泻、蛋白尿、血尿、眩晕、头痛、紫绀、晕厥、昏睡、麻痹直至死亡。用之适量，能促进消化机能，增进食欲。体内吸收后可促进红细胞和血色素的新生，并能直接杀灭细菌、原虫、螺旋体。本品性大热，味辛，有大毒；能蚀疮去腐，祛痰截疟；内服治哮喘、疟疾；外用治痔疮，淋巴结核，骨、关节结核，结核性瘘管；内服每次 1～3mg，入丸散。不能持续服用，孕妇禁用。外用适量，研末撒，调敷或入膏药中贴之，不宜过多，以防局部吸收中毒。砒霜中所含的砷元素对癌细胞有杀灭作用，目前临床将砒霜及其制剂用于白血病及肝癌晚期的治疗。

砒霜系信石升华精制而成的三氧化二砷（As_2O_3）。为白色粉末，微溶于热水，其毒性较信石剧，成人中毒剂量为 10mg，致死量为 100～200mg。功效与信石同。

滑　石
Talcum

本品为硅酸盐类矿物滑石族滑石，习称"硬滑石"。主产于山东、江苏、陕西、山西、辽宁等地。呈不规则片状或块状，大小不一；白色，条痕白色，不纯者稍带淡灰色或淡黄色；晶体呈六方形或菱形的板状，具蜡样光泽，薄片半透明或微透明；质软细腻，硬度1，比重2.7～2.8，用指甲可刮下白粉，触之有滑润感，无吸湿性，置水中不崩散；无臭，有微凉感。主要含含水硅酸镁［$Mg_3(Si_4O_{10})(OH)_2$］或（$3MgO·4SiO_2·H_2O$），常含有氧化铁、氧化铝等杂质。滑石所含的硅酸镁有吸附和收敛作用，能保护肠管，止泻而不引起鼓肠；滑石粉撒布创面能形成被膜，有保护创面，吸收分泌物，促进结痂作用。本品性寒，味甘、淡；能利尿通淋，清热解暑；用于小便不利，淋沥涩痛，暑热烦渴；用量 10～20g，外用适量，用于湿疹，痱子。

【附注】**1. 滑石粉**　滑石粉为滑石经精选净制、粉碎、干燥制成。为白色或类白色、微细、无砂性的粉末，手摸有滑腻感。功效同滑石。多作药用辅料使用。

2. 软滑石　为硅酸盐类黏土矿物高岭石。主产于江西、四川。呈不规则土块状，白色，滑腻；含杂质者带淡红色、淡棕色或灰色，无光泽或稍有光泽；质较轻松，手捻即可粉碎成白色粉末，有滑润感，硬度1，比重 2.58～2.60；微有泥土样气，无味而有黏舌感，置水中即崩散。主要含水合硅酸铝［$Al_4(Si_4O_{10})(OH)_8$］。功效与硬滑石类同。

龙　骨
Fossilia Ossis Mastodi

本品为古代哺乳动物三趾马、象类、犀类、牛类、鹿类等的骨骼化石或象类门齿的化石。前者习称"龙骨"，后者习称"五花龙骨"。主产于山西、内蒙古、陕西、甘肃、河北等地。

龙骨：呈骨骼状或已破碎成不规则的块状，大小不一；表面白色、灰白色或浅棕色，多较平滑，有的具纵向纹理或裂隙，或具棕色条纹和斑点；质硬，断面不平坦，色白或色黄，细腻如粉质，关节处有多数蜂窝状小孔；吸湿性强，舐之黏舌；无臭，无味。

五花龙骨：完整者呈象牙状，粗端有时可见牙髓空洞，细端钝圆，大多呈圆柱状或不规则块状，直径 5～25cm；淡黄白色，夹有蓝灰色或红棕色花纹，断面有层纹；质硬，较脆，易片状剥落，吸湿性强，易风化破碎。

主要含碳酸钙（$CaCO_3$）、磷酸钙［$Ca_3(PO_4)_2$］，另含少量铁、铝、锰、钾、钠等元素。本品性平，味甘、涩；能镇惊安神、平肝潜阳、收敛固涩；用于心悸易惊，失眠多梦，遗精，自汗，盗汗，崩漏带下，疮口不敛，阴囊湿痒等；用量 15～30g，先煎；外用适量，研末敷患处。

芒 硝
Natrii Sulfas

本品为硫酸盐类矿物芒硝族芒硝，经加工精制而成的结晶体。全国大部分地区均有生产。多产于海边盐碱地区、矿泉、盐场附近及潮湿的山洞中。一般取天然产的不纯芒硝（俗称"土硝"、"皮硝"），加水溶解，放置，使杂质沉淀，过滤，滤液加热浓缩，放冷后析出结晶，俗称"皮硝"或"朴硝"。将"朴硝"重新结晶处理即可得较纯净的"芒硝"。呈棱柱状、长方形状或不规则块状及粒状；无色透明或类白色半透明，条痕白色，暴露空气中则表面渐风化而覆盖一层白色粉末（无水硫酸钠，Na_2SO_4）；通常呈致密粒状集合体，质脆，易碎，断面呈玻璃样光泽，硬度 1.5～2，比重 1.84；气微，味咸。主要含含水硫酸钠（$Na_2SO_4 \cdot 10H_2O$），常夹杂微量氯化钠。内服本品后，硫酸根离子不易被肠黏膜吸收，潴留肠内形成高渗溶液，使肠内水分增加引起机械性刺激，而促进肠蠕动，产生泻下作用；盐类对肠黏膜也有刺激作用，但不损害肠黏膜。本品性寒，味苦、咸；能泻热通便，润燥软坚，消肿；用于实热便秘，积滞腹痛；外治乳痈、痔疮肿痛；用量 6～12g，孕妇禁用。一般不入煎剂，待汤剂煎得后，溶入汤液中服用。不宜与硫黄、三棱同用。

〔附〕玄明粉：将芒硝溶于水中，加萝卜（5%～20%）同煮，过滤，放冷结晶，再将结晶风化成无水硫酸钠。呈白色颗粒状结晶性粉末；无臭，味苦、咸。功效与芒硝同。外用治目赤、咽肿、口疮。

炉 甘 石
Calamina

本品为碳酸盐类矿物方解石族菱锌矿。主产于广西，四川、湖南等省亦产。为块状集合体，呈不规则块状，大小不一；灰白色、淡红色或黄褐色，条痕白色，表面粉性，无光泽，凹凸不平，多孔似蜂窝状；体轻，质松易碎，硬度5，比重4.1～4.5；有吸湿性；气微，味微涩。主要含碳酸锌（$ZnCO_3$），另含铁、钴、锰等碳酸盐以及微量的镉、铟等离子；煅烧后碳酸锌分解成氧化锌。能部分吸收创面分泌液，有收敛保护创面作用；氧化锌为治疗目疾的有效成分。本品性平，味甘；能收湿敛疮，明目去翳；用于目赤肿痛，翳膜胬肉，溃疡不敛，脓水淋漓，湿疮，皮肤瘙痒；外用适量，入散剂或研末撒或调敷，点眼应经水飞。西医用炉甘石为含有适量（0.5%～10%）氧化铁着色剂的碱式碳酸锌或氧化锌，略带微红色，有收敛和中和皮肤酸性分泌物的作用，治湿疹及皮肤瘙痒等症。

硫　黄
Sulfur

本品为自然元素类矿物硫族自然硫，在矿石中呈泥状，采挖后，放入罐内，加热熔化，除去杂质，到入模型内，冷却后，打成碎块。主产于山西、河南、山东、湖北、湖南、江苏等地。呈不规则块状，大小不一；黄色或略呈黄绿色，条痕白色或淡黄色，表面不平坦，常有多数小孔；断口显脂肪光泽，半透明；用手紧握置于耳旁，可闻轻微的爆裂声；体轻，质松，易碎，断面常呈针状结晶形；硬度1~2，比重2.05~2.08；具特异臭气，味淡。可升华，燃烧时易熔融，发蓝色火焰，并有刺激性的二氧化硫臭气。主要含硫（S），并常含碲、硒、铁等。本品与皮肤接触之后，变为硫化氢及五硫磺酸，有软化皮肤和杀灭霉菌、疥虫作用；如内服，在胃中不起变化，但在肠内可变成硫化氢及硫化砷，刺激肠黏膜而促进蠕动，使便软化而缓泻。本品性温，味酸，有毒；内服能助阳通便，用于阳痿足冷，虚寒便秘；外用解毒杀虫疗疮，用于疥癣，秃疮，阴疽恶疮；用量1.5~3g。炮制后入丸散剂，孕妇慎用。外用研末用油调敷患处。不宜与芒硝、玄明粉同用。

生药及原植（动）物中文名称索引

生药拉丁名及原植（动）物学名索引

A

Abebia quinata Decne.

Acacia catechu （L. f. ） Willd.

Acanthopanacis Cortex

Acanthopanax giraldii Harms.

Acanthopanax gracilistylus W. W. Smith

Acanthopanax senticosus （Rupr. et Maxim. ） Harms

Acanthopanax sessiliflorus （ Rupr. et Maxim. ）
Seem.

Achyranthes bidentata Bl.

Achyranthis Bidentatae Radix

Aconiti Radix et Aconiti Lateralis Radix Preparata

Aconitum brachypodum Diels

Aconitum bullatifolium

Lévl. var. homotrichum W. T. Wang

Aconitum carmichaeli Debx.

Aconitum chinense Paxf.

Aconitum kusnezoffii Reichb.

Aconitum pendulum Busch

Aconitum subrosullatum Hand. – Mazz.

Acori Tatarinowi Rhizoma i

Acorus calamus L.

Acorus gramineus Soland. var. pusillus （ Sieb. ）
Engl.

Acorus tatarinowii Schott

Adenophora stricta Miq.

Adenophora tetraphylla （Thunb. ） Fisch.

Adenophorae Radix

Agastache rugosus （Fiseh. et Mey. ） O. Ktze.

Agastachis Herba

Agrimonia pilosa Ledeb.

Agrimoniae Herba

Akebia trifoliata （Thunb. ） Koidz.

Akebia trifoliata var. australis （Diels） Rehd.

Albizia julibrissin Durazz.

Albizia kalkora （Roxb. ） Prain

Albiziae Cortex

Alisma orientale （Sam. ） Juzep.

Alismatis Rhizoma

Allolobophora caliginosa （ Savigny ） trapezoides
（Ant. Degés）

Aloe

Aloe barbadensis Miller

Aloe ferox Miller

Aloe vera L. var. chinensis （Haw. ） Berger

Alpinia oxyphylla Miq.

Alpiniae Oxyphyllae Fructus

Amomi Fructus

Amomi Rotundus Fructus

Amomum compactum Soland ex Maton

Amomum longiligulare T. L. Wu

Amomum kravanh Pierre ex Gagnep.

Amomum thyrsoideum Gagnep.

Amonum tsaoko Crevost et Lemaire

Amomum villosum Lour.

Amomum villosum Lour. var. xanthioides T. L. Wu
et Senjen

Amomum xanthioides Wall.

Andrographis paniculata （Burm. f. ） Nees

Andrographitis Herba

Anemarrhena asphodeloides Bge .

Anemarrhenae Rhizoma

Anethum graveolens L.

Angelica dahuria （ Fisch. ex Hoffm. ） Benth. et
Hook. f.

Angelica dahurica （Fiseh. ex Hoffm.） Benth. et Hook. f. var. *formosana* （Boiss.） Shan et Yuan

Angelicae Dahuricae Radix

Angelicae Pubescentis Radix

Angelica sinensis （Oliv.） Diels

Angelicae Sinensis Radix

Apis cerana Fabricius

Apis mellifera L.

Apocyni Veneti Folium

Apocynum venetum L.

Aquilaria agallocha Roxb.

Aquilaria sinensis （Lour.） Gilg

Aquilariae Resinatum Lignum

Areca catechu L.

Arecae Semen

Arisaema amurense Maxim.

Arisaema erubescens （Wall.） Schott

Arisaema heterophyllum Bl.

Arisaematis Rhizoma

Aristolochia contorta Bge.

Aristolochia debilis Sieb. et Zucc.

Aristolochia fangchi Y. C. Wu ex L. D. Chou et S. M. Hwang

Aristolochia manshuriensis Kom.

Aristolochia moupinensis Franch.

Aristolochiae Fangchi Radix

Aristolochiae Fructus

Aristolochia Manshuriensis Caulis

Aristolochiae Radix

Armeniacae Amarum Semen

Arnebia euchroma （Royle） Johnst.

Arnebia guttata Bge.

Arnebiae Radix

Arsenicum

Artemisia anethoides Mattf.

Artemisia annua L.

Artemisia anomala S. Moore

Artemisia apiacea Hance.

Artemisia argyi Lévl. et Vant.

Artemisiae Annuae Herba

Artemisiae Anomalae Herba

Artemisiae Argyi Folium

Artemisia capillaris Thunb.

Artemisiae Capillaris Herba

Artemisia eriopoda Bunge.

Artemisia haichowensis Chang

Artemisia japonica Thunb.

Artemisia scoparia Waldst. et Kit.

Asari Herba

Asarum heterotropoides Fr. Schmidt var. *mandshuricum* （Maxim.） Kitag.

Asarurn sieboldii Miq.

Asarurn sieboldii Miq. f. *seoulense* （Nakai） C. Y. Cheng et C. S. Yang

Asarum sieboldii Miq. var. *seoulense* Nakai

Asparagi Radix

Asparagus cochinchinensis （Lour.） Merr.

Aster tataricus L. f.

Asteris Radix

Astragali Complanati Semen

Astragali Radix

Astragalus chrysopterus Bge.

Astragalus cornplanatus R. Br.

Astragalus ernestii Comb.

Astragalus floridus Benth.

Astragalus membranaceus （Fisch.） Bge.

Astragalus rnembranaceus （Fiseh.） Bge. var. *mongholicus* （Bge.） Hsiao

Atistolochiae Herba

Atractylodes chinensis （DC.） Koidz.

Atractylodes japonica Koidz. ex Kitam.

Atractylodes lancea （Thunb.） DC.

Atractylodes macrocephala Koidz.

Atractylodis Rhizoma

Atractylodis Macrocephalae Rhizoma

Atropa belladonna L.

Aucklandia lappa Decne.

Aucklandiae Radix

Aurantii Fructus

Aurantii Immaturus Fructus

B

Bambusa textilis McClure

Beauveria bassiana （Bals.） Vuill.

Belamcanda chinensis （L.） DC.

Belamcandae Rhizoma

Berberis circumserrata Schneid.

Berberis julianae Schneid.

Berberis soulieana Schneid.

Berberis wilsonae Hemsl.

Blechnum orientale L.

Bletilla striata （Thunb.） Reichb. f.

Bletillae Rhizoma

Blumea balsamifera DC.

Bolbostemma paniculaturn （Maxim.） Franq.

Bombyx Batryticatus

Bombyx mori L.

Borneo – camphora

Boschniakia rossica （Cham. et Schlecht.）
Fedtsch.

Bostaurus domesticus Gmelin

Boswellia carterii Birdwood

Boussingaultia gracilis Miers var. *pseudobasel-loides* Bailey

Brainia insignis （Hook.） Sm.

Brassica juncea （L.） Czern. et Coss.

Bufo bufo gargarizans Cantor

Bufo melanostictus Schneider

Bulbus Fritillariae Cirrhosae

Bulbus Fritillariae Thunbergii

Bungarus multicinctus multicinctus Blyth

Bungarus Parvus

Bupleuri Radix

Bupleurum bicaule Helm.

Bupleurum chinensis DC.

Bupleurum kunmingense Y. Li et S. L. Pan

Bupleurum longiradiatum Turcz.

Bupleurum luxiense Y. Li et S. L. Pan

Bupleurum marginatum Wall. ex DC.

Bupleurum polyclonum Y. Li et S. L. Pan

Bupleurum scorzonerifolium Willd.

Bupleurum sibiricum Vest

Bupleurum smithii Wolff

Bupleurum smithii Wolff var. *parvifolium* Shah et Y. Li

Bupleurum yinchowense Shan et Y. Li

Buthus martensii Karsch

C

Cacalia tangutica （Franch.） Hand. – Mazz.

Calamina

Calculus Bovis

Calvatia gigantea （Batsch. ex Pers.） Lloyd

Calvatia lilacina （Mont. et Berk.） Lloyd

Canna edulis Ker.

Capra hircus L.

Capreolus capreolus （Linnaeus）

Caragana sinica （Buchoz） Rehd.

Carapax et Plastrum Testudinis

Carthami Flos

Carthamus tinctorius L.

Carthamus tinctorius L. var. *glabrus* Hort.

Caryophylli Flos

Caryophylli Fructus

Cassia acutifolia Delile

Cassia angustifolia Vahl

Cassia auriculara L.

Cassia obovata Colladon

Catechu

Cervus albirostris Przewalski

Cervus elaphus L.

Cervus macneill Lydekker

Cervus nippon Temminck

Cervus unicolor Kerr.

Chaenomeles speciosa （Sweet） Nakai

Chaenomelis Fructus

Chebulae Fructus

Chalcanthitum

Chinemys reevesii （Gray）

Chinemys （Geoclemys） *reevesii* （Gray）

Chrysanthemi Flos

Chrysanthemi Indici Flos

Chuanxiong Rhizoma

Chrysanthemum indicum L.

Chrysanthemum morifolium Ramat.

Cibotii Rhizoma

Cibotium barometz （L.） J. Sm.

Cimicifuga dahurica （Turcz.） Maxim.

Cimicifuga foetida L.

Cimicifuga heracleifolia Kom.

Cimicifugae Rhizoma

Cinnabaris

Cinnamomi Cortex

Cinnamomum burmannii （Nees） Bl.

Cinnamomum cassia Presl

Cinnamomum cassia Bl. var. *macrophyllum* Chu

Cinnamomum Chingii Metcalf

Cinnamomum japonicum Sieb.

Cinnamomum maivei Lévl.

Cinnamomum subavenium Miq.

Cinnamomum tamela （Buch. – Ham.） Nees et Eberm.

Cinnamomum wilsonii Gamble.

Cirsii Japonici Herba seu Radix

Cistanche deserticola Y. C. Ma

Cistanche sinensis G. Beck

Cistanchis Herba

Citri Reticulatae Semen

Citrus aurantium L.

Citrus aurantium L. var. *amara* Engl.

Citrus grandis （L.） Osbeck

Citrus grandis （L.） Osbeck var. *tomentosa*

Citrus reticulata Blanco

Citrus sinensis （L.） Osbeck

Citrus wilsonii Tanaka

Clematidis armandii Caulis

Clematis armandii Franch.

Clematis finetiana Lévl. et Vant.

Clematis montana Bueh. – Ham.

Clerodendron cyrtophyllum Turcz.

Cocculus trilobus （Thunb.） DC.

Codonopsis canescens Nannf.

Codonopsis clematida （Schrenk） Clarke

Codonopsis pilosula （Franch.） Nannf.

Codonopsis pilosula Nannf. var. *modesta* （Nannf.） L. T. Shen

Codonopsis Pilosulae Radix

Codonopsis subglobosa W. W. Smith

Codonopsis tangshen Oliv.

Codonopsis tubulosa Komar.

Coicis Semen

Coix lachryma – jobi L. var. *ma – yuen* （Roman） Stapf

Colla Corii Asini

Commiphora molmol Engl.

Concha Haliotidis

Concretio Silices Bambusae

Coptidis Rhizoma

Coptis chinensis Franch.

Coptis chinensis Franch. var. *unguiculata* T. Z. Wang et C. K. Hsieh

Coptis chinensis var. *brevisepala* W. T. Wang et Hsiao

Coptis deltoitea C. Y. Cheng et Hsiao

Coptis teeta Wall.

Coptis gulinensis T. Z. Wang et C. K. Hsieh

Coptis lineavisepala T. Z, Wang et C. K. Hsieh

Coptis omeiensis C. Y. Cheng

Cordyceps

Cordyceps hawkesii Gray

Cordyceps liangshanensis Zhang, Liu et Hu

Cordyceps militaris （L.） Link

Cordyceps ramosa Teng

Cordyceps sinensis （Burk.） Sacc.

Corni　Fructus

Cornu Cervi Pantotrichum

Cornu Saigae Tatarieae

Cornus officinalis Sieb. et Zucc.

Corydalis repens Mandl. et Muchld.

Corydalis Rhizoma

Corydalis turtschaninovii Bess.

Corydalis yanhusuo W. T. Wang

Crataegi Fructus

Crataegus cuneata Sieb. et Zucc.

Crataegus hupehensis Sarga.

Crataegus kansuensis Wils.

Crataegus pinnatifida Bge.

Crataegus pinnatifida Bge. var. *major* N. E. Br.

Cristaria plicata（Leach）

Croci Stigma

Crocus sativus L.

Croton tiglium L.

Crotonis Fructus

Cryptotympana pustulata Fabricius

Curcuma aeruginosa Roxb.

Curcuma chuanyujin C. K. Hsieh et H. Zhang

Curcuma kwangsiensis S. G. Lee et C. F. Liang

Curcuma longa L.

*Curcuma wenyujin*Y. H. Chen et C. Ling

Curcumae Longae Rhizoma

Curcumae Radix

Curcumae Rhizoma

Cuscuta australis R. Br.

Cuscuta chinensis Lam.

Cuscuta europaea L.

Cuscuta japonica Choisy

Cuscuta reflexa Roxb.

Cuscutae Semen

Cyathula officinalis Kuan

Cyathulae Radix

Cynanchi Atrati Radix

Cynanchi Stauntonii Rhizoma

Cynanchum ascyrifolium（Franch. et Sav.）Matsum.

Cynanchum atratum Bge.

Cynanchum forrestii Schltr.

Cynanchum glaucescens（Decne.）Hand.－Mazz.

Cynanchum inamoenum（Maxim.）Loes

Cynanchum stauntonii（Decne.）Schltr.

ex Lévl.

Cynanchum versicolor Bge.

Cyperi Rhizoma

Cyperus rotundus L.

Cyrtomium fortunei J. Sm.

D

Daemonorops draco Bl.

Dahlia pinnata Cav.

Dalbergia odorifera T. Chen

Dalbergiae Odoriferae Lignum

Daphne genkwa Sieb. et Zucc.

Datura innoxia Mill.

Datura metel L.

Daturae Flos

Dendrobii Herba

Dendrobium aduncum Wall. ex Lindl.

Dendrobium candidum Wall. ex Lindl. *Dendrobium chrysanthum* Wall.

Dendrobium fimbriatum Hook.

Dendrobium hercoglossum Rchb. f.

Dendrobium huoshanense G. Z. Tang et S. J. Chang

Dendrobium loddigesii Rolfe.

Dendrobium lohohense Tang et Wang

Dendrobium nobile Lindl.

Desmodium styracifolium（Osb.）Merr.

Dichondra repens Forst

Dictamni Cortex

Dictamnus dasycarpus Turcz.

Digitalis purpurea L.

Dioscorea alata L.

Dioscorea fordii Prain et Burk

Dioscorea opposita Thunb.

Dioscorea persimilis Prain et Burk

Dioscoreae Rhizoma

Docynia delavayi（Franch.）Schneid.

Dracaena cinnabari Balf. f.

Dracaena cochinchinensis（Lour.）S. C. Chen

Dracaena draco L.

Dracaena schizantha

Drynaria baronii（Christ）Diels

Drynaria fortunei（Kunze）J. Sm.

Drynariae Rhizoma

Dryobalanops aromatica Gaertner. f.

Dryopteris crassirhizoma Nakai

Dryopteris Crassirhizomae Rhizoma

Dysosma pleiantha（Hce.）Woods

E

Ecklonia kurome Okam.

Elaphurus davidianus Milne – Edwards

Elsholtzia splendens Nakai ex F. Maekawa

Elsholtziae Herba

Endothelium Corneum Gigeriae Galli

Ephedra equisetina Bge.

Ephedra intermedia Schrenk et C. A. Mey.

Ephedra likiangensis Florin

Ephedra monosperma Gmel. ex C. A. Mey.

Ephedra saxatilis Royle ex Florin

Ephedra sinica Stapf

Ephedrae Herba

Ephedrae Radix

Ephemrantha lonchophylla（Hook. f.）Huntet Summerh.

Epimedii Herba

Epimedium brevicornum Maxim.

Epirnedium koreanum Nakai

Epimedium. pubescens Maxim.

Epimedium sagittatum（Sieb. et Zucc.）Maxim.

Epimedium wushanense T. S. Ying

Equus asinus L.

Eriobotrya japonica（Thunb.）Lindl.

Eriobotryae Folium

Erodii seu Geranii Herba

Eucommia ulmoides Oliv.

Eucommiae Cortex

Eugenia caryophyllata Thunb.

Eupatorium adenophorum Spreng

Eupatorium fortunei Turcz.

Eupatorium heterophyllum DC.

Eupatorium japonicum Thunb.

Evodia rutaecarpa（Juss.）Benth.

Evodia rutaecarpa（Juss.）Benth. var. *bodinieri*（Dode）Huang

Evodia rutaecarpa（Juss.）Benth. var. *officinalis*（Dode）Huang

Evodiae Fructus

Evonymum bungeana Maxim.

Exocarpium citrl Grandis

F

Faeces Trogopterori

Farfarae Flos

Fel Ursi

Ferula fukanensis K. M. Shen

Ferulae Resina

Ferula sinkiangensis K. M. Shen

Ficus pumila L.

Foeniculi Fructus

Foeniculum vulgare Mill.

Forsythia suspensa（Thunb.）Vahl

Forsythiae Fructus

Fossilia Ossis Mastodi

Fraxini Cortex

Fraxinus chinensis Roxb.

Fraxinus chinensis Roxb. var. *acuminata* Lingelsh.

Fraxinus mandshurica Rupr.

Fraxinus paxana Lingelsh.

Fraxinus pennylvanica Marsh. var. *lanceolata*（Borkh.）Sarg.

Fraxinus rhynchophylla Hance

Fraxinus rhynchophylla Hance var. *huashanensis* J. L. Wu et Z. W. Xie

Fraxinus stylosa Lingelsh.

Fritillaria cirrhosa D. Don

Fritillaria davidii Franch.

Fritillaria delavayi Franch.

Fritillaria hupehensis Hsiao et K. C. Hsia

Fritillaria maximowiczii Freyn

Fritillaria pallidiflora Schrenk

Fritillaria przewalskii Maxim.

Fritillaria taipaiensis P. Y. Li

Fritillaria thunbergii Miq.

Fritillaria unibracteata Hsiao et K. C. Hsia

Fritillaria ussuriensis Maxim.

Fritillaria walujewii Regel

G

Galla Chinensis

Ganoderma

Ganoderma Lucidum （Leyss. ex Fr.）Karst.

Ganoderma japonica （Fr.）Lloyd

Gardenia jasminoides Ellis

Gardeniae　Fructus

Gastrodia elata Bl.

Gastrodiae Rhizoma

Gecko

Gecko gecko L.

Genkwa Flos

Gentiana cephalantha Franch.

Gentiana crassicaulis Duthie ex Burk.

Gentiana dahurica Fisch.

Gentiana macrophylla Pall.

Gentiana manshurica Kitag.

Gentiana rhodantha Franch.

Gentiana rigescens Franch.

Gentiana scabra Bge.

Gentiana straminea Maxim.

Gentiana suffrutescens J. P. Luo et Z. C. Lou

Gentiana triflora Pall.

Gentianae Macrophyllae Radix

Gentianae Radix

Ginseng Radix

Glehnia littoralis F. Schmidt ex Miq.

Glehniae Radix

Glechoma longituba （Nakai）Kupr.

Glycyrrhiza aspera Pall.

Glycyrrhiza eurycarpa P. C. Li

Glycyrrhiza glabra L.

Glycyrrhiza inflata Bat.

Glycyrrhiza pallidiflora Maxim.

Glycyrrhizae Radix

Glycyrrhiza squamulosa Franch.

Glycyrrhiza uralensis Fisch.

Glycyrrhiza yunnanensis Cheng f. et L. K. Tai

Gueldenstaedtia verna （Georgi）A. Bor

Gynura segetum （Lour.）Merr.

Gypsum Fibrosum

H

Haematitum

Haliotis asinina L.

Haliotis discus hannai Ino

Haliotis diversicolor Reeve

Haliotis laevigata （Donovan）

Haliotis ovina Gmelin

Haliotis ruber （Leach）

Hedyotidis Herba

Hedyotis diffusa （Willd.）Roxb.

Hedysari Radix

Hedysarum polybotrys Hand. – Mazz.

Hepialus armoricanus Oberthdür

Hedyotis diffusa （Willd.）Roxb.

Hippocampus

Hippocampus histrix Kaup

Hippocampus japonicus Kaup

Hippocampus kelloggi Jordan et Snyder

Hippocampus kuda Bleeker

Hippocampus trimaculatus Leach

Hirude nipponica Whitman

Hirudo

Houttuynia cordata Thunb.

Houttuyniae Herba

Hydnocarpus hainanensis （Merr.）Sleum.

Hydrargyri Oxydum Rubrum

Hydrocotyle sibthorpioides Lam.

Hydrocotyle sibthorpioides Lam. var. *batrichium* （Hance）Hand. – Mazz.

Hyriopsis cumingii（Lea）

I

Ilicis Cornutae Folium

Ilex cornuta Lindl. ex Paxt.

Illiciurn brevistylum Smith

Illiciurn henryi Diels

Illicium majus Hook. f. et Thoms

Indigo Naturalis

Inula britannica L.

Inulae Flos

Inula helenium L.

Inula japonica Thunb.

Inula racemosa Hook. f.

Iphigenia indica Kunth. et Benth.

Ipomoea batatas（L.）Lam.

Isatidis Folium

Isatidis Radix

Isatis indigotica Fort.

Ixeris chinensis（Thunb.）Nakai

Ixeris sonchifolia Hance

J

Juglans mandshurica Maxim.

K

Kadsura japonica Dunal

Kadsura longipedunculata Finet et Gagnep.

Kudsura heteroclita（Roxb.）Craib.

L

Lactuca tatarica（L.）C. A. Mey.

Laminaria japonica Aresch.

Laminariae seu Eckloniae Thallus

Lasiosphaera fenzlii Reich.

Lasiosphaera seu Calvatia

Leonuri Fructus

Leonuri Herba

Leonurus artemisia（Lout.）S. Y. Hu

Libanotis laticalycina Shan et Sheh

Ligularia fischeri（Ledeb.）Turcz.

Ligusticurn chuanxiong Hort.

Ligustri Lucidi Fructus

Ligustrum lucidum Ait.

Liquidambar orientalis Mill.

Liriope muscari（Decne.）Bailey

Liriope platyphylla Warng et Tang

Liriope spicata（Thunb.）Lour.

Lirlope spicata（Thunb.）Lour. var. *prolifera* Y. T. Ma

Lithospermi Radix

Lithospermum erythrorhizon Sieb. et Zucc.

Lonicera confusa DC.

Lonicera dasystyla Rehd.

Lonicera hypoglauca Miq.

Lonicera hypoglauca Miq. ssp. *nudiflora* Hsuet H. J. Wang

Lonicera japonica Thunb.

Lonicera macranthoides Hand. – Mazz.

Lonicera similis Hemsl.

Lonicerae Caulis

Lonicerae Flos

Lophatheri Herba

Lophatherum gratile Brongn.

Lumbricus

Lycii Cortex

Lycii Fructus

Lycium barbarum L.

Lycium chinense Mill.

Lycium dasystemum Pojank

Lycium potaninii Pojank

Lycium turcomanicum Turcz.

Lycopi Herba

Lycopodii Herba

Lycopodium japonicum Thunb.

Lycopodium cernuum L.

Lycopus lucidus Turcz.

Lycopus lucidus Turcz. var. *hirtus* Regel

Lygodium japonicum（Thunb.）Sw.

Lygodii Spora

Lysimachia christinae Hance

Lysimachia congestiflora Hemsl.

Lysimachiae Herba

M

Magnolia biondii Pamp.

Magnolia campbelii Hook. f. et Thoms.

Magnolia denudata Desr.

Magnolia obovata Thunb.

Magnolia officinalis Rehd. et Wils.

Magnolia officinalis Rehd. et Wils. var. *biloba*
Rehd. et Wils.

Magnolia rostrata W. W. Smith

Magnolia sargentiana Rehd. et Wils.

Magnolia sprengeri Pamp.

Magnoliae officinalis Cortex

Magnoliae Flos

Malus prunifolia （Willd.） Borkh.

Malus melliana （Hand. – Mazz.） Rehd.

Malva rotundifolia L.

Manglietia chingii Dandy

Manihot esculenta Crantz

Margarita

Matteuccia struthiopteris （L.） Todaro

Medicago sativa L.

Medulla Tetrapanacis

Mel

Melaphis chinensis （Bell） Baker

Melia azedarach L.

Meliae Cortex

Melia toosendan Sieb. et Zucc.

Melilotus albus （Buc'hoz） Desr.

Melilotus suaveolens Ledeb.

Menispermi Rhizoma

Menispermum dauricum DC.

Mentha haplocalyx Briq.

Menthae Herba

Mirabilis jalapa L.

Mori Cortex

Morus alba L.

Moschus

Moschus berezovskii Flerow

Moschus moschiferus L.

Moschus sifanicus Przewalski

Moutan Cortex

Muntiacus muntjar （Zimmermaon）

Myristica fragrans Houtt.

Myristicae Semen

Myrrha

N

Natrii sulfas

Notoginseng Radix

O

Olibanum

Omphalia

Omphalia lapidescens Schroet.

Onosma confertum W. W. Smith

Onosma exsertum Hemsl.

Onosma paniculatum Bur. et Franch.

O? theca Mantidis

Ophiopogon bodinieri Lévl.

Ophiopogon japonicus （Thunb.） Ker Gawl.

Ophiopogonis Radix

Osmunda japonica Thunb.

Os Sepiae

Oxytropis caerulea （Pall.） DC.

P

Paeonia lactiflora Pall.

Paeoniae Alba Radix

Paeoniae Rubra Radix

Paeonia suffruticosa Andr.

Paeonia veitchii Lynch

Panax ginseng C. A. May.

Panax notoginseng （Burk.） F. H. Chen

Panax quinque folium L.

Parabarium micranthum （A. DC.） Pierre

Patrinia scabiosaefolia Fisch.

Scutellaria baicalensis Georgi

Scutellaria hypericifolia Lévl.

Scutellaria likiangensis Diels

Scutellaria rehderiana Diels

Scutellaria vicidula Bge.

Scutellariae Radix

Sedum aizoon L.

Sedum kamtschaticum Fisch.

Selenarctos thibetanus Cuvier

Sennae Folium

Sepia esculenta Hoyle

Sepiella maindroni de Rochebrune

Seseli mairei Wolff

Seseli yunnanensis Franch.

Silene tatarinowii Regel.

Sinapis alba L.

Sinapis Semen

Siphonostegia chinensis Benth.

Siphonostegia laeta S. Moor.

Smilacis Glabrae Rhizoma

Smilax glabra Roxb.

Solanum tuberosum L.

Sonchus arvensis L.

Sonchus asper L.

Sonchus oleraceus L.

Sophora flavescens Ait.

Sophora japonica L.

Sophora tonkinensis Gapnep.

Sophorae Fructus

Sophorae Flavescentis Radix

Sophorae lmmaturus Flos

Sophorae Tonkinensis Radix

Spatholobi Caulis

Spatholobus suberectus Dunn.

Sphallerocarpus gracilis (Bess.) K. – Pol.

Stachys geobombycis C. Y. Wu

Stachys sieboldii Miq.

Statilla maculata (Thunb.)

Stemona japonica (Bl.) Miq.

Stemona sessilifolia (Miq.) Miq.

Stemona tuterosa Lour.

Stemonae Radix

Stephania dieisiana Y. C. Wu

Stephania epigaea H. S.

Stephania kwangsiensis H. S. Lo

Stephania tetrandra S. Moore

Stephaniae Tetrandrae Radix

Strobilanthes cusia (Nees) Bremek

Strychni Semen

Strychnos ignatii Berg.

Strychnos nux – blanda Hill

Strychnos nuxvomica L.

Strychnos ovata Hill

Strychnos pierriana A. W. Hill

Styrax

Succinum

Sulfur

T

Talcum

Talinum paniculatum (Jocq.) Gaertn.

Taraxaci Herba

Taraxacum mongolicum Hand. – Mazz.

Taxilli Herba

Taxillus balanseae (Lecomte) Danser

Taxillus chinensis (DC.) Danser

Taxillus levinei (Merr.) Kiu

Taxillus nigrans (Hance) Danser

Taxillus suchuenensis (Lecte.) Danser

Tenodera sinensis Saussure

Terrninalia chebula Retz.

Terminalia chebula Retz. var. *tomentella* Kurt.

Tetrapanax papyriferus (Hook) K. Koch

Thlaspi arvensis L.

Toosedan Furctus

Trachelospermi Caulis

Trachelospermum axillare Hook. f.

Trachelospermum jasminoides (Lindl.) Lem.

Trichosanthes japonica Rgl.

Trichosanthes kirilowii Maxim.

Trichosanthes rosthornii Harms

Trichosanthis Fructus

Trichosanthis Radix

Trogopterus xanthipes Milne – Edwards

Tsaoko Fructus

Tulipa edulis Baker

Tussilago farfara L.

Typha angustifolia L.

Typha orientalis Presl

Typhae Pollen

Typhonium flagelliforme （Lodd.）Blume

U

Uncaria gambier （Hunter）Roxb.

Uncaria hirsuta Havil.

Uncaria macrophylla Wall.

Uncaria membranifolia How

Uncaria rhynchophylla （Miq.）Jacks.

Uncaria sessilifructus Roxb.

Uncaria sinensis （Oliv.）Havil.

Uncaria wangii How

Uncaria yunnanensis K. C. Hsia

Uncariae cum Uncis Ramulus

Ursus arctos L. .

Usnea

Usnea diffracta Vain.

Usnea longissima Ach.

V

Vaccaria segetalis （Neck.）Garcke

Vaccariae Semen

Venenum Bufonis

Vigna vexillata （L.）Benth.

Viola betonicifolia Smith

Viola yedoensis Makino

Violae Herba

Visci Herba

Viscum coloratum （Komar.）Nakai

Virerricula indica Desmarest

Vladimiria berardioides （Fr.）Ling

Vladimiria denticulata Ling

Vladimiria souliei （Fr.）Ling

Vladimiria souliei （Fr.）Ling var. *cinerea* Ling

W

Whitmania acranulata Whitman

Whitmania pigra Whitman

Woodwardia unigemmata （Makino）Nakai

Woodwardia japonica （L. f.）Sm.

Z

Zingiber officinale Rosc.

Zingiberis Rhizoma

Ziziphi Spinosae Semen

Ziziphus jujuba Mill. var. *spinosa* （Bunge）Hu ex H. F. Chou